妇科内分泌学热点聚焦

Focused Hot Topics in Gynecological Endocrinology

主 编　Thomas Rabe　阮祥燕　Alfred O.Mueck

人民卫生出版社

图书在版编目（CIP）数据

妇科内分泌学热点聚焦/（德）拉贝（Rabe，T.），阮祥燕，（德）默克（Mueck，A.O.）主编. —北京：人民卫生出版社，2013

ISBN 978-7-117-17860-0

Ⅰ.①妇…　Ⅱ.①拉…②阮…③默…　Ⅲ.①妇科病-内分泌病-研究　Ⅳ.①R711

中国版本图书馆 CIP 数据核字（2013）第 177206 号

| 人卫社官网 | www.pmph.com | 出版物查询，在线购书 |
| 人卫医学网 | www.ipmph.com | 医学考试辅导，医学数据库服务，医学教育资源，大众健康资讯 |

妇科内分泌学热点聚焦

主　　编：Thomas Rabe　阮祥燕　Alfred O. Mueck

出版发行：人民卫生出版社（中继线 010-59780011）

地　　址：北京市朝阳区潘家园南里 19 号

邮　　编：100021

E - mail：pmph @ pmph. com

购书热线：010-59787592　010-59787584　010-65264830

印　　刷：北京汇林印务有限公司

经　　销：新华书店

开　　本：787×1092　1/16　印张：33

字　　数：803 千字

版　　次：2013 年 8 月第 1 版　2013 年 8 月第 1 版第 1 次印刷

标准书号：ISBN 978-7-117-17860-0/R·17861

定　　价：138.00 元

主编简介 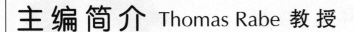 Thomas Rabe 教授

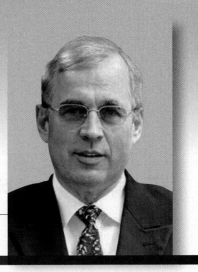

南京大屠杀中拯救了 20 多万中国人生命的德国好人——拉贝的孙子,他继承了祖父拉贝的和平愿望,致力于中德的和平事业及两国在妇产科学、妇科内分泌学、生殖医学及计划生育方面的研究合作。

1951 年出生于德国。1969～1975 年在海德堡大学进行医学学习期间博士毕业论文获最高得分("优等成绩")。1976 年取得医生资格,一直工作于海德堡大学妇产医院,1991 年受聘为该院教授,现为该院妇科内分泌学和生殖科顾问。德国妇产科学会董事会成员之一;德国妇科内分泌及生殖学会主席;负责世界卫生组织合作中心(瑞士日内瓦)的科学活动;中国南京约翰·拉贝和平所(John Rabe House & Peace Institute)顾问。

发表文章 400 余篇,参编图书 25 本。与 B. Runnebaum 教授联合进行"类固醇生物合成、调节人体胎盘孕酮的合成、生殖避孕、高雄激素血症、辅助生殖、激素脉冲分析"的研究长达 20 余年。

E-Mail:thomas. rabe@med. uni-heidelberg. de

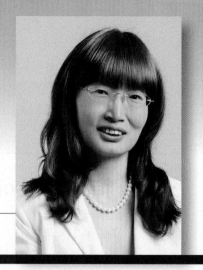

主编简介 　阮祥燕 教授

　　现任首都医科大学附属北京妇产医院内分泌科主任、北京妇幼保健院妇女保健研究室主任、教授、主任医师、博士生导师。1988 年 6 月获医学学士学位，同时在新乡医学院附属第一医院开始从事妇产科临床工作；1991 年于西安医科大学，在继续妇产科临床工作的同时开始生殖内分泌临床及研究工作，1994 年 7 月获医学硕士学位；1994 年 8 月于华西医科大学附属第二医院继续妇产科临床工作，并开始进行妇科肿瘤的病因学研究，1997 年 7 月获临床医学博士学位。1997 年 8 月于重庆医科大学临床博士后流动站进行妇科肿瘤超声诊断及治疗方面的研究工作，1999 年 9 月博士后工作结束，在首都医科大学附属北京妇产医院创建了国内第一个更年期妇女保健综合指导中心。同时作为临床负责人参与以试管婴儿为主的辅助生殖技术的临床工作。2000 年入选北京市科技新星计划及北京市卫生系统"十百千"人才工程；2001 年被首都医科大学批准为妇产科学硕士研究生导师；同年被评为北京市优秀青年知识分子、北京市卫生系统青年岗位能手等；2002 年在首都医科大学附属北京妇产医院负责创建妇科内分泌诊疗中心（妇内分泌科）。于 2005～2006 年获北京市优秀人才基金资助赴美国哥伦比亚大学做访问学者，方向为：代谢、营养、体成分、更年期及妇科内分泌相关疾病诊治与研究。2008 年被首都医科大学批准为妇产科学博士生导师；2009 年入选北京市卫生系统高层次人才工程，作为北京市妇科内分泌方面的人才进行高级别培训，2010 年及 2012 年先后 2 次赴德国图宾根大学妇产医院内分泌、绝经及妇女健康中心访问研究，主要方向为：激素与乳腺癌风险及乳腺癌发病机制，同时学习生殖保护临床及实验室技术。

　　社会兼职：中国医院协会妇产医院管理分会委员；中国仪器仪表协会医疗仪器分会理事；北京市慢病防治管理协会委员。

　　学术任职：中华医学会妇产科分会绝经学组成员，中国超声医学工程学会超声治疗会委员，国际妇科内分泌学会成员，国际绝经学会成员；《实用妇产科杂志》编委。《中国骨质疏松杂志》常务编委，《中国药学杂志》编委，《医学综述》杂志副主编，《生殖与避孕》杂志编委；国际绝经学会官方期刊 *Climacteric* 同行评议专家。

专业特长：更年期相关疾病诊治与保健，绝经妇女骨质疏松、多囊卵巢综合征、不孕不育、女性生殖力保护等妇科内分泌相关疾病的诊治。

主持及参与妇科内分泌相关国际合作、国家自然科学基金等科研项目 20 余项。在国内外相关学术期刊发表论文、论著 100 余篇。

Email：ruanxiangyan@163.com

主编简介 Alfred O. Mueck 教授

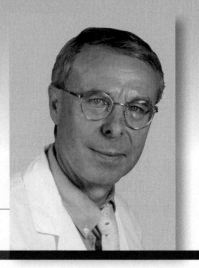

医学博士、药理学博士及生物化学博士，德国图宾根大学绝经内分泌及妇女健康中心主任，德国南部妇女健康中心主任及疑难病会诊专家，德国绝经学会主席。首都医科大学附属北京妇产医院荣誉教授及内分泌科荣誉主任。

1970 年于德国 Stuttgart 大学获化学和生物化学专业硕士学位，1972 年获得博士学位(PhD)，1972～1978 年在德国 Bruchsal 医院(德国 Heidelberg 大学教学医院)为内科助理医师。

1979～1984 年就读于 Heidelberg 大学医学专业，1985 年获得医学博士学位(Dr. med)，1985～1989 年为医师(内科)，并主要进行内科学的研究。

1992～1999 年为德国图宾根(Tuebingen)大学妇产科医院临床药理学部医师；主要进行临床药理学和妇科内分泌学的研究。

自 1999 年起担任图宾根(Tuebingen)大学内分泌学和绝经中心主任。

自 2005 年起，同时担任巴登符腾堡州(Baden-Wuerttemberg，德国南部)妇女健康中心主任。

2011 年起任德国绝经学会主席。

学术任职：国际绝经协会 Climacteric 杂志编委；北美绝经协会 Menopause 杂志编委；德国绝经协会(创始人之一，协会官方刊物编委)；欧洲男女更年期协会(创始人之一)；英国绝经协会(Journal of British Menopause Society 编委会顾问)。

临床专长：避孕，绝经期症状的处理，激素补充治疗；老年妇科学；乳腺癌后内分泌辅助治疗；25 项以上国际/国内Ⅰ～Ⅳ期临床试验(共有 20 000 多例患者参与)的主要研究者。

发表著作：150 多篇原创论文；300 多篇综述和书籍章节；400 多篇摘要(参加相关国际会议)；编写、共同编写 5 本有关激素治疗的书籍。

Email：Alfred. Mueck@med. uni-tuebingen. de

编者（按照章节顺序排列）

Thomas Rabe	教授	德国海德堡大学妇产医院
阮祥燕	教授	首都医科大学附属北京妇产医院
Alfred O. Mueck	教授	德国图宾根大学妇产医院
Kuhl Herbert	教授	德国法兰克福 Goethe 大学
Goeckenjan Maren	教授	德国海德堡医学院附属妇产医院
Ahrendt Hans-Joachim	教授	德国马德堡妇科及临床研究中心
Crosignani Pier Giorgio	教授	意大利米兰格兰达创立的马焦雷湖综合医院
Dinger Juergen C.	教授	ZEG 柏林流行病学及健康研究中心
Lohr Patricia A.	教授	美国匹斯堡大学
Creinin Mitchell D.	教授	美国匹斯堡大学
Sabatini Rose	教授	意大利巴里大学
Strowitzki Thomas	教授	德国海德堡医学院附属妇产医院
Cagiano Raffaele	教授	意大利巴里大学
Cibula David	教授	捷克斯洛伐克布拉格查尔斯大学第一医学院，布拉格综合教学医院
Gompel Anne	教授	法国巴黎笛卡尔大学，国际人道主义合作伙伴
Vecchia La	教授	意大利米兰大学医学统计学及生物学院，马里奥·内格里药理学研究所
Hannaford Philip C.	教授	英国亚伯丁综合大学
Skouby Sven O.	教授	丹麦哥本哈根大学，赫福勒医院，健康科学学院
Zikan Michal	教授	捷克斯洛伐克布拉格查尔斯大学第一医学院，布拉格综合教学医院妇产科癌症中心
Dusek Ladislav	教授	捷克斯洛伐克布尔诺马萨里克大学生物统计学学院
Luxembourg Beate	教授	德国血液检验机构免疫血液学所
Micheal Ludwig	教授	德国汉堡 Barkhof 生殖医学中心
Bauersachs Rupert	博士	德国医学诊所
Rott Hannelore	博士	德国莱茵鲁尔凝血中心

Albring Christian	博士	德国汉诺威妇产科专业协会
Danielsson Kristina Gemzell	教授	瑞典斯德哥尔摩卡罗林斯卡大学医院中心,卡罗琳斯卡医学院妇幼保健部,世界卫生组织
程利南	教授	中国上海市计划生育研究所临床研究与培训中心
Nieschla Eberhard	教授	德国生殖医学和男科中心,WHO 合作的男性生殖中心
Seeger Harald	教授	德国图宾根大学妇产医院
Hans Neubauer	副教授	德国图宾根大学妇产医院
Bitzer Johannes	教授	瑞士巴塞尔大学妇产医院
Bouchard Philippe	教授	法国巴黎圣安东尼医院
Cirkel Ulrich	教授	德国明登妇产医院
Egarter Christian	教授	奥地利维也纳大学妇产医院
Harlfinger Werner	博士	德国美因茨莱茵兰-普法尔茨州妇产科医师专业协会
König Klaus	博士	德国斯坦巴赫妇产科医师专业协会
Matzko Matthias	博士	德国达豪放射医院
Römer Thomas	教授	德国科隆-Weyertal 福音医院
Schollmeyer Thoralf	博士	德国基尔大学妇产医院
Sinn Peter	教授	德国海德堡大学妇产医院
Tinneberg Hans Rudolf	教授	德国吉森和马尔堡联合大学妇产医院
Wallwiener Markus	博士	德国海德堡大学妇产医院
Wilde Rudy Leon De	教授	德国奥尔登堡 Pius 妇产医院
陈锦云	主治医师	重庆医科大学附属第一医院
陈文直	教授	重庆医科大学生物医学工程学院,重庆医科大学附属第一医院
王智彪	教授	重庆医科大学生物医学工程学院
Karl-Werner Schweppe	教授	德国哥廷根大学教学医院,德国阿莫尔兰子宫内膜异位症中心,德国 Westerstede 临床中心
Langhardt Mona	教授	德国哥廷根大学教学医院,德国阿莫尔兰子宫内膜异位症中心,德国 Westerstede 临床中心
Woziwodzki Jörg	教授	德国 Westerstede 临床中心,阿莫尔兰子宫内膜异位症中心
Petraglia Felice	教授	意大利锡耶纳大学
Kiesel Ludwig	教授	德国明斯特大学

译　者

张俊丽　首都医科大学附属北京妇产医院

田玄玄　首都医科大学附属北京妇产医院

张　颖　首都医科大学附属北京妇产医院

卢永军　首都医科大学附属北京妇产医院

武红琴　首都医科大学附属北京妇产医院

List of Authors

All the authors listed here according to the chapters' sequence, except for the three chief editors.

Thomas Rabe, Prof. , Dr. , med. , Dr. h. c. , *MD.* , *PhD.* , *MD.* (*hons.*), Professor of Obstetrics and Gynecology, Department of Gynecological Endocrinology and Reproductive Medicine, University Women's Hospital, Medical School Heidelberg, D-69120 Heidelberg, Germany

Xiangyan Ruan, Prof. , Director of the Department of Endocrinology for Gynecology, Menopause Clinic, and Fertility Protection Project Centre. Beijing Obstetrics & Gynecology Hospital, Capital Medical University, Beijing, P. R. China

Alfred O. Mueck, Prof. , Dr. med. , Dipl. Biochem. , Dr. rer. nat. , *MD.* , *PharmD.* , *PhD.* , Professor of Clinical Pharmacology and Endocrinology, Head of the Centre of Endocrinology and Menopause, University Women's Hospital of Tuebingen, Germany, and Medical Director of the Centre of Women's Health BW, Federal State District South Germany, D-72076 Tuebingen , Germany and Honorary Director and Guest Professor at the Beijing Obstetrics & Gynecology Hospital, Capital Medical University, Beijing, P. R. China

Herbert Kuhl, Prof. , Department of Obstetrics and Gynecology, University Women's Hospital of Frankfurt, Germany

Maren Goeckenjan, Prof. , University Women's Hospital of Heidelberg, Germany

Hans-Joachim Ahrendt, Prof. , Center for Gynecology and Clinical Research, Magdeburg, Germany

Pier Giorgio Crosignani, Prof. , Granda Foundation Maggiore Policlinico Hospital, Milano, Italy

Juergen C, Dinger, Prof. , Center for Epidemiology and Health Research, Berlin, Germany

Patricia A. Lohr, Prof. , University of Pittsburgh, USA

Mitchell D. Creinin, Prof. , University of Pitts-burgh, USA

11

Rose Sabatini, Prof. , Department of Obstetrics and Gynecology, University of Bari, Italy

Thomas Strowitzki, Prof. , Department of Gynecological Endocrinology and Reproductive Medicine, University Women's Hospital, Medical School Heidelberg, Germany

Raffaele Cagiano, Prof. , Department of Pharmacology and Human Physiology, General Hospital Policlinico, University of Bari, Italy

David Cibula, Prof. , Oncogynecological Centre, Department of Obstetrics and Gynecology, General Teaching Hospital in Prague, First Medical School, Charles University, Prague, Czech Republic

Anne Gompel, Prof. , Unité de Gynécologie médicale, APHP, Hôtel-Dieu, Université Paris Descartes, Paris, France

La Vecchia, Prof. , Instituto di Ricerche Farmacologiche Mario Negri, and Instituto di Statistica Medica e Biometria, University of Milan, Italy

Philip C. Hannaford, Prof. , Centre of Academic Primary Care, University of Aberdeen, UK

Sven O. Skouby, Prof. , Division of Reproductive Endocrinology, Faculty of Health Sciences, Department of Gynecology and Obstetrics, Herlev Hospital, University of Copenhagen, Denmark

Michal Zikan, Prof. , Oncogynecological Centre, Department of Obstetrics and Gynecology, General Teaching Hospital in Prague, First Medical School, Charles University, Prague, Czech Republic

Ladislav Dusek, Prof. , Institute of Biostatistics and Analyses, Masaryk University, Brno, Czech Republic

Beate Luxembourg, Prof. , Institute for Transfusion Medicine and Immunohematology, Department of Molecular Hemostaseology, affiliated to the University of Women's Hospital in Frankfurt, Germany

Ludwig Micheal, Prof. , Zentrum für Endokrinologie-Kinderwunsch-Pränatale Medizin im Barkhof, Hamburg

Rupert Bauersachs, Dr. , Department of Angiology, Clinic of Darmstadt, Germany

Hannelore Rott, Dr. , Centre of Hemostaseology Rhein-Ruhr, Germany

Albring Christian, Dr. , Gynecologist, Hannover, Germany

Kristina Gemzell-Danielsson, Prof. , Department of Woman and Child Health, Division of Obstetrics and Gynecology, Karolinska University Hospital, Stockholm, Sweden

Linan Cheng, Prof. , Shanghai Family Planning Institute for Clinical Research and Training Center in China, Shanghai, P. R. China

Eberhard Nieschlag, Prof. , WHO Collaboration Centre for Research in Male Reproduction, Centre of Reproductive Medicine and Andrology of the University of Muenster, Germany

Harald Seeger, Prof. , University Women's Hospital of Tuebingen, Germany

Neubauer Hans, Prof. , University Women's Hospital of Tuebingen, Germany

Johannes Bitzer, Prof. , University Hospital of Basel, Switzerland

Philippe Bouchard, Prof. , Hôpital saint Antoine, Paris, France

Ulrich Cirkel, Prof. , Women's Hospital of Minden, Germany

Christian Egarter, Prof. , Department of Gynecological Endocrinology and Reproductive Medicine, University Women's Hospital of Vienna, Austria

Werner Harlfinger, Dr. , Gynecologist, Mainz, Germany

Klaus König, Dr. , Gynecologist, Steinbach/Taunus, Germany

Matthias Matzko, Dr. , Department of Radiology, Hospital Dachau, Germany

Thomas Römer, Prof. , Women's Hospital of Cologne-Weyertal, Germany

Thoralf Schollmeyer, Dr. , University Women's Hospital of Kiel, Germany

Peter Sinn, Prof. , University Women's Hospital, Medical School Heidelberg, Germany

Hans Rudolf Tinneberg, Prof. , Women's Hospital, University Hospitals Gießen und Marburg, Germany

Markus Wallwiener, Dr. , University Women's Hospital, Medical School Heidelberg, Germany

Rudy Leon De Wilde, Prof. , Pius-Hospital, Women's Clinic, Oldenburg, Germany

Jinyun Chen, First Affiliated Hospital of Chongqing Medical University.

Wenzhi Chen,Prof. ,Institute of Biomedical Engineering,Chongqing Medical University,First Affiliated Hospital of Chongqing Medical University.

Zhibiao Wang,Institute of Biomedical Engineering,Chongqing Medical University.

Schweppe Karl-Werner,Prof. ,Endometriose Centre Ammerland,Clinical Centre Westerstede,Teaching Hospital of the University of Goeppingen,Westerstede,Germany

Mona Langhardt, Prof. , Endometriose Centre Ammerland, Clinical Centre Westerstede,Teaching Hospital of the University of Goeppingen,Westerstede,Germany

Jörg Woziwodzki, Prof. , Endometriose Centre Ammerland, Clinical Centre Westerstede,Teaching Hospital of the University of Goeppingen,Westerstede,Germany

Felice Petraglia, Prof. ,Department of Pediatrics, Obstetrics and Reproductive Medicine,University of Sienna,Italy

Ludwig Kiesel,Prof. ,Clinic and Policlinic of Obstetrics and Gynecology,University of Muenster,Germany

Translators

Junli Zhang, postgraduate student, Beijing Obstetrics and Gynecology Hospital, Capital Medical University, Beijing, China

Xuanxuan Tian, Doctoral student, Beijing Obstetrics and Gynecology Hospital, Capital Medical University, Beijing, China

Ying Zhang, Doctoral student, Beijing Obstetrics and Gynecology Hospital, Capital Medical University, Beijing, China

Yongjun Lu, postgraduate student, Beijing Obstetrics and Gynecology Hospital, Capital Medical University, Beijing, China

Hongqin Wu, postgraduate student, Beijing Obstetrics and Gynecology Hospital, Capital Medical University, Beijing, China

序

我高兴地为这部部……序，是
因为它以叙将的视角那些由于
如何如今沁问题，是因为它首
今首感人的故事，催人前
引的力量！

主编者是甲状会癌的，也是
一个创举，这内容更有代表性，

权威性。其中关于药理及应用的论述更为精新，已抓紧要题，学和微观研究方法的实践经验，更有临床指导之意义。如果说“他山之石，可以攻玉”，那么中西结合则可能利克坚。德国主编托马斯·格贝尔的家事让人感怀，他的祖父的故事令人景仰！其行为可是英雄壮举，不仅是人道主义，更是国际主义。

我系青瓷，内含瓷土是妇子科学的内蕴学基础，无论从言哪个更多法，都应有坚实的内兮涵不基础。从这个角度上看，我们的内兮涵学内考还方以发展

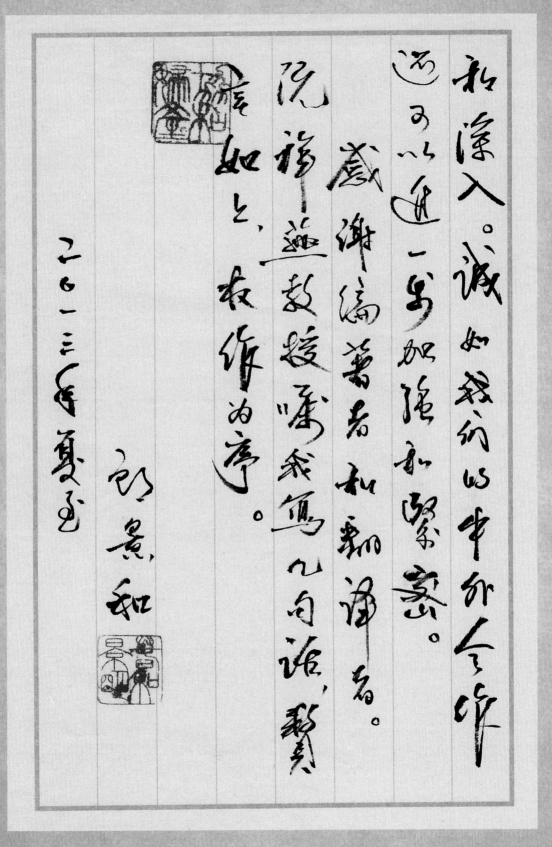

积深入。诚如我们以生死令你
远不以道一学如强和缀密。
感谢编著者和翻译者。
院稽一些教授嘱我写几句话，既
言如上，权作为序。

二〇一三年夏至

FOREWORD

It is my pleasure to be able to write the foreword for this book, because it contains a special unique view focused on issues of gynecological endocrinology, and it implicates a very affecting story and strong power to provide motivation!

The chief editors of the book are wonderful conjunction between eastern and western countries, which is a great innovation, making the content of the book more representative and authoritative. The explanations about pharmacology and clinical application are wonderful, including practical experiences about emergency contraception and hormone replacement therapy, both of which have more important clinical guiding significances.

Just as the saying that "Stones from other hills may serve to polish the jade of this one", the integration of China and western knowledge will be overwhelming.

The family history story of Germany chief editor Thomas Rabe made everyone to be moved, and the story of his grandfather is highly admirable and respectful! His behavior was heroic magnificent feat. The behavior of John Rabe is not only humanitarianism but also internationalism.

As I always say that gynecological endocrinology is the base of internal medicine for obstetrics and gynecology. Nearly anyone, in any sub special department of obstetrics and gynecology, should have sound theoretical foundations in gynecological endocrinology. From that point of view, the content about endocrinology need further development. As far as we know, the Chinese-foreign cooperation needs further strengthen.

Thanks for the authors and translators. Professor Ruan entrusted me to write a foreword for this book, as above.

Jing-He Lang
Summer Solstice in 2013

前　言

在妇科临床实践中,妇科内分泌患者占 40%~60%。分子遗传学研究已经显示了女性激素对女性健康、幸福度、心智、社会行为及性生活的重要性。了解女性激素复杂的变化过程、了解激素相关疾病及提高药物安全性是妇科内分泌学的目标。尤其是使用激素避孕和激素替代治疗的女性,她们往往需要用药很长时间,而降低使用激素的可能风险代表着患者的最大利益。为了达到这一目的,需要多学科间较多的交叉讨论,各学会的专家应就他们领域现在的状况和将来可能的发展多进行讨论。本书覆盖了妇科内分泌学的一些特殊问题,这些问题曾经被学者们讨论过或正在讨论中,即"热点话题的聚焦",在学术上和临床应用中都有很重要的意义。

本书从孕激素的药理学开始阐述,孕激素是妇科内分泌中除雌激素外使用最多的激素。近年来有关孕激素与乳腺癌风险方面的讨论,Kuhl 的综述是非常精彩的,文中给出了新型孕激素和以往孕激素药理学性能的概览;关于激素类避孕药物,中国人有太多的不理解、误解或恐惧,这是欧洲口服避孕药的使用率高达 35.5%,而中国口服避孕药的使用率不到 2%的原因。所以本书还对激素避孕的应用、益处和风险这一"热点话题"集中探讨,因为在欧洲应用口服避孕药来防止非意愿性妊娠的 50 年期间,积累了大量的理论知识和实践经验。在关于避孕的相关章节中对所有避孕方式进行了详细的描述,包括适应证、禁忌证、优势和不足,还有非避孕益处及药物相互作用。激素避孕的不良反应、使用过程中的癌症风险等、避孕与易栓症等是比较特殊的热点问题,临床实践需要解决这些问题;40 岁以上每次妊娠都是高风险妊娠,且此阶段女性排卵会变得不规律,围绝经期的避孕也是很重要的热点问题,但目前对这一人群避孕尚无相关指南,本书关于这个话题有专业的论述。另一个话题是紧急避孕,这个话题之所以"热"是因为醋酸乌利司他的发展,醋酸乌利司他是目前使用的第一种特异性孕酮受体调节剂,在妇科内分泌领域将应用于不同的适应证。这一方面的综述是由有着广泛临床经验的专家撰写的,而且与临床实践密切结合。此外,醋酸乌利司他也应用于子宫肌瘤或严重子宫不规则出血的治疗,或与高强度聚焦超声联合治疗子宫肌瘤,对内分泌功能和生殖保护有很大益处。男性是否应该对避孕负责?这一直是妇科内分泌的"热点话题",但到目前没有哪个国家对其有明确的答复。Nieschlag(可能是世界上关于这个问题最重要的专家)的综述总结了关于这个问题的临床试验。另外,子宫内膜异位症也作为"热点话题"被收录于本书,Schweppe 根据自己在子宫内膜异位症诊断、手术治疗的经验及 30 多年药物治疗研究的经验,对这一问题进行了总结。

最后,最有争议的话题——激素替代治疗过程中的乳腺癌风险——也被收录到本书中。这是我们合作项目(中国与德国之间)的主要研究方面之一,我们的合作项目是多中心的(中国北京和上海,德国图宾根和海德堡),研究重点是激素治疗过程中雌激素和孕激素成分致癌性的机制。因为临床研究得出了有争议的结果,尤其是理解这一机制将有可能帮助筛选出临床上使用某种形式激素治疗乳腺癌风险增加的患者,特别是当使用某种或某剂量孕激素时。

本书中列出了药物治疗的形式和剂量,不同国家某些产品的名称可能不同。同时,中国现在使用的产品有可能与其他国家不同,但是相信在不久的将来,目前中国市场上没有的产品在第三期临床研究之后迟早也会进入中国市场。在国际领域,许多中国专家也逐渐参与到本书中新型药物的研发中,并且一步一步将知识传递给其他的中国妇科医生。所以本书中的"热点话题"可以帮助中国妇科、妇科内分泌和计划生育的医生、医学生及大众增加这方面的知识,并对这些方面的研究给予一些启示。

总之,这本书对计划生育领域的重要发展和妇科内分泌热点话题给出了概述,因为大部分都是新的进展,有些方面是目前有争议的话题,但是,所有的作者都是相应领域的专家。此外,大多数话题都和各个妇科和内分泌学会讨论过,最后得出了学术界的建议,例如德国妇科内分泌学会、生殖医学会、德国专业妇科医师协会。所以,读者可以将这些建议和结论作为他们日常临床实践中的重要参考,或指导自己的科学研究(尤其是这些热点话题中新的、有争议的、临床实践重要的话题)。

托马斯·拉贝

阮祥燕

艾尔福莱德·奥·默克

2013 年 5 月 26 日

PREFACE

Questions in the area of gynecological endocrinology affect 40%~60% of all patients in the daily gynecological practice. Molecular and genetic studies have shown the central role of female hormones for women's health, well-being, the psyche, the social behaviour and sexuality. The understanding of the complex processes, their disorders and improving drug safety are goals of gynecological endocrinology. Especially with the contraceptive hormones and with hormone replacement therapy, which are used over longer periods of life, the reduction of possible risks stands for our patients the highest priority. To achieve this needs interdisciplinary discussion involving numerous professional societies with experts in their field regarding the present status as well as possible future developments. This book covers special issues of gynecological endocrinology which have been and are under ongoing discussions —"focused hot topics", important in science and also for practical use.

We start with an overview on the pharmacology of progestogens, which besides estrogens are the most used substances used for different topics in Gynecological Endocrinology. The excellent review of Kuhl gives an overview of old and new progestogens regarding their main properties in pharmacology. We continue the "hot topics" with reviews on the use, benefits and risks of hormonal contraception since after 50 years of oral contraception no other therapeutic area in women's health got more experience, studies and knowledge with that most important aim to avoid unwanted pregnancies. In several articles regarding the area of contraception all methods are described in detail, with the indications, contraindications, advantages and disadvantages as well as any additional non-contraceptive benefits and interactions. Adverse effects of hormonal contraception, the risk of cancer during use of hormonal contraception, and especially questions regarding contraception and thrombophilia are special issues, which needed answers for clinical practice. Of high importance also is the contraception in perimenopausal age since each pregancy in age over 40 would be a high risk pregancy-this topic is summarized by a review as a result of a special expert workshop only on this question.

Another topic is emergency contraception, the topic is "hot" since there are new developments like ulipristal acetate, the first available specific progestogen receptor modulator, which can or will be used for different indications in the field of gynecological endocrinology. This excellent overview is written by experts with large experience also in own research and is of high practical relevance. In addition the use of ulipristal acetate in the treatment of uterine leiomyoma and also for treatment of severe bleeding problems is reviewed in a special article added by another review on high intensity ultrasound focus treatment of myoma which has high benefit regarding endocrinological function and fertility protection. Another "hot topic" in Gynecological Endocrinology since many years is the question, if in a couple the male might be responsible for contraception, until now not available in any country. The review of Nieschlag, the perhaps most important expert in the world in this issue, covers the clinical trials performed on this special issue. Added in this book as "hot topic" also is the news in endometriosis summarized by Schweppe with own experience in diagnosis and surgical as well as pharmacological treatment including extensive research for more than 30 years.

Last not least the most controversial topic regarding the risk of breast cancer during the use of hormone replacement therapy we added in this book. This is one of our main areas of own collaboration projects between China and Germany including several centers in China(Beijing, Shanghai) and Germany(Tuebingen, Heidelberg) with our focus on the mechanisms of carcinogenesis regarding the estrogen and the progestogen component of hormone therapy. Since clinical studies got controversial results in this area especially understanding of the mechanisms based on experimental research can lead to the possibility to screen for patients who might be of increased risk using certain forms of hormone therapy, especially using certain types and dosages of progestogens.

In this book the available dosages and forms of applications of drugs are listed, in part also product names which, however, may be different dependent on the use in the various countries. Also the present availability of the products may differ comparing China with other countries, but it can be expected, that the products which are still not available in China will come sooner or later also to this country after the studies needed for the launch are performed also in China. In the international field many Chinese experts already are involved in the development of new substances described in this book and will give their information step by step to all Chinese gynecologists working in clinical practice. Thus this book of "hot topics" can help also Chinese experts in the field of gynecological endocrinology to increase their knowledge and induce even more own research on those "hot topics".

In summary, this book is to give an overview of important developments in the field of family planning and gynecological endocrinology-"hot topics", because most is new, and in some respects also in controversial discussion. However, all authors are experts in their fields, with much clinical experience and knowing also the results of own extensive clinical and experimental research. In addition, most of the topics have been discussed with various gynecological and endocrinological associations, resulting in official recommendations for example of the German Society of Gynecological Endocrinology and Reproductive Medicine and Professional Association of German Gynecologists. So the doctor also in China, all readers of this book, can use the recommendations and conclusions as a guide in their own daily clinical practice for diagnosis and treatment of their patients or may be also in own scientific basic research, which is necessary and ongoing especially in"hot topics", which are new, controversial and important for practice and for future developments.

Prof. Thomas RABE, *MD*, *PhD*, *MD(hons.)*
Prof. Xiangyan RUAN, *MD. PhD.*
Prof. Alfred O. MUECK, *MD. PharmD. PhD.*
May 26th, 2013

致 谢

　　2009 年在我组织第一届更年期及妇科内分泌相关问题国际研讨会时,有幸邀请到了德国图宾根大学教授及德国南部妇女健康中心主任 Alfred O. Mueck 博士,此后与德国几所大学建立了合作交流关系。经 Alfred O. Mueck 教授介绍,我认识了 Thomas Rabe 教授,最初让我肃然起敬的还不是他渊博的学识,是 Mueck 教授告诉我关于他爷爷在中国的故事——《拉贝日记》。《拉贝日记》是部电影,我常常把电影视为不真实的故事,但当我得知《拉贝日记》反映的是约翰拉贝先生在中国的真实经历时,我感动了,特别是在南京大屠杀中他一个德国人保护了 20 多万中国人,而且为中国提供了日本在南京大屠杀中最完整真实的历史照片及记录。中国人民及政府没有忘记这样的国际友人,在南京、在德国均建立了拉贝纪念馆。Thomas Rabe 教授继承了 John Rabe 的和平遗愿,致力于中德友好合作! 通过 Mueck 教授介绍,我惊喜地得知 Thomas Rabe 教授不仅是位国际和平友人,还是在德国、欧洲及国际都非常著名的妇科内分泌学家,他任德国妇科内分泌及生殖医学会主席,德国海德堡大学妇产医院教授。在交谈中得知,他很乐意将他在妇科内分泌领域的学识与中国同道分享,于是在 Mueck 教授的积极促成下,我们合著了《妇科内分泌学热点聚焦》这本书。

　　这本书的作者几乎囊括了欧、美,尤其是欧洲此领域最著名的专家、科学家,作为中国的合著者,我非常感谢他们对这本书所做的贡献! 同时非常感谢国内特约专家的撰稿,大家的奉献及努力使这本书具有很高的科学性、热点性、可读性、实用性与临床工作的指导性。

　　感谢首都医科大学附属北京妇产医院内分泌科全体同志对本书的编写工作给予的大力支持。感谢研究生团队的奉献与辛勤劳动:博士生张颖做了大量辅助主编的编辑及编译工作;博士生田玄玄做了大量编译工作;硕士生武红琴、卢永军、张俊丽做了大量的英文翻译及校稿工作。

　　特别感谢郎景和院士百忙当中为本书作序,这对编写此书的海内外作者都是极大的鼓励!

注:本书稿获得了以下主要项目成果的支持
国家外专局引智项目 20131100006,20121100013　P201101007,20111100023;
国家自然科学基金项目 81172518,30872745;
北京市自然科学基金 3082011;3042009 首都医学发展基金重点支持项目 2003-2038;2007-2045;
北京市科技新星计划 2000;
北京市卫生系统高层次卫生技术人才培养计划项目 2009-3-52

阮祥燕　教授

2013 年 5 月 20 日于北京

目　　录

Contents

Contents

第一章

1

孕激素药理学

概述

关于孕激素的有效性、安全性问题,特别是在激素治疗中孕激素与乳腺癌风险、心血管病、糖尿病、子宫不规律出血、早期流产等方面均成为讨论热点,为便于医务工作者临床实践中对孕激素正确认识及理解,本章将主要介绍天然和人工合成的孕激素在治疗和避孕中的药代动力学和药效学。对孕激素的发展史、作用机制、分子结构与激素活性之间的联系,激素类型与效应的差异,特定化合物的特殊性、组织特异性及代谢等进行介绍。就给药途径对药代动力学、激素活性的作用机制进行讨论。详细描述了孕激素类型(包括替勃龙)与其受体的差异、孕激素类型与特定代谢产物的激素活性的差异,目前可用孕激素的结构、血清浓度、甾体受体及血清结合球蛋白的亲和力及相对效应。讨论了炔诺酮及替勃龙与天然雄激素芳香化的途径的差异。同时还讨论了不同化合物的组织特性、给药方案及它们在治疗时存在的益处与风险的差异。

药代动力学与药效学紧密联系,暗示合理应用性甾体激素进行避孕及治疗、掌握药理学知识很重要[1]。然而,尽管发现激素血清浓度与临床表现相关[2],但血清激素浓度并不能反映临床疗效。同样,测量雌/孕激素避孕药的药代动力学不能反映它与不规律出血及其他主诉的相关性[3]。

规律测量激素水平在预测或控制治疗效果或负效应方面的作用尚存在较大疑问。另有推论认为,口服途径激素水平快速升高或降低,而肠道外用药途径激素水平较稳定。与一般情况相反,经鼻雌二醇治疗有明显的有效性及耐受性,可能与其在给药几分钟内快速达到峰值水平,然后快速降低有关[4,5]。

第一节　孕激素的发展

一、孕激素发展史

最初,科学家研究避孕药主要关注于黄体提取物抑制排卵的作用。随后,进一步致力于从该组织提取活性物质,1934 年科学家们成功分离出孕酮,并确认了它的化学结构。随后的研究及临床实验显示,天然孕激素只有经注射给药才能发挥激素活性。最终,因对可口服的活性孕激素的需求,Carl Djerassi 和他的同事研究出第一个合成孕激素炔诺酮。而且尽管十年前已有可口服的活性雌激素,如己烯雌酚(diethylstilbestrol,DES)和炔雌醇(ethinylestradiol,EE),但首次激素避孕的临床研究却开展于孕激素。在那时,临床上 DES 和 EE

1

已被检测出极高剂量可造成各种不良影响，而孕激素则有良好的耐受性。

然而，合成孕激素的发展史较复杂。首次发现可口服的有孕激素活性的化合物是雄激素。1938 年，先灵医药化学家 H. H. Inhoffen 及 W. Hohlweg 合成了一种口服高活性的雌激素——17α-炔雌醇（通过把乙炔基加到雌酮 C17α 位置形成）。继而发现，在液氮中运用乙炔钠可较大程度上增加反应产量[6]。

类似，Hans H. Inhoffen 及 Walter Hohlweg 尝试通过同样的方式研发有口服活性的雄激素。直到 1938 年，他们在液氮中由雄烷 17-酮基衍生出乙炔钠，成功合成 17α-炔孕酮。这种新型激素被命名为孕-酮-3-醇-17，之后命名为"炔孕酮"（图 1-1）[6,7]。与睾酮相反，它是一种有口服活性的激素。然而，此化合物的雄激素活性未增强反而衰减，令人惊讶的是它有相当强的孕激素活性。这种现象依赖于孕激素受体与雄激素受体的结构类似，导致雄激素对孕激素受体有一定的亲和力，而且孕激素对雄激素受体也有一定的亲和力，后者可能导致孕激素产生激活雄激素或拮抗雄激素的作用。然而，睾酮对孕激素受体仅有微弱的亲和力，但是去除 A 环和 B 环之间的角甲基后亲和力可增加十倍（图 1-1）。1950 年，Arthur J. Birch 报道了比睾酮雄激素活性较弱的 19-去甲睾酮，如今我们还发现它还有把雄激素活性转变成促蛋白合成的效应。在睾酮分子 C17α 位置添加 17α-乙炔基形成的炔孕酮显示出对孕激素的强亲和力。

对孕激素的相对亲和力（孕酮=100）

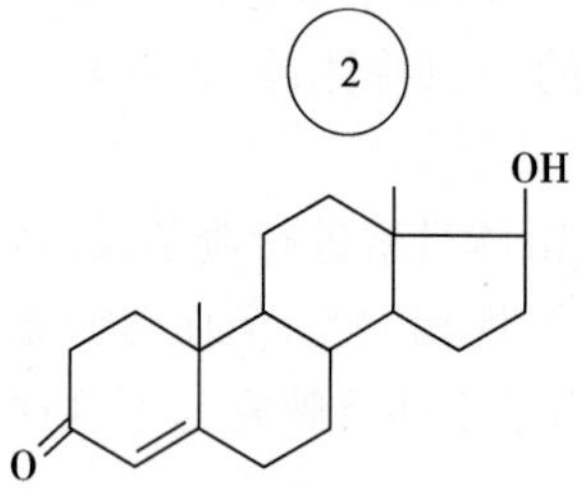

睾酮

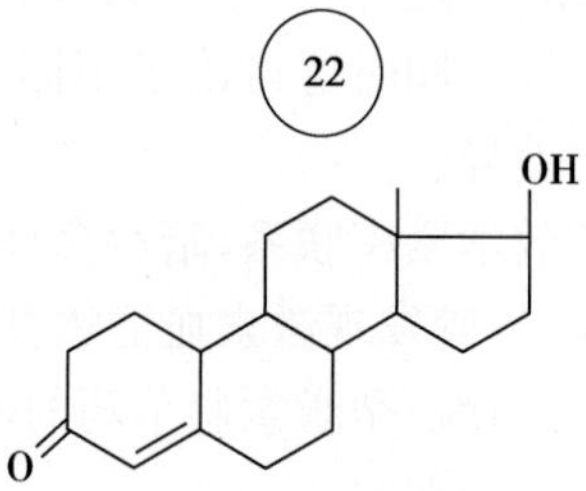

19-去甲睾酮

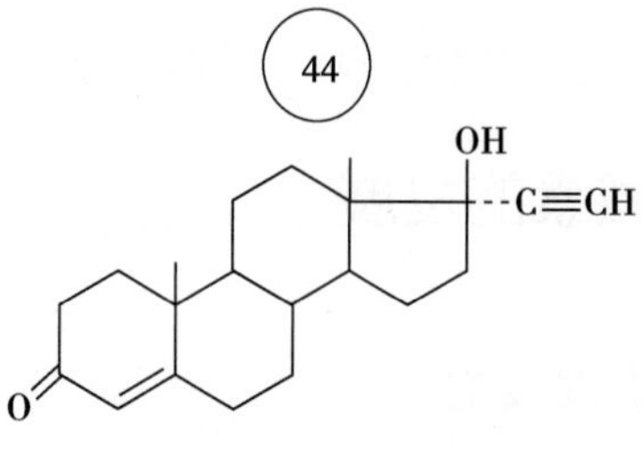

17α-炔孕酮

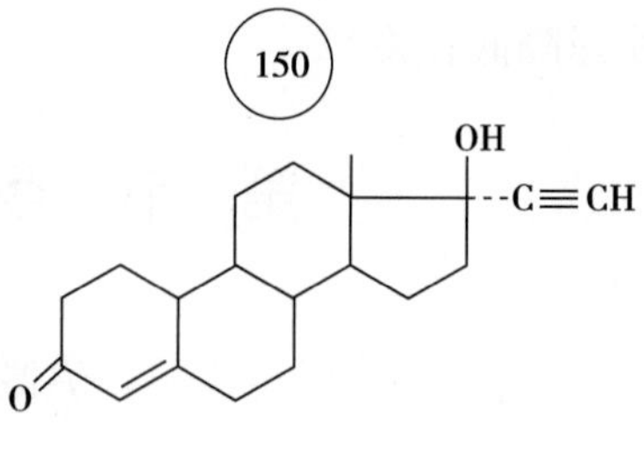

炔诺酮

图 1-1　睾酮到炔诺酮的转变及各自的孕激素受体相对亲和力

动物实验及临床研究显示，17α-炔孕酮是有口服活性的激素。然而，雄激素活性较睾酮弱，孕激素活性很强[6]。因此，在 1939 年它被标记为第一种口服孕激素。推荐适应证是预防习惯性流产及治疗痛经,所用剂量为每日 10～60mg[7,8]。然而在炔诺酮的应用得到认可前,1957 年炔孕酮为唯一有口服活性的孕激素,运用于预防流产,所用剂量在孕早期提高至每日 250mg,但是孕育出的女孩有雄性化特征[9,10]。1944 年,Maximilian Ehrenstein 合成 19-去甲基孕酮异构体混合物,这种混合物在经肠道外给药时有孕激素活性[11,12]。

在这些发现的基础上,M. Ehrenstein 推断去除 A 环和 B 环之间的角甲基后孕激素活性增强[13,14]。1950 年,Carl Djerassi 工作组运用芳香族 A 环合成一种孕激素类似物。尽管这种化合物既没有雌激素活性也没有孕激素活性,但这是合成炔诺酮的关键步骤,因为它缺乏 19-甲基[13]。那时候去除 19-甲基是非常复杂的过程。正是在 1950 年,A. J. Birch 发表减少雌二醇芳香化 A 环可以形成 19-去甲睾酮[15]。运用 Birch 还原,Carl Djerass 和他的同事 Luis Miramontes 成功地于 1951 年将 3-甲氧基雌二醇转换成 19-去甲睾酮衍生物,后者可通过几种反应转化成 17α-乙炔-19-去甲睾酮(炔诺酮)。

同年,George Rosenkranz 及 Carl Djerassi 运用 Birch 还原法也合成了 19-去甲基孕酮[13]。然而,这仅是 19-去甲基孕酮衍生物系列中的基础化合物,19-去甲基孕酮衍生物在过去常用(如己酸孕诺酮),且用于避孕药的制备及激素治疗[如曲美孕酮、醋酸诺美孕酮、nestorone](图 1-2)。

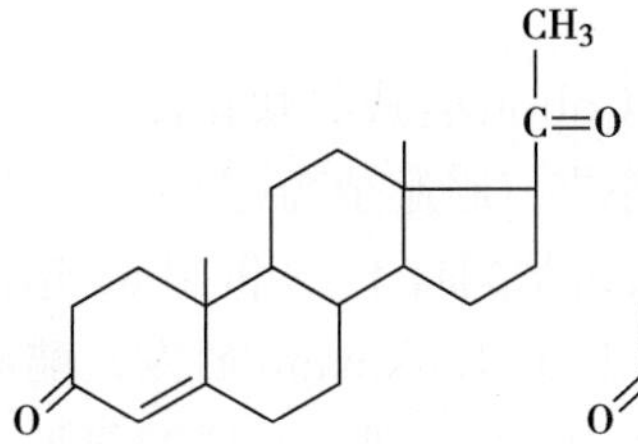

孕酮 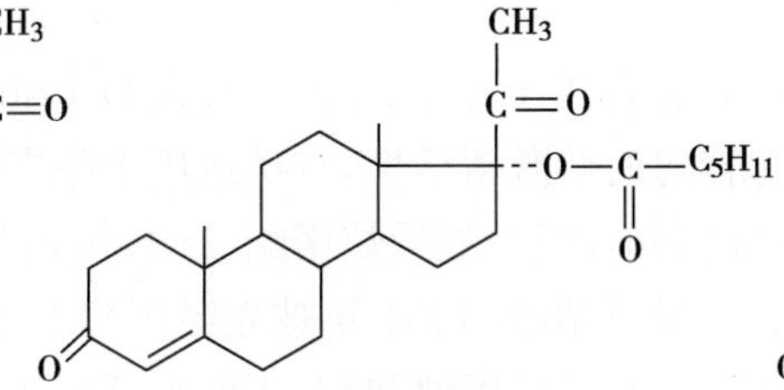　　　己酸羟孕酮 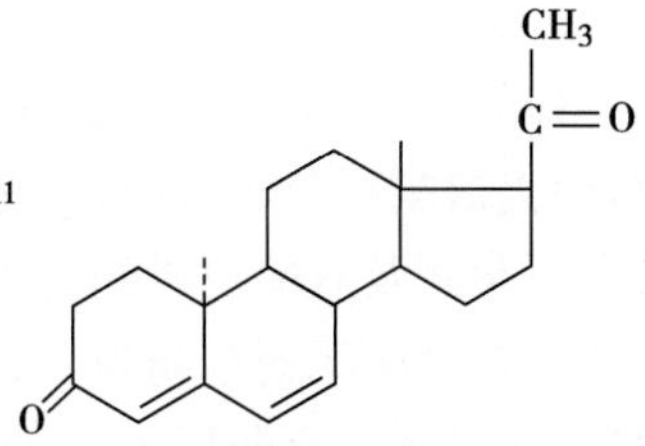　　　地屈孕酮

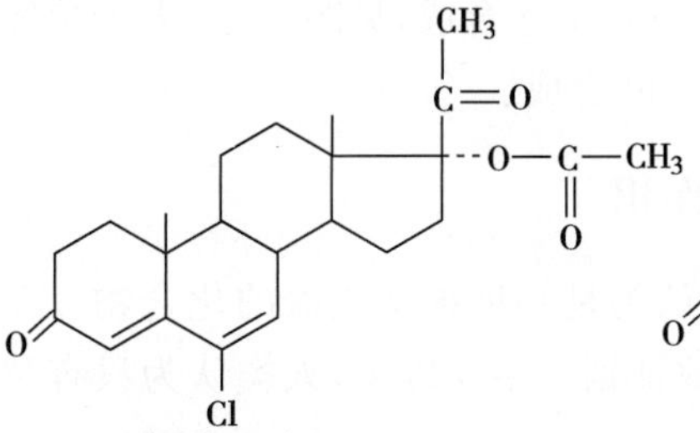

醋酸氯地孕酮 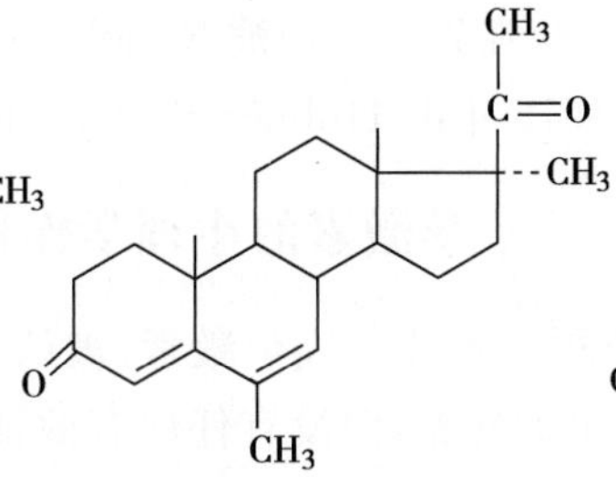　　　美屈孕酮 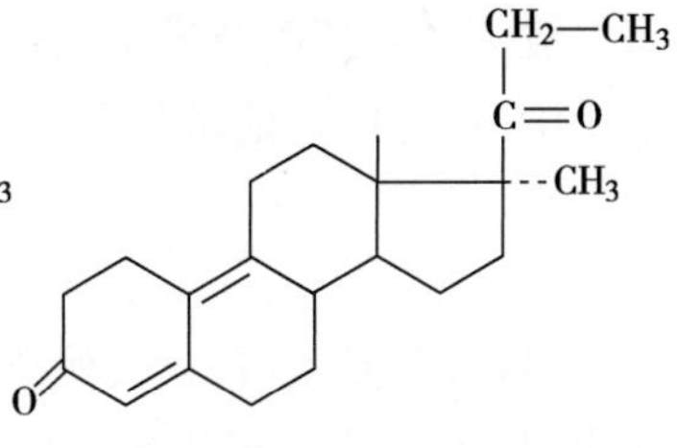　　　普罗孕酮

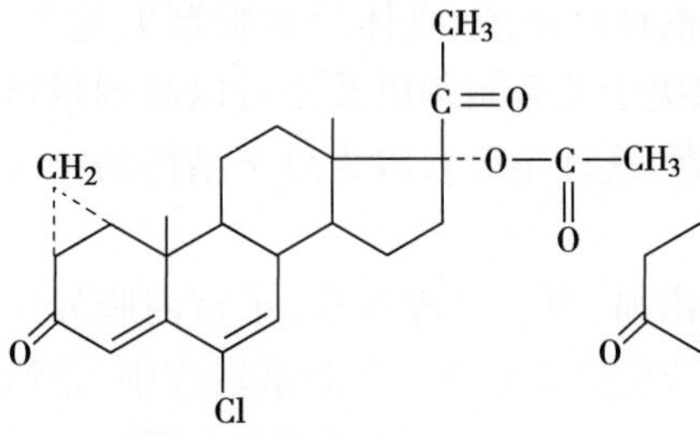

醋酸环丙氯地孕酮 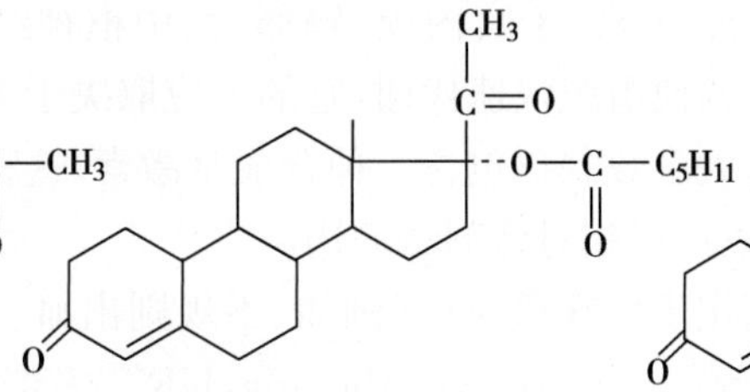　　　己酸孕诺酮 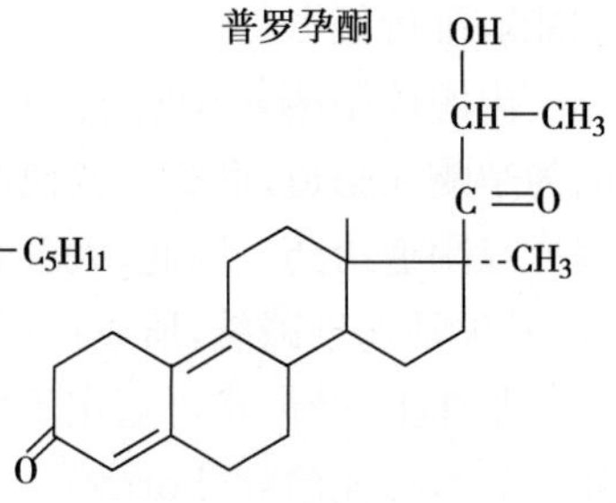　　　曲美孕酮

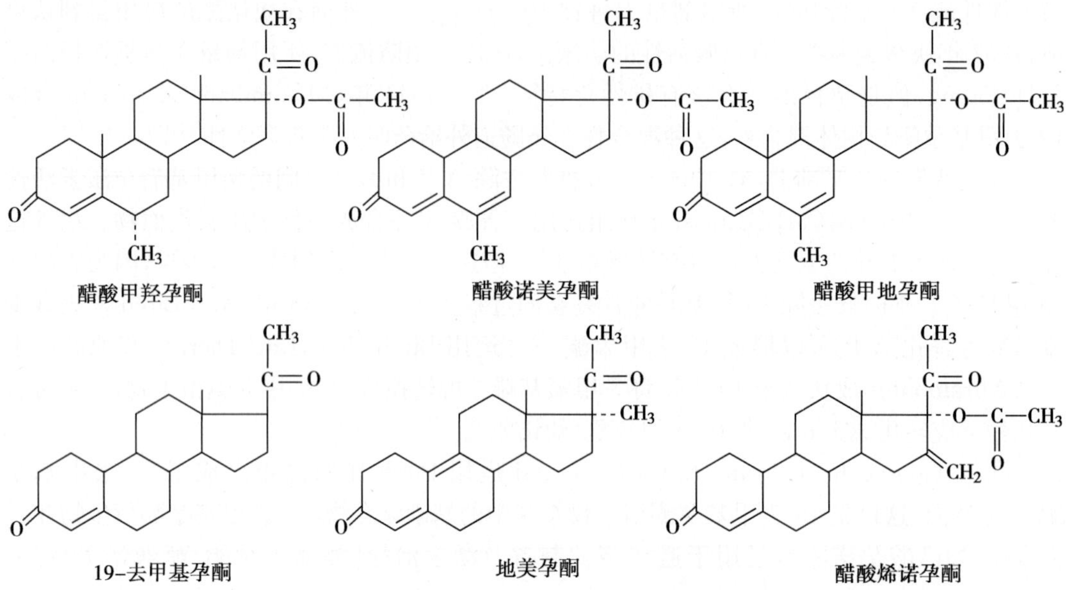

醋酸甲羟孕酮　　　　　　醋酸诺美孕酮　　　　　　醋酸甲地孕酮

19-去甲基孕酮　　　　　　　地美孕酮　　　　　　醋酸烯诺孕酮

图 1-2 孕酮及 19-去甲基-孕酮衍生物的结构

1951 年，Junkmann 及 Schenk 合成了醋炔诺酮，Frank D. Colton 合成异炔诺酮。1957 年，地美炔酮在英国合成，它有较弱的孕激素活性，首次运用于序贯口服避孕药（图 1-3）。更正利奈孕酮及双醋炔诺酮为炔诺酮前体物（如异炔诺酮、D,L-炔诺孕酮），于 20 世纪 60 年代发现。首批孕酮衍生物为 17α-乙酰氧孕酮（1954 年被先灵医药 Karl Junkmann 研发）、醋酸甲羟孕酮（兴泰克药厂 1957 年研发）、醋酸甲地孕酮（兴泰克药厂 1959 年研发）、醋酸氯地孕酮（兴泰克药厂 1959 年研发），见图 1-2。孕酮衍生物地屈孕酮于 1959 年在荷兰 Philips 公司合成。醋酸环丙孕酮于 1961 年在先灵医药被 Rudolf Wiechert 合成，见图 1-2。去氧孕烯于 1972 年合成。地诺孕素于 1978 年由 Hübner 及 Ponsold 合成。

二、孕激素的生理学作用

最初，孕激素（包含天然孕酮及各种合成孕激素）被认为是一种维持妊娠的化合物。在 60 年代，孕激素一般用来维持早期妊娠，但没有任何有效证据。多年以来，人类认为只有孕酮能够维持妊娠。

内源性孕酮对于宫颈、子宫、子宫内膜、输卵管、中枢神经系统、垂体及乳腺至关重要。因为孕酮在肠道、肝脏及其他组织快速代谢，它的效应取决于盖仑制剂以及是否以高剂量口服或经阴道给药。因此，大多数制剂包含一种合成孕激素，这种孕激素因为分子结构的特殊性，其失活速度减缓，所以可以相对低剂量使用。

临床上，孕激素可运用于特殊适应证（例如，不规则出血、良性乳腺疾病、子宫内膜异位症）、激素补充治疗（hormone replacement therapy，HRT）及激素避孕。在激素治疗中，孕激素只用于预防雌激素诱发的子宫内膜增生（长期非对抗雌激素治疗可引起子宫内膜异常增生或子宫内膜癌）。相反，激素避孕中，孕激素的作用为抑制卵泡活性及排卵、改变宫颈黏液、破坏子宫内膜及输卵管功能。

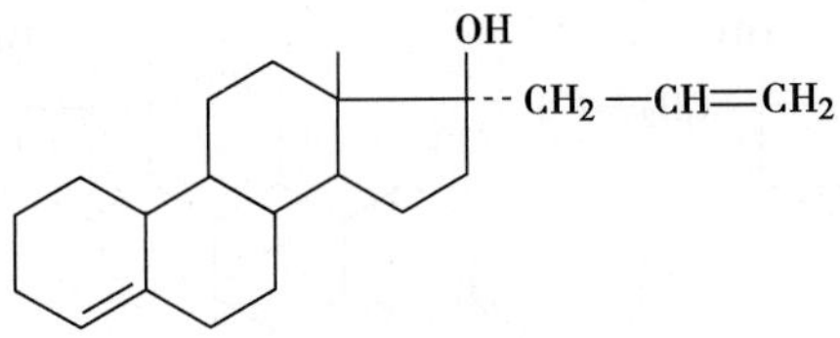

烯丙雌醇

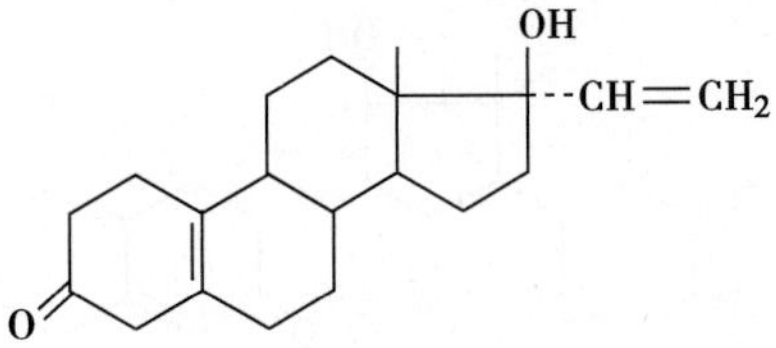

乙烯异诺酮

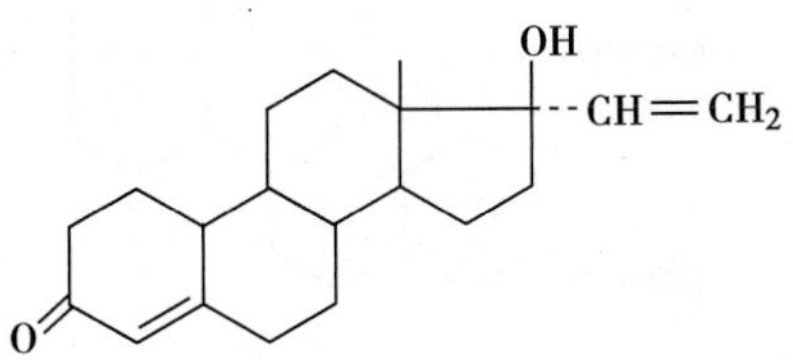

诺乙烯酮

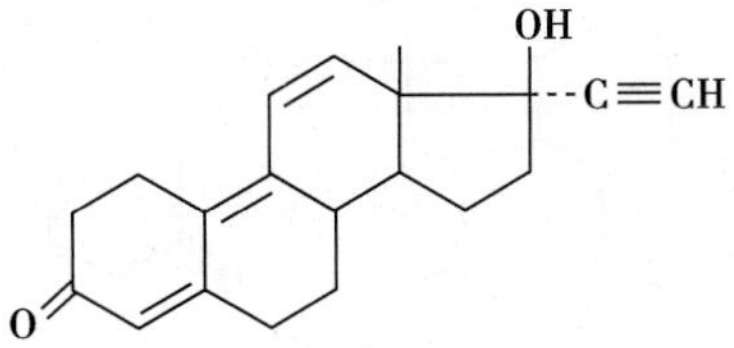

炔诺烯酮

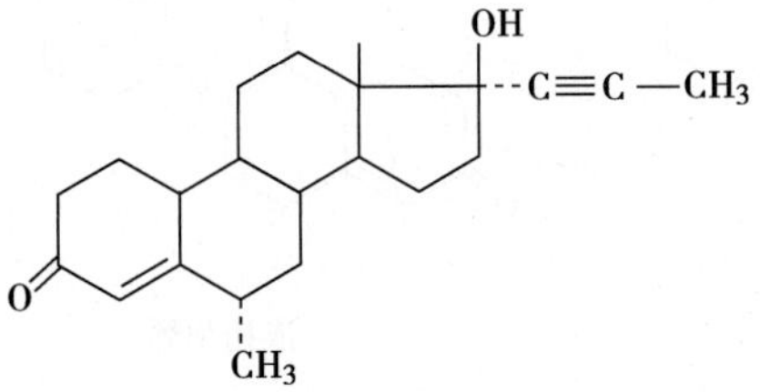

地美炔酮

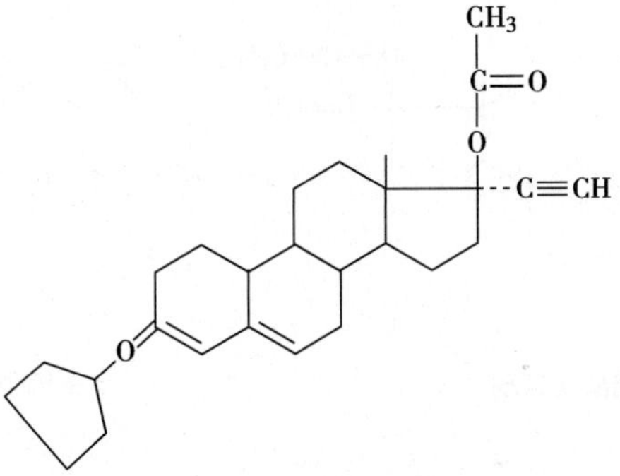

环戊炔诺酮

图 1-3 过去运用孕激素的结构

第二节 孕激素结构、活性及新陈代谢

一、孕激素的结构及活性

除天然孕激素外,有 4 种口服活性的合成孕激素:孕酮衍生物、19-去甲基孕酮衍生物(见图 1-2),19-去甲睾酮衍生物及螺内酯衍生物(图 1-4)。它们都表现出孕激素活性,甚至在有些组织上表现出抗雌激素作用,但是它们的激素结构差异较大。根据它们的化学结构,它们表现出较弱的雄激素或抗雄激素活性、糖皮质激素或抗盐皮质激素活性(表 1-1)。这取决于各自受体结构的相似性,这些受体均属于核受体家族。不同孕激素以低或高亲和力与一种或几种受体结合,但是不一定有相应的生物学反应(表 1-1、表 1-2)。

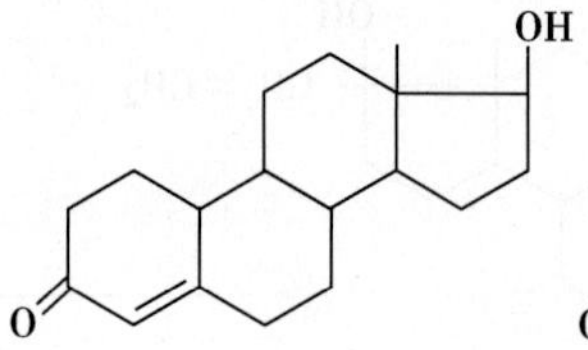

19-去甲睾酮 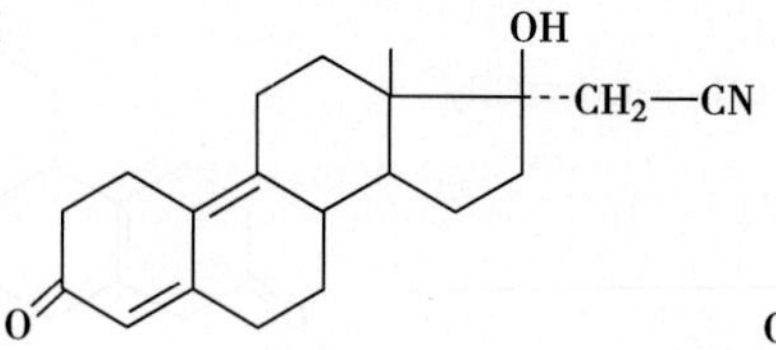 地诺孕素 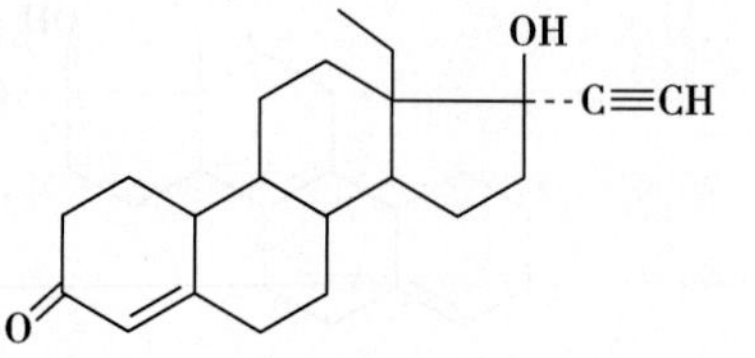 左炔诺酮

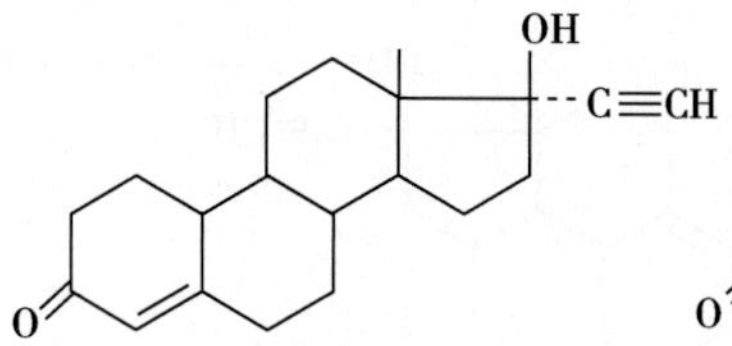

炔诺酮 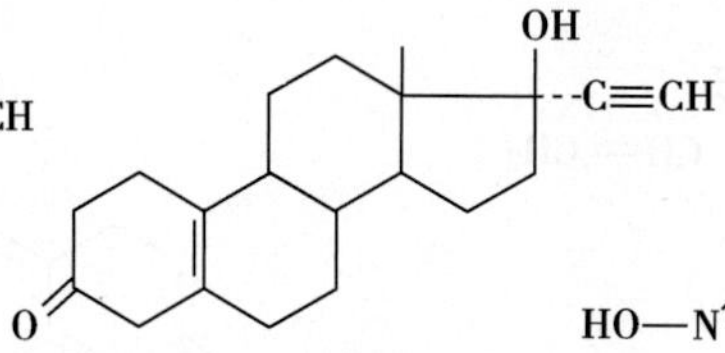 异炔诺酮 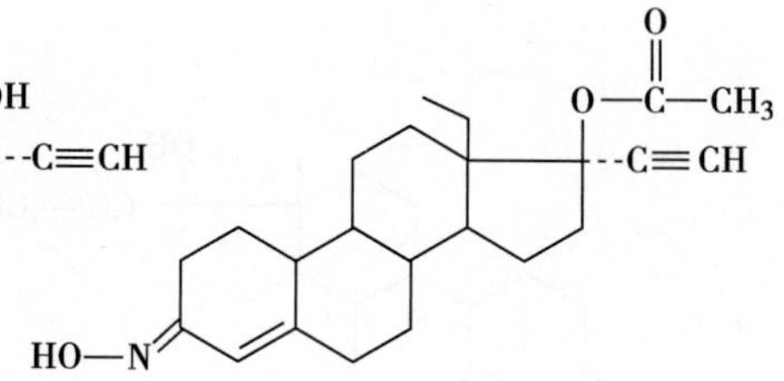 诺孕酯

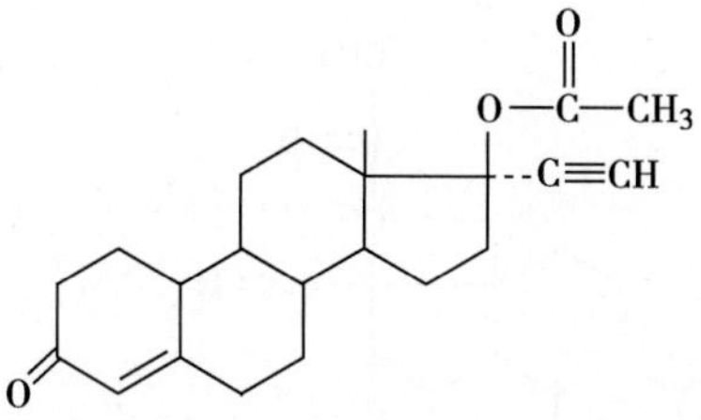

醋酸炔诺酮 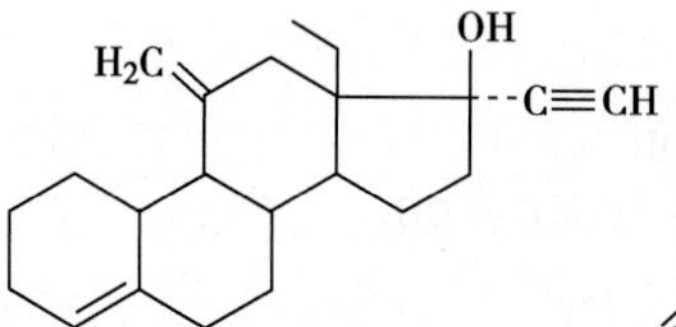 去氧孕烯 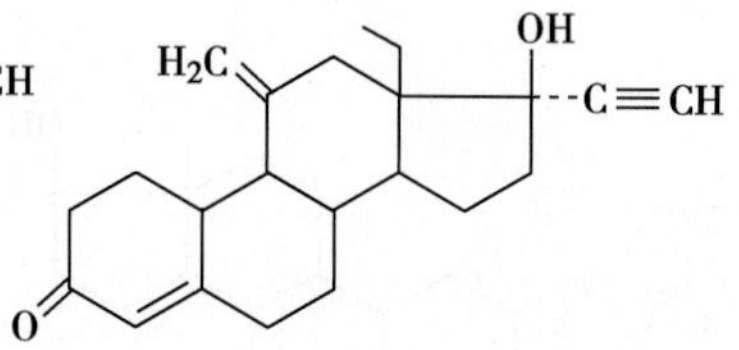 依托孕烯

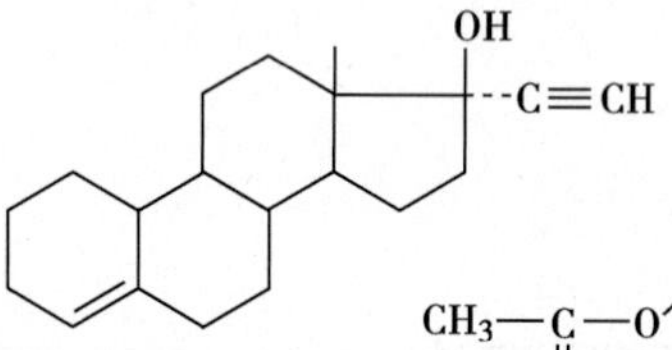

去氧炔诺酮 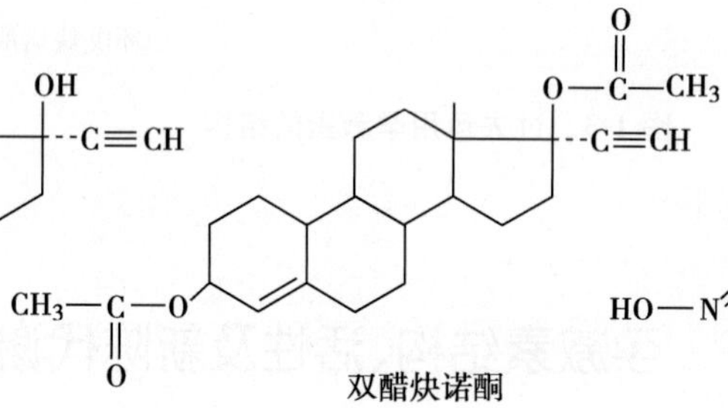 双醋炔诺酮 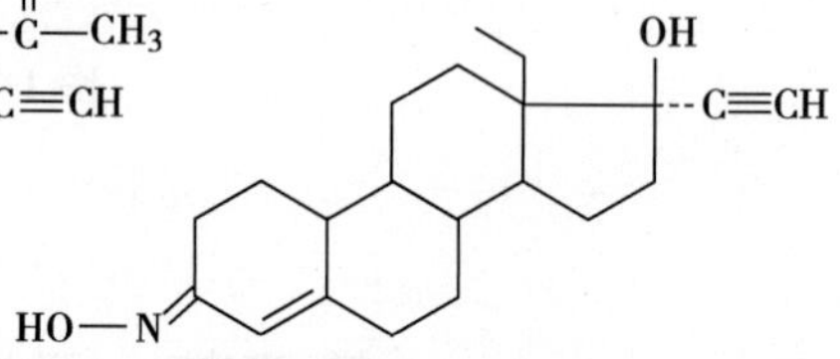 诺孕曲敏

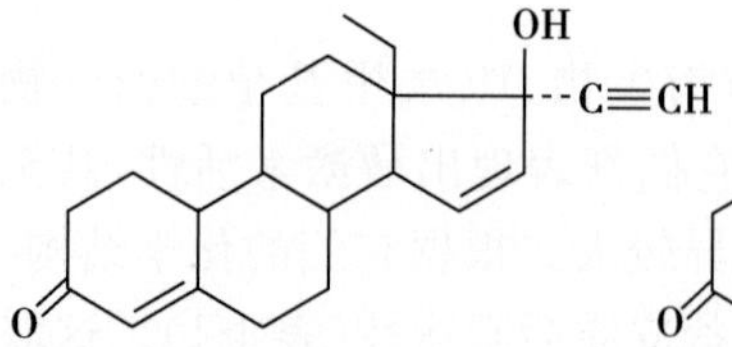

孕二烯酮 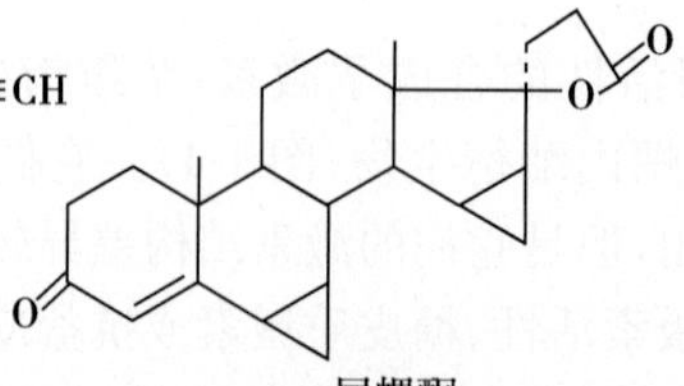 屈螺酮

图 1-4 19-去甲睾酮衍生物及螺内酯衍生物屈螺酮的分子结构

表 1-1 孕激素的激素活性类型[1]

孕激素	A-E	EST	AND	A-A	GLU	A-M
孕酮	＋	－	－	（＋）	＋	＋
醋酸氯地孕酮	＋	－	－	＋	＋	－
醋酸环丙孕酮	＋	－	－	＋	＋	＋
醋酸甲羟孕酮	＋	－	（＋）	－	＋	－
美屈孕酮	＋	－	－	－	?	－
地屈孕酮	＋	－	－	－	?	（＋）
炔诺酮	＋	＋	＋	－	－	－
左炔诺酮	＋	－	＋	－	－	－
孕二烯酮	＋	－	＋	－	（＋）	＋
依托孕烯（3-酮-去氧孕烯）	＋	－	＋	－	（＋）	－
诺孕酯	＋	－	＋	－	?	?
地诺孕素	＋	－	－	＋	－	－
替勃龙代谢产物	＋	＋	＋＋	－	－	－
屈螺酮	＋	－	－	＋	－	＋
曲美孕酮	＋	－	－	（＋）	－	（＋）
普罗孕酮	＋	－	－	－	＋	－
醋酸诺美孕酮	＋	－	－	＋	－	－
nestorone	＋	－	－	－	－	－

注:数据主要来源于动物实验及文献[17,25-34]。孕激素的临床效应取决于组织浓度
A-E:抗雌激素作用;EST:雌激素作用;AND:雄激素作用;A-A:抗雄激素作用;GLU:糖皮质作用;A-M:抗盐皮质作用;＋＋:作用强;＋:一般;（＋）:较弱;－:没有作用;?:尚不清楚

表 1-2 孕激素与甾体受体及血清结合蛋白的相对亲和力[1]

孕激素	PR	AR	ER	GR	MR	SHBG	CBG
孕酮	50	0	0	10	100	0	36
醋酸氯地孕酮	67	5	0	8	0	0	0
醋酸环丙孕酮	90	6	0	6	8	0	0
醋酸甲羟孕酮	115	5	0	29	160	0	0
美屈孕酮							
地屈孕酮	75						
炔诺酮	75	15	0	0	0	16	0
左炔诺酮	150	45	0	1	75	50	0
孕二烯酮	90	85	0	27	290	40	0
依托孕烯（3-酮-去氧孕烯）	150	20	0	14	0	15	0

续表

孕激素	PR	AR	ER	GR	MR	SHBG	CBG
诺孕酯	15	0	0	1	0	0	0
地诺孕素	5	10	0	1	0	0	0
Δ-4-替勃龙(7-甲基-炔诺酮)	90	35	1	0	2	1	0
屈螺酮	25	2	0	6	230	0	0
曲美孕酮	330	1	0	9	120		
普罗孕酮	100	0	0	5	53	0	0
醋酸诺美孕酮	125	42	0	6	0	0	0
nestorone	136	0	0	38		0	

注:PR:孕激素受体(普罗孕酮,100%);AR:雄激素受体(甲雌三烯醇酮 R1881,100%);ER:雌激素受体(雌二醇-17,100%);GR:糖皮质激素受体(地塞米松,100%);MR:盐皮质激素受体(醛固酮,100%);SHBG:性激素结合球蛋白(双氢睾酮,100%);CBG:corticsteroid-binding globulin(皮质醇,100%)。这些值来自文献的交叉比较[29,31,35-38]。因为体外实验所得到的值不一致,出现的差异很大程度上依赖于培养条件和所使用的生物材料。它们不一定反映生物有效性

甾体激素体现出孕激素活性的必要条件是在 A 环 C4 与 C5 间存在 3 酮基和一个双键(Δ4-3 酮基)。有一些去甲睾酮的衍生物没有这些特点,如诺孕酯(norgestimate,NGM)或替勃龙(tibolone,TIB)。它们属于药物前体,这些药物经空腹途径后快速转化为含 Δ4-3-酮基的有活性的孕激素(图 1-5、图 1-6)。

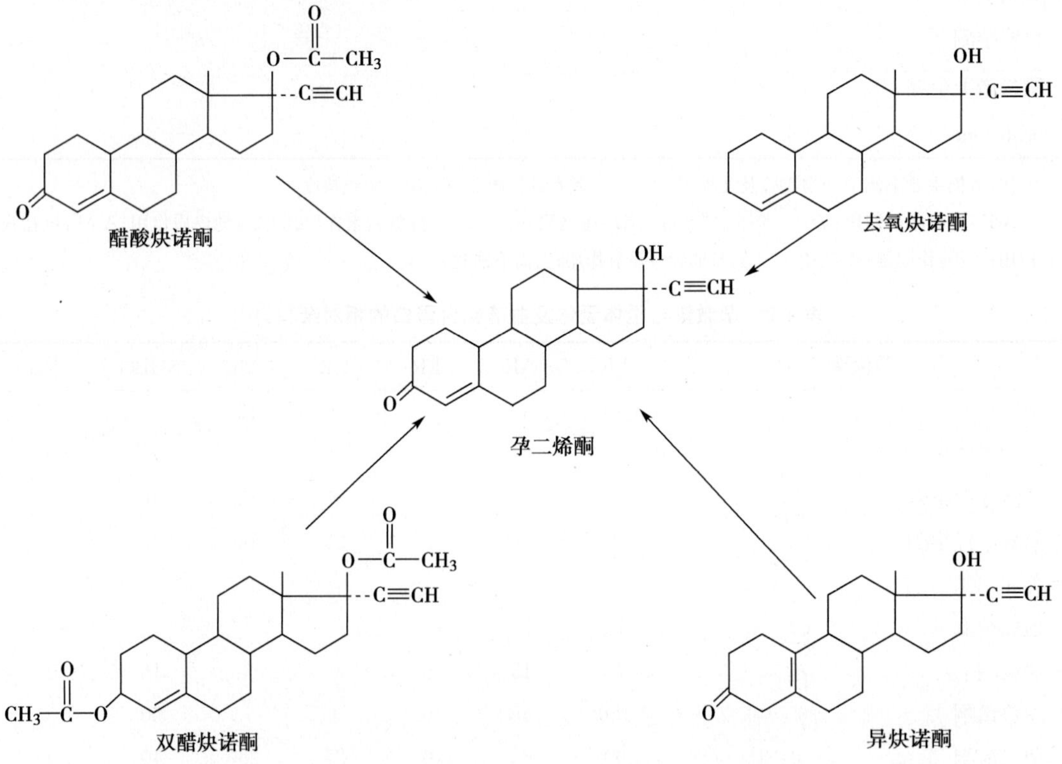

图 1-5 炔诺酮前体物向有孕激素活性的炔诺酮的转变

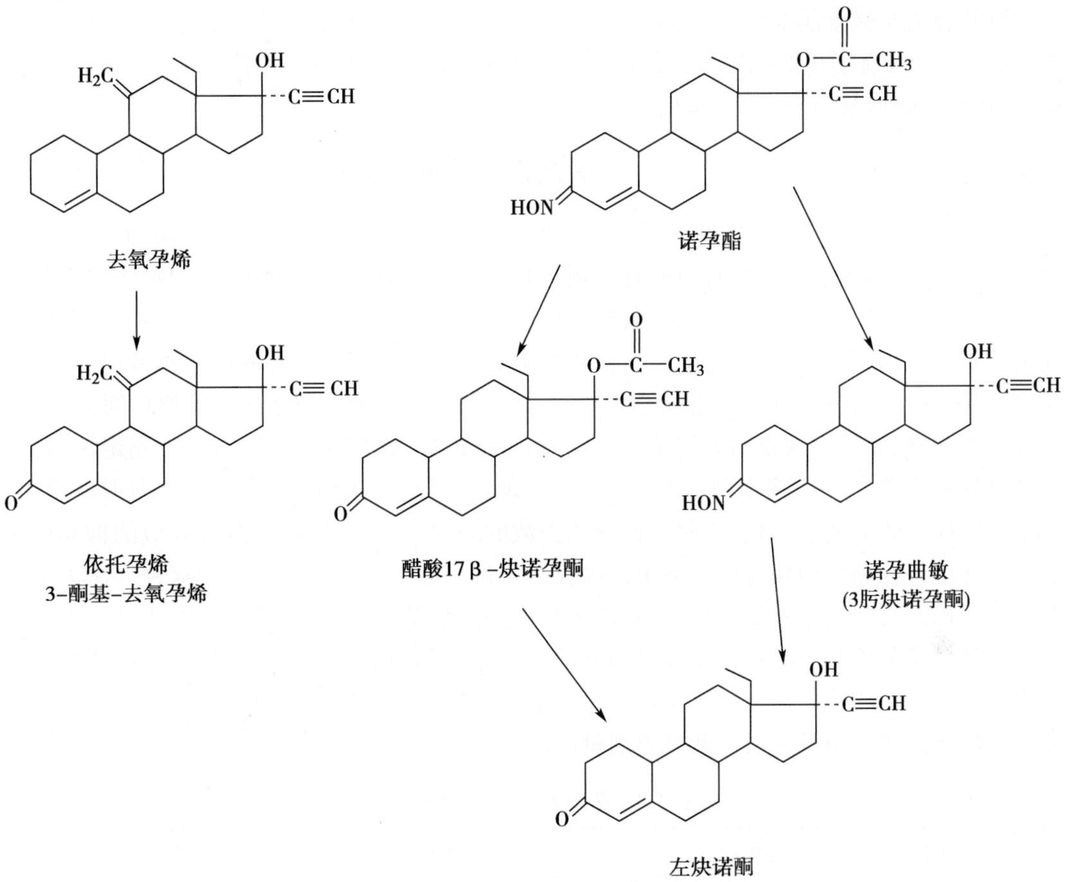

图 1-6 去氧孕烯及诺孕酯转变成有孕激素活性的依托孕烯及左炔诺酮

除外孕激素对子宫内膜的作用,合成孕激素可能对阴道上皮起到抗雌激素作用,从而降低成熟指数。对于子宫颈,孕激素减少宫颈黏液含量。对于输卵管,它们控制输卵管蠕动和分泌液成分。对于乳腺,它们加强雌激素诱导的乳腺上皮细胞增殖。除了地屈孕酮,其他孕激素可影响 CNS 的功能及心理,抑制绒促性素的释放,升高体温,对抗雌激素的各种重要作用。孕激素直接影响血管壁功能:在动脉显示收缩作用及拮抗雌激素的延缓作用,而在静脉孕激素加强雌激素的延缓作用,并且增加血管的扩张性。

含有抗雄激素活性的孕激素,如醋酸环丙氯地孕酮(cyproterone acetate,CPA)、地诺孕素(dienogest,DNG)、醋酸氯地孕酮(chlormadinone acetate,CMA)可以降低内源性雄激素的作用。然而,这些含有雄激素活性的孕激素,如 LNG、NET 或 TIB,可引起皮肤及毛发的雄激素作用,而且可以对抗由雌激素引起的脂质代谢的变化,对抗止血作用,抑制肝脏蛋白的合成(SHBG、TBG、血管紧张素原)。含有糖皮质激素活性的孕激素在高浓度时可以减少 ACTH 的分泌,在一般浓度时表现出对血管壁或免疫系统糖皮质激素作用。一些孕激素如孕酮或屈螺酮可起到醛固酮拮抗剂作用,从而引起醛固酮水平的代偿升高。孕激素可导致糖耐量受损,引起轻微高胰岛素血症。

因为孕激素的抗雌激素作用,孕激素(包括孕酮)可抵抗雌激素对大脑的刺激和兴奋作用。除此之外,孕激素转变成 5α- 及 5β-孕烷醇酮(与 GABA$_A$ 受体结合)可起到镇静作用。

某些合成孕激素的受体亲和力及代谢产物的激素活性已经被研究。已知 3α-羟-CMA 及 15β-羟-CPA 有明显的抗雄激素作用。一些去甲睾酮衍生物的代谢产物显示其有抗雄激素或雄激素活性,甚至有轻度雌激素活性[17]。

二、孕激素的效应

在 20 世纪 60 年代,很多去甲睾酮衍生物及孕酮衍生物不仅激素形式不同,而且效应也存在差异。因此,用于治疗及避孕的有效剂量是不同的。对于剂量的选择,动物实验不是非常有用,因为性甾体激素的效应受口服途径后药物代谢的影响。关于化合物的避孕活性、周期调控及副作用,人们采用不同测定法比较其有效性。为观察每片药的孕激素效应,最常用的方法是在恰当的方式下对可比较的孕激素活性评估,然后乘以孕激素成分的总剂量[39]。

然而,与妇女子宫内膜相关的孕激素活性的测定中,最常用的方法是糖原测定法,这是一种体外测定法[39-43]。测定项目有:①月经的延长;②转化剂量;③诱导激素撤退性出血;④子宫内膜腺体的糖原沉积;⑤阴道致密核指数的减少;⑥宫颈黏液雌激素效应的抑制。主要在体外培养在卵泡期获得的人类子宫内膜组织进行糖原沉积测定[39,42]。这种方法需要一个较好的标准及孕激素评估,但是这对前体药物的评估是不恰当的,且不适于口服途径。

月经延长的检测应在有规律月经周期的妇女中进行,这些妇女每日给予 50μg EE 及在假定排卵的第 6 或 7 天连续给予孕激素 20 天。如果月经周期延长,说明检测结果阳性,且决定了后续试验中孕激素的最低有效剂量(表 1-3)[40,43,44]。

表 1-3 孕激素活性的比较[39-43]

孕激素	转化剂量(剂量)	糖原沉积(效应)	月经的延迟(效应)
孕酮		100%	
双醋炔诺醇	10mg	120%	2000%
左炔诺酮	12mg	560%	4000%
醋酸氯地孕酮	30mg		200%
甲羟孕酮	30mg	810%	100%
醋炔诺酮	50mg	560%	270%
炔诺酮	120mg	650%	130%
去氧炔诺酮	150mg		270%

转化剂量(the transformation dose,TFD)反映了典型孕激素介导的对子宫内膜的孕激素作用。TFD 应在卵巢切除的妇女中评估,这些妇女每日给予 50μg EE,连续 14 天,此后每日给予 50μg EE 及一定剂量的孕激素,连续 10 天。孕激素的 TFD 为引起增殖期子宫内膜完全转化为分泌期所需的每日孕激素剂量[41]。与雌二醇相比,运用 EE 治疗时孕激素在子宫内膜产生抑制作用需要更高剂量的孕激素,这个结果不能延伸到激素补充治疗。

因为快速失活,孕激素的高转化剂量反映了低的生物利用度。炔诺酮(norethisterone,NET)及醋酸炔诺酮(norethisterone acetate,NETA)的高转化剂量可以被低的 NET/EE 比例解释,因为 EE 可对抗 NET 对子宫内膜的孕激素作用(见表 1-3)[25,45]。

各种孕激素的效应具有组织特异性,因此,有关数据不能一概而论。此外,必须强调不同临床试验结果很大程度上不相同。各种检测方法的临床相关性比较低,如转化剂量与月经周期延长测试、糖原沉积吸附试验的结果不相关(见表 1-3)。在相同的靶器官中得到的数据存在差异暗示,如果这些数据被作为抑制排卵、对乳腺组织或肝脏代谢所产生效应的一种量度,那么该结果是不可信的。

抑制排卵的剂量(ovulation-inhibiting dose,OID)主要在排卵的妇女中评估,这些妇女需在月经周期的第 5～25 天之间每日服用一定剂量的孕激素。对所有妇女最低有效抑制排卵剂量为 OID。值得关注的是用于评价大多数孕激素的 OID 数据的研究对象相对较少。

抑制排卵机制复杂,不仅包括干扰下丘脑和垂体 FSH 和 LH 分泌、抑制排卵前 LH 峰,而且包括孕激素对卵巢功能的直接作用。合成的孕激素可能会对卵巢类固醇的生物合成有直接抑制作用,对含有乙炔基的化合物这种直接抑制更加明显。17α-乙炔基氧化激活后,去甲睾酮衍生物不仅会不可逆地抑制甾体类激素参与灭活 CYP 依赖性加氧酶,而且也可以抑制卵巢 CYP 酶(这种酶对内源性类固醇的生物合成至关重要)[46-52]。这可以解释 DNG、LNG 或孕二烯酮(gestodene,GSD)的效应差异。如 LNG、GSD 及 DNG 可以低的 TFD 起到较高的子宫内膜效应,是因为缺乏 17α-乙炔基的孕激素只有相对较弱的抑制排卵的作用(表 1-4)。一种制剂的避孕可靠性可以参考避孕药中孕激素 OID 剂量(表 1-4)。

表 1-4　孕激素的激素效应及所需日剂量[1,25,41,49,53]

孕激素	TFD(mg/周期)	OID(mg/周期)	ODP(mg/周期)
孕酮	4200	300	
甲羟孕酮	50		
醋酸甲地孕酮	50		
醋酸氯地孕酮	25	1.7	
醋酸环丙氯地孕酮	20	1.0	2.0
地诺孕素	6	1.0	2.0
替勃龙		2.5	2.0～3.0
炔诺酮	120	0.4	0.5
醋炔诺酮	50	0.5	0.6
诺孕酯	7	0.2	0.25
左炔诺酮	5	0.06	0.1～0.15
去氧孕烯/3-酮基去氧孕烯	2.0	0.06	0.15
孕二烯酮	3	0.04	0.06～0.075
屈螺酮	50	2.0	3.0
醋酸诺美孕酮	100	1.25	2.5
普罗孕酮	10	0.5	

TFD:妇女转化剂量;OID:妇女抑制排卵的剂量(不添加雌激素);ODP 可用制剂的口服剂量

(一) 孕酮

孕酮是卵巢和肾上腺皮质类固醇合成的重要中间体,但只有在黄体和胎盘才能大量生成。在黄体期,血清浓度为 25ng/ml,在怀孕期间,可能会增加至 200ng/ml。在人类中,孕酮是唯一的孕激素,它能够维持妊娠。在子宫内膜和宫颈,孕激素表现为较强的孕激素活性和抗雌激素的活性;它有显著的抗盐皮质激素的作用,这将导致醛固酮水平可代偿性上升70%;而且在皮肤上它有"抗雄激素"的作用,这种作用中孕激素不与雄激素受体结合,而是一个竞争性抑制 5α-还原酶的活性。

血液循环中的孕酮约 17% 对于皮质醇结合球蛋白(cortisol-binding globulin,CBG)具有高亲和力,80% 与白蛋白有低亲和力。孕酮的半衰期只有 6 分钟($t_{1/2\alpha}$)和 42 分钟($t_{1/2\beta}$)。孕激素主要通过酮基和 $\Delta 4$-双键的还原迅速代谢,代谢物的形式在很大程度上取决于给药的途径。

孕激素的口服用法与其在胃肠道和肝脏广泛的代谢相关,这种方法导致血液循环中的高浓度及有个体浓度差异的代谢物产生。因此,通过放射免疫法(radioimmunoassay,RIA)调查黄体酮的药代动力学,可能被假的高孕激素水平所干扰,这种高水平孕激素检测结果因比较显著的孕酮代谢产物交叉反应引起。因此,GC/MS法或经过色谱分离的 RIA 法适用于孕激素的测量。阴道给药后引起的此问题不太明显,因为这种方法引起孕激素代谢的程度相对较低[54]。

1. 口服给药 口服给药后,孕激素可以代谢超过 30 种代谢产物,其中一些有特定的生理活性。最重要的途径是形成 5α-孕烷醇酮及 5β-孕烷醇酮,后者可与 $GABA_A$ 受体结合后发挥相当大的镇静作用。进一步的代谢物有:20-二氢-孕酮(有 25%~50% 的孕激素活性)、11-去氧皮质酮(deoxycorticosterone,DOC)(有盐皮质激素活性)、17α-羟基孕酮及无活性的最终产物孕二醇(图 1-7)。

口服途径引起的循环中代谢产物形式有较大个体差异[55]。可以将微粉化孕酮悬浮在油中并封装在明胶胶囊中,这样可以增加口服孕酮的生物利用度。

(1)药代动力学:单次口服剂量为 100mg 孕酮明胶胶囊,采用液相色谱/质谱测定的血清孕酮在 1~2 小时后迅速上升到峰值水平 1.5~2.2ng/ml。此后在 4~6 小时之内迅速下降到基线水平[53,55]。然而,通过 RIA 测定结果显示,血清孕酮平均峰值水平 19.4ng/ml,提示存在高的孕激素代谢产物的交叉反应[54]。血清 5α- 及 5β-孕烷醇酮水平有显著上升,2 小时后最高水平为 14ng/ml 和 3.6ng/ml。DOC 水平在 2 小时后上升至 120~680pg/ml,此后迅速下降[56]。如果代谢产物不能提前通过色谱分离,用 RIA 测定的孕酮可靠性值得怀疑。

经口服摄入 200mg 的孕酮,用 RIA 测定 4 小时后孕激素的高峰水平为 12ng/ml,而 5β-及 5α-孕烷醇酮血清浓度达到 30ng/ml~60ng/ml[55]。进一步的代谢物为 20-二氢-孕酮、DOC、17α-羟孕酮和孕二醇(见图 1-7)。

(2)药效学:一项大型前瞻性研究表明,口服和透皮的孕激素治疗不能预防绝经后妇女由雌激素引起的子宫内膜癌。接受单一雌激素治疗的妇女子宫内膜癌的风险相对危险度为 2.52,95%CI:1.77~3.57,而接受雌激素加孕酮者子宫内膜癌风险相对危险度为 2.42,95% CI:1.53~3.83,两者没有显著差异。与此相反,合成孕激素显著降低依赖性雌激素的子宫内膜癌风险[57]。口服孕酮期间,子宫内膜的保护作用缺乏,这可由低的血清孕酮水平解释。类似此原因,这可解释为什么大多数队列研究显示,与合成孕激素相反,孕酮加雌激素治疗

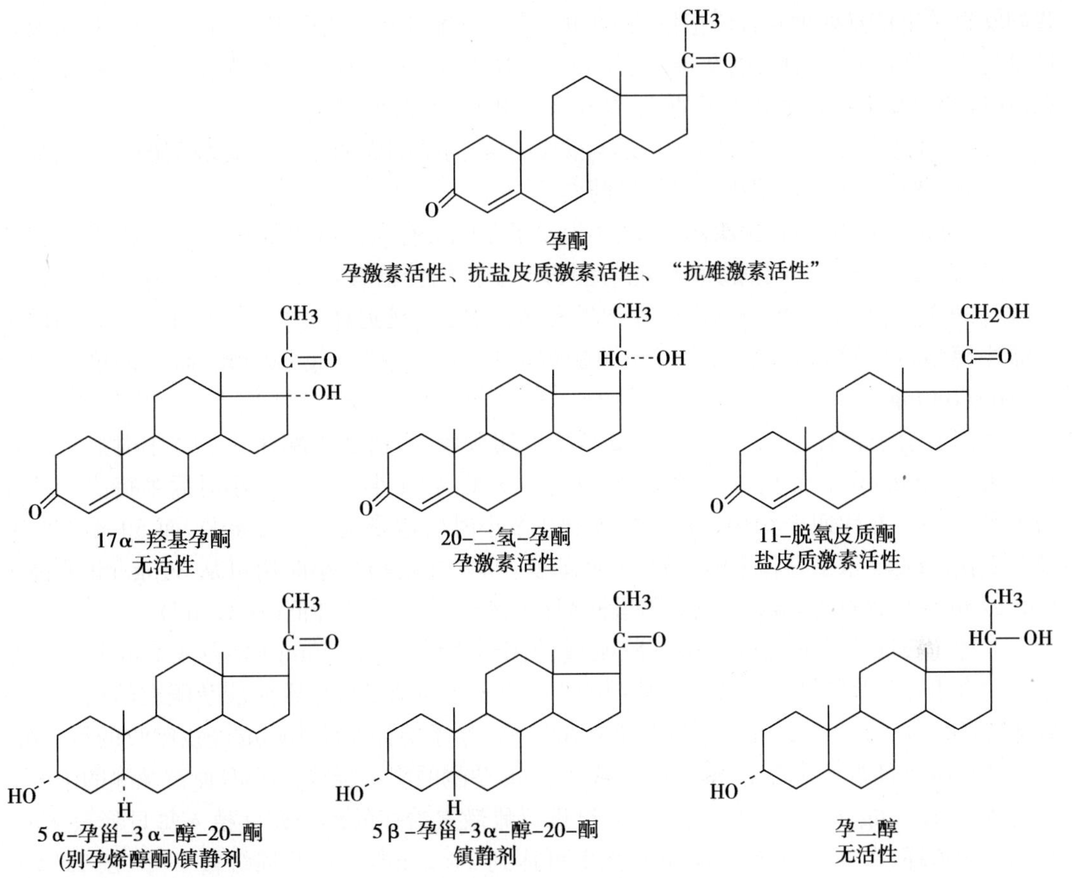

图 1-7 孕酮及一些孕酮代谢产物的结构

不增加乳腺癌风险[58,59]。

对于绝经后妇女在雌激素和口服孕酮治疗过程中子宫内膜癌的风险升高这一发现,与多种实验结果矛盾,这些实验中没有发现雌激素序贯加 200mg 孕酮治疗或连续 100mg 孕酮治疗的妇女子宫内膜增生率增加[60-62]。然而,口服孕激素加雌激素治疗对绝经后子宫内膜的作用是剂量依赖性的,在使用过程中 200mg 不能充分使子宫内膜转化为分泌期,然而日剂量为 300mg 时,孕酮可替代用于治疗的合成孕激素[63]。

PEPI 试验发现,雌激素可改善血脂代谢,添加口服孕酮时这种作用仍会保留[64]。口服 100～300mg 孕酮治疗导致血压呈剂量依赖性降低[65]。此外,在黄体期和怀孕期间孕酮可加强二氧化碳的通气反应。已证实,孕激素的衍生物,如醋酸氯地孕酮,可能减少动脉二氧化碳分压[66]。

两个 A-环的代谢产物别孕烯醇酮(5α-孕烷醇酮)和外延孕烯醇酮(5β-孕烷醇酮)可调节 GABAA 受体,对中枢神经系统显示出一种浓度依赖性的双峰效应。高浓度的别孕烯醇酮已被证明有抗焦虑、镇静、麻醉剂和抗癫痫作用,而低生理浓度可导致焦虑[5]。月经前烦躁不安的症状似乎与 GABAA 调质受体敏感性的改变有关。也有证据表明,别孕烯醇酮可能会破坏学习和记忆功能[67]。

已发现口服剂量在 300～1200mg 时可明显引起疲劳、减少活力。运用最高剂量后,一些妇女显示出信息处理及言语记忆功能的降低[68]。即使在睡前口服 200mg 孕酮，昏睡及头晕发生率也增加[62]。如果妇女摄入 400mg 微粒化黄体酮，则会出现持续 2 小时的困倦状态，在这些妇女中检测出高水平的 5α-孕烷醇酮和 5β-孕烷醇酮[55]。

2. 经阴道给药　与口服给药相反，经阴道给药的孕酮代谢率及孕烷醇酮的生成明显减少。因此，孕酮的镇静作用比经口服给药弱。

(1)药代动力学：与口服给药相比，阴道给予孕酮可有高的血清孕酮，且这些孕酮可持续较长时间。这种低的孕酮消除率可能与阴道至子宫的传输有直接关系，因为这种传输通过扩散(首先进入子宫)导致子宫高储存孕酮及继后孕酮的延迟释放[69,70]。运用来自体内的子宫灌注模型，可检测到子宫内膜组织孕酮浓度为(185±155)ng/100mg，肌层浓度(254±305)ng/100mg[69]。

经阴道给予含有 100mg 或 200mg 孕酮的明胶胶囊，血清孕酮在 6～12 小时后快速达到最大值(5ng/ml)。然后，血清浓度维持这一水平约 24 小时，在 72 小时后维持高于基线的水平[56,71]。在代谢产物中，5α-孕烷醇酮在 2 小时后达峰值(3.5ng/ml)，而 5β-孕烷醇酮没有变化。DOC 水平存在个体差异，一些妇女中，它在给药 4 小时后可从 30pg/ml 升高至 100pg/ml[67]。含有 400mg 孕酮的阴道栓剂在给药 5 小时后达峰值(16ng/ml)[72]。

一种无药理活性的油中水型乳胶制成的阴道凝胶[含有 45mg(4%)或 90mg(8%)孕酮]，它有生物黏附特性且可持续释放孕酮[73]。90mg 的剂量可导致血清孕酮在给药 8 小时后达峰值(10ng/ml)。24 小时后降至 3ng/ml[54]。给予绝经女性 100μg 经皮吸收的雌二醇，并后续每隔一日给予含有 45mg、90mg 或 180mg 孕酮的阴道凝胶，7 小时血清孕酮的浓度分别为 4ng/ml、6ng/ml 及 7.5ng/ml[73]。给进行雌激素治疗的绝经妇女植入每日释放 10mg 孕酮的阴道环，在 24 小时后血清孕酮水平可达到 15ng/ml，此后几周缓慢下降，在 12 周后浓度降至 2ng/ml[74]。在分泌乳汁的妇女中，为避孕植入阴道环，血清孕酮最高浓度为 11ng/ml，在 4 周、9 周及 16 周后测得的浓度分别为 8ng/ml、5ng/ml 及 3ng/ml[75]。

(2)药效学：绝经期妇女经皮给予 100μg 雌二醇治疗，从 15～27 天隔日给予含有 45mg、90mg 或 180mg 阴道凝胶治疗，可引起所有患者子宫内膜完全转变为分泌期[73]。同样，绝经后妇女连续 0.625mg CEE 治疗 3 个周期，在 17 天和 27 天隔日给予含有 45mg 与 90mg 阴道凝胶孕酮，可造成所有妇女子宫内膜转成分泌期或萎缩，从而防止子宫内膜增生[76]。这种高效性支持经阴道的孕酮可直接扩散到子宫的假设[71]。对于进行经皮雌二醇治疗的绝经妇女，使用每日释放 5mg 或 10mg 孕酮的阴道环可起到子宫内膜的保护作用[74]。

3. 经鼻给药　因为孕酮是亲脂的，将足够剂量孕酮溶于杏仁油中，生物利用度为 18%。每 0.55ml 杏仁油中含 11.2mg 孕酮的鼻喷雾剂，血清孕酮在用药 1 小时内达峰值，经短暂降低 4 小时后达第二高峰(2.7ng/ml)[77]。经鼻给予 11.2mg 孕酮，每日三次导致血清孕酮持续升高至 6ng/ml。子宫内膜组织显示萎缩或晚期分泌期改变[77]。

类似于雌二醇，可通过甲基化环糊精获得可溶性孕酮。甲基化环糊精高度亲水，但可以结合类固醇。通过这种方式，经鼻给药的孕酮的生物学利用度可增至 58%。经鼻共同给予 5mg 孕酮及 2mg 雌二醇(通过甲基化环糊精增溶)，15～40 分钟后可达最大血清孕酮浓度 3.9～6.7ng/ml[77]。

(1)肌内给药：肌注 100mg 油状孕酮 8 小时后，血清孕酮可快速达到最大值 40～80ng/ml。

此后血清浓度逐渐下降,在 48 小时后降至 6ng/ml。20-二氢-孕酮的最大血清浓度 4～16ng/ml,17α-羟孕酮的最大浓度为 0.8～2.7ng/ml[78]。

(2)经皮给药:关于经皮给药的研究只有少数。因为通过这种途径给药获得的血清孕酮浓度比黄体期还低,它对子宫内膜的保护作用存在质疑[79]。每日在绝经妇女前臂 100cm² 的区域涂 30～40mg 孕酮乳膏,在治疗 6 周或 48 周后,血清孕酮浓度最高为 1ng/ml[80-84]。因为孕酮为亲脂类固醇,可在循环中与红细胞结合运载。然而,在运用孕酮乳膏的绝经妇女中,并未发现孕酮在红细胞中的浓度升高[82]。关于孕酮乳膏对血管症状的影响的研究结果存在争议[84,85],但孕酮乳膏对雌激素诱导的子宫内膜增生的抑制作用已得到证实[86]。

(二)孕酮衍生物

甾体结构替代物的引入可阻碍代谢酶的活性,从而在很大程度上减缓灭活率,增加激素活性(见图 1-2)。一个甲基团或 C6 上的氯原子可以减少或阻断 Δ4-3-酮基,且影响孕激素与雄激素受体的相互作用。然而,C6β 上的氯原子可引起孕激素的抗雄激素特性,C6 上的甲基团可引起较弱的促雄激素活性。C17α 上的乙酰基可抑制孕酮 20-酮基的减少。与 17α-酯类相反,17α-羟孕酮无激素活性。

如果没有进行色谱分离,通过 RIA 方法测定的血清孕酮衍生物浓度可能很高,因为存在可与抗体相互作用的代谢产物。因此,通过 GC/MS 方法测定的值较先前公开的值低。

1. 甲羟孕酮(medroxyprogesterone acetate,MPA)

(1)药代动力学:MPA 不会像口服途径一样出现第一阶段的失活,且生物利用度达 100%。绝经妇女经每日 1mg 或 2mg 戊酸雌二醇及 2.5mg 或 5mg MPA 治疗 2 周后,血清 MPA 浓度在 1.5～2 小时快速升高至最大值。运用 2.5mg MPA,在<60 岁年龄组中血清 MPA 的峰值为 0.3ng/ml,>65 岁年龄组峰值为 0.45ng/ml,而运用 5mg MPA 时分别为 0.6ng/ml 及 0.9ng/ml[87]。每日服用,在治疗 3 天后可达稳态浓度。

在血液循环中,88% 的 MPA 与白蛋白结合,但不与 SHBG 或 CBG 结合。在某种程度上,MPA 蓄积于脂肪组织中。半衰期为 2.2 小时($t_{1/2\alpha}$)及 33 小时($t_{1/2\beta}$)。主要的代谢步骤为羟化反应,如在 C6β 及 C21 的羟化反应,保留 Δ4-3-酮基团,但是也有 MPA 的二氢衍生及四氢衍生[17]。

(2)药效学:MPA 可对抗雌激素诱导的子宫内膜增生作用。一般情况下,对于正在进行序贯或周期 HRT 绝经妇女,给予日剂量 5～10mg 足以预防子宫内膜异常增生,而连续联合 HRT 只需 2.5mg MPA。尽管 MPA 可与醛固酮受体结合,但它确没有盐皮质激素或抗盐皮质激素受体活性。

已经证实,MPA 可与糖皮质激素受体结合展示出糖皮质激素活性。在生理学浓度,MPA 可上调凝血酶受体,刺激其在血管壁的凝血作用(表 1-5)[28]。每周肌注 1200mg MPA 可显著减少 ACTH 的释放及减少血浆皮质醇浓度 75%[88]。患者长期每日 400mg MPA 治疗可导致库欣综合征[89]。另一方面,哮喘患者长期接受泼尼松龙每日 10～20mg 的治疗,每 6 周肌注 MPA 200mg,可通过竞争性拮抗糖皮质激素受体逆转糖皮质激素引起的骨质疏松症的进展[90]。MPA 也可能是治疗自身免疫/炎症性疾病的替补治疗[91]。

15

表 1-5　各种类固醇激素对糖皮质激素受体的相对亲和力（relative binding affinity，RBA）及体外它们对血管平滑肌细胞凝血酶受体的表达的作用[1,28]

类固醇激素	上调凝血酶受体	糖皮质激素受体 RBA
地塞米松	++	100%
甲羟孕酮	+	29%
孕二烯酮	+	27%
3-酮-去氧孕烯	+	14%
孕酮	+	10%
左炔诺酮	-	1%
诺孕酯	-	1%
炔诺酮	-	0%
炔雌醇	-	0%

－:无作用；＋:作用较强；＋＋作用很强

　　MPA 没有抗雄激素的作用，但有弱雄激素特性。尽管 MPA 不会抵抗雌激素诱导的甘油三酯和 HDL-CH 的升高，每 2 周 MPA 治疗可能会降低高密度脂蛋白[17]。每日 10mg MPA 在不影响脂质代谢的情况下可导致糖耐量受损[92]。存在雌激素的禁忌证但伴有血管舒缩症状妇女，每日服用 20～40mg MPA 可改善症状。

　　2. 醋酸甲地孕酮（megestrol acetate，MGA）　依据结构相似性，MGA 的激素结构与 MPA 相似（见图 1-2、表 1-1）。口服 4mg MGA，3 小时后测血清 MGA 浓度达最大值 7ng/ml。它的生物学利用度为 100%，循环中 MGA 绝大多数与白蛋白结合，因为它对 SHBG 或 CBG 没有亲和力。主要的代谢途径是在 C-21、C2a 及 C6 的羟化反应。

　　与 MPA 相似，20～40mg MGA 可改善血管症状[93]。MGA 有糖皮质激素活性，对于癌症患者，给予高剂量 MGA 治疗可引起库欣综合征、新发糖尿病或原有糖尿病的加重、肾上腺素的缺乏[94]。绝经妇女给予连续联合（2mg 雌二醇＋5mg MGA）治疗可降低 HDL-CH 及 LDL-CH，但对甘油三酯无影响，这暗示了 MGA 的中度促成雄性性状的活性[95]。

　　3. 醋酸氯地孕酮（chlormadinone acetate，CMA）　与 MPA 及 MGA 相反，孕酮衍生物 CMA 有 20%～30% 的抗雄激素活性。因为低的首过代谢，口服后的生物利用度近 100%。与其他孕酮衍生物相似，CMA 在脂肪组织蓄积，在子宫内膜、肌层、宫颈及输卵管中储存。因此，CMA 的清除相对较慢，在应用 7 天后大约 74% 被排泄[96]。在口服 2mg CMA 及 30μg EE 2 小时后，血清 CMA 的浓度达最大值 1.6ng/ml。每日给予 CMA，2 周后血清 CMA 浓度达稳态[97]。CMA 对 SHBG 及 CBG 没有亲和力，血液循环中 97%～99% 的 CMA 与白蛋白结合。CMA 的半衰期为 2.4 小时（$t_{1/2\alpha}$）及 38 小时（$t_{1/2\beta}$）[97,98]。主要的代谢途径为保留 Δ4-双键去除 3-酮基、羟基化和去乙酰化。羟基化反应发生在 C2α、C3α、C3β 及 C15β，代谢产物是共轭硫酸盐类及葡萄糖醛酸苷，后者经肾排泄。共轭体由胆汁排泄，在结肠中水解并重吸收。因为 3α-羟基-CMA 有 70% 的抗雄激素活性，肝肠循环可能有临床意义。2～4mg 的 CMA 可以升高体温 0.2～0.5℃。15～20mg 的 CMA 可改善潮热症状[98]。已发现每日给予 5mg CMA 可显著降低动脉中 CO_2 分压并增加通气量[66]。

4. 醋酸环丙氯地孕酮(cyproterone acetate,CPA) 动物实验显示,CPA 具有高的抗雄激素活性。这种作用由 CPA 竞争性抑制内源性雄激素与其受体结合引起,且呈剂量依赖性。CPA 有一些糖皮质激素特性,它的临床重要性尚未阐明(如血管壁、免疫系统)。经口服给药的 CPA 的生物学利用度接近 100%。口服 2mg CPA 可达峰值浓度 11ng/ml。因为 CPA 对 SHBG 及 CBG 没有亲和力,血液循环中 93% 的 CPA 与白蛋白结合。CMA 在脂肪组织蓄积,半衰期为 2~8 小时($t_{1/2\alpha}$)及 60 小时($t_{1/2\beta}$)[17]。每日给予高剂量的 CPA 在脂肪组织中的蓄积可导致累积效应,且在停止给药后可预防撤退性出血。主要的代谢步骤为羟基化和去乙酰化,同时保留 D4-双键。15β-羟基-CPA 的抗雄激素活性与 CPA 相似,但是孕激素活性只有 CPA 的 10%[17]。

在严重痤疮及多毛的治疗时,可口服或肌注高剂量的 CPA,绝经妇女每日口服 5mg 的 CPA 对血脂代谢物有影响[92]。

5. 二甲去氢孕酮(medrogestone,MDG) 与 MPA、CMA 及 CPA 相反,MDG 不是 17α-羟孕酮的衍生物,但是在 C17α 有一个甲基团(见图 1-2)。MDG 的生物学利用度为 100%,口服 10mg MDG 后血清最大浓度为 10~15ng/ml。与其他孕酮衍生物相似,血液循环中的 MDG 大部分与白蛋白结合(90%),少部分与 SHBG(2%)及 CBG(3%)结合。

MDG 的半衰期为 4 小时($t_{1/2\alpha}$)及 36 小时($t_{1/2\beta}$)。主要的代谢步骤为羟化反应。因为没有关于 MDG 对不同甾体受体亲和力的信息,该化合物的激素结构很难确定。序贯添加 10mg MDG 至雌激素治疗中可升高 TG 及 HDL-CH,这说明 MDG 无雄激素特性[17]。

6. 逆转孕酮——地屈孕酮(dydrogesterone,DYD) 类固醇激素的共同结构是一个平面上排列的四个环,这种结构通过反式取向维持。激素的活性主要是由位于平面上(β-位)或平面下(α-位,用虚线表示)的取代基。逆转孕酮的特征在于甾体激素分子构象的显著的变化。由于顺式构象中 B 环到 C 形环相连,在 A/B-环的平面在 C/D 环下向东 60% 的角度定向,角 C19 甲基在此位置(图 1-8)[1]。

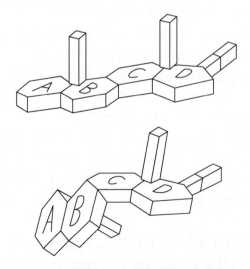

图 1-8 黄体酮及去氢孕酮微粒外形示意图

DYD 是孕酮的立体异构体,在 C6 及 C7 上有一个双键(见图 1-2、图 1-8)。它是一种口服有效的孕激素,不产热,无镇静作用且不抑制促性腺激素的释放及排卵。它有弱的抗盐皮质激素的活性、可忽略的促雄激素症状的活性及糖皮质激素活性,无抗雄激素的活性[99]。每日口服 10～20mg DYD 可使增殖期子宫内膜完全转变为分泌期。DYD 的半衰期($t_{1/2\beta}$)为 5～7 小时,24 小时内 85％的剂量被排泄。因为 9β,10α-逆转分子结构,所有双键并没减少。最主要的代谢途径为 20-酮基的还原反应,C16α、C21 的羟化反应。主要的代谢产物为 20α-双氢地屈孕酮[1]。

绝经妇女进行 1mg 雌二醇及 10 或 20mg 地屈孕酮的序贯治疗可引起大多数患者子宫内膜转成分泌期或萎缩,从而阻止子宫内膜增生的进展[100]。

(三) 去甲基孕烷衍生物

19-去甲基孕烷衍生物是无角 19-甲基团的孕酮衍生物(见图 1-2)。这种孕激素的激素结构与孕酮衍生物相似。

1. 普罗孕酮(promegestone,PMG)　PMG 有孕激素及抗雌激素活性,在 HRT 中的应用剂量为每日 0.5mg。它有弱的糖皮质激素活性,但是没有抗盐皮质激素活性。它不与雄激素受体结合,没有促雄激素活性或抗雄激素活性。PMG 主要与白蛋白结合,但是不与 SHBG 结合,与 CBG 有弱的亲和力。口服途径,用药 1～2 小时后达血药浓度最大值。主要的代谢步骤为 C21 及其他位置的羟基化反应[32]。每日给予绝经妇女 0.5mg PGM 不能改变血清 SHBG、血管紧张素、抗纤维蛋白酶、或脂质及脂蛋白的浓度[101]。

2. 曲美孕酮(trimegestone,TMG)　TMG 在去甲孕烷衍生物中活性最强,每日 0.1mg 即可使子宫内膜转变成分泌期子宫内膜。在周期 HRT 中,TMG 的使用剂量为每日 0.25～0.5mg。在口服 1mg 后,TMG 的浓度在 0.5 小时内达最大浓度 25ng/ml。半衰期为 13.8 小时[101]。在循环中,98％的 TMG 与白蛋白结合。

TMG 无糖皮质激素及雄激素活性,有弱的抗盐皮质激素活性[31,34]。主要的代谢步骤为羟化反应。代谢产物 1β-及 6β-羟化-TMG 有明显的孕激素活性,不与其他甾体受体结合。每日给予 2mg 雌二醇,在 15～28 天每日添加 0.5mg TMG,持续 13 周期后,85％女性的子宫内膜可萎缩或转为分泌期。子宫内膜异常增生(不含非典型增生)的发生率为 1.9％。治疗副作用与 2mg 雌二醇加 0.5mg 炔诺酮或 1mg NETA 相似,此外 TMG 可出现短暂的撤退性效应[102,103]。TMG 不能抵抗雌激素诱导的血脂代谢改变。

3. 醋酸诺美孕酮(nomegestrol acetate,NMA)　NMA 与 MGA 不同,它没有角 C19-甲基团。口服 5mg NMA,4 小时内可达血清峰值浓度(8ng/ml)。它的生物学利用度为 63％,半衰期($t_{1/2\beta}$)为 35～50 小时,98％的 NMA 与白蛋白结合[47,101,104,105]。口服 3.75mg NMA,在 2～3 小时后血清峰值浓度达 7.2ng/ml。NMA 可被细胞色素 P450 酶(CYP3A3、CYP3A4、CYP2A6)灭活,生成羟化 NMA 代谢产物。每日 1.25mg NMA 可抑制排卵,但是不能抑制卵泡的生长。每日 2.5mg 及 5mg 可同时抑制卵泡生长及排卵[106]。对于皮下埋植雌二醇制剂的绝经妇女,每周期连续 12 天添加 0.5mg、1mg、2.5mg NMA 可引起子宫内膜的分泌期改变[107]。

NMA 抗雄激素活性介于 CMA 与 CPA 之间。但是它没有糖皮质激素活性、抗盐皮质激素活性或雄激素活性。每日给予 5mg NMA 治疗绝经妇女并不影响血清 SHBG、CBG、血管紧张素原、HDL-CH、LDL-CH、纤维蛋白素原或纤溶酶的浓度,但是可增加抗纤维蛋白酶降低甘油三酯[108]。NMA 不能抵抗雌激素诱导的血脂代谢改变[101,108]。

4. nestorone(NST)　口服 NST 代谢较快,半衰期短(1～2 小时),生物学利用度只有

10%。口服溶解的 $100\mu g$ NST，在 10 分钟内 NST 达血清峰值浓度 $160pg/ml$。此后 1 小时，它降低至 $80pg/ml$。

NST 对孕激素受体的亲和力与 LNG 相似。NST 不能与雄激素受体结合，因此没有雄激素活性或抗雄激素活性。它对糖皮质激素受体有一些亲和力，但在高剂量时没有糖皮质激素活性。在循环中，NST 不与 SHCG 结合，而与白蛋白结合，但循环中游离型较高。静脉注射后，NST 的半衰期为 3.5 及 83 分钟[109]。NST 缓释剂通过胃肠外给药时，有很强的孕激素活性。

在大鼠中，皮下应用的活性为口服途径的 100 倍[29]。皮下埋植每日释放 $100\mu g$ 的 NST 2 年后，平均血清 NST 浓度为 $20pg/ml$[110]。经皮给予育龄期妇女含 2.3mg NST 凝胶，NST 的血清水平持续升高，24 小时后，至 $85pg/ml$。每日应用 NST 凝胶，在治疗的第 5 天 NST 浓度可达 $300pg/ml$。这个结果暗示 NST 在皮肤可持续释放[111]。经皮每日三次、每次 $90\mu l$ NST 喷雾后，NST 的血清浓度大约为 $0.1ng/ml$（该浓度足可抑制排卵）[112]。应用每日释放 50、75 或 $100\mu g$ NST 的阴道环，在 98% 的月经周期中 98% 的人排卵可被抑制。对分泌乳汁的妇女常埋植可释放的 NST[109]。

(四) 去甲睾酮衍生物

19-去甲睾酮的衍生物来源于去甲睾酮的代谢物，后者对 PR 有一些亲和力（是孕酮的 22%，见图 1-1）。在 C17α 位置引入乙炔基可引起促雄激素活性向孕激素活性的转变，以致口服有孕激素活性的 NET 有弱的促雄激素特性（见图 1-1）。

进一步甾体骨架结构的修饰可生成不同的孕激素，这些孕激素的激素活性存在差异（见表 1-1、表 1-4）。C13 位置的角甲基的置换可导致孕激素活性的增加，与 NET 相比，LNG 的孕激素活性高（见表 1-4，见图 1-4）。较老的孕激素如异炔诺酮、去氧炔诺酮及双醋炔诺酮是药物前体，在口服后迅速转变为有孕激素活性的 NET。

1. 炔诺酮（norethisterone，NET）及醋酸炔诺酮（norethisterone acetate，NETA）

(1)口服给药：口服给药后，NETA 在肝脏及肠道迅速水解为 NET。因此，两种化合物的药代动力学及药效学相似。口服 NET 或 NETA 的生物学利用度为 $40\%\sim80\%$。给药剂量的颗粒大小影响 NETD 的药代动力学，相同颗粒可导致较高的血清浓度，因为快速吸收及低的肠内吸收[113]。与口服给药相比，片剂伴随高脂饮食可导致低的 NET 峰值浓度及高的 AUC[114]。

口服 0.5mg NETA，在 1 小时内 NET 达血清最大浓度 5ng/ml。口服 1mg 时，血清最大浓度为 $5\sim10ng/ml$。联合给予 1mg 雌二醇后，NET 血清浓度无变化仍为 $5\sim10ng/ml$。运用 2mg NET，血清的峰值浓度为 12ng/ml，24 小时后 NET 的浓度为降至基线水平，联合给予雌二醇/NET 可致 NET 的血清浓度升高 38%（AUC），在给药 30 分钟内达平均峰值浓度 7.4ng/ml。口服给药 1mg NETA 及 2mg 雌二醇后，NET 在 1 小时内达峰值浓度 8.5ng/ml[116]。

在血液中，36% 的 NET 与 SHBG 结合，61% 与白蛋白结合。它的半衰期为 1.5 小时（$t_{1/2\alpha}$）及 9.5 小时（$t_{1/2\beta}$）[115]。主要的代谢步骤为还原 Δ4-双键生成 5α-或 5β-双氢-NET，进一步还原 3-酮基生成 3,5-四氢化-NET 四异构体。5α-二氢-NET 对雄激素受体有较高的亲和力，所以 NET 有雄激素活性。90% 的代谢产物保留着乙炔基[117]。尽管有 17α-乙炔基的空间阻碍，但在某种程度上，仍可结合 17β-羟基（可能需要经历肠肝循环）。

NET 剂量的小部分比例（0.35%）可芳香化为 EE，EE 的浓度时间曲线表明，EE 在肝生成[118]。运用 5～10mg NET 产生的 EE 血清浓度与服用 30 或 60μg EE 的峰值水平相似(图 1-9)[45]。NET 没有糖皮质激素或抗盐皮质激素活性,有弱的雄激素活性。

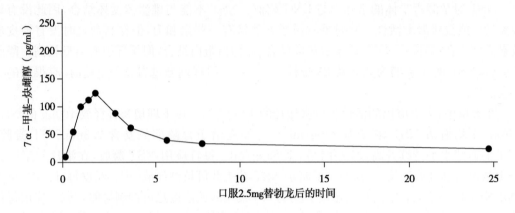

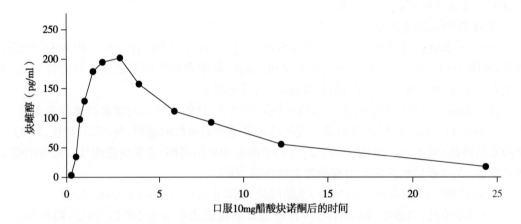

图 1-9 孕龄期妇女口服 **2.5mg** 替勃龙后产生的 **7α-甲基-炔雌醇**血清浓度的变化过程,
及绝经妇女口服 **10mg** 醋酸炔诺酮后产生的炔雌醇血清浓度的变化过程

(2)经皮治疗:给予释放 0.25mg NETA 贴片,血清浓度在第二天达 0.5～1ng/ml[120],随后血清浓度逐渐降低,在用药 3.5 天后降至 0.25～0.5ng/ml。每日经皮给予 100μg 雌二醇及 0.34mg NETA(两种贴片,50μg 雌二醇及 0.17mg NETA),测得 NET 的血清浓度为 0.65ng/ml。连续经皮治疗 12 个月,即每日给予 0.14mg 雌二醇联合 0.14mg、0.25mg 或 0.4mg NETA,可以预防子宫内膜的异常增生。子宫出血的发生率(50% 的月经周期中无出血)在雌二醇加 0.14mg NETA 组较低。各组血管症状的改善相似。用药部位的反应主要为红斑,有 25% 的妇女出现此反应[121]。

用每日释放 25μg 雌二醇加 0.125mg NDTA 贴片连续治疗 1 年,可有效预防子宫内膜异常增生,闭经人数为 90%,而 50μg 雌二醇加 0.25mg NETA 为 65%,口服 2mg 雌二醇加 1mg NETA 治疗为 79%[122,123]。25μg 雌二醇加 0.125mg NDTA 连续治疗可明显增加绝经妇女骨密度[124]。

在周期 15～28 天经皮添加 0.14mg、0.25mg 或 0.40mg NETA 至每日 50μg 雌二醇治

疗中,三组血管症状均明显改善[125]。序贯治疗期间,单纯用 50μg 雌二醇治疗时与加用 0.25mg NETA 联合治疗时血管症状的改善相似,然而也发现联合期治疗期间有些症状的改善效果较单用雌二醇差[120]。经皮 50μg 雌二醇加 0.17mg 或 0.35mg NET 联合或序贯(第 15～28 天)治疗改善血管症状的程度相似(＞90％)[126]。所有用法均可保护子宫内膜,出血的发生率在低剂量和高剂量的 NETA 间没有差异[113]。

序贯疗法经皮给予 50μg 雌二醇加 0.25mg NETA 治疗引起 80％规律出血,11％不规则出血,9％不出血。子宫内膜异常增生的发生率为 2％[127]。序贯疗法给予 50μg 雌二醇/50μg 雌二醇加 0.25mg NETA 可轻度降低总胆固醇、LDL-CH、HDL-CH、载脂蛋白 B 或 A1,显著降低 TG[120]。与口服 NETA 治疗相反,经皮雌二醇/NETA 对糖代谢无不利影响。

2. 左炔诺酮(levonorgestrel,LNG)及炔诺酮(norgestrel,NG) 外旋 D,L-炔诺酮(NG)由孕激素活性的 LNG 及无激素活性的右旋 18-甲基炔诺酮等比构成。因此 0.5mg NG 的激素活性与 0.25mg LNG 相等。LNG 有少量雄激素活性,但是没有糖皮质激素或抗盐皮质激素特性(见表 1-1)。

(1)口服途径:口服途径,两种立体异构体的代谢途径不同。LNG 的生物学利用度为 95％。年轻女性口服 150μg LNG 1～2 小时后血清浓度为 4.3ng/ml[128]。在摄入 50μg LNG 及 30μg EE 1 小时后,血清 LNG 最大浓度为 2.0ng/ml,100μg LNG 及 20μg EE 时血清 LNG 的浓度为 2.4ng/ml,而 125μg LNG 及 30μg EE 的 LNG 血清峰值浓度为 4.3ng/ml[129,130]。绝经妇女进行 2mg 雌二醇及 0.3mg LNG 治疗 1 小时后,血清浓度为 6.2ng/ml,此后以 32 小时的半衰期逐渐降低。

在血液中,48％的 LNG 与 SHBG 结合,50％与白蛋白结合。半衰期为 1 小时($t_{1/2\alpha}$)及 24 小时($t_{1/2\beta}$)。因为它有雄激素活性,单纯口服 LNG 治疗可减少 SHBG 的浓度,然而联合雌激素治疗时可增加 SHBG 的浓度。这可能影响 LNG 的药代动力学。主要的代谢步骤为还原 Δ4-3-酮基及羟化反应[49]。

(2)子宫内给药:LNG 宫内释放 T 型环(LNG-IUD)主要用于避孕,但是对于围绝经期及绝经妇女它还具有保护子宫内膜作用。含有 52mg LNG 的垂直硅橡胶在植入子宫后可缓慢释放 LNG 5 年。在第一年,它每天释放 20μg LNG,在第五年每日释放 15μg。运用每日释放 20μg LNG 宫内环时,在循环中日丢失量占很小比例,在第 6 个月及第 12 月时测定 LNG 血清浓度约 0.5ng/ml[131]。绝经妇女可应用小型每日释放 10μg LNG 的 LNG-IUD,在治疗第 6 及 12 月时测定 LNG 的浓度为 0.2ng/ml[131]。

易变形的纤维组织-LNG IUD 装置每日释放 14μg LNG。它可显著抑制子宫内膜并可导致 64％的围绝经妇女及 100％的绝经妇女闭经。对于月经过多的妇女可减少月经量[132]。

在置入 LNG-IUD 后,孕激素在子宫内膜及肌层累积,从而导致子宫内膜的明显抑制。因此,一些妇女在置入 1 年内易出现短暂的起斑或突破性的出血,随后子宫内膜明显萎缩[131]。50％绝经妇女置入 LNG-IUD 时出现疼痛,约 1/3 的不能忍受,因此需要进行宫颈扩张及/或宫颈旁封闭[133]。LNG 联合经皮用 50μg 雌二醇或口服 2mg 戊酸雌二醇治疗 5 年可显著抑制所有患者的子宫内膜,64％的患者出现闭经[133]。

有关 20μg LNG-IUD 的各种研究证实,其对应用雌二醇进行 HRT 的绝经妇女产生的子宫内膜作用及安全性与育龄期妇女相似。而且,子宫内膜形态学改变与 HRT 中口服孕激素者相似[134]。低血清浓度 LNG 存在的雌激素活性及全身作用可忽略不计。然而,还没有数据显示其对乳腺组织及乳腺癌风险的影响。

在绝经妇女中更易接受小型的日释放剂量为 $10\mu g$ LNG 的 LNG-IUD。在连续口服 2mg 戊酸雌二醇治疗期间，运用 LNG-IUD 可引起明显的子宫内膜抑制作用，从而预防子宫内膜异常增生。出血的形式与每日释放 $20\mu g$ LNG 的 LNG-IUD 相似[131]。在联合口服 2mg 戊酸雌二醇时，在置入 $20\mu g$ LNG-IUD 及 $10\mu g$ LNG-IUD 后 6 个月后，HDL-CH 明显增加，总胆固醇、LDL-CH 脂蛋白(a)明显降低。低剂量 IUD 对于 HDL-CH 的益处持续 12 个月[131]。LNG-IUD 治疗是常见的副作用为出血、头痛、腹痛、乳腺痛及阴道异常分泌物。

(3)经皮给药：绝经妇女给予每日释放 $50\mu g$ 雌二醇及 $10\mu g$ LNG 可持续 7 天的贴片治疗后，血清雌二醇浓度可达 30pg/ml，而 LNG 的浓度可达 120pg/ml。这种方案可有效改善更年期症状，而不改变血脂及脂蛋白浓度。少于 10％的妇女出现中到重度的局部应用反应[135]。

绝经妇女经每日释放 $50\mu g$ 雌二醇及 $10\mu g$ LNG、$75\mu g$ 雌二醇及 $15\mu g$ LNG 及 $100\mu g$ 雌二醇及 $20\mu g$ LNG 的贴片治疗 1 年后，子宫内膜异常增生的发生率小于 1％[136]。周期出血及间断性出血的频率在用 $50\mu g$ 雌二醇/$10\mu g$ LNG 贴片治疗时最低，且随激素剂量的增加而增加[137]。5％的妇女会出现局部应用反应[136]。

在治疗前 2 周经皮给予每日 $80\mu g$ 雌二醇，随后 2 周给予 $50\mu g$ 雌二醇加 $20\mu g$ LNG 的序贯治疗不会改变 SHBG 的浓度，但是可以减少骨吸收并降低 LDL-CH[138]。

每日经皮给予 $45\mu g$ 雌二醇加 $15\mu g$、$30\mu g$ 或 $40\mu g$ LNG 的连续联合治疗可明显改善更年期症状，预防子宫内膜异常增生。在治疗 9 个月后，1/3 患者出现闭经。30％～44％出现局部应用反应，29％～37％出现阴道出血，16％～23％出现乳腺痛[139]。

3. 诺孕酯(norgestimate,NGM)　NGM 是种药物前体，口服后可快速代谢。因此，口服 $250\mu g$ NGM，血清 NGM 的浓度较低只有 70pg/ml。它通过 2 步代谢快速转化，即通过 LNG-3-肟及 LNG-17β-醋酸盐转变为 LNG。NGM 在肠黏膜及肝脏经脱乙酰基作用生成 LNG-3-肟[49]。在循环中只有少部分 LNG-17β-醋酸盐丢失，尽管其与 PR 有较高的亲和力，但它无生物学作用。有激素活性的代谢产物有 LNG、LNG-3-肟(诺孕曲明，脱乙酰基作用后的 NGM；见图 1-6)，它们对 PR 的亲和力不同(见表 1-2)，与 LNG、NGM、代谢产物 LNG-3-肟及 LNG-17β-醋酸盐与 SHBG 及 CBG 没有亲和力。因此，游离的及与白蛋白结合的 LNG-3-肟浓度分别为 0.19nmol/L 及 6.5nmol/L，然而游离的及与白蛋白结合的 LNG 的浓度分别为 0.05nmol/L 及 0.58nmol/L[140]。该激素通过还原及羟化反应失活，最后生成 LNG-代谢产物。

口服给予 $35\mu g$ EE 及 $250\mu g$ NGM，LNG-3-肟的浓度在 1.5 小时后升高 2.5ng/ml，随后快速降低，然而 LNG 快速升高至最大浓度 0.5ng/ml，随后缓慢降低[141]。每日给药，LNG-3-肟的浓度可增加至 3ng/ml，半衰期($t_{1/2\beta}$)为 17 小时[48]。复合给予 1mg 雌二醇间断给予 $180\mu g$ NGM，LNG-3-肟的峰值浓度为 0.64ng/ml[142]。

连续 1mg 雌二醇加间断 $90\mu g$ NGM(6 天中，连续 3 天给予 NGM，余 3 天不用)[142]。这种方法可显著改善更年期症状，增加骨密度。副作用发生率与其他的连续联合方案(1mg 雌二醇加孕激素)相似。出血的发生较连续联合(2mg 雌二醇加 1mg NETA)差。间断雌二醇/NGM 治疗期间关于子宫内膜异常增生的风险存在争议[142]。

4. 地诺孕素(dienogest,DNG)　DNG 的分子结构及激素类型不同于其他去睾酮衍生物，在它的 C17α 位置没有乙炔基而有氰甲基(见图 1-4)。乙炔基的缺乏与不可逆性抑制

CYP 酶的缺乏有关,该酶通过氧化激活乙炔基生成乙炔基类固醇[49]。CYP 酶涉及卵巢甾体激素的合成及甾体激素的失活、孕激素的乙炔基化,从而直接破坏卵泡活性,抑制激素自身的分解。这可解释其他去甲睾酮衍生物的所用剂量较 DNG 低。

DNG 是唯一一个无雄激素活性的去甲睾酮衍生物,但是有抗雄激素活性,该活性为 CPA 的 30%。尽管对 PR 的相对亲和力较低,DNG 显对子宫内膜有较强的孕激素活性。每周期的转化剂量为 6.3mg,与 LNG 相似,这可能由于口服给药后血清 DNG 浓度较高引起,由此细胞内浓度也较高,因为在循环中不与蛋白质结合的 DNG 所占的比例为 10%(因为它不能与 SHBG 或 CBG 结合)。DNG 也无雌激素活性、糖皮质激素活性或抗盐皮质激素活性,也不能抵抗雌激素诱导的肝脏某些血清蛋白的改变[49]。

口服 DNG 可被快速吸收,生物学利用度为 95%,但是它的半衰期相对较短($t_{1/2\beta}$ 为 9.1 小时)。口服给予 2mg DNG 及 30μg EE,2 小时后血清 DNG 达峰值浓度 53ng/ml,接下来 24 小时内迅速降低至 7ng/ml[49]。主要的代谢步骤为 Δ4-3-酮基的还原反应、羟化反应及氰基的去除。

(五)螺内酯衍生物——屈螺酮(drospirenone,DRSP)

DRSP 为 17α-螺内酯的衍生物,它的化学结构与醛固酮抵抗物螺内酯相似(见图 1-4)[143]。DRSP 与 PR 有中度的亲和力,与盐皮质激素受体有高的亲和力,但与雄激素受体的亲和力较低(见表 1-2)[143]。DRSP 在子宫内膜的孕激素活性相当于 LNG 的 10%。因此,在 HRT 中需每日给予 3mg DRSP。因为 DRSP 有很强的抗盐皮质激素活性,对于排卵期的育龄期女性只需 2mg 即可增加钠外排,但是这可被血浆肾素活性提高 100% 及血浆醛固酮浓度提高 65% 代偿[144]。DRSP 的抗雄激素活性为 CPA 的 30%。DRSP 没有雌激素及糖皮质激素活性[145]。

DRSP 的口服生物学利用度在 76% 与 85% 之间。在循环中,它不与 SHBG 及 CBG 结合,主要与白蛋白结合,血浆中游离的 DRSP 占 3%~5%。口服给予 3mg DRSP 后,在 1~2 小时内血浆峰值浓度达 35ng/ml,24 小时后测的血浆浓度为 20~25ng/ml。多次给药后,DRSP 可在血浆蓄积,在联合雌激素加 DRSP 治疗时,7~10 天后血浆峰值浓度可达 60ng/ml。DRSP 的半衰期为 1.6 小时($t_{1/2\alpha}$)及 27 小时($t_{1/2\beta}$)。主要的代谢步骤为打开内酯环形成酸基及还原 Δ4-双键。

绝经妇女采用 1mg 雌二醇加 1mg、2mg 或 3mg DRSP 的连续联合治疗可有效保护子宫内膜,改善更年期症状及增加骨密度。这种方法治疗 1 年内可有 80% 患者闭经[146]。因为缺乏雄激素活性,雌激素诱导的脂代谢变化未遭到抵抗。这种方案产生与其他包含雌二醇及孕激素的 HRT 制剂相似的轻微的降低血压的作用。

三、孕激素类药物作用机制

孕激素的主要靶器官为子宫内膜。临床或体外实验评估合成孕激素的潜在活性时常以子宫内膜为研究终点。孕酮及合成孕激素的不同活性,一方面取决于在基因组水平与孕激素受体(progesterone receptors,PRs)相互作用,孕激素受体有两种形式 PRA、PRB;另一方面与细胞膜上的位点结合通过非基因组作用活化,例如通过干扰其他信号转导通路起作用。而且,依据它们的化学结构,孕酮可与核受体超家族的其他受体结合,例如雄激素受体、糖皮质激素受体、盐皮质激素受体,而且可与激动剂或拮抗剂结合。因此,依据不同孕激素的结构,它们的激素活性可能不同。

取决于甾体激素的化学结构,孕激素与其受体结合后可引起特殊的结构改变。激素调节靶基因是通过甾体受体结合成二聚体,干扰不同的转录因子,与包含孕酮反应元件的启动子相互作用。不考虑亲和力,孕酮与受体结合后可能会引起拮抗效应,原因可能是甾体受体构象的复杂性,这种构象复杂性易引起相互激活或相互抑制,从而增加或降低转录活性。一般情况下,PRA起转录抑制作用,而PRB起激活作用。PRA不仅可抑制PRB的作用,而且可抑制雌激素受体(estrogen receptor,ER)、雄激素受体及盐皮质激素受体[16]。

在大多组织中,孕酮的生物学作用依赖于雌激素的存在,因为雌激素对诱导PR起关键作用。在卵泡期,雌二醇与ERα结合可上调子宫内膜腺上皮的PRA及PRB,而在子宫内膜间质PRB的表达高于PRA。血管周细胞PRA、PRB适度表达,而血管内皮细胞不表达PRA、PRB[17,18]。

孕激素可由PRB介导引起转录、子宫内膜上皮分泌期、增殖期及间质的差异。

在黄体期,孕酮抑制子宫内膜腺上皮及间质ERα、ERβ的表达。在PRA的介导下,ER的表达降低及雌激素依赖的上皮细胞的增殖可受到抑制[19,20]。与此类似,孕激素可在PRA的介导下降低腺上皮PRA、PRB的表达,抑制子宫内膜间质雄激素表达[20]。因为,孕激素仅抑制子宫内膜腺上皮PR,在间质及子宫肌层无此效应。在黄体期孕激素对子宫内膜的作用包括间质PR[18,20]。在灵长类乳腺组织中,孕激素降低ERα及PR的表达,但是孕激素不抑制雌激素诱发的乳腺上皮细胞的增殖,反而增强这种作用[21]。对于PR阳性的乳腺上皮细胞孕激素没有增殖作用。

HRT中孕激素的主要作用是抑制雌激素诱发的子宫内膜增殖效应,而且孕激素可诱发增殖期子宫内膜向分泌期的转变。在子宫内膜孕激素的抗雌激素的作用与ER的表达受抑制及17β-羟化类固醇脱氢酶2(17β-hydroxysteroid dehydrogenase type 2,17HSD2)的激活有关(17HSD2与雌二醇向雌酮的转化有关)。

孕激素通过旁分泌机制激活17HSD2。孕激素与子宫内膜间质细胞PRB结合诱导旁分泌因子的释放,旁分泌因子刺激子宫内膜上皮细胞合成转录因子SP1和SP2。它们均可激活子宫内膜上皮的17HSD2的表达[22,23]。因为间质细胞缺乏PRB,孕激素不能诱导子宫内膜异位细胞17HSD2的表达。因此,子宫内膜异位具有强化雌激素诱导的增殖作用(因为雌二醇的失活有缺陷)[24]。

四、替勃龙(tibolone,TIB)

(一)药代动力学

TIB为异炔诺酮(norethynodrel,NYD)的7α-甲基-衍生物,首次被用作口服避孕药中的孕激素成分。与NYD相似,TIB为药物前体,口服后可在肠内及肝脏迅速转变为孕激素7α-甲基-NET(D4-TIB)及其他代谢产物(图1-10)。绝经妇女口服10mg TIB,1~2小时后可测得的最大血清浓度为TIB 1.6ng/ml、Δ4-TIB 0.8ng/ml、3α-羟基-TIB 16.7ng/ml及3β-羟基-TIB 3.7ng/ml[147]。然而,有小部分TIB可被肠内及肝脏的P450酶转变为有雌激素活性7α-甲基-炔雌醇(MEE)。因为缺乏角C19-甲基,19-去甲基睾酮衍生物不能被经典的CYP19芳香酶芳香化,后者可作用于雄激素的A环与B环间的甲基。最大可能转变成MEE可由CYP P450单加氧酶催化A环的氧化引起。

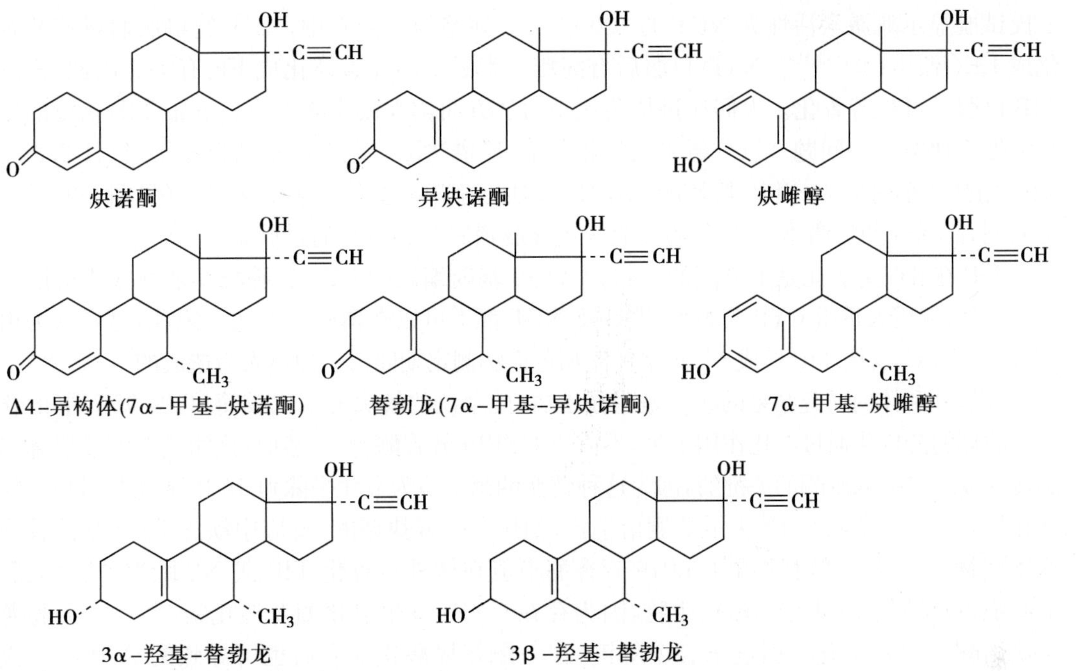

图 1-10 异炔诺酮及替勃龙前体物及它们的激素活性代谢产物结构

TIB 有弱的甾体激素亲和力,然而 Δ4-TIB 则与 PR 及雄激素受体有高的亲和力(见表 1-2)。动物实验表明 Δ4-TIB(7α-甲基-NET)为弱的孕激素,但与睾酮相比有较强的雄激素活性[33,148]。

（二）药效学

TIB 治疗时可抑制子宫内膜,这可能是循环中或局部 TIB 转变的 Δ4-TIB 的作用[149]。少部分接受 TIB 治疗的妇女可能发生子宫内膜的增生[150]。1/3 的患者用 TIB 治疗 3 年后,出现子宫内膜息肉[151],可能的原因为 D4-TIB 的孕激素活性较弱,它的孕激素活性仅为 NET 的 13%[33,148]。这可以解释为什么有关 TIB 的大型研究中子宫内膜癌的风险会提高 100%～200%[57,152]。

在 TIB 治疗的第 1 个月,不规则出血的发生率较联合 2mg 雌二醇加 1mg NETA 低,但是治疗 6 个月后,两种方案不规则出血的发生率再无差异[153]。TIB 具有强的雄激素活性、弱的孕激素活性,可以解释在 LIFT 研究中,乳腺上皮增生率的降低,乳腺癌的相对危险度降低 68%[154],这与 LIBERATE 研究发现的乳腺癌再发风险增加矛盾[155]。TIB 高的雄激素活性也可以解释一些指标的变化,如相比联合雌/孕激素所致的凝血参数的不利改变少,降低 HDL-CH30%、甘油三酯 20%、SHBG50%。TIB 可缓解潮热、泌尿生殖道萎缩等症状,抑制骨重吸收[2,156-159],这表明 TIB 代谢产物有较强的雌激素活性。

雌激素活性与两种代谢产物 3α 及 3β-羟基-TIB 有关,这些代谢产物可与 ER 的亲和力较弱,但是血液循环中的浓度较高。

（三）芳香化替勃龙及炔诺酮

口服治疗去势大鼠后,TIB 雌激素的活性是 NET 的 50 倍,比 3α 及 3β-羟基-TIB 的雌激素活性强,后者被认为是有明显雌激素活性(见图 1-10)。此外,NET-药物前体,在艾-道

25

二氏试验显示雌激素活性为 NET 的 100 倍[13]。在绝经后妇女中,NET 经口服后迅速芳香化成 EE(见图 1-9)[45,118],NYD 口服后有高雌激素活性与显著转化成 EE 有关。因此,推测 TIB 口服后可被芳香化。人们通过从药代动力学方面调查黄体期接受 2.5mg TIB 治疗的年轻女性来研究这一问题。该分析采用气相色谱/质谱法测定血清样本结果显示,每日 2.5mg TIB,用药 2 小时后 7α-甲基-炔雌醇(MEE)平均血清学峰值浓度为 125pg/ml(见图 1-9)[119]。这表明,高活性的雌激素(MEE)的形成发生在肠道吸收和首次通过肝脏[160]。

　　TIB 在肝脏芳香化是不可能的,因为 CYP19 基因编码的 CYP 芳香酶不能在成人肝脏表达。此外,使用人重组 CYP 芳香酶,TIB 及 NET 都不可以在体外芳香化。因此,笔者认为由 NET 形成 EE,及从 TIB 形成 MEE 是在气相色谱法测定期间由于加热人为造成的[161]。

　　在体外和体内研究结果的解释是明显矛盾,此争议的解决方案比较简单的:众所周知,含双键的环的芳构化通过氧化作用发生,不需要 CYP19 芳香酶[162]。然而,该酶为睾酮或雄烯二酮转变成雌二醇或雌酮的关键酶,因为这种转变的第一步为氧化去除角 19-甲基(图 1-11)。与这相反,19-去甲睾酮及 19-去甲睾酮衍生物(如炔孕酮或炔诺酮)反应中缺乏 CYP19 芳香酶作用底物[162]。这可解释重组 CYP19 芳香酶不能在体外芳香化 TIB 或 NET[161],然而人肝脏组织可以转化 19-去甲睾酮衍生物,因为存在 CYP450 单氧化酶及羟化酶[162,163]。替勃龙或炔诺酮 A 环的氧化可引进第二个双键,在 3-酮基烯醇化反应后也可导致酚 A 环的形成(图 1-12)[74]。这是一种较易的快速反应。

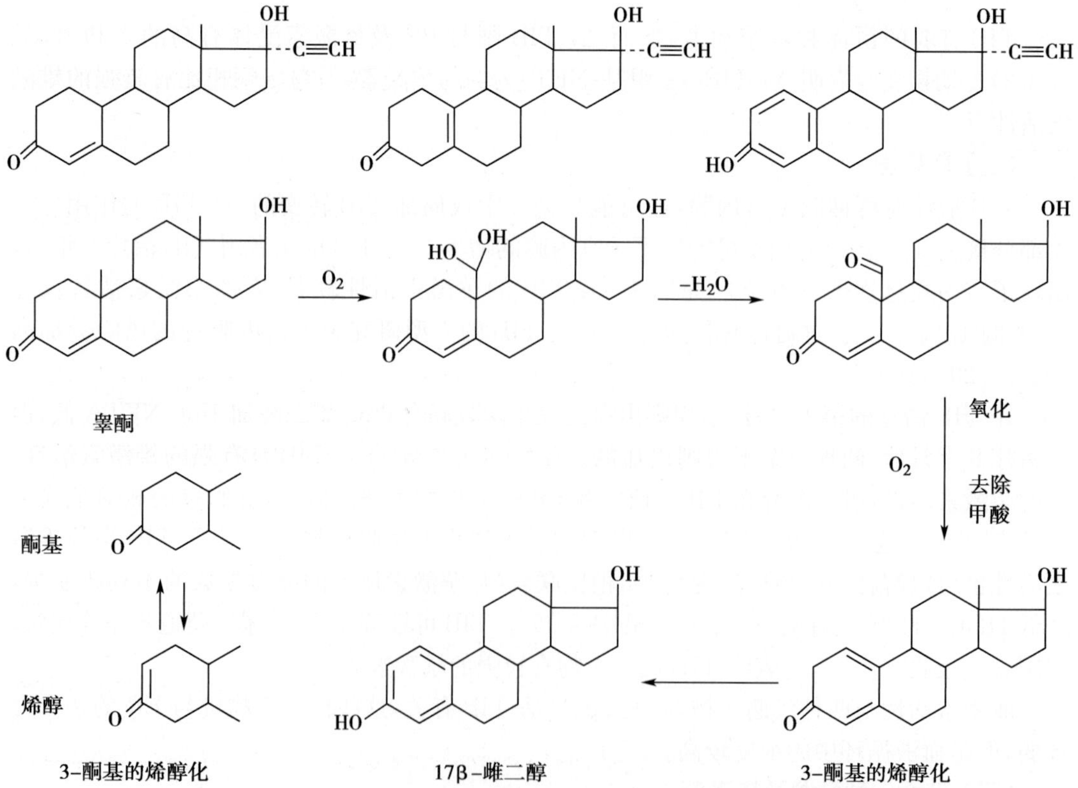

图 1-11　CYP19 芳香酶的作用机制:例如通过睾酮转变成 17β-雌二醇

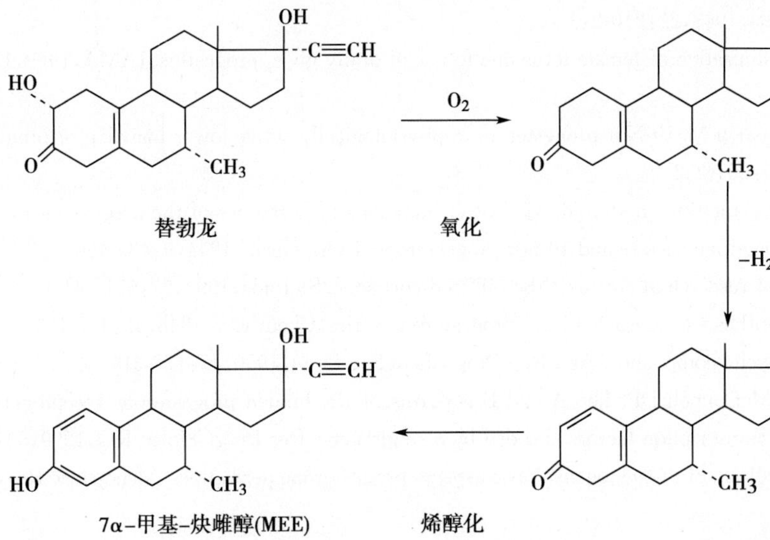

图1-12 19-去甲睾酮衍生物芳香化作用机制:例如通过替勃龙转变为7α-甲基-炔雌醇

　　孕激素的临床效果依赖于剂量和给药途径。各种孕激素药代动力学、激素结构、活性、代谢及组织特异性存在差异。因此,掌握药理学性质和孕激素和合成的孕激素的特性可以为个体化治疗选择适当的方案。

(Herbert Kuhl,著;张俊丽,阮祥燕,编译)

参 考 文 献

1. Kuhl H. Pharmacology of estrogens and progestogens:influence of different routes of administration. Climacteric,2005,8(Suppl 1):3-63

2. Steingold KA,Laufer L,Chetkowski RJ,et al. Treatment of hot flashes with transdermal estradiol administration. J Clin Endocrinol Metab,1985,61:627-632

3. Jung-Hoffmann C,Kuhl H. Intra-and interindividual varia-tions in contraceptive steroid levels during 12 treatment cycles:no relation to irregular bleedings. Contraception,1990,42:423-438

4. Lopes P,Rozenberg S,de Graaf J,et al. Aerodiol versus the transdermal route:perspectives for patient preference. Maturitas,2001,38(Suppl 1):S31-S39

5. Mattsson LA. Safety and tolerability of pulsed estrogen therapy:key factors for an improved compliance. Climacteric,2002,5(Suppl 2):40-45

6. Inhoffen HH,Hohlweg W. Neue per os-wirksame weibliche Keimdrüsenhormon-Derivate:17-Aethinyl-oestradiol und Pregnen-in-on-3-ol-17. Die Naturwissenschaften,1938,26/6:96

7. Hohlweg W,Inhoffen HH. Pregneninolon,ein neues per os wirksames Corpus luteum-Hormonpräparat. Klin Wschr,1939,18:77-79

8. Clauberg C,Üstün Z. Menstruation-per os erzeugt. Beweise der Wirksamkeit von Progynon C,einem neuen Follikelhormonderivat,und Proluton C,einem neuen Luteohormonpräpa-rat,bei oraler Verabreichung. Zbl Gynäkol,1938,62:1745-1761

9. Fine E,Levin HM,McConnell EL. Masculinization of female infants associated with norethindrone ace-

tate. Obstet Gynecol,1963,22:210-213

10. Wilkins L. Masculinization of female fetus due to use of orally given progestins. JAMA,1969,172:1028-1032

11. Allen WM,Ehrenstein M. 10-Nor-progesterone,a physiologically active lower homolog of progesterone. Science,1944,100:251-252

12. Ehrenstein M. Investigation on steroids-Ⅷ. Lower homologs of hormones of the pregnane series:10-nor-11-desoxy-corticosterone acetate and 10-nor-progesterone. J Org Chem,1944,9:435-456

13. Djerassi C. Steroid research at Syntex:"the pill"and cortisone. Steroids,1992,57:631-641

14. Ehrenstein M. Synthesis of steroids of the progesterone series. Chem Rev,1948,42:457-489

15. Birch AJ. Homocyclic compounds. Ann Rep Prog Chem Soc Lond,1950,47:177-219

16. Giangrande PH,McDonnell DP. The A and B isoforms of the human progesterone receptor:two functionally different transcription factors encoded by a single gene. Rec Progr Horm Res,1999,54:291-313

17. Kuhl H. Pharmacology of progestogens. Basic aspects-progesterone derivatives. Menopause Rev,2001,6:9-16

18. Slayden OD,Brenner RM. Hormonal regulation and localization of estrogen,progestin and androgen receptors in the endometrium of nonhuman primates:effects of progesterone receptor antagonists. Arch Histol Cytol,2004,67:393-409

19. Mote PA,Balleine RL,McGowan EM,et al. Heterogeneity of progesterone receptors A and B expression in human endometrial glands and stroma. Hum Reprod,2000,15(Suppl 3):48-56

20. Narkar M,Kholkute S,Chitlange S,et al. Expression of steroid hormone receptors,proliferation and apoptotic markers in primate endometrium. Mol Cell Endocrinol,2006,246:107-113

21. Cline JM,Soderqvist G,von Schoultz E,et al. Effects of hormone replacement therapy on the mammary gland of surgically postmenopausal cynomolgus macaques. Am J Obstet Gynecol,1996,174:93-100

22. Cheng YH,Imir A,Suzuki T,et al. SP1 and SP3 mediate progesterone-dependent induction of the 17beta-hydroxysteroid dehydrogenase type 2 gene in human endometrium. Biol Reprod,2006,75:606-614

23. Yang S,Fang Z,Gurates B,et al. Stromal PRs mediate induction of 17beta-hydroxysteroid dehydrogenase type 2 expression in human endometrial epithelium:a paracrine mechanism for inactivation of E2. Mol Endocrinol,2001,15:2093-2105

24. Cheng YH,Imir A,Fenkci V,et al. Stromal cells of endometriosis fail to produce paracrine factors that induce epithelial 17beta-hydroxysteroid dehydrogenase type 2 gene and its transcriptional regulator Sp1:a mechanism for defective estradiol metabolism. Am J Obstet Gynecol,2007,196:391:e1-e7

25. Beier S,Düsterberg B,El Etreby MF,et al. Toxicology of hormonal fertility-regulating agents. In:Endocrine mechanisms in fertility regulation. New York:Raven Press,1983:261-346

26. Fotherby K,Caldwell ADS. New progestogens in oral contraception. Contraception,1994,49:1-32

27. Golbs S,Nicolov R,Zimmermann T. Pharmacology of nortestosterone derivatives. Menopause Rev,2001,6/1:29-44

28. Herkert O,Kuhl H,Sandow J,et al. Sex steroids used in hormonal treatment increase vascular procoagulant activity by inducing thrombin receptor(PAR-1)expression. Role of glucocorticoid receptor. Circulation,2001,104:2826-2831

29. Kumar N,Koide SS,Tsong YY,et al. Nestorone:a progestin with a unique pharmacological profile. Steroids,2000,65:629-636

30. Losert W,Casals-Stenzel J,Buse M,et al. Progestogens with antimineralocorticoid activity. Drug Res,1985,35:459-471

31. Philibert D,Bouchoux F,Degryse M,et al. The pharmacological profile of a novel norpregnane progestin (trimegestone). Gynecol Endocrinol,1999,13:316-326

32. Rozenbaum H. Pharmacology of progesterone and related compounds:dydrogesterone and norpregnane derivatives. Menopause Rev,2001,6:17-28

33. Schoonen WGEJ,Deckers GH, de Gooijer ME,et al. Hormonal properties of norethisterone, 7alpha-methyl-norethisterone and their derivatives. J Steroid Biochem Mol Biol,2000,74:213-222

34. Wahab M, Al-Azzawi F. Trimegestone:expanding therapeutic choices for the treatment of the menopause. Expert Opin Invest Drugs,2001,10:1737-1744

35. Kontula K,Paavonen T,Luukkainen T,et al. Binding of progestins to the glucocorticoid receptor. Correlation to their glucocorticoid-like effects on in vitro functions of human mononuclear leukocytes. Biochem. Pharmacol,1983,32:1511-1518

36. Ojasoo T. Multivariate preclinical evaluation of progestins. Menopause,1995,2:97-107

37. Phillips AA. Comparison of the potencies and activities of progestogens used in contraceptives. Contraception,1987,36:181-192

38. Pollow K,Juchem M,Elger W,et al. Dihydrospirorenone(ZK30595),a novel synthetic progestagen-characterization of binding to different receptor proteins. Contraception,1992,46:561-574

39. Dickey RP,Stone SC. Progestational potency of oral contraceptives. Obstet Gynecol,1976,47:106-112

40. Greenblatt RB. A new clinical test for the efficacy of progesterone compounds. Am J Obstet Gynecol,1958,76:626-628

41. Neumann F,Elger W,Nishino Y,et al. Probleme der Dosisfindung:Sexualhormone. Drug Res,1977,27:296-318

42. Shapiro SS,Dyer RD,Colas AE. Synthetic progestins:in vitro potency on human endometrium and specific binding to cytosol receptor. Am J Obstet Gynecol,1978,132:549-554

43. Swyer GIM,Little V. Action and uses of orally active progestational steroids. Proc Roy Soc Med,1962,55:861-863

44. Swyer GIM. Potency of progestogens in oral contraceptives-further delay of menses data. Contraception,1982,26:23-27

45. Kuhnz W,Heuner A,Hümpel M,et al. In vivo conversion of norethisterone and norethisterone acetate to ethinyl estradiol in postmenopausal women. Contraception,1997,56:379-385

46. Guengerich FP. Mechanism-based inactivation of human liver microsomal cytochrome P-450 ⅢA4 by gestodene. Chem Res Toxicol,1990,3:363-371

47. Guengerich FP. Inhibition of oral contraceptive steroidmetabolizinmg enzymes by steroids and drugs. Am J Obstet Gynecol,1990,163:2159-2163

48. Kim-Björklund T,Landgren BM,Hamberger L. Is the contraceptive effect of $300\mu g$ norethisterone mainly peripheral or central? Contraception,1992,45:57-66

49. Kuhl H. Comparative pharmacology of newer progestogens. Drugs,1996,51:188-215

50. Kuhl H,Jung-Hoffmann C,Storch A,et al. New aspects on the mechanism of action of contraceptive steroids-recent pharmacokinetic studies of low dose formulations. Adv Contracept,1991,7(Suppl 3):149-163

51. Ortiz de Montellano PR. Suicide substrates for drug metabolising enzymes:mechanisms and biological consequences. Progr Drug Metab,1988,11:99-148

52. Ortiz de Montellano PR,Kunze KL. Self-catalyzed inactivation of hepatic cytochrome P-450 by ethynyl substrates. J Biol Chem,1980,255:5578-5585

53. Neumann F. The physiological action of progesterone and the pharmacological effects of progestogens-a short review. Postgrad Med J,1978,54(Suppl):11-24

54. Levine H,Watson N. Comparison of the pharmacokinetics of Crinone 8% administered vaginally versus Prometrium administered orally in postmenopausal women. Fertil Steril,2000,73:516-521

55. Arafat ES, Hargrove JT, Maxson WS, et al. Sedative and hypnotic effects of oral administration of micronized progesterone may be mediated through its metabolites. Am J ObstetGynecol,1988,159:1203-1209

56. Nahoul K,Dehennin L,Jondet M,et al. Profiles of plasma estrogens,progesterone and their metabolites after oral or vaginal administration of estradiol or progesterone. Maturitas,1993,16:185-202

57. Allen NE,Tsilidis KK,Key TJ,et al. Menopausal hormone therapy and risk of endometrial carcinoma among postmenopausal women in the European Prospective Investigation Into Cancer and Nutrition. Am J Epidemiol,2010,172:1394-1403

58. Fournier A,Berrino F,Clavel-Chapelon F. Unequal risks for breast cancer associated with different hormone replacement therapies:results from the E3N cohort study. Breast Cancer Res Treat,2008,107:103-111

59. Fournier A, Berrino F, Riboli E, et al. Breast cancer risk in relation to different types of hormone replacement therapy in the E3N-EPIC cohort. Int J Cancer,2005,114:448-454

60. Gillet JY,Andre B,Faguer B,et al. Induction of amenorrhea during hormone replacement therapy:optimal micronized progesterone dose. A multicenter study. Maturitas,1994,19:103-115

61. Moyer D,de Lignieres B,Driguez P,et al. Prevention of endometrial hyperplasia by progesterone during long-term estradiol replacement:influence of bleeding pattern and secretory changes. Fertil Steril,1993,59:992-997

62. Pelissier C,Maroni M,Yaneva H,et al. Chlormadinone acetate versus micronized progesterone in the sequential combined hormone replacement therapy of the menopause. Maturitas 2001;40:85-94.

63. Lane G,Siddle NC,Ryder TA,et al. Dose dependent effects of oral progesterone on the oestrogenised postmenopausal endometrium. BMJ,1983,287:1241-1245

64. The Writing Group for the PEPI Trial. Effects of estrogen or estrogen/progestin regimens on heart disease risk factors in postmenopausal women. JAMA,1995,273:199-208

65. Rylance PB,Brincat M,Lafferty K,et al. Natural progesterone and antihypertensive action. BMJ,1985,290:13-4

66. Mikami M,Tatsumi K,Kimura H,et al. Respiration effect of synthetic progestin in small doses in normal men. Chest,1989,96:1073-1075

67. Andreen L,Nyberg S,Turkmen S,et al. Sex steroid induced negative mood may be explained by the paradoxical effect mediated by GABAA modulators. Psychoneuroendocrinology,2009,34:1121-1133

68. Freeman EW,Weinstock L,Rickels K,et al. A placebo-controlled study of effects of oral progesterone on performance and mood. Br J Clin Pharmac,1992,33:293-298

69. Bulletti C,de Ziegler D,Flamigni C,et al. Targeted drug delivery in gynaecology:the first uterine pass effect. Hum Reprod,1997,12:1073-1079

70. Miles RA,Paulson RJ,Lobo RA,et al. Pharmacokinetics and endometrial tissue levels of progesterone after administration by intramuscular and vaginal routes:a comparative study. Fertil Steril,1994,62:485-490

71. Kleinstein J,Schlegelmilch R,Mazur D,et al. Pharmacokinetic comparison of progesterone capsules with a progesterone gel after vaginal administration. Drug Res,2002,52:615-621

72. de Lignieres B, Dennerstein L, Bäckström T. Influence of route of administration on progesterone metabolism. Maturitas, 1995, 21: 251-257

73. Fanchin R, de Ziegler D, Bergeron C, et al. Transvaginal administration of progesterone. Obstet Gynecol, 1997, 90: 396-401

74. Noe G, Sitruk-Ware R, Zegers-Hochschild F, et al. Endometrial effect of progesterone delivered by vaginal rings in estrogen-treated postmenopausal women. Climacteric, 2010, 13: 433-441

75. Nath A, Sitruk-Ware R. Progesterone vaginal ring for contraceptive use during lactation. Contraception, 2010, 82: 428-434

76. Ross D, Cooper AJ, Pryse-Davies J, et al. Randomized, double-blind, dose-ranging study of the endometrial effects of a vaginal progesterone gel in estrogen-treated postmenopausal women. Am J Obstet Gynecol, 1997, 177: 937-941

77. Cicinelli E, Ragno G, Cagnazzo I, et al. Nasally-administered progesterone: comparison of ointment and spray formulation. Maturitas, 1991, 13: 313-317

78. Ottoson UB, Carlström K, Damber JE, et al. Serum levels of progesterone and some of its metabolites including deoxycorticosterone after oral and parenteral administration. Br J Obstet Gynaecol, 1984, 91: 1111-1119

79. Wren BG. Progesterone creams: do they work? Climacteric, 2003, 6: 184-187

80. Carey BJ, Carey AH, Sanjaykumar P, et al. A study to evaluate serum and urinary hormone levels following short and long term administration of two regimens of progesterone cream in postmenopausal women. Br J Obstet Gynaecol, 2000, 107: 722-726

81. Cooper A, Spencer C, Whitehead MI, et al. Systemic absorption of progesterone from Progest cream in postmenopausal women. Lancet, 1998, 351: 1255-1256

82. Elshafie MAA, Ewies AAA. Transdermal natural progesterone cream for postmenopausal women: inconsistent data and complex pharmacokinetics. J Obstet Gynaecol, 2007, 27: 655-659

83. Vashisht A, Wadsworth F, Carey A, et al. A study to look a hormonal absorption of progesterone cream used in conjunction with transdermal estrogen. Gynecol Endocrinol, 2005, 21: 101-105

84. Wren BG, Champion SM, Zoa Manga R, et al. Transdermal progesterone and its effect on vasomotor symptoms, blood lipid levels, bone metabolic markers, moods, and quality of life for postmenopausal women. Menopause, 2003, 10: 13-18

85. Leonetti HB, Longo S, Anasti JN. Transdermal progesterone cream for vasomotor symptoms and postmenopausal bone loss. Obstet Gynecol, 1999, 94: 225-228

86. Leonnetti HB, Wilson KJ, Anasti JN. Topical progesterone cream has an antiproliferative effect on estrogen stimulated endometriums. Fertil Steril, 2003, 79: 221-222

87. Järvinen A, Kainulainen P, NissiläM, et al. Pharmacokinetics of estradiol valerate and medroxyprogesterone acetate in different age groups of postmenopausal women. Maturitas, 2004, 47: 209-217

88. Hellman L, Yoshida K, Zumoff B, et al. The effect of medroxy-progesterone acetate on the pituitary-adrenal axis. J Clin Endocrinol Metab, 1976, 42: 912-917

89. Siminoski K, Goss P, Drucker DJ. The Cushing syndrome induced by medroxyprogesterone acetate. Ann Intern Med, 1989, 111: 758-760

90. Grecu EO, Weinshelbaum A, Simmons R. Effective therapy of glucocorticoid-induced osteoporosis with medroxyprogesterone acetate. Calcif Tissue Int, 1990, 46: 294-299

91. Bamberger CM, Else T, Bamberger AM, et al. Dissociative glucocorticoid activity of medroxyprogesterone acetate in normal human lymphocytes. J Clin Endocrinol Metab, 1999, 84: 4055-4061

92. Tikkanen MJ, Kuusi T, NikkiläEA, et al. Postmenopausal hormone replacement therapy: effects of progestogens on serum lipids and lipoproteins. A review. Maturitas, 1986, 8:7-17

93. Erlik Y, Meldrum DR, Lagasse LD, et al. Effect of megestrol acetate on flushing and bone metabolism in postmenopausal women. Maturitas, 1981, 3:167-172

94. Mann M, Keller E, Murgo A, et al. Glucocorticoidlike activity of megestrol. Arch Intern Med, 1997, 157: 1651-1656

95. Sporrong T, Hellgren M, Samsioe G, et al. Metabolic effects of continuous estradiol-progestin therapy in postmenopausal women. Obstet Gynecol, 1989, 73:754-758

96. Gallegos AJ, Gonzalez-Diddi M, Merino G, et al. Tissue localization of radioactive chlormadinone acetate and progesterone in the human. Contraception, 1970, 1:151-161

97. Curran MP, Wagstaff AJ. Ethinylestradiol/chlormadinone acetate. Drugs, 2004, 64:751-760

98. Kuhl H. Chemie und Pharmakologie von Chlormadinonacetat. In: Chlormadinonacetat bei Androgenisierung-serscheinungen. Stuttgart: Schattauer, 1995:1-24

99. Tausk M, de Visser J. Pharmacology of orally active progestational compounds: animal studies. In: Pharmacology of the endocrine system and related drugs: progesterone, progestational drugs and antifertility agents. Vol. 2. Oxford: Pergamon Press, 1972:35-216

100. Ferenczy A, Gelfand MM, van de Weijer PHM, et al. Endometrial safety and bleeding patterns during a 2-year study of 1 or 2mg 17β-estradiol combined with sequential 5-20mg dydrogesterone. Climacteric, 2002, 5:26-35

101. Sitruk-Ware R, Sundaram K. Pharmacology of new progestogens: the 19-norprogesterone derivatives. In: Progestins and Antiprogestins in Clinical Practice. New York: Marcel Dekker, 2000:153-161

102. Al-Azzawi F, Wahab M, Thompson J, et al. Acceptability and patterns of endometrial bleeding in estradiol-based HRT regimens: a comparative study of cyclical sequential combinations of trimegestone or norethisterone acetate. Climacteric, 2001, 4:343-354

103. Meuwissen JHJM, Beijers-De Bie L, Vihtamaki T, et al. A 1-year comparison of the efficacy and clinical tolerance in postmenopausal women of two hormone replacement therapies containing estradiol in combination with either norgestrel or trimegestone. Gynecol Endocrinol, 2001, 15:349-358

104. Lello S. Nomegestrol acetate. Pharmacology, safety profile and therapeutic efficacy. Drugs, 2010, 70: 541-559

105. Mueck AO, Sitruk-Ware R. Nomegestrol acetate, a novel progestogen for oral contraception. Steroids, 2011, in press

106. Bazin B, Thevenot R, Bursaux C, et al. Effect of nomegestrol acetate, a new 19-norprogesterone derivative, on pituitary-ovarian function in women. Br J Obstet Gynaecol, 1987, 94:1199-1204

107. Fraser DI, Paadwick ML, Whitehead MI, et al. The effects of the addition of nomegestrol acetate to post-menopausal oestrogen therapy. Maturitas, 1989, 11:21-24

108. Paris J, Thevenot R, Bonnet P, et al. The pharmacological profile of TX066(17α-acteoxy-6-methyl-19-nor-4,6-pregna-diene-3,20-dione), a new oral progestative. Drug Res, 1983, 33:710-715

109. Sitruk-Ware R, Small M, Kumar N, et al. Nestorone®: clinical applications for contraception and HRT. Steroids, 2003, 68:907-913

110. Noe G, Salvatierra A, Heikinheimo O, et al. Pharmacokinetics and bioavailability of ST1433 administered by different routes. Contraception, 1993, 48:548-556

111. Haukkamaa M, Laurikka-Routti M, Heikinheimo O. Transdermal absorption of the progestin ST-1435: therapeutic serum steroid concentrations and high excretion of the steroid in saliva. Contraception,

1991,44:269-276

112. Fraser IS,Weisberg E,Kumar N,et al. An initial pharmacokinetic study with metered dose transdermal system® for delivery of the progestogen Nestorone® as a possible future contraceptive. Contraception, 2007,76:432-438

113. Saperstein S,Edgren RA,Jung D,et al. Pharmacokinetics of norethindrone:effect of particle size. Contraception,1989,40:731-740

114. Boyd RA,Zegarac EA,Eldon MA. The effect of food on the bioavailability of norethindrone and ethinyl estradiol from norethindrone acetate/ethinyl estradiol tablets intendd for continuous hormone replacement therapy. J Clin Pharmacol,2003,43:52-58

115. Stadberg E,Westlund P,Landgren BM,et al. Bioavailability of norethisterone acetate alone and in combination with estradiol administered in single or multiple oral doses to postmenopausal women. Maturitas,1999,33:59-69

116. Zdravkovic M,Müller M,Larsen S,et al. Bioequivalence and relative bioavailability of three estradiol and norethisterone acetate-containing hormone replacement therapy tablets. Int J Clin Pharmacol Ther, 2001,39:41-46

117. Braseltone WE,Lin TJ,Ellegood JO,et al. Accumulation of norethindrone and individual metabolites in human plasma during short-and long-term administration of a contraceptive dosage. Am J Obstet Gynecol,1979,133:154-160

118. Klehr-Bathmann I,Kuhl H. Formation of ethinylestradiol in postmenopausal women during continuous treatment with a combination of estradiol, estriol and norethisterone acetate. Maturitas, 1995, 21: 245-250

119. Wiegratz I, Sänger N, Kuhl H. Formation of 7alpha-methyl-ethinyl estradiol during treatment with tibolone. Menopause,2002,9:293-295

120. Wiseman LR,McTavish D. Transdermal estradiol/norethisterone. A review of its pharmacological properties and clinical use in postmenopausal women. Drugs Aging,1994,4:238-256

121. Archer DF,Furst K,Tipping D,et al. A randomised comparison of continuous combined transdermal delivery of estradiol-norethindrone acetate and estradiol alone for menopause. Obstet Gynecol,1999,94: 498-503

122. Brynhildsen J, Hammar M. Low dose transdermal estradiol/norethisterone acetate treatment over 2 years does not cause endometrial proliferation in postmenopausal women. Menopause,2002,9:137-144

123. Mattson LA,Bohnet HG,Gredmark T,et al. Continuous,combined hormone replacement:randomized comparison of transdermal and oral preparations. Obstet Gynecol,1999,94:61-65

124. Rubinacci A,Peruzzi E,Bacchi Modena A,et al. Effect of low-dose transdermal E2/NETA on the reduction of postmenopausal bone loss in women. Menopause,2003,10:241-249

125. Notelovitz M,Cassel D,Hille D,et al. Efficacy of continuous sequential transdermal estradiol and norethindrone acetate in relieving vasomotor symptoms associated with menopause. Am J Obstet Gynecol, 2000,182:7-12

126. Rozenberg S,Ylikorkala O,Arrenbrecht S. Comparison of continuous and sequential transdermal progestogen with sequential oral progestogen in postmenopausal women using continuous transdermal estrogen:vasomotor symptoms,bleeding patterns,and serum lipids. Int J Fertil,1997,42(Suppl 2):376-387

127. Lindgren R, Risberg B, Hammar M,et al. Endometrial effects of transdermal estradiol/norethisterone acetate. Maturitas,1992,15:71-78

128. Kuhnz W, Al-Yacoub G, Fuhrmeister A. Pharmacokinetics of levonorgestrel in 12 women who received a single oral dose of 0. 15mg levonorgestrel and, after a wash-out phase, the same dose during one treatment cycle. Contraception, 1992, 46: 443-454

129. Endrikat J, Blode H, Gerlinger C, et al. A pharmacokinetic study with a low-dose oral contraceptive containing $20\mu g$ ethinylestradiol plus $100\mu g$ levonorgestrel. Eur J Contracept Reprod Health Care, 2002, 7: 79-90

130. Kuhnz W, Staks T, Jütting G. Pharmacokinetics of levonorgestrel and ethinylestradiol in 14 women during three months of treatment with a tri-step combination oral contraceptive: serum protein binding of levonorgestrel and influence of treatment on free and total testosterone levels in the serum. Contraception, 1994, 50: 563-579

131. Raudaskoski T, Tapanainen J, Tomas E, et al. Intrauterine $10\mu g$ and $20\mu g$ levonorgestrel systems in postmenopausal women receiving oral oestrogen replacement therapy: clinical, endometrial and metabolic response. Br J Obstet Gynaecol, 2002, 109: 136-144

132. Wildemeersch D, Schacht E, Wildemeersch P. Performance and acceptability of intrauterine release of levonorgestrel with a miniature delivery system for hormonal substitution therapy, contraception and treatment in peri and postmenopausal women. Maturitas, 2003, 44: 237-245

133. Varila E, Wahlström T, Rauramo I. A 5-year follow-up study on the use of a levonorgestrel intrauterine system in women receiving hormone replacement therapy. Fertil Steril, 2001, 76: 969-973

134. Riphagen FE. Intrauterine application of prgestins in hormone replacement therapy: a review. Climacteric, 2000, 3: 199-211

135. von Holst T, Salbach B. Efficacy of a new 7-day transdermal sequential Estradiol/levonorgestrel patch in women. Maturitas, 2002, 41: 231-242

136. Sturdee DW, van de Weijer P, von Holst T, et al. Endometrial safety of a transdermal sequential estradiol-levonorgestrel combination. Climacteric, 2002, 5: 170-177

137. van de Weijer PHM, Sturdee DW, von Holst T. Estradiol and levonorgestrel: effects on bleeding pattern when administered in a sequential combined regimen with a new transdermal patch. Climacteric, 2002, 5: 36-44

138. Paoletti AM, Pilloni M, Orru M, et al. Efficacy and safety of oral and transdermal hormonal replacement treatment containing levonorgestrel. Maturitas, 2002, 42: 137-147

139. Shulman LP, Yankov V, Uhl K. Safety and efficacy of a continuous once-a-week 17β-estradiol/levonorgestrel transdermal system and its effects on vasomotor symptoms and endometrial safety in postmenopausal women: the results of two multicenter, double-blind, randomised, controlled trials. Menopause, 2002, 3: 195-207

140. Hammond GL, Abrams LS, Creasy GW, et al. Serum distribution of the major metabolites of norgestimate in relation to its pharmacological properties. Contraception, 2003, 67: 93-99

141. Kuhnz W, Blode H, Mahler M. Systemic availability of levonorgestrel after single oral administration of a norgestimate-containing combination oral contraceptive to 12 young women. Contraception, 1994, 49: 255-263

142. Curran MP, Wagstaff AJ. Estradiol and norgestimate. A review of their combined use as hormone replacement therapy in postmenopausal women. Drugs Aging, 2001, 18: 863-885

143. Norman P, Castaner J, Castaner RM. Drospirenone. Drugs of the Future, 2000, 25: 1247-1256

144. Oelkers W, Berger V, Bolik A, et al. Dihydrospirorenone, a new progestogen with antimineralocorticoid activity: effects on ovulation, electrolyte excretion, and the renin-aldosterone system in normal women. J

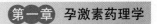

Clin Endocrinol Metab,1991,73:837-842

145. Krattenmacher R. Drospirenone:pharmacology and pharmacokinetics of a unique progestogen. Contraception,2000,62:29-38

146. Rübig A. Drospirenone:a new cardiovascular-active progestin with antialdosterone and antiandrogenic properties. Climacteric,2003,6(Suppl 3):49-54

147. Timmer CJ,Verheul HAM,Doorstam DP. Pharmacokinetics of tibolone in early and late postmenopausal women. Br J Clin Pharmacol,2002,54:101-106

148. de Gooyer ME,Deckers GH,Schoonen WGEJ,et al. Receptor profiling and endocrine interactions of tibolone. Steroids,2003,68:21-30

149. Tang B,Markiewicz L,Kloosterboer HJ,et al. Human endometrial 3β-hydroxysteroid dehydrogenase can locally reduce intrinsic estrogenic/progestagenic activity ratios of a steroidal drug(Org OD 14). J Steroid Biochem Molec Biol,1993,45:345-351

150. Dören M,Rübig A,Coelingh Bennink HJT,et al. Impact on uterine bleeding and endometrial thickness: tibolone compared with continuous combined estradiol and norethisterone acetate replacement therapy. Menopause,1999,6:299-306

151. Perez-Medina T,Bajo-Arenas J,Haya J,et al. Tibolone and risk of endometrial polyps:a prospective, comparative study with hormone therapy. Menopause,2003,10:534-537

152. Beral V,Bull D,Reeves G. Endometrial cancer and hormone replacement therapy in the Million Women Study. Lancet,2005,365:1543-1551

153. Hammar M,Christau S,Nathorst-Böös J,et al. A double-blind,randomised trial comparing the effects of tibolone and continuous combined hormone replacement therapy in postmenopausal women with menopausal symptoms. Br J Obstet Gynaecol,1998,105:904-911

154. Cummings SR, Ettinger B, Delmas PD, et al. The effects of tibolone in older postmenopausal women. New Engl J Med,2008,359:697-708

155. Kenemans P,Bundred NJ,Foidart JM,et al. Safety and efficacy of tibolone in breast-cancer patients with vasomotor symptoms:a double-blind,randomised,non-inferiority trial. Lancet Oncol,2009,10: 135-146

156. Modelska K,Cummings S. Tibolone for postmenopausal women:systematic review of randomised trials. J Clin Endocrinol Metab,2002,87:16-23

157. Nathoorst-Böös J,Hammar M. Effect on sexual life-a comparison between tibolone and a continuous estradiol-nor-ethisterone acetate regimen. Maturita,1997,26:15-20

158. Valdivia I,Campodonico I,Tapia A,et al. Effects of tibolone and continuous combined hormone therapy on mammographic breast density and breast histochemical markers in postmenopausal women. Fertil Steril,2004,81:617-623

159. Winkler UH,Altkemper R,Kwee B,et al. Effects of tibolone and continuous combined hormone replacement therapy on parameters in the clotting cascade:a multicenter,double-blind,randomized study. Fertil Steril,2000,74:10-19

160. Bodine PVN,Harris HA,Lyttle CR,et al. Estrogenic effects of 7α-methyl-17α-ethynylestradiol:a newly discovered tibolone metabolite. Steroids,2002,67:681-686

161. de Gooyer ME,Oppers-Tiemissen HM,Leysen D,et al. Tibolone is not converted by human aromatase to 7α-methyl-17α-ethynylestradiol(7α-MEE):Analyses with sensitive bioassays for estrogens and androgens with LC-MSMS. Steroids,2003,68:235-243

162. Kuhl H,Wiegratz I. Can 19-nortestosterone derivatives be aromatized in the liver of adult humans? Are

there clinical implications? Climacteric,2007,10:344-353

163. Urabe M,Yamamoto T,Yoshiji S,et al. Aromatization of norethindrone to ethynylestradiol in human adult liver. Steroids,1987,50:607-608

164. Yamamoto T,Yoshiji S,Yasuda J,et al. Aromatization of norethisterone to ethynylestradiol in human adult liver. Endocrinol Jpn,1986,33:527-531

2

第二章

口服避孕药

引言

1959 年,第一种口服激素类避孕药 Enovid™(9.85mg 异炔诺酮和 0.15mg 美雌醇)(G. D. Searle,美国)通过了美国 FDA 认证,但 Searle 却未将其推向市场。一年后,Searle 得到生产低剂量型避孕药 Enovid 5mg™(5mg 异炔诺酮和 75μg 美雌醇)的批准。1961 年 1 月 1 日,拜耳公司(先灵)在澳大利亚推出其第一款口服避孕药(商品名:Anovlar® Schering 公司),几个月后又在西德发售。最初,此药只作为处方用药被用于"治疗"已婚妇女痛经,后来又被用于"避孕"。药物引入欧洲后不久,英国发现其严重的心血管副作用,于是变更配方组分,开始减少其中雌孕激素的含量。此外,研究发现,高选择性的类固醇激素衍生物有耐受性好和副作用少的特点。最近,考虑到心血管疾病、癌症,尤其是乳腺癌的风险,更好的中性产品被开发出来。基因分析领域和凝血系统调控方面认识的深化,催生出口服避孕药对女性遗传性血栓形成倾向的讨论。

在过去的 50 年里,新药的不断研发一直伴随着口服激素类避孕药的发展。分析特异的成分配方不仅得到了有关避孕方法安全性和可靠性的数据,以及可能的非避孕方面的益处(即正常的月经周期,改善痤疮、痛经和更少的经前期的症状),而且旨在寻找可以取代旧药品的新化合物和配方。良好的临床实践方法已经建立,并已经启动了大规模的流行病学研究(即英国皇家全科医师学院的研究,1974)。

口服激素类避孕药(oral contraceptive,OC)发展有以下几个方面。合成的或天然雌激素可以很好的控制月经。近似天然孕激素药理性质,且具有更高选择性、更高特异性的孕激素已经研制成功,其中部分药物还具有抗雄激素特性,并可经阴道、皮肤、皮下或宫内给药。此外,这些新型孕激素制剂对乳房和其他生殖器官的不良反应较少,致癌性较低。多种添加剂(即铁,叶酸,脱氢表雄酮)用以研究其额外的非避孕方面的益处,如降低雌孕激素的副作用,或者改善使用者的一般健康状况。雌孕激素的复方制剂是从单一制剂逐渐演变而来的。复方制剂需含有少量的类固醇,以维持近似正常的月经周期。我们研究是否给予安慰剂或连续给予药物的不同疗法[(21+7),(22+6),(24+4,84+7)]以探索低剂量实现周期性出血,并且具有高效的避孕作用。迄今为止,只有奥索-麦克尼尔,拜耳医药保健公司,默沙东和辉瑞公司在避孕领域有科研能力并能够开发新产品。

本文全面分析了口服激素类避孕药的一步步的发展,呈现了其背后 50 年中由单一制剂到复方制剂,以及治疗方案的演变。

第一节 概　述

一、复方口服激素类避孕药的发展

复方口服激素类避孕药,一种含孕激素和激素的复方制剂,两种激素的作用分别为抑制排卵和保证正常的月经周期,此药被认为是计生药品,早在 20 世纪 60 年代普遍用于临床。药物的产生归功于玛格丽特桑格女士(一名护士)和凯瑟琳·麦考密克女士(慈善百万富翁,专注于女权运动)。总之,是桑格和麦考密克说服格雷戈里·平卡斯博士开发了此药品。

既往研究表明,在连续三个月内不断增加天然黄体酮(50~300mg/d)和己烯雌酚(5~30mg/d)的剂量会导致一个无排卵的假孕。口服高活性的孕激素合并炔雌醇甲酯的组合使得口服激素类避孕药有了很大的进展。1951 年,刘易斯·米拉蒙特斯、化学家卡尔·杰拉西以及乔治·罗森克朗茨在墨西哥城 syntex 首次合成了口服高活性孕激素类化合物——炔诺酮。一年后,甾体化学家弗兰克 B. 科尔顿在伊利诺伊州的塞尔公司合成了另外两种高活性的孕激素类化合物炔诺酮(1952 年)和乙诺酮(1953 年)。

1959 年,第一个口服激素类避孕药 Enovid™ 被 FDA 批准在美国用于避孕,它含 9.85mg 炔诺酮和 0.15mg 美雌醇,但塞尔公司销售此药时没有把避孕作为其适应证。该产品早在 1957 年以前批准时是用以治疗月经失调。

Enovid 5mg™:含有更少孕激素(5mg 炔诺酮)和雌激素(75μg 美雌醇)。1960 年 6 月 23 日塞尔公司得到了美国食品和药物管理局的批准,将 Enovid 5mg™ 作为口服避孕药。1960 年 8 月 18 日塞尔公司将其作为第一个口服避孕药投入市场。

1961 年 1 月 1 日,拜耳医药保健(先灵葆雅)在澳大利亚推出其首个口服避孕药(品牌名称:Anovlar®:含4mg 醋酸炔诺酮和 50μg 炔雌醇),几个月后在西德推出。比利时妇科医生费迪南德在新配方的基础上,调整醋酸炔诺酮和雌激素的剂量进行临床试验(1960)发现其有较高的避孕效果和较少的副作用。® Anovlar 最初只是作为处方药被批准用于"治疗"已婚妇女痛经,但药物说明书提到,在"疗程"中不会出现排卵。当时不孕只是一种副作用,并不是一种目的。避孕对于欧洲女性来说是一个新颖的想法,此药迎合了市场需求。一段时间后,避孕被写入 Anovlar 的药物说明书。

根据联合国估计的育龄妇女的避孕普及率,2011 年全世界约 9% 妇女应用避孕药。它是发达国家最常见的避孕方法(包括可逆和不可逆的方式),发展中国家第三常见的避孕方法。用法因地区差别很大,而且还受年龄,学历,婚姻状况影响。在西欧一些国家,超过 30% 的育龄女性,目前使用口服避孕药。在德国,53% 的育龄妇女(16.6 百万人)应用避孕药,其中 37% 的人使用激素类避孕药,其中 31.3% 的妇女使用口服激素类避孕药,相比之下只有 1% 的日本女性使用口服避孕药。

全球超过 100 万妇女使用口服激素类避孕药。在 2005 年,一项由 Cogliano 等主持的研究结果显示,自 20 世纪 60 年代初发明了口服避孕药,已有 300 多万妇女使用,这些避孕药会延长月经周期但没有影响她们的健康。

在过去 50 年中,口服激素类避孕药快速发展伴随着新产品和新治疗方案不断出现,除了意在寻求安全和可靠的避孕效能,研究者们还在探索避孕药的若干非避孕的益处(即控制月经周期、改善痤疮、改善痛经和减轻经前期症状),同时发现了新的化合物和配方,目前已经建立了临床实践的方法,并发起大规模的流行病学研究(即皇家学院的研究,1974年)。

在欧洲引进避孕药后,英国观察发现其有严重的心血管副作用,而后开始研发含较低雌孕激素的药物,旨在找到更具选择性的和中性的配方。新配方可以用较低的剂量,增加卵母细胞的耐受性,并降低其副作用。关于心血管疾病和癌症的安全性,特别是乳腺癌风险,在世界范围内引起关注。逐渐增长的遗传学领域的知识和对凝血系统调控的认识深化,引发了对遗传性血栓形成风险和高风险患者的讨论。

口服激素类避孕药的发展需要从以下方面考虑。

(一) 药物构成

1. 雌激素　选用合成的或天然的雌激素,它能较好地控制月经周期,减轻因滤泡增长受抑制,内源性雌激素分泌过低而导致的雌激素缺乏症状。

2. 孕激素　研发高选择性、特异性的孕激素,其药理特性同天然的黄体酮,部分地拮抗雄激素,使得它们高度有效并适合经皮吸收以及经宫腔、经阴道或皮下的应用。此外,这些产品理论上无致癌性,也没有心血管副作用和乳腺等生殖器官的不利影响。

3. 添加剂　研究者们对多种添加剂进行了研究,以增加避孕药的非避孕益处和减少雌孕激素的不良反应。

4. 复方制剂　研发了多种复方口服激素类避孕药,有机结合雌孕激素效能以维持正常月经周期。

(二) 治疗方案

新方案(22±6,24+4方案)或连续给药以维持高效的避孕效应,且达到在低剂量给药时维持稳定的月经周期。

迄今为止,只有奥索-麦克尼尔、拜耳医药保健公司、默沙东和辉瑞公司能够承担避孕领域的科研和开发新产品。文章接下来分析口服激素类避孕药发展背后的基本理论,即配方的发展和治疗方法的发展。有关复方口服激素类避孕药的历史发展和目前研究状况的综述可在复方口服激素类避孕药维基百科中搜索。

二、口服避孕药的不良反应和风险

(一) 急性不良反应

1. 不良反应导致 COC 使用终止　许多女性由于不良反应停止了临床试验。最常见的不良反应是子宫出血和月经紊乱、痤疮、头痛、偏头痛和体重增加。

2. 常见的急性不良反应(＞2%)　头痛(包括偏头痛),子宫出血和月经紊乱,乳房疼痛、不适或压痛,恶心或呕吐,痤疮,体重增加。

(二) 轻度和中度不良反应

1. 常见不良反应　不规则出血,性功能障碍,胆囊疾病,实验室检测指标异常,药物相互作用及其他。可参考 Sabatini 等(2010)。

2. 减少现代口服复合避孕药的不良反应　从改变用量、药品和方案分析口服复合避孕药临床副作用的影响。

(1)雌激素相关的副作用:腹胀、头痛、恶心、乳房胀痛、白带、高血压、大血管/毛细血管扩张。可以使用 EE 减少 20μg 的药物,它仍具有良好的避孕功效或抑制排卵(即去氧孕烯,包括仅含孕酮的避孕药)的作用。

(2)孕酮相关的副作用:情绪不稳定,周期性的乳腺疼痛、抑郁、疲劳、性欲降低、体重增加。随着使用时间延长,这些副作用趋于下降。可减少每粒药物孕酮的剂量,增加雌激素的剂量,改变给药途径(贴剂、阴道环)。

(3)雄激素的副作用:第三代孕激素例如去氧孕烯,以及诺孕酯(第二代孕激素)较以往孕激素相比,雄激素作用较弱。实际上,关于孕激素的雄激素样作用研究结果以往是根据动物试验得出的,例如类固醇激素对于大鼠前列腺的结合能力。这些分类结论并没有考虑不同剂量带来的不用结果,以及不同类固醇激素对人类器官的不同作用,因此临床参考价值不大。

(4)抗雄激素样作用 所有的复合 OCs 具有温和的抗雄激素作用,主要机理为 OCs 抑制 LH 分泌,因此降低卵巢组织分泌睾酮的能力。雌激素使肝脏生成的性激素结合球蛋白(sex hormone binding globulin,SHBG)水平升高,孕激素降低 SHBG 水平。口服 OCs 的整体结果为升高 SHBG 水平。第三代孕激素较以往单相口服避孕药,更能升高 SHBG 水平。SHBG 水平的升高可以使得游离睾酮水平降低。一些孕激素例如诺孕酯可以抑制 5α 还原酶水平,导致 DHT 合成减少,DHT 的生成可对皮肤/毛囊细胞产生作用。COC 中孕激素(醋酸环丙孕酮、醋酸氯地孕酮、地诺孕素、屈螺酮、诺孕酯),这种抗雄激素样作用对于痤疮、多毛症的额治疗具有较好作用。诺孕酯以及屈螺酮在美国是被批准用于治疗痤疮的药物。

(三) 严重不良反应

在以下主要针对于口服复合避孕药的患者在心血管风险和癌症方面的严重不良反应和注意事项:血栓性和其他血管事件、乳腺癌和生殖器官癌症、肝脏疾病、高血压、糖脂质代谢异常、头痛。

(四) 新型避孕药

第三代孕激素如去氧孕烯和诺孕酯(最新的一类第二代孕激素)。研究使用鼠模型探索孕激素的抗雄激素的活性。这些人为的雄激素活性干扰在人类不同的靶组织的作用不同。

1. 抗雄激素作用 所有的口服复合避孕药有轻微的抑制雄激素的作用:OCs 抑制黄体生成素,从而使卵巢产生的睾酮减少;雌激素导致肝脏产生的性激素结合球蛋白增加,黄体酮可减少性激素结合球蛋白的产生,口服复合避孕药的整体效果是增加性激素结合球蛋白的生成。

2. 药物相互作用 第三代黄体酮产生的性激素结合球蛋白多于老一代,性激素结合球蛋白的增加导致游离睾酮的减少。

一些孕激素(如诺孕酯)具有抑制素 5-还原酶活性,导致双氢睾酮形成减少。双氢睾酮的形成对皮肤/毛囊滤泡的细胞有影响。

复合口服避孕药是具有特殊的抑制雄激素作用的孕激素(醋酸环丙孕酮,醋酸氯地孕酮,地诺孕素,屈螺酮,诺孕酯),能更有效的治疗痤疮和多毛症。

诺孕酯和屈螺酮仅在美国被批准用于治疗痤疮。

三、口服避孕药对人体代谢的影响

在 1970 年和 1990 年之间的一个主要目标是开发具有保护血管健康,预防心血管事件,低影响或不影响糖脂代谢和凝血机制的新型口服复合避孕药。

在新的口服复合避孕药发展中低剂量的含量和方案,尽可能减少对代谢方面的影响。

不改变代谢通常被人们认为是有益的,而积极的或消极的变化必须被证实是有益的或有害的。选择性参数的变化必须出现在一个代谢平衡的功能体系中(即止血)。

一般目前市场上所有新的 COC 产品只显示一个小的影响而且被认为是安全的。各种孕激素对静脉血栓栓塞的风险不同的临床效果已经发现但潜在的机制仍在讨论。

长期使用口服避孕药对预防心血管事件的影响是至关重要的。心血管疾病的危险因素,如高血脂、高碳水化合物和高血压,以及暴露于外源性如吸烟有害因素、营养、酒精和毒品等是很重要的。保护因素,如体力活动和生活方式的改变也应考虑。

今天,心血管疾病具体的分子方面成为研究和防治的重点。根据 Moreno 等(2009)血管健康可以通过降低血管壁损伤、促进生理修复。血管壁的损伤和修复的平衡需要的防御机制之间的精确平衡。促进血管恢复,血管壁的破坏应减少,而恢复血管壁功能的生理机制应增强。三个主要的防御机制,负责维护心血管稳态:内皮祖细胞再生;血管新生;巨噬细胞介导的胆固醇逆向转运。

各种基于动物和人类的科学实验数据表明,避孕激素对生命有很大的影响;然而,对于动脉粥样硬化血栓形成的影响、血管舒缩和心律失常,人们了解较少。新一代 OC 的配方以不增加当前使用者心肌梗死的风险,但持续的静脉血栓栓塞的风险却有所增加。当前的指南表明,应在个人风险和利益的基础上选择避孕激素。

女性在 35 岁口服避孕药者,需要考虑心血管疾病的危险因素,包括高血压、吸烟、糖尿病、肾病和其他血管疾病,包括偏头痛。现有的 OC 和心血管风险的数据必须对可能的风险进行仔细评估,而防止动脉粥样硬化和心血管事件。妇女与长期心血管疾病的人群应了解现有的口服避孕药的使用有关信息,包括排卵、高雄激素血症、体重、血脂和葡萄糖代谢,例如胰岛素抵抗和血栓形成遗传病症存在时需要解决这个重要的问题。下面对已知的雌激素和孕激素以及复合口服避孕药对脂类代谢进行了详细说明。

(一) 脂质代谢

脂质代谢的变化可能牵涉到动脉粥样硬化和心血管疾病。脂质代谢可能受剂量和时间依赖性类固醇激素的影响。

1. 雌激素　一般,雌激素能够增加血浆中的甘油三酯和高密度脂蛋白成分,降低低密度脂蛋白(low-density lipoprotein,LDL)的水平。

2. 孕激素　已报道了许多的孕激素能够降低高密度脂蛋白的水平,特别是那些能够产生雄性激素活性的孕激素。孕激素药丸和注射孕激素对血浆脂蛋白只有轻微的影响。

3. 结合 OC　Wingrave(1982)描述血脂和高剂量孕激素剂量之间的相关性。三个品牌的 OC 对口服避孕药的研究调查表明,抑郁症患者的高密度脂蛋白和血清胆固醇与孕激素剂量密切相关。净效应取决于雌激素和孕激素剂量之间的活性平衡。

使用结合 OC 妇女的血清甘油三酯水平变化已被报道。孕激素具有特定的药理概况,这些结果不能外推到所有的孕激素。例如,使用去氧孕烯和屈螺酮口服避孕药导致高密度脂蛋白(how-density lipoprotein,HDL)增加而 LDL 减少。相反,当使用低剂量的三相 OCs,对脂质代谢无影响。

(1)当前使用者:1966 年瑞典的 Aurell 等(1966)发表,炔诺酮(50μg EE 联合 4mg 炔诺酮)治疗 1 年的妇女血清总胆固醇——血清胆固醇水平增加 25%($P<0.001$),磷脂增加

27%（$P<0.001$），甘油三酯增加 64%（$P<0.01$），高密度脂蛋白水平（$P<0.001$）下降了 24%。

（2）随时间的变化：在一般情况下 OC 使用 3 个月脂质代谢有明显的变化，停止治疗后变化是完全可逆的。

（3）既往使用者：在一般情况下，当治疗停止时脂质的变化是完全可逆的。

（4）用法用量：英国 Wynn 等（1966）首次详细评估 OC 对代谢的影响。102 名妇女服用 OCs（100μg 美雌醇联合 0.5～2.0mg 的双醋炔诺醇）血脂和脂蛋白水平与 75 名不使用 OC 的妇女相比变化如下：

1）胆固醇：将雌激素剂量降低至 50μg，血清甘油三酯和胆固醇水平没有明显变化。

2）甘油三酯：对于服用高剂量的 COCs 年长者，空腹血清甘油三酯水平比非使用者高出 70%～80%（$P<0.001$）。

3）HDL 和 LDL：高剂量的炔诺酮配方可以增加低密度脂蛋白的水平，降低高密度脂蛋白的水平。降低孕激剂量这些变化也随之减低。服用含高剂量左炔诺孕酮的 OC 时，空腹低密度脂蛋白水平增加，HDL 水平降低。减少左炔诺孕酮剂量对低密度脂蛋白和高密度脂蛋白的影响较小。三相左炔诺孕酮制剂对两种脂蛋白有相对较低程度的变化。孕激素相对于雄激素有更明显降低高密度脂白的效果。

（5）方案：拉贝和他的同事已经对 OC 的不同的配方和方案进行深入研究，包括单相口服避孕药、孕二烯酮、诺孕酯、左炔诺孕酮和孕二烯酮。Rabe 等（1988）分析各种单相和三相口服避孕药对血脂的影响。

4. 结论

（1）心血管疾病和血脂：脂质代谢的变化可能会导致动脉粥样硬化和心血管疾病。

（2）甾体效应：据推测，脂质代谢受性激素的剂量和时间依赖性的影响。

（3）复方口服避孕药：

1）雌激素的剂量依赖性导致高甘油三酯血症。

2）具有雄激素活性的孕激素（左炔诺孕酮）比非雄激素或抗雄激素作用的孕激素（即孕激素衍生物）有更强的血脂代谢负面影响。

3）使用 OC 前基线值进行观察比较单相与三相避孕药血脂变化的比例：①胆固醇：±12%；②甘油三酯：−10%～50%；③高密度脂蛋白：−13%～24%；④低密度脂蛋白：−22%～15%。

现代低剂量复方口服避孕药会导致血脂轻微的变化。然而，在特殊情况下使用 COC 的健康妇女建议监测血脂。建议对有血脂异常和肥胖的妇女加以特殊的限制和安全考虑（尤其是同时有其他危险因素的妇女（如年龄、吸烟、高血压、糖尿病、血栓形成倾向）。

（二）碳水化合物代谢

1. 概述　全球 2 型糖尿病的发病率越来越高，复方口服避孕药和葡萄糖不耐受之间的关联需要着重考虑。前瞻性队列研究发现，高剂量的雌激素、孕激素制剂和现代的低剂量的雌激素、孕激素制剂都没有使 2 型糖尿病的发病率增加。然而，OCs 使用者的葡萄糖和胰岛素代谢的参数：空腹血糖和胰岛素水平没有进行验证。

糖尿病和糖耐量异常是全球发病率和死亡率较高的疾病之一。这两种疾病使肌肉、脂肪和肝脏组织对胰岛素产生抗性或变得不敏感。肥胖、多囊卵巢综合征、高脂血症、高血压、动脉粥样硬化与胰岛素抵抗和糖尿病有关。胰岛素抵抗的病理生理涉及一个复杂的信号通路,胰岛素受体激活,调节细胞组织代谢。

Walnut Creek 对 COC 使用者糖代谢受损的患病率进行了队列研究。经过 10 年的随访,其中已被记录在案的 16638 名妇女只有 25 例糖尿病。然而,在平均随访妇女的 8.5 年中,曾经使用过的 OC 的平均年龄不到 40 岁,受试者太年轻。

Kim 等(2002)对 1940 例有冠状动脉风险的中年妇女进行了研究分析,前瞻性观察研究 18 岁～30 岁的非洲裔美国人和白人,目的是探讨口服避孕药与空腹血糖、胰岛素抵抗和糖尿病的相关性。目前认为,年轻非洲裔美国人和白人妇女口服避孕药与血糖水平相关,并可能与糖尿病发生几率有关。

Saltiel 和 Kahn 等(2001)总结肝脏对葡萄糖具有代谢调控作用,雌激素和孕激素可以改变空腹血糖,胰岛素以及胰岛素抵抗作用。

2. 雌激素　雌二醇、雌三醇、雌酮在非糖尿病妇女可改善糖耐量,降低糖尿病患者对胰岛素的需求量。雌激素在肌肉和脂肪组织中对胰岛素抵抗效应很小。kalkhoff(1972)报道,妇女口服美雌醇($80\mu g/d$)和 EE($50\mu g/d$ 和 $500\mu g/d$)等避孕药与非避孕妇女相比,葡萄糖耐受性没有差异。

口服含有$\geqslant 75\mu g$ 雌激素的 COC,会造成胰岛素分泌受损、高胆固醇血症、高甘油三酯血症以及糖耐量异常。较早降低雌激素到 $50\mu g$,而无须改变孕激素含量,很少导致糖耐量异常、胰岛素分泌增加、高甘油三酯血症及高胆固醇水平。以上研究结果表明,应尽可能减少雌激素含量,这可以减少致糖尿病和高甘油三酯血症发病风险。以上数据得知,单独雌激素或雌孕激素联合使用,对碳水化合物代谢影响可能有差异。雌激素 EE 含量从 $50\mu g$ 减少到 $30\mu g$,糖耐量异常和高甘油三酯血症风险会降低。

3. 孕激素　研究发现,孕酮对糖耐量的影响不大。孕激素通过降低胰岛素水平,抑制肌肉组织和脂肪细胞对葡萄糖的摄取。然而,在肝脏中,孕激素能够促进肝糖原贮存。队列研究显示,避孕药对碳水化合物代谢水平的影响取决于男性的性能力。

对于 3 种结构相似的常用孕激素(炔诺酮、醋酸炔诺酮、炔诺醇双乙酸酯)的研究表示:在第 1 小时和 2 小时的测试结果,每增加 1mg 孕激素,血清葡萄糖增加 5～10mg％。其他两种孕激素:炔诺酮和地美炔酮和血清葡萄糖水平间没有相关性。对于结构上独特的炔诺孕酮回归率显示:每增加 1mg 炔诺孕酮,葡萄糖增加 18～35mg％。

可以预期的是,含炔诺孕酮的避孕药,对葡萄糖的耐受性是最明显的。异炔诺酮几乎不影响葡萄糖的耐受性。一般情况下,男性雄激素对代谢有较大的副作用,同时黄体酮对代谢也有副作用。Spellacy 等深入研究了炔诺孕酮、18-甲基炔诺酮、双醋炔诺酮以及孕二烯酮等不同孕激素的效用。

4. 复方口服避孕药(COC)　许多早期研究发现,高剂量复方口服避孕药能够增加血糖水平和口服葡萄糖后胰岛素水平。COC 停止后,这种效应是可逆的。与含高剂量的雌激素和孕激素的 COCs 相比,现代复方口服避孕药雌激素含量低($20\mu g$ EE),空腹血糖水平略有增加(RCT,其中 $n=36$)。COC 可能会降低一些妇女的糖耐量,但似乎对非糖尿病患者的空腹血糖没有影响。由于单独使用雌激素不改变葡萄糖代谢,糖尿病发生可能主要是由于孕激素。雌激素可以在孕激素的分解代谢中发挥作用,从而增强其对糖代谢的影响效果。不同配方的 COCs 已经由 Spellacy、Rabe 和他的同事等人进行了深入研究。

5. 总结　研究发现,OCs 使用使女性糖尿病患者的碳水化合物代谢恶化。需要寻找新型孕激素和低剂量的 COCs 新产品,尽可能少对碳水化合物代谢的影响。

(1)雌激素:单独服用雌激素对糖代谢的影响甚微。kalkhoff 等(1972)表明,与对照组相比,口服美雌醇(80μg/d)和 EE(50μg/d 和 500μg/d)避孕药的妇女,葡萄糖耐受性没有差异。

(2)孕激素:孕激素抑制肌肉组织和脂肪细胞对葡萄糖摄取,减少胰岛素作用。这种效果是剂量依赖性的,醋酸炔诺酮每增加 1mg,1 小时和 2 小时口服葡萄糖耐量增加约 10mg/dl。

(3)复方口服避孕药:Kim 等人(2002)研究报道,联合避孕药能增加血糖和胰岛素水平。但是这与整个研究不符。这种差异的原因可能是由于参与者较少以及一些潜在、混杂因素,如体重增加、年龄、非白人种族、教育程度较低、有糖尿病家族史以及健康状况。此外,选择偏倚也可能对研究有影响,特别对没有患糖尿病妇女和 OCs 之间是否有相关性,研究并不能排除患有糖尿病的妇女。

目前市场上所有低剂量复方口服避孕药对健康妇女碳水化合物的代谢只有轻微影响。在糖尿病前期和糖尿病期的妇女必须考虑特殊限制和安全建议,尤其存在额外风险因素的情况下(如年龄、吸烟、肥胖、高血压、血栓形成)应更加注意。

四、口服避孕药的止血功能

止血是一个复杂的生理过程,涉及三种机制来阻止血液流动:血管收缩、血小板形成和血液凝固。血管内皮的完整对防止血液凝固是至关重要的。完整的血管内皮细胞,通过激活组织纤溶酶原、凝血酶和二磷酸腺苷失活从而防止血栓形成。类固醇激素可能会影响以上三种机制。在下面的文章的主要焦点将是介绍避孕激素对凝血及纤溶的影响。

(一)雌激素

1. 炔雌醇 其止血效应取决于 EE 的剂量。在为期 6 个月的随机双盲研究中,对 1633 名健康妇女进行了调查,复方口服避孕药含有 150μg 去氧孕烯和 20μg(或 30μg)EE。与含 20μg 或 30μg EE 制剂相比,联合相同剂量的去氧孕烯(150μg),止血效果不太明显。

止血研究组织(2003)对服用超过 6 个周期 OCs 的妇女 24 小时止血参数进行分析,比较含 50μg、30μg 和 20μg EE 的 OCs,联合不同类型的孕激素(去氧孕烯,地索高诺酮,孕二烯酮、左炔诺孕酮)的止血参数,含 50μg 比 30μg EE 显著影响止血药参数。基于 ETP-APC-sr 和可溶性血纤维蛋白,在含 50μg EE 组能将止血参数提升到一个更高的程度,但未有一致的 EE 效应被检测到。

2. 雌二醇 EE 和雌二醇在止血方面的差异,有很少数据报道。不添加孕激素比较 EE 与 E_2 对止血因子的影响似乎是合理的(根据已知的各种肝蛋白的影响),用 EE 对所有肝止血因子影响更大。例如,在一个交叉研究中,24 名绝经后妇女用 10μg EE 与 2mg 戊酸雌二醇治疗 6 周,对治疗效果进行测试,使用 EE 组的各种参数增加更明显。虽然纤溶因子也可能会增加,就整体而言,EE 具有较高的血栓栓塞事件。

(二)孕激素

孕激素对内在和外在促凝活性有不同影响。尽管单一孕激素没有或只有轻微的止血效果,但它们可以改变某些凝血和纤溶参数,这也取决于其雄激素的活性。在 50μg、30μg 和 20μg 剂量 EE 和口服避孕药的孕激素类型(去氧孕烯、孕二烯酮、左炔诺孕酮和诺孕酯)对比试验中,调查了 707 名健康女性 6 个周期,并测量 24 个止血参数。

（1）与 LNG 组相比，NGM、GSD 及 DSG 组凝血酶原片段 1＋2 和因子Ⅶ凝血活性显著增加。

（2）同样，与 LNG 组相比，显著降低游离及总蛋白 S 和增加内源性凝血酶原被发现在同一组中。

（3）此外，50μg 与 30μg 雌二醇剂量相比，显著影响这些参数。

（4）所有变化均在正常范围内，与静脉血栓栓塞事件的风险增加无相关性。然而，这些变量的水平升高与血栓危险情况有关，如妊娠。在这项研究中发现，止血参数的变化与血栓栓塞风险的关系还有待进一步研究。这项研究的结果无法解释含不同的孕激素的 OCs 与血栓栓塞风险相关的机制。

1）口服避孕药减少人异常凝血酶原时间、人异常凝血酶原灵敏度（约 10％）以及血浆蛋白 S（约 20％）浓度和抗凝血酶活性（约 10％）。

2）含高剂量 EE（50μg）的 OC 的效果似乎更加明显，而与孕激素的效果相比没有明显不同。

3）口服避孕药与增加凝血活性及降低抗凝能力有关，并且增加一些凝血因子的血浆浓度。这些变化与静脉血栓栓塞（venous thromboembolism，VTE）关联的风险尚未加以证实。

4）在临床研究中，止血参数的变化不能解释使用 OC 和血栓栓塞风险增加之间的关联。患者存在凝血抑制剂或抗活化蛋白 C 作用减弱的危险因素时，OCs 可能增强凝血控制的不平衡性。

5）据研究观察，在 OCs 使用第一年这种风险倾向是最高的。

（三）不同口服避孕药的比较

Winkler（1998）分析了 18 个研究，比较第二代和第三代口服避孕药的止血效果。研究报道，第二代和第三代口服避孕药基线变量没有显著的组间差异。此外，在非显著变化的组合分析中，任何标记异常更高的Ⅶ因子水平与第三代口服避孕药没有出现一致的变化模式。

低剂量 EE 配方对止血效果具有较低的影响。与剂量为 2mg/d 或 1.5mg/d 的 EE 口服避孕药相比，戊酸雌二醇和雌二醇口服避孕药对止血效果影响较小。孕激素对内源性和外源性促凝活性有不同的影响。虽然单独使用孕激素没有或仅轻微影响止血参数，一定的凝血和纤溶参数取决于孕激素的雄激素活性，这种活性可以通过复方避孕药改变。

在临床研究中观察到的止血参数的变化不能对 OC 和发生血栓风险增加之间的关联进行充分解释。

遗传性血液凝血系统疾病能增加 OC 服用者的血栓栓塞风险：即因子Ⅴ、凝血酶原多态性、抗凝血酶、蛋白 C 和蛋白 S。

目前市场上所有低剂量复方口服避孕药对血液凝固仅有轻微的影响。有心血管疾病阳性家族史，被称为血栓形成危险因素（如年龄、吸烟、肥胖、高血压、糖尿病），必须考虑特殊限制和安全建议。

五、口服避孕药的禁忌证

（一）口服避孕药的不良事件/禁忌证

应用联合避孕药增加各种严重疾病的风险，包括心肌梗死、血栓栓塞、卒中、肝肿瘤、胆囊疾病。没有风险因素的女性患上述疾病的风险是很低的，流行病学数据主要来自一些研究，这些研究结果基于使用比现用药物含更多雌激素和孕酮的口服避孕药得出的，长期低剂量使用口服避孕药的效果有待研究。

另请参阅 Sabatini 等 2001 年写的类似的补充资料。

(二) 使用复合型避孕药的绝对禁忌证

1. 新近发生的血栓栓塞事件或卒中,脑血管或冠脉血管疾病,有并发症的心脏瓣膜病;

2. 大型手术需要长期制动;

3. 严重高血压;

4. 有神经症状的头痛;

5. 确认或者疑似雌激素依赖的肿瘤(比如子宫内膜癌,乳腺癌);

6. 肝脏疾病;

7. 妊娠期阻塞性黄疸或者有黄疸发生前有激素类避孕药物使用史。

(三) 相对禁忌证

1. 怀孕;

2. 诊断不明确的子宫出血;

3. 超过 35 岁有吸烟史的女性;

4. 肥胖 BMI>27,且口服低剂量雌激素制剂的女性怀孕风险增加,同时,肥胖还是血栓栓塞的一个独立致病因素,高剂量应用激素制剂(50μg)不可取;

5. 遗传性易栓症 尽管不推荐定期筛查,也应该尽量避免使用联合激素避孕药;

6. 难以控制的高血压 有恶化的风险,对卒中以及心肌梗死都有高风险;

7. 与抗痉挛药物联合治疗 药物间相互作用会减弱药效;

8. 偏头痛,尤其是伴有先兆症状和神经系统症状,会增加卒中的风险;

9. 糖尿病 如果没有血管疾病则不视为禁忌证,但是胰岛素用量应该适当调整。

第二节 复方口服避孕药的药效和评价

复方口服避孕药(combined oral contraceptives,COC)最重要的适应证是避孕,所以用药方法和剂量对避孕效能的影响非常重要。

一、避孕效能评价方法的描述

(一) 时间表格分析

计算每月的避孕有效率和 12 个月的避孕有效率。运用生命表的方法消除了时间相关的误差(即最健康的夫妇怀孕后退出研究,随着时间的推移,夫妇在运用方法上变得更有技巧),这种方式优于 Pearl 指数。此外,同时有关不良反应的信息和因不良反应退出实验的情况被列出。

(二) Pearl 指数

由雷蒙德·Pearl(1933)发明,用于比较各种避孕方法的有效性。它是指一年期间,100位育龄女性意外怀孕的次数。计算 Pearl 指数在此项研究中是必要的,用于计算怀孕数量和记录离开研究的原因(怀孕或其他原因)。Pearl 指数可以用两种方法计算:

1. 研究中怀孕的例数除以暴露月份数,再乘以 1200。

2. 研究中怀孕例数除以参与妇女月经周期的数量,再乘以 1300。用 1300 替代 1200 是基于月经周期是 28 天,每年 13 个周期。

对于避孕的每种方法均有两个 Pearl 指数：

1. 方法有效性　绝对条件下的 Pearl 指数。COC 的服用者每年的怀孕率为 0.3%。

2. 一般有效性　Pearl 指数不总是正确的。COC 的服用者一般怀孕率与参与实验的志愿者有关，在 2%～8.6% 间变动，见表 2-1。

欧洲研究得出的 Pearl 指数同美国的研究结果相比，北美的结果数值更高。最近，Dinger 等人（2011）再次证实此项结果，这可能是缘于肥胖率较高，药物摄入不足和治疗依从性低。

表 2-1　各种避孕药的避孕效能（Pearl 指数）

方法	应用避孕药第一年内意外怀孕女性的百分数		持续用药1年的女性的百分数
	实际生活应用	严格应用	
自然妊娠率	85*	85*	—
杀精剂	29*	18*	42*
体外射精	27*	4*	43
自然周期避孕	25*	—	51*
标准日法	—	5*	—
两日法	—	4*	—
排卵法	—	3*	—
海绵	—	—	
经产妇	32*	20*	46*
未产妇	16*	9*	57*
膈	16*	6*	57*
安全套			
女用安全套	21*	5*	49*
男用安全套	15	2*	53*
口服激素类避孕药			
复方制剂			
不含雌激素的排卵抑制剂	0.4(0.09～1.2)(SPC)	0.14	n. a.
雌二醇衍生物			
戊酸雌二醇 Qlaira®：	18～50 岁：0.42(max 95%CI 0.77)(SPC)	18～50 岁：0.79(max 95% CI 1.23)(SPC)	n. a.
	18～35 岁：0.51(max 95%CI 0.97)(SPC)	18～35 岁：1.01(max 95%CI 1.59)	n. a.

方法	应用避孕药第一年内意外怀孕女性的百分数		持续用药1年的女性的百分数
	实际生活应用	严格应用	
避孕贴剂	0.90(0.44～1.35)	0.72(0.31～1.13)	68*
Evra®	(SPC)	(SPC)	
阴道环	0.96(0.64～1.39)	6.64(0.35～1.07)	68*
NuvaRing®	(SPC)	(SPC)	
单纯孕激素类			
左炔诺孕酮	4.14(SPC)		n.a.
(30μg/片)			
Microlut®			
右旋 18-甲基炔诺酮(可注射)			
醋酸甲羟孕酮			
DMPA(150mg)			56*
Depoclinovir®	0.3(SPC)		
DMPA(104mg)	0(SPC)		
Sayana®			
炔诺酮庚酸盐			
庚炔诺酮(200mg)	0～2.3(SPC)		
性交后片			
左炔诺孕酮	n.a.(SPC)		
(PiDaNa®)	第1天:每个周期2.5%		
	第1～3天:每个周期1.7%		
	第4～5天:每个周期2.8%		
乌利司他(ellaOne®)	n.a.(SPC)		
	第1天:每个周期0.9%		
	第1～3天:每个周期0.9%		
	第4～5天:每个周期0%		
宫内节育器			
Nova T380®	0.6(SPC)		
Multiload-Cu-375®	0～1.8(SPC)		
ParaGard™***	0.8*	0.6*	78*

续表

	应用避孕药第一年内意外怀孕女性的百分数		持续用药1年的女性的百分数
方法	实际生活应用	严格应用	
宫内缓释系统			
曼月乐（Mirena®）	0.2*	0.2*	80*
	1年0.2%；5年0.7%		
	（SPC）		
皮下避孕药埋植剂			
地索高诺酮			
Implanon	0.05	0.05	84*
炔诺孕酮			
Jadelle			
（之前为：Norplant 2）***	0.08～0.17		
女性绝育术（**）	0.5*	0.5*	100*
男性绝育术	0.15*	0.1*	100*

＊根据2007年Trussel

＊＊依赖于手术术者的技术、年龄、术后时间

＊＊＊德国市场未见

SPC＝产品特性的总结；n. a.＝无法使用；CI＝置信区间

（三）影响避孕效果的参数

避孕效果可能被削弱的因素：

1. 漏服　不规律用药或者漏服一片以上药量是避孕失败最常见的原因。不同年龄阶段各有30%（18～30岁）、48%～84%（服药前三个周期占50%）（13～18岁）和74%（＜14岁）在平均每个周期中有3片未按要求服药。平均有33%的女性在前3个周期未规律服药，青少年平均每个周期漏服2.7片。

2. 延迟服药　药物的延迟应用（延时服药，无活性、安慰剂的间断超过7天）。

3. 因呕吐和腹泻所致的小肠吸收不良。

4. 活性药物之间的药物反应降低了避孕药的雌孕激素水平。

在EURAS-OC的研究中，Dinger等人全面分析了（2009）112 659名女性和545名意外怀孕的妇女表明，避孕失败的原因与下列几项有关：

（1）不正规服用OC 230例（42.2%）；

（2）呕吐和（或）腹泻100例（18.3%）；

（3）应用抗生素85例（15.6%）；

（4）另有规范用药却避孕失败99例（18.2%），31例（5.7%）女性因为缺少信息却无法分析其意外怀孕的原因。

二、评估避孕效能的方法

(一) 抑制排卵

通过测定血标本或连续超声监测卵泡发育、排卵和黄体形成来评估口服激素避孕药的避孕效能。这些测试是用以评价新型孕激素的抑制效力(抑制排卵的剂量)。

抑制排卵剂量是指抑制排卵所需类固醇每天给予的最低剂量(mg 或者 μg),范围大致为 0.03mg 孕二烯酮到 4mg 炔诺酮。

避孕效果的参数之一:卵泡生长。米尔索姆和科沃尔撰综述(2008)分析了复方口服避孕药、传统孕激素避孕药(progestin-only-pill,POP)、去氧孕烯 POP($75\mu g$ 去氧孕烯)的排卵发生率。

1. 因为排卵标准不一,多项实验的质量较差,结果不一致,比如各实验中对排卵时孕酮水平的定义不同。抑制排卵的血清孕酮为:Spona 等(1997):$>5nmol/L$;Elomaa 等(1998):$>9.6nmol/L$;Kuhl 等(1985):$>9.6nmol/L$;Birtch 等(2006):超声监测有黄体生成作为排卵的标准,但是相关的激素水平极低(孕酮 2.5nmol/L),其他实验的排卵标准也各不相同。在一个大样本研究中($n=209$),在周期的第 $18\sim21$ 天进行超声检查,此时间段不是监测排卵的关键时间。

2. 含有 $30\sim35\mu g$ 炔雌醇(ethinyl-estradiol,EE)的 COCs,其排卵率是 2%,含有 $15\sim20\mu g$ EE 的 COCs 排卵率为 1.1%。

3. 回顾分析发现,比较 EE$\leqslant20\mu g$ 与 EE$>20\mu g$ 的 COCs,作者通过监测抑制排卵发现,排卵抑制的有效性相差无几。

4. 多种治疗方案 检测排卵的方法学不同,使比较不同用药量的治疗效果变得困难,但所有的方案均表现出高的避孕效能。

(二) 意外怀孕数是避孕效果的参数之一

在实验研究对数量明确的育龄期妇女(大多为 $18\sim40$ 岁),使用新型避孕方法,避孕药效果以 OC 治疗期间意外怀孕数来衡量。

1. 大样本临床监测研究

(1)新型低剂量孕激素制剂和复方制剂:最近 Dinger 等人报道了口服避孕药避孕失败的情况(2011),在妇女服用避孕药的监测研究中,他们分析了 52 218 名美国志愿者的数据,这是一个大型、前瞻性、设有对照的长期队列研究,拥有一个全面的后续程序确保后续的低损失率。Pearl 指数和生命表分析描述避孕失败率,避孕失败的推断数据基于 Cox 回归模型,数据结果见避孕效能部分。

(2)COC 的新治疗方案:Dinger 等人(2011)分析了 73 269 名妇女口服避孕药使用期间,有 1634 例意外怀孕,这些意外怀孕受年龄、胎次和教育水平影响,避孕失败率与身体质量指数呈正相关。

2. 循证评价

(1)2011 年 Gallo 等人改进了循证评价试验,此试验比较了含$\leqslant20\mu g$ EE 与含$>20\mu g$ EE 复方制剂的避孕效果,出血类型,停用率和副作用。实验中高退出率使得许多试验结果难以解释。数据结果见避孕效能部分。

(2)Maitra 等人撰文(2004、2007)评估随机对照试验中含$<50\mu g$ EE 的复方制剂:①第三代孕激素(去氧孕烯、诺孕酯、孕二烯酮)到第二代孕激素(乙基羟基二降孕甾烯炔酮、炔诺

孕酮);②第三代孕激素到第一代孕激素(炔诺酮、炔诺醇);③第二代孕激素到第一代孕激素;④各种产品中均含有一定孕激素。

试验最短持续时间为 6 个周期,对单相和多相药品分别进行了分析,综述了共 22 项试验。其中含有左炔诺孕酮(levonorgestrel,LNG)和孕二烯酮(gestodene,GSD)的避孕药可能与月经间期少量出血有关,但是,这两种产品的点滴出血,突破性出血和撤退出血的表现类似。数据结果详见避孕效果部分。

避孕效果表:请参阅本节的总结。

三、不同药物成分含量及其避孕效果

(一)雌激素

在 Gallo 等人撰写的循证医学综述中(2011),服用含有≤20μg EE 的 OC 组和＞20μg EE 的 OC 组之间的怀孕率似乎相同,但是因样本量不够大,无统计学意义。一项大型的关于 COC 的前瞻性观察性研究中,不管含有炔雌醇剂量＜30μg 或≥30μg 的 OC,没有观察到 OC 制剂的临床避孕失败率的差异,两种药的避孕效果均很高。

(二)孕激素

所有的 COC 均含有多于抑制排卵最低剂量以上的孕激素,迄今只有一种不含 EE 的避孕药投入市场,它也能抑制排卵,即去氧孕烯(75μg/d)。

Maitra 等撰文(2004、2007)发现,孕二烯酮避孕药与那些含有标准的 30μg EE 和去氧孕烯(Desogestrel,DSG)的药物避孕效果相差无几。然而,药品中含有 20μg EE 时怀孕的情况更多。与含有 DSG 的药物相比,那些含有 GSD 的药物能更好地控制月经周期,而服用含有 DSG 避孕药的妇女持续用药率明显较高。

1. 屈螺酮(drospirenone,DRSP) Maitra 等人撰文分析(2007),在防止怀孕,月经周期控制和副作用等方面,含有屈螺酮的避孕药特性与含 DSG 的避孕药特性类似。

2. 含有屈螺酮、左炔诺孕酮、去氧孕烯、地诺孕素的避孕药 Dinger 的大样本(2011)、的研究表明,不同的体重和身体质量指数(body mass index,BMI)之间的避孕效果无差异。

3. 醋酸氯地孕酮(chlormadinone,CMA) 身体成分与含此成分避孕药的避孕效果呈显著相关性。BMI(≥30kg/m²)和体重(≥75kg)的妇女服用含有 CMA 的避孕药(在美国尚未上市),避孕失败率较高。体重高的妇女的避孕效果低,证明 CMA 有高度亲脂性,容易沉积在脂肪组织。超重和肥胖的妇女,其脂肪组织较多,这会导致脂肪重分布,可能会导致(一过性)全身激素水平降低。

4. 醋酸环丙孕酮(cyproterone acetate,CPA) 由于 CPA 也具有亲脂性,含有 2mgCPA 的避孕药其避孕失败率与含有 CMA 的药物类似。

四、现代 COC 的治疗方案:21+7 与 24+4 方案

Dinger 等人对 73 269 名妇女口服避孕药中 1634 例意外怀孕的情况进行撰文分析(2011),揭示了生命表估算屈螺酮和炔雌醇的 24 天治疗方案的年避孕失败率和其他孕激素的 21 天治疗方案的年失败率分别为 2.1% 和 3.5%,三年分别为 4.7% 和 6.7%。调整后的危险比为 0.7(95%CI:0.6～0.8)。比较屈螺酮和炔诺酮各自的 24 天和 21 天方案,也显示了 24 天治疗方案的避孕失败率较低。肥胖似乎会导致避孕药的药效下降。

（一）年龄

年龄相关的避孕失败率具有双相性。避孕失败多发生在女性生殖高峰时间段之内：20～30 岁之间。避孕失败率较低的是年龄≥30 岁的妇女和长时间服用避孕药的妇女。随着年龄的增加避孕失败率减少可能反映了随着年龄的增长女性群体生殖力下降。EURAS-OC 研究发现，停服 OC 后意向怀孕的年长女性计划怀孕率较低。

（二）使用时间

EURAS 研究中，随着避孕药的使用时间增加，避孕失败率会降低。这可能是因为有过失败经历的妇女避孕意识比较强。

（三）产次

经产妇比初产妇更易出现服药过程中怀孕。此结论并不令人意外，因为产次与许多因素有关，其中包括过去的生殖力。经产妇"证明"了自己的生育能力，而初产妇则未证明；因此，初产妇中会有一部分妇女不育（或她们有不育的伴侣），她们会导致组内整体生育率降低。Howe 等人（1985）也指出，产次与生殖力密切相关，结果发现与初产妇相比经产妇的生育力较高，同时在 EURAS-OC 的研究中也发现，在间断停用 OCs 意图怀孕的妇女中，经产妇比初产妇的生育力高。

（四）体重

Burkman 等人撰文分析了 BMI 对避孕效果的影响（2009）如下：

1. 负面影响　一些研究表明，高体重或高 BMI 可能对激素避孕的疗效有负面影响。

2. 另有研究表明体重与避孕药效能减少无统计学相关趋势。

3. 无关联关系　有研究指出 BMI 和意外怀孕的风险之间不存在关联关系。EURAS 研究显示，使用 COC 欧洲妇女的身体成分对 COC 的避孕效果无影响（例外：含醋酸氯地孕酮的避孕药——见上文），但其他人群则不然，如在肥胖率较高的美国。Dinger（2011）指出，据 EURAS 超重和肥胖的妇女研究报告评估，低失败率与不正确服用 OC 有关，或者与参与的妇女中，由世界卫生组织定义的Ⅱ或Ⅲ级肥胖女性比例高有关（Ⅱ级肥胖：BMI≥35kg/m²），这是可能的。大部分 OC 药物对于世界卫生组织列为超重或Ⅰ类肥胖的妇女（BMI≥30.0～34.9kg/m²）而言，剂量是足够的，但是可以想象，被归类为Ⅱ或Ⅲ级肥胖的妇女而言药物剂量可能不够。

4. 随着越来越多的低剂量药物应用，对于不同体重的妇女，其体重或 BMI 对评价避孕效果是至关重要的。

COC 避孕效果的总结汇总见表 2-1。

五、总　　结

（一）避孕效果的评价

1. 健康表分析　计算每月的避孕有效率，以及一个标准时间段（通常为 12 个月）的单独的避孕有效率。使用健康表法，消除了时间相关的偏倚。

2. Pearl 指数分析　每年每 100 名妇女意外怀孕的数量；用来量化有效性。

（1）方法的有效性：假设正确用药的怀孕率；

（2）使用者的有效性：漏服或不规律用药的怀孕率。

（二）影响避孕效果的参数

避孕效果被削弱（Speroff Darney，2005）：

1. 用户的疏漏　每盒漏服至少一片药以上或者不规律用药是避孕失败的最重要原因。

2. 由呕吐或腹泻所致的肠道吸收不良。

3. 药物相互作用　同时服用其他药物导致雌激素或孕激素的药效下降。

4. BMI 和体重对含有屈螺酮、地诺孕素、去氧孕烯、左炔诺孕酮的避孕药的避孕效能无影响；但亲脂性孕激素，如醋酸氯地孕酮，其避孕效能（醋酸环丙孕酮的避孕效果同样）会因 BMI（增加 $\geqslant 30 kg/m^2$）和重量（$\geqslant 75 kg$）增加而削弱。

（三）抑制排卵的功效

据米尔索姆和科沃尔文献（2008）排卵的整体发病率：

(1) COCs 含有 $30 \sim 35 \mu g$ EE：2.0%（95%CI：$1.1 \sim 3.3$）；

(2) COCs 含有 $15 \sim 20 \mu g$ EE：1.1%（95%CI：$0.60 \sim 2.0$）；

(3) 去氧孕烯 OC（$75 \mu g/d$）：1.25%（95%CI：$0.03 \sim 6.8$）；

(4) POPs：42.6%（95%CI：$33.4 \sim 52.2$）；

(5) 研究结果表明，COCs 和去氧孕烯 POP 都能有效地抑制排卵，而传统 POP 配方有效性较低。

（四）避孕失效作为临床终点

1. 规范应用避孕药的怀孕概率是每年 0.3%，一般性应用避孕药怀孕率的变化范围依赖于参与研究的人群，即为每年 $2\% \sim 8.6\%$ [汇总表 Guttmacher Institute（2010）]。

2. 欧洲 COC 研究得出的 Pearl 指数低于来自美国的研究所得的数据。

3. COC 的失败率很低，但由于患者的疏忽所致的失败率则较高，它受不规则用药、药物相互作用、对患者指导不充分、伴随的治疗（药店或非处方药，包括中草药）、呕吐和腹泻等因素的影响。

4. 随着避孕药的使用时间增加和 30 岁之后妇女避孕失败率会大幅降低。

5. 欧洲的研究发现，就一般情况而言，避孕药的避孕效能很高。

（五）COC 避孕效果的依赖因素

1. 社会经济地位　对于教育水平和社会经济地位低的 COCs 使用者而言，避孕效果会较低，这可能是由于患者对 COCs 用法有误，以及对药物相互作用知识的匮乏。

2. 妇女的年龄　年龄大于 30 岁的女性避孕失败率较低。

3. 用药时间　应用 OC 的时间较长的女性其避孕失败率较低。

4. 产次　与初产妇相比，经产妇在应用 OC 的同时更易怀孕。

5. 炔雌醇剂量　即使是低剂量配方（<30 或 $\geqslant 30 \mu g$）其避孕效能也较高。

6. 孕激素　只含有氯地孕酮的避孕药，以及在高体重指数（BMI $\geqslant 30 kg/m^2$）和高体重（$\geqslant 75 kg$）的女性使用时，表现出较低的避孕效能。

总体而言，当正确持续用药时，COCs 是最有效的避孕方法。

第三节　口服避孕药与子宫出血模式

一、子宫出血模式——生理和病理情况

月经期内膜组织损伤和组织修复是内分泌系统和局部免疫系统之间复杂的相互作用的

结果。

孕激素是致使子宫内膜分化的一个关键的类固醇激素。月经期有两个时相:第一阶段,孕激素水平降低导致血管收缩,这是由局部因子引起的。这个阶段持续约 36 小时,过程是可逆的。然而,月经的第二阶段裂解激活是不可逆转的。这个阶段具有孕激素依赖性。然而,这意味着只有在第一个 36 小时黄体酮降低时,用黄体酮治疗可以成功。

药物的副作用是女性间断服用口服避孕药导致了月经间期出血、头痛、体重增加和闭经等。

二、月经不规则出血

(一) 不规则出血的定义

为了便于研究,世界卫生组织将意外出血分成 2 类:需要卫生防护的突破性出血和无须卫生防护的点滴出血。

由于在月经控制的研究中缺乏统一,世界卫生组织建议旨在标准化收集和分析数据,包括定义"流血"(需要卫生防护)和"点滴出血"(不需要保护)和一个"出血/点滴"偶发事件。

世界卫生组织进一步建议应当应用至少 84~90 天作为参考期衡量结果,发现随着时间推移而产生的变化。对于评估出血模式,在药物停用期间用于评估出血的词汇应用 5 种出血后果来定义,即:长期的、频繁的、不频繁的、或不规则出血/点状出血偶发事件和参考期间闭经。

各种研究难以比较,因为尽管分类详细,临床实验中记录月经不调的术语和方法也有很大差异。此外,妇女个人对异常出血的耐受程度,轻与重的出血程度,以及他们对是否需要保护等的定义和理解也有很大的差异。

(二) 进一步的定义

1. 经间期出血 发生于激素治疗末期的出血是正常撤退性出血。而经间期出血(意外流血)是主要的问题。

2. 经期延长 月经前或后出血。

3. 出血的严重性 突破性出血通常需要卫生保护,而点滴出血则不需要。

4. 无撤退性出血 停药期间无月经出血。

5. 痛经 与月经有关。

(三) 突破性出血的病因

1. 漏服避孕药是突破性出血的最常见原因。

2. 间断应用,比如未能每天同一时间服用避孕药,或没有坚持服药,往往触发突破性出血。

3. 服用一些处方药和非处方药以及草药补充剂,可能会干扰 COCs 的活性,改变出血模式和避孕效能。

4. 吸烟与抗雌激素效应有关,如早期闭经、骨质疏松和月经异常。

三、闭　　经

所有使用 OCs 的妇女可以体验到一些无撤退性出血的周期。然而,这可能会增加一些人对意外怀孕的恐惧,特别是那些不依从药物使用说明的人。

(一) 闭经及女性对月经的看法

1. 无撤退性出血会导致女性对怀孕的潜在恐惧,尤其是那些不规律用药的妇女。

2. 据民族的起源和妇女的宗教文化背景,每月规律出血是健康的一个标志。

3. 有些女性懂得在用 COC 的同时会闭经。

(二) 闭经及其相关流行病学

1. 发病率(总) 因为雌孕激素的类型、剂量和给药方法不同,服用避孕药闭经的发生率不同,其发生率在 5%～20%之间不等。使用半衰期较长的孕激素和低 EE 剂量配方的 OC 闭经发生率较高。

2. 含有低剂量(20μg EE 和 100μg 左炔诺孕酮)的 OC,在第一个周期中 10%无撤退性出血,而在随后的 7 周期中 5%无出血。

3. 发病率、剂量和治疗方案见总结。

4. Mears & Grant(1962)总结了过去几年高剂量配方的结果:

(1)炔诺酮:Tyler 等人(1961 年)使用 10mg 炔诺酮,报道了有 6%的周期中有闭经;Pincus 等人(1959),在乌马考、波多黎各和海地试验,报道了 2.2%周期中有闭经。

(2)异炔诺酮:英国的试验发现闭经率从 1%～9%不等。

(三) 雌激素/孕激素的平衡

闭经发病率最低的 OC:2.5mg 炔诺酮＋结合雌激素(150μg 美雌醇)。使用炔诺酮后闭经的女性在服药时往往有一些点滴出血。

1. EE≤20μg 的 OC 与 EE＞20μg 的 OC Gallo 等人回顾分析了循证医学数据库有关 EE 含量的 13 个复方口服激素类避孕药,避孕效果无显著差异。相比含有高剂量雌激素的 OCs,部分含有 20mg EE 的 OCs 更易导致早期试验中断(因不规则出血等负面事件)。换句话说,含有 20μg EE/150mg 去氧孕烯的 OC,与含有 30μg EE/150mg 去氧孕烯的 OC 相比,使用 3 个周期后 OR 为 1.49(0.75～2.97),使用 6 个周期后 OR 为 1.43(0.65～3.12),从而 20μg EE 剂量配方更易表现出闭经倾向。

2. 无撤退性出血的发病率 20μg EE VS 30μg EE:实验者服用含有 150μg 去氧孕烯和 20μg/30μg EE 的 OC。20μg EE 组:6 个周期后有 4.2%无撤退性出血和 12 个周期后有 3.0%无撤退性出血,而 30μg EE 组无撤退性出血的发生率较低(6 个周期后有 3.0%,12 个周期后有 1.4%)。

(四) 治疗

1. 前提条件

(1)排除意外怀孕是临床处理的第一个步骤。

(2)没有治疗缺少撤退性出血的药物,但在大多数病例中,却有心理指征,需要表示关切他们的健康。

应有知情同意:

1)服药后生育能力不会因缺少定期撤退性出血而损害,且不会导致健康风险。对于规律服用的患者,没有必要进行干涉。

2)改变用药剂量和方案会发生经间期出血。

2. 治疗选择

(1)参考患者个人情况和背景(见上文)。

(2)可以在治疗方案中添加低剂量 EE(即 $10\mu g/d$),或指导妇女服用含高剂量雌激素的避孕药。

(3)如果含更高剂量 EE 的避孕药不能够使子宫内膜的厚度增加,可以降低孕激素的剂量。

(4)可以尝试双相方案或三相方案。

(五)避孕药后闭经总结

1. 定义 避孕药后闭经定义:药物停服后,至少 6 个月没有月经;

2. 发病率 根据药物后 6 个月闭经的定义,闭经的发生率占所有 OC 使用者的 2%～3%。避孕药后闭经的发生率在 5%～20% 间波动,根据孕激素的类型和剂量,雌激素的剂量和治疗方法不同,发生率也有变化。

3. 发病时间 缺乏撤退性出血的发病率在第一个周期后最高。有研究发现,服用含有 $150\mu g$ 去氧孕烯和 $20\mu g$ EE 的 OC,服用 6 周期和 12 周期后闭经发生率分别为 4.2% 和 3.0%。

4. OC 配方与闭经的因果关系 雌孕激素的类型剂量与避孕药后闭经的发生率有关。

(1)炔雌醇剂量:EE 剂量从 $50\mu g/d$ 降低到 $30\mu g/d$,或 $20\mu g/d$,导致更早的闭经发生。

1)EE$\leqslant 20\mu g$ 与 EE$>20\mu g$:Gallo 等人(2011)对 EE$\leqslant 20\mu g$ 和 EE$>20\mu g$ 的药物闭经的发生进行了比较研究。含有 $20\mu g$ EE 的 COCs 的早期试验中断率较高,因为不规则出血,或者出血紊乱等的不良事件发生频繁。

2)服用 EE/去氧孕烯($75\mu g/d$)口服避孕药,周期闭经率为 5%～20%。

(2)孕激素:使用半衰期较长的孕激素(如雌烷类)导致更多的避孕药后闭经。

5. 不规则出血的处理 Hammerstein(1977)对之前使用高剂量避孕药的妇女进行了多项研究发现,10%～57% 的避孕药后闭经是由于怀孕,35%～71% 的患者是月经不规律先于 OC 使用,并有 3%～43% 的妇女结合溢乳。

对不同避孕药后闭经的研究发现,大约有一半的药后闭经的妇女在开始使用 OC 前已呈现月经期的紊乱。

总之,在预先有月经周期紊乱的情况下使用避孕药后闭经的风险较高,这是因为内分泌紊乱(如高泌乳素血症、甲状腺功能减退、高雄激素血症)导致的。所以在用药前应进行内分泌指标检测。

四、月经间期出血

(一)发病率

使用口服避孕药女性经间期的发病率为 10%～30%,这通常在几个周期后可以消失。

(二)月经间期出血的后果

在代表性大样本研究中,约 20% 的受访女性因为流血、点滴出血,内科医生建议停服等因素自行停服 OCs。月经异常是停用 OCs 的最常见原因。在 20 世纪 90 年代,对美国 1657 名妇女的大样本研究指出,37% 妇女在 6 个月内停服 OC,原因是服药的副作用。阴道不规则出血是最常见的原因(12%),其次是恶心,体重增加,情绪变化。一项对 6500 名曾经使用 OCs 的妇女的调查发现,不规则出血的女性在使用前 3 个月停药者是无不规则出血女性停用者数量的 2 倍($P<0.001$)。

对口服避孕药副作用的担忧及控制出血效果不佳,这是妇女放弃 OCs 的主要原因。

大部分的女性并不知道开始服用 OCs 的最初 3～4 个月,突破性出血的发生率最高,到第四个周期末会稳步下降。在首次用药时,妇女须被告知在最初的 3 个周期经血紊乱的发生率较高,这样她们就可以应对出血,并维持避孕效果。新的 OC 使用者要了解它的非避孕益处:提高月经规律程度、减少经量、降低卵巢癌和子宫内膜癌风险。

(三)突破性出血的影响因素

突破性出血可由任何以下因素引起:OCs 对子宫内膜的生理效应,OC 相关参数(包括剂量、配方和治疗方案),患者行为(包括依从性、协同药物的使用、吸烟、子宫良恶性病理改变等)。

口服避孕药中的孕激素和雌激素对子宫内膜的作用较强,虽然没有起到避孕的作用,但引起的突破性和撤退性出血等出血问题较为常见。

1. 雌激素通常情况下雌激素会引起子宫内膜的增生

①雌激素剂量(HIS 2010):自从 1960 年出现口服避孕药以来,用药方案的变化趋势一直是用最少剂量的雌激素抑制排卵。口服避孕药的避孕效果是由于孕激素决定的,因此减少雌激素含量并不会影响避孕效果。然而,显著降低口服避孕药中雌激素的含量可能引发突破性出血,另外突破性出血的发生并不完全依赖雌激素剂量的改变,孕激素剂量的变化也可以引起不规则出血。口服避孕药中雌激素的含量已经较前有降低,突破性出血和点滴出血率已经受到人们的重视,因此,避孕效果也可能随之改善。②EE 用量与出血相关问题:Gallo 等(2011 年)分别对含 EE≤20μg 和 EE>20μg 的口服避孕药的避孕效果、出血模式、停经和副作用进行了比较试验,并做出了系统评价。但是数据丢失率很高,很多试验结果难以解释。与含有高剂量雌激素的避孕药相比,含有 20μg EE 的复方口服避孕药停药率较高(因不良事件较多,如不规则出血、闭经或点滴出血等)。③各种不良影响:漏服或同时摄入其他药物对雌激素含量较低避孕药的影响较大[169],如增加患卵巢癌、卵巢囊肿和痤疮的风险。

2. 孕激素的类型,剂量和月经周期调控

孕激素剂量的多少也可能影响月经周期的调控,因为低剂量的 EE 或孕激素都可以引起突破性出血发病率的增加。

(1)孕激素剂量:在超过 192 名妇女中使用 3 种不同剂量雌激素和孕激素的复方口服避孕药(50μg 炔雌醇/100μg 炔诺酮;35μg 炔雌醇/100μg 炔诺酮;35μg 炔雌醇/50μg 炔诺酮)8 个周期后进行比较发现,含炔诺酮(35μg 炔雌醇/50μg 炔诺酮)最低的复方避孕药突破性出血的发生率最高。

(2)孕激素的类型可能影响突破性出血的发生率。所有口服避孕药都包含炔雌醇或美雌醇及其他不同的衍生物,无论是 19-去甲睾酮或黄体酮都可以弥补孕激素的缺陷。孕激素的前体可以进一步分为甾烷或雌烷。

1)19-去甲睾酮衍生物:①雌烷包括炔诺酮及其衍生物:醋酸炔诺酮、炔诺醇、二乙酸酯和利奈孕酮,它必须被转换成炔诺酮才能发挥生物学活性。②甾烷包括炔诺孕酮、左炔诺孕酮、去氧孕烯、孕二烯酮和诺孕酯。③地诺孕素是唯一的去甲睾酮衍生物,17 号碳原子连接氰甲基而不是乙炔基。它不同于其他的去甲睾酮衍生物,没有雄激素特征,即使有抗雄激素作用,也只有环丙氯地孕酮的 40%。地诺孕素既没有糖皮质激素效应也没有抗盐效应。

2)孕酮衍生物:孕酮衍生物包括醋酸氯地孕酮*、醋酸环丙孕酮*、醋酸甲羟孕酮(即避孕针剂)(*美国尚未使用),19-雌烷衍生物最先在法国发现,它们包括普美孕酮、醋酸诺美孕酮和曲美孕酮。醋酸甲羟孕酮无雄激素作用但具有抗雄激素的活性。醋酸诺美孕酮在2011年才被批准可以与雌二醇共同用于口服避孕药。

孕酮和雌激素、雄激素一样,具有部分抗盐属性,半衰期也各不相同。半衰期的不同及(抗)雌激素的活性可以解释不同配方之间的突破性出血率不同。正如Endrikat等(2001)所说的那样,含有相同剂量炔雌醇但不同剂量孕激素的避孕药突破性出血的发生率明显不同。Maitra等(2005)等通过系统评估试验发现,使用含炔雌醇<50μg和各种孕激素的避孕药6个周期后突破性出血的发病率最低。

孕二烯酮(GSD)与左炔诺孕酮(LNG):试验数据表明含GSD的口服避孕药与含LNG的药物都可以使月经间期出血发生率减少。

孕二烯酮(GSD)与去氧孕烯(DSG):含GSD的口服避孕与含DSG的药物相比在月经控制方面表现更好,但是要求女性服药的时间也较长。

屈螺酮(DRSP)与去氧孕烯(DSG):两者在预防怀孕,月经周期的控制和副作用方面没有明显差异。

与第一代含炔诺酮、双乙酸钠、利奈孕酮等的避孕药相比,含有第二代(左炔诺孕酮)和第三代(二烯酮、去氧孕烯、诺孕酯)孕激素的药物更为可靠。

不管所用孕激素和EE的剂量如何,突破性出血的发生率随着使用周期的延长逐渐降低。一项研究通过比较两组含炔雌醇/诺孕酯和炔雌醇/炔诺孕酮的口服避孕药发现,前6个周期内发病率分别为11.3%和10.6%,13~24个周期内分别降低至5.1%和6.3%。

3.雌激素与孕激素的平衡

(1)对于大多数口服避孕药女性来说她们习惯服用含低剂量雌激素(炔雌醇<50μg)的药物。这种水平的雌激素与孕激素的组合可以提供优异的避孕效果,但是对一些妇女来说不足以维持子宫内膜的完整性。

(2)通过比较含20μg、30μg或35μg炔雌醇口服避孕药的研究发现,它们在突破性出血的发病率上没有区别,据推测这可能与孕激素含量的不同有关。

(3)一些研究表明,炔雌醇剂量为20μg的避孕药容易出现突破性出血,但另外一些研究结果则相反。

Endrikat等(2001)进行了一项研究,比较了含20μg或30μg炔雌醇的口服避孕药:①30μg炔雌醇:总体而言,含有30μg炔雌醇的避孕药(30μg炔雌醇/150μg左诺孕酮)作为一个标准制剂,与20μg炔雌醇/100μg左炔诺孕酮和20μg炔雌醇/500μg炔诺酮避孕药相比,突破性出血的发病率较低(1.0%对4.1%和11.7%)。②20μg炔雌醇:与含有20μg炔雌醇/100μg左炔诺孕酮的避孕药相比,20μg雌醇/500μg炔诺酮避孕药有更高的突破性出血发生率。

总之,更好的月经周期控制可通过调整炔雌醇与孕激素剂量的平衡比来实现,但在炔雌醇剂量给定的情况下,不同孕激素之间突破性出血的发生率也不一样。

(4)病理生理机制:雌激素和孕激素之间的平衡状况可能会导致不规则阴道出血。宫腔镜可以显示出子宫内膜表面的血管增生,对避孕药敏感的妇女可使用左炔诺孕酮皮下埋植™。

在孕激素占主导地位的环境中,血管内皮细胞和细胞外基质蛋白的异常以及组织因子和子宫内膜的淋巴样细胞的异常都可能会引发突破性出血。此外,我们已经发现了类固醇激素对子宫内膜及雌激素代谢的直接影响。孕激素的抗雌激素作用主要是基于抑制雌激素受体,激活参与雌激素代谢的酶,如 17-磺基转移酶,羟基类固醇脱氢酶。

在人类子宫内膜,17-羟类固醇脱氢酶 2 型使 17-雌二醇雌酮失活。以雌激素为基础的复方口服避孕药引起出血是因为孕激素刺激雌激素迅速转换成雌酮。但雌酮并不对子宫内膜的增殖产生影响。因此使用由炔雌醇、戊酸雌二醇、地诺孕素组成的 4 相方案有利于控制出血。

(四) 不同方案的比较

超过 30 种不同剂量和类型的雌激素和孕激素配方的口服避孕药可以在美国买到。避孕药的治疗方案可双相、三相、延长周期或连续使用。

1. 双相、三相方案及周期控制

(1)目前尚不清楚双相和三相方案与单相口服避孕药相比是否有临床上的优势,它总体上降低了孕激素和雌激素的含量,同时降低了血栓栓塞的风险。

(2)正如 Mishell(1991)报道的那样,与三相药相比,使用旧的双相避孕药突破性出血的发生率有增加。

(3)在 2005 年的 Cochrane 系统评价中,Van Vliet 等通过对双相与三相口服避孕药月经周期控制和副作用进行比较,只有两个试验符合纳入标准。一项试验发现了两个双相口服避孕药和 1 个三相口服避孕药(均含左炔诺孕酮/炔雌醇)有类似的结果。其他的研究对含炔诺酮(奥托 10/11™)的双相口服避孕药与含有左炔诺孕酮(Triphasil™)三相口服避孕药和其他含炔诺酮的避孕药进行了比较。

(4)与含左炔诺孕酮三相药物相比,双相药物在月经控制,经间期出血(OR 1.7,95％CI:1.3~2.2)和无撤退性出血方面表现较差(OR 6.5,95％CI:3.1~13)。

(5)另一方面,含有相同孕激素的双相药物与三相药物相比,月经周期的调控可能更多地取决于药物中孕激素的含量。

(6)经过分析排除不合格试验后作者得出一个结论,在月经控制方面孕激素的选择比阶段性方案更加重要。

2. 单相药与三相药 Rosenberg 等(1992)评估了 25 项关于口服避孕药月经控制的研究。在一般情况下,无论是三相或单相药,与含醋酸炔诺酮和炔雌醇(第一代)的药物相比,含有炔诺孕酮和左炔诺孕酮(第二代避孕药)的药物突破性出血的发生率较低。

另外两个试验发现,含左炔诺孕酮的三相药与含炔诺酮的三相药物相比,左炔诺孕酮药物引起的月经间期出血率较低。

3. 扩展周期方案

(1)3 个月疗程:研究发现与使用标准的 28 天药物相比,使用以 3 个月(30μg 炔雌醇/150μg 左炔诺孕酮)为扩展周期避孕药的妇女,出现突破性出血的概率更高,且每个周期的出血天数逐渐减少。

(2)持续 365 天疗程:另一项研究显示连续使用口服避孕药(20μg 左炔诺孕酮/100μg 炔雌醇)1 年,出血天数明显减少,随着时间的推移,在连续使用的情况下,计划外的所有出血都被认为是突破性出血。

多相口服避孕药方案的目的是通过降低或提高雌激素和孕激素含量来降低突破性出血的发生率。引入双相避孕药之后,随着突破性出血发生率的增高促进了三相避孕药的发展。尽管多相避孕药的假设是合理的,但回顾最近的文献发现有效的证据太有限,其疗效和方法理论上的缺陷在增加突破性出血发生率方面没有得出任何明确的结论。

（五）结论

1. 数据库　对月经控制的研究往往存在研究方法的问题,包括样本量小、无法控制的因素、可能影响出血发生率的因素(如衣原体感染、吸烟、年龄、漏服药物、服用相互作用的药物)、不同的研究设计方法以及出血和点滴出血在定义上的差异等。

2. 突破性出血的因素　对子宫内膜有生理影响的口服避孕药;与药物有关的指标包括剂量、配方和疗程;个别女性同时使用其他药物,吸烟以及存在其他良性或恶性的病变。

3. 口服避孕药后前三个周期突破性出血的发病率较高　问题往往在服用避孕药后短短几个月内开始,无法人为控制。处理月经问题的方法包括:告知患者这些问题往往在第一次使用后 3 个月内出现,她们在此期间不应该停止或改变药物的剂量;另外避免加重问题的因素,如漏服药物、衣原体感染、吸烟、服用有相互作用的药物;或者服用一个疗程的非甾体类抗炎药。

4. 孕激素的类型也可能会影响突破性出血的发生率。

5. 雌激素与孕激素的平衡。

6. 不同方案之间的差异

(1)单相药可以更好地控制月经周期;单相、双相和三相口服避孕药没有存在以循证医学为基础的差异。

(2)扩展周期方案:使用三个 FDA 批准的"去除标签"组合药物时,喜欢月经周期延长的妇女可能会感兴趣。

(3)连续治疗方案:(Lybrel 的™:90μg 内左旋孕酮/20μg 炔雌醇)已被批准在美国使用。

第四节　口服避孕药对痛经的治疗

口服避孕药的各种除避孕外的优点将在下面进行说明和分析,并使用不同方案和剂量的避孕药举例说明。来自英国皇家全科医师研究学院(1974 年)的初始数据表明,在雌激素和孕激素减少剂量后且 EE$\geqslant$50μg/d 的情况下,以下不良事件都有明显的下降:月经过多50%、乳腺良性肿瘤 20%、痛经 60%、缺铁性贫血 40%、经前期综合征 30%、寻常痤疮 20%和卵巢囊肿 60%。在雌激素和孕激素减少剂量的药物中,使用新的方案(即多相药物)和开发新的孕激素,使产品更安全,在必须证明新产品安全的同时,不要忘记英国皇家全科医师研究学院(1974)分析的避孕药除避孕以外的益处。非避孕性复方口服激素类避孕药的优点是基于 ESHRE 卡普里工作小组(2005)做出的分析评论。

一、痛　经　概　述

1. 痛经是月经期间的子宫痉挛。它分为初级(与排卵周期有关的病理现象)及中级(相关联的疾病,如子宫内膜异位症或卵巢囊肿)。

2. 患病率 痛经是月经周期紊乱最常见的表现,在 $50\%\sim90\%$ 的年轻女性之间最常见。10% 的痛经患者病情较为严重。根据 Schiøtz 等(2007)的研究表明痛经是女性的一个普遍问题,常常导致生活质量下降,需要正规的治疗。最近加拿大的研究发现,60% 的妇女有原发性痛经,其中 51% 的日常活动受到影响,17% 影响到学习与工作,60% 有中度或重度疼痛。

3. 病因 痛经的病因来自前列腺素的释放,从而导致子宫肌层的兴奋性增加。

二、痛经的治疗

(一)非激素治疗

1. 非甾体类抗炎药能有效缓解原发性痛经引起的疼痛。非甾体抗炎药往往存在副作用,如恶心、消化不良、胃溃疡、腹泻等。对于服药无效或不能服用较为常见非甾体抗炎药的患者,可用环氧酶-2 抑制剂代替。一项研究表明,传统的非甾体抗炎药可以缓解症状,但存在副作用,长期使用非甾体抗炎药有"严重的不良影响"。

2. 其他的治疗方法包括针灸、推拿、中国和日本的中草药等,请参阅相关文献。

(二)激素治疗

1. 口服激素类避孕药

(1)复方口服避孕药自 1960 年推出以来一直用于治疗痛经。

(2)一些研究已经证明,OCS 可以缓解痛经,减少月经期前列腺素的释放,从而预防子宫异常收缩导致子宫的血流量减少和缺血性疼痛。

(3)一些临床试验已经证明复方口服避孕药在治疗痛经中的疗效。在 661 名女性的临床试验中,经过 12 个月的治疗后,12% 的女性仍有痛经,63% 有所缓解。

(4)在一个以 100 000 名女性为样本的临床研究中发现,65% 的女性首次使用低剂量复方口服避孕药后可显著减轻痛经症状。

2. 高剂量的口服避孕药 以前使用高剂量的口服避孕药可有效的缓解 $70\%\sim80\%$ 女性的原发性痛经。在 2004 年的 Cochrane 系统评价中,高剂量和中等剂量的口服避孕药可以有效缓解痛经,但低剂量口服避孕药是否有效缺乏证据。该系统评价用随机对照试验进行分析比较口服避孕药,联合安慰剂和非甾体类抗炎药用于治疗原发性痛经的疗效。总共 5 个试验,共包括 4 个荟萃分析。所有的试验,包括复方口服避孕药 $>35\mu g$($80\mu g$ 美雌醇的两项试验,$50\mu g$ 美雌醇的一项实验和 $50\mu g$ 雌激素的两项试验)及第一代或第二代孕激素。

(1)Meta 分析结果表明,该复方口服避孕药可以更有效的缓解疼痛(OR 2.01,95% CI:$1.22\sim3.33$),差异不显著时再采用随机效应模型,以弥补显著异质性试验(OR 1.68,95% CI:$0.29\sim9.81$)。

(2)仅有 2 项研究的结果显示复方口服避孕药的副作用较高。

(3)一项研究表明 OC 可改善痛经给女性日常生活带来的不便。

3. 低剂量口服避孕药

(1)随机对照试验、横断面调查和比较试验的数据支持低剂量口服避孕药可减轻与月经周期相关性的疼痛。

(2)从 2004 年 Cochrane 系统评价中无法确定较低剂量口服避孕药的疗效。

(3)然而,最近的一项研究表明低剂量($20\mu g$)口服避孕药也有效。

4. 孕激素

(1)大量试验表明市场上所有含孕激素的复方口服避孕药都可以减轻痛经。一些研究使用含醋酸氯地孕酮的口服避孕药(醋酸氯地孕酮 2mg/炔雌醇 20μg)后发现该药可显著降低痛经对工作、休闲和体育活动的影响。在 Cochrane 系统(2009)中发现只有有限的证据表明使用复方口服避孕药(含低,中剂量雌激素)能改善妇女的经期疼痛。

(2)用药方案:在 Cochrane 系统中 Wong 等(2009)研究发现只有有限的证据表明使用 OCs(低、中剂量雌激素)可改善妇女痛经症状。长期使用 COC 也可减轻痛经。

三、结　　论

1. 痛经是月经周期紊乱最常见的形式。50%～90%发生在年轻女性。

2. 治疗方案

(1)非激素治疗:非甾体类消炎药;其他的治疗方法包括针灸、推拿、中国和日本的中药材等。

(2)复方口服避孕药与激素治疗

1)作用机制:复方口服避孕药可以缓解痛经,减少月经期间前列腺素的释放,从而预防子宫异常收缩导致的子宫血流量减少和缺血性疼痛。①雌激素:一些研究表明,应用中等剂量和高剂量的炔雌醇(30～50μg)配方,能显著减轻 80%的痛经患者的痛经症状及痛经对工作以及休闲和体育活动造成的限制。低剂量炔雌醇制剂(≤20μg):在 2004 年 Cochrane 系统评价中,Proctor 等(2001)使用低剂量雌激素口服避孕药的疗效没有得出任何有效的结论。相比之下,Davis 等(2005)的一项研究表明,低剂量(20μg)口服避孕药对治疗痛经也是有效的。②孕激素:各种试验表明市场上的所有含孕激素的口服避孕药都能减少经期疼痛,调查者对 2mg 醋酸氯地孕酮/30μg 炔雌醇避孕药对痛经患者的疗效进行了深入的研究。

2)口服避孕药疗程:Cochrane 的分析发现,没有证据显示各种口服避孕药制剂之间的差异。

第五节　口服避孕药对月经过多的治疗

一、月经过多概述

约 10%的育龄妇女患有月经过多,定义为月经失血量>80ml。月经过多的发病率随着年龄的增加而增加。失血过多可导致缺铁性贫血,并最终被迫切除子宫。

二、口服避孕药对月经过多的治疗效果

使用高剂量和低剂量的口服避孕药后月经失血量可以减少约 50%。Larsson 等(1992)在一个随机试验中发现 20 名妇女接受低剂量口服避孕药后经期失血量显著减少,在另一项实验中,45 名月经过多妇女治疗 8 个周期后效果同样可靠。在美国的一项随机对照试验中,201 名月经过多和功能失调性出血的妇女服用含有炔雌醇 35μg 和低剂量诺孕酯的口服避孕药后发现经期失血量显著较低(服用避孕药患者中 87%与服用安慰剂中 45%的患者经量减少)。

在 2004 年的 Cochrane 系统评价中,Iyer 等查阅现有的文献,试图确定口服避孕药的有效性、副作用及其在治疗月经过多方面的功效,他们发现只有一项研究比较了萘普生、甲芬那酸和低剂量达那唑组合的避孕药,通过观察发现各组之间无显著差异。从 Cochrane 评价中可以得出结论,妇女服用复方口服避孕药后经期失血量减少了约 43%(n=6)。

三、结 论

1. 发病率 约 10% 的育龄妇女患有月经过多,定义为月经失血量>80ml,月经过多的发病率随着年龄的增加而增加。

2. 治疗 失血过多可导致缺铁性贫血,最后需要切除子宫。

3. 复方口服避孕药 一些研究表明,低剂量的口服避孕药可减少经血,对治疗经血过多有效。

虽然每月的月经出血是自然的、正常的,但它并不是对所有妇女都有利。

第六节 口服避孕药对子宫内膜异位症的治疗

一、子宫内膜异位症概述

1. 子宫内膜异位症的定义 多余的子宫内膜组织在其他区域(即卵巢、输卵管或盆腔区域的其他器官)生长的疾病。

2. 症状 包括痛经、性交疼痛、盆腔或下腹部疼痛。

3. 患病率 在美国,10%～20% 的育龄妇女患有子宫内膜异位症;在英国则高达 200 万[331]。

二、子宫内膜异位症的治疗

子宫内膜异位症治疗目标是抑制子宫内膜植入性生长,缓解疼痛和恢复生育功能。

(一)手术治疗

首选治疗是通过腹腔镜手术,手术切除子宫内膜植入物。

(二)激素类药物治疗

激素类药物治疗包括口服避孕药或促性腺激素释放激素(gonadotropin-releasing hormone,GnRH)激动剂。由于怀孕期间症状消失,最初应使用高剂量孕激素。低剂量醋酸甲羟孕酮避孕药的口服及注射治疗也是常用方法。此外,自 2010 年以来地诺孕素已被批准用于子宫内膜异位症的治疗。

1. 治疗策略 治疗方式的选择尤为重要。由于甾体类避孕药制剂有良好的耐受性,且成本低,副作用较少,因此应用较广泛,是目前替代手术的唯一安全和经济的治疗方法。达那唑静态植入剂已被证明几乎对所有的妇女都适用,它含有激素激动剂和孕激素。药物治疗的原则主要是针对症状和疼痛复发的治疗。

药物治疗仅适用于某些由于耐受性差,严重的代谢副作用或手术成本较高的患者,对有明显症状的子宫内膜异位症患者疗效佳。

2. 孕激素和雌激素 孕激素能有效地控制疼痛症状,约四分之三受子宫内膜异位症影响的妇女服药后有效,它用于治疗此病的作用并不比其他药物差。

不同的复方口服避孕药可以通过口服、肌肉、皮下、阴道内和宫内具体给药。孕激素单独或与雌激素结合用药一般耐受良好,对代谢的影响较小,相对于达那唑或 GnRH 类似物来说,它更为廉价的,可在此基础上长期使用。

患有子宫内膜异位症的妇女最频繁,最严重的主诉是痛经,口服避孕药不可能使痛经完全消除。

对痛经的治疗来说口服避孕药的连续给药比循环给药更加有效。通过对 50 例患有痛经女性口服单疗程避孕药(去氧孕烯 0.15mg 和 0.02mg 炔雌醇)观察后发现,她们服药后的治疗效果仅次于接受子宫内膜异位症手术治疗。

3. 孕激素的药理作用 孕激素可以通过抑制基质金属蛋白酶的表达和血管生成,影响子宫内膜的着床和生长。孕激素的体外或体内抗炎因子可能会降低子宫内膜异位症的代谢活动以及随之而来的免疫反应所产生的炎性状态。

此外,建立一个稳定的雌激素、孕激素环境有利于控制子宫内膜异位症的发展。

三、结　论

1. 子宫内膜异位症是指多余的子宫内膜组织在其他区域(即卵巢、输卵管或盆腔区域的其他器官)生长的疾病。

2. 患病率 在美国,10%～20% 的育龄妇女患有子宫内膜异位症;在英国则高达 200 万[331]。

3. 治疗方案 最终的治疗目标是抑制子宫内膜植入,缓解疼痛和恢复生育力。

(1)子宫内膜异位症的治疗包括手术治疗和激素类药物治疗,药物治疗包括口服避孕药或促性腺激素释放激素激动剂(GnRH 激动剂)。

(2)复方口服避孕药也是一种较好的治疗方式。

2010 年以来地诺孕素(Visanne®/拜耳医药保健,2mg/d,口服)一直在子宫内膜异位症患者中推广使用。复方口服避孕药在子宫内膜异位症的治疗中并不起主要作用。2003 年在 Cochrane 系统评价中,Moore 等人(2000)的临床试验评估了药物的有效性、副作用、规律性以及子宫内膜异位症的诊断与疼痛的治疗,与安慰剂相比,它兼具药物治疗和保守性手术治疗的优点。但是,这项实验只是一项单一的比较试验,复合口服避孕药与 GnRH 类似物不符合纳入标准。

在这项试验中,复方口服避孕药能有效的缓解痛经,性交疼痛或者非经期疼痛。由于数据有限,需要更多的研究来支持复方口服避孕药与治疗子宫内膜异位症之间的相关性。

(3)孕激素:最近使用单一地诺孕素(2mg/d)治疗刚刚获得批准用于治疗子宫内膜异位症。在此之前,应用醋酸氯地孕酮(2mg/d)治疗子宫内膜异位症没有在德国通过审核;此外,利奈孕酮已经从药品市场上撤回。去氧孕烯(75μg/d)的连续服用只适用于拉美国家。

(4)炔雌醇剂量:连续服用含低剂量炔雌醇的避孕药常用于治疗子宫内膜异位症引起的痛经,保守性手术治疗后的复发等。

(5)疗程:没有有效的数据可以证明用药疗程与子宫内膜异位症的治疗之间有很好的相关性。

第七节 口服避孕药对经前期综合征及经前期
焦虑障碍的治疗

一、经前期综合征

(一)经前期综合征(premenstrual syndrome,PMS)概述

1. 定义 PMS已被定义为"月经前期(即在月经周期的黄体期)反复出现的一系列精神、行为及体质异常的症状,月经来潮后症状消失"。据估计,3%～5%的生育年龄妇女有此症状。

2. 患病率 在生育年龄,高达80%～90%月经期妇女有此症状(乳房胀痛、腹胀、粉刺和便秘),这些症状提示她们月经即将到来。超过60%的妇女有水肿和腹胀,但大部分妇女体重并未增加。70%的妇女中22%有中度乳房不适。现有数据表明,多达30%～40%的妇女有足够多的症状困扰她们。

(二)口服避孕药和 PMS

20世纪60年代和70年代的研究表明,许多口服避孕药使用者经前期不适症状显著减轻,但有一些妇女的症状会加重。第一次系统的研究显示PMS症状在口服避孕药使用者和非使用者之间的差别不大,也许是不同药物的效力存在显著差异。单相和三相药物的研究则显示口服避孕药会减轻相似的症状。

到现在为止世界上没有哪个国家批准口服避孕药用于治疗 PMS。使用复方口服避孕药能对患者可提供一些帮助。对于 PMS 的治疗方案的更多信息参见文献。

(三)结论

PMS已被定义为"月经前期(即在月经周期的黄体期)反复出现的一系列精神、行为及体质异常的症状,月经来潮后症状消失"。据估计,3%～5%的生育年龄妇女有此症状。到现在为止世界上没有口服避孕药批准用于治疗 PMS,复方口服避孕药会有一些疗效。临床对照试验是非常必要的。

二、经前期焦虑症

(一)经前期焦虑症(premenstrual dysphoric disorder,PMDD)定义

经前期焦虑症(PMDD)是经前期综合征(PMS)的一种分型,以焦虑为主要症状,它通常应用抗抑郁药治疗。

(二)口服避孕药和 PMDD

1. 屈螺酮是螺内酯的一种衍生物,会与醛固酮受体结合,导致多余的钠和水的排泄,从而减轻腹胀,乳房胀痛和体重的增加。因此,含有屈螺酮的口服避孕药可能会减轻 PMS 和 PMDD 患者的身体症状。

2. 口服避孕药制剂 含有利尿特性的屈螺酮在正常妇女和有 PMDD 妇女之间进行了严格的临床试验。实验表明,PMS 引起的腹胀和水肿主要病因是液体潴留。在82名 PMDD 妇女随机对照试验中发现,服用屈螺酮和炔雌醇的患者与用安慰剂治疗的患者相比,组间差异有统计学意义,但这仅适用于食欲缺乏,痤疮等症状($P=0.027$)。口服避孕药屈螺酮对 PMS 患者能提供一些身体和心理上的帮助,并且改善其生活质量。对于中度症状患者

的长期治疗,优先选择口服避孕药。

(三)结论

经前期焦虑症(PMDD)是经前期综合征(PMS)的一种分型,以焦虑为主要症状,它通常应用抗抑郁药治疗。在美国仅仅 24＋4 口服避孕药方案与屈螺酮批准用于治疗 PMDD。

第八节 口服避孕药对痤疮的治疗

一、痤疮概述

1. 定义 痤疮是一种常见的皮肤疾病,相关的皮脂分泌率增加,主要病因是雄激素的分泌增加。

2. 患病率 痤疮影响到 40％～90％的青少年和 10％的成年女性,53％的女性比男性更容易患痤疮,成年女性受影响的平均持续时间约为 20 年。

3. 病因 雄激素与痤疮有密切相关,许多复方口服避孕药尤其是那些含有抗雄激素制剂的药物对治疗痤疮很有帮助。

二、痤疮治疗方案

(一)皮肤科治疗方案

根据德国皮肤病学会的指导方针,男性和女性急性痤疮的首选治疗方法如下:

1. 面部粉刺 外用维 A 酸。

2. 轻度丘疹/脓疱型痤疮 固定或连续应用过氧化苯甲酰和外用维 A 酸或抗生素。

3. 中度丘疹/脓疱型痤疮 口服抗生素加过氧化苯甲酰或外用维 A 酸。

4. 痤疮脓疱结节性多动脉炎和聚合性痤疮 口服抗生素加外用维 A 酸加过氧化苯甲酰或口服异维 A 酸。

5. 维持治疗 外用维 A 酸或与过氧化苯甲酰的组合,特别要注意用药的规范性和正常的生活习惯。

日内瓦医学基金会对治疗痤疮的指导方针进行了概括。

(二)复方口服避孕药

1. 各种研究已证明复方口服避孕药对治疗寻常痤疮是有效的,特别是那些含有抗雄激素,黄体激素的药物。

复方口服避孕药主要通过下列几种机制来治疗痤疮:

(1)口服避孕药通过抑制促黄体生成激素,造成雄激素,包括游离睾酮的分泌量下降。

(2)结合更多的循环睾酮,含有雌激素的口服避孕药可增加性激素结合球蛋白水平,降低血清游离睾酮。

(3)在毛囊和皮肤抗雄激素的孕激素阻断雄激素受体和抑制酶 5α-还原酶将睾酮转换成双氢睾酮。

2. 孕激素 口服避孕药对痤疮的影响取决于其孕激素的活性。常见此类孕激素有醋酸环丙孕酮;醋酸氯地孕酮;地诺孕素;屈螺酮;诺孕酯;去氧孕烯;孕二烯酮;炔诺酮。

在 Cochrane 系统评价中 Arowojolu 等(2009)的随机对照试验将口服避孕药对痤疮的

影响与其他疗法进行了比较。

通过搜索发现了 25 项试验：7 项安慰剂对照试验提出了 4 种不同避孕药方案的比较；17 项对照试验比较了 2 种不同的复方口服避孕药方案；另外 1 项试验比较了复方口服避孕药与一种抗生素之间疗效的差异。与安慰剂相比，口服避孕药可减少痤疮皮损数量，降低其严重程度和促进伤口愈合。但是口服避孕药中所含孕激素种类和剂量不同所造成的差异不太明确，含有醋酸环丙氯地孕酮的口服避孕药治疗痤疮的效果优于左炔诺孕酮，然而这种明显的优势仅基于有限的数据。同样地，在一次研究中左炔诺孕酮治疗痤疮的效果呈现小幅上升趋势，但第二次试验发现这与去氧孕烯组相差并不大。

与安慰剂相比，几种口服避孕药(氯地孕酮、炔诺酮、诺孕酯、屈螺酮)可有效减少面部炎症和非炎症性痤疮病变。下面我们以屈螺酮为例：

(1)21＋7 方案：含屈螺酮的口服避孕药 21＋7 方案评价针对痤疮的治疗效果：Van Vloten 等人(2002)比较了含 $30\mu g$ 炔雌醇/3mg 屈螺酮(优思明)的复方口服避孕药与含 $35\mu g$ 炔雌醇/2mg 环丙孕酮(不适用于在美国)药物的治疗效果，结果表明优思明可显著减少皮损的数量。在另一项双盲研究中，Thorneycroft 等(2004)比较了含有 $30\mu g$ 炔雌醇和含有 $35\mu g$ 炔雌醇/0.215mg,0.250mg 和 0.180mg 诺孕酯的复方口服避孕在治疗寻常痤疮的疗效及其耐受性。炔雌醇/屈螺酮在降低总病灶数量方面优于炔雌醇/诺孕酯[95％CI(－3.3％,－6.5～－0.1,$P=0.020$)]，但在评估面部痤疮的治疗效果方面相差不大(＋3.6％炔雌醇/DRSP,95％CI,0.8～6.3,$P=0.006$)。

(2)24＋4 方案：在 889 名年龄在 14～45 岁的临床试验中，对中度痤疮进行了屈螺酮/炔雌醇与安慰剂的对照试验。主要疗效的评估指标是炎症性病变、非炎性皮损、总病灶百分比变化。6 个周期后通过对 3 个主要痤疮疗效指标的评估，试验组明显优于安慰剂组。

除此之外剂量和疗程同样重要，OC 中 EE($20\sim50\mu g$)的剂量与方案(单相、三相、21＋7,24＋4)比孕激素类型还重要。

对于轻度、中度痤疮的治疗，复方口服避孕药结合外用药物如维 A 酸和抗菌剂的临床治疗疗效较为可靠，联合治疗通过不同的作用机制使痤疮的预后大为改善。但联合治疗的具体效果还需要进一步研究。

三、结　论

1. 患病率　痤疮是一种常见现象，它与皮脂分泌增多有关，分泌行为主要受雄性激素调控。它影响多达 40％～90％的青少年，10％的成年妇女。据报道，女性更易长痤疮，成年妇女持续时间较长，多至 20 年。

2. 复方口服激素类避孕药

(1)作用方式：COCs 抑制促黄体生成素，雄激素(包括游离睾酮)分泌减少。COCs 的雌激素成分增加雌激素结合球蛋白水平，结合更多的循环睾酮，降低血清游离睾酮水平。拮抗雄激素的孕激素阻断雄激素受体，抑制 5α-还原酶，从而抑制毛囊和皮肤中游离睾酮向双氢睾酮的转化。

(2)抗雄激素 COC：COCs 含有拮抗雄激素的孕激素成分[醋酸环丙孕酮、醋酸氯地孕酮、地诺孕素、诺孕酯(美国痤疮专用)]对痤疮是高效的，治疗 3 个月能够改善 80％痤疮损害，6～12 个月的治疗能够改善＞90％。

（3）最新的系统回顾报道了含有炔诺酮、左炔诺孕酮、诺孕酯、屈螺酮等避孕药的安慰剂对照实验，它评估了口服激素类避孕药治疗女性轻中度痤疮的效果。Arowojolu（2009）等人据内科医生和患者发现，OCs减少了痤疮皮损计数和严重程度。

（4）剂量和治疗方案：OC中EE的含量（20～50μg）和采用的治疗方案（单相、三相、21＋7、24＋4方案）比所用孕激素的类型关联性小。

（5）VTE风险：注意应用含有醋酸环丙孕酮的COC时所致的静脉血栓栓塞。

（6）临床上，轻中度女性痤疮，给予口服激素类避孕药联合外用药物如维A酸类和抗生素制剂效果尚可。因为不同的治疗方法的协同作用机制，此联合治疗见效快且明显。联合治疗的效果仍需进一步研究评估。

3. 皮肤病疗法的选择　根据德国皮肤病学会指南，口服激素类避孕药即使是含有抗雄激素的药剂仍不是治疗痤疮的首选。

全球的痤疮指南由日内瓦医学基金会总结形成。

第九节　口服避孕药与心血管疾病风险

一、概　述

(一) 发病率

估计每年有17万人死于心血管病，尤其是心脏病发作和卒中。在美国，许多成年人表现出较多的心血管疾病的危险因素。100多万成年人血总胆固醇水平高于200mg/dl，约70万已经确诊高血压（标准为收缩压140mmHg或舒张压90mmHg），超过50亿人吸烟。

在欧盟，每年估计有110万例确诊静脉血栓栓塞疾病，包括深静脉血栓和肺栓塞，其中15万是致命性的。大多数血栓栓塞没有症状，因此不能确诊。Cohen等人（2007）报道，在欧洲约22万人由于未确诊的肺栓塞死亡。由于这个致命的并发症和慢性后遗症，静脉血栓栓塞被认为是一个严重危害健康的疾病。在欧盟每年更多的人死于血栓栓塞，其次是乳腺癌、艾滋病和交通事故。然而，男性和女性的发病率年龄都在成倍增加，静脉血栓栓塞在年轻健康的女性中是非常罕见的。据Heit等（2001）报道，住院患者比非住院患者VTE的风险高100倍，十分之一的患者死在医院，有1‰患者因肺栓塞死亡。

(二) 地区差异

众所周知，心血管疾病是全球性的最主要死因，在发展中国家，心血管疾病妇女患者的死亡率为80%。在中国城市和农村，心血管疾病是妇女最主要死亡因素，超越了癌症和呼吸系统疾病。

(三) 预防

心血管疾病是世界上最首要的死亡原因，对不同性别、种族的人群，有巨大经济社会负担。卫生系统需要进一步修改卫生保健策略，以降低成本和促进健康。这意味着一个重大的转变：从疾病治疗转变到健康提升。心脏病和卒中是主要的死亡风险，需要全球性的预防。

超过80%的心血管疾病死亡发生在低收入和中等收入国家，而且在男性和女性发病比例几乎是相等的。绝经后妇女的心血管疾病风险特别高。

1. 吸烟、不健康饮食和缺乏锻炼使心脏病和卒中的风险提高2～3倍。戒烟可减少心脏病或卒中的发病风险。

2. 从事体力活动,每天至少 30 分钟,将有助于防止心脏病和卒中发病。

3. 每天至少吃五份水果和蔬菜,每天限制盐的摄入量(不到一茶勺),还有助于防止心脏病发作和卒中。

4. 无症状高血压,可导致突然的卒中或心脏病发作。

5. 糖尿病增加心脏病和卒中发作的风险。

6. 超重会增加心脏病和卒中发作的风险。为了保持理想的体重,经常锻炼身体和健康饮食习惯是必要的。

7. 心脏病发作和突发卒中,如果不立即寻求援助,有致命性危险。

(四) 病理机制

Moreno 等人(2009)报道,动脉粥样硬化的发展主要来自内脂质蛋白的沉积,内皮脂蛋白沉积,泄漏一些等离子分子,这些等离子分子被氧化修饰并成为具有细胞毒性、促炎症、趋化性和致动脉粥样硬化的物质。相应的损伤假说认为,炎症作为一个中心机制是早期动脉粥样硬化的主要因素。动脉壁的损伤,主要由老龄化、糖尿病、吸烟、高胆固醇血症、高血压、触发的炎症反应介导,恢复动脉壁的完整性是一种防御机制。然而,持久性的风险因子介导动脉壁损伤导致血管内皮功能障碍、动脉粥样硬化斑块形成、斑块破裂、血栓形成等并发症,而且贯穿动脉粥样硬化的整个过程。

同时,炎症也贯穿修复过程中,通过以下三个主要防御机制:

1) 祖细胞的内皮修复。

2) 斑块血管新生。

3) 胆固醇的逆向转运。

(五) 预测参数

1. 临床参数 许多以前的研究表明,胆固醇、心率、体重、身高、BMI、皮褶厚度、肥胖、营养、吸烟、口服避孕药、绝经、压力和体力活动对血压有显著影响。

2. 实验室参数 有血脂(甘油三酯、低密度脂蛋白、高密度脂蛋白),碳水化合物(空腹血糖、空腹胰岛素,胰岛素抵抗指数、糖负荷、糖化血红蛋白),C-反应蛋白(C-reactive protein,CRP),血栓形成和尿酸。

二、COC 与心血管系统疾病总体分析(Hannaford,2000)数据基础

存在心血管疾病危险因素的女性,通过改变 COC 成分,对服用复方口服避孕药的年轻女性进行了研究。

1. 进行临床试验的受试者 无法召集大批妇女服用任何特定配方,这对具体分析 COCs 激素含量对心血管疾病的风险评估造成影响。

2. 雌激素含量 高剂量的雌激素和心血管副作用之间的因果关系,尤其是血栓栓塞是公认的(冠脉药物项目 1973)。在过去研究 COC 雌激素组分剂量的影响时,通常分成含有 $>50\mu g$ EE,$50\mu g$ EE 和 $<50\mu g$ EE 评估,这种类别忽略了伴随的孕激素的药理作用。此外,含低剂量的雌激素的制剂通常含有高剂量的孕激素,此外,孕激素种类也可能有所不同。这些变化不能通过统计学上的调整得到补偿。而低剂量制剂,例如含有 $30\mu g$ 和 $20\mu g$ EE 之间的比较往往更可靠,因为这些孕激素含量通常是相同的。心血管疾病的整体风险随着 COC 使用时

间的推移有所下降,这种评估即使不精确,但也有所帮助。

3. Hannaford(2010)等研究评估皇家学院参加者的总死亡率,但并没有研究使用避孕药是否导致死亡的风险。在研究中使用的药丸分别含有:$50\mu g$ EE(75%),超过 $50\mu g$ EE(12%),小于 $50\mu g$ EE(10%)的雌激素和仅孕激素制剂(3%)。

4. 近年来,一些出版物报道,COC 制剂导致的心血管风险状况存在差异。在 1997 年 11 月,世界卫生组织(WHO)科学小组也报道了一些证据。最近 Reid 等人发表了一个与静脉血栓形成有关的国际共识的文件。

5. 偏倚 在生物合理性方面,考虑多种偏倚或混淆因素,有研究已经提出心血管疾病风险与服用各种 COCs 之间关联性较小。然而,在大多数情况下,临床证据不足。

6. 病例对照研究 在受到预后因素(如心血管病和年龄)的影响,应考虑疾病的病例对照设计,相关重要信息的结果以及有效性和精确性是重要的。

7. 控制 没有大量的临床和流行病学试验以未服用 OC 者作为对照组(小于 5% 的德国女性,未服用类固醇激素药物,这些妇女可能有其他一些风险因素导致没有服用复方口服避孕药或激素避孕药)。

8. 调整 考虑到每个已知与临床结果相关危险因素的影响,分析必须进行调整。如果一个新的重要的风险因素被检测到,忽略其他研究没有公布的潜在危险因素,得出结论可能是无效的。

三、减少心血管疾病风险(实用建议)

任何种类的心血管疾病的风险在 COC 服用者都是降低的。通过不吸烟和服用 COC(如果发现血压升高,避免使用它)之前检查自己的血压,妇女可以最大限度地减少,并有可能完全消除动脉病变的风险因素。降低静脉血栓栓塞的风险最可靠的方法是限制没有危险因素的妇女服用 COC。

第十节 口服避孕药与动脉疾病

一、口服避孕药与高血压

(一)概述

1. 发病率 高血压的发病率具有年龄依赖性。生育年龄的妇女,与总体人群相比具有较低的发病率(调查 10 万妇女每年发病率:20 岁以下$<1\%$,年龄 20～39 岁 4.6%,年龄 40～49 岁 15.6%)(EpiDatabase® http://pidb.khapps.com,2011 年 8 月 2 日)。由于特殊环境因素和社会经济因素影响,在一些国家高血压的患病率有地区差异。

2. 动脉高血压发展的重要危险因素 年龄,人种,超重或肥胖(尤其是在儿童和青少年),性别,不健康的生活方式(高热量的摄入,高钠的摄入,低体力活动,吸烟,饮酒,长期持久的压力),原发性高血压家族史。

(二)高血压与激素类药物

1. 动脉高血压联合口服避孕药的风险可以归因于:

(1)复方口服避孕药:大多数服用 OCs 的妇女出现血压升高。收缩压、心排血量、每搏输出量的变化大于舒张压的变化。

（2）雌激素与高血压有关的剂量：理论上，雌激素对血管系统有保护性作用：对于绝经前、绝经后的妇女以及与不同年龄男性的血压相匹配的绝经前女性，约 5% 的高剂量的 EE 诱发高血压（至少含 50μg 的 EE 的 OC），而低剂量 EE 的 OC 会导致血压轻度增高。

2. 相关研究　Hussain（2004）报道三个前瞻性对照试验和一个横断面调查，长达 2～3 年的随访，并没有发现高血压和使用孕激素避孕药之间有明显的关联。Qifang 等（1994）评估激素类避孕药与血压变化间的数据。这些研究人员通过许多横断面研究和纵向研究发现，联合使用含有 50μg 或更多雌激素的 OCs，可诱发收缩和舒张压分别平均上升 6mmHg 和 2mmHg。在世卫组织的多中心临床试验观察到了类似的结果。

3. 孕激素剂量和高血压之间关系　孕激素剂量和动脉高血压之间关系由英国皇家学院全科医师口服避孕药研究提供初始数据（1977），对三个品牌 COC 含有相同剂量雌激素（50μg EE）和不同剂量孕激素（1mg,3mg 和 4mg 醋酸炔诺酮）进行了分析。约 27 000 名妇女入组，294 例显示高血压发病率增加呈剂量依赖性：1mg NETA,8.2/1000 名；3mg NETA,12.3/1000 名；4mg NETA,13.9/1000 名。而仅含孕激素的 OCs 并没有显著增加血压。Hussain 于 2003 年系统性回顾（2004）包括四个研究：三个前瞻性对照试验和一个横断面调查，只含孕激素的 OCs 治疗血压正常的妇女，随访 2～3 年，高血压和使用只含孕激素OCs 没有显著关联。然而，这些研究报道，个别孕激素不能外推到所有孕激素。例如，屈螺酮有强的抗盐皮质激素的活性，然而在一些随机临床试验中，屈螺酮/雌激素组合会降低收缩压和舒张压。另外，有研究表明，屈螺酮与其他 OCs 相比，有一定的降压治疗功效。

（1）最近研究发现，血压升高通常发生在服用 OCs 的女性。1989 年世界卫生组织的研究报道，年龄超过 35 岁使用复方 OC（EE 50μg/左炔诺孕酮 250μg）的 704 名妇女与使用一种非激素的宫内节育器（IUD）的 703 名妇女相比，具有较高的收缩压和舒张压。根据对护士健康研究数据表明，妇女接受低剂量复方 OCs 导致高血压的相对危险性为 1.8。增加孕激素剂量，同时会增加高血压的风险，妇女接受最低剂量孕激素的 OCs，高血压风险则降至最低。

Curtis 等（2006）系统性回顾 25 项试验得出结论，患有高血压的妇女使用复方 OC 比非服用者具有较高的卒中和急性心肌梗死发生率，但他们没有高的血栓栓塞风险。两项研究数据表明，患高血压妇女使用 OCs 可能有进一步的血压升高，服用 OCs 之前没有测量血压的妇女比那些测量血压的妇女缺血性卒中及心肌梗死的风险较高。但有评论者发现这些研究质量较低的。

（2）既往服用者：停止口服避孕药，血压升高和高血压的风险迅速降低。大型前瞻性研究报道，同一组妊娠前及妊娠后妇女口服避孕药，怀孕引起的风险与相关的高血压疾病没有显示一致的结果，妊娠前口服避孕药组妊娠期高血压的 RR 低于对照组（0.7），但最近使用COC 者，先兆子痫 RR 为 1.3。

（三）总结

1. 发病率　年轻女性高血压的发病率很低，随着年龄的增加而增加，40～49 岁之间的妇女高血压风险最高。

2. 风险因素　一些众所周知的危险因素已被预防。尤其是在发达国家，其结果是育龄妇女高血压前期和高血压增加，危险因素也随之增加。

3. 雌激素　雌激素似乎加重了孕激素在 COC 中的剂量依赖性。较高的 EE（50μg 或更高）的 COC 会导致一个与临床相关的动脉血压升高，然而现代 OC 的效果不太明显。

4. 孕激素 仅含孕激素的 OCs 似乎并没有显著增加血压。个别孕激素有特定的药理作用,因此,这些研究结果不能外推到所有孕激素。对于某些孕激素会有剂量依赖性动脉血压升高已被证明。

5. 复方口服避孕药 在一些妇女,使用 COC 可以导致血压可逆性升高。服用较高剂量的雌激素和孕激素制剂,患高血压的风险较高。开始使用 COC 前初步评估动脉血压是必不可少的,服用 COC 前没有评估血压的高血压妇女缺血性卒中和心肌梗死的风险较高。使用 OC 整个期间,建议定期评估血压。接受药物治疗的高血压妇女,在定期评估血压下,可以口服低剂量避孕药,必须考虑特别推荐和限制用药。

二、口服避孕药与心肌梗死

(一)概述

1. 流行病学 根据弗雷明汉心脏研究的数据,随访 10 年 35～44 岁之间妇女的心肌梗死的发病率是 5.2/1000,是 55～64 岁之间的男性和女性心肌梗死的发生率的 8～9 倍,比在过去的 30 年心肌梗死妇女的患病率有所增加。

2. 风险因素 由于研究人群混杂的危险因素(特别是吸烟,血压升高),导致研究发现心肌梗死发病率不一致。年龄是一个重要的因素,尤其是绝经后的妇女有相当大的心肌梗死风险。

(二)复方口服避孕药对心肌梗死发生风险的影响

1. 复方口服避孕药使用者

(1)健康 OC 服用者:从一些早期病例对照研究结果表明,目前使用口服避孕药的妇女相对非使用者,心肌梗死的风险是 2～4 倍。

大量的研究表明,额外的心血管疾病发病危险因素可增加 COC 使用者心肌梗死发生风险,特别是伴有吸烟的女性,35 岁以上以及那些有潜在冠状动脉疾病的危险因素,如患高血压也会增加心肌梗死发生风险。

口服避孕药妇女大都有额外心肌梗死风险,是因为她们的年龄在 35 岁以上且吸烟,而不吸烟妇女没有心血管疾病的危险因素,如:不吸烟的高血压妇女使用 COC,发生心肌梗死的风险没有增加。

(2)既往使用者:既往使用者没有增加心肌梗死的风险。

2. 不同配方 OC 之间发生心肌梗死的风险存在差异的证据是不足的。

(1)EE 剂量:很少有证据表明,降低雌激素剂量会导致动脉血栓风险降低。

(2)孕激素:COCs 中孕激素类型以及雌激素剂量对心肌梗死有一定风险。Dunn 等(1999)在一个以社区为基础的病例对照研究中发现,服用含去氧孕烯或孕二烯酮 COCs 的妇女与含炔诺酮或左炔诺孕酮 COCs 的妇女相比,发生心肌梗死的风险是相似的。相反,Tanis 等(2001)在另一个病例对照研究中观察到,使用左炔诺孕酮能增加心肌梗死的风险,而使用含去氧孕烯或孕二烯酮 COCs 不增加心肌梗死的风险。4 项荟萃分析对 22 项研究进行了汇总分析表明,第三代 OCs 与第二代避孕药相比,发生心肌梗死风险较低。然而,鉴于个别研究方法的限制,难以区分它们之间的因果关系,偏倚和混杂因素。有七个研究证实,使用含孕激素的第三代 OC 与非 OC 使用者相比未显示出任何缺点。长期服用 OCs 者 OR 值为 2.18(95% 信心区间 CI 为 1.62～2.94),新服用 COCs 者 OR 值为 1.13(95% CI:0.66～1.92)。配方中含有去氧孕烯或孕二烯酮以及含炔诺酮或左炔诺孕酮的心肌梗死 OR 值为

（0.62,95％CI:0.38～0.99）。汇总数据得出结论:新使用与既往使用 OCs 相比是有益的。Shufelt and Bairey Merz(2009)对总体的 COCs 和特殊 COC 与心血管疾病的风险进行了总结。

（三）总结

1. 发病率　年轻健康女性心肌梗死的发病率较低。随着年龄的增长,每 10 万年龄 40～49 岁妇女,每年发病 40 例。

2. 风险因素　以下已被确定的心肌梗死主要危险因素:年龄、高血脂、糖尿病、高血压、动脉粥样硬化和家族病史。尤其一些生活习惯,如吸烟、高热量饮食、慢性压力等也导致心肌梗死风险增加。

3. 复方口服避孕药致 MI 风险

（1）当前服用者:一些早期病例对照研究的结果表明,正在使用口服避孕药妇女心肌梗死的风险高出非口服避孕药的妇女 2～4 倍。

（2）COC 的使用与心肌梗死的风险增加有关,特别是在吸烟、35 岁以上以及那些有潜在的冠状动脉疾病,如高血压。

（3）在非吸烟及没有心血管疾病的危险因素女性服用 COC,心肌梗死的风险没有增加。

（4）既往服用者没有增加心肌梗死风险。

1）用法用量:研究结果表明,新服用与既往服用 OC 都得到了好的效果。

2）孕激素:没有确凿的证据证明导致 MI,各种孕激素剂量及组合之间存在差异。唯一确定的是,导致 MI 的孕激素包含以下成分:炔诺孕酮,左炔诺孕酮（0.62,95％CI:0.38～0.99）,去氧孕烯或孕二烯酮。

三、口服避孕药与缺血性卒中（脑血管意外）

（一）概述

脑血管意外主要由于心血管梗死导致血液供应不足,引起大脑细胞和组织损伤的症状。血液供应受损可以形成血块（血栓栓塞,缺血性）或动脉破裂（出血性）。

有研究报道,健康年轻的女性脑血管意外风险较低。2005 年美国疾病预防控制中心报道,卒中的患病率在 45 岁以下男性和女性是 0.8％,而在 45～65 岁年龄组的患病率上升至 2.7％。据报道,男性和女性总患病率相差不大（2.7％ vs. 2.5％）,与多种族和黑人相比,白人卒中的发病率较低。

年龄的增加、血栓栓塞、遗传易感性和生活方式是动脉粥样硬化和卒中的主要危险因素。卒中的共同危险因素是糖尿病和房颤。

（二）服用 OC 对脑血管意外（cerebrovascular accident,CVA）发生风险的影响

相关风险因素有:35 岁及 35 岁以上;吸烟者;高血压;有先兆偏头痛史;口服低剂量雌激素避孕药妇女比未服用妇女增加缺血性卒中的风险。

偏头痛对 CVA 本身就是一个风险因素,但之前没有偏头痛的病例对照研究的证据,后来荟萃分析显示,有偏头痛病史妇女服用 COC 相对无偏头痛者风险较高,缺血性卒中的风险相对没有偏头痛者增加 14 倍。联合口服避孕药,尤其对合并偏头痛预兆患者,应视为 COC 的绝对禁忌证。

复方口服避孕药使用者（在年轻女性中研究卒中,1973 年）:

1. 既往服用者　既往口服避孕药妇女不增加缺血性卒中的风险。

2. 没有足够的证据来确定各种避孕药导致缺血性卒中的风险差异。

3. EE 剂量　既往研究表明,使用>50μg EE 口服避孕药比含低剂量 EE 避孕药增加缺血性卒中的风险。对 20 个不同人群的 36 个研究中发现缺血性卒中和含有小于 50μg EE 口服避孕药之间有相关性。但作者指出,由于受到研究方法上的限制,该结论是不可靠的。

4. 孕激素　第二代和第三代孕激素之间没有发现差异。

(三) 总结

1. 患病率　健康育龄妇女的咳嗽变异性哮喘的发病率较低。

2. 咳嗽变异性哮喘的危险因素　血栓栓塞性事件,不良生活方式,如吸烟,高血压以及有先兆偏头痛的特殊疾病。

3. 复方口服避孕药　总体说来,没有确切证据证实,与不吸烟或不患有高血压的妇女相比,超过 35 岁的妇女口服低剂量避孕药会增加缺血性卒中的风险。与非服用者相比,如果年龄在 35 岁以上且吸烟,有高血压,并有先兆偏头痛史,服用低剂量雌激素避孕药增加缺血性卒中的风险。

四、口服避孕药与出血性卒中

(一) 概述

1. 患病率　出血性卒中是由于主要的血管破裂或继发于缺血性卒中后,是颅内出血的一个子类。研究报道:在年轻健康的女性,相对缺血性卒中,出血性卒中的风险较低。

2. 风险因素　从理论上讲,类似缺血性卒中的危险因素,如高血压和年龄。此外,遗传因素决定的大脑血管壁异常,止血参数在出血性卒中的发病机制中发挥作用。

一项前瞻性研究评估吸烟女性出血性卒中的风险,吸烟妇女与未吸烟妇女相比 RR 为 2～3。

(二) OC 和出血性卒中

然而,没有证据证实,相同的风险因素下,服用 OC 比非服用 OC 妇女有较高的出血性卒中的风险。

1. EE　没有证据证实口服 EE 具有出血性卒中剂量依赖性风险。

2. 孕激素　没有证据证实第二代和第三代孕激素的风险不同。

3. 复方口服避孕药

(1)当前服用者:30 项研究没有证实出血性卒中和使用 COC 之间的任何关联。

(2)既往服用者:既往口服避孕药没有增加出血性卒中的风险。

(三) 总结

1. 患病率　数据表明,年轻健康的女性出血性卒中的风险较低。

2. 风险因素　没有证据表明,有高血压、糖尿病或有家族病史等危险因素 OC 服用者比非 OC 服用者有较高的出血性卒中的风险,但开口服避孕药处方前必须仔细评估这些风险因素。

3. 复方口服避孕药　出血性卒中与使用 COC 之间没有相关性。没有数据证实其与 EE 有剂量依赖性风险。没有研究报道第二代和第三代孕激素风险有不同。

五、口服避孕药与静脉疾病

(一) 概述

静脉血栓栓塞(venous thromboembolism,VTE)包括深静脉栓塞(deep vein thrombosis,DVT)和肺栓塞。深静脉血栓形成的发病率在美国估计为1.2/1000,发病风险随着年龄的增加而不断增加。静脉血栓栓塞发生率的差异已被证明与性别及种族有关。

(二)关于静脉血栓栓塞风险的数据与避孕药

各种研究报道,当前服用含低剂量雌激素的避孕药妇女增加的深静脉血栓风险,在相对风险范围内3～6。

1961年,第一个研究报告发表,口服避孕药与肺栓塞有关。自那时以来,已经有超过70个流行病学研究调查报道,口服避孕药与心肌梗死、卒中或静脉血栓栓塞之间的关系。

1. 风险因素 在有凝血因子缺陷和有各种遗传家族史的女性中,静脉血栓栓塞的风险大大提升。在临床实践中,询问家族史在临床上可能更有用,比风险评估测试更有效益。在杂合子突变情况下,静脉血栓栓塞风险增加15倍,纯合子突变的情况下,静脉血栓栓塞风险甚至会超过100倍。

血栓形成倾向和静脉血栓栓塞发病率在非口服避孕药妇女中,绝对风险仍然很低。TREATS研究结果表明,静脉血栓栓塞筛选比普遍筛查更经济划算。此外,口服避孕药患者存在几个心血管风险因素(如年龄和肥胖)。

2. 复合口服避孕药当前患者 当前口服避孕药妇女深静脉血栓形成的风险比不用避孕药妇女增加3～6倍,尤其是在第一年使用者风险更高,风险增加至口服避孕药必须使用停止。

3. 既往使用者 在停止口服避孕药使用3个月之内,罹患静脉血栓栓塞的风险增加,但口服避孕药没有增加缺血性卒中的风险。

4. 炔雌醇用量与静脉血栓栓塞风险的关系

(1)高剂量雌激素与心血管副作用尤其是血栓形成方面的因果联系已被证实。此外,避孕药中的雌激素含量对静脉血栓栓塞风险的影响已被证实。

(2)雄雌激素的剂量从 $50\mu g$ 减少到 $30\sim40\mu g$

1)EE:雌激素从 $50\mu g$ 减到 $30\sim40\mu g$ 可以降低风险已被证明,即使这项研究结果有时是矛盾的。流行病学研究显示,在使用减少雌激素剂量的口服避孕药而且没有其他危险因素的女性中(雌激素含量<$50\mu g$ EE),在100 000名女性中有20～40例发生静脉血栓栓塞。然而,在使用传统的避孕药的人群中,其发病率约为90/100 000。

2)雌激素剂量从 $30\sim40\mu g$ 减少到 $20\mu g$:继续减少剂量到 $20\mu g$ 可进一步减少静脉血栓栓塞的风险,但这种效果是轻微的。

3)剂量减少 $30\sim40\mu g$ 的数据(2009)表明,生育年龄的女性单用药与静脉血栓栓塞风险增加无相关性:左炔诺孕酮或炔诺酮静脉血栓栓塞相对危险度0.59(0.33～1.03)(65.820人/年);$75\mu g$ 脱氧炔诺酮相对危险度1.12(0.36～3.49)(9.044人/年)。然而,我们必须指出,虽然这些结果反映了一定的风险性,但并没有确切的证据表明这些结果可以外推到COCs是女性静脉血栓栓塞的重要风险因素。

5. 含有雌二醇或戊酸雌二醇的口服避孕药的风险评估 含有雌激素如:雌二醇和戊酸雌二醇可以降低肝酶诱导和减少对止血的影响。目前尚不清楚这个配方是否会降低静脉血栓栓塞发生率。

6. 孕激素及其剂量与静脉血栓栓塞的风险 不同的孕激素对静脉血栓栓塞风险的影响颇有争议。左炔诺孕酮通常用于比较不同孕激素对于心血管疾病的影响。根据最新研究,雌激素含量少于 $50\mu g$ 的左炔诺孕酮口服避孕药,静脉血栓栓塞的发生率大约8/100 000

人·年。这个数字代表的风险是对于典型的口服避孕药群体;然而在不同个体的风险情况可能与不同年龄相关。

(1)炔诺酮、炔诺酮醋酸及炔诺肟酯与左炔诺孕酮风险相似。1990年中期研究显示,第三代孕激素、孕二烯酮和脱氧炔诺酮比左炔诺孕酮风险高。Kemmeren等(2001)荟萃分析调整了时间依赖性风险(更高的风险在最初开始使用第一个月后或停用后重新使用)以及不同年龄在不同孕激素之间风险,无显著差异。然而,由于研究方法上的缺点,没有明确的结论,目前讨论正在进行中。

(2)醋酸环丙孕酮(CPA)研究结果是矛盾的。研究注册于2003年的丹麦患者,Lidegaard报道静脉血栓栓塞发生率为31/100 000人·年,置信区间为13～49,6年后的点估计静脉血栓栓塞发生率71/100 000人·年,显然在2003年的分析的置信区间外。6年后同一时期点估计,醋酸环丙孕酮与左炔诺孕酮的相对风险相比从0.7增加到1.9。这些差异并不能用偶然因素来解释,而说明服用醋酸环丙孕酮避孕药的静脉血栓栓塞的风险存在。

(3)6年后的点估计:关于醋酸氯地孕酮(CMA)研究,没有证据表明静脉血栓栓塞的危险因素增加与口服避孕药有关。Conard等(2004)评估抗促性腺剂量的CMA与妇女DVT复发、既往深静脉血栓形成和(或)遗传性血栓形成倾向有关。不管妇女是否使用CMA避孕,DVT的发病率是相似的。这项回顾性研究仍然需要前瞻性研究进一步证实。

(4)地诺孕素:这也适用于包含EE和地诺孕素的COCs。

(5)屈螺酮:对屈螺酮的研究结果是矛盾的。两个大型的前瞻性队列研究[149,586]和德国的病例对照研究表明,与左炔诺孕酮相比,屈螺酮没有增加VTE的风险,而丹麦一项回顾性队列研究和荷兰的病例对照研究发现屈螺酮有增加VTE的风险。然而,后两项研究具有重要的方法偏倚,荷兰的研究无统计学意义,实验组和对照组无代表性。在丹麦的研究中,短期使用和长期使用屈螺酮都被分到了一个重要的等级,并没有数据表明有重要的危险因素。此外,一个独立的验证研究表明,约30%的诊断来自丹麦的患者登记表,这很可能是不正确的。屈螺酮,与左炔诺孕酮相比,没增加任何风险,但不能排除风险有轻度增加(或理论上风险较低)。

总之,屈螺酮和含左炔诺孕酮的口服避孕药VTE风险不能确定。最佳的研究方法,不能表明屈螺酮的风险较高,但这些研究方法也有局限性,并不能排除风险略有增加。

欧洲药品管理局、药物警戒工作小组声明,这是基于对所有可用的数据,其中包括一些进一步再分析和正在进行的信息审查分析,关于含有屈螺酮的复方口服避孕药(COC)与VTE的风险具有相关性,正如Yasmin和Yasminelle具有相关性。共有7个流行病学研究分析评估含屈螺酮的COC和VTE之间的关联。这些评估不能改变这个结论,与任何COC(包括那些含有屈螺酮的COC)相关的静脉血栓栓塞的风险是非常小的。研究数据表明,含屈螺酮的COC比含有左炔诺孕酮的COC静脉血栓栓塞的风险高,但与含有去氧孕烯或孕二烯酮的COC静脉血栓栓塞的风险类似。我们没有理由让妇女停止服用含屈螺酮如Yasmin和Yasminelle或其他任何的COC。在德国,BfArM(联邦药品和医疗产品研究所)(2011)在他们的主页上也发表了类似的声明。

表2-2对正常健康育龄妇女(排除肥胖、心血管疾病家族史及吸烟)使用不同避孕措施发生静脉血栓的风险进行了比较(另外请参照Rabe的回顾性分析"避孕和血栓形成倾向")。

Rabe等人已经发表综述,在没有额外风险因素的健康育龄妇女与怀孕和分娩的妇女之间,对关于不同激素的避孕药与静脉血栓形成风险大小的关系进行比较。

表2-2 Rabe等对正常健康育龄妇女(排除肥胖、心血管疾病家族史及吸烟)使用不同避孕措施发生静脉血栓的风险进行分级

风险	年龄(年)	发生率(VTE在每年10 000名女性中)	避孕方法/人群	公布数据显示	正在进行研究
参照	≤19	1~2	健康非怀孕女性	Lidegaard,2009[422]	INAS-OC,INAS-SCORE(EURAS 类型的研究:分别终止于 2013 和 2014 年)
	20~29	2~3	无避孕的适龄妇女	I=3.0(2.9~3.2) Ex=4813	
	30~39	3~4	非激素避孕法	Dinger,2007[150]:	
	40~49	5~7	输卵管绝育术	I=4.4(2.4~7.3) Ex=65 TWY	
			安全套、杀精剂		
			体外射精	文章评论:Heinemann,2007	
	15~49	3~4	宫内节育器		
未改变的或者轻微增加	15~49	3~4	黄体酮类避孕药(与非药物避孕方法相比轻微增加风险;有血栓形成史的妇女首选非激素避孕)	Lidegaard,2009[422]	EURAS-IUDC 主动监测研究:终止于 2012 年) LASS (主动监测研究:终止于 2011 年)
			左炔诺孕酮宫内缓释系统	I=3.4(2.3~4.7) Ex=101 TWY	
			单纯孕激素药丸	I=2.0(1.1~3.3) Ex=75 TWY	
			单非卵抑制剂		
			长效孕激素注射剂		

续表

风险	年龄(年)	发生率(VTE在每年10 000名女性中)	避孕方法/人群	公布数据显示	正在进行研究
适度增加					
1级	<19	3~4	复方口服避孕药<50μg		
	20~29	5~8	炔雌醇和左炔诺孕酮,妇康片,醋酸快诺酮或诺孕酯	Lidegaard,2009[422]: I=5.5(4.7~6.3) Ex=367 TWY Dinger,2007[150]: I=8.0(5.2~11.7) Ex=31 TWY	LASS (主动监测研究,终止于2011年)
	30~39	8~10			
	40~49	15~22			
	15~49	6~10			
			醋酸氯地孕酮(可能比口服左炔诺孕酮类避孕药风险低,但也不能排除其较高的风险)	Waldmann-Rex,2009: I=2.4(0.9~5.2) Ex=25 TWY (由于方法上的缺点而被低估)	没有主动监测研究
			地诺孕素(可能比口服左炔诺孕酮类避孕药风险低,但不能排除其较高风险)	Dinger,2010[153]: OR vs LNG: 1.0(0.6~1.8) 95 Ca/303 Cn van Hylckama,Vlieg 等 2010: OR* 3.6(1.8~7.1);20 Ca/15 Cn	INAS-SCORE (主动监测研究,终止于2014年)
			MPA注射(根据数量有限的病例组和对照组研究)		没有主动监测研究
			戊酸雌二醇和地诺孕素复方口服避孕药(与炔雌醇和地诺孕素相比对止血影响较小;风险因素的评估需要以静脉血栓的发生率为基础)		INAS-SCORE (主动监测研究,终止于2014年)

续表

风险	年龄(年)	发生率(VTE在每年10 000名女性中)	避孕方法/人群	公布数据显示	正在进行研究
			阴道环(基于TASC中期的研究分类)		TASC(主动监测研究,终止于2012年)
2级	15~49	6~14	复方口服避孕药<50μg		
			屈螺酮(研究结果不一致;2项前瞻性队列研究和1项回顾性研究显示与含LNG口服避孕药相比风险没有增加,而基于现有的数据风险略有增加是可能的)	Lidegaard,2009[422]: I=7.8(6.4~9.5); Ex=131 TWY Dinger 2007[150]: I=9.1(5.9~13.3) Ex=29 TWY Dinger 2010[153]: OR vs LNG: 1.0(0.5~1.8);85 Ca/281 Cn Jick等,2011[353]: OR 2.2(1.5~3.4);166 Ca/550 Cn Parkin等,2011[128]: OR 2.9(1.1~7.4);57 Ca/176 Cn	LASS (主动监测研究,终止于2011年) INAS OC (主动监测研究,终止于2011年)
			去氧孕烯,孕二烯酮或者醋酸环丙孕酮(LNG制剂的风险尚有争议,导致轻度到中度的静脉血栓风险)	Lidegaard,2009[422]: DSG/GSD I=6.8(6.5~7.2); Ex=2008 TWY CPA I=7.1(5.7~8.7); Ex=127 TWY 与LNG相比,风险因素被低估;	LASS (主动监测研究,终止于2011年)

续表

风险	年龄(年)	发生率(VTE在每年10 000名女性中)	避孕方法/人群	公布数据显示	正在进行研究
风险	15~49		埃夫拉避孕贴片(其风险因素与含 LNG 或者 NGM 口服避孕药相比存在争议,但可能轻微增加危险因素)	Dore,2010: OR vs NGM: 2.0(1.2~3.3); 102 Ca/353 Cn Jick,2010: ORs vs LNG 来自 2 部分资源数据 46 Ca/207 Cn & 97 Ca/382 Cn: 2.0(0.9~4.1)& 1.3(0.8~2.1)	无
大幅度增加	20~30		剖宫产后的前三个月显著高于顺产后的前三个月	Heit,2005: I=29.3(23.8~35.6);Ex=50 TWY Lidegaard,2011: RR vs 未孕妇女,未服用避孕药妇女 10.6(9.4~12.0);265 例	无

Ex=1000 名妇女的暴露率/年

Ca=一个病例对照研究中的相关病例数量

I=10 000 名妇女在 95%的可信区间同 VTE 的发生率

Cn=一个病例对照研究中的相关控制数量

OR=优势比

RR=相对危险度

TWY=1000 名妇女每年;* 例数/控制数量

第十一节　避孕药成分的组合

一、基于类固醇的激素避孕法

（一）化学成分

1. 雌激素

（1）乙炔基雌二醇和美雌醇：大多数口服避孕药含有 EE 作为联合 OC 雌激素的成分已经有 50 多年了。最初美雌醇，包括 EE 中的 3-甲基醚也被使用。美雌醇在肝脏代谢成有活性的 EE，但这个转换过程是高度可变且不易被预见的。当今市场上美雌醇只在一些组合里被使用。

（2）雌二醇及其衍生物：雌二醇或其衍生物联合抑制排卵的黄体酮，治疗雌激素缺乏症，并防止经间期出血，引发常规撤退性出血。

（3）雌激素剂量：雌激素剂量并不明显影响避孕效果，但是限制因素取决于对剂量差异的耐受性。在一项从 $20\sim35\mu g$ EE 的 COCs 临床研究中，两组间的循环控制和中止率具有可比性。女性接受高剂量 EE 不良事件的发病率比接受低剂量者高 50%，例如腹胀、乳房肿胀、恶心。

一项关于包括 $20\mu g$ 的 EE 的 COCs 研究回顾相比于超过 $20\mu g$ 的 EE 的 COCs，显示将增加出血风险、不良事件及不规则出血，包括闭经、月经稀发、频繁出血、经间期出血或点滴出血、更高的早期中断率。

2. 孕激素

（1）分类：孕激素通常以"代"分类。这些类别可能有误导性，因为同一代的孕激素通常有不同的作用机制，同样的黄体酮在不同的研究中可被归类为不同代，如炔诺肟酯被分类为第二和第三代黄体酮。

（2）生物活性：孕激素通过抑制雌激素的受体表达减少雌激素对子宫内膜的刺激。所有的孕激素结合孕酮受体。对于这种类固醇受体（包括雄激素、雌激素、糖皮质激素和盐皮质激素受体和性激素结合球蛋白）它们有不同的相对亲和力。但是，亲和力的高低和生物活性并无必然的联系（表 2-3）。

（二）靶器官

1. 下丘脑和神经垂体素的作用　作为口服避孕药的基础功效就是抑制排卵。不同孕激素抑制排卵的剂量不同。

2. 子宫内膜的影响　在子宫内膜水平，雌激素刺激子宫内膜细胞分裂，而孕激素阻断这种效应。尽管受连续雌激素的刺激，但孕激素可使细胞增殖停止，使机体处于类似生理周期的黄体期阶段。孕激素阻止雌激素的增高，子宫内膜在增殖方面发生改变。诱导上皮分泌活动和子宫内膜蜕变；这些分化的细胞不再增殖，而是脱落从而导致出血。这些效果是依赖于孕激素的药理学用，特别是它们的类型、剂量及药代动力学。

然而，激素避孕的同时会发生多个组织的功能改变，如：不同程度的增生、分泌和萎缩，在间质比率、间质层面（如生长因子）、组成结构方面（筛状或乳头状模式），腺体细胞结构及胞质变化，有丝分裂活性，（肿瘤）血管生成，增加或减少细胞学的异型性。

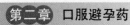

表2-3 激素类避孕药:药理学,实验性以及临床分析

孕激素种类	口腔活动	使用COC	COC种类	半衰期(小时)	抑制排卵(mg/d)	每个周期子宫内膜变化剂量(mg/周期)	子宫内膜作用	抗促性腺激素作用	抗雌激素作用	雌激素作用	雄激素作用	抗雄激素作用	类似糖皮质激素的作用	盐皮质激素的作用
黄体酮	+	+	+	几分钟	300	4200	+	+	+	−	−(±)	−	−	+
19-去甲基睾酮衍生物														
乙炔基替代物														
炔诺酮	+	+	+	8(6~12);7	0.4	120	+	+	+	+	+	−	−	−
醋酸炔诺酮	+	+	+	8	0.5	50[394]	+	+	+	+	+	−	−	−
利奈孕酮	+	+	+	26	2	70	+	+	+	+	+	−	−	−
异炔诺酮	+	+	+	5~14	4	150	±	+	±	+	+	−	−	−
双醋炔诺醇	+	+	+		2	15	+	+	+	+	+	−	−	−
左炔诺孕酮	+	+	+	16(8~30)	5	5	+	+	+	−	(+)	(+)	−	−
诺孕酯	+	+	+	12~30	0.2	7	+	+	+	−	(+)	(+)	−	−
去氧孕烯	+	+	+	27.8±7.2	0.06	2	+	+	+	−	(+)	−	−	−
3-酮基去氧孕烯	+	−	−	38±20			+	+	+	−	(+)	−	−	+
孕二烯酮	+	+	+	16~18	0.031	3	+	+	+	−	(+)	−	−	+
甲基替代物														
地诺孕素	+	+	+	8~10	1	6	+	+	−**	−	−	+	−	−
19-去甲孕酮衍生物														
Nestorone														

续表

孕激素种类	口腔活动	使用COC	COC种类	半衰期(小时)	抑制排卵(mg/d)	每个周期子宫内膜变化剂量(mg/周期)	子宫内膜作用	抗促性腺激素作用	抗雌激素作用	雌激素作用	雄激素作用	抗雄激素作用	类似糖皮质激素的作用	类似盐皮质激素的作用
*非口服途径	−	−	−	24~72	0.15	0.6	+	+	+	−	−	−	−	−
曲美孕酮	+	+	+	15	0.5	0.6	+	+	+	−	−	−	−	−
醋酸诺美孕酮	+	+	+	28~51	1.25~2.5	100	+	+	+	−	−	±	−	−
普美孕酮	+	−	−		0.5	10	+	+	+	−	−	−	−	−
地美孕酮	+	−	−		2.5	100	+	±	±	−	−	−	−	−
17-羟孕酮衍生物														
醋酸氯地孕酮	+	+	+	25(sd);36~39(md)	1.7	25	+	+	+	−	−	++	+	−
醋酸环丙孕酮	+	+	+	40	1	25	+	+	+	−	−	++	+	−
醋酸甲地孕酮	+	+	−	34(13~104)	n. a.	50	+	+	+	−	(+)	−	+	−
醋酸甲羟孕酮	+	−	−	12~17;30	n. a.	50	+	+	+	−	(+)	−	+	−
螺内酯衍生物														
曲螺酮	+	+	+	30	2	50	+	+	+	−	−	−	−	+

sd=单剂量, md=多剂量, * 取决于运载系统, ** 依据于 Oettelte 等(1999) 和 Taubert and Kuhl(1995), 地诺孕素像其他孕激素一样有抗雌激素作用

二、临床常用单相避孕片剂

(一) 单相片剂

在 21 日单相 OCs 方案中单相美雌醇药片的剂量和炔雌醇的剂量降低。单相药片是口服避孕药在每一颗药丸中具有相同剂量的雌激素和孕酮。由于一颗药丸的持续高激素水平,单相 OCs 产生副作用的可能性较小,这可能跟激素水平波动有关。单相 OCs 通过雌激素水平分以下三类:

1. 低剂量是每片含 EE 15～20μg;
2. 常规剂量是每片含 EE 30～35μg;
3. 大剂量是每片含 EE 50μg。

与单相避孕药的避孕效果相比,更贵的 OCs 的避孕效果是一样的,但通常导致更多的副作用。低剂量单相雌激素可能导致较少腹胀或乳房胀痛,导致更多的出血并发症(特别是点滴出血),大多数妇女把单相 OC 作为第一选择。

(二) 含大剂量雌激素(150μg 美雌醇或 100μg 炔雌醇)和孕激素(达到抑制排卵的剂量)的避孕药

1951 年由墨西哥 Syntex 大学化学家 L. Miramontes,C. Djerassi 和 G. Rosenkranz 合成的孕酮衍生物炔诺酮是医学史上第一种有效的口服避孕药,它是去甲脱羟孕酮的同分异构体。

1956 年在哈佛大学由化学家、临床医生和生理学家 G. Pincus,J. Rock,M. C. Chang 和 C. R. Garcia 组成的科研团队利用孕激素创建了一个人工的怀孕模型。在此模型中,由美雌醇、甲基醚和未激活的炔雌醇组成的避孕药在肝脏进行了第一次代谢,150μg 美雌醇产生的效力相当于 100μg 炔雌醇。合适剂量的美雌醇常用于治疗突破性出血,它与孕激素结合形成第一代复方口服避孕药,商品名为 Enovid™。

1957 年美国食品和药物管理局 FDA 批准了第一个用于治疗月经失调的口服避孕药——Enovid 10mg™(9.85mg 异炔诺酮＋150μg 美雌醇),大量的研究表明 Enovid 在 10mg、5mg 和 2.5mg 剂量时疗效最好。

1959 年 Searle 公司向 FDA 申请以 Enovid™ 的 10mg、5mg 和 2.5mg 剂量为基础合成新的复方口服避孕药,但 FDA 拒绝了他的申请。

1960 年 FDA 宣布批准 Enovid 10mg™ 用于避孕,到 1960 年为止,Enovid 10mg™ 已经在市场上推广应用了至少三年,至少有 500 万妇女已经用过此药物。

1961 年 2 月 15 日,FDA 批准了 Searle 公司生产的 Enovid 5mg™ 用于避孕。7 月,Searle 公司终于将 Enovid 5mg™(5mg 异炔诺酮＋75μg 美雌醇)推向药品市场。

1961 年活性物质炔雌醇替代美雌醇迈出了复方口服避孕药改良的第一步。由拜耳医药公司研发的一种含 4mg 异炔雌酮醋酸和 50μg 炔雌醇的口服避孕药——Anovlar® 率先在德国问世。Anovlar® 进入市场只是一个开始,此后它的销售量连续打破多项纪录。与美国 Enovid 相比,欧洲避孕药的先驱-Anovlar® 明显减少了激素的剂量,此后减少激素剂量成为避孕药的一种发展趋势。

1961 年 Jordan 和 Anand 在英国报道了第一个因服用 Envid 10mg™ 出现血栓形成和肺栓塞的案例,此时,距离 Envid 10mg™ 进入市场仅仅四年。研究人员通过接近十年的流行病学研究才发现口服避孕药能增加患卒中和心肌梗死的风险。

1968 年流行病学研究显示在英国肺栓塞发生率的增加与使用口服避孕药密切相关。通过查阅 1966 年英格兰、威尔士和北爱尔兰的 499 例死亡记录发现,死亡女性的年龄大都在 20～44 岁之间,死亡原因有肺栓塞($n=77$)、冠状动脉血栓形成($n=205$)、脑血栓形成($n=27$),这些证据表明血栓形成与使用口服避孕药之间有很强的相关性。

含有 75 和 150μg 雌激素的高剂量 COCs 使静脉血栓的患病风险增加了 60%,含黄体酮的避孕药也使高血压的发病率增加。这两组数据促使开发者降低了 COCs 中雌激素与黄体酮的含量:雌激素(EE 或美雌醇)促使静脉血栓的发病率增加;高达 6 倍于排卵抑制剂剂量的孕酮是完全没有必要的,它增加了与动脉相关疾病的发病率(高血压,心肌梗死及卒中等)。

1970 年研究成功地将美雌醇的剂量从每片 150μg 减少至 80μg,甚至到 50μg。

1972 年 EE 含量低于 50μg 的"微型避孕药"率先在美国和德国问世,"微型避孕药"首先是由德国柏林的先灵制药公司生产,即现在的拜耳医药保健公司。

1973 年含有 0.15mg 左炔诺孕酮和 30μg EE 的"微型避孕药"——麦克洛吉诺 21 号和 28 号由先灵(即现在的拜耳医药保健公司)公司生产出来,对于口服避孕药来说,这是首次 EE 剂量小于 50μg,自那时起,微型避孕药已成为所有避孕药的参考标准,含有较高剂量雌激素的避孕药越来越少。到现在为止的 35 年间全世界已有数百万妇女服用过麦克洛吉诺,许多人现在还一直服用。它被认为避孕药物的标准品,包含在世卫组织基本药物的清单中。

避孕药中 EE 的剂量从 50μg 降低到 30～35μg 后能够明显降低心肌梗死、卒中和深静脉血栓形成(DVT)的发生率。

1992 年在德国超过 60 000 多名女性参与了一项临床研究,它为探索有口服避孕药家族史患者心血管疾病的患病率提供了重要数据[569]。

1992 年研究人员开始探索将避孕药中炔雌醇的剂量从 30～35μg 降低到 20μg 后是否还有避孕作用。Gallo 等在 2005 年发表了一篇关于循证医学基本资料分析的文章,这篇文章对超低剂量炔雌醇含量(20μg)口服避孕药的有效性、副作用和出血模式与>20μg 炔雌醇含量的口服避孕药进行了比较。该文章指出,服用含低剂量雌激素口服避孕药的女性与服用含较高剂量炔雌醇口服避孕药的女性相比,由于出血模式的破坏使研究的失败率较高。

1996 年一种含有 100μg 左炔诺孕酮和 20μg 炔雌醇的低剂量避孕药在 1998 年由先灵公司以 Miranova® 为商品名引入和开发。在这个复方口服避孕药中雌激素和孕激素被保留下来以确保各成分之间的平衡。这种低剂量避孕药证明了一个观点,含量少于 30μg 炔雌醇的复合口服避孕药可以实现可靠的避孕效果和周期控制。后来,这类药物被拜耳医药保健有限公司(原名西林)进一步改良发展,如含有屈螺酮的口服避孕药(Yasminelle® 和 YAZ®)。

总之,在 21+7 的避孕方案中,将炔雌醇剂量从每片 30～35μg 降低到 20μg 后发现后者仍具有避孕效果但不能有效地控制出血。更短的雌激素停药间期(24+4)避孕方案与含有 30～35μg 炔雌醇的口服类固醇避孕药相比较差别不大。

Gallo 在 Meta 分析中没有关注口服避孕药伴随的严重不良事件,如深静脉血栓形成。理论上说将炔雌醇的剂量减少到 20μg 后可降低深静脉血栓形成的危险。对于超低剂量的复方口服避孕药,非避孕的益处包括预防子宫内膜及卵巢癌,但这仍然需要通过流行病学试验来证实。

此外,收集更多关于骨骼健康(如假肥大型肌营养不良、骨折等)的资料是非常必要的。

(三) 不含炔雌醇的单相口服避孕药—脱氧炔诺酮(Cerazette®)

1999 年推出的一种不含雌激素的脱氧炔诺酮口服避孕药。

1. 原理　只含黄体酮的避孕药中的孕酮剂量高于排卵抑制剂量,可以达到完全的排卵抑制。此外它作用于三个次要因素:输卵管、子宫内膜和宫颈从而会对生育能力造成损害。避孕功效较好,可以与复方口服避孕药媲美。服用方案和复方药物类似,但由于连续服用,它比常规的 21+7 复方口服避孕药有更少的服用错误和服药依从性的问题。

2. 适应证　不含雌激素的口服避孕药适合那些希望快速避孕的各年龄段女性。此外,它适合特定的适应证患者如周期依赖性疾病:经期偏头痛、经前期综合征(PMS)、痛经、月经过多;雌激素依赖的疾病:肥胖、水肿倾向、子宫肌瘤、子宫内膜异位症、哺乳期、对雌激素-孕酮复方口服避孕药有禁忌因素或疾病的患者。

3. 临床简介　最近的研究证明,含有 $75\mu g$ 脱氧炔诺酮的避孕药在服用 12 小时后仍可以发挥排卵抑制作用。但是不论何种用药途径,单纯孕酮避孕药的主要缺点是不规则阴道出血的发病率高,这导致药物停用率接近 25%。单纯孕酮避孕药服用者的突破性出血现象可能与卵巢活动不完全抑制或孕激素对子宫内膜的直接影响有关。

不含雌激素的避孕药耐受性良好,但由于脱氧炔诺酮的部分雄激素活性,这种口服避孕药不适合患有皮脂溢或痤疮的女性。临床实践证明,此药也不适用于复发性月经失调患者和其他黄体酮制剂类似,由于持续服用将出现不可预测的不规则出血。一些女性可能会出现较弱的规律性出血,而一些人或许会出现间断出血、突破性出血或闭经。

4. 安全性分析　尽管含有脱氧炔诺酮而不含雌激素的避孕药已经应用多年,而内源性生成的雌二醇并没有得到有效的抑制,因此它可能会导致骨质疏松。

5. 总结　不含雌激素避孕药具有抑制排卵作用,相对于激素避孕是一个不错的选择。对雌激素禁忌或不能良好耐受,或对于哺乳期的妇女可以使用此类口服避孕药。EE 的剂量从每片 $30\sim35\mu g$ 降低到 $0\mu g$,DVT 进一步减少。漏服避孕药在 12 小时内补服不影响避孕效果。

不管使用何种给药途径,单纯孕酮避孕药的主要缺点是不规则阴道出血的发病率高,从而导致较高的停用率。

另一个解决用药延迟的方法或不用规律给药依赖的途径是埋植剂。它们(如 Norplant®、Jadelle® 和 Implanon®)包括左炔诺孕酮和依托孕烯,这些制剂效能和安全性俱佳[205,458]。

(四) 含炔雌醇的单相口服避孕药和不同的避孕方案

1. 缩短用药期的 28 天的避孕方案　在 2008 年出现了一个短暂的安慰剂疗法的复兴,由于第一和第二代口服避孕药和 21+7 疗法中的激素水平较高,停止服用之后的一周激素水平会下降。现有的专利阻止了短期安慰剂疗法的发现,阻止了口服避孕药向更短避孕间期的发展。

对于低剂量口服避孕药和 7 天无激素间隔,Sulak 和 Liu 在 2008 年描述了相关激素戒断症状、计划外出血(即突破性出血或点滴出血)的高发率,最后将导致突破性排卵的高发。

这些症状是由于避孕类固醇与月经周期中卵泡发育相互作用造成的。在正常的月经周期中的头 2 天，垂体分泌的卵泡刺激素（follicle-stimulating hormone，FSH）大幅增加，从而可以引发高达 10 个原始卵泡的发育。随着雌激素和抑制素 B 水平的提高和对 FSH 的抑制，只有最高表达卵泡刺激素受体的卵子能够在这种低 FSH 环境下存活并成为优势卵泡。在无激素口服避孕药用药间期，FSH 开始增加，符合一个正常月经周期的生理状态。当服用非常低剂量雌激素/孕激素口服避孕药之后，这种情况迅速反弹并且卵泡开始发育，当卵泡发育时尽管已服用了有效的口服避孕药，并且抑制了 FSH 的表达，临界尺寸仍可能小至 14mm，这可能导致排卵逃脱。

根据 Sulak 和 Liu 在 2008 年的报道，在口服避孕药的过程中，当无激素间隔延长时，有多达 30％的女性可能排卵。研究表明，在 7 天的无激素避孕间期的第四天，随着卵泡中 17β 雌二醇的快速上升，FSH 的水平发生急剧的增加。在使用 30μg 避孕药的女性中雌二醇的增长甚至可能会达到 500％（从 10pg/ml 增加到 60pg/ml）。

2. 缩短用药期的安慰剂疗法 从 1998 年开始，随着 Mircette 的批准针对 21＋7 避孕方案做出了一系列的修整。Mircette™避孕方案：包括开始 21 天中每天服用 20μg 炔雌醇和 0.15mg 脱氧炔诺酮，之后服用 2 天的安慰剂，最后 5 天每天服用 10μg 炔雌醇。通过在最后 5 天的安慰剂中添加 10μg 炔雌醇能进一步实现卵巢抑制和减少卵泡发育。这与含有 30μg 炔雌醇的口服避孕药相比，可能会导致出血问题。使用超低剂量的雌激素而非安慰剂抑制垂体，能防止 FSH 上升的反弹并能减弱抑制素 B 水平的上升，从而抑制新卵泡的发育。这可以防止内源性增加的激素干扰下一个月经周期，并能防止突破性出血的发生。

3. 关于 Sulak 的观点的讨论 突破排卵可能不像一般假设那么频繁，Milson 和 Korver 在 2008 年发表的文献综述中证实，含有 30～35μg 炔雌醇的复方口服避孕药的整体排卵率为 2.0％（1.1～3.3），含有 15～20μg 炔雌醇的复方口服避孕药的整体排卵率为 1.1％（0.60～2.0），阶段性的复方口服避孕药的整体排卵率为 4.6％（2.8～6.9），单纯去氧孕烯的避孕药的整体排卵率为 1.25％（0.03～6.8），传统的单纯黄体酮避孕药的整体排卵率为 42.6％（33.4～52.2）。在 24＋4 低剂量 EE 和屈螺酮的方案中避孕功效并没有得到提高。

雌激素戒断症状：Sulak 等在 2000 年进行了一项关于 262 名（其中 26 名之前没有使用口服避孕药，43 名之前使用过，193 名当前正在使用中）女性的研究，她们每天保持记录与激素相关的症状。之前没有口服和口服过避孕药的女性重新开始服用，作为新的口服避孕药的使用者进行分析。当前正在使用的妇女在无激素的间期比在有效避孕的 3 周出现激素戒断的症状更频繁。这些症状包括骨盆疼痛（70％和 21％，$P<0.001$）、头痛（70％ 53％，$P<0.001$）、使用止痛药（69％和 43％，$P<0.001$）、腹胀或肿胀（58％和 19％，$P<0.001$）、乳房疼痛（38％和 16％，$P<0.001$）。在服用一个周期之后类似的症状开始出现在首次口服避孕药的使用者中。在三个周期的过程中，首次口服避孕药的使用者中，月经出血模式的变化、头痛、腹胀或肿胀、乳房疼痛的症状减少并接近当前正在使用者的水平。这种用药间期的不良反应可能是由于孕激素引起的：例如在用药间期屈螺酮的抗盐皮质激素活性不能抗衡增加的醛固酮，增加的醛固酮可能会导致水钠潴留。

4. 进一步讨论 2003 年以来已获批准的 OCs 以及在 21/7 的用药调整的主要是 Seasonale™（84＋7 安慰剂方案）、Seaso-nique™（84＋7 低剂量炔雌醇避孕药方案）、Low Seasonique™（84＋7 方案）和 Yaz™（24＋4 方案）。

在停药间期的激素戒断症状主要取决于孕激素类的半衰期和类固醇的使用剂量。孕激素类有些有较长的半衰期,如醋酸诺美孕酮为 50 小时、屈螺酮为 40 小时、醋酸环丙孕酮为 30 小时、醋酸氯地孕酮为 36~39 小时,这些药物在停药后仍可检测到衰减中的类固醇成分。另外一些孕激素的半衰期较短:如左炔诺孕酮为 15 小时、孕二烯酮为 12 小时,去氧孕烯为 12 小时,地诺孕素为 8~10 小时和炔诺酮为 7 小时。

在间断单片药给药期间的激素戒断症状依赖类固醇使用的剂量和主要依靠孕酮的半衰期。孕激素类如诺美孕酮醋酸盐(50 小时)、屈螺酮(40 小时),醋酸环丙孕酮(30 小时),醋酸氯地孕酮(36~39 小时),它们都有一个更长半衰期。对于这些物质,在间断单片药给药期间撤去有效片剂,类固醇浓聚物浓度的下降仍可检测到。其他孕酮半衰期更短:左旋-炔诺孕酮为 15 小时,孕二烯酮为 12 小时,地诺孕素为 8~10 小时和炔孕酮为 7 小时。

很多优秀的研究表明更短的间断的单片服药能更好地抑制卵泡分裂,但临床试验准备获得并批准 COC 的 24+4 方案。COC 的 24+4 方案是基于屈螺酮和醋酸氯地孕酮,并没有显示比传统 20μg 异炔诺酮-美雌醇片联合口服避孕药有更好的避孕功效或流血控制的方案。每年更长的类固醇暴露时间必须在有这些处方的长期的试验中仔细监测。

大多数女性和卫生保健提供者正在考虑除外传统的口服避孕药的其他选择,传统口服避孕药导致 28 天周期和月经消失。国际研究显示,每个文化背景都有自己的信仰。健康保健专业人员保健一个种族多元化的人口需要认识关于生殖健康在态度方面文化的影响。

最近的一个关于美国女性调查显示 59% 的人倾向于月经来潮越少,56% 的人倾向于三个月来一次月经或者始终没有月经。33% 的人考虑用导致闭经的避孕方式。一个近期的研究检验了其态度和描述了美国卫生保健提供者(包括医师、助理医师和护士)关于延伸和连续周期的口服避孕药。大多数(87%)的受访者认为这些方案应该被提供,许多人(81%)已经在之前描述了方案。一个小数量的受访者(12%)认为由传统的 21+7 方案引起的无月经被认为是必要的和有健康好处的。妇产科医生比其他专业(81%)医师更有可能(94%)提供扩展和连续循环方案。

(五)炔诺酮/EE 24+4 方案(品名:Loestrin 24Fe)

1. 产品　Loestrin 24Fe™[EE 20μg-炔诺酮 1mg(Loestrin 24Fe;Warner Chilcott,Rockaway NJ)]提供一种 24 片组成的剂量方案,包括醋酸炔诺酮 1mg、20μg EE 和 4 片褐色亚铁延胡索酸酯片(安慰剂)。

2. 副作用　743 名使用 Loestrin 24Fe™ 女性中,有 2%~6% 的使用目的为降低副作用发生率:例如头痛、阴道念珠菌病、上呼吸道感染、恶心、痛经、乳房胀痛、鼻窦炎、阴道炎(细菌)、异常宫颈涂片、痤疮、尿路感染、情绪波动、体重增加、呕吐和子宫出血。在 743 个使用 Loestrin 24Fe™ 女性中,46 个女性(6.2%)由于不良事件而停止使用药物。不良事件发生在 3 个或更多的学科导致不连续的优化治疗方案,降低的次序为:异常出血(0.9%)、恶心(0.8%)、痛经(0.4%)、血压升高(0.4%)和不规则出血(0.4%)。

3. 避孕效果　美国一个 6 个月、非盲、随机、对照的研究,来决定这个新 24+4 方案有效性。此外,将 24+4 方案出血的频率与传统的 21+7 的方案的比较。两种方案包含 EE 20μg/炔诺酮 1mg。健康女性的生育年龄已被考虑和被随机化分配,治疗后 6 个月 Pearl 指数在 24+4 组中是 1.8224,在 21+7 组中是 2.98。在这两组中该研究并不能辨别避孕药有效性的不同。

4. 出血模式 在 6 个月中,与 21+7 的方案相比较,24+4 方案有更少的出血天数(平均天数 0.95 与 1.63,$P=0.005$)。此外,24+4 组的平均出血持续时间为 2.66 天而在 21+7 组是 3.88 天($P<0.001$)。

5. 总结 基于炔诺酮和低剂量雌激素的 24+4 方案提供一个好的避孕功效和出血模式。使用中止率低至 6.2%。在 4 个安慰剂中使用富马酸亚铁补铁是 OC 的另外一个特点。

(六)屈螺酮/EE 24+4 方案(品名:YAZ™)

2006 年第一个包括屈螺酮 24+4 方案称为 YAZ™,包含 $20\mu g$ EE 和 3mg 屈螺酮在美国被介绍。自 2009 年以来,它已经在德国上市了。对于美国,它已经被 FDA 批准 3 个适应证,在欧洲只有被批准用于避孕。

1. 适应证 YAZ™适应于选择使用口服避孕药的妇女预防怀孕。

2. 避孕效果(美国试验) 妊娠率(Pearl 指数,PI)是每 100 个女性 1.41,这些女性在 35 岁或 35 岁以下,持续应用 YAZ™ 14 天,周期中没有其他形式的避孕措施。

根据 Fenton 等,(2007)对美国的试验进行了不适当的校正后,PI 是 0.72。

在欧洲试验未纠正 PI 为 0.49。在国际和欧盟试验中,累积妊娠率分别是 1.26% 和 0.5%。

3. 在美国口服避孕药的临床试验 在主要的避孕功效 YAZ(3mg 屈螺酮/$20\mu g$ EE)研究持续时间达到 1 年,1027 例患者被选用和完成了 11 480 个 28 天周期的试验。年龄范围为 17~35 岁。种族人口结构是:88% 的白人,4.6% 的西班牙裔,4.3% 的黑人,亚洲人占 1.2% 和其他的占 2.1%。BMI 大于 35 的女性被排除在试验外。

(1)经前焦虑综合征(PMDD)

1)在美国的适应证:选择使用口服避孕药作为避孕方法的女性,使用 YAZ™进行经前焦虑综合征(PMDD)的治疗。

2)时间有效性:对于 YAZ™应用超过 3 个周期,来治疗月经前焦虑障碍疗效还没有被评估。

3)疾病的定义:经前焦虑综合征必要的特点,包括明显的抑郁情绪、焦虑或紧张、情感不稳定、持续的愤怒或易怒。其他特点包括减少平时的兴趣活动、注意力难以集中、缺乏能量、改变食欲、睡眠和感觉失去控制。月经前焦虑障碍的身体症状包括乳房胀痛、头痛、关节和肌肉疼痛、肿胀和体重增加。这些规律的症状出现在黄体期和在月经开始几天后,明显干扰工作、学习和通常的社会活动。

4)临床试验:月经前焦虑障碍临床试验:两个多中心、双盲、随机、安慰剂对照研究被用来评估 YAZ 治疗月经前焦虑障碍的有效性。选用 18~42 岁的女性符合 PMS 的标准,前瞻性评估月经前焦虑障碍。主要研究一个平行组的设计,它包括 384 个可评估的有经前期焦虑障碍的生殖年龄的女性,她们被安排接受 YAZ 或者安慰剂治疗 3 个月经周期。支持性的研究,由于所选用的志愿者的交叉设计困难而被过早的终止。有经前期不良障碍的总共 64 个生育年龄的女性应用 YAZ™或安慰剂治疗达到 3 个周期,这 3 个周期紧跟着一个休息周期,然后通过可选择的用药 3 个周期。

这两项在治疗使用评分系统研究时的疗效评估,是基于第一个 21 项的每日记录严重性的社区卫生服务。每个 21 项记录一个数字:从 1(甚至没有)到 6(更大),因此获得一个最高分 126 也是可能的。在这两次实验中,应用了 YAZ™女性显著的改善日常记录严重问题的分数。在女性服用 YAZ™ 的主要的研究中，从基线水平平均降低（改善）是 37.5 分，相比之下服用安慰剂女性是 30 分。

5）制造商注意：要实现对最大避孕和经前焦虑障碍的有效性，避孕药 YAZ™ 必须准确的服用且直接的时间间隔不超过 24 小时。

6）限制：YAZ™ 尚未评估治疗月经前焦虑障碍综合征。

（2）寻常痤疮

1）在美国的适应证：YAZ™ 治疗女性中度寻常痤疮至少 14 年了，它没有已知的口服避孕药禁忌证，且已取得了有效治疗。即使患者想要口服一种避孕药进行节育，YAZ™ 也可以同时用于治疗痤疮。

2）临床试验：在两个多中心、双盲、随机、安慰剂对照的试验中，889 个病例，年龄 14～45 岁，接受 YAZ™ 中等度痤疮和安慰剂的 6 个 28 天周期。最主要的有效的终结点是感染病变、非炎症病变、总病变的大部分改变。根据 ISGA 在第一次试验中显示成功率的降低（YAZ 组对安慰剂组）15％（35/228）对 4％（10/230）。第二次试验 21％（46/218）对 9％（19/213）。非感染的病变数据已经被报道。

（3）注意事项：另外需要对 COC 注意的是，对屈螺酮这种特殊孕激素的警惕，它有抗盐皮质激素的效果。高危患者有潜在高血钾风险，此作用相当于 25mg 螺内酯的作用。YAZ™ 不应该用于有引起高钾血症情况的患者（如肾功能不全、肝脏功能障碍和肾上腺功能不全）。有慢性疾病或药物治疗的女性接受每日长期治疗可能增加血清钾的水平，因此应该在第一次治疗时检查血清钾水平。可能会增加血清钾的水平的药物包括血管紧张素转换酶抑制剂、血管紧张素 Ⅱ 受体阻滞剂、保钾利尿剂、补钾剂、肝素、非甾体类抗炎药、醛固酮拮抗剂。

（七）小结

1. 24＋4 方案　在一个短的间断的单片激素后的 24 天有效片剂的方案中 Novel 低剂量的口服避孕药包括 $20\mu g$ EE 联合创新的孕激素屈螺酮（3mg）（24＋4 方案）（药品名：YAZ™）。

2. 屈螺酮　不像其他人工合成孕激素的口服避孕药，是一个具有抗雄激素性质（导致血清醛固酮显著增加）的 17α-螺内酯衍生物。

3. 美国批准　YAZ™ 已在美国获得批准用于预防妇女怀孕，用于治疗经前综合征的症状，并治疗那些使用口服避孕药避孕妇女的中度痤疮。

4. 欧洲批准　仅用于避孕，因为在欧洲的随机对照试验的药品批准（即痤疮和 PMDD）中必须是竞争的关系，而不是安慰剂进行。

5. 避孕效果　避孕效果在美国和欧洲的试验中不同，这也显示了对其他避孕效果的研究。调整服用预期范围低剂量的口服避孕药后的妊娠指数在国际为 1.26 和欧洲为 0.5。

6. PMDD 和痤疮　超过三个治疗周期与超过 6 个周期相同的治疗方案相比可以改善情绪和身体的 PMDD 以及明显减轻中度痤疮的症状。

7. 副作用　由于含屈螺酮的口服避孕药是产品市场的领导者，甚至有报道副作用比其他品牌与其他孕激素更频繁。普遍耐受性良好，与其他口服避孕药相比不良事件最有可能发生在最初的几个周期。

8. 静脉血栓栓塞率　对含有左炔诺孕酮、地诺孕素、醋酸氯地孕酮、炔诺酮、利奈孕酮的产品,似乎比孕二烯酮、去氧孕烯或醋酸环丙孕酮发生率低。新的正在进行的研究需要提供进一步的证据。

9. 注意事项 由于屈螺酮与螺内酯类似物具有抗盐皮质激素药活性,它具有导致在高危患者中高钾血症的潜在危险性(肾功能障碍及肾上腺皮质功能不全者,在接受其他药物时可能会增加血清钾的水平)。

连续使用可能引起高钾血症的药物:新的临床试验正在调查 Yaz flex™ 名下 Yaz 长时间使用类似 Lybrel™ 的左炔诺孕酮成分引起高钾血症的可能性。

(八)三种不同低剂量的复合口服避孕药 Seasonale™

目前在美国市场上有不同方案的三种不同低剂量的复合口服避孕药 Seasonale™(通用名:Quasense,Jolessa)。它是由 Barr 首先开发并在 2003 年获得 FDA 的批准。它由 Teva Women's Health 生产,每一个有活性的药丸含有异炔诺酮 30μg 和左炔诺孕酮 150μg,共 12 周(84 天),其次是 1 周(7 天)的安慰剂片剂。Seasonale™ 对人的好处是减少频繁的突破性出血的时期(每年 13 次至每年 4 次)。虽然 Seasonale™ 的使用者很少有既定的月经周期,但从临床试验的数据表明,尤其是在使用的前几个周期,许多妇女比预期服用传统的 28 天为 1 周期的口服避孕药的妇女有更多的突破性出血和点滴出血。

1. Seasonale™ 一个平行、随机、多中心、开放的试验,关于性活跃期 1 年有生育能力的成年女性(18～40 岁)口服避孕药 Seasonale™(异炔诺酮 30μg/左炔诺孕酮 150μg(LNG))(n=397),和 Nordette-28(异炔诺酮 30μg/左炔诺孕酮 150μg)(n=195)的研究,可能导致避孕失败。妊娠指数 Seasonale™ 为 0.60 和 Nordette™ 为 1.79。

根据为期 1 年的临床对照试验在 rx-list 中发布的数据显示在 18～35 岁的 809 名妇女完成了 91 天的周期的 Seasonale™ 研究,在此期间没有备用避孕药,结果 4 例妇女怀孕。这表示一个整体的使用有效性(典型使用者的有效性)怀孕率 1.98%(多年使用避孕药的每 100 个避孕妇女)。

2. Quasense™ 2007 年 12 月 13 日,Teva 公司在美国新泽西州区地区法院对 Watson 提起了专利侵权诉讼,涉及 Watson 的 Quasense™ 产品,它是一个类似于 Teva 的 Seasonale™ 避孕药。根据和解协议的条款,Teva 已经授予了 Watson 拥有 Seasonale™ 的美国专利的许可证,Watson 制药公司日前宣布,其附属公司,Watson 实验室,将继续销售通用的相当于 Quasense™ 类的产品(美国药典:左炔诺孕酮 0.15mg/异炔诺酮 0.03mg)。Watson 还承认,准许的专利是有效的、可执行性的。Barr 制药也产生一种名为 Jolessa™ 的避孕药。

3. Seasonique(学名:Lynoral) 为了减少意外出血,较新的 Seasonale 的 Seasonique 是由 Duramed 制药公司,现在的 Teva Women's Health 公司研发。Seasonique 和 Seasonale 的包装和有效药丸相同,用一个低剂量的雌激素(7 片含有异炔诺酮 10μg 更有效药丸后用 84 片含异炔诺酮 30μg 和乙基羟基二降孕甾烯炔酮 150μg 有效药丸)替代安慰剂。Teva 公司收购现在较新 Seasonale 的 Seasonique™,并于 2008 年收购 Barr 实验室。Teva 制药工业有限公司是世界上最大的药品制造商,已赢得了法院的裁决,持有其避孕药 Seasonique™ 的美国专利的有效性将到 2024 年。用了 1 周的低剂量的雌激素代替每周的安慰剂治疗的两个主要优点是减少突破性出血和点滴出血。1000 名性行为活跃的成年女性(18～40 岁)使用 Seasonique™ 2～4 个周期的研究发现,每一个患者一个月的出血天数的中位数是最小的(<1)。

(1)方法失败：在一项多中心开放试验中，Seasonique™（异炔诺酮30μg/左炔诺孕酮150μg应用7天后接着异炔诺酮10μg应用84天）的研究方法的失败率为：每100例妇女年的妊娠数0.78。

(2)不良反应导致研究中止：16.3%的女性由于不良反应导致临床试验结果下降，最常见的不良反应（≥1%的女性）是重度子宫出血(5.9%)、体重增加(2.4%)、情绪改变(1.5%)和痤疮(1%)。

(3)风险：使用Seasonique™的风险与其他传统的口服避孕药类似，包括血栓风险的增加、心脏病及卒中。药品标签也警告说，吸烟者使用结合雌激素和孕激素的避孕药，会增加严重的心血管疾病风险，关于Seasonique™避孕药的研究未报告任何意外的不良事件或血栓栓塞事件；风险和Seasonale避孕药是一样的。

4. Loseasonique™ 从2009年以来被Teva Women's Health生产（以前Duramed制药）。Loseasonique™由84片含有左炔诺孕酮0.1μg、异炔诺酮20μg橙色的片剂和7片含有异炔诺酮10μg黄色片剂组成。

Loseasonique的副作用与Seasonale™和Seasonique™相似；然而，无计划突破性出血的风险增加。在一项12个月的临床试验中，2185名参与者中209例(9.6%)停止Loseasonique™，因为至少他们中的一些人有出血和(或)点滴出血。突破性出血通过时间保持一致，每91天为一周期中平均有2～3天和(或)点滴的出血。通过连续91天的周期，突破性出血最终减少。

在一项多中心、开放、单一治疗的3期研究试验，($n=1249$)LoSeasonique™方法失败为2.74(妊娠指数)(95%CI 1.92～3.78)。

5. 总结 三种不同的复合口服避孕药的91天疗法其目的是减少一年月经出血的次数到4次。避孕效果（妊娠指数）Seasonale™是1.98，Seasonique™是1.34和LoSeasoniqu™是2.74。Seasonale™和loseasonique™是仅适用于美国。在许多欧洲国家，延长周期被认为是对于使用复合口服避孕药的妇女，阴道环或激素补丁药物贴片的"适应证外"的使用。

（九）365天方案（每天连续方案）

1. Lybrel™（学名：Anya™）

(1)原理：低剂量的孕激素和异炔诺酮连续给药抑制卵泡成熟、排卵和月经出血。这是Seasonale的发明者或经典的口服避孕药延长月经周期的思想的延续。

(2)FDA批准：2007年美国食品药物管理局批准Lybrel™（左炔诺孕酮90μg/20μg EE片）(Pfizer then Wyeth-Ayerst)作为低剂量、连续的、非循环复合口服避孕药设计为无安慰剂和撤退性出血的药物，目前仅仅在美国药房是处方药。本药品以Anya或Lybrel的名义上市。有研究表明，七个月后，71%的用户不再有任何突破性出血。2008年产品上市，Wyeth对这种药物投入了比以前其他任何药物更多的广告。

(3)临床资料：康拉德计划（美国）(2006年)的临床试验中($n=2134$)，已报道的在79%患者无出血的妊娠指数为1.25。然而，当与复合避孕药比较时，月经间期出血率高和较高的妊娠指数，意味着复合口服避孕药Lybrel欧洲™拒绝验收。

(4)总结：Lybrel™是一种新型的低剂量的连续365天应用的复合口服避孕药。只有一个批准的延长周期长达一年的片剂的有效性和安全性的临床数据。月经间期出血量高意味着该产品并不能在欧洲获得批准。没有可长期使用的安全性数据，比传统的21＋7联合

OCs 相比，有较高的类固醇暴露。

2. YAZ Flex　目前正在研究 YAZ Flex 的避孕效果、临床耐受性和月经周期的控制。基于美国以外的"适应证"使用的扩展联合口服避孕药的方案。

如果成分制剂是单相的，它可能不出现撤退性出血。试图用双相或三相的药丸制剂，突破性出血风险会增加，这是不可取的，然而，它不会增加怀孕的风险。越来越多的妇女使用长周期的复方口服避孕药（连续 3 个月或 6 个月不间断）。

(1)原理：通过扩展周期的经典复方口服避孕药低剂量的孕激素和连续给药异炔诺酮显示出良好的避孕效果和较少的经间期出血。

(2)临床资料：所有使用一个扩展周期的口服避孕药，突破性出血是最常见的副作用，但它往往随时间推移而减少。在一个连续 12 个月的口服避孕药的方案研究中，59％的女性在 6～12 个月内没有出血和 79％的女性有 12 个月没有出血。

(3)风险：扩展周期或口服避孕药或其他激素类避孕药进行组合连续使用的副作用和医疗风险，与应用传统的口服避孕药风险相似。

(4)安全数据：目前没有数据，说明抑制月经对女人的整体健康有长期的影响。在医疗领域中，通常采取增加激素的含量，可能对这个人的长期健康有不利影响，但没有数据来证实或反驳这个观点。

(5)循证医学：在 2005 年埃德曼等人的循证医学分析中，采取连续 28 天以上口服避孕药与传统的口服避孕药相比更有利。6 个随机对照试验符合纳入标准，在报道中，发现 28 天和扩展周期之间关于避孕（即妊娠率）的有效性和安全性没有区别。研究者报告了两种给药方案的满意度均比较高，但这不是普遍研究的结果。在大多数的研究中任一组总体停药和无规律的停止使用，出血率均比较高。一些研究报告，周期延长组的月经症状临床表现为生殖器刺激、乏力、腹胀、痛经及头痛。

(6)总结：任何品牌的基于"适应证外"用药的复合口服避孕药均可建立扩展周期。同时阴道环和合并避孕贴片有类似功效。口服避孕药的灵活使用是可能的，可以根据计划性出血和使用者于使用时间的规划进行调整。女人必须了解"适应证外"的使用。此外，她们必须了解突破性出血和停药出血的控制方法。

无论在德国对延长周期有怎样丰富的经验，延长周期深受德国妇女和医生接受。在德国，该方案"适应证外"的使用，妇女必须被告知。据德国联邦健康教育中心（BZgA）的一项研究，42％的德国女性更喜欢有规律的月经出血（更多信息见 http://en. wikipedia. org/wiki/extended cycle combined hormonal contraceptive）。

三、多相避孕药

多相口服避孕药是在 20 世纪 80 年代开发的，这些避孕药在特定的时间内每个药丸内有不同含量的激素设计，用来帮助减轻单相避孕药的副作用。与单相口服避孕药相比，多相避孕药会降低妇女使用每片药中总的激素量，她们也更自然地模仿女性身体的自然月经周期。

(一)双相口服避孕药

1963 年在美国介绍了连续（双相）口服避孕药；Sequilar 在 1964 年将其引入德国。1968 年开发的多相制剂（两种剂量的雌激素和孕激素；产地：澳大利亚）1969 年首先在德国被引进。

1. 原理　双相避孕药在 1963 年推向市场的意图是,口服避孕药具有更好的控制出血和更少的副作用。

(1)双相方案:双相避孕药改变月经周期中的激素水平,市场上有两种类型。

(2)加强方案:每天提供相同的雌激素量,但在大约一半的周期中孕激素水平增加。虽然在前半周期雌激素水平保持不变,但孕激素/雌激素比例较低,因此子宫内膜一般不会增厚。在后半周期,孕激素/雌激素比例较高,使子宫内膜正常脱落。

(3)两阶段方案:其他类型用双相的方式提供不同的异炔诺酮和孕激素,例如 Biviol(德国品牌名称/MSD):7 天:250μg 去氧孕烯,40μg EE;15 天:125μg 去氧孕烯,30μg EE。

2. 德国市场上的避孕药

(1)去氧孕烯(7 天:异炔诺酮 40μg 和去氧孕烯 250μg;15 天:异炔诺酮 30μg 和去氧孕烯 125μg)。

(2)左炔诺孕酮(11 天:异炔诺酮 50μg 和 50μg 乙羟基二降孕甾烯炔酮;10 天:异炔诺酮 50μg 和左炔诺孕酮 125μg)。

(3)醋酸氯地孕酮(11 天:异炔诺酮 50μg 和 CMA 1mg;11 天:异炔诺酮 50μg 和 CMA 2mg)(注:在美国不使用醋酸氯地孕酮)。

3. 总结　在德国市场上的现代双相丸有:去氧孕烯(7 天:异炔诺酮 40μg 和去氧孕烯 250μg/15d:异炔诺酮 30μg 和去氧孕烯 125μg),左炔诺孕酮(11 天:异炔诺酮 50μg 和左炔诺孕酮 50μg/10d:异炔诺酮 50μg 和左炔诺孕酮 125μg),醋酸氯地孕酮(11 天:异炔诺酮 50μg 和 CMA 1mg/11d:异炔诺酮 50μg 和 CMA 2mg)(注:在美国不使用醋酸氯地孕酮)。

2006 年凡弗利特等人的循证医学分析:双相与单相口服避孕药对比:在循证医学分析中,凡弗利特等人也没有发现足够的证据以确定双相避孕药是否优于单相避孕药。一项试验报告了方法学的问题和缺乏有关妊娠的数据。因此,单相避孕药是更好的选择,而对于双相避孕药现在缺乏足够证据(评论:由于缺乏数据进行循证医学分析)。

(二)凡弗利特等人在 2011 年循证医学研究

双相与三相避孕药:笔者发现只有两个试验中对双相与三相避孕药进行了描述,但是研究方法上有缺陷,许多妇女中途放弃了研究,导致了结果受到影响。一项研究比较了三相避孕药丸与两类两相药丸。药丸没有任何的不同,其中包括一些妇女因健康问题停止使用该药。另一项试验中,一个两相避孕药丸与两个不同的三相药丸比较,两相药丸(乙基羟基二降孕甾烯炔酮)的出血比三相更严重。与此相反,两相避孕丸的出血与具有相同类型激素的三相孕丸(炔诺酮)相似。对于周期控制,激素类型可能比用药阶段更重要。这些试验没有提供足够的证据,证明三相比两相避孕药有更好的节育控制,有更好的出血控制,能够更好地保持疗效。应需要更多的研究证明。然而,两相避孕药还没有进一步的研究。

1. 适应证　月经间期出血患者,使用联合口服避孕药进行治疗。

2. 局限性　双相丸不能用于扩展周期("适应证外")或推迟月经;现在对于抗雄激素的药物,市场上没有双相避孕药。含去氧孕烯的口服避孕药的静脉血栓栓塞风险比左炔诺孕酮高。

(三)三相避孕药

1977 年开发出三相药(连续 84 天的组合药;产地:英国)。1977 年开发的低剂量三相药

（三相药的雌激素和孕激素；产地：德国），首先在 1979 年德国推出。1979 年，Schering,Berlin,（now Bayer HealthCare）推出了第一款三相口服避孕药 Triquilar,尝试降低整体的激素含量。能在周期中改变雌激素和孕激素的成分剂量。1994 年在德国的第一个第三代三相丸简介（诺孕酯；来自 Cilag 公司 Pramino 和美国的 Triquilar）。2001 年介绍了三相口服避孕药去氧孕烯［Novial® from Organon（nowMSD)］（7 天：异炔诺酮 35μg 和 0.05mg,异炔诺酮 0.035mg；7 天：异炔诺酮 30μg 和去氧孕烯 0.1mg；7 天：异炔诺酮 30μg 和去氧孕烯 0.15mg)。

1. 原理 在 1970 年进入市场的三相丸每个周期的总异炔诺酮和孕激素的剂量最低,与其他口服避孕药相比每周期少 50μg 异炔诺酮。

同时,进一步减少剂量似乎没有抑制副作用的产生。Triquilar 含有异炔诺酮 30μg/LGN 50mg 1～6 天,异炔诺酮 40μg/LGN 75mg 7～11 天,异炔诺酮 30μg/LGN 125mg 12～21 天。由于相位的配方,总激素含量降低 40%。此外,它的设计使月经周期中的激素水平有更好的波动。Triquilar 达到了良好的避孕效果,具有良好的周期控制和良好的耐受性。

2. 三相方案 由于形式的不同,不同长度的三相药和不同剂量的各种方案已经制定出来。

三相口服避孕药在使用的 3 周内,含有 3 种不同剂量的激素,所以大约每 7 天一个组合,每个激素组合发生变化。根据品牌,雌激素和孕激素的剂量可能会改变。三相药丸在一个月的供应中可能有一个渐进的雌激素的增加,孕激素的剂量也可能有增加。

3. 德国口服避孕药市场

(1)炔诺酮：异炔诺酮 35μg/炔诺酮 0.5～1mg。

(2)左炔诺孕酮：异炔诺酮 40μg/左炔诺孕酮 50～125μg；异炔诺酮 30～40μg/左炔诺孕酮 50～125μg。

(3)诺孕酯：异炔诺酮 35μg/诺孕酯 180～250μg（US：OrthoNovum 7/7/7™）;

(4)去氧孕烯：异炔诺酮 30μg/去氧孕烯 50～150μg。

4. 总结

(1)德国市场上现代三相避孕药：见上文。

(2)2011 年凡弗利特等人的研究分析：双相药片。

(3)适应证：月经间期出血患者,使用联合口服避孕药进行出血治疗。

(4)局限性：三相药不能用于扩展周期（"适应证外"）或推迟月经；现在除了诺孕酯（Tri-Cyclen)外,市面上没有抗雄激素的三相避孕药。其中在美国,诺孕酯被批准用于治疗痤疮,它仅有弱的抗雄激素活性。与左炔诺孕酮相比,含去氧孕烯的口服避孕药的静脉血栓栓塞风险较高。

第十二节 新型口服避孕药

一、单纯孕激素药片抑制排卵

到目前为止,只有一个抑制排卵的单纯孕激素片剂:去氧孕烯,由 MSD 销售。

(一)游离的炔雌醇避孕药

多年来,复方口服避孕药这一领域的发展一直聚焦在改善它们的耐受性方面。通过减少孕激素和炔雌醇的剂量,修改给药方案,使结合孕激素有更良好的临床效果。另外的作用是提高复方口服避孕药的可接受性,包括 EE 替代 17-雌二醇的治疗。

E_2V/DNG 自 2009 年 5 月以来,地诺孕素/戊酸雌二醇用于复方口服避孕药,这已在欧洲多个国家使用,同时也用于欧洲以外的地区和美国。

2010 年 5 月 13 日,FDA 批准了一个新的 COC 药物,被称为:Natazia™,由拜耳医药保健药品的韦恩制造,这是第一个在美国销售的四期口服避孕药,包括在四阶段 26+2 方案中的戊酸雌二醇和地诺孕素[319]。

1. 适应证 Natazia™应用于防止妇女怀孕。Natazia 在 BMI>$30kg/m^2$ 的妇女中的效能尚未评价[318]。

2. 理由依据

(1)在一些历史悠久的临床试验中,包含 E_2 的 OCs 已被发现具有有效的避孕作用,但与此相关的不良反应如出血,阻止了它们的进一步发展。

(2)地诺孕素已被证实是一种对子宫内膜有很强作用的孕激素,具有较强的抗雄激素特性。

(3)戊酸雌二醇在口服后立即水解为 E_2,被证实与 E_2 有相同的药效学和药代动力学。Natazia™含有四相 26+2 疗程的戊酸雌二醇和地诺孕素,是市场上的第一个四相 OC,具有很好的避孕效果和出血控制。

(4)抑制排卵是通过使用一个高于该阈值的孕激素剂量,抑制排卵和必要的雌激素的使用,以防止雌激素缺乏,从而实现一个良好的周期控制。

(5)戊酸雌二醇/地诺孕素在一个简单的和连续每天一片的模式中利用动态剂量,进行 26 天的积极治疗加 2 天的安慰剂方案。这种治疗方案目的是要确保良好的周期控制,周期的早期应用雌激素,中晚期应用孕激素。在整个 28 天的周期中,它还提供了稳定的 E_2 水平,在整个 24 小时内 E_2 水平的变化较小。

3. 临床试验经验 因为临床试验是在各种不同的条件下进行,一种药物在临床试验中观察到的不良反应率不能与另一种药物在临床试验中的不良反应发生率直接比较,而且可能不能有效反映实践中观察到的比率。

(1)避孕研究:两个多中心三期临床试验评估 Natazia™作为避孕措施的安全性和有效性。两个都是开放式、单一研究,共持续 28 个周期。共有 1867 名年龄在 18~50 岁之间妇女被招募并且至少使用了一种剂量的 Natazia™。第一项研究在北美进行(美国和加拿大),为多中心、开放、单一的避孕可靠性研究。有 490 例 18~35 岁之间(平均年龄:25.1 岁)的健康受试者,治疗最多 28 个周期,每个周期 28 天。第二项研究是在欧洲(德国、奥地利、西班牙)进行,为一项多中心、开放、单一的避孕可靠性研究。有 1377 名健康受试者,年龄在 18~50 岁之间(平均年龄:30.3 年),共治疗 20 个周期,每个周期为 28 天。

(2)用于治疗重度月经出血的临床试验:在美国/加拿大[190]和欧洲/澳大利亚两个相同设计的双盲,随机,安慰剂对照的临床试验,用碱性血红素测量的方法,研究戊酸雌二醇/地诺孕素用于治疗重的,长期的和(或)频繁的没有任何原因月经出血过多的疗效。

导致研究中止的不良反应:11.5%的女性由于不良反应退出临床试验,最常见导致停药的不良反应有子宫出血和不规则月经(1.9%)、痤疮(1.2%)、头痛和偏头痛(1.0%)及体重增加(0.7%)。

常见的治疗出现的不良反应(≥2%):头痛(包括偏头痛)(13.2%),崩漏和月经不调(8.0%),乳腺疼痛、不适或压痛(6.6%),恶心、呕吐(6.5%),痤疮(3.9%)和体重增加(2.8%)。

严重不良反应:深静脉血栓形成,心肌梗死,局灶性肝脏结节性增生,子宫肌瘤,以及卵巢囊肿的破裂。

4. 总结 第一个 OC 戊酸雌二醇的四阶段性方案。阶段性的联合使用戊酸雌二醇,而不是使用 EE 来避孕和控制月经周期,并提供稳定和足够的雌激素血清水平。

到现在为止,只有一个 4 相片剂已销售,地诺孕素与雌二醇 4-相位组合。戊酸雌二醇是一种天然雌激素的衍生物,以补充周期中的雌激素不足来支持卵巢功能,雌二醇维持了周期性的出血控制。临床试验数据表明,戊酸雌二醇/地诺孕素有效地抑制排卵[135],为妇女提供一个可以接受的出血模式,相比 EE/LNG,戊酸雌二醇/地诺孕素的出血更少,并显著减少每个周期中撤退性出血的持续时间。每个周期有更多的患者没有撤退性出血,虽然只有少数的周期中有此情况的发生。

(1)治疗月经出血过多:总之,这两个国际性的研究提供了严格的随机对照试验,口服避孕药是有效的治疗重度出血的方法。研究结果显示:戊酸雌二醇/地诺孕素起效迅速,从第 2 周期起显著减少月经出血。

(2)副作用:没有长期的安全数据证实减少心脑血管疾病,前瞻性多中心临床试验的 EURAS 正在进行中。

(3)市场概况:目前只有一种四相片剂在德国和美国市场上销售。

(二)雌四醇避孕药

雌四醇(E_4)属于类固醇激素,在怀孕期间由胎肝产生。1965 年,这种天然激素由 Diczfalusy 和他的同事在孕妇的尿液中发现。根据它的物理和化学特性得出结论,E_4 是相同 15-羟雌三醇或雌-1,3,5(10)-三烯-3,15-16-17-四醇。雌四醇是具有雌激素类固醇结构的四个羟基的缩写,这也解释了 E_4 的结果。雌四醇由怀孕期间的人胎肝合成,通过血液循环到达胎盘的母体,雌四醇在 15 和 16 位点发生羟化。出生后的新生儿肝脏迅速丧失其合成 E_4 的能力。雌四醇在怀孕第 9 周的孕妇尿液中检测到。在妊娠中期发现孕妇血浆中 E_4 稳步升高至高水平,游离的 E_4 浓度从约 1ng/ml(3mmol/L)持续上升到妊娠晚期。到目前为止,E_4 的生理功能仍然未知。

E_4 可能用于标记胎儿的健康状况,这已经被广泛研究。然而,由于个体怀孕期间母体血浆的 E_4 水平差异,用 E_4 水平来判断胎儿的状况这似乎是不可行的。从 1965 年至 1984 年,由更多 E_4 的历史细节和研究数据总结出两个审查报告。

在过去的 7 年中,对 E_4 进行了广泛的研究。大鼠实验证明,E_4 有高的口服吸收率和生物利用度。人类的 E_4 表现出很高的与剂量成正比的口服生物利用度,消除半衰期约 28 小时。雌四醇与人类 ER 具有适度的亲和性。此外,E_4 被发现有高选择性的雌激素结合受体。

对大鼠和人肝细胞进行研究发现,E_4 代谢速率是缓慢的。此外 E_4 并没有抑制任何主要药物代谢的细胞色素 P450 酶 CYP1A2、CYP2C9、CYP2C19、CYP2D6 和高浓度的 CYP3A4(10μmol/L)。这与雌二醇(E_2)和乙炔基雌二醇(EE)对这些酶的影响是相反的。

1. 避孕药的研究 在 E_4 临床前试用模型中,对雌性大鼠周期抑制排卵的作用进行了研究。动物(每组 8 只)在 4 天时间的发情周期中[103]每天两次口服 E_4(0.03mg/kg,0.1mg/kg,

0.3mg/kg,1.0mg/kg 或 3.0mg/kg),或口服 EE(0.0003mg/kg,0.001mg/kg,0.003mg/kg,0.01mg/kg,0.03mg/kg)。对照组仅给予口服塑形剂。本研究主要观察的是生殖卵母细胞的数目和所有大鼠在使用塑形剂后的排卵情况。每日两次的剂量为0.3mg/kg E_4 或更高的剂量显著抑制排卵($P<0.05$),等同于每天两次服用最高剂量(0.03mg/kg)EE。通过比较,E_4 抑制排卵的效力比 EE 少约 18 倍。

对单一的给药剂量进行实验研究健康的绝经后妇女药代动力学和药效学,单独给药剂量为 0.1mg、1mg、10mg 和 100mg E_4,以探讨 E_4 的抗促性腺激素的效力,和血浆 E_4 水平、促黄体生成素(luteotropic hormone,LH)和卵泡刺激激素(FSH)测定。观察到一个剂量依赖性的 LH 水平抑制。此外,在 100mg 剂量组中(其他剂量组 FSH 没有测量到)观察到强烈的 FSH 水平抑制持续 7 天。E_4 对绝经后妇女血浆 LH 和 FSH 水平的影响也进行了研究,口服 E_4 剂量按 2mg/d、10mg/d、20mg/d 和 40mg/d 给药,共 28 天,口服戊酸雌二醇 2mg/d 作为对照组。在这项研究中,在规律性使用的 E_4 28 天后显示 FSH 和 LH 水平降低。在 2mg 戊酸雌二醇组 LH 和 FSH 的抑制与 E_4 10mg 剂量组大致相似。Ⅱa 期临床试验对绝经前妇女排卵情况进行了进一步的研究,雌四醇单独服用 2 种不同剂量(10mg/d 或 20mg/d),联合去氧孕烯(150μg DSG)或孕酮(200mg P4)。所有的治疗均为口服 28 天。在 E_4/DSG 组所有妇女排卵受到抑制,而在 10mg 和 20mg E_4 组,在周期排卵被分别抑制了三分之一和三分之二。E_4/P4 组抑制排卵的疗效不佳并且有不良的出血事件,所有其他 E_4 组有较好的出血模式,虽然只是一个治疗周期。A 相含 E_4 口服避孕药的发展项目将在 2011 年完成,包括 E_4 的剂量和孕激素种类的选择。

2. 总结 雌四醇是人类胎儿时期肝脏合成的类固醇,其发现于 1965 年,直到 1984 年,对雌四醇的基础研究认为,E_4 是一个弱的雌激素。然而,最近研究证明,雌四醇在大鼠和人类有高剂量的口服生物利用度,不与性激素结合球蛋白结合,在大鼠和人类中有很长的消除半衰期,可以作为一天一次的口服药物。

雌四醇在大鼠模型的组织中有表达,具有雌激素激动剂的作用,而在骨骼、阴道、子宫肌层、子宫内膜、脑和卵泡内表达受到抑制,具有雌激素拮抗剂的作用。

雌四醇可能有许多潜在的临床应用,包括妇女的激素替代疗法,特别是用于治疗阴道萎缩和潮热,作为口服避孕药中的雌激素组分以及用于预防和治疗骨质疏松症,并且雌四醇可能适合用于预防或治疗乳腺癌。这些潜在的应用将在临床中进一步探讨。

雌四醇比异炔诺酮和雌二醇的潜在优势多,能减少静脉血栓栓塞和心血管和胆囊疾病的发病率。雌激素对乳腺组织中存在的雌二醇的拮抗作用可能对乳腺有益。

二、激素避孕药中的新型孕激素

(一)新的孕激素避孕药曲美孕酮的药理特征

曲美孕酮是一个 19-去甲孕酮衍生物,具有较强的孕激素活性,同时具有弱的抗雄性激素活性。临床前研究表明,曲美孕酮对 γ-氨基丁酸(γ-aminobutyric acid,GABA)有影响。

1. 避孕 对大鼠的临床前研究表明,它抑制排卵并对子宫有抗雌激素活性。已有关于曲美孕酮用于皮肤透过性的避孕探索,但到目前为止还没有临床试验。虽然曲美孕酮是一种具有良好的抗排卵的强效孕激素,但它还没有被开发到作为一种避孕药。在 2007 年德国制药公司 Gruenenthal,宣布安万特制药公司在全球独家拥有曲美孕酮,法国的赛诺菲是安万特制药公司的子公司,曲美孕酮是一种代谢中性和源自天然的孕激素激动剂,因此长期受到女性用户青睐。由于其良好的代谢安全性,曲美孕酮已经用于激素替代疗法。在这方面,曲美孕酮是一个理想的避孕孕激素。

2. 药理特征　Nesterone(NES)是一个19-去甲孕酮衍生物,具有高的孕激素活性。它不结合雄激素受体,因此没有雄激素活性;同时,它不与性激素结合球蛋白结合。NES可以与糖皮质激素受体结合,但不产生糖皮质激素活性。体内实验证实NES具有较高的避孕效能,并且已有实验证明NES可以通过不同的给药途径,如阴道环、植入物、透皮给药等发挥高效的避孕活性。

3. 避孕方法

(1)口服避孕药:口服途径不可取,因为NES口服后不被吸收。

(2)阴道环:包含NES/EE的低剂量释放阴道环(NES 150μg)和异炔诺酮(15μg),阴道环是正在开发的避孕方式。目前,阴道环处于开发的最后阶段。最近对透皮吸收的NES的避孕潜力也进行了研究。第一项研究测试NES透皮凝胶,发现它在高龄妇女中可有效地抑制排卵。

(3)NES-gel:开展为期3个月的多中心临床研究针对已使用NES 150个周期的妇女,被应用于透皮的NES凝胶有三种不同剂量,为0.3mg、0.6mg和1.2mg。在三个剂量组抑制排卵效能分别达到53%、64%和83%。初步结果表明,高剂量的NES结合低剂量的雌二醇,具有高的抗排卵疗效。

4. 计量透皮系统　计量透皮系统在发展的初始阶段,NES与一个安全的皮肤渗透促进剂-水杨酸辛酯相结合,形成了一个潜在皮肤储存库。其特征在于药物缓慢吸收进入血液循环,在几个小时时间内进入皮肤。喷雾配方结合NES和雌激素,无论是雌二醇或异炔诺酮,新的透皮给药系统的药代动力学表明有足量血清NES水平阻止排卵,因此可以有效的避孕。结合了NSE和雌激素的喷雾配方,既不是E$_2$也不是EE,正在进行临床试验。含有雌激素E$_2$或EE的喷剂正处于临床试验阶段。

5. 植入　在一项长达两年的研究中,植入哺乳期女性的NES以每天100μg的量释放。经过数月,2195例妇女并没有发生怀孕的情况,且植入者不规则出血较铜-TIUD使用者明显要少。黄体酮和NES一样,活性不高且在胃肠道被迅速灭活,因此它对婴儿是安全的。Massai等(2001)跟踪调查发现,母亲接受NES植入后,母乳喂养的婴儿与母亲使用IUD产下的婴儿生长和发育情况无明显差异。

6. 结论　Nesterone口服无效,不能用于口服激素避孕。它可以用于阴道环、阴道凝胶、经皮肤"喷射"避孕等。

(二)诺美孕酮

以下内容主要围绕诺美孕酮的药理学安全性和治疗的有效性进行论述[Lello(2010),Mueck & Sitruk-Ware(2011)]。

1. 药理学　醋酸诺美孕酮是19-去甲睾酮的一个衍生物,其特征是甲基位于19的位置。诺美孕酮口服后吸收迅速,血清浓度在4小时内达到峰值,最终的半衰期约为50小时。这种长半衰期使诺美孕酮有较高的避孕安全性,避免了服药错误,并提供了稳定的出血模式。诺美孕酮通过高孕激素发挥作用,是一种强效的抗促性腺激素剂,但它的作用比三甲孕酮弱。与其他孕激素一样,诺美孕酮的抗促性腺激素作用主要通过其在下丘脑和垂体水平介导。其抗雄激素的效应在动物模型中得到了证明。尚未发现其有雄激素,雌激素或糖皮质激素的作用。诺美孕酮在碳水化合物和脂质代谢中呈中性。

2. 机制 之前的大部分孕激素(如19-去甲睾酮衍生物),主要是在激素避孕中发挥抗促性腺激素作用。诺美孕酮是一种19-去甲睾酮衍生物,可以与孕激素受体有高度选择性结合;此外,它与其他类固醇受体结合时相对缺乏竞争力。诺美孕酮在子宫内膜的水平产生强烈的抗雌激素作用,并具有有效的抗促性腺激素活性,而没有雄激素或糖皮质激素效应。

3. 临床适应证 诺美孕酮已被成功地用于一些妇科疾病,如月经不调、痛经、经前期综合征的治疗。在欧洲已作为单一疗法获得批准,用于治疗更年期综合征,月经过多以及协同雌激素治疗更年期症状。

体外研究数据表明,诺美孕酮保留了雌激素的止血效果,而且对血脂有中性或收益性作用,不会对葡萄糖代谢或体重产生不利影响。诺美孕酮在正常组织和乳腺癌组织中无增殖作用,并且不会对骨骼重建产生负面影响。有效的抗促性腺激素作用及其他有益的代谢和药理学特性表明,诺美孕酮可以作为有效的孕激素用于口服雌激素/孕激素避孕药中,除了避孕外还可以为妇女健康带来额外益处。

4. 避孕 诺美孕酮在口服避孕药和皮下植入中的避孕作用已经得到验证。临床试验与埋植(内含有诺美孕酮硅橡胶囊)显示出其防止怀孕的功效。其作用机制是由于其有效的抗促性腺激素作用,可导致卵泡发育,抑制排卵,改变宫颈黏液,改变子宫内膜的血管和子宫内膜的结构。

诺美孕酮在口服1.25mg/d的剂量时已显示出其抑制排卵作用,同时在较高的2.5mg/d或5mg/d剂量时,有完全抑制排卵和卵泡发育的作用。最近开发的一种复合诺美孕酮和雌二醇的OC,表现出很好的避孕效果和良好的控制出血作用。在不久的将来,结合天然雌激素(雌二醇)的诺美孕酮醋酸乙烯酯将成为一种全新的口服避孕药。作为口服避孕药,诺美孕酮已通过第三阶段的临床试验(雌二醇1.5mg和2.5mg诺美孕酮醋酸乙烯酯),即将通过美国FDA和欧洲当局批准。

(三)诺美孕酮和雌二醇联合口服避孕药

研究了不同配方的诺美孕酮口服避孕药:单一剂型,加入炔雌醇剂型和加入天然雌激素剂型。现代的口服避孕药随着孕激素或天然雌激素等添加配方不同,而有不同的周期摄入量。以前曾试图用天然雌激素取代炔雌醇,但出现了出血量少的情况。由于混合剂半衰期长,雌激素作用低,在之前的研究中已证明诺美孕酮有良好的周期控制。将含有2.5mg诺美孕酮和17-β雌二醇单相口服避孕药用于24+4周期疗法中。

1. 避孕功效 1.25mg诺美孕酮即可发挥抗促性腺激素作用,并能有效地抑制排卵,但卵泡仍可以继续生长。循环剂量达2.5～5mg/d时可抑制排卵和卵泡发育。目前已经有10个关于口服诺美孕酮的药理特性的临床试验研究。55mg诺美孕酮皮下植入也表现出了对排卵的有效抑制作用。诺美孕酮还可与宫颈黏液相互作用增加避孕效果。

2. 出血控制 醋酸诺美孕酮为单一剂型(周期性口服5mg)用于治疗黄体酮缺乏相关疾病,包括月经不调、经前期综合征、乳房痛、子宫功能性出血、痛经及月经过多和纤维瘤。81.3%的受试者出血问题得到了解决或改善。诺美孕酮/雌二醇在研究中呈现出良好的周期调控性。

3. 代谢副作用 口服诺美孕酮作为单独用药以及在与雌二醇和炔雌醇混合应用时

都具有良好的耐受性和代谢中性特点。这一情况主要是因为它与孕激素受体结合产生作用，而很少与其他类固醇受体相互作用。对脂质和葡萄糖的作用表现为降低血栓栓塞的危险和其他心血管风险相关标记物。

4. 不良事件　代谢副作用：其对血纤维蛋白溶酶原和纤维蛋白原水平和静脉血栓形成的整体风险较低，但可以显著增加抗凝血酶水平。诺美孕酮结合口服避孕可使静脉血栓栓塞和肺栓塞的相对危险增加一倍。口服避孕药中的孕激素衍生物导致的血栓形成可能是与一氧化氮或糖皮质激素的作用有关。诺美孕酮是一种高度特异性的孕激素刺激物，且有较少的副作用，因此可以假定诺美孕酮有相对较低的静脉血栓栓塞作用。诺美孕酮不会导致绝经前妇女糖耐量、空腹血糖及胰岛素水平的改变。诺美孕酮作为激素治疗在绝经后妇女的癌症发展数据中表明，其在乳腺组织中有抗增殖作用。研究还表明诺美孕酮有助于骨骼重建，总体上诺美孕酮耐受性良好。通过对 4000 多名妇女的多中心随机对照试验来评估其避孕效果和总体安全性发现，最常见的不良反应有恶心、头痛、乳房胀痛和不规则阴道出血。

5. 结论　诺美孕酮是良好的孕激素避孕药。诺美孕酮可与孕激素受体特异结合，与其他类固醇激素受体结合少，有良好的耐受性和代谢特征。此外，诺美孕酮对雌激素代谢，人体乳腺组织和癌变乳腺组织有额外的有利影响。

新的天然雌二醇避孕药对雌激素依赖性肝脏蛋白质的合成影响较低，因此要比 EE 口服避孕药安全性高。然而，新型雌二醇合剂投入使用前仍然需要进行一次大型安全监测研究，以避免可能的不良反应。

第十三节　口服避孕药的特殊问题

一、口服避孕药与叶酸的补充

1. 神经管缺陷　在高收入国家妊娠和分娩被认为是安全的，但每 1000 名出生婴儿仍有 5～7 名的围产儿死亡，其中 20% 先天性畸形。在所有先天性异常中，结构畸形如心脏缺陷或神经管缺陷占主导地位。其中胚胎发育期，是最可能会发生异常也最易被防止的阶段，沙利度胺事故的发生就处于这一时期。神经管在妊娠的第 28 天闭合，如果这个过程脊椎的上部被干扰，可能会导致无脑畸形，而下部的封闭缺陷导致脊柱裂。在全球每年约有 300 000 名神经管缺陷儿童出生。据一项全国性调查，在德国约每 10 000 名新生儿中有 5.7 个患有该病。世界上患病率高的地方往往是叶酸水平较低的地区，如中国北部的一些地区。

(1)叶酸盐和叶酸：叶酸是一种维生素 B_9 的纯合形式，它在体内生物转化后才可以发挥作用。叶酸盐是叶酸在食品中天然存在的形式，在人体内(约 98%)的主要形式是 L-5-甲基四氢叶酸。叶酸对胚胎健康发育必不可少。

(2)神经管缺陷和叶酸盐：Andrew E. Czeizel 和他的团队发表的第一个随机研究显示，在服用多种维生素，包括叶酸后，神经管缺陷发生率急剧降低。此外，如心脏畸形、泌尿道异常和胃狭窄等一些其他畸形也减少了。中国的一个大规模研究也得出了这一结论。

疾病控制和预防中心和美国预防服务工作小组建议所有育龄妇女每天至少补充 $400\mu g$ 的叶酸，以减少发生神经管缺陷的风险。尽管多个研究和信息活动宣传孕期补充叶酸，但在无论提供叶酸食物与否的国家中,并没有达到减少神经管畸形预期效果。可能是因为宣传活动未能起到作用,尤其是对于那些出生缺陷风险高且受教育水平低的妇女,以及那些意外怀孕的女性。另一个原因是选择性地药物和营养补充剂的摄入,以及妇女补充叶酸的依从性仍然不够。

打算怀孕的妇女,应该不得晚于怀孕前 4 周开始每天服用 $400\mu g$ 的叶酸。怀孕的头三个月更应维持叶酸治疗。叶酸是在体内生物转化后被激活的一种合成物。相比其他 B 族维生素,德国每日供给食品中叶酸含量是最少的。德国成人每天摄入的叶酸低于德国营养学会建议参考值的 $80\%\sim90\%$。平均而言,日常膳食每日应该摄入的叶酸应该是 $400\mu g$,而不仅仅是 $250\mu g$。由于叶酸在细胞分裂过程中有重要作用,在怀孕期间的需求更是上升到 $600\mu g/d$,这就意味着需要增加 50% 的摄入量。仅以日常营养摄入难以确保充足的叶酸供应,这意味着每天需要食用 $600\sim700g$ 蔬菜和水果。但实际上,往往平均每日摄入的蔬菜水果仅 $260g$。在世界的 50 多个国家中,食品中自愿或强制加入叶酸,因此取得了显著效果:叶酸缺乏引起胚胎发育缺陷的数量已经显著下降,特别是神经管畸形。然而迄今为止,没有任何一个欧洲国家在食品中强制补充叶酸。卫生当局依靠自愿原则,这将无法达到预期的效果。

许多欧洲国家用法律法规来干预这一调整;在德国基本法第 2 条("个人自由发展的权利")反对食物强制添加叶酸。关于食品营养强化的讨论和强制性营养强化食品的潜在风险仍正在激烈进行中。

(3)叶酸的补充应该在怀孕前开始:在怀孕的第一个月内(受孕后 24~28 天)神经管闭合,这一时期很多妇女甚至还没有意识到自己已经怀孕。甚至在受孕前,也有必要补充足够的叶酸。在怀孕开始后才进行叶酸或叶酸盐代替已经为时已晚,因为它需要 6~8 个星期才能达到峰值。

(4)口服避孕药使用者叶酸缺乏:停止口服避孕药,第一个月后 20% 以上的女性怀孕,三个月后约 50% 的女性怀孕。70%~90% 的口服避孕药使用者在 12 个月后怀孕。法国的一项调查显示,约三分之一是计划外怀孕,而约三分之二是在使用口服避孕药等避孕方法后发生的,特别是长期不正确地服用口服避孕药的情况。在不告诉妇科医生或与之讨论的情况下停止口服避孕药,而错过接受孕前的医疗咨询机会。在长达 12 周的停用避孕药期间的妇女若使用含有叶酸口服避孕药,可以使叶酸保持在充足水平,从而对神经管缺陷和其他早期胚胎缺陷加以预防。叶酸口服避孕药是一种创新的有针对性的方法,这样能确保在受孕前育龄妇女的叶酸水平。

(5)口服避孕药中补充叶酸的益处:叶酸加入到 OC 中,在很多方面有意义。口服避孕药的使用者要比其他人群有更充足的叶酸水平。使用口服避孕药的妇女会定期接受妇科保健。妇科医生可以有机会帮助她们提高认识补充叶酸的益处。

不少女性只是为了避孕而使用口服避孕药,其实不知不觉地为准备怀孕解决了补充叶酸的问题。目前已计算了不同的预防策略中关于神经管缺陷造成的经济和社会负担,如美国的食品营养强化,且用模型计算结合口服避孕药与叶酸补充剂的健康经济利益。通过这种方法,可以预防德国大约 50% 的神经管缺陷。增加女性叶酸水平,可以显著降低神经管缺陷的风险。口服避孕药与叶酸的结合,是一个创新和有益的概念,它可以代表妇女健康的一大进步。

2. 获得 FDA 批准的含叶酸的新型口服避孕药 含有叶酸(L-5-MTHF)的新型口服避孕药已用于降低意外怀孕或停止口服避孕药后怀孕神经管缺陷发生的风险。

Beyaz™是美国 FDA 在 2010 年 9 月 24 日批准的第一个含有左亚叶酸钙的口服避孕药。它是由拜耳医药保健有限公司基于以前批准的口服避孕药 YAZ™生产的。虽然 Beyaz™雌激素和孕激素(炔雌醇 $20\mu g$;屈螺酮 3mg)的剂量相同,但它还含有 0.451mg 的左亚叶酸钙。Beyaz™共享 YAZ 以前批准的适应证™:预防怀孕,治疗经前期焦虑症,治疗 14 岁及以上因使用 OCs 引起的中度痤疮。另外 Beyaz® 还有可以提高叶酸水平降低受孕妇女发生神经管缺陷的适应证。此外使用者在用药前应该告知之前是否补充过叶酸。口服避孕药 Beyaz™停药后仍应继续补充叶酸。

另外一种口服避孕药 Safyral™,在 2010 年 12 月 16 日获得 FDA 批准用于提高妇女的叶酸水平。它可以提高选择口服避孕药的妇女的叶酸水平。Safyral™实行 21+7 治疗,它含有屈螺酮 3mg、炔雌醇 $30\mu g$ 及左亚叶酸钙 $451\mu g$。

FDA 的批准主要基于两个临床试验的数据,首先是美国的一个多中心、随机、双盲、平行组研究,24 周的临床试验,共 379 名 18~40 岁健康妇女参与。其数据表明,混合有 $451\mu g$ 左亚叶酸钙的 YAZ™(屈螺酮 3mg,炔雌醇 $20\mu g$,拜耳医药保健有限公司)在基线水平比单独的 YAZ™能显著增加结合叶酸水平:红细胞叶酸(分别是 420nmol/L ± 347nmol/Lvs. 34.3nmol/L ± 171nmol/L)和血浆叶酸(分别是 15.8nmol/L ± 20.4nmol/Lvs. −2.2nmol/L±14.6nmol/L)。

欧洲一个关于 Yasmin®(屈螺酮 3mg,炔雌醇 $30\mu g$,拜耳医药保健有限公司)的独立研究发现,无论其用 $451\mu g$ 左亚叶酸钙或 $400\mu g$ 叶酸治疗 24 周后(在 Yasmin® 治疗 20 周后)发现在第 24 周时产生最大血浆叶酸水平(33.5nmol/L±14.5nmol/L)和红细胞叶酸水平(782nmol/L±260nmol/L)。然而,含叶酸的口服避孕药尚不能在欧洲市场购买。

二、无乳糖口服避孕药

(一)乳糖不耐症

"乳糖不耐症"是指部分或完全性的乳糖消化不良。乳糖是牛奶和其他奶制品中发现的碳水化合物,它可以是某些产品以及在大多数药品中的成分。乳糖在小肠被乳糖酶裂解,缺乏乳糖酶或其活性不足将导致乳糖吸收不良。吸收不良会导致以下一系列的消化道症状中至少一种:腹泻、腹痛、恶心、胀气和(或)腹胀。症状的严重程度取决于总的酶活性和乳糖的摄入量。严重的乳糖不耐症可导致营养不良、皮疹和抑郁症,这些症状可能会随着年龄增加。

乳糖不耐症可以由不同的原因导致,遗传是引起乳糖酶缺乏导致的乳糖不耐症的主要类型。继发型乳糖酶缺乏的发生是由于小肠上皮细胞层的损坏或萎缩引起。导致继发乳糖酶不耐受的疾病是急性胃肠炎、持续性腹泻、小肠过度生长或化疗。

世界上大约有 70% 的人口患有不同程度的乳糖不耐症。全球乳糖不耐症的患病率在不同的区域有所不同。在亚洲和非洲的患病率非常高,而在西欧、美国和澳大利亚,该综合征相对低,但仍然普遍。据统计,德国 15%~20% 的成人患有该病。

常见的诊断测试是乳果糖氢呼气试验,遗传测试可用于诊断乳糖不耐症的主要类型,额外的基因检测可确诊原发性乳糖酶缺乏乳糖酶的基因多态性;纯合子携带者 95% 可能发展为一个明显的儿童乳糖不耐症：

(1)13910 TT(总数的 40%)：没有证据表明可导致原发性乳糖不耐症。

(2)13910 TC(总数的 45%)：没有证据表明可导致原发性乳糖不耐症，对于携带者而言。

(3)13910 CC(总数的 15%)：原发性乳糖不耐症倾向。

（二）乳糖酶缺乏患者避孕的临床选择

确诊乳糖不耐症后的治疗包括避免含乳糖食物的摄入，必要时进行酶替代。

某些含有少量乳糖药品应该告知乳糖不耐症的使用者，药片中的乳糖可能会加重他们的胃肠道症状。此外乳糖不耐症的女性应该了解可以使用无乳糖的口服避孕药(表 2-4)。

表 2-4 各种口服避孕药的乳糖含量

口服避孕药	激素	辅剂	药名(德国)	药名(美国)
单纯孕激素制剂	左炔诺孕酮	乳糖化合物 33.1mg	Microlut®	
单纯孕激素制剂	去氧孕烯	1-水乳糖 8mg	Cerazette®	
复方口服避孕药(20μg EE)	EE＋屈螺酮	乳糖 52.15mg	YAZ®	
复方口服避孕药(30μg EE)	EE＋屈螺酮	乳糖 46mg	Yasmin®	Zarah™
复方口服避孕药(30μg EE)	EE＋醋酸氯地孕酮	乳糖——水合物 69.5mg	Belara®	
复方口服避孕药(30μg EE)	EE＋地诺孕素	乳糖——水合物 27mg	Valette®	
叶酸混合口服避孕药	戊酸雌二醇＋地诺孕素	乳糖 50mg	Qlaira®	Natazia™
无乳糖口服避孕药：			德国	美国
单纯孕激素避孕药	双醋炔诺酮		Femulen®	Femulen™
复方口服避孕药	30μg EE＋左炔诺孕酮			Nordette™/Portio™
复方口服避孕药	30μg EE＋醋酸氯地孕酮		Enriqua®	
复方口服避孕药	30μg EE＋地诺孕素		Valette®,Maxim®	

（三）乳糖酶缺乏症患者的避孕

乳糖不耐症患者往往在服用 3～5g 乳糖后出现症状。低乳糖的饮食下可以使大部分人可以承受每天 12g 乳糖而不出现症状，这个量相当于 240ml 的牛奶。在大多数情况下，每日口服乳糖低于 50mg 几乎不产生任何影响。

（四）结论

乳糖不耐症很常见，但有较高的地域性和民族性。在德国发病率较低，但多于 15% 的女性受摄入乳糖后消化道症状的影响。根据临床症状以及基因测试的结果，可以建议相关人群控制日常饮食中的乳糖摄入,必要情况下使用化乳糖酶片帮助消化。与每日乳糖的饮食摄入量相比,每片药的乳糖含量是比较低的(50～70mg/片,240ml 牛奶中含有 12g)。在大多数情况下,摄入 3～5g 克乳糖时症状已有所表现。

可以通过乳糖酶缺乏症状或基因测试证明乳糖酶缺乏,从而避免含乳糖口服避孕药,而使用特定品牌避孕药或选择其他避孕方法。

三、补铁口服避孕药

对于 14～18 岁的妇女,建议每天摄入铁 15mg,19～50 岁为 18mg。铁是人体蛋白质的必需成分,参与氧的运输。对于调节细胞生长和分化铁也是必不可少的。

(一) 缺铁

缺铁是最常见的营养缺乏症中的一种形式。在人体中,铁存在于所有细胞中,它具有几个重要的功能——作为血红蛋白的形式从肺部组织运输氧气,以细胞色素形式在细胞内作为传输电子的介质,在各种组织中的酶反应是不可分割的一部分。缺铁很常见,其直接后果是缺铁性贫血。1998 年调查发现,在 12 岁和 19 岁之间的女性缺铁性贫血的发生率为9%～11%,而在美国,缺铁性贫血发生率约为 2%～3%。

含铁口服避孕药不仅可以减轻月经量过多还可以防止月经期铁损失。Frassinelli-Gunderson 等(1985)通过众多的横截面和一些短期的纵向研究表明,OCs 可以持续提升血清铁,总铁结合力和血清转铁蛋白,但血红蛋白和血细胞比容基本上保持不变。在美国,含炔诺酮的 OCs Loestrin 和 Loestrin24Fe 都在安慰剂中加入了铁剂。

(二) 结论

铁剂补充只存在于部分品牌的 OCs 中。口服避孕药提升血清铁、总铁结合力和血清转铁蛋白,血红蛋白和血细胞比容水平基本上保持不变。含铁口服避孕药可以减轻月经量过多和防止月经期间铁损失。

四、维生素 D 与口服避孕药

维生素 D 是防止佝偻病和预防骨质疏松症的主要物质。维生素 D 是一种脂溶性维生素,它在骨代谢中起着重要的作用,可能还有抗炎症和免疫调节的作用。最近的流行病学研究发现维生素 D 水平低和多种疾病之间存在联系。维生素 D 水平低会增加整体和心血管疾病的死亡率,癌症的发病率及死亡率,自身免疫性疾病的发生率,如多发性硬化症。

大部分人有足够的 25-羟基维生素 D 的水平。这主要是与生活方式有关,日晒减少将导致皮肤维生素 D 合成减少。

维生素 D 受体存在于几乎人类所有的细胞中,最近的研究中发现其在维生素 D 在内分泌系统中发挥重要作用,且与某些骨外的疾病相关(如不良妊娠结局、降低多囊卵巢综合征以及癌症)。使用口服避孕药能增加循环中 25-羟基维生素 D 的水平,但还需考虑临床评价或营养学研究获得的收益。新的专利涵盖了含传统维生素 D 的口服激素避孕药和异黄酮的使用。

总之,维生素 D 有很多除了骨骼方面以外的益处,如降低多囊卵巢综合征以及癌症的发生情况。一般的医疗保健系统和妇科医生一样,也应该将改善维生素 D 状况作为一个重要的治疗目标。在 www.clinicaltrials.gov 没有临床前研究的注册(FDA 临床试验的首页)。

五、植物雌激素与口服避孕药

植物雌激素是多种植物衍生化合物，它模仿哺乳动物雌激素结构或功能，并对人类的健康有潜在益处。在很多试验中已证实，植物雌激素对乳腺癌、前列腺癌、心血管疾病、更年期症状及骨质疏松症具有潜在的有利影响。异黄酮经临床试验测试，主要用于女性绝经后的激素替代（例如影响更年期血管舒缩的症状）。新的专利涵盖了异黄酮（至少 20mg，剂量范围 50～80mg）和维生素 D（至少 400IU）与传统口服激素类避孕药结合的利用。

各种所谓生物同质性激素，即一些经化学变性达到结构上与人类内源性激素无法辨别的植物提取物。Cirigliano（2007）的综述总结了生物同质性激素在绝经后妇女的使用。

因此，联合异黄酮和传统复合口服避孕药的临床收益尚待明确。使用从植物中提取的生物同质性激素的远期风险也尚未进行评估。临床前研究未在 www. clinicaltrials. gov（临床研究的 FDA 主页）上注册。

六、脱氢表雄酮与口服避孕药

荷兰制药公司 Pantarhei Bioscience 提出的雄激素恢复避孕法是口服避孕药的一个新概念。此概念的提出基于这样一个事实，使用复方口服避孕药会抑制卵巢雄激素的生成从而导致雄性激素水平，尤其是睾酮水平的下降。据文献报道，T 水平可以降低 50%。然而，Pantarhei 进行的大量前瞻性研究表明，T 下降得更为严重。JM Foidart 与 Pantarhei Bioscience 在比利时 Liège 合作，并于 2010 年 11 月发表在柏林会议的一项 II 期内分泌学和安全性研究显示，三个 COC 治疗周期后总 T、游离 T 水平都显著下降，分别为 1.5nmol/L 至 0.5nmol/L、20pmol/L 至 2pmol/L。

由于人类的天然雄激素脱氢表雄酮（dehydroepiandrosterone，DHEA）经口服可在一定程度上代谢生成 T，所以在使用 COC 期间可以通过同时服用 DHEA 来恢复 T 的水平。Pantarhei 的研究发现，未服用 COCs 且月经规律的女性，每天给予 50mg DHEA，可以在未超过最大值的前提下使 T 达到正常水平。

除了使 T 达到正常水平外，添加脱氢表雄酮的避孕药，可对未经选择的 COC 使用者的情绪和性功能产生显著的临床改善。使用"三重激素"口服避孕药概念并专注于性功能和安全性的 II 期临床研究首批结果，发表了在第 11 届欧洲避孕会议上，该会议于 2010 年 5 月在荷兰海牙举行。该研究包含 82 名女性，共两个治疗周期，每周期五个月，采用交叉设计方法，将单独使用口服避孕药组与每天服用添加 50mg DHEA 的相同口服避孕药组进行比较，由来自荷兰阿姆斯特丹学术医疗中心性学系的 R. van Lunsen 和 E. Laan，与来自 Pantarhei Bioscience 的 H. C. Bennink 和 Y. Zimmerman 密切协作完成。在这些使用者中，没有出现特殊的性不满和生殖器感觉，同时润滑作用有显著提高。此外可观察到性活动频率有双倍的增加以及拒绝性活动的频率显著降低。

在 Liège 的研究中，使用经认证的情绪调查问卷，可观察到脱氢表雄酮治疗 6～12 个月者有显著的情绪改善，且均赞同使用 DHEA。

在两个较小样本的 $n=1$ 的研究中，DHEA 对女性严重的情绪和性问题没有作用。分别在阿姆斯特丹和 Liège 持续 10 个月和 12 个月的研究表明，COC 中添加 DHEA 不会造成任何副作用，对多毛症的发病率也没有影响，痤疮的发病率与未用药者相当。

据拜耳年度报告(2008),拜耳医药保健公司已经完成关于口服脱氢表雄酮(100mg)作为口服避孕药的伴随治疗,用于妇女抱怨性欲减退的有效性和安全性研究(二期)。这项研究的目的是评估该研究药物对于因服用口服避孕药和COs副作用引起性欲减低的妇女的治疗作用。这些研究结果尚不清楚。

ARC"三重激素"的概念,联合了雌激素(E)、孕激素(P)和雄激素(A)在COC中的使用,目前已经获得了由Pantarhei Bioscience授予的口服避孕药专利。此外,Pantarhei取得了美国、BioSante的多家授权,以保证E,P和A的联合应用。

DHEA是一种肾上腺分泌的弱雄激素,是雄激素的合成前体。DHEA剂量比"off-la-bel"时的用量要高,且在大多数国家作为OTC药物,用于绝经后替代(10~25mg/d)。拜耳医药保健公司的临床前研究已经完成,但本试验中DHEA的使用剂量(100mg/d)太高且如此高剂量的DHEA对生育年龄女性的副作用目前还不清楚。自发月经周期的妇女有明显的雄激素水平,但在使用联合COC的妇女中雄激素则被抑制。COC使用期间每天增加DHEA用量50mg,可以维持雄激素水平正常化并显著改善情绪和性功能。至于在绝经后激素替代的情况下,雄激素对乳腺癌的影响可能是关键问题。50mg DHEA的剂量高于HRT的研究中使用的10~25mg,但无副作用,并已在文献中证明是安全的。

DHEA恢复雄激素的临床效果已被证明,且没有明显不适主诉。由拜耳医药保健和Pantarhei所进行的研究证明,ARC是所有正常女性的首选药物,但不适用于COC期间有严重的心理或性障碍的女性,对于这些女性需要更多的是心理疏导,而不是雄激素。

"明日总会到来,尽管可能与想象中的会有所不同。"Egon Diczfalusy(2010)。

(**T. Rabe, M. Goeckenjan, H. -J. Ahrendt, P. G. Crosignani, J. C. Dinger, A. O. Mueck, P. A. Lohr, M. D. Creinin, R. Sabatini, T. Strowitzki**, 著; 田玄玄, 阮祥燕, 编译)

参 考 文 献

1. Adams Hillard PJ. Adolescent menstrual health. PediatrEndocrinol Rev, 2006, 3(Suppl 1):138-145

2. Adams Hillard PJ. Oral contraception non-compliance:the extent of the problem. Adv Contracept, 1992, 8 (Suppl)1:13-20

3. Adams Hillard PJ. The patient's reaction to side effects of oral contraceptives. Am J Obstet Gynecol, 1989, 161:1412-1415

4. Ader DN, South-Paul J, Adera T, et al. Cyclicalmastalgia:prevalence and associated health and behaviouralfactors. J Psychosom Obstet Gynaecol, 2001, 22:71-76

5. Ahrendt HJ, Makalova D, Parke S, et al. Bleeding pattern and cycle control with an estradiol-based oral contraceptive:a seven-cycle, randomized comparative trial of estradiol valerate/dienogest and ethinyl estradiol/levonorgestrel. Contraception, 2009, 80:436-444

6. Ahrendt HJ, Adolf D, Buhling KJ. Advantages and Challenges of Estrogen-Free hormonal Contraception. Current Medical Research and Opinion, 2010, 26:1947-1955

7. Ahrendt HJ, Karck U, Pichl T, et al. Eur J Contracept Reprod Health Care, 2007, 12:354-361

8. Akerlund M, Rode A, Westergaard J. Comparative profiles of reliability, cycle control and side effects of two oral contraceptiveformulations containing 150mcg desogestrel and either30mcg or 20mcg ethinyl oestradiol. Br J ObstetGynaecol, 1993, 100:832-838

9. American Cancer Society at http://www.cancer.org/cancer/breastcancer/detailedguide/breast-cancer-risk-factors(last retrieval 10.06.2011)

10. American Cancer Society(http://www.cancer.org/docroot/CRI/content/CRI_2_4_2X_What_are_the_risk_factors_for_ovarian_cancer_33.asp)(last retrieval 16.03.2011)

11. American Cancer Society http://www.cancer.org/Cancer/CervicalCancer/DetailedGuide/cervical-cancer-risk-factors(last retrieval 10.6.2011)

12. Andersch B,Milsom I. An epidemiologic study of young women with dysmenorrhea. Am J Obstet Gynecol,1982,144:655-660

13. Andersch B. The effect of various oral contraceptive combinations on premenstrual symptoms. Int J Gynaecol Obstet,1982,20:463-469

14. Anderson FD,Gibbons W,Portman D. Safety and efficacy of an extended-regimen oral contraceptives utilizing continous low-dose ethinyl estradiol. Contraception,2006,73:229-234

15. Anderson F.D,Howard Hait,the Seasonale-30 Study Group. A multicenter,randomized study of an extended cycle oral contraceptive. Contraception,2003,68:89-96

16. Anderson FD,Gibbons W,Portman D. Long-term safety of an extended-cycle oral contraceptive(Seasonale):a2-year multicenter open-label extension trial. Am J Obstet Gynecol,2006,195:92-96

17. AndersonTJ,Battersby S,King RJB,et al. Oral contraceptive use influences resting breast proliferation. Hum Pathol,1989,20:1139-1144

18. Andreoli TE,Carpenter CCJ,Griggs RC,et al. CECIL Essentials of Medicine. 6th ed. Philadelphia:WB Saunders,2004

19. Andrews NC. Disorders of iron metabolism. N Engl J Med,1999,341:1986-1995

20. Andrist LC,Arias RD,Nucatola D,et al. Women's and providers'attitudes toward menstrual suppression with extended use of oral contraceptives. Contraception,2004,70:359-363

21. Anonymous. Approach to oral contraceptive nuisance side effects. Contraception,2004,14:13-15

22. Anthuber S,Schramm GA,Heskamp ML. Six-month evaluation of the benefits of the low-dose combined oral contraceptivechlormadinone acetate 2mg/ethinylest-radiol 0.03mg in young women:results of the prospective,observational,non-interventional,multicentre TeeNIS study. Clin Drμg Investig,2010,30:211-220

23. Appleby P,Beral V,Berrington de Gonzalez A,et al. Cervical cancer and hormonalcontraceptives:collaborative reanalysis of individual data for16,573 women with cervical cancer and 35,509 women without cervical cancer from 24 epidemiological studies. Lancet,2007,370:1609-1621

24. Archer DF,Jensen JT,Johnson JV,et al. Evaluation of a continuous regimen of levonorgestrel/ethinyl estradiol:phase 3 study results. Contraception,2006,74:439-445

25. Arowojolu AO,Gallo MF,Grimes DA,et al. Combined oral contraceptive pills for treatment of acne. Cochrane Database of Systematic Reviews,2004(3):CD004425

26. Arowojolu AO,Gallo MF,Lopez LM,et al. Combined oral contraceptive pills for treatment of acne. Cochrane Database Syst Rev,2009 Jul 8(3):CD004425

27. Astedt B,Jeppsson S,Liedholm P,et al. Clinical trial of a new oral contraedtive pill containing the natural oestrogen 17 beta-oestradiol. Br J Obstet Gynaecol,1979,86:732-736

28. Atolabi S,Kissebah AH,Vydelingum N,et al. J. Endocr,1974,63:58P

29. Aubeny E,Buhler M,Colau JC,et al. Oral contraception:patterns of non-compliance. The Coraliance study. Eur J. Contracept Reprod Health Care,2002,7:155-161

30. Audet MC,Moreau M,Koltun WD,et al. Evaluation of contraceptive efficacy and cycle control of a trans-

dermal contraceptive patch vs an oral contraceptive: a randomized controlled trial. JAMA, 2001, 285: 2347-2354

31. Aurell M, Cramer K, Rybo G. Serum lipids and lipoproteins during long-term administration of an oral contraceptive. Lancet, 1966, i: 291-293

32. Bachmann G, Sulak PJ, Sampson-Landers C, et al. Efficacy and safety of a low-dose 24-day combined oral contraceptivecontaining 20μg ethinylestradiol and 3mg drospirenone. Contraception, 2004, 70: 191-198

33. Baerwald AR, Olatunbosun OA, Pierson RA. Effects of oral contraceptives administered at defined stages of ovarian follicular development. Fertil Steril, 2006, 86: 27-35

34. Bakker DJ, Jong-van den Berg LT, Fokkema MR. Controlled study on folate status following folic acid supplementation and discontinuation in women of child-bearing age. Ann ClinBiochem, 2009, 46: 231-234

35. Balassone ML. Risk of contraceptive discontinuationamong adolescents. Englewood Cliffs, N. J, Prentice-Hall, 1984: 150-153

36. Bancroft J, Rennie D. The impact of oral contraceptives on the experience of perimenstrual mood, clumsiness, food craving and other symptoms. J Psychosom Res, 1993, 37: 195-202

37. Barbosa I, Coutinho E, Hirsch C, et al. Effects of a single contraceptive silastic implant containing nomegestrol acetate on ovarian function and cervical mucus production during 2 years. Fertil Steril, 1996, 65: 724-729

38. Barbosa IC, Filho CI, Iggion D Jr, et al. Prospective, open label, noncomparative study to assess cycle control, safety and acceptability of a new oral contraceptive containing gestodene 60microg and ethinylestradiol 15 microg(Minesse). Contraception, 2006, 73: 30-33

39. Barbosa IC, Maia Jr H, Coutinho E, et al. Effects of a single silastic contraceptive implant containing nomegestrol acetate(Uniplant) on endometrial morphology and ovarian function for 1 year. Contraception, 2006, 74: 492-497

40. Barnhart KT, Schreiber CA. Return to fertility following discontinuation of oral contraceptives. Fertil Steril, 2009, 91: 659-663

41. Baron JA, Greenberg ER. Cigarette smoking and estrogen related disease in women. In: Smoking and Reproductive Health. Boston: PSG, 1987: 149-160

42. Basdevant A, Pelissier C, Conard J, et al. Effects of nomegestrol acetate(5mg/d) on hormonal, metabolic and hemostatic parameters in premenopausal women. Contraception, 1991, 44: 599-605

43. Bazin B, Thevenot R, Bursaux C, et al. Effect of nomegestrolacetate, a new 19-nor-progesterone derivative, on pituitary-ovarian function in women. Br J Obstet Gynaecol, 1987, 94: 1199-1204

44. Beining RM, Dennis LK, Smith EM, et al. Meta-analysis of intrauterine device use and risk of endometrial cancer. Ann Epidemiol, 2008, 18: 492-499

45. Beller FK. Cardiovascular system: Coagulation, thrombosis, and contraceptive steroids-is there a link? In: Pharmacology of the Contraceptive Steroids, New York: RavenPress, 1994: 309-332

46. Belsey EM, Machin D, d'Arcangues C. The analysis ofvaginal bleeding patterns induced by fertility regulating methods. World Health Organization Special Programme of Research, Development and Research Training in Human Reproduction. Contraception, 1986, 34: 253-260

47. Bentley TG, Weinstein MC, Willett WC, et al. A costeffectivenessanalysis of folic acid fortification policy in the United States. Public Health Nutr, 2008, 12: 455-467

48. Beral V, Doll R, Hermon C et al. Ovarian cancer and oral contraceptives: collaborative reanalysis of data from 45 epidemiological studies including 23, 257 women with ovarian cancer and 87, 303 controls. Lancet, 2008, 371: 303-314

49. Beral V,Hermon C,Kay C et al. Mortality associated with oral contraceptive use:25 year follow-up of cohort of 46000 women from Royal College of General Practitioners' oral contraception study. BMJ, 1999,318:96-100

50. Berry RF,Bailey L,Mulinare J,et al. Fortification of flour with folic acid. Food Nutr Bull,2010,31(1 Suppl):S22-35

51. Berry RJ,Li Z,Erickson JD,et al. Prevention of neural-tube defects with folic acid in China. China-U. S. CollaborativeProject for Neural Tube Defect Prevention. N Engl J Med,1999,341:1485-1490

52. Bertolini S,Elicio N,Cordera R,et al. Effects of three lowdose oral contraceptive formulations on lipid metabolism. Acta Obstet Gynecol Scand,1987,66:327-332

53. Birtch RL,Olatunbosun OA,Pierson A. Ovarian follicular dynamics during conventional vs. continuous oral contraceptiveuse. Contraception,2006,73:235-243

54. Bock K,Heskamp ML,Schramm G. Influence of chlormadinoneacetate on dysmenorrhoe and other cycle-related complaints. Gyne,2008,8:219-222

55. Borenstein J,Yu H-T,Wade S,et al. Effecton an oral contraceptive containing ethinyl estradiol and drospirenone on premenstrual symptomatology and health related quality of life. J Reprod Med,2002,48:79-85

56. Borgfeldt C,Andolf E. Transvaginal ultrasonographic findings in the uterus and the endometrium:low prevalence of leiomyoma in a random sample of women aged 25-40 years. Acta Obstet Gynecol Scand, 2000,79:202-207

57. Bosch FX,Burchell AN,Schiffman M,et al. Epidemiology and natural history of human papillomavirus infections and type-specific implications incervical neoplasia. Vaccine,2008,26(Suppl 10):K1-K16

58. Bothwell TH,Charlton RW,Cook JD,et al. Iron Metabolismin Man. St. Louis,Oxford:Blackwell Scientific,1979

59. Bower C,D'Antoine H,Stanley FJ. Neural tube defects in Australia:trend in encephaloceles and other neural tube defects before and after promotion of folic acid supplementation and voluntary food fortification. Birth Defects Res(Part A),2009,85:269-273

60. Brill K,Norpoth T,Schnitker J,et al. Clinical experience with a modern low-dose oral contraceptive in almost 100,000 users. Contraception,1991,43:101-110

61. Brinton LA,Huggins GR,Lehman HF,et al. Long-term use of oral contraceptives and risk of invasive cervical cancer. Int J Cancer,1986,38:339-344

62. British Medical Association Board of Science and Education(2002) Sexually transmitted infections. Available from http://www. bma. org. uk/health_promotion_ethics/sexual_health/stiupd08. jsp (last retrieval 29. 5. 2011)

63. Brown A,Cheng L,Lin S,et al. Daily low-dose mifepristone has contraceptive potential by suppressing ovulation and menstruation:a double-blind randomized control trial of 2 and 5mg per day for 120 days. J Clin Endocrinol Metab,2002,87:63-70

64. Brucker C,Hedon B,The HS,et al. Long-term efficacy and safety of a monophasic combined oral contraceptive containing 0. 02mg ethinylestradiol and 2mg chlormadinone acetate administered in a 24/4-day regimen. Contraception,2010,81:501-509

65. Brunner Huber LR,Hogue CJ,Stein AD,et al. Body mass index and risk for oral contraceptive failure: acase-cohort study in South Carolina. Ann Epidemiol,2006,16:637-643

66. Brunner Huber LR,Toth JL. Obesity and oral contraceptivefailure:findings from the 2002 National Survey of Family Growth. Am J Epidemiol,2007,166:1306-1311

67. Brunner LR,Hogue CJ. The role of body weight in oral contraceptivefailure:results from the 1995

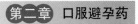

National Survey of Family Growth. Ann Epidemiol,2005,15:492-499

68. Bundeszentrale für gesundheitliche Aufklärung(BZgA). VerhütungsverhaltenErwachsener. Ergebnisse der Repräsentativbefragung2007

69. Burkman R,Alan C. Fisher,George J. Wan,et al. Association between efficacy and body weight or body mass index for two low-dose oral contraceptives,Contraception,2009,79:424-427

70. Burkman R,Bell C,Serfaty D. The evolution of combined oral contraception:improving the risk-to-benefit ratio. Contraception,2011,84:19-34

71. Burkman R,Schlesselman JJ,Zieman M. Safety concerns and health benefits associated with oral contraception. Am J Obstet Gynecol,2004,190(Suppl 4):S5-S22

72. Burkman R,Collins JA,Schulman LP,et al. Current perspectives on oral contraceptive use. Am J Obstet Gynecol,2001,185:S4-S12

73. Burkman R,Zacur HA,Kimball AW,et al. Oral contraceptives and lipid and lipoproteins:part 1-variations in mean levels by oral contraceptive type. Contraception,1989,40:553-561

74. Burnett MA,Antao V,Black A,et al. Prevalence of primary dysmenorrhoea in Canada. J Obstet Gynecol Canada,2005,27:765-770

75. Burton IL. Effect of oral contraceptives on haemoglobin,packed cell volume,serum iron and total iron binding capacity in healthy women. Lancet,1967,1:978-980

76. Busby A,Abramsky L,Dolk H,et al. Preventing neural tube defects in Europe:a missed opportunity. Reprod Toxicol,2005,20:393-402

77. Cates W Jr,Steiner MJ. Dual protection against unintended pregnancy and sexually transmitted infections:what is the best contraceptive approach? Sex Transm Dis,2002,29:168-174

78. Cates W Jr. The NIH condom report:the glass is 90% full. Fam Plann Perspect,2001,33:231-233

79. Catherino WH,Jordan VC. Nomegestrol acetate,a clinically useful 19-norprogesterone derivative which lacks estrogenic activity. Steroid Biochem Mol Biol,1995,55:239-246

80. Centers for Disease Control and Prevention. Recommendations for the use of folic acid to reduce the number of cases of spina bifida and other neural tube defects. MMWR,1992,41(RR-14):1-7

81. Centers for Disease Control and Prevention. Recommendations to prevent and control iron deficiency anemia in the United States. Morb Mortal Wkly Rep,1998,47:1-29

82. CGHFBC. Breast cancer and hormonal contraceptives:collaborativereanalysis of individual data on 53,297 women with breast cancer and 100,239 women without breast cancer from54 epidemiological studies. Collaborative Group on Hormonal Factors in Breast Cancer. Lancet,1996,347:1713-1727

83. CGHFBC. Familial breast cancer:collaborative reanalysis of individual data from 52 epidemiological studies including58,209 women with breast cancer and 101,986 women without the disease. Lancet,2001, 358:1389-1399

84. Chabbert-Buffet N,Christin Maitre S,Ochsenbein E,et al. Synergistic effect of 17-estradiol and nomegestrolacetate used in a new monophasic oral contraceptive. In:The8th Congress of the European Society of Gynecology,2009

85. Chabbert-Buffet N, Pintiaux Kairis A, Bouchard P. Effectsof the progesterone receptor modulator VA2914 in a continuouslow dose on the hypothalamic-pituitaryovarian axis andendometrium in normal women:a prospective,randomized,placebo controlled trial. J Clin Endocrinol Metab,2007,92:3582-3589

86. Chan WS,Ray J,Wai EK,et al. Risk of stroke in women exposed to low-dose oral contraceptives. A critical evaluation of the evidence. Arch Intern Med,2004,164:741-747

87. Chang CL,Donaghy M,Poulter N. Migraine and stroke in young women:case-control study. The World

Health OrganisationCollaborative Study of Cardiovascular Disease and Steroid Hormone Contraception. BMJ,1999,318:13-18

88. Chantler I,Mitchell D,Fuller A. The effect of three cyclooxygenaseinhibitors on intensity of primary dysmenorrheicpain. Clin J Pain,2008,24:39-44

89. CharreauI,Plu-Bureau G,Bachelot A,et al. Oral contraceptive use and risk of benign breast disease in a French case-control study of young women. Eur J Cancer Prev,1993,2:147-154

90. Chasan-Taber L,Willett W,Stampfer M,et al. A prospective study of oral contraceptives and NIDDM among U. S. women. Diab Care,1997,20:330-335

91. Chasan-Taber L,Willett WC,Manson JE,et al. Prospectivestudy of oral contraceptives and hypertension among women in the United States. Circulation,1996,94:483-489

92. Cheng L,Zhu H,Wang A,et al. Once a month administration of mifepristone improves bleeding patterns in women using subdermal contraceptive implants releasing levonorgestrel. Hum Reprod,2000,15:1969-1972

93. Chetrite GS,Thomas JL,Shields-Botella J,et al. Control of sulfatase activity by nomegestrol acetate in normal and cancerous human breast tissues. Anticancer Research,2005,25:2827-2830

94. Chlebowski RT,Wactawski-Wende J,Ritenbaμgh C,et al. Estrogen plus progestin and colorectal cancer postmenopausal women. N Engl J Med,2004,350:991-1004

95. Chretien FC,Dubois R. Effect of nomegestrol acetate on spinnability,ferning and mesh dimension of midcycle cervical mucus. Contraception,1991,43:55-65

96. Cibula D,Gompel A,Mueck AO,et al. Hormonal contraception and risk of cancer. J Reproduktionsmed Endokrinol,2010,7(Sdh 1):39-55

97. Cirigliano M. Bioidentical hormone therapy:a review of the evidence. J Women's Health,2007,16:600-631

98. Clark DA,Wang S,Rogers P,et al. Endometrial lymphoid cells in abnormal uterine bleeding due to levonorgestrel(Norplant). Hum Reprod,1996,11:1438-1444

99. Coelingh Bennink F,Holinka CF,Visser M,et al. Maternal and fetal estetrol levels during pregnancy. Climacteric,2008,11(Suppl 1):69-72

100. Coelingh Bennink HJT,Heegaard AM,Visser M,et al. Oral bioavailability and bone-sparing effects of estetrol in an osteoporosis model. Climacteric,2008,11(Suppl 1):2-14

101. Coelingh Bennink HJT,Holinka CF,Diczfalusy E. Estetrol review:profile and potential clinical applications. Climacteric,2008,11(Suppl 1):47-58

102. Coelingh Bennink HJT,Singer C,Simoncini T,et al. Estetrol,a pregnancy-specific human steroid,prevents and suppresses mammary tumor growth in a rat model. Climacteric,2008,11:29

103. Coelingh Bennink HJT,Skouby S,Bouchard P,et al. Ovulation inhibition by estetrol in an in vivo model. Climacteric,2008,11(Suppl 1):30(a summary from Contraception 2008;77:186-190)

104. Cogliano V,Grasse Y,Baan R,et al. Carcinogenicity of combined oral oestrogenprogestagen contraceptives and menopausal treatment. Lancet Oncol,2005,6:552-553

105. Cohen A. Multicenter study of the clinical use of nomegestrolacetate in outpatients. Contracept Fertil Sex(Paris),1994,21:417-427

106. Cohen AT,Agnelli G,Anderson FA,et al. VTE Impact AssessmentGroup in Europe(VITAE). Venous thromboembolism(VTE)in Europe. The number of VTE events and associated morbidity and mortality. Thromb Haemost,2007,98:756-764

107. Cole P,Elwood JM,Kaplan SD. Incidence rates and risk factors of benign breast neoplasms. Am J Epi-

demiol,1978,108:112-120

108. Collaborative Group for the Study of Stroke in YoungWomen. Oral contraception and increased risk of cerebralischemia or thrombosis. N Engl J Med,1973,288:871-878

109. Collaborative Group on Epidemiological Studies of Ovarian Cancer. Ovarian cancer and oral contraceptives:collaborativereanalysis of data from 45 epidemiological studies including 23,257 women with ovarian cancer and 87,303 controls. Lancet,2008,371:303-314

110. Collaborative Group on Hormonal Factors in Breast Cancer. Breast cancer and hormonal contraceptives:collaborativereanalysis of individual data on 53,297 women with breastcancer and 100,239 women without breast cancer from 54epidemiological studies. Lancet,1996,347:1713-1727

111. Collaborative Study Group on the Desogestrel-ContainingProgestogen-Only Pill. A double-blind study comparing the contraceptive efficacy,acceptability and safety of two progestogenonlypills containing desogestrel 75 micrograms/day or levonorgestrel 30 micrograms/day. Eur J Contracept Reprod Health Care,1998,3:169-178

112. Collier CN,Harper JC,Cantrell WC,et al. The prevalence of acne in adults 20 years and older. J Am Acad Dermatol,2008,58:56-59

113. Collins D. The role of hormonal contraceptives:sex hormone receptor binding,progestin selectivity,and the new oral contraceptives. Am J Obstet Gynecol,1994,170:1508-1513

114. Colton FB. Steroids and the "pill":early steroid research at Searle. Steroids,1992,57:624-630

115. Colver GB,Mortimer PS,Dawber RP. Cyproterone acetate and two doses of oestrogen in female acne:a double-blindcomparison. Br J Dermatol,1988,118:95-99

116. Conard J,Plu Bureau G,Bahi N,et al. Progestogen only contraception in women at high risk of venous thromboembolism. Contraception,2004,70:437-441

117. Cornel MC,de Smit DJ,de Jong-van den Berg LTW. Folicacid-the scientific debate as a base for public health policy. Reprod Toxicol,2005,20:411-415

118. Corson SL. Efficacy and clinical profile of a new oral contraceptivecontaining norgestimate. US clinical trials. Acta Obstet Gynecol Scand(Suppl),1990,152:25-31

119. Cosson M,Querleu D,Donnez J,et al. Dienogest is as effective astriptorelin in the treatment of endometriosis after laparoscopicsurgery:results of a prospective,multicenter,randomized study. Fertil Steril,2002,77:684-692

120. Cottingham J,Hunter D. Chlamydia trachomatis and oral contraceptive use:a quantitative review. Genitourin Med,1992,68:209-216

121. Coutinho EM. One year contraception with a single subdermalimplant containing nomegestrol acetate (Uniplant). Contraception,1993,47:97-105

122. Couzinet B,Young J,Kujas M,et al. The antigonadotropicactivity of a 19-nor-progesterone derivative is exerted both at the hypothalamic and pituitary levels in women. J Clin Endocrinol Metab,1999,84:4191-4916

123. Crayford TJB,Campbell S,Bourne TH,et al. Benign ovarian cysts and ovarian cancer:a cohort study with implications for screening. Lancet,2000,355:1060-1063

124. Critchley HOD,Brenner RM,Hendersin TA,et al. Estrogenreceptor beta,but not estrogen receptor alpha,is present in the vascular endothelium of the human and nonhuman primate endometrium. J Clin Endocrinol Metab,2001,86:1370-1378

125. Critchley HOD,Kelly RW,Baird DT,et al. Regulation of human endometrial function:mechanisms relevant to uterine bleeding. Reprod Biol Endocrinol,2006,4(Suppl 1):1-9

126. Critchley HOD,Kelly RW,Brenner RM et al. The endocrinology of menstruation-a role for the immune system. Clin Endocinol,2001,55:701-710

127. Croft J,Freedman D,Cresanta J,S,et al. Adverse influences of alcohol,tobacco,and oral contraceptive use on cardiovascular risk factors during transition to adulthood. Am J Epidemiol,1987,126:202-212

128. Croft P,Hannaford PC. Risk factors for acute myocardialinfarction in women:evidence from the Royal College of GeneralPractitioners' oral contraception study. BMJ,1989,298:165-168

129. Cronin M,Möhner S,Dinger J,et al. Return to fertility after use of oral contraceptives:results from the EURAS study. Proceedings of the 9th World Congress on Controversies in Obstetrics,Gynecology &-Infertility(COGI). Spain:Barcelona,2007:A-68,22-25

130. Cronin M,Möhner S,Minh Thai D,et al. Past oral contraception use does not negatively affect time to conception. Obstet Gynecol,2007; 109:3S

131. Cronin M,Schellschmidt I,Dinger J. Rate of pregnancy after using drospirenone and other progestin-containing oral contraceptives. Obstet Gynecol,2009,114:616-622

132. Crook D,Godsland I. Safety evaluation of modern oral contraceptives. Effects on lipoprotein and carbo-hydrate metabolism. Contraception,1998,57:189-201

133. Croxatto HB,Salvatierra AM,Fuentealba B,et al. Contraceptive potential of a mifepristone nomegestrol acetate sequential regimen in women. Hum Reprod,1998,13:3297-3302

134. Croxatto HB,Zepeda A. Transdermal contraceptive systems:innovative technology for the twenty-first century. In:Contraception:newer pharmacologicalagents,devices,and delivery systems. New York : Marcel Dekker,Inc,1992:101-115

135. Csemiczky G,Dieben T,Coeling Bennink HJ,et al. The pharmacodynamic effects of an oral contracep-tive containing 3mg micronized 17 beta-estradiol and 0.150mg desogestrel for 21 days,followed by 0.030mg desogestrel only for 7days. Contraception,1996,54:333-338

136. Curtis KM,Marchbanks PA,Peterson HB. Neoplasia with use of intrauterine devices. Contraception,2007,75(6 Suppl):S60-S69

137. Curtis KM,Mohllajee AP,Martins SL,et al. Combined oral contraceptive use among women with hy-pertension:a systematic review. Contraception,2006,73:179-188

138. Curtis KM,Mohllajee AP,Peterson HB. Use of combined oral contraceptives among women with mi-graine and nonmigrainousheadaches:a systematic review. Contraception,2006,73:189-194

139. Cushing KL,Weiss NS,Voigt LF,et al. Risk of endometrial cancer in relation to use of low-dose,unop-posed estrogens. Obstet Gynecol,1998,91:35-39

140. Cushman M,Albert W,Tsai Richard H,et al. Deep Vein Thrombosis and Pulmonary Embolism in Two Cohorts:The Longitudinal Investigation of Thromboembolism Etiology. Am J Med,2004,117:1925

141. Cushman M,Kuller LH,Prentice R,et al. Estrogen plus progestin and risk of venous thrombosis. JAMA,2004,292:1573-1580

142. Czeizel AE. Reduction of urinary tract and cardiovasculardefects by periconceptional multivitamin sup-plementation. Am J Med Genet,1996,62:179-183

143. Czeizel AE,Dudas J. Prevention of the first occurrence of neural tube defects by periconceptional vita-min supplementation. N Eng J Med,1992,327:1832-1835

144. Dallman PR. Biochemical basis for the manifestations of iron deficiency. Annu Rev Nutr,1986,6:13-40

145. Davis A,Godwin A,Lippman J,et al. Triphasic norgestimate-ethinyl estradiol for treating dysfunctiona-luterine bleeding. Obstet Gynecol,2000,96:913-920

146. Davis AR,Westhoff C,O'Connell K,et al. Oral contraceptives for dysmenorrhea in adolescent girls:a

randomizedtrial. Obstet Gynecol, 2005, 106:97-104

147. Davis LJ, Kennedy SS, Moore J, et al. Oral contraceptives for pain associated with endometriosis. Cochrane Database of Systematic Reviews 2007, Issue 3. Art. No:CD001019. DOI:10. 1002/14651858. CD001019. pub2

148. Dawood MY. Dysmenorrhea. Clin Obstet Gynecol, 1990, 33:168-178

149. Dawood Y. Primary dysmenorrhea. Advances in pathogenesis and management. Obstet Gynecol, 2006, 108:428-441

150. Dinger J, Heinemann LA, Kühl Habich D. The safety of adrospirenone containing oral contraceptive: final results from the European Active Surveillance Study on oral contraceptives based on 142, 475 women years of observation. Contraception, 2007, 75:344-354

151. Dinger J, Do Minh T, Buttmann N, et al. Effectiveness of oral contraceptive pills in a large U. S. cohort comparingprogestogen and regimen. Obstet Gynecol, 2011, 117:33-40

152. Dinger J, Assmann A, Moehner S. Long-Term Active Surveillance Study for Oral Contraceptives (LASS):Impact of oral contraceptive use on the start of antihypertensive treatment. Pharmacoepidemiol Drug Safety, 2010, 19:S232

153. Dinger J, Assmann A, Möhner S, et al. Risk of venousthromboembolism and the use of dienogest-and drospirenone-containing oral contraceptives: results from a Germancase-control study. Fam Plann Reprod Health Care, 2010, 36:123-129

154. Dinger J. Oral contraceptives and venous thromboembolism:old questions revisited. J Fam Plann Reprod Health Care, 2009, 35:211-212

155. Dinger JC, Cronin M, Möhner S, et al. Oral contraceptive effectiveness according to bodymass index, weight, age, and other factors. Am J Obstet Gynecol, 2009, 201:263. e1-9

156. Djerassi C. The Pill at 50(in Germany):thriving or surviving? J Reproduktionsmed Endokrinol 2011(in print)

157. Djerassi C. Steroid research at Syntex:"the pill" and cortisone. Steroids, 1992, 57:631-641

158. Dorangeon P, Thomas JL, Choisy H, et al. Effects of nomegestrolacetate on carbohydrate metabolism. Diab Metabol, 1993, 19:441-445

159. Droegemueller W, Rao KL, Bright TG. Triphasic randomized clinical trial:comparative frequency of intermenstrual bleeding. Am J Obstet Gynecol, 1989, 161:1407-1411

160. Dubey RK, Oparil S, Imthurn B, et al. Sex hormones and hypertension. Cardiovasc Res, 2002, 53:688-708

161. Duc I, Botella J, Bonnet P, et al. Antiandrogenic properties of nomegestrol acetate. Arzneimittelforschung, 1995, 45:70-74

162. Dunn N, Thorogood M, Faragher B, et al. Oral contraceptives and myocardial infarction:results of the MICA case-control study. BMJ, 1999, 318:1579-1583

163. Eckstein P, Waterhouse JAH, Bond GM, et al. Brit. med. 1, 2, 1172. Med J Aust19961; 2:936

164. Edelman A, Gallo MF, Nichols MD, et al. Continuous versus cyclic use of combined oral contraceptives for contraception:systematic Cochrane review of randomized controlled trials. Hum Reprod, 2006, 21:573-578

165. Editorial BMJ. Amenorrhoea after oral contraceptives. Br Med J, 1976, 2:660

166. Editorial:The case for preventing ovarian cancer. Lancet, 2008, 371:275

167. Eichholzer M, Tönz O, Zimmermann R:Folic acid:a public-health challenge. Lancet, 2006, 367:1352-1361

168. Elomaa K, Rolland R, Brosens I, et al. Omitting the first oral contraceptive pills does not automatically lead to ovulation. Am J Obstet Gynecol, 1998, 179:41-46

169. Elstein M. Low dose contraceptive formulations: is further reduction in steroid dosage justified? Adv Contracept,1994,10:1-4

170. Emans SM,Grace E,Woods ER,et al. Adolescents' compliance with oral contraceptives. JAMA,1987, 257:3377-3381

171. Endrikat J,Hite R,Bannemerschult R,et al. Multicenter,comparative study of cycle control,efficacy and tolerability of two low-dose oral contraceptives containing 20 microg ethinylestradiol/100 microg levonorgestrel and 20 microg ethinylestradiol/50 microg noresthisterone. Contraception,2001,64:3-10

172. Engbers MJ,van Hylckama Vlieg A,Rosendaal FR. Venous thrombosis in the elderly:incidence,risk factors and riskgroups. J Thromb Haemost,2010,8:2105-2112

173. Erkkola R, Hirvonen E, Luikku J, et al. Ovulation inhibitors containing cyproterone acetateor desogestrel in the treatment of hyperandrogenic symptoms. Acta Obstet Gynecol Scand,1990,69:61-65

174. ESHRE Capri Workshop Group. Ovarian and endometrial function during hormonal contraception. Hum Reprod,2001,16:1527-1535

175. Faratian B,Gaspar A,O'Brien PM,et al. Premenstrual syndrome:weight,abdominal swelling,and perceived body image. Am J Obstet Gynecol,1984,150:200-204

176. FDA approves Lybrel,first low dose combination oral contraceptive offering women the opportunity to be period freeover time 2007. http://www. fda-news. com/-fda-approves-lybrel-first-low-dose-combination-oral-contraceptiveoffering. php(last retrieval 4. 9. 2011)

177. FDA Approves Seasonale Oral Contraceptive. 2003-09-25. Archived from the original on 2006-10-07. Retrieved 11. 09. 2006

178. Fedele L,Bianchi S,Zanconato G,et al. Use of a levonorgestrel-releasing intrauterine device in the treatment of rectovaginal endometriosis. Fertil Steril,2001,75:485-488

179. Fenton C,K Wellington,MD Moen,DM Robinson. Drospirenone/Ethinylestradiol 3mg/20μg(24/4 Day Regimen) A Reviewof Its Use in Contraception,Premenstrual Dysphoric Disorderand Moderate Acne Vulgaris. Drμgs,2007,67:1749-1765

180. Fenton KA,Korovessis C,Johnson AM,et al. Sexual behaviour in Britain:reported sexually transmitted infections and prevalent genital Chlamydiatrachomatis infection. Lancet,2001,358:1851-1854

181. Fernandez E,La Vecchia C,Balducci A,et al. Oral contraceptives and colorectal cancer risk:a meta-analysis. Br J Cancer,2001,84:722-727

182. Fernandez E, La Vecchia C, Franceschi S, et al. Oral contraceptive use and risk of colorectal cancer. Epidemiology,1998,9:295-300

183. Fleming NT, Armstrong BK, Sheiner HJ. The comparativeepidemiology of benign breast lumps and breast cancer in Western Australia. Int J Cancer,1982,30:147-152

184. Fletcher SW. Risk factors for breast cancer(May 11, 2006). Retrieved July 9, 2006 at: http://www. uptodate. com/contents/patient-information-risk-factors-for-breast-cancer? source = search _ result&selectedTitle=2%7E10(last retrieval 10. 06. 2011)

185. Foster RH,Wilde MI. Dienogest. Drugs,1998,56:825-833

186. Fotherby K. Oral contraceptives,lipids and cardiovasculardisease. Contraception,1985,31:367-394

187. Franceschi S. The IARC commitment to cancer prevention:the example of papillomavirus and cervical cancer. Recent Results Cancer Res,2005,166:277-297

188. Fraser I,McCarron G. Randomized trial of 2 hormonal and 2 prostaglandin-inhibition agents in women with a complaint of menorrhagia. Aust N Z J Obstet Gynaecol,1991,31:66-70

189. Fraser I,Weisberg E,Kumar N,et al. An initial pharmacokineticstudy with Metered Dose Transdermal

System for delivery of the progestogen Nestorone as a possible future contraceptive. Contraception, 2007,76:432-438

190. Fraser IS,Zeun S,Machlitt A,et al. A novel oral contraceptive comprising estradiol valerate/dienogest for the treatment of heavy and/or prolonged menstrual bleeding without organic cause:a double-blind, randomised,placebo controlledtrial. Int J Gynecol Obstet,2009,107(Suppl 2):S183

191. Fraser IS. Bleeding arising from the use of exogenoussteroids. Baillieres Best Pract Res Clin Obstet Gynaecol,1999,13:203-222

192. Frassinelli-Gunderson EP,Margen S,Brown JR. Iron storesin users of oral contraceptive agents. Am J Clin Nutr,1985,41:703-712

193. Fraumeni JF Jr,Lloyd JW,Smith EM,et al. Cancer mortality among nuns:role of marital status in etiology of neoplastic disease in women. J Natl Cancer Inst,1969,42:455-468

194. Freeman EW,Kroll R,Rapkin A,et al. Evaluation of a unique oral contraceptive in the treatment of premenstrual dysphoric disorder. J Womens Health Gend Based Med,2001,10:561-569

195. Freeman W. Evaluation of a unique oral contraceptive in the management of premenstrual dysphoric disorder. Eur J Contracept Reprod Health Care,2002,7(Suppl 3):27-34

196. Fu H, et al. Contraceptive failure rates:new estimates from the 1995 National Survey of Family Growth. Family Planning Perspectives,1999,31:56-63

197. Fugere P, Percival-Smith R, Lussier-Cacan S, et al. The comperative efficacy and safety of Diane-35versus Diane-50 in the treatment of moderate to severe acne and seborrhea:12-month results. Recent Res Gynecol Endocrinol,1988,1:590-608

198. Gallegos AJ,Gonzáles-Diddi M,Merino G,et al. Tissue localization of radioactive chlormadinoneacetate and progesterone in the human. Contraception,1970,1:151-161

199. Gallo MF,Nanda K,Grimes DA,et al. 20microg versus > 20microg estrogen combined oral contraceptives for contraception. Cochrane Database Syst Rev,2008:CDO03989

200. Gallo MF,Nanda K,Grimes DA,et al. 20μg versus > 20μg estrogen combined oral contraceptives for contraception. Cochrane Database of Systematic Reviews2011, Issue 1. Art. No. : CD003989. DOI: 10. 1002/14651858. CD003989. pub4

201. Gallo MF,Nanda K,Grimes DA,et al. 20mcg versus> 20mcg estrogen combined oral contraceptives for contraception. Cochrane Database of Systematic Reviews. 2005(2):CD003989

202. Gallo MF,Nanda K,Grimes DA,et al. Twenty microgramsvs >20microg estrogen oral contraceptives for contraception:a systematic review of randomized controlled trials. Contraception,2005,71:162-169

203. Gaspard UJ,Buret J,Gillain D,et al. Serum lipid and lipoprotein changes by new oral contraceptivescontaining ethinylestradiol plus levonorgestrel or desogestrel. Contraception,1985,31:395-408

204. Gauthier A,Upmalis D,Dain MP. Clinical evaluation of anew triphasic oral contraceptive:norgestimate and ethinylestradiol. Acta Obstet Gynecol Scand(Suppl),1992,156:27-32

205. Glasier A. Implantable contraceptives for women:effectiveness,discontinuation rates,return of fertility, and outcome of pregnancies. Contraception,2002,65:29-37

206. Glasier AF,Smith KB, van der Spuy ZM,et al. Amenorrheaassociated with contraception:an international study on acceptability. Contraception,2003,67:1-8

207. Godsland I,Crook D,Simpson R,et al. The effects of differentformulations of oral contraceptive agents on lipid and carbohydrate. N Engl J Med,1990,323:1375-1381

208. Godsland I,Walton C,Felton C,et al. Insulin resistance,secretion,and metabolism in users of oral contraceptives. J Clin Endocrinol Metab,1992,74:64-70

209. Goehring C, Morabia A. Epidemiology of benign breastdisease with special attention to histologic types. Epidemiol Rev, 1997, 19: 310-327

210. Goldbaum GM, Kendrick JS, Hogelin GC, et al. The relative impact of smoking and oral contraceptive use on women in the United States. JAMA, 1987, 258: 1339-1342

211. Gordon T, Castelli W, Hjontland M, et al. High density lipoprotein as a protective factor against coronary heart disease. Lancet, 1977, 1: 965-968

212. Goulden V, Stables GI, Cunliffe WJ. Prevalence of facial acne in adults. J Am Acad Dermatol, 1999, 41: 577-580

213. Graham CA, Sherwin BB. A prospective study of premenstrualsymptoms using a triphasic oral contraceptive. J Psychosom Res, 1992, 36: 257-266

214. Grant WB, Holick MF. Benefits and requirements of vitaminD for optimal health: a review. Altern Med Rev, 2005, 10: 94-111

215. Great Britain Department of Health(2003) GovernmentResponse to the Health Select Committees Third Report of Session 2002-03 on Sexual Health. TSO, London-http://www. dh. gov. uk/en/Publication-sandstatistics/Publications/PublicationsPolicyAndGuidance/DH_4082830(last retrieval 29. 5. 2011)

216. Greer JB, Modμgno F, Allen GO, et al. Androgenicprogestins in oral contraceptives and the risk of epithelial ovarian cancer. Obstet Gynecol, 2005, 105: 731-740

217. Grimes DA, Economy KE. Primary prevention of gynecologiccancers. Am J Obstet Gynecol, 1995, 172: 227-235

218. Grubb GS, Moore D, Anderson NG. Pre-introductory clinicaltrials of Norplant implants: a comparison of seventeencountries' experience. Contraception, 1995, 52: 287-296

219. Gu S, Sivin I, Du M, et al. Effectiveness of Norplant implants throμgh seven years: a large-scale study in China. Contraception, 1995, 52: 99-103

220. Guttmacher Institute. Facts on Contraceptive Use in theUnited States. June 2010, Facts in Brief. First-Year ContraceptiveFailure Rates(http://www. guttmacher. org/pubs/fb_contr_use. html)(last retrieval 8. 5. 2011)

221. Hagen AA, Barr M, Diczfalusy E. Metabolism of 17β-oestradiol-4-14C in early infancy. Acta Endocrinol, 1965, 49: 207-220

222. Hallberg L, Högdahl AM, Nilsson L, et al. Menstrualblood loss-a population study. Acta Obstet Gynecol Scand, 1966, 45: 5-56

223. Hamilton BE, Sutton PD, Ventura SJ. Revised birth and fertility rates for the 1990s and new rates for Hispanicpopulations, 2000 and 2001: United States. Natl Vital StatRep, 2003, 51: 1-94

224. Hammerstein J. Komplikationen und Spätfolgen der Kontrazeption, einschlieblich der Sterilisation. Arch Gynaekol, 1977, 224: 1-21

225. Hammond G, Hogeveen K, Visser M, et al. Estetrol does not bind sex hormone binding globulin orincrease its production by human HepG2 cells. Climacteric, 2008, 11(Suppl 1): 41-46

226. Hankinson SE, Colditz GA, Manson JE, et al. A prospective study of oral contraceptiveuse and risk of breast cancer(Nurses' Health Study, United States). Cancer Causes Control, 1997, 8: 65-72

227. Hannaford P. Cardiovascular events associated with different combined oral contraceptives. A review of current data. Drug Safety, 2000, 22: 361-371

228. Hannaford P. Health consequences of combined oral contraceptives. Br Med Bull 2000, 56: 749-760

229. Hannaford PC, Iversen L, Macfarlane TV, et al. Mortality among contraceptive pill users: cohortevidence from Royal College of General Practitioners' Oral Contraception Study. BMJ, 2010, 340: c927

230. Hannaford PC,Owen-Smith V. Using epidemiological data to guide clinical practice:review of studies on cardiovasculardisease and use of combined oral contraceptives. BMJ,1998,316:984-987

231. Hannaford PC,Selvaraj S,Elliott AM,et al. Cancer risk among users of oral contraceptives:cohortdata from the Royal College of General Practitioner's oral contraceptionstudy. Br Med J,2007,335:651

232. Harris M,Kaneshiro B. An evidence-based approach to hormonal contraception and headaches. Contraception, 2009,80:417-421

233. Harris SS,Dawson-Hughes B. The association of oral contraceptive use with plasma 25-hydroxyvitamin D levels. J Am Col Nutr,1998,17:282-284.

234. Hatcher R,Zieman M,Cwiak C,et al. Managing Contraception. Tiger,Georgia:Bridgingthe Gap Foundation; 2004. Original review. October 2008

235. Hatcher RA,Trussell J,Stewart FH. Contraceptive Technology. 18th ed. New York :Ardent Media,2004

236. Hauksson A,Ekström P,Juchnicka E,et al. The influence of a combined oral contraceptiveon uterine activity and reactivity to agonists in primary dysmenorrhea. Acta Obstet Gynecol Scand,1989,68:31-34

237. Hayashi Aiko(2004-08-20). Japanese Women Shun The Pill. CBS News. http://www. cbsnews. com/ stories/2004/08/20/health/main637523. shtml(last retrieval 6. 4. 2011)

238. Heegaard AM,Holinka CF,Kenemans P,et al. Estrogenic uterovaginal effects of oral estetrol in the modifiedAllen-Doisy test. Climacteric,2008,11(Suppl 1):22-28

239. Heikinheimo 0,Vani 5,Carpen 0 et al. Intrauterine releaseof progesterone antagonist ZK23021 1 is feasible and results in novel endometrial effects:a pilot study. Hum Reprod,2007,22:2515-2522

240. Heikkilä J,Adlercreutz H. A method for the determination of urinary 15α-hydroxyestriol and estriol. J Steroid Biochem,1970,1:243-253

241. Heikkilä J,Luukkainen T. Urinary excretion of estriol and15α-hydroxyestriol in complicated pregnancies. Am J ObstetGynecol,1971,110:509-521

242. Heikkilä J. Excretion of 15α-hydroxyestriol and estriol inmaternal urine during normal pregnancy. J Steroid Biochem,1971,2:83-93

243. Heinemann LA,Dinger JC,Assmann A,et al. Use of oral contraceptives containing gestodene and risk of venousthromboembolism:outlook 10 years after the third-generation"pill scare". Contraception 2010; 81:401-407

244. Heit J,Melton L,Lohse C,et al. Incidence of venous thromboembolism inhospitalized patients versus community residents. Mayo Clin Proc,2001,76:1102-1110

245. Heit J,Petterson T,Farmer S,et al. Trendsin Incidence of deep vein thrombosis and pulmonary embolism:a 35-year population-based study. Blood,2006,108:430a

246. Hellgren M,Svensson PJ. Resistance to activated protein C as a basis for venous thromboembolism associated with pregnancy and oral contraceptives. Am J Obstet Gynecol,1995,172:210-213

247. Helmerhorst FM,Rosendaal FR,Vandenbroucke JP. Venousthromboembolism and the pill. The WHO technical report oncardiovascular disease and steroid hormone contraception:state-of-the-art. Hum Reprod,1998,13:2981-2983

248. Hendrix SL,Alexander NJ. Primary dysmenorrhea treatment with a desogestrel-caontaining low-dose oral contraceptive. Contraception,2002,66:393-399

249. Herkert O,Kuhl H,Sandow J,et al. Sex steroids used in hormonal treatment increase vascularprocoagulant activity by inducing thrombin receptor (PAR-1) expression. Role of the glucocorticoid receptor. Circulation,2001,104:2826-2831

250. Hernádi L,Marr J,Petraglia F. Efficacy of a new low-dose 24 day combined oral contraceptive contai-

ning drosperinone 3mg and ethinylestradiol $20\mu g$ oral presentation. ⅩⅧ World Congress of Gynaecology and Obstetrics(FIGO); Kuala Lumpur,2006 Nov;5-10

251. Huber JC,Heskamp ML,Schramm GA. Effect of an oral contraceptive with chlormadinone acetate on depressive mood;analysis of data from four observational studies. Clin Drμg Investig,2008,28;783-791

252. Heyman MB. Committee on Nutrition. Lactose intolerancein infants, children, and adolescents. Pediatrics, 2006,118;1279-1286

253. Hickey M,Dwarte D,Fraser IS. Superficial endometrial vascular fragility in Norplant users and in women with ovulatorydysfunctional uterine bleeding. Hum Reprod,2000,15;1509-1514

254. Hickey M,Fraser I,Dwarte D,et al. Endometrial vasculature in Norplant users;preliminary results from a hysteroscopicstudy. Hum Reprod,1996,11(Suppl 2);35-44

255. Hickson SS,Miles KL,McDonnell BJ,et al. Use of the oral contraceptive pill is associated with increased large artery stiffness in young women;The ENIGMA Study. J Hypertens,2011,29;1155-1159

256. Hirvonen E,Allonen H,Anttila M,et al. Oral contraceptivecontaining natural estradiol for premenopausal women. Maturitas,1995,21;27-32

257. Holden Comprehensive Cancer Center,Cancer InformationService. Ovarian Cancer Protective Factors and Risk Factors;last revision 5/2003

258. Holinka CF,Brincat M,Coelingh Bennink HJT. Preventiveeffect of oral estetrol in a menopausal hot flush model. Climacteric,2008,11(Suppl 1);15-21

259. Holinka CF,Diczfalusy E,Coelingh Bennink HJT. Estetrol;a unique steroid in human pregnancy. J Steroid Biochem MolBiol,2008,110;138-143

260. Holt VL,Cushing-Haμgen KL,Daling JR. Body weight and risk of oral contraceptive failure. Obstet Gynecol,2002,99;820-827

261. Holt VL,Daling JR,McKnight B,et al. Functional ovarian cysts in relation to the use of monophasic and triphasic oral contraceptives. Obstet Gynecol,1992,79;529-533

262. Holt VL,Scholes D,Wicklund KG,et al. Body mass index,weight,and oral contraceptivefailure risk. Obstet Gynecol,2005,105;46-52

263. Home FM,Blithe DL. Progesterone receptor modulators and the endometrium;changes and consequences. Hum Reprod Update,2007,13;567-580

264. Horwitz RI,Feinstein AR. Case-control study of oral contraceptive pills and endometrial cancer. Ann Internal Med,1979,91;226-227

265. Howe G,Westhoff C,Vessey M,et al. Effects of age,cigarette smoking,and other factors on fertility; findings in alarge prospective study. Br Med J(Clin Res Ed) ,1985,290;1697-700

266. http://216. 71. 46. 171/diabetesforum/articles/2009/2009_A2/3%20petru. htm(last retrieval 29. 5. 2011)

267. http://clinicaltrials. gov/ct2/show/NCT00566384

268. http://contraception. about. com/od/thepill/tp/PillCategories. htm

269. http://en. wikipedia. org/wiki/Asoprisnil(last retrieved2. 5. 2011)

270. http://en. wikipedia. org/wiki/Combined_oral_contraceptive_pill

271. http://en. wikipedia. org/wiki/Dysmenorrhea

272. http://en. wikipedia. org/wiki/Extended_cycle_combined_hormonal_contraceptive

273. http://en. wikipedia. org/wiki/Iron_deficiency_(medicine)

274. http://en. wikipedia. org/wiki/Wyeth

275. http://eu-cancer. iarc. fr/cancer-16-ovary. html(last retrieval 29. 5. 2011)

276. http://jama. ama-assn. org/content/236/8/923. full. pdf(last retrieval 29. 5. 2011)

277. Monographs/vol91/index. php(last retrieval 29. 5. 2011)

278. http://monographs. iarc. fr/ENG/Monographs/vol91/mono91. pdf(last retrieval 10. 06. 2011)

279. http://newdr$_\mu$gs. us/natazia-5-warnings-and-precautions

280. http://seer. cancer. gov/statfacts/html/breast. html(lastretrieval 18. 3. 2011)

281. http://seer. cancer. gov/statfacts/html/cervix. html(lastretrieval 10. 6. 2011)

282. http://seer. cancer. gov/statfacts/html/colorect. html(lastretrieval 29. 5. 2011)

283. http://seer. cancer. gov/statfacts/html/corp. html(lastretrieval 29. 5. 2011)

284. http://seer. cancer. gov/statfacts/html/ovary. html(lastretrieval 29. 5. 2011)

285. http://www. annualreport2008. bayer. com/en/bayerannual-report-2008. pdfx

286. http://www. arhp. org/Publications-and-Resources/Quick-Reference-Guide-for-Clinicians/PMS/Treat-ment(last retrieval 9. 4. 2011)

287. http://www. beyaz. com/hcp_landing. html

288. http://www. bfarm. de/DE/Pharmakovigilanz/risikoinfo/2011/drospirenon. html

289. http://www. businessweek. com/news/2010-04-01/tevawins-ruling-on-seasonique-birth-control-patent-update1-. html

290. http://www. cancer. gov/cancertopics/factsheet/Risk/BRCA(last retrieval 10. 6. 2011)

291. http://www. cancer. gov/cancertopics/pdq/genetics/breastand-ovarian/HealthProfessional(last retrieval 10. 06. 2011)

292. http://www. cancer. gov/cancertopics/types/breast(lastretrieval 10. 06. 2011)

293. http://www. cancer. gov/cancertopics/types/cervical(lastretrieval 10. 06. 2011)

294. http://www. cancer. gov/cancertopics/types/endometrial(last retrieval 29. 5. 2011)

295. http://www. cancer. gov/cancertopics/types/ovarian(lastretrieval 29. 5. 2011)

296. http://www. cdc. gov/mmwr/preview/mmwrhtml/mm5619a2. htm(last retrieval 5. 6. 2011)

297. http://www. cipladoc. com/therapeutic/pdf_cipla/ginette35. pdf

298. http://www. drugbank. ca/drugs/DB00304

299. http://www. drugbank. ca/drugs/DB00717

300. http://www. drugbank. ca/drugs/DB00957

301. http://www. drugbank. ca/drugs/DB06730

302. http://www. drugs. com/history/beyaz. html

303. http://www. drugs. com/history/safyral. html

304. http://www. drugs. com/mmx/norethisterone. html

305. http://www. drugs. com/pro/jolessa. html

306. http://www. empr. com/fda-approves-safyral-an-oralcontraceptive-that-raises-folate-levels/article/192967

307. http://www. eurocytology. eu/static/eurocytology/eng/cervical/LP1ContentCcontC. html,last retrieval 10/06/2011

308. http://www. fpnotebook. com/gyn/pharm/Estrgn. htm

309. http://www. freshpatents. com/Pharmaceutical-productcontaining-progestin-genistein-and-vitamin-d-compound-dt20080925ptan20080234238. php

310. http://www. gfmer. ch/Guidelines/Hirsutism_adrenal_gland_diseases/Acne. htm

311. http://www. ihs. gov/MedicalPrograms/NPTC/Documents/NPTCOralContraceptiveReview. pdf (last retrieval 10. 06. 2011)

312. http://www. mayoclinic. com/health/iron-deficiencyanemia/DS00323/DSECTION=treatments-and-drugs

313. http://www. mdguidelines. com/ovarian-cyst-benign(lastretrieval 29. 5. 2011)

314. http://www.med.umich.edu/obgyn/resdir/contraception/OralContLalley.htm(last retrieval 3.2.2011)

315. http://www.medscape.com/viewarticle/578717_4(lastretrieval 27.06.2011)

316. http://www.pharmpro.com/news/2010/05/business-Watson-Reaches-Settlement-with-Teva-Over-Seasonale

317. http://www.prnewswire.co.uk/cgi/news/release? id=203073

318. http://www.rxlist.com/natazia-drug.htm

319. http://www.rxlist.com/script/main/art.asp? articlekey=116275

320. http://www.rxlist.com/seasonale-drug.htm(last retrieval 4.8.2011)

321. http://www.rxlist.com/seasonique-drug.htm(lastretrieval 4.8.2011)

322. http://www.rxlist.com/yaz-drug.htm

323. http://www.srm-ejournal.com/pdf%2F1108%2FSRM1108%5Fsuppl1%2Epdf(last retrieval 4.8.2011)

324. http://www.un.org/esa/population/publications/contraceptive2011/wallchart_graphs.pdf (last retrieval 7.4.2011)

325. http://www.uptodate.com/contents/histopathology-andpathogenesis-of-endometrial-cancer (last retrieval 29.5.2011)

326. http://www.viomecum.ch/index.cfm? 82E3263124024516A9F11E6333AFEB3F

327. http://www.who.int/bulletin/volumes/88/2/08-057885-ab/en/index.html(last retrieval 10.4.2011)

328. http://www.who.int/cardiovascular_diseases/en(lastretrieval 10.4.2011)

329. http://www.who.int/cardiovascular_diseases/resources/atlas/en(last retrieval 10.4.2011)

330. http://www.who.int/mediacentre/factsheets/fs334/en/index.html(last retrieval 10.6.2011)

331. http://www.wrongdiagnosis.com/e/endometriosis/prevalence.htm

332. https://www.loseasonique.com

333. https://www.seasonique.com

334. Hussain SF. Progestogen-only pills and high blood pressure: is there an association? A literature review. Contraception,2004,69:89-97.

335. IARC. Monographs on the Evaluation of CarcinogenicRisks to Humans. Vol 72(1999): Hormonal contraception andpost-menopausal hormonal therapy. Lyon:WHO,IARC.

336. IARC. Combined estrogen-progestogen contraceptivesand combined estrogen-progestogen menopausal therapy. IARC Monogr Eval Carcinog Risks Hum 2007; 91 http://monographs.iarc.fr/ENG/Monographs/vol91/mono91.pdf(lastretrieval 10.5.2011)

337. IARC. Combined estrogen-progestogen contraceptivesand combined estrogen-progestogen menopausal therapy. IARC Monogr Eval Carcinog Risks Hum 2007; 91:1-528.

338. IARC. Monographs on the Evaluation of CarcinogenicRisks to Humans,72,Hormonal Contraception and Post-MenopausalHormonal Therapy. 1999. Lyon:WHO,IARC

339. IHS National Pharmacy & Therapeutics Committee DrugClass Review: Oral Contraceptives. http://www.ihs.gov/MedicalPrograms/NPTC/Documents/NPTC%20Oral%20Contraceptive%20Review.pdf(last retrieval 4.8.2011)

340. Inman WHW,Vessey MP. Investigation of deaths from pulmonary,coronary,and cerebral thrombosis and embolismin women of child-bearing age. Br Med J,1968,i:193-199

341. Institute of Medicine. Food and Nutrition Board. Dietary reference intakes for vitamin A,vitamin K,arsenic,boron,chromium,copper,iodine,iron,manganese,molybdenum,nickel,silicon,vanadium,and zinc. Washington DC:NationalAcademy Press,2001

342. International Collaboration of Epidemiological Studies of Cervical Cancer,Appleby P,Beral V,Berrington de González A,Colin D,Franceschi S,Goodill A,Green J,Peto J,Plummer M,Sweetland

S. Carcinoma of the cervix and tobacco smoking：collaborative reanalysis of individual data on 13,541 women with carcinoma of the cervix and 23,017 women without carcinoma of the cervix from 23 epidemiological studies. Int J Cancer,2006；118：1481-1495

343. Iodice S,Barile M,Rotmensz N,et al. Oral contraceptive use and breast or ovarian cancer risk in BRCA1/2 carriers：ameta-analysis. Eur J Cancer,2010,46：2275-8224

344. Isaksson E,von Schoultz E,Odlind V,et al. Effects of oral contraceptives on breast epithelial proliferation. Breast CancerRes Treat,2001,65：163-169

345. Iyer V,Farquhar C,Jepson R. Oral contraceptive pills for heavy menstrual bleeding. Cochrane Database of Systematic Reviews,2000(2)：CD000154

346. Jabbour HN,Kelly RW,Fraser H,et al. Endocrine regulation of menstruation. Endocrine Reviews,2006,27：17-46

347. Jacobi IM,Powell LW,Gaffney TI. Immunochemicalquantitation of human transferrin in pregnancy and during administration of oral contraceptives. Br J Haematol,1969,17：5039

348. Janerich DT,Glebatis DM,Dμgan JM. Benign breast disease and oral contraceptive use. JAMA,1997,237：2199-2201

349. Jemal A,Siegel R,Ward E,et al. Cancerstatistics. CA Cancer J Clin,2009,59：225-249

350. Jensen J,Machlitt A,Mellinger U,et al. A multicenter,double-blind,randomized,placebo-controlledstudy of oral estradiol valerate/dienogest for the treatment of heavy and/or prolonged menstrual bleeding. Fertil Steril,2009,92：S32

351. Jensen J,Speroff L. Health benefits of oral contraceptives. Obstet Gynecol Clinics,2000,27：705-721

352. Jia W,Wang X,Xu D,et al. Common traditional Chinese medicinal herbs for dysmenorrhea. PhytotherRes,2006,20：819-824

353. Jick SS,Hernandez RK. Risk of non-fatal venous thromboembolism in women using oral contraceptives containingdrospirenone compared with women using oral contraceptivescontaining levonorgestrel：case-control study using UnitedStates claims data. Br J Med,2011,342；d2151

354. Jick SS,Walker AM,Jick H. Conjμgated estrogens and fibrocystic breast disease. Am J Epidemiol,1986,124：746-751

355. Johnston SR,McChesney C and Bean JA. Epidemiology of premenstrual symptoms in a non clinical sample. I. Prevalence,natural history,and help seeking behaviour. J Reprod Med,1988,33：340-346

356. Jordan WM,Anand JK. Pulmonary embolism. Lancet,1961,278：1146-1147

357. Jordan WM. Pulmonary embolism. Lancet,1961,2：1146-1147

358. Junod SW,Marks L Women's trials：the approval of the first oral contraceptive pill in the United States and Great Britain. J Hist Med Allied Sci,2002,57：117-160

359. Kahlenborn C,Modμgno F,Potter DM,et al. Oral contraceptive use as a risk factor for premenopausal breastcancer：a meta-analysis. Mayo Clin Proc,2006,81：1290-1302

360. Kalkhoff RK. Effects of oral contraceptive agents and sexsteroids on carbohydrate metabolism. Ann Rev Med,1972,23：429-438

361. Kalkhoff R：Relative sensitivity of postpartum gestational diabetic women to oral contraceptive agents and other metabolicstress. Diabetes Care,1980,3：421-424

362. Kaneshiro B,Edelman A,Carlson N,et al. The relationship between body mass index and unintended pregnancy：results from the 2002 National Survey of FamilyGrowth. Contraception,2008,77：234-238

363. Kannel WB,Abbott RD. Incidence and prognosis of unrecognizedmyocardial infarction. An update on the Framinghamstudy. N Engl J Med 1984；311：1144

364. Kaufman DW, Shapiro S, Slone D, et al. Decreased risk of endometrial cancer among oral-contraceptive users. N Engl J Med, 1980, 303: 1045-1047

365. Kaunitz AM. Oral contraceptive estrogen dose considerations. Contraception, 1998, 58(Suppl): 15S-21S

366. Kaunitz AM. Oral contraceptive health benefits: perception versus reality. Contraception, 1999, 59: 29S-33S

367. Kearney PM, Whelton M, Reynolds K, et al. Global burden of hypertension: analysis of worldwide data. Lancet, 2005, 365: 217-223

368. Kearney PM, Whelton M, Reynolds K, et al. Worldwide prevalence of hypertension: a systematic review. J Hypertens, 2004, 22: 11-19

369. Kelly RW, King AE, Critchley HOD. Cytokine control in human endometrium. Reproduction, 2001, 121: 3-19

370. Kemmeren J, Algra A, Grobbee D. Third generation oral contraceptives and risk of venous thrombosis: meta-analysis. Br Med J, 2001, 323: 131-134

371. Kilkenny M, Merlin K, Plunkett A, et al. The prevalence of common skin conditions in Australian school students: 3. Acne vulgaris. Br J Dermatol, 1998, 139: 840-845

372. Killick SR, Fitzgerald C, Davis A. Ovarian activity in women taking an oral contraceptive containing 20 microgethinyl estradiol and 150 microg desogestrel: effects of lowestrogen doses during the hormone-free interval. Am J ObstetGynecol, 1998, 179: S18-S24

373. Kim C, Siskovick DS, Sidney S, et al. Oral contraceptive use and association with glucose, insulin, and diabetes in young adult women. The CARDIAStudy. Diabetes Care, 2002, 25: 1027-1032

374. King JC, Raynolds WL, Margen S. Absorption of stableisotopes of iron, copper and zinc during oral contraceptive use. Am J Clin Nutr, 1978, 31: 1198-1203

375. Kitawaki JO, Koshiba H, Ishihara H, et al. Progesterone induction of 17α-hydroxysteroid dehydrogenasetype 2 during the secretory phase occurs in the endometrium of estrogen-dependent benign diseases but not in normal endometrium. J Clin Endocrinol Metab, 2000, 85: 3292-3296

376. Kluft C, de Maat MPM, Heinemann LAJ, et al. Importance of levonorgestrel dose in oral contraceptives for effects on coagulation. Lancet, 1999, 354: 832-833

377. Kluft C, Lansink M. Effect of oral contraceptives on haemostasisvariables. Thromb Haemostas, 1997, 78: 315-326

378. Koltun W, Lucky AW, Thiboutot D, et al. Efficacy and safety of 3 mg drospirenone/20mcg ethinylestradiol oral contraceptive administered in 24/4 regimen in the treatment of acne vulgaris: a randomized, double-blind, placebo-controlled trial. Contraception, 2008, 77: 249-256

379. Korver T, Klipping C, Heger Mahn D, et al. Maintenance of ovulation inhibition with the 75-microg desogestrel-onlycontraceptive pill(Cerazette) after scheduled 12h delays intablet intake. Contraception, 2005, 71: 8-13

380. Kost K, et al. Estimates of contraceptive failure from the 2002 National Survey of Family Growth, Contraception, 2007, 77: 10-21

381. Kovacs G. Progestogen only pills and bleeding disturbances. Hum Reprod, 1996, 11(Suppl 2): 20-23

382. Krattenmacher R. Drospirenone: pharmacology and pharmacokinetics of a unique progestogen. Contraception, 2000, 62: 29-38

383. Krauss RM, Burkman RT. The metabolic impact of oral contraceptives. Am J Obstet Gynecol, 1992, 167: 1177-1184

384. Krauss RM, Roy S, Mishell DR, et al. Effects of low-dose oral contraceptives on serum lipids and lipo-

proteins: differential changes in high-density lipoproteinsubclasses. Am J Obstet Gynecol, 1983, 145: 446-452

385. Krauss RM. Effects of progestational agents on serum lipids and lipoproteins. J Reprod Med, 1982, 27: 503-510

386. Kroll R, Reape KZ, Margolis M. The efficacy and safety of a low-dose, 91-day, extended-regimen oral contraceptive with continuous ethinyl estradiol. Contraception, 2010, 81:41-48

387. Kruit MC, van Buchem MA, Hofman PA, et al. Migraine as a risk factor for subclinical brain lesions. JAMA, 2004, 291:427-434

388. Kuhl H. Neue Gestagene-ihre Vor-und Nachteile. TherapeutischeUmschau 2001; Band 58

389. Kuhl H, Gahn G, Romberg G, et al. A randomized cross-over comparison of two low-dose oral contraceptives upon hormonal and metabolic parameters: I. Effects upon sexual hormone levels. Contraception, 1985, 31: 583-593

390. Kuhl H, März W, Jung-Hoffmann C, et al. Time dependent alterations in lipid metabolism during treatment with lowdose oral contraceptives. Am J Obstet Gynecol, 1990, 163:363-369

391. Kuhl H. Effects of progestins on haemostasis. Maturitas, 1996, 24:1-19

392. Kuhl H. Orale Kontrazeption: Vor-und Nachteile des Langzyklus. Frauenarzt, 2004, 45:325-329

393. Kuhl H. Pharmacology of estrogens and progestogens: influence of different routes of administration. Climacteric, 2005, 8(Suppl 1):3-63

394. Kuhl H. Neue Gestagene-ihre Vor-und Nachteile. TherapeutischeUmschau 2001; Band 58

395. Kuhl H. Orale Kontrazeption: Vor-und Nachteile desLangzyklus. Frauenarzt, 2004, 45:325-329

396. Kulie T, Groff A, Redmer J, et al. VitaminD: An Evidence-Based Review. J Am Board Fam Med, 2009, 22:698-706

397. Kumar N, Koide SS, Tsong Y, et al. Nestorone: a progestinwith a unique pharmacological profile. Steroids, 2000, 65:629-636

398. Kumle M, Weiderpass E, Braaten T, et al. Use of oral contraceptives and breast cancer risk: the Norwegian-Swedish Women's Lifestyle and Health Cohort Study. Cancer Epidemiol Biomarkers Prev, 2002, 11:1375-1381

399. Kundu N, Grant M. Radioimmunoassay of 15α-hydroxyestriol(estetrol) in pregnancy serum. Steroids, 1976, 27:785-796

400. Kundu N, Wachs M, Iverson GB, et al. Comparison of serum unconjμgated estriol and estetrol in normal and complicatedpregnancies. Obstet Gynecol, 1981, 58:276-281

401. Kurth T, Kase CS, Berger K, et al. Smoking and risk of hemorrhagic stroke in women. Stroke, 2003, 34: 2792-2795

402. La Vecchia C, Altieri A, Franceschi S, et al. Oral contraceptiveson cancer. an update. Drug Safe, 2001, 24:741-754

403. La Vecchia C, Bosetti C. Benefits and risks of oral contraceptiveson cancer. Eur J Cancer Prev, 2004, 13: 467-470

404. La Vecchia C, Negri E, Levi F, et al. Cancermortality in Europe: effects of age, cohort of birth and period of death. Eur J Cancer, 1998, 34:118-141

405. La Vecchia C. Oral contraceptives and ovarian cancer: an update, 1998-2004. Eur J Cancer Prev, 2006, 15:117-124

406. Lakha F, Ho PC, Van der Spuy ZM et al. A novel estrogen free oral contraceptive pill for women: multicentre, doubleblind, randomized controlled trial of mifepristone and progestogen-only pill (levonorg-

estrel). Hum Reprod,2007,22:2428-2436

407. Larranaga A,Sartoretto JN,Winterhalter M,et al. Clinical evaluation of two biphasic and one triphasic norgestrel/ethinyl estradiol regimens. Int J Fertil,1978,23:193-199

408. Larsen U,Yan S. The age pattern of fecundability:ananalysis of French Canadian and Hutterite birth histories. SocBiol,2000,47:34-50

409. Larsson G,Milsom I,Lindstedt G,et al. The influence of a low dose combined oral contraceptive on menstrual bloodloss and iron status. Contraception,1992,46:327-334

410. Layer P,Andresen V,Pehl C,et al. Irritable bowel syndrome:German consensus guidelines on definition,pathophysiology and management. Z Gastroenterol,2011,49:237-293

411. Ledger WL,Sweeting VM,Hillier H,et al. Inhibition of ovulation by low dose mifepristone(RU 486). Hum Reprod,1992,7:945-950

412. Lee KA,Rittenhouse CA. Prevalence of perimenstrualsymptoms in employed women. Women Health,1991,17:17-32

413. Lello J, Pearl A, Arroll B, et al. Prevalence of acne vulgaris in Auckland senior high school students. NZMed J ,1995,108:287-289

414. Lello S. Nomegestrol acetate:clinical pharmacology. Minerva Ginecol,2009,61:459-463

415. Lello S. Nomegestrol acetate: pharmacology, safety profile and therapeutic efficacy. Drugs, 2010, 70:541-559

416. Lethaby A, Marjoribanks J, Kronenberg F, et al. Phytoestrogens for vasomotor menopausal symptoms. Cochrane Database of Systematic Reviews 2007, Issue4. Art. No. :CD001395

417. Levi F,La Vecchia C,Gulie C,et al. Oral contraceptives and the risk of endometrial cancer. Cancer Causes Control,1991,2:99-103

418. Levi F, Lucchini F, Negri E, et al. Cancer mortality in Europe, 1995-99, and an overview of trends since1960. Int J Cancer,2004,110:155-169

419. Levi F,Pasche C,Lucchini F,et al. Oral contraceptives and colorectal cancer. Dig Liver Dis,2003,35:85-87

420. Leyden J,Shalita A,Hordinsky M,et al. Efficacy of a low-dose oral contraceptive containing 20μg of ethinyl estradiol and 100μg of levonorgestrel for the treatment of moderate acne:a randomized,placebo-controlledtrial. J Am Acad Dermatol,2002,47:399-409

421. Li Z,Ren A,Zhang L,et al. Extremely high prevalence of neural tube defects in a 4-county area in Shanxi Province,China. Birth Defects Res A Clin Mol Teratol,2006,76:237-240

422. Lidegaard Ø,Løkkegaard E,Svendsen AL,et al. Hormonal contraception and risk of venous thromboembolism:national follow-up study. BMJ,2009,339:b2890

423. Lidegaard Ø,Edström B,Kreiner S. Oral contraceptives and venous thromboembolism. A five-year national case-controlstudy. Contraception,2002,65:187-196

424. Lindberg UB,Crona N,Stigendahl L,et al. A comparison between effects of estradiolvalerate and low dose ethinyl estradiol on haemostasis parameters. Thromb Haemost,1989,61:65-69

425. Lipson A,Stoy DB,LaRosa JC,et al. Progestins and oralcontraceptive-induced lipoprotein changes:a prospectivestudy. Contraception,1986,34:121-134

426. Lobo RA,Skinner JB,Lippman JS,et al. Plasmalipids and desogestrel and ethinyl estradiol:a meta-analysis. Ferti Steril,1996,65:1100-1109

427. Lockwood CJ,Runic R,Wan L,et al. The role of tissue factor in regulating endometrialhaemostsis:Implications for progestin-only contraception. Hum Reprod ,2000,15(Suppl 3):144-151

428. Lohr PA, Creinin MD. Oral contraceptives and breakthrough bleeding: What patients need to know. J Fam Practice, 2006; 55:10(http://www.jfponline.com/Pages.asp? AID=4454)

429. Lomer MC, Parkes GC, Sanderson JD. Review article: lactoseintolerance in clinical practice-myths and realities. Aliment Pharmacol Ther, 2008, 27:93-103

430. Lucky AW, Henderson TA, Olson WH, et al. Effectiveness of norgestimate and ethinyl estradiol in treating moderate acne vulgaris. J AmAcad Dermatol, 1997, 37:746-754

431. Lüder S, Schulte FJ. Prevalence and geographic distribution of spina bifida aperta in West Germany. Klin Padiatr, 1989, 201:73-77

432. Lundström V, Gréen K. Endogenous levels of prostaglandinF2a and its metabolites in plasma and endometrium of normal and dysmenorrheic women. Am J Obstet Gynecol, 1978, 130:640-646

433. Lyon FA. The development of adenocarcinoma of the endometriumin young women receiving long-term sequential oral contraception: report of four cases. Am J Obstet Gynecol, 1975, 123:299-301

434. Mack T. Cancer Surveillance Program in Los AngelesCounty. Natl Cancer Inst Monogr, 1977, 47:99

435. Maillard-Salin DG, Bécourt P, Couarraze G. Physical evaluation of a new patch made of a progestomimetic in asilicone matrix. Int J Pharm, 2000, 199:29-38

436. Maitra N, Kulier R, Bloemenkamp KW, et al. Progestogens in combined oral contraceptivesfor contraception. Cochrane Database of Systematic Reviews, 2004(3):CD004861

437. Maitra N, Kulier R, Bloemenkamp KWM, et al. Progestogens in combined oral contraceptivesfor contraception. Cochrane Database of SystematicReviews 2007, Issue 4. Art. No.: CD004861. DOI: 10.1002/14651858. CD004861

438. Maloney JM, Arbit DI, Flack M, et al. Use of low-dose oral contraceptive containingnorethindrone acetate and ethinyl estradiol in the treatment of moderate acne vulgaris. Clin J Women's Health, 2001, 1:123-131

439. Maloney JM, Dietze P, Jr, Watson D, et al. Treatment of acne using a 3-milligram drospirenone/20-microgram ethinyl estradioloral contraceptive administered in a 24/4 regimen: a randomizedcontrolled trial. Obstet Gynecol, 2008, 112:773-781

440. Mammen EF. Oral contraceptives and blood coagulation: a critical review. Am J Obstet Gynecol, 1982, 142:781

441. Mancuso S, Benagiano G, Dell'Acqua S, et al. Studies on the metabolism of C-19steroids in the human foeto-placental unit. Acta Endocrinol, 1968, 57:208-227

442. Mandour I, Kissebah AH, Wynn V. Mechanism of oestrogen and progesterone effects on lipid and carbohydrate metabolism: alteration in the insulin: glucagon molar ratio andhepatic enzyme activity. Eur J Clin Invest, 1977, 7:181-187

443. Mann JI, Doll R, Thorogood M, et al. Risk factors for myocardial infarction in young women. Br JPrev Soc Med, 1976, 30:94-100

444. Mann JI, Inman WH, Thorogood M. Oral contraceptive use in older women and fatal myocardial infarction. Br Med J, 1976, 2:445-447

445. Mann JI, Inman WH. Oral contraceptives and death from myocardial infarction. Br Med J, 1976, 2:445-447

446. Mann JI, Thorogood M, Waters WE, et al. Oral contraceptives and myocardial infarction in young women: a further report. Br Med J, 1975, 3:631-632

447. Mann JI, Vessey MP, Thorogood M, et al. Myocardialinfarction in young women with special reference to oral contraceptivepractice. Br Med J, 1975, 2:241-245

448. Marchbanks PA, McDonald JA, Wilson HG, et al. Oral contraceptives and the risk of breast cancer. N Engl J Med ,2002,346:2025-2032

449. Mardell M. Symmons C, Zilva JE. A comparison of the effect of oral contraceptives, pregnancy, and sex on iron metabolism. J Clin Endocrinol,1969,29:1489-1495

450. Marks, Lara V. Sexual chemistry: A history of the contraceptive pill. New Haven: Yale University Press,2001

451. Marshall LM, Spiegelman D, Goldman MB, et al. A prospective study of reproductive factors and oral contraceptive use in relation to the risk of uterine leiomyomata. Fertil Steril,1998,70:432-439

452. März W, Gross W, Gahn G, et al. A randomized crossover comparison of two low-dose contraceptives: effects on serum lipids and lipoproteins. Am J Obstet Gynecol,1985,153:287-293

453. Massai MR, Diaz S, Quinteros E, et al. Contraceptive efficacy and clinical performance of Nestorone implants in postpartum women. Contraception,2001,64:369-376

454. McCormack, Paul L. Dienogest: A review of its use in the treatment of endometriosis. Drugs,2010,70: 2073-2088.

455. McFarland Horne HF, Blithe DL. Progesterone receptor modulators and the endometrium: changes and consequences. Hum Reprod Update,2007,13:567-580

456. McGonigle KF, Huggins GR. Oral contraceptives and breastdisease. Fertil Steril,1991,56:799-819

457. Mears E, Grant ECG. "Anovlar" as an oral contraceptive. Br Med J,1962,14:75-79

458. Meirik O, Farley TM, Sivin I. Safety and efficacy of levonorgestrelimplant, intrauterine device, and sterilization. Obstet Gynecol,2001,97:539-547

459. Meirik O. Cardiovascular safety and combined oral contraceptives. Contraception,1998,57:135-136

460. Mensink GBM, Burger M, Beitz R, et al. Ernährungsverhalten in Deutschland. Beiträge zur Gesundheitsberichterstattungdes Bundes. Berlin: Robert Koch-Institut,2002

461. Miller L, Hughes JP. Continuous combined oral contraceptive pills to eliminate withdrawal bleeding: a randomizedtrial. Obstet Gynecol,2003,101:653-661

462. Milsom I, Korver T. Ovulation incidence with oral contraceptives: a literature review. J Fam Plann Reprod Health Care,2008,34:237-246

463. Milsom I, Sundell G, Andersch B. The influence of different combined oral contraceptives on the prevalence and severity of dysmenorrhea. Contraception,1990,42:497-506

464. Mishell DR. Oral contraception: past, present, and future perspectives. Int J Fertil, 1991, 36 (Suppl): 7-18

465. Monk BE, Almeyda JA, Caldwell IW, et al. Efficacy of low-dose cyproterone acetate compared with minocycline in the treatment of acne vulgaris. Clin Exp Dermatol,1987,12:319-322

466. Moore J, Kennedy S, Prentice A. Modern combined oral contraceptives for pain associated with endometriosis(Cochrane Review). In: The Cochrane Library, Issue 3,2003. Oxford: Update Software

467. Moore C, Luderschmidt C, Moltz L, et al. Antiandrogenic properties of the dienogest-containingoral contraceptive Valette. Drμgs of Today(Barc) ,1999,35:69-78

468. Moos RH. Psychological aspects of oral contraceptives. Arch Gen Psychiatry,1968,19:87-94

469. Moreau C, Trussell J, Rodriguez G, et al. Contraceptive failure rates in France: results from a population-based survey. Hum Reprod,2007,22:2422-2427

470. Moreno PR, Sanz J, Fuster V. Promoting Mechanisms of vascular health circulating progenitor cells, angiogenesis, and reverse cholesterol transport. J Am Coll Cardiol,2009,53:2315-2323

471. Moreno V, Bosch FX, Munoz N, et al. Effect of oral contraceptives on risk of cervical cancer in women

with human papillomavirus infection: the IARC multicentric case-control study. Lancet,2002,359:1085-1092

472. Morrison CS,Bright P,Wong EL,et al. Hormonal contraceptiveuse,cervical ectopy and the acquisition of cervical infection. Sexually Transmitted Dis,2004,31:561-567

473. Mueck AO,Sitruk-Ware R. Nomegestrol acetate,a novel progestogen for oral contraception. Steroids, 2011,76:531-539

474. Mueck AO,H Seeger,T Rabe. Hormonal contraception and risk of endometrial cancer:a systematic review. Endocrine-Related Cancer,2010,17:R263-R271

475. Mutter GL,Bergeron C,Deligdisch L,et al. The spectrum of endometrialpathology induced by progesterone receptor modulators. Modern Pathology,2008,Volume 1-8

476. Nakajima ST,Archer DF,Ellman H. Efficacy and safety of a new 24-day oral contraceptive regimen of norethindrone acetate 1mg/ethinyl estradiol 20μg(Loestrin 24 Fe). Contraception,2007,75:16-22

477. Narvekar N,Cameron S,Critchley HO,et al. Low-dose mifepristone inhibits endometrial proliferation and upregulates androgen receptor. J Clin Endocrinol Metab,2004,89:2491-2497

478. Nast A,Bayerl C,Borelli C,et al. S2k-Leitlinie zur Therapie der AkneJDDG:Journal der Deutschen Dermatologischen Gesellschaft,2010:8(Suppl 2):S1-S59

479. National Cancer Institute, US: www. cancer. gov/cancertopics/factsheet/Risk/oral-contraceptives(last retrieval 10. 6. 2011)

480. Ness RB,Soper DE,Holley RL,et al,for the PEACH investigators study group. Hormonal and barrier contraception and risk of upper genital tract disease in the PID Evaluation and Clinical Health (PEACH) study. Am J Obstet Gynecol,2001,185:121-7

481. Neumann F,Düsterberg B,Laurent H. Development of progestogens. In:Runnebaum B,Rabe T,Kiesel L. Femalecontraception. New York:Springer,Berlin Heidelberg,1988:129-140

482. Neumann F,Düsterberg B. Entwicklung auf dem Gebietder Gestagene. Reproduktionsmedizin,1998,14: 257-264

483. Newhouse ML,Pearson RM,Fullerton JM,et al. A case-control study of carcinoma of the ovary. Br J Prev Soc Med,1977,31:148-153

484. news. viva. vita. bayerhealthcare. com/50YearPill_Milestones. rtf

485. Nicolaides AN, Fareed J, Kakkar AK, et al. Prevention and treatment of venous thromboembolism. International Consensus Statement(guidelines according to scientific evidence). Int Angiology, 2006,25:101-161

486. Nielsen MD,Binder C,Starup J. Urinary excretion of differentcorticosteroid-metabolites in oral contraception and pregnancy. Acta endocr Copenh,1969,60:473-485

487. Nilsson L,Rybo G. The treatment of menorrhagia. Am JObstet Gynecol,1971,110:713-720

488. Nilsson L,Solvell L. Clinical studies on oral contraceptives:a randomized double blind,crossover study of 4 differentpreparations(Anoviar mite, Lyndiol mite, Ovulen and Volidan). Acta Obstet Gynaec Scand,1967,46(Suppl 8):1-31

489. Norrby A,Rybo G,Solvell L. The influence of a combined oral contraceptive on the absorption of iron. Scand J Haematol,1972,9:43-51

490. Notation AD,Tagatz GE. Unconjugated estriol and 15α-hydroxyestriol in complicated pregnancies. Am J Obstet Gynecol,1977,128:747-756

491. Oelkers W,Foidart JM,Dombrovicz N,et al. Effects of a new oral contraceptive containing an antimineralocorticoidprogestogen, drospirenone, on the renin-aldosteronesystem, body weight, blood pressure,

glucose tolerance, and lipid metabolism. J Clin Endocrinol Metab, 1995, 80:1816-1821

492. Oettel M, Breitbarth H, Elger W, et al. The pharmacological profile of dienogest. EurJ Contracep Reprod Health Care, 1999, 4:2-13

493. Oettel M, Gräser T, Hoffmann H, et al. The preclinical and clinical profile of dienogest. A short overview. Drμgs of Today, 1999, 35(Suppl C):3-12

494. Ory H, Cole P, MacMahon B, et al. Oral contraceptives and reduced risk of benign breast diseases. N Engl J Med, 1976, 294:419

495. Ory HW. The noncontraceptive health benefits from oral contraceptive use. Fam Plann Perspect, 1982, 14:182-184.

496. Ososki AL, Kennelly EJ. Phytoestrogens: a review of the present state of research. Phytother Res, 2003, 17:845-869

497. Ostad SN, Soodi M, Shariffzadeh M, et al. The effect of fennel essential oil on uterine contraction asa model for dysmenorrhea, pharmacology and toxicology study. J Ethnopharmacol, 2001, 76:299-304

498. Osterberg L, Blaschke T. Adherence to medication. N Engl J Med, 2005, 353:487-497

499. Osterhues A, Holzgreve W, Michels K. Shall we put theworld on folate? Lancet, 2009, 354:959-960

500. Öttel M, Klinger G, Schröder J. Pröklinik und Klinik desGestagens Dienogest. Jenapharm-Praxisreihe. Gynäkol Endokrinologie, 1999, 2:17-29

501. Ouzounian S, Verstraete L, Buffett NC. Third-generationoral contraceptives: future implications of current use. ExpertRev Obstet Gynecol, 2008, 3:189-201

502. Palombo-Kinne E, Schellschmidt I, Schumacher U, et al. Efficacy of a combined oral contraceptive containing 0.030 mgethinylestradiol/2mg dienogest for the treatment of papulopustularacne in comparison with placebo and 0.035 mg ethinylestradiol/2mg cyproterone acetate. Contraception, 2009, 79:282-289

503. Parazzini F, La Vecchia C, Negri E, et al. Epidemiologic characteristics of women with uterine fibroids: a case control study. Obstet Gynecol, 1988, 72:853-857

504. Parkin L, Sharples K, Hernandez RK, et al. Risk of venousthromboembolism in users of oral contraceptives containingdrospirenone or levonorgestrel: nested case controlstudy based on UK General Practice Research Database. Br Med, 2011, 342:d2139

505. Pearl R. Factors in human fertility and their statisticalevaluation. Lancet, 1993, 2:607-611

506. Peeters F, van Roy M, Oeyen H. Suppression of ovulationby progestagens. Geburtsh Frauenheilk, 1960, 20:1306-1311

507. Pei K, Xiao B, Jing X, et al. Weekly contraception with mifepristone. Contraception, 2007, 75:40-44

508. Percival-Smith RK, Yuzpe AA, Desrosiers JA, et al. Cycle control on low-dose oral contraceptives: acomparative trial. Contraception, 1990, 42:253-262

509. Pereira M, Lunet N, Azevedo A, et al. Differences inprevalence, awareness, treatment and control of hypertension between developing and developed countries. J Hypertens, 2009, 27:963-975

510. Peritz E, Ramcharan S, Frank J, et al. The incidence of cervical cancer and duration of oral contraceptiveuse. Am J Epidemiol, 1977, 106:462-469

511. Perlman JA, Russell-Briefel R, Ezzati T, et al. Oral glucose tolerance and the potency of contraceptive progestins. J Chron Dis, 1985, 38:857-864

512. Persson I, Weiderpass E, Bergkvist L, et al. Risks of breast and endome trial cancer after estrogen andestrogen-progestin replacement. Cancer Causes Control, 1999, 10:253-260.

513. Petitti DB, Sidney S, Quesenberry CP. Oral contraceptive use and myocardial infarction. Contraception, 1998, 57:143-155

514. Picksak G,Stichtenoth DO. Lactose-containing tablets for patients with lactose intolerance? Med Monatsschr Pharm,2009,32:27-28

515. Piérard-Franchimont C,Gaspard U,Lacante P,et al. A quantitative biometrologicalassessment of acne and hormonal evaluation in young women using a triphasic low-dose oral contraceptive containing gestodene. Eur J Contracep Reprod Health Care,2000,5:275-286

516. Pietrzik K,Bailey L,Shane B. Folic Acid and L-5-Methyltetrahydrofolate. Comparison of Clinical Pharmacokinetics and Pharmacodynamics. Clin Pharmacokinet,2010,49:535-548

517. Pike MC,Henderson BE,Casagrande JT,et al. Oral contraceptive use and early abortion as risk factorsfor breast cancer in young women. Br J Cancer,1981,43:72-76

518. Pincus G,Rock J,Garcia CR,et al. Fertility control with oral medication. Am J ObstetGynecol ,1958,75:1333-1346

519. Pincus G,Rock J,Garcia CR. Proceedings of InternationalConference on Planned Parenthood,New Delhi,1960,1959:216

520. Porkka K,Erkkola R,Taimela S,et al. Influence of oral contraceptive use on lipoprotein(a)and other coronary heart disease risk factors. Ann Med,1995,27:193-198

521. Potter RG. Application of life table techniques to measurement of contraceptive effectiveness. Demography,1966,2:297-304

522. Powell LW,Jacobi IM,Gaffney TI. Adam R. Failure of apure progestogen contraception to affect serum levels of iron,transferrin,protein bound iodine and transaminase. Br Med J,1970,3:194-195

523. Prasad AS,Oberleas D,Lei KY,et al. Effect of oral contraceptive agents on nutrients. J Minerals Am J Clin Nutr,1975,28:377-384

524. Pratt WF,Bachrach CA. What do women use when they stop using the pill? Fam Plann Perspect,1987,19:257-266

525. Prentice A,Deary AJ,Bland E. Progestagens and anti-progestagensfor pain associated with endometriosis(CochraneReview). 2003. In the Cochrane Library,Oxford,Issue 1. Oxford:Update Software

526. Prentice A. Endometriosis. Br Med J,2001; 323:93-95

527. Preston RA,White WB,Pitt B,et al. Effects of Drospirenone/17-β Estradiol on Blood Pressure andPotassium Balance in Hypertensive Postmenopausal women. Circulation,2005,12:1979-1984

528. Preston SN. A report of a collaborative dose-responseclinical study using decrease in doses of combination oral contraceptives. Contraception,1972,6:17-35

529. Proctor M,Farquhar C. Diagnosis and management of dysmenorrhoea. Br Med J ,2006,332:1134-1138

530. Proctor ML,Roberts H,Farquhar CM. Combined oral contraceptive pill(OCP)as treatment for primary dysmenor-rhoea. Cochrane Database of Systematic Reviews,2001,2:CD002120

531. Professional Guide to Diseases. 8th ed. Springhouse. Lippincott Williams & Wilkins,2005

532. Qifang S,Deliang L,Xiurong J,Haifang L,Zhongshu Z. Blood pressure changes and hormonal contraceptives. Contraception,1994; 50:131-141

533. Rabe et al,2011,pers. communication.

534. Rabe T,Grunwald K,Kiesel L,et al. Metabolic effects of a gestodene low-dose oral contraceptiveon lipids and carbohydrates. In:A New Specific Progestogen for Low-Dose Oral Contraception. The Proceedings of the XII World Congress of Gynecology andObstetrics,Rio de Janeiro,Oktober 1988,Parthenon Publ. Group; 57-68

535. Rabe T,Grunwald K,Kiesel L,et al. Oral Contraceptivesand Lipid Metabolism. In:Runnebaum B,Rabe T,Kiesel L. Female Contraception. Springer,Berlin, Heidelberg, New York, London, Paris, Tokyo,

1988:64-90

536. Rabe T,Runnebaum B,Weicker H. Kohlenhydrat-undAndrogenstoffwechsel unter oraler Kontrazeption mit einernorethisteronhaltigen Dreiphasenpille(TriNovumR). In:Runnebaum B,Rabe T(Hrsg). Hormonale Kontrazeption. Steinkopff-Verlag,Darmstadt,1985:40-57

537. Rabe T, Runnebaum B, Kaiser E, et al. Metabolic effectsof a norgestimate containing low-dose pill (Cilest 250/35)on lipid and carbohydrate metabolism and blood clotting. In:Genazzani AR,Volpe A, Faccinetti F. Selected free communicationsat the First Internation Congress of GynecologicalEndocrinology. Parthenon Publishing Group,1987:443-449

538. Rabe T,Runnebaum B,Unger R,et al. Clinical and metabolic effects of two low dosecombined pills for oral contraception containing gestodene(SHD 356C) or levonorgestrel(MicrogynonR). GynecologicalEndocrinology. The Proceedings of the First International Congresson Gynecological Endocrinology. Genazzani AR,Volpe A,Faccinetti F. Parthenon Publ. Group,1987:503-516

539. Rabe T. Familienplanung und Empfängnisverhütung beider Frau in Deutschland. In:Kreienberg R,Ludwig H(Hrsg). Werte Wissen Wandel. 125 Jahre Deutsche Gesellschaft fürGynäkologie und Geburtshilfe. Berlin :Springer Verlag,2010:555-585

540. Reape KZ,DiLiberti CE,Hendy CH,et al. Effects on serum hormone levels of low-dose estrogen in place of placebo during the hormone-free interval of an oral contraceptive. Contraception,2008,77: 34-39

541. Redmond GP,Olson WH,Lippman JS,et al. Norgestimate and ethinyl estradiol in the treat-ment of acne vulgaris:a randomized,placebo-controlled trial. Obstet Gynecol,1997,89:615-622

542. Reid RL,Yen SS. Premenstrual syndrome. Am J ObstetGynecol,1981,139:85-104

543. Reid RL,Westhoff C,Mansour D,et al. Oral Contraceptives and Venous Thromboembolism-Consensus Opinionfrom an International Workshop held in Berlin,Germany in December 2009. J Fam Plann Reprod Health Care,2010,36:117-122

544. Rice C,Killick S,Hickling D,et al. Ovarian activity and vaginal bleeding patterns with a desogestrel-onlypreparation at three different doses. Hum Reprod,1996,11:737-740

545. Riman T,Dickman PW,Nilsson S,et al. Risk factors for epithelial borderline ovarian tumors:results of a Swedish casecontrol study. Gynecol Oncol,2001,83:575-585

546. Rimm E,Manson J,Stampfer M,et al. Oral contraceptive use and the risk of type 2 diabetes mellitus in a large prospective study of women. Diabetologia,1992,35:967-972

547. Rivera AD,Frank E. Late luteal phase dysphoric disorder in young women. Am J Psychiatry,1990,147: 1634-1636

548. Rock J,Garcia CR,Pincus G. Synthetic progestins in the normal human menstrual cycle. Recent Prog Horm Res,1957,13:323-339

549. Rock J,Garcia CR. Observed effects of 19-nor steroids on ovulation and menstruation. In:Proceedings of a Symposiumon 19-Nor Progestational Steroids. Chicago,Searle ResearchLaboratories,1957:14-31

550. Rodriguez GC. US Patent:US 2008/0234238 A1:http://www. freshpatents. com/Pharmaceutical-product-containingprogestin-genistein-and-vitamin-d-compound-dt20080925ptan20080234238. php

551. Rodriguez-Manzaneque JC,Graubert M,Iruela-Arispe ML. Endothelial cell dysfunction following prolonged activation of progesterone receptor. Hum Reprod,2000,15(Suppl 3):39-47

552. Rohan TE,Miller AB. A cohort study of oral contraceptive use and risk of benign breast disease. Int J Cancer,1999,82:191-196

553. Root E,Maul J,Fitzgerald S,et al. Psychotropic effects of pregnane steroids in animal models of anxie-

ty. Soc Neurosci,2000,26:2038

554. Rosenberg MJ,Meyers A,Roy V. Efficacy,cycle control and side effects of low-and lower-dose oral contraceptives:a randomized trial of 20 micrograms and 35 micrograms estrogenpreparations. Contraception,1999,60:321-329

555. Rosenberg L,Kaufman DW,Helmrich SP,et al. Myocardial infarction and cigarette smoking in women younger than 50 years of age. JAMA,1985,253:2965-2969

556. Rosenberg L,Zhang Y,Coogan PF,et al. A case-control study of oral contraceptive use and incident breastcancer. Am J Epidemiol,2009,169:473-479

557. Rosenberg MJ,Burnhill MS,Waµgh MS,et al. Compliance and oral contraceptives:a review. Contraception,1995,52:137-141

558. Rosenberg MJ, Long SC. Oral contraceptives and cycle control:a critical review of the literature. Advances in Contraception,1992,8(Suppl 1):35-45

559. Rosenberg MJ,Waµgh MS,Burnhill MS. Compliance,counseling,and satisfaction with oral contraceptives:a prospectiveevaluation. Fam Plann Perspect,1998,30:89-92

560. Rosenberg MJ,Waµgh MS,Meehan TE. Use and misuse of oral contraceptives:risk indicators for poor pill taking and discontinuation. Contraception,1995,51:283-288

561. Rosenberg MJ,Waµgh MS. Oral contraceptive discontinuation:a prospective evaluation of frequency and reasons. Am J Obstet Gynecol,1998,179:577-582

562. Rosendaal FR, Helmerhorst FM, Vandenbroucke JP. Female hormones and thrombosis. Arterioscler Thromb Vasc Biol,2002,22:201-210

563. Rosing J,Middeldorp S,Curvers J,et al. Low-dose oral contraceptives and acquired resistance to activated protein C:a randomised cross-over study. Lancet,1999,354:2036-2040

564. Ross RK,Pike MC,Vessey MP,et al. Risk factors for uterine fibroids:reduced risk associated with oral contraceptives. Br Med J,1986,293:539-562

565. Rossi S. Australian Medicines Handbook. Australian Medicines Handbook,Adelaide,2006

566. Royal College of General Practitioners Study. Oral contraceptionand health:an interim report of the oral contraceptionstudy of the Royal College of General Practitioners,Pitnam New York,1974

567. Royal College of General Practitioners Oral ContraceptiveStudy. Effect on hypertension and benign breast disease ofprogestagen component in combined oral contraceptives. Lancet,1977,1:624

568. Royal College of General Practitioners Oral ContraceptiveStudy. Oral contraceptives,venous thrombosis and varicoseveins. JR Coll Gen Pract,1978,28:393-399

569. Runnebaum B,Grunwald K,Rabe T. The efficacy and tolerabilityof norgestimate/ethinylestradiol(250 micrograms ofnorgestimate/35 micrograms of ethinylestradiol):results of anopen,multicenter study of 59,701 women. Am J Obst Gynecol,1992,166:1963-1968

570. Sabatini R,Cagiano R. Comparison profiles of cycle control,side effects and sexual satisfaction of three hormonal contraceptives. Contraception,2006,74:220-223

571. Sabra A,Bonnar J. Hemostatic changes induced by 50µg and 30µg estrogen/progestin oral contraceptives. Modification of estrogen effects by levonorgestrel. J Reprod Med,1983,28(Suppl):85-91

572. Saleh WA,Burkman RT,Zacur HA,et al. A randomized trial of three oral contraceptives:comparison of bleeding patterns by contraceptive types and steroid levels. Am J Obstet Gynecol,1993,168:1740-1747

573. Saltiel AR, Kahn CR. Insulin signalling and the regulation of glucose and lipid metabolism. Nature,2001,414:799-806

574. Samra-Latif OM, Wood E. Contraception, In: eMedicineClinical Procedures 08.02.11 07:10 http://

emedicine. medscape. com/article/258507

575. Schafer EJ,Foster DM,Zech LA,et al. The effects of estrogen administration on plasma lipoproteinmetabolism in premenopausal females. J Clin Endocrinol Metab,1983,57:262-267

576. Schering-Plough. Effects on ovarian function of the combinedoral contraceptive NOMAC-E2 compared to a COC containingDRSP/EE（292003）COMPLETED.（P05723）ClinicalTrials. gov identifier NCT00511433. . US National Institutesof Health,ClinicalTrials. gov online. . Available from URL:http://www. clinicaltrials. gov(last retrieved 11. 5. 2011)

577. Schering-Plough. Efficacy and safety study of the combined oral contraceptive NOMAC-E2 compared to a COC containingDRSP/EE（292002）COMPLETED.（P05722）ClinicalTrials. gov identifier NCT00413062. . US National Institutesof Health,ClinicalTrials. gov online. . Available from URL:http://www. clinicaltrials. gov(last retrieval 11. 5. 2011)

578. Schildkraut JM,Calingaert B,Marchbanks PA,et al. Impact of progestin and estrogen potency in oral contraceptives on ovarian cancer risk. J Natl Cancer Inst,2002,94:32-38

579. Schilling LH,Bolding T,Chenault B. Evaluation of the clinical performance of three triphasic oral contraceptives:a multicenter,randomized comparative trial. Am J Obstet Gynecol,1989,160:1264-1268

580. Schindler AE,Campagnoli C,Druckmann R,et al. Classification and pharmacologyof progestins. Maturitas,2003,46(Suppl 1):S7-S16

581. Schiøtz HA,Jettestad M,Al-Heeti D. Treatment of dysmenorrhoea with a new TENS device(OVA). J Obstet Gynaecol,2007,27:726-728

582. Schmieder RE,Messerli FH,Ruddel H. Risks for arterial hypertension. Cardiol Clin,1986,4:57-66

583. Schubert G,Elger W,Kaufmann G,et al. Discovery,chemistry,and reproductive pharmacology of asoprisnil andrelated 11beta-benzaldoxime substituted selective progesteronereceptor modulators（SPRMs）. Semin Reprod Med,2005,23:58-73

584. Schwers J,Eriksson G,Wiqvist N,et al. 15α-hydroxylation:a new pathway of estrogen metabolism in the human fetus and newborn. Biochim Biophys Acta,1965,100:313-316

585. Schwers J,Govaerts-Videtsky M,Wiqvist N,et al. Metabolism of oestrone sulphate by the previable human foetus. Acta Endocrinol,1965,50:597-610

586. Seeger JD,Loughlin J,Eng PM,et al. Risk of thromboembolism in women taking ethinylestradiol/drospirenone and other oral contraceptives. Obstet Gynecol,2007,110:587-593

587. Seidman JD,Kurman RJ. Pathology of ovarian carcinoma. Hematol Oncol Clin North Am,2003,17:909-925

588. Serfaty D,Christin Maitre S,Ochsenbein E,et al. Comparison of two regimens of new monophasic oral contraceptivecombining 17 beta-estradiol and nomegestrol acetate. In:XIX FIGO World Congress of Gynecology and Obstetrics,2009

589. Severinsen MT,Kristensen SR,Overvad K,et al. Venous thromboembolism discharge diagnoses in the Danish National Patient Registry should be used with caution. J Clin Epidemiol,2010,63:223-228

590. Shapiro S,Dinger J. Risk of venous thromboembolismamong users of oral contraceptives:a review of two recently published studies. J Fam Plann Reprod Health Care,2010,36:33-38

591. Shapiro S,Slone D,Rosenberg L,et al. Oral-contraceptive use in relation to myocardialinfarction. Lancet,1979,1:743-747

592. Shapiro S. Re:'a case-control study of oral contraceptive use and incident breast cancer'. Am J Epidemiol,2009,170:802-803

593. Shapiro S,Coleman EA,Broeders M,et al. Breast cancer screening programmes in 22 countries:current

policies,administration and guidelines. International Breast Cancer Screening Network(IBSN) and the European Network of Pilot Projects for Breast. Cancer Screening. Int J Epidemiol,1998,27:735-742

594. Shaw JC,White LE. Persistent acne in adult women. Arch Dermatol,2001,137:1252-1253

595. Shufelt CL,Merz CNB. Contraceptive hormone use and cardiovascular disease. J Am Coll Cardiol,2009,53:221-231

596. Silverberg SG,Makowski EL. Endometrial carcinoma in young women taking oral contraceptive agents. Obstet Gynecol,1975,46:503-506

597. Simpson JL,Bailey LB,Pietrzik K,et al. Micronutrients and women of reproductive potential:required dietary intake and consequences of dietary deficiency or excess. Part I-folate,vitamin B12,vitamin B6. J Matern Fetal Neonatal Med,2010,23:1323-1343

598. Singletary SE. Rating the risk factors for breast cancer. Ann Surg,2003,237:474-482

599. Sitruk-Ware R,2011,personal communication

600. Sitruk-Ware R,Bossemeyer R,Bouchard P. Preclinical andclinical properties of trimegestone:a potent and selective progestin. Gynecol Endocrinol,2007,23:310-319

601. Sitruk-Ware R,Small M,Kumar N,Tsong YY,et al. Nestorone:clinical applications for contraceptio-nand HRT. Steroids,2003,68:907-913

602. Sitruk-Ware R,Nath A. The use of newer progestins for contraception. Contraception,2010,82:410-417

603. Sitruk Ware R. Vaginal delivery of contraceptives. ExpertOpi Drμg Detivey,2005,2:729-736

604. Slayden OD,Mah K,Brenner RM. A critical period of progesteronewithdrawel exists for endometrial MMPs and menstruationin macaques. Biol Reprod,1999,60:273

605. Slayden OD,Nayak NR,Burton KA,et al. Progesteroneantagonists increase androgen receptor expression in the rhesusmacaque and human endometrium. J Clin Endocrinol Metab,2001,86:2668-2679

606. Slone D,Shapiro S,Kaufman DW,et al. Risk of myocardial infarction in relation to currentand discontinued use of oral contraceptives. N Engl J Med,1981,305:420-424

607. Smith JS,Bosetti C,Muñoz N,et al. IARC multicentric case-control study. Chlamydia trachomatisand invasive cervical cancer:a pooled analysis of the IARCmulticentric case-control study. Int J Cancer,2004,111:431-439

608. Smith JS,Green J,Berrington de Gonzalez A,et al. Cervical cancer and use of hormonal contraceptives:a systematic review. Lancet,2003,361:1159-1167

609. Smith SK. Steroids and endometrial breakthroμgh bleeding:future directions for research. Hum Reprod,2000,15(Suppl 3):197-202

610. Sohn CH,Tercanli S,Holzgreve W. Ultraschall in Gynäkologieund Geburtshilfe. Springer Verlag,Heidelberg,2003

611. Song JY,Markham R,Russell P,et al. The effect of highdose medium-and long-term progestogen exposure on endometrial vessels. Hum Reprod,1995,10:797-800

612. Spellacy WN,Buhi WC,Birk SA. The effects of norgestrelon carbohydrate and lipid metabolism over one year. A J ObstetGynecolo,1976,125:984-986

613. Spellacy WN,Ellingson AB,Kotlik A,Tsibris JC. Prospectivestudy of carbohydrate metabolism in women using a triphasicoral contraceptive containing norethindrone and ethinylestradiol for 3 months. A J Obste Gynecol,1988,159:877-879

614. Spellacy WN,Buhi WC,Birk SA. Carbohydrate and lipidmetabolic studies before and after one year of treatment withethynodiol diacetate in "normal" women. Fertil Seril,1976,27:900-904

615. Spellacy WN,Buhi WC,Birk SA. Effects of norethindroneon carbohydrate and lipid metabolism. Obstet

Gynecol,1975,46:560-563

616. Spellacy WN,Tsibris AM,Tsibris JC,et al. Carbohydrate metabolism studies after one year of using an oral contraceptive containing gestodene and ethinylestradiol. Contraception,1994,49:125-130

617. Spellacy WN; Ellingson AB,Tsibris JC. Two-year carbohydratemetabolism studies in women using a norethindroneor levonorgestrel triphasic oral contraceptive. Advances incontraception. J Soc Advancement Contracep,1990,6:185-191

618. Speroff L,Darney P. A clinical guide for contraception. Williams & Wilkins,Baltimore; 1996

619. Speroff L,Darney PD. A Clinical Guide for Contraception. 3rd ed. Lippincott Williams & Wilkins,Philadelphia,2001

620. Speroff L,DeCherney A. Evaluation of a new generation of oral contraceptives. Obstet Gynecol,1993, 81:1034-1047

621. Speroff L,Glass,R,Kase,N. Clinical Gynecologic Endocrinology and Infertility. 6th ed. 1999:867-945

622. Speroff L,Darney PD. Oral Contraception. A Clinical Guide for Contraception. 4th ed. Lippincott Williams & Wilkins,Philadelphia,1999:21-138

623. Spitz IM,Van Look PF,Coelingh Bennink HJ. The use of progesterone antagonists and progesterone receptor modulators in contraception. Steroids,2000,65:817-823

624. Spitzer WO,Faith JM,MacRae KD. Myocardial infarction and third generation oral contraceptives:aggregation of recent studies. Hum Reprod,2002,17:2307-2314

625. Spona J,Feichtinger W,Kindermann C,et al. Modulation of ovarian function by an oral contraceptive containing 30ìg ethinyl estradiol in combination with 2.00mg dienogest. Contraception, 1997, 56: 185-191

626. Stampfer MJ,Colditz GA,Willett WC,et al. A prospective study of moderate alcohol consumption and the risk of coronary disease and stroke in women. N Engl J Med,1988,319:267-273

627. Stanczyk FZ. Pharmacokinetics and potency of progestins used for hormone replacement therapy and contraception. Rev Endocrin Metab Disord,2002,3:211-224

628. Steinauer J,Pritts EA,Jackson R,et al. Systematic review of mifepristone for the treatment of uterine leiomyomata. Obstet Gynecol,2004,103:1331-1336

629. Stenchever MA,Ling FW. Comprehensive Gynecology. 4th ed. St Louis,Mo:Mosby; 2001. 23. Maitra N,Kulier R,Bloemenkamp KW,Helmerhorst FM,Gulmezoglu AM. Progestogensin combined oral contraceptives for contraception. Cochrane Database Syst Rev,2004,(3):CD004861

630. Straznicky N,Barrington V,Branley P,et al. A study of interactive effects of oral contraceptive use and dietary fat intake on blood pressure,cardiovascular reactivity,and glucose tolerance in normotensive women. J Hypertens,1998,16:357-368

631. Sulak PJ,Buckley T,Kuehl TJ. Attitudes and prescribingpreferences of health care professionals in the United Statesregarding use of extended-cycle oral contraceptives. Contraception,2006,73:41-45

632. Sulak PJ,Liu JH. Alteration of the hormone-free interval during oral contraception. Sexuality,Reproduction, Menopause2008; 11(Suppl 8); http://www. srm-ejournal. com/pdf%2F1108%2FSRM1108%5Fsuppl1% 2Epdf(last retrieval 15. 6. 2010)

633. Sulak PJ,Scow RD,Preece C,et al. Hormone withdrawal symptoms in oral contraceptive users. Obstetr Gynecology,2000,95:261-266

634. Sullivan H,Furniss H,Spona J,et al. Effect of 21-day and 24-day oral contraceptive regimens containing gestodene(60 microg) and ethinyl estradiol(15 microg) on ovarian activity. Fertil Steril, 1999, 72: 115-120

635. Sundell G, Milsom I, Andersch B. Factors influencing the prevalence and severity of dysmenorrhea in young women. Br J Obstet Gynaecol, 1990, 97: 588-594

636. Tan Jerry KL, Chemanthi E. Efficacy and safety of combined ethinyl estradiol/drospirenone oral contraceptives in the treatment of acne. Int J Womens Health, 2009, 1: 213-221

637. Tanis BC, van den Bosch MA, Kemmeren JM, et al. Oral contraceptives and the risk of myocardial infarction. N Engl J Med, 2001, 345: 1787-1793

638. Task Force on Oral contraceptives, WHO/HRP. The WHO multicentre trial of the vasopressor effects of combined oral contraceptives: comparison with IUD. Contraception, 1989, 40: 129-145

639. Taubert HD, Kuhl H. Kontrazeption mit Hormonen. Ein Leitfadenfür die Praxis. Thieme, Stuttgart, 1995

640. Taylor T, Keyse L, Bryant A. Contraception and SexualHealth, 2005/06. Office for National Statistics, London, 2006

641. Teichmann AT, Brill K, Albring M, et al. The influence of the dose of ethinylestradiol in oral contraceptives on follicle growth. Gynecol Endocrinol, 1995, 9: 299-305

642. Terjung B, Lammert F. Lactose intolerance: new aspects of an old problem. Dtsch Med Wochenschr, 2007, 132: 271-275

643. Terlinden R, H Uragg, K Göhler, et al. Pharmacokinetics of chlormadinone acetate following single and multiple oral dosing of chlormadinone acetate(2mg) and ethinylestradiol(0. 03mg) and elimination and clearance of a single dose of radiolabeled chlormadinone acetate. Contraception, 2006, 74: 239-244

644. Thadhani R, Stampfer MJ, Chasan-Taber L, et al. A prospective study of pregravid oral contraceptive use and risk of hypertensive disorders of pregnancy. Contraception, 1999, 60: 145-150

645. Thamm M, Mensink GBM, Hermann-Kunz E. Untersuchungenzum Folsäurestatus. Das Gesundheitswesen, 1998, 60: S87-S88

646. The Cancer and Steroid Hormone Study of the Centers for Disease Control and the National Institute of Child Health and Human Development. The reduction in risk of ovarian can cerassociated with oral contraceptive use. N Engl J Med, 1987, 316: 650-655

647. van Hylckama Vlieg A, Helmerhorst FM, VandenbrouckeJP, et al. The venous thrombotic risk of oral contraceptives, effects of oestrogen dose and progestagen type: results of the MEGA case-control study. Br Med J, 2009, 339: 2921

648. The Coronary Drμg Project Research Group. The Coronary Drμg Project. Findings leading to discontinuation of the 2. 5-mgday estrogen group. JAMA, 1973, 226: 652-657

649. The ESHRE Capri Workshop Group. Noncontraceptivehealth benefits of combined oral contraception. Hum Reprod Update, 2005, 5: 513-525

650. The ESHRE Capri Workshop Group. Ovarian and endometrial function during hormonal contraception. Hum Reprod, 2001; 16: 1527-1535

651. The Mircette Study Group. An open-label, multicenter, noncomparative safety and efficacy study of Mircette, a lowdoseestrogen-progestin oral contraceptive. Am J ObstetGynecol, 1998, 179: S2-S8

652. The Oral Contraceptive and Hemostasis Study Group. The effects of seven monophasic oral contraceptive regimens on hemostatic variables: conclusions from a large randomizedmulticenter study. Contraception, 2003, 67: 173-185

653. The Royal College of Obstetricians and Gynaecologists. The investigation and management of endometriosis. Guidelineno, 24, July 2000

654. The WHO multicentre trial of the vasopressor effects ofcombined oral contraceptives: 1. Comparisons with IUD. TaskForce on Oral Contraceptives. WHO Special Programme of Research, Development and

Research Training in Human Reproduction. Contraception,1989,40:129-145

655. Thiboutot D,Archer DF,Lemay A,et al. A randomized,controlled trial of a low-dose contraceptivecontaining 20mg of ethinyl estradiol and 100mg of levonorgestrel for acne treatment. Fertil Steril,2001,76: 461-468

656. Thorneycroft H,Gollnick H,Schellschmidt I. Superiority of a combined contraceptive containing drospirenone to a triphasicpreparation containing norgestimate in acne treatment. Cutis,2004,74:123-130

657. Thorneycroft I. Update on androgenicity. Am J ObstetGynecol,1999,180:S288-S294

658. Thorneycroft IH. Cycle control with oral contraceptives:A review of the literature. Am J Obstet Gynecol,1999,180:280-287

659. Timmer CJ,Geurts TB. Bioequivalence assessment of three different estradiol formulations in postmenopausal women in an open,randomised,single-dose,3-way crossoverstudy. Eur J Drμg Metab Pharmacokinet,1999,24:47-53

660. Trussell J,Kowal D. The essentials of contraception. In:Hatcher R. Contraceptive Technology. 18th ed. New York :Ardent Media,2004

661. Trussell J,Wynn LL. Reducing unintended pregnancy inthe United States. Contraception,2008,77:1-5

662. Trussell J. Methodological pitfalls in the analysis of contraceptivefailure. Stat Med,1991,10:201-220

663. Trussell J. Contraceptive Efficacy. In:Hatcher RA,et al. Contraceptive Technology. 19th rev. ed. New York:Ardent Media ,2007

664. Tulchinsky D,Frigoletto FD,Ryan KJ,Fishman J. Plasmaestetrol as an index of fetal well-being. J Clin EndocrinolMetab,1975,40:560-567

665. Tyler ET,Olson HJ,Wolf L,et al. Obstet Gynecol,1961,18:363

666. Tzingounis V,Cardamakis E,Ginopoulos P,et al. Incidence of benign and malignant breast disorders in women taking hormones(contraceptive pill or hormone replace menttherapy). Anticancer Res,1996,16: 3997-4000

667. U. S. Preventive Services Task Force. Folic acid for the prevention of neural tube defects: U. S. Preventive ServicesTask Force recommendation statement. Ann Intern Med,2009,150:626-631

668. UN Population Division. World Contraceptive Use 2005. United Nations,New York,2006

669. United Nations Department of Economic and Social Affairs. World contraceptive use 2007. 2007

670. Upton GV. The phasic approach to oral contraception:the triphasic concept and its clinical application. Int J Fertil Steril,1983,28:121-140

671. US Cancer Organisation on http://www. cancer. org/cancer/endometrialcancer/detailedguide/endometrial-uterinecancer-risk-factors(last retrieval 29. 5. 2011)

672. van der Vange N,Kloosterboer HJ,Haspels AA. Effects of seven low dose combined oral contraceptives on high density lipoprotein subfractions. Br J Obstet Gynaecol,1987,94:559-567

673. Van Vliet HA,Helmerhorst FM,Rosendaal FR. The risk of deep venous thrombosis associated with injectable depotmedroxyprogesteroneacetate contraceptives or a levonorgestrelintrauterine device. Arterioscler Thromb Vasc Biol,2010,30:2297-2300

674. Van Vliet HA,Helmerhorst FM,Vandenbroucke JP,et al. The venous thrombotic risk of oral contraceptives,effects of oestrogen dose and progestagen type:results of the MEGA case-control study. Br Med J,2009,339:2921

675. Van Vliet HA,Grimes DA,Helmerhorst FM,et al. Biphasic versus monophasic oral contraceptives for contraception. Cochrane Database Syst Rev,2006,3:CD002032

676. Van Vliet HA,Grimes DA,Helmerhorst FM,et al. Biphasic versus triphasic oral contraceptives for

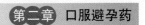

contraception. Cochrane Database Syst Rev,2006,3:CD003283

677. Van Vliet HA,Grimes DA,Helmerhorst FM,et al. Biphasicversus triphasic oral contraceptives for contraception. Cochrane Database of Systematic Reviews,2003(2):CD003283

678. van Vloten WA,van Haselen CW,van Zuuren EJ,et al. The effect of 2 combined oral contraceptives-containing either drospirenone or cyproterone acetate on acne and seborrhea. Cutis,2002,69(4 Suppl): 2-15

679. Vandenbroucke JP,Koster T,Briet E,et al. Increased risk of venous thrombosis in oral contraceptive users who are carriers of factor V Leiden mutation. Lancet,1994,344:1453-1457

680. Vandever MA,Kuehl TJ,Sulak PJ,et al. Evaluation of pituitary-ovarian axis suppression with three oral contraceptiveregimens. Contraception,2008,77:162-170

681. Verbost PM,Hanssen RG,Korver GH,et al. ORG33628 and ORG 31710 to control vaginal bleeding in progestin only contraceptive regimens. Semin Reprod Med,2005,23:101-111

682. Vercellini P,Aimi G,Panazza S,et al. A levonorgestrel-releasing intrauterine system for the treatment of dysmenorrhoea associated with endometriosis:a pilot study. Fertil Steril,1999,72:505-508

683. Vercellini P,De Giorgi O,Mosconi P,et al. Cyproterone acetate versus a continuousmonophasic oral contraceptive in the treatment of recurrent pelvic pain after conservative surgery for symptomatic endometriosis. Fertil Steril,2002,77:52-61

684. Vercellini P,De Giorgi O,Oldani S,et al. Depot medroxyprogesterone acetate versus an oral contraceptive combined with very-low-dose danazol for long-term treatment of pelvic pain associated with endometriosis. Am J Obstet Gynecol,1996,175:396-401

685. Vercellini P,Fedele L,Pietropaolo G,et al. Progestogens for endometriosis:forward to the past. Hum Reprod Update,2003,9:387-396

686. Vercellini P,Frontino G,De Giorgi O,et al. Comparison of a levonorgestrel-releasing intrauterinedevice versus expectant management after conservative surgery for symptomatic endometriosis:a pilot study. Fertil Steril, 2003,80:305-309

687. Vercellini P,Frontino G,De Giorgi O,et al. Continuous use of an oral contraceptive for endometriosis-associated recurrent dysmenorrhoea that does not respond to a cyclic pill regimen. Fertil Steril,2003, 80:560-563

688. Vercellini P,Trespidi L,Colombo A,et al. A gonadotropin-releasing hormone agonist versus a low-dose oral contraceptive for pelvic pain associated with endometriosis. Fertil Steril,1993,60:75-79

689. Vessey M, Painter R, Yeates D. Mortality in relation to oral contraceptive use and cigarette smoking. Lancet,2003,362:185-191

690. Vessey M,Painter R. Oral contraceptive use and cancer. Findings in a large cohort study,1968-2004. Br J Cancer,2006,95:385-389

691. Vessey M. Oral contraceptive failures and body weight:findings in a large cohort study. J Fam Plann Reprod Health Care,2001,27:90-91

692. Vessey MP,Lawless M,McPherson K,et al. Neoplasia of the cervix uteri and contraception. a possible adverse effect of the pill. Lancet,1983,ii:930-934

693. Visser M,Foidart JM,Coelingh Bennink HJT. In vitro effects of estetrol on receptor binding,drμg targets and human liver cell metabolism. Climacteric,2008,11(Suppl 1):64-68

694. Visser M,Holinka CF,Coelingh Bennink HJT. First human exposure to exogenous oral estetrol in early postmenopausal women. Climacteric,2008,11(Suppl 1):31-40

695. Voigt LF,Deng Q,Weiss NS. Recency,duration,and progestin content of oral contraceptives in relation

to the incidence of endometrial cancer(Washington,USA). Cancer CausesControl,1994,5:227-233

696. Volpe A,Silferi M,Mauri A,et al. Efficacy on hyperandrogenism and safety of a new oral contraceptive biphasic formulationcontaining desogestrel. Eur J Obstet Gynecol ReprodBiol,1994,53:205-209

697. Waldman-Rex S,Schramm G. VTE-Risiko unter oralenKontrazeptiva：Fundierte Datenlage bei Belara® (2mg CMA/0.03mg EE). Gyne 2009；10:33

698. Wallach M,Grimes DA. Modern Oral Contraception：Updates from the Contraceptive Report. Emron, Totowa,NJ,2000

699. Watkins ES. On the Pill：A Social History of Oral Contraceptives,1950-1970. Johns Hopkins University Press,Baltimore;1998

700. Weiderpass E,Adami HO,Baron JA,Magnusson C,Lindgren A,Persson I. Use of oral contraceptives and endometrialcancer risk(Sweden). Cancer Causes Control,1999,10:277-284

701. Weisberg E,Hickey M,Palmer D,et al. A pilot study to assess the effect of three short term treatments on frequent and/or prolonged bleeding compared to placebo in women using Implanon. Hum Reprod, 2006,21:295-302

702. Weiss NS,Sayvetz TA. Incidence of endometrial cancer in relation to the use of oral contraceptives. N Engl J Med,1980,302:551-554

703. Wenger N. Editorial：Women's heart health：a worldwide challenge. Cardiol Rev,2001,19:58-59

704. Westhoff C,Britton JA,Gammon MD,et al. Oral contraceptives and benign ovarian tumours. Am J Epidemiol,2000,152:242-246

705. Wheldon J. New pill will eliminate menstruation. DailyMail. Retrieved 2006-12-23

706. White RH,Keenan CR. Effects of race and ethnicity onthe incidence of venous thromboembolism. Thromb Res,2009,123(Suppl 4):S11-17

707. White WB,Hanes V,Chauhan V,et al. Effects of a new hormone therapy,drospirenone and 17-α-estradiol,in postmenopausal women with hypertension. Hypertension,2006,48:246-253

708. WHO collaborative study of neoplasia and steroid contraceptives. Invasive cervical cancer and combined oral contraceptives. Br Med J ,1985,290:961-965

709. Wiegratz I,Herbert K. Langzyklus. Thieme,Stuttgart,2011

710. Wiegratz I, Hommel HH, Zimmermann T, Kuhl H. Attitudeof German women and gynecologists towards long-cycle treatmentwith oral contraceptives. Contraception,2004,69:37-42

711. Wiegratz I,Lee JH,Kutschera E,et al. Effect of four oral contraceptives on hemostatic parameters. Contraception, 2004,70:97-106

712. Williams AR,Critchley HO,Osei J,et al. The effects of these lective progesterone receptor modulator asoprisnil on themorphology of uterine tissues after 3 months treatment in patients with symptomatic uterine leiomyomata. Hum Reprod,2007,22:1696-1704

713. Willis SA,Kuehl TJ,Spiekerman AM,et al. Greaterinhibition of the pituitary-ovarian axis in oral contraceptiveregimens with a shortened hormone-free interval. Contraception,2006,74:100-3

714. Wilson JS,Honey E,Templeton A,et al. A systematic review of the prevalence of Chlamydiatrachomatis among European women. Hum Reprod Update,2002,8:385-394

715. Wingrave Sally J. A report from the Oral ContraceptionStudy of the Royal College of General Practitioners. Progestogen effects and their relationship to lipoprotein changes. Acta Obstet Gynecol Scand Suppl,1982,105:33-36

716. Winkler UH, Hölscher T, Schulte H, et al. Ethinylestradiol 20 versus 30μg combined with 150μg desogestrel：a large comparative study of the effects of two low-dose oral contraceptives on the hemo-

static system. Gynecol Endocrinol,1996,10:265-271

717. Winkler UH. Effects on hemostatic variables of desogestrel-and gestodene-containing oral contraceptives in comparison with(levo)norgestrel-containing oral contraceptives:a review. Am J Obstet Gyn, 1998,179(Suppl 1):s51-s61

718. Winneker RC,Bitran D,Zhang Z. The preclinical biology of a new potent and selective progestin:trimegestone. Steroids,2003,68:915-920

719. Winter IC. Industrial pressure and the population problem-the FDA and the pill. JAMA,1970,212: 1067-1068

720. Wise LA,Palmer JR,Harlow BL,et al. Reproductive factors,hormonal contraception and risk of uterine leiomyomata in African-American women:a prospective study. Am J Epidemiol,2004,159:113-123

721. Wong CL,Farquhar C,Roberts H,Proctor M. Oral contraceptive pill as treatment for primary dysmenorrhoea. Cochrane Database Syst Rev,2009,(4):CD002120.

722. Wood JW. Fecundity and natural fertility in humans. OxfRev Reprod Biol,1989,11:61-109

723. Wood NF,Most A,Dery GK. Prevalence of perimenstrualsymptoms. Am J Public Health,1982,72: 1257-1264

724. World Health Organization Collaborative Study of CardiovascularDisease and Steroid Hormone Contraception. Venousthromboembolic disease and combined oral contraceptives:results of international multicentre case-control study. Lancet,1995,346:1575-1582

725. World Health Organization Scientific Group on CardiovascularDisease and Steroid Hormone Contraception. Cardiovasculardisease and steroid hormone contraception:report of a World Health Organization scientific group. World Health Organizationtechnical report series: 877. Geneva, Switzerland: World Health Organization,1998

726. Worret I,Arp W,Zahradnik HP,Andreas JO and Binder N. Acne resolution rates:results of a single-blind,randomized,controlled,parallel phase Ⅲ trial with EE/CMA(Belara) andEE/LNG(Microgynon). Dermatology, 2001,203:38-44

727. Wu O,Robertson L,Twaddle S,et al. Screening for thrombophilia in high-risk situations:a meta-analysis and cost-effectiveness analysis. Br J Haematol,2005,131:80-90

728. www. cancer. gov/cancertopics/factsheet/Risk/oral-contraceptives(last retrieval 10. 6. 2011)

729. www. ema. europa. eu/docs/en_GB/document_library/Report/2011/05/WC500106708. pdf

730. www. ncbi. nlm. nih. gov/pubmed/4542057

731. Wynn V,Doar JWH,Mills GL. Some effects of oral contraceptiveson serum lipid and lipoprotein levels. Lancet,1966,ii:720-723

732. Wynn V,Niththylananthan R. The effect of progestins incombined oral contraceptives on serum lipids. Am J Obstet Gynecol,1982,142:766-772

733. Wynn W,Godsland I,Niththyananthan R,et al. Comparision of effects of different combined oral contraceptive formulations on carbohydrate and lipid metabolism. Lancet,1979,1045-1049

734. Wynn W,Adams PW,Godsland I,Melrose J,Niththyananthan R,Oakley NW,Seed M. Comparision of effects of different combined oral contraceptive formulations on carbohydrate and lipid metabolism. Lancet,1979, 1045-9

735. Yu MC,Yuan JM. Environmental factors and risk for hepatocellularcarcinoma. Gastroenterology,2004, 127(Suppl 1):72-78

736. Zadeh JA,Karabus CD. Fielding J. Haemoglobin concentration and other values in women using an intrauterine device or taking corticosteroid contraceptive pills. Br Med J,1967,4:708-711

737. Zeun S, Lu M, Uddin A, et al. Pharmacokinetics of an oral contraceptive containing oestradiolvalerate and dienogest. Eur J Contracept Reprod Health Care, 2009, 14:221-232

738. Zieman M, Guillebaud J, Weisberg E, et al. Contraceptive efficacy and cycle control with the Ortho Evra/Evra transdermal system: the analysis of pooled data. Fertil Steril, 2002, 77: S13-S18

739. Zucconi G, Lisboa BP, Simonitsch E, et al. Isolation of 15α hydroxyl-oestriol from pregnancy urine and from the urine of newborn infants. Acta Endocrinol, 1967, 56:413-423

740. www. medicalnewstoday. com/articles/71926. php Addendum

741. Lüdicke F, Ulysse J, Gaspard UJ, et al. Randomized controlled study of the influence oftwo low estrogen dose oral contraceptives containing gestodene or desogestrel on carbohydrate metabolism. Contraception, 2002, 66:411-415

742. http://www. cancer. gov/cancertopics/types/cervical(lastretrieval 10. 6. 2011)

743. WHO Collaborative Study of Cardiovascular Disease and Steroid Hormone Contraception. Acute myocardial infarction and combined oral contraceptives: results of an internationalmulticentre case-control study. Lancet, 1997, 349:1202-1209

第三章

激素避孕药的副作用及器官移植后的应用

在全球所有妊娠总数中有接近 50％为意外妊娠,尽管目前存在对 COCs 应用安全性的顾虑,例如代谢物的副作用、雌激素对于血管的作用以及避孕药成分的致瘤作用,但是现在对于避孕药的需求越来越多,特别是那些大众接受性、依从性、连续应用性较好的激素避孕药物。现在对于 COCs 副作用的错误认识,特别是这些药物对于月经周期、体重影响的错误观念,常常会成为女性拒绝继续用药的主要原因。此外,COCs 应用的严重副作用虽然发生概率非常小,但确实存在,并且这些问题常会被人们忽视。因此用药时必须考虑 COCs 的用药禁忌。这些避孕药并不适用于每个人,在一些特殊病例中,这些中等程度的副作用可能影响女性生活质量。这些副作用在发生频率上即使有小幅度的上升,但是对于 COCs 应用者来说,会对健康中的关键问题造成广泛的影响,因为现在对其的应用越来越广。

为了避免 COC 应用的不良事件,了解患者的既往史及家族史,特别是和不良事件有关的病史非常重要。此外,患者在用药过程中需要被告知用药的可能副作用,并且在用药过程中需要严格监测这些药物副作用。最后,50 多年来健康患者用药益处及风险评估证明医学界对于口服避孕药的态度还是积极的。大多数女性在用药过程中会获得除避孕之外的益处,例如粉刺暗疮、痛经、经期流血情况、卵巢囊肿情况的改善,同时还有卵巢及乳腺癌发生风险降低,这些益处即使在停止用药后还会持续数年的时间[1]。

第一节　避孕药的轻微副作用

一、概　　述

复方口服避孕药(COCs)对于全球女性节育来说是一种有效方法。现有的避孕方法,理论上避孕失败率为 0.1％,并且由于用药依从性方面的问题,失败率实际上为 2％～3％,此外由于用药禁忌方面,许多女性不能采用药物避孕。实际上,COCs 应用过程中会带来一些不良作用,这些不良作用中大多数并不严重,但是有许多确实可以威胁到生命状况,包括血栓形成、静脉血栓栓塞、脑卒中、心脏病发作[1,2]。这些风险在吸烟患者,特别是大于 35 岁的女性中会升高。在 20 世纪 80 年代早期,第三代 COCs 的面世可以降低心血管系统疾病(cardiovascular disease,CVD)的发病风险,并能够降低雄激素样副作用,例如体重增加、痤疮、对脂蛋白代谢的不利影响[3]。虽然第三代 19-去甲睾酮衍生物(孕二烯酮、去氧烯酮)剂量减低,但是这类 COCs 的仍存在一定副作用,包括血管疾病发生风险增加[4]。在过去十年里,为了降低 COCs 的用药副作用,增加患者用药依从性,除了降低药物用量外,人们一直在研究其他处理方法,例如新的类固醇药物的出现,制定新的用药方案。炔雌醇(eyhinylestradiol,EE)以及孕激素(progestin,P)可以协同抑制排卵。此外 EE 发挥作用时具有剂量依赖性,主要作用于雌激素靶器官及靶向组织:子宫内膜、乳腺上皮细胞、肝脏、凝血系统、脂类代谢等。孕激素的雄激素样作用,体现在可以降低 HDL 胆固醇,这也是动脉疾病发生的主要因素之一[5]。活体试验证明,雌激素作用,包括其针对 LDL 的抗氧化作用,对动脉管壁有有益作用[6]。孕激素在许多系统中能够抑制雌激素的作用,包括 LDL 氧化以及对动脉血管壁造成损伤[7]。COCs 的坚持服用在实际应用过程中履行较差,特别是青少年。当考虑到这些副作用,特别是对月经周期、体重的影响,女性通常不能坚持继续使用。因此,青少年意外妊娠的发生情况较常见,并在发达国家中成为一个普遍的社会问题;实际上,全球 15～19 岁的青少年中,每年会有 5 000 000 例堕胎事件[8]。因此,在这个年龄阶段需要采用一种有效安全的方法来避孕,避免避孕方法中途停止的问题出现。然而,这些年轻女性中不知道"莱登第五因子突变"或者其他疾病,特别是影响到凝血系统的疾病[4,9-11],通常在应用避孕药物过程中会遇到许多问题。此外,40 岁甚至更老的女性同样也需要进行避孕,以避免意外妊娠的发生。虽然随着年龄的增长,女性妊娠的能力逐渐下降,但是 40 岁以后的女性通常仍然有性生活,并且不希望在这个过程中妊娠。因此,在生育期的最后阶段,避孕药通常为一种较好选择。最近的研究证明,复方口服避孕药(COCs)在 40 岁后直至绝经,这个期间的应用是安全的,不需要其他方法替代[12]。女性在最后一次月经后还需要继续应用避孕药物 1 年,因为在这个期间还会有排卵的可能性。既往经过严密设计的实验结果证实,随着女性变老,雌激素应用剂量的增加会增加血栓栓塞的发生风险,对于这些女性正确的处理方案为选择EE 含量最低的 COCs[13];虽然既往有高血压病史、肥胖的女性年龄逐渐增长,其高血压发病风险也会增加,但是种风险与应用避孕药无明显关联[14,15]。从另一方面来讲,在绝经前应用COCs,在绝经后继续应用可以降低卵巢癌、子宫内膜癌、结肠直肠癌的发病风险[16,17]。长期应用避孕药物对癌症的预防益处,可以超过短期应用带来的用药风险,特别是对于能够坚持用药至 50 岁以后的女性,因为这个年龄段后恶性肿瘤的发病情况更加常见[18]。因此对于中年女性需要选择一种正确的药物,以避免同年龄范围内的人可能出现用药风险。通常来讲,COCs 的应用风险一般是温和的或者中等程度的,少有极其严重的,很少有用药致死的病例报道。不管怎样,这些严重副作用也确实存在,同时在过去我们也可能低估或者忽略这些严重事件[19]。我们需要严肃的认识到 COCs 的应用存在一定的禁忌证,我们在临床应用过程中必须考虑到这些禁忌证。这些"避孕药片"不可能对每个人都适用。在许多病例中,即使是轻微的或者中等程度的副作用也会对女性生活造成严重影响。此外,这些副作用发生频率即便有小程度的升高,也会对健康造成关键性的影响,因为现在这些药物的应用越来越广泛,特别是一些有潜在应用风险的人群也在应用这些药物。实际上,接受器官移植、抑郁或者合并心血管系统疾病、糖尿病、伴发肿瘤、有血栓形成倾向综合征、罕见疾病和(或)吸烟女性,都在避孕[5,20]。每个女性既往病史、每个女性的最终用药风险因素,都需要在选择药物前进行认真评估。此外,为了更好地管理这些病例,更准确地对每个人进行相关评估,临床医师应当很好的掌握病理学相关知识,帮助患者选择避孕措施。实际上,错误的评估可以使避孕过程变得不再安全,采用的避孕药物极具危险性[21]。这些情况中,最差者相关临床医师可能会受到法律制裁。临床医师需要监督患者健康状况,并且进行随访。因此,正确的避孕咨询,在这个领域积累正确的临床经验,对每种避孕方法都有最佳的知识储备,以及了解每种药物可能存在的用药风险,对每个避孕咨询的过程都是必不可少的。从这里我们可以得出,避孕措施的选择需要个体化,同时还需要考虑患者个人需要以及总体健康相关的问题。

二、常见轻微副作用

大多数女性在应用避孕药的过程中不会出现太多的副作用,但是,部分女性会出现有轻微的副作用,例如呕吐、突破性出血(breakthrough bleeding,BTB)、恶心、头痛、乳腺增生、体重增加、情绪改变、性欲减低、皮肤病相关问题。轻微或者短暂的干扰情况出现在用药的第一个周期是正常的,一般来说用药第一个周期之后会慢慢消失,不会再出现任何问题[22]。然而,这些问题在大众群体应用中确实存在,即使应用安慰剂也会出现这些副作用,并且影响到女性的生活[23,24]。一般来讲,COCs中含有最高剂量的孕激素以及雌激素以达到最好的效果,那么出血的情况应该并不多见[25]。但是实际上,用药过程中月经紊乱通常是由于雌激素过分处于主导地位,子宫内膜因此发育不良引起[26]。月经间期的出血以及闭经会使得用药女性对未来妊娠可能产生担忧,同时怀疑用药的有效性。特别是处于十几岁的青少年,由于月经周期紊乱会中途停止用药。药物提供者虽然清楚这些副作用是轻微的,但是青少年往往认为这些副作用是非常严重的,并且恰恰由于这种认识上的错误,她们会中途停止使用药物[27]。经常改变用药种类、衣原体感染、吸烟是导致视觉改变(斑点出现)以及BTB的重要原因。经间期出血的发生频率,特别是在COCs用药初3个月的发生,可因规律用药的情况而发生改变。在规律用药COCs的个体中,包含炔雌醇(ethinylestradiol)35μg/诺炔酯250μg,经间期出血的发生频率低于2.6%。在周日起用药的女性,在用药的3个周期后,未发生出血的女性比率可以增加至47%[28]。应用不同口服避孕药对月经周期的控制,这方面的研究结论还不确定。临床关于OCs的相关试验并没有应用标准术语和定义,因此对于不同患者的流血类型较难评估。临床医师必须告诫用药者经间期会有出血的情况发生,因此需要她们严格争取口服药物,以将出血的可能性最小化[29]。一些研究指出,衣原体感染会导致会增加经间期出血的发生概率。为了评估这个问题的发生率,65名连续应用OCs 3个月,同时出现经间期出血,同时没有明确病因的女性被纳入到实验中来,对照组为65名接受OCs没有经间期出血,但因为一个或者多个感染危险因素的存在,需要接受衣原体检测的女性;同时还有65名正在寻找避孕方法的女性。采用OCs超过3个月的65名女性中,19名(29.2%)出现了阴道流血,同时检测结果阳性;相比于65名匹配组女性,有7名女性(10.7%)采用OCs,同时由于阴道炎症、更换新伴侣或者多个性伴侣接受衣原体检查,出现阴道流血;65名拟采用避孕措施前进行衣原体检查的女性中,4名(6.1%)出现阴道流血[30]。因此,当点滴出血或者BTB出现在OC使用过程中,但是在用药前这些指标均正常,那么临床医师需要考虑相关病因,而非单纯在OCs上寻找原因,这有可能是由于衣原体感染引起[25]。吸烟可能会增加意外阴道流血的可能,这是由于吸烟会影响到雌激素代谢。因此,吸烟的同时采用OCs的女性较不吸烟的女性更容易出现突破性流血[31]。含有新型非雄激素样作用的孕激素以及低剂量雌激素的OC,用药期间出现可接受的阴道流血模式,与老式低剂量EE-OCs类似。在用药过程中,许多女性还因为体重的增加中途停止用药[32]。这提示正常服药过程可因为身体外观改变而受到影响,特别是那些青少年及年轻女性。这些青少年常常会因为这种对药物的错误认知停止用药或者换用其他的避孕方法,但是这些避孕方法通常都不如OCs有效。我们都知道,正是用药的副作用决定了女性群体是否会接受激素避孕药物（hormonal contraceptive，HC），同时严格遵守其用药方法。以往开展的一些试验就是为了证明是否体重增加与激素避孕药物有关，或者这仅仅是一种错误认识。结合炔雌醇（combination ethinylestration，EE）20μg/左炔诺孕酮（levonorgestrel，LNG）100μg 对于体重及身体构成（脂肪量、去脂体重、体内全部水分含量、细胞内液、细胞外液）似乎没有明显影响[33]。一项多中心比较研究中，针对诺孕酮（norgestimate，NGM）180/215/250μg/EE 25μg 与醋酸炔诺酮（norethindrone）1mg/EE 20μg 进行比较，结果表明这两个用药组中，仅有 0.3% 的患者出现体重增加，增加幅度为 10%[34]。一项随机前瞻性研究中评估了EE 20μg/LNG 100μg、EE 15μg/孕二烯酮 60μg、阴道环（EE 15μg/依托孕烯-ENG 120μg），其各自用药副作用的出现情况，结果表明均对体重无明显影响。特别是在用药 1 年之后，体重增长情况为第一种用药方式以往体重基础上最多增长 2.8kg，第二种用药方式最多增加 1.6kg，第三种用药方式最多为 0.8kg[35]。另一个试验中比较了配方 EE 30μg/氯地孕酮 2mg，以及 EE 30μg/屈螺酮 3mg，结果表明对于体重均无影响，这与青少年普遍观念相悖，同时也与其他实验结果不同[36-39]。对于口服避孕药物过程中由于水钠潴留导致体重增加的女性，EE 20μg-30μg/屈螺酮（drospirenone，DRSP）3mg 对于避免这种情况出现是一种较好选择[37,40]。此外，在一项队列严重中，巴西低阶层及中等阶层人群中，采用含铜-IUD 进行避孕的女性，通常在孕龄期容易出现体重增加，但是这常常由于其他原因导致[41]。因此，虽然体重增加是口服避孕药的一种缺点，但是在目前大多数调查中并没有真正意义上体重增加的报道。同时，也没有报道指出降低雌激素含量或者应用第三代孕激素可以减少相关症状的出现。单相及三相避孕药之间的差异并不明显[22]。尽管这样，出于体重增加的顾虑，女性用药依从性较差，或者用药过程中停药。女性需要移除这种错误认识。但是实际上，妇科医师与患者之间缺乏有效的沟通可能导致患者关于 HC 应用方面的错误认识，特别是对青少年来说[42]。一些女性可能会出现情绪改变或者抑郁，副作用可能会影响到她们关于继续应用避孕药的决定，特别是那些既往有抑郁病史的女性。

认知-情绪因素，包括压力评估，控制位点以及自我整合，似乎与负面作用有关，与未用激素药物的女性比，应用激素药物女性更甚。然而，对于大多数群体而言，口服避孕药与未用避孕药的女性相比，前者似乎影响到显著性而非自然认知-情绪模式[43]。另外，大多数女性应用复方口服避孕药（combined oral contraceptive，COCs），这可能会出现情绪上的轻微改变，但是随着 COCs 应用时间的延长，有关于这方面的报道表明，出现抑郁情绪的妇女比例逐渐下降[44,45]。事实上，少有研究针对激素类避孕药（hormonal contraceptives，HC）的致抑郁作用进行研究，特别是关于情绪改变方面的研究[46]。抑郁可致社会功能方面的损害，这与抑郁的表现是不同的[47]。一项研究推测，性激素水平的改变，可通过同步或者一致影响生理系统的各个部分，从而可以改变各部分之间的振幅关系或者时间关系，进一步影响到具有这方面倾向个体的情绪障碍发生过程[48]。之前有过抑郁情绪及同时应用 COC 的女性，有无端恐怖症散发病例方面的报道；然而，这些报道中的雌激素均为较大剂量 EE 50μg，同时症状见于停止继续用药的女性[49]。许多生物学条件可致女性具有抑郁倾向，包括遗传基因决定的易感性，激素波动情况以及对激素波动的敏感性，特别是脑组织中调节抑郁状态的区域。许多生殖疾病与抑郁有关，例如经前期综合征（prementrual syndrome，PMS），经前期焦虑障碍（premenstrual menstrual dysphoric disorder，PMDD）、妊娠、产后、围绝经期、流产、不孕、激素替代治疗（hormone-replacement-therapy，HRT）以及激素类避孕药的应用[50,51]。孕激素以及孕激素类药物可能导致负面情绪的发生,特别是通过 GABA(A)受体活性物质。在人类中,四氢孕酮(allopregnanolone)产生负面情绪的最大有效浓度,在黄体期生理血清浓度范围之内[52]。神经活性甾体激素,例如 γ-氨基丁酸受体激动剂,对于调节情感以及适应压力具有重要作用[53]。然而,最近开展的一项研究中,给予青春期少女应用醋酸甲羟孕酮(depot-medroxy progesterone acetate,DMPA),连续应用 12 个月后,并没有出现抑郁症状[54]。同样在澳大利亚针对 9688 名年轻女性开展的研究中也得出类似结果,这些女性年龄在 22~27 岁,均应用 COCs。实际上,未用 COCs、出现抑郁症状的女性其比值比(odds ratio,OR),与应用 COC 的女性相比,没有明显差异(OR=0.90~1.21)[45]。因此,年轻女性没有情绪或者焦虑障碍,予以应用低剂量的复合口服避孕药,并没有出现负面心理症状,除了神经活性甾体的明显降低之外。另外的一项研究中指出 COC 应用者较阴道环应用者,前者更容易出现情绪负面改变,特别是易怒性改变方面,含有低剂量 EE 的 COCs 与极低剂量 EE 的 COCs 相比,前者更容易出现。然而,易怒性改变随着用药时间的延长可以逐渐降低[35]。许多研究者发现在少年女性群体中,应用 COCs 者与应用 MPA 者相比,前者正面情绪的出现更普遍[55]。有报道指出,既往有抑郁症的女性,与无抑郁症的女性相比,PMS 以及 PMDD 的发生更高[56,57]。一项研究中分析了来自 658 名 COC 应用者的数据。在所有样本中,107 名女性(16.3%)在应用口服避孕药后情绪变差,81 名(12.3%)出现情绪上的改观,470 名(71.4%)在情绪方面没有明显改变[58]。在实际应用过程中,许多女性体会到的与 OC 相关的情绪改变作用,大都为有益的,虽然有一部分亚群感觉到情绪方面的负面改变。此外,实验研究应当详细说明个体差异、导致负面情绪的 OC 相关危险因素[57]。虽然许多研究针对这个主题展开,但是直到目前为止,尚无口服避孕药对于情绪作用以及发挥这些作用的机制如何的确切结果。总而言之,口服避孕药对于是否能够影响女性心智,现在仍然存在争议。此外,工业国家抑郁广泛出现也增加了避孕药物的应用难度。OCs 对情绪以及行为方面的作用可能是由于避孕药中的孕激素成分所致,同时也与雌激素与孕激素的比例有关[59]。既往有抑郁病史的女性应当在开始使用避孕药后密切关注情绪方面的改变,但是对于那些即使在既往有抑郁病史的女性,如果要采取避孕措施,避孕药物仍是一种重要的方法。在激素类避孕药物(HC)应用过程中,性欲及性生活满意度同样可以影响到患者对药物的接受性、依从性、坚持用药情况。但是现在有关 HCs 对性功能的影响,知之甚少。现有用药后影响结果的不一致性不能帮助我们发现激素或者生物学方面的决定因素,但是性功能方面的副作用在应用 HCs 的女性中却有过报道[60]。总体上看,文献数据表明女性在应用 HCs 的过程中,会出现正面作用、负面作用或者对于性欲方面没有明显影响[61-64]。不管怎样,现在正在用避孕药的女性会因为性欲减低而停止继续用药,用药剂量较高者较剂量较低者,停药更加频繁[65]。过去,一项重要试验证据表明,情绪以及性欲之间并不相关,因此 HCs 可能对于女性性欲有直接作用。因此,在这项研究中发现的对于性兴趣的负面作用并不是 HC 导致情绪改变的另一项结果[66]。此外,一项大型人口调查研究中,1466 名女性应用不同的避孕方法(口服避孕药,宫内节育器,避孕套,自然避孕,节育),均提示我们复合口服避孕药以及绝育术,与其他避孕方法相比,对于生理及心理功能均有较小的负面影响[62]。这与既往大众普遍认识不同。不管怎样,随着含极低剂量 EE 的 OCs 在临床上的使用,阴道干涩及性欲减低也成为随之而来的问题[63]。一项研究中评估了激素类避孕药物对于阴道干涩、性欲、性满意度的影响作用。低剂量 EE[20μg EE/100μg 左炔诺孕酮(LNG)]与极低剂量（15μg EE/60μg 孕二烯酮或者阴道环含有 15μg EE/120μg 依托孕烯）在应用 3 个周期之后，30.4％的受试者，应用口服避孕药物，含有极低剂量 EE，出现阴道干涩症状；在应用含低剂量 EE 避孕药的女性中，12.7％的女性在应用过程中也出现这种症状；在应用阴道避孕环的女性中有 2.1％出现这种症状。同时，相关研究表明，应用 COC 含有 15μg EE，对性健康有负面影响，这可能与游离睾酮水平的改变有关。此外，这项研究也表明，应用低剂量 EE 的 COC，22.3％会在用药过程中中途停止；应用极低剂量 EE 的 COC，30.4％会在中途停用；应用阴道避孕环 11.7％会在中途停用[35]。实际上，对月经周期的控制以及性满意度对于用药依从性以及延续性来说是非常好的预测指标，虽然性类固醇对于女性性行为的影响尚未得出确切结果。在应用 OCs 之后，血液中性激素结合球蛋白会升高，因此会降低游离睾酮水平。这就可以解释为何用药过程中女性性欲减低，而阴道干涩症状的出现可能由于雌激素含量降低，因此性唤起障碍、性趣缺乏也随之出现[67,68]。OCs 同样可以导致情绪反应，副交感神经紊乱，精神性欲障碍。从生物学观点来看，我们需要考虑雄激素水平改变以及雌激素波动缺失方面的原因。它们均可以影响到性功能，例如性欲减低、阴道润滑度降低等[69]。许多报道指出，女性性欲与雄激素水平有关，然而，还有许多报道指出 COCs 中的孕激素具有抗雄激素作用，但是却没有影响到性欲[35,61,63,65]。在人群中，性行为并不单纯由性激素水平决定。多种不同因素间的交互复杂作用可影响到女性性功能，这些因素有性关系类型，月经周期紊乱，阴道干涩，对性伴侣的吸引度以及敏感度、文化、经济状况以及生活方式，把这其中的关系完全弄清是很难的[67,70]。虽然一部分亚群的女性在应用激素类避孕药物后，可以观察到药物对性功能方面的副作用，但是没有一种一致的作用形式提示我们这些药物确实有激素或者生物学决定作用。进一步的研究需要弄清楚究竟什么因素起到最主要的影响因素。OCs 的应用会带来许多不良影响；然而，在许多病例中，却缺乏因果联系，可能性非常小，或者难以证实[71,72]。健康肌肤及黏膜状态的保持会因为激素类避孕药物而受到影响，从而导致不同的临床表现。虽然复合 HCs 对雄激素依赖性皮肤疾病具有有益作用，但是在特殊个体中，它们同样可以通过激素作用或者通过医源性毒性作用发挥对皮肤的作用[73]。这些药物对于皮肤的负面作用可能更加常见，对于用药女性的生活质量有潜在影响[74]。对于皮肤的负面影响有黑斑、光过敏、大疱大量形成以及念珠菌病，这些病例在应用激素类避孕药的女性中多有报道[75]。黑斑或者黄褐斑，是一种黑褐色的色素沉着，在 HCs 对皮肤的负面影响中占有 60％，特别是在乳头色素及眼睛颜色较深的女性中多见[76]。当这些女性过多暴露在阳光下时较容易出现黑斑，同时较正常孕后色斑消退慢，有时这可以明确判断。孕激素活性可以改变皮肤生物化学、pH 以及皮脂腺情况，因此可以导致寻常粉刺的形成[77]。具有抗雄激素作用的孕激素以及雌激素复合制剂较传统避孕药物（缺乏抗雄激素部分），对于治疗痤疮更加有效[78,79]。特别是，在一项研究中指出，170 名青春期少女在应用单相避孕药（含有炔雌醇 30μg 以及醋酸氯地孕酮 2mg）后，其对普通痤疮的治疗效果较好[36]。虽然许多人认为复合口服避孕药可以造成脱发，但是现在少有研究结论支持这个观点。秃头症发生情况较为罕见，它的发生极有可能是种巧合。对 COC 的过敏反应包括皮肤荨麻疹以及湿疹。荨麻疹是可以威胁到生活的皮肤疾病。其表现可从瘙痒发展至大片皮肤剥脱，胃肠道和（或）支气管问题发展至全身过敏反应以及心血管系统突发事件[80]。HCs 中雌激素对皮肤、心血管方面的影响，其临床表现包括毛细血管扩张，血管瘤以及葡萄状青斑形成。虽然葡萄状青斑是抗心磷脂抗体综合征或者是系统性红斑狼疮的非特异性病变[81,82]。一些皮肤病或者系统病变可因为 COCs 的应用而加重,例如遗传性血管水肿,妊娠疱疹,斑岩,LES。对于汗腺炎,皮脂腺,福克斯-阜太斯病(Fox-Fordyce disease)来说,效果相同[74]。

第二节 避孕药中等程度副作用

一、肝胆并发症

COCs 的肝胆并发症是目前为止最常见,最多变化的中等程度负面作用。然而,低剂量应用 COCs 可以导致这种并发症的发病率降低[83]。血管症候导致用药者包括伴有巴德-吉亚利综合征(Budd-Chiari syndrome)以及肝紫斑病(peliosis hepatis)的患者,用药都具有潜在危险,但是通过间断用药可以避免这种危险性发生[84-87]。COCs 可以激活肝酶系统,引起一般较小的临床效果,但是与此同时可以导致 Δ-氨基乙酰丙酸的形成,为了避免斑的形成,这种情况应该尽量避免[88]。孕妇体内雌激素及应用 COCs 可以导致胆汁淤积,在临床实际应用过程中,它与其他类型可因为雌激素而加重或者缓解的胆汁淤积不宜区分,例如胆汁性肝硬化。可逆转的雌激素依赖性的肝内胆汁淤积,对于有遗传体质的女性,可以导致瘙痒、厌食、乏力、呕吐、无发热型体重减轻、皮疹或者腹部疼痛。停用 COCs 后所有症状在 1～3 个月内可以消失,并且没有任何后遗症,有时候会暂时性加重,通常在这种情况下发热以及腹部疼痛为最常见情况。这种情况与用药持续时间无关,通常在停用 COCs 后 5～15 天可以消失[89]。尽管它们对于胆汁分泌有减少作用,COCs 可以加重黄疸,但是这种情况较为少见,并且明显是由于雌激素及孕激素的作用引起。黄疸通常是在用药的最初 6 个月内多见,停药后 1～2 个月消失,并且没有任何后遗症。应用 COCs 后出现胆汁淤积,这些女性中有一半在之前的妊娠过程中出现过肝内胆汁淤积。因此对于这些女性在应用避孕药物过程中需要严格指导。然而,对于有家族遗传性胆汁分泌障碍的女性,包括杜-约(Dubin-Johnson)综合征、Rotor 综合征以及良性肝内反复胆汁淤积的患者不应该应用口服避孕药[89]。无症状胆道结石为另外一种可能出现的临床并发症,用药患者与普通人群相比,前者发生率为后者 2 倍。因此,应用 COCs 的女性,她们胆固醇水平一直处于升高状态,这也可以解释女性长期应用雌激素治疗后,致胆囊切除的发生率升高。胆汁分泌的异常状态在停止应用 COCs 之后消失[90]。年轻 OC 应用者中发生无症状胆结石,不需要终止 COCs 的应用[89-92]。患者既往合并有肝脏疾病,现在肝功能检查未发现异常,可以耐受口服雌激素。但是她们在用药过程中需要严格指导以避免此类负面情况的发生[89,90]。现在关于慢性肝炎以及其后遗症的研究数据表明,合并慢性肝炎或者乙肝病毒携带伴肝功能下降的患者,COCs 应用者不会影响肝脏硬化症的进展速度、严重程度以及女性肝癌的发生风险[93]。雌激素对发生肝腺瘤(hepatic adenomas)的影响作用在既往过程中有过相关研究,但是对于有局部结节灶增生的患者是存在争议的[94-97]。

二、偏 头 痛

国际头痛协会(International Headache Society)有关于头痛障碍的分类中明确指出"外源性激素诱导的疼痛",可因为应用 COCs 诱导头痛发生[98]。在育龄女性中偏头痛的发生与广泛应用激素避孕药物有一定的联系,这已成为健康相关问题[99]。在一项横断面人口调查研究中,一共纳入了 46 506 名应用 COCs 的女性,结果证明随着年龄增加,头痛发生率也增加,在 20～24 岁女性中其发病率为 22%,在 25～29 岁女性中其发病率为 28%,在 30～34 岁女性中为 33%,在 35～39 岁女性中为 37%。同样的研究表明头痛与雌激素剂量间有明显联系,与单纯仅含孕激素的避孕药(COPs)无明显联系[100]。实际上,外源性孕激素对于头痛及偏头痛的作用,现在尚未研究清楚。头痛与雌激素应用情况有一定的关系,在用药过程及激素撤退过程中,未用药阶段其发生均有不同的改变[101-103]。偏头痛可发生在应用孕激素后撤退流血过程中,即使在这个过程中排卵受到抑制[104,105]。然而,如果其与不完全排卵抑制有关,或者与子宫内膜中的前列腺素有关,那么偏头痛的发生是否与雌激素的波动有关,现在尚未完全研究清楚[104]。因为仅用孕激素的方案不能够完全抑制排卵,雌激素水平可出现波动。我们可以观察到,单用孕激素避孕的女性,头痛及偏头痛的发生较闭经的女性来说,前者更加常见[106]。然而,即使是排卵完全受到抑制,单用孕激素避孕的女性仍可出现雌激素的波动[107]。第三代孕激素应用过程中,较二代孕激素,偏头痛的发生情况降低[108]。最新制剂虽然不能完全避免偏头痛的发生,但是可以使得偏头痛的发生明显减低。在一项试验研究中,在停用药物期间加用 $50\mu g$ 雌激素可以降低偏头痛的发生频率以及严重程度[109]。因此,持续应用激素类避孕药物(HCs)可以有效地预防偏头痛的发生,减少其发生频率、持续时间、严重程度[110,111]。在任何情况下,由于 COCs 导致偏头痛的发生,都会影响患者继续用药。偏头痛同时还难以与其他良性头痛及头痛、恶心、呕吐和(或)其他神经功能障碍综合征相区分。伴有预兆的偏头痛在头痛/偏头痛发生之前通常会出现一系列神经症状。对于头痛进展或者头痛发生频繁的女性,新发有预兆偏头痛或者非偏头痛类头痛且坚持使用超过 3 个月药物的女性,需要重新评估或者停止使用符合激素类避孕药[110]。不管怎样,头痛/偏头痛都不是 COCs 应用的禁忌证。通常情况下,临床医师需要知道伴有预兆偏头痛的女性,其血栓发生的危险高于无预兆偏头痛的女性[112]。其他危险因素,例如患者年龄,烟草应用,高血压,高脂血症,肥胖以及糖尿病这些因素,在偏头痛患者应用 COCs 之前必须认真考虑。偏头痛是一种良性,对生命没有威胁的疾病。尽管这样,许多研究指出其对缺血性卒中来说仍是一种少有危险因素。一项研究中,6 例卒中病例为偏头痛患者,且均完全符合国际头痛协会(Intional Headache Society, HIS)的诊断标准,所有这些患者为预兆性偏头痛[113]。但是这种联系现在仍然存在争议,并且常仅局限于 45 岁以下预兆性偏头痛、吸烟同时应用 HCs 的女性。此外,流行病学调查研究中指出早期有偏头痛发生的女性,其卒中发生危险性增加[112,114]。10 年缺血性卒中发生情况为每 10 000 名女性中有 2.7 名女性发病(年龄 25～29 岁),COCs 应用者可使发病风险增加至 4.0。对于有预兆偏头痛的女性其风险会升高至 11.0,同时应用 COCs 的女性风险进一步升高为 23.0[115]。但是现有研究并没有针对有预兆偏头痛及无预兆偏头痛之间,应用含雌激素避孕药后卒中发生情况之间是否有明显差异的比较研究。现有关于偏头痛女性应用复合避孕药后卒中风险的研究多为回顾性研究。因此对于这些数据必须认真分析[110,116]。ACOG 以及 WHO 指出偏头痛女性仅无预兆偏头痛、不吸烟、身体健康、年龄小于 35 岁的女性、可以应用 COCs[117-119]。HIS 工作组指出,有预兆偏头痛并不是复合避孕药应用的绝对禁忌证,并建议这些人群考虑使用避孕药[113]。

第三节 避孕药的严重副作用

大型前瞻性研究指出口服避孕药(OCs)可以导致心血管系统疾病发生率增加,特别是对于血栓栓塞性疾病,与口服避孕药中激素含量有着直接联系。因此,现在避孕药物通过尽量减少炔雌醇的含量(ethinylestradiol,EE)来增加用药安全性,现有避孕药物的应用可以使静脉血栓的发生风险升高3～4倍。在任何病例中,绝对风险很小,对于合并妊娠的女性,这种风险减半。大量研究表明避孕药中的激素具有抗动脉粥样硬化作用,但是它们对于动脉粥样硬化、血栓形成、心律失常的作用知之甚少。对于用药过程中发生卒中的女性,相关连续研究结果较少。现存数据表明OCs对于动脉粥样硬化以及心血管系统疾病可能具有预防作用;长期对绝经后女性既往应用过OC的女性心血管系统疾病的追踪调查研究结果显示,包括相关亚组中排卵周期、高性激素血症、血栓遗传性疾病等需要同时详细记录,以判断之间的重要关联。有关心脏病发病情况的研究显示,吸烟的年老女性,若其吸烟年龄超过40年,则心脏病的发病风险明显升高。通常情况下,年轻健康女性,心脏病的发病风险较妊娠女性低。一些严重反应的发生率较低,但是实际上这些情况报道不足(低于10%),因此较难判断剂量与心血管疾病发病率之间的关系。目前的指南中建议,所有含有激素的避孕药物,在予以应用前需要权衡利弊。35岁以及35岁以上的女性,在应用之前,需要对心血管疾病的发病危险因素进行评估,包括高血压、吸烟、糖尿病、肾病及其他血管系统疾病,包括偏头痛。这个过程可以帮助许多育龄期女性,围绝经期女性认识到口服避孕药对于未来健康状况有益。

一、血 压

短期研究中表明复合激素类避孕药可以导致血压升高[120,121]。似乎HCs中,含有高剂量激素制剂(至少$50\mu g$雌激素以及1～4mg孕激素),可使低压升高近5%,然而,应用低剂量复合制剂的女性血压也会有轻微的升高[14,122]。实际上,对于1.5%的用药患者,低剂量HCs可以导致血压发生中等程度的增加,收缩压升高4mmHg,舒张压升高1.0mmHg。这种升高具有统计学意义,虽然没有重要临床意义,但是却可以导致患者中途停药[123]。随着女性年龄的增加,HC应用者及未用药者之间血压变化差异越来越明显。此外,肥胖,高血压家族史以及既往妊娠期血压异常与激素类避孕药应用过程中血压升高有一定的关系[123,124]。似乎血压变化情况与激素波动情况有关。关于停止应用HC后血压变化情况的长期调查研究较少。最近的一项前瞻性队列研究中,28～75岁间应用HC的女性中,激素类避孕药可以增加血压情况以及白蛋白排泄率(urinary albumin excretion,UAE),其中6.3%的女性出现了肾毒性作用,停止用药可以使这种改变消失。实际上,应用HCs的女性其新发高血压的危险性增加,停用HC后1～3个月血压可以恢复至正常[125]。虽然,许多病例中确实出现血压状况未降至正常,肾衰竭以及恶性肾硬化[126,127]。对于之前合并高血压并且应用HCs的女性,与未用HCs的女性相比,前者卒中及心肌梗死的发病风险增加[128-130]。对于应用HCs同时有吸烟的女性,其高血压发病风险升高(约升高2～3倍)。吸烟可以使血管受损的风险增加,这主要是由于交感神经紧张,血小板凝集以及活性增加,氧自由基生成增加,血管内皮受损,动脉压激增所致。实际上,过度吸烟的女性,高血压以及高胆固醇血症对于血管内皮均有损害作用。复合激素治疗可以使这些女性血管舒张物质 NO 生成减少，因此导致血管舒张作用受损[131]。令人感到惊奇的是，2～3 个月内停止吸烟，相关危险降低[132]。血压升高主要由于雌激素的作用，但是有证据显示孕激素也发挥着一定的作用[124,125]。但是大多数应用 HCs 的女性为何会血压升高，这其中的主要机制是怎样的，现在尚未完全清楚，可能与肾素-血管紧张素-醛固酮系统的变化有关[133-135]。血压的升高，与体重增长有一定的联系，这可能由于应用激素类避孕药女性体内液体潴留，特别是对于那些年龄大于 35 岁的女性。雄激素及孕激素加速水钠潴留，这在血压升高的过程中发挥重要作用[134]。在一项短期研究中，35～39 岁年龄间的女性，应用孕二烯酮 75μg/EE 20μg 或者孕二烯酮 60μg/EE 15μg，两种方案中收缩压平均升高 4mmHg，舒张压前一组平均升高 2mmHg，后一组收缩压平均升高 3mmHg，舒张压平均升高 2mmHg，差异没有明显统计学意义[136]。考虑到肾素-血管紧张素-醛固酮在高血压发生过程中的作用，我们需要认真解释为何在 HCs 中缺乏抗雄激素作用的孕激素，特别是屈螺酮——17α-螺内酯衍生物，其对高血压的发生仍然具有作用[135-137]。对于应用 COCs 的女性，与未用药女性相比，前者 HDL 胆固醇水平降低，LDL 胆固醇水平降低。这种变化主要由雌激素引起，但是同样孕激素也发挥一定作用[124,125,138]。从另一方面来看，年老女性应用雌激素后，与同龄未用药物的女性相比，血脂会向有利于健康的方向发展[139]。首要问题为 HC 应用剂型以及随之而来的难以控制的高血压的发生[140]。实际上，伴有高血压的女性需要注意含有雌激素的口服避孕药会导致循环血压的升高。合并高血压的女性其心血管系统疾病的发病风险也较高[141]。HC 应用者，在应用 HC 之前没有测量血压，与用前测量血压的女性比，前者其未来卒中及心肌梗死的发生风险可能较高，但是出血性卒中或者 VTE 没有明显升高[122,128,142,143]。与此同时，为了评估 VTE 以及心血管系统疾病的危险因素，在应用复方口服避孕药之前，需进行全面的临床检查，认真询问个人以及家族史，同时测量血压以及体重指数（body mass index，BMI），这是十分必要的。在一些病例中，绝对危险较小，其中一半与妊娠有关。然而，当评估结果显示健康、非吸烟女性、血压正常女性应用口服避孕药过程中无心肌梗死或者卒中发生的危险因素，则育龄期及围绝经期女性可以应用口服避孕药，同时临床医师需要让她们知道用药同时可以带来许多避孕之外的益处，例如生命后期中健康状况的升高。

二、心肌梗死

每年每 1 百万人中就会发生 1.7 例心肌梗死（myocardial infarction，MI）病例，发病年龄在 30～34 岁，这仅是在册记录数据[144]。与未用激素类避孕药的女性相比，应用激素类药后 MI 发病率升高了 2～5 倍[143,145]。这种风险是剂量依赖性的，但是即使是应用低剂量口服避孕药的女性，MI 的发病率同样会升高。凝血因子，特别是 Ⅶ 因子以及纤维蛋白原，是心血管系统疾病发生的主要危险因素。在应用 HCs 的女性中，可以观察到血液出现易凝集变化；应用雌激素替代物的女性同样也会有类似变化，但是与直接应用 HC 的女性不同，她们随着年龄增长，血液中抗凝血酶 Ⅲ 水平升高，这对于机体有一定的保护作用[142,146]。吸烟对于纤维蛋白原水平同样有重要影响，这也能够解释为何 HC 应用过程中吸烟者 MI 发生风险增加。然而，大多数研究指出高血压是 MI 的主要危险因素。实际上，30～34 岁伴有高血压的女性中，发病情况为每 100 万女性中 10.2 例[144]。吸烟以及高血压二者可以一同增加 HC 的应用风险，一些数据显示合并糖尿病、高胆固醇血症或者既往有先兆子痫以及妊娠合并高血压的女性可进一步增加 HC 应用风险。但是 HCs 中不同类型孕激素发挥的作用现在尚存争议[122,128,147]。临床上关于心肌梗死的研究结果不一致，主要由于发病危险因素不同，特别是研究对象中吸烟及高血压情况。在既往无吸烟及其他常见危险因素的女性，近期使用 COCs 通常不会导致 MI 的发生风险升高；对于既往有应用风险的女性亦如此[141]。不同药品组成成分之间 MI 发生风险的不同，现有研究结果不足，有时甚至是自相矛盾的。然而，在应用最初一年其风险最高，既往有血栓史的女性其风险性更高，随着年龄增加风险也增加。在过去几年中，与对照组相比，MI 患者中共有 219 例死亡病例，MI 在死前几个月中复合口服避孕药的使用频率较高，使用持续时间也较长[148]。自从 1960 年避孕药问世以来，避孕药片中雌激素及孕激素含量逐渐降低，但是这并没有降低心肌梗死的发生风险；虽然现有的观点尚不一致[149,150]。一些研究中指出，MI 的发生并不取决于凝血系统异常变化。然而，在一项研究中，共纳入 217 名年龄小于 50 岁，初发心肌梗死女性，同时有 763 名对照组健康女性，研究结果发现，多种遗传性凝血因子不足可以导致 MI 发生风险升高[151]。总的 MI 比值比，在凝血不良组可升高至 1.1。与不吸烟、无凝血系统变异的女性相比，凝血系统变异同时吸烟的女性 MI 风险可升高 12 倍。在吸烟女性中，莱登第五因子（factor V Leiden）存在与缺失使得风险升高 2.0，凝血素 20120A 突变存在与缺失使得风险升高 1.0[1,103]。除此之外，在 HCs 应用最初一年内，MI 发生风险最高。其他静脉血栓形成危险因素在 COC 应用人群中的作用现在并不非常明显，且现有研究结果不一致。一些研究指出，对于雌激素含量较低的 COCs，当含有去氧孕烯或者孕二烯酮时，MI 发生风险较高，高于含有左炔诺孕酮的 COCs[150]。一些研究试图就此展开并解释成因，但是现有研究结果均不足。在一项跨国研究中，共纳入 182 名 MI 女性及 635 名无 MI 的对照组女性，年龄在 18~44 岁，研究结果显示 MI 总 OR，与近期未用 COC 者相比，应用二代 COC 的女性为 2.35，三代 COC 为 0.82。直接比较三代避孕药及二代避孕药应用者 MI 的发生情况，结果显示 OR 为 0.28。对于应用三代 COCs 的女性，近期吸烟者 OR 为 3.75；同等情况下二代 COCs 的 OR 为 9.50[149]。总体上看，使用复合激素类避孕药的女性中，MI 发生情况依据较少；实际上，多年人群归因危险度每一百万女性少于 3 例[145]。一项逻辑假设解释了 MI 的发生可能由于 COCs 导致的高凝状态与危险因素间的交互作用导致，这些作用有的已明了有的未知[152]。有趣的是，在 HC 应用者的体液中有 30% 可以发现合成类固醇（EE 以及 P）的抗体，以及循环中免疫复合物，90% 与动脉粥样硬化无关的血管血栓中，这些抗体滴度明显升高[153,154]。

在过去几年中，心肌梗死与激素类避孕药应用间关系有零散病例报道[154-156]。在应用 COC 之前，女性可以通过测量血压来评估停止吸烟后动脉血管病变风险，一旦发现血压升高可以采取预防措施，避免相关风险发生，从而将风险最小化。用药者可以变更 COC 使用药物来降低静脉血栓发生风险，虽然这可能没有明显作用。因此，减低 COCs 使用剂量，采用更好的筛查方法可以降低未来心血管系统病变的发生风险。

三、卒　中

HC 应用者主要心血管系统疾病的发病风险较低。实际上，新近使用低剂量雌激素 HCs 的女性，如果没有其他危险因素，例如高血压、年龄、吸烟、偏头痛病史，其缺血性卒中的发生风险升高[157-159]。特别是，缺血性卒中对于既往有高血压病史的女性，OR 为 10.7[160]。同样的，HCs 应用者在 35 岁之后出血性卒中的发生风险增加（OR＞2），当她们同时合并有高血压病史,与未用 HCs 同时无高血压病史的女性比,风险升高 10～15 倍[161]。除此之外,HCs 使用者有 ACE I/D 基因 D 等位基因突变,有高血压发生倾向,则具有卒中的发生倾向,特别是出血性卒中[162]。最近用药女性中同时有吸烟,与无这些因素的女性比,其 OR>3。应用 HCs 的女性似乎卒中的发生风险无明显增加。对于蛛网膜下腔出血以及脑内出血其风险也无明显升高[163]。有报道指出,在应用低剂量口服避孕药之后,女性脑栓塞的发生风险降低[139]。然而,年轻女性伴有游离蛋白 S 或者游离蛋白 C 缺乏,凝血因子 XIII 变异或者遗传性血栓形成倾向,在应用激素类避孕药后可发生脑血管闭塞[164-167]。遗传性高凝状态,例如莱登第五因子,以及凝血酶原突变在缺血性卒中发生过程中的发病机制并未完全研究清楚,现在看来,与正常女性相比,莱登第五因子突变可使女性缺血性卒中的发生风险升高 11.2 倍[168,169]。在一项前瞻性队列研究中共纳入 44 408 名女性,均应用低剂量口服避孕药,另纳入 75 230 名女性应用宫内节育器(intrauterine device, IUD),经过几年调查研究发现,HC 应用者中出血性卒中的发生风险高于缺血性卒中(37.74 比 11.25,每 100 000 名女性·年)。与 IUD 使用者相比,HCs 应用者其出血性卒中相对风险(relative risk, RR)为 2.72。此外,近期应用 HC 的 RR 为 4.20,在停止应用 HC 后其 RR 仍为 2.17[170]。然而,其他研究指出在没有其他危险因素的前提下,HC 应用者并没有发现卒中发生风险明显增加。实际上,既往应用 HC 者与从未应用过 HC 的女性相比,OR 为 0.59[19]。新近使用低剂量口服避孕药的女性其卒中发生风险与从未用过此类药物的女性类似,同样对于出血性卒中与缺血性卒中,在这两种人群中并没有明显差异。虽然其他研究指出在 18～44 岁女性中,总卒中发病率为 11.3/每 100 000 名女性·年,出血性卒中的风险高于缺血性卒中:为 6.4 比 4.3/100 000 女性·年。与从未应用 COCs 的女性相比,新近饮用低剂量 COCs 的女性出血性卒中 OR 为 0.93,缺血性卒中 OR 为 0.89[171-173]。现在缺乏足够的证据证明不同 HC 剂型之间缺血性卒中发生风险之间确实存在不同。现有的针对新近使用 COC 同时又有其他危险因素女性,出血性卒中发生情况研究较少。文献数据较少,有的还存在方法学限制。我们需要知道卒中的发生主要是因为脑功能快速丧失并且这种状态持续最少 24 小时,并且并非由蛛网膜下腔出血或者其他疾病如神经病变、肿瘤、感染或者多发性硬化引起。卒中发生最初可能是因为静脉或者动脉病变引起,第二步才是出血,缺血或者由其他病因引起,例如动脉病变。动脉瘤出血被归类为出血性卒中。HCs 在这个过程中发挥的作用,特别是对于脑血管病变来说是否是一个危险因素,现在仍在讨论过程中。为了探讨 HC 与卒中之间的关系,我们需要开展更多的前瞻性以及回顾性研究[174]。最近的一项研究中发现应用 HCs 的女性脑血管病变的相对风险为 1.5。对于部分孕激素来讲,随着避孕药中孕激素含量增加,发病风险也逐渐增高。现有研究结果并未表明 COCs 与动脉粥样硬化性疾病之间存在联系。既往应用 HCs 的女性缺血性卒中的发生风险并没有明显增加[174]。此外,评估偏头痛与卒中之间的关系非常重要,发生卒中的年轻女性中,偏头痛的发生情况较多[114]。有预兆偏头痛与青少年卒中之间存在密切联系,对于年龄小于 46 岁的女性 OR 为 2.11,35 岁之前的女性 OR 为 3.26[112,175]。有视觉先兆的偏头痛卒中的发生风险增加;特别是对于吸烟,同时有其他医源性因素的女性;口服避孕药可以明显增加卒中的发生风险[112,175]。在 6 项病例对照研究中,既往有偏头痛病史的 COC 应用者,较既往有偏头痛病史,但与未采用 COC 的女性比,其缺血性卒中的发生风险升高 2～4 倍。与不服用 COC 及无偏头痛的女性相比,有偏头痛同时应用 COC 的女性,缺血性卒中的 OR 在 6～14 之间。一些研究指出,偏头痛或者应用 COC 的女性,其出血性卒中的发生较低或者无风险[176]。但是现在研究不足以证明缺血性卒中的发生情况在不同 COC 剂型之间是否存在不同。新近使用的女性出血性卒中的发生有轻微的升高;这主要针对 35 岁以上女性;既往应用 COC 的女性无此影响。有偏头痛的女性短暂性脑缺血发作的病例既往已有报道,对于仅含孕激素的片剂同样也有此报道[177]。但是在大多数心肌梗死或者卒中的病例中,研究者还发现其他多种危险因素[114,178]。在COC 应用者中,有血栓形成倾向的女性,特别是对于高同型半胱氨酸血症,肾病综合征,或者动静脉畸形的患者可出现脑静脉以及静脉窦血栓[156]。但是幸运的是,这仅仅是散发病例。现在我们需要提供预防性诊断措施,以避免这种风险的发生;因此,每一项研究需要提供不同种类孕激素对此的影响。尽管现有研究数据较少,但是现有结果表明仅含孕激素的避孕药物并不增加心脏病及卒中的发生风险。直到现在,复合激素避孕药不同的应用途径(经皮途径,阴道环,皮下埋置)在这方面的不同应用结局,现有文献数据不足。虽然,一项队列研究中纳入 49 048 名女性,长时间经皮途径避孕药使用后,并没有发生卒中,10 例应用含有诺孕酯的口服避孕药的女性亦没有发生卒中[179]。总而言之,现有数据指出在应用 COCs 前接受详细体格检查后,确认无心血管系统疾病发生风险因素存在,低剂量雌激素的 COCs 不会增加缺血性卒中或者急性心肌梗死的发生风险。

四、动脉病变

对于那些应用复合激素避孕药(COCs)的女性,动脉病变少有发生,但是个别病例中报道应用仅含孕激素的避孕药(only-progestin preparations,POP)有动脉病变发生。与此同时,降低 COC 中炔雌醇的剂量,可导致静脉血管病变的发生率降低,但是不能够降低动脉血管病变事件发生率[168]。此外,动脉血栓与 COCs 的应用时间以及既往是否曾经应用无关[139,143]。一些研究指出吸烟以及随年龄增长出现的高血压,糖尿病以及高胆固醇血症为血栓形成的危险因素[114,147,173,178,180]。30 岁以下,应用 COCs 的女性,其动脉疾病的死亡率为静脉疾病死亡率的 3.5 倍,对于年龄在 30～44 岁之间的女性,则相应死亡率前者为后者的8.5 倍。此外,与含第三代孕激素的 COCs 相比,含有二代孕激素的 COCs 其静脉病变发生风险的增加程度较小,但是动脉病变的发生风险增加程度较大[181,182]。此外,流行病学调查研究结果显示年轻女性动脉病变多发生在停止吸烟后的 5～10 年之间[183]。不管怎样,COC应用不会导致动脉病变的发生,但是对于原本血管内皮损害的女性,可加快病变发展过程,加速动脉管腔闭塞。激素类避孕药中雌激素可有促凝作用,但是这仅在血管内皮有损害,同时自我修复能力受损的患者中可有此类作用,或者对于吸烟,高血压及伴有其他危险因素的女性,可导致动脉粥样硬化[182,183]。因此,对于健康人群,年龄小于 35 岁不吸烟的女性来说,COCs 的应用不会导致动脉疾病的发生[184]。但是在一项研究中,共纳入了 152 名有外周动脉病变(peripheral arterial disease,PAD)的女性,同时设立了对照组,共 925 名女性,年龄在18～49 岁,研究结果肯定了所有类型的 COCs 与 PAD 的发生有关[185]。同样在另一项从1980 年到 2002 年间相关研究的 Meta 分析中也得到类似结果[170]。COCs 对于凝血以及炎性改变的影响,可以导致血栓发生风险增加,但是在不同女性个体中这种反应不同,雌激素受体 1(ER-1)基因多态性可以解释这种个体差异性。然而,最近的一项调查研究中指出,单体型 ER-1 对于动脉及静脉血栓形成过程中,雌激素诱导的凝血以及炎性改变没有明显影响。实际上,不同剂量炔雌醇对血栓形成的影响之间并没有发现明显联系[186]。现有的文献中有的报道了年轻吸烟女性同时应用口服避孕药,可有单发或者多发动脉闭塞病例发生[182,187,188]。但是少有研究结果涉及孕激素在这方面的作用机制。然而,孕激素主要通过孕激素受体发挥对血管的作用,同时也通过下调雌激素受体发挥一定作用[189,190]。雌激素及孕激素受体主要定位于血管内皮以及血管平滑肌细胞,但是静脉及动脉对于性甾体激素的反应是不同的。在动脉中,雌激素可以作用于血管内皮促使血管扩张,孕激素可以抑制雌激素这种作用;同时在静脉中孕激素可以增加血管管腔容量,从而降低血流速度。止血参数的变化与孕激素的畸形以及种类有关,同时也与雌激素以及应用时间长短有关。复合制剂中由于孕激素的存在具有一定的血管疾病发生风险。实际上,一些孕激素可以上调凝血酶受体表达,而其他种类孕激素不会[191,192]。但是关于这方面的确切实验结论现在尚未得出。从这个角度来看,我们在选择激素类制剂的时候需要认真权衡。应用血管毒性较小的孕激素制剂加雌激素制剂,对于绝经前遗传性出血性毛细血管扩张症(hereditary hemorrhagic telangiectasia,HHT)的女性相对安全。实际上COC是既往治疗鼻出血方法的一种替代疗法,同样对于HHT女性来说也是一线选择。同时,也起到避孕作用[193]。进一步研究需要针对孕激素对血凝的作用展开[194]。二代及三代口服避孕药在动脉血管疾病发生风险方面,没有明显差异。在大多数心肌梗死或者卒中病例当中,常合并有一种或者多种风险因素存在。其中2项最重要的风险因素为吸烟以及血压控制不良同时合并血栓形成倾向综合征(thrombophilia syndromes)[195,196]。已知动脉病变危险因素存在的女性,例如吸烟,糖尿病,高血压,有预兆偏头痛,家族性急性心肌梗死或者血栓形成性卒中,应用COCs可选择低剂量三代孕激素,特别是对于30岁以上的女性,这类药物的应用具有一定的优势。总之,吸烟同时应用OCs的女性,血管病变致死率为其他女性的2~3倍。应用OC的女性动脉疾病发病相对风险低于动脉疾病死亡相对风险。对于吸烟以及戒烟的女性来说,在应用OCs之前需要告知用药者相关风险。

第四节　其他特殊负面作用

一、血管性水肿

文献数据表明女性激素与血管性水肿间存在一定联系。实际上,血管性水肿临床表现多样,并与女性一生所处的不同阶段有关,例如儿童期、青春期、月经期、妊娠期、绝经期等。根据以往零星报道,激素类避孕药可以诱发遗传性血管性水肿(hereditary angioedema,HAE)、Ⅰ型及Ⅲ型原发性血管性水肿的发生[196,197]。然而,仍有许多伴有这些疾病的女性在应用口服避孕药之后,对诱发血管性水肿没有明显影响[198]。血管性水肿的临床表现主要有突发的肿胀以及皮肤变红,在停止应用HC之后病情可以改善[199]。虽然在少数病例中一些患者可以表现出腹部剧烈疼痛以及喉部水肿,这可以阻塞呼吸道,导致患者死亡[200]。因此,血管性水肿是一种可以威胁到生命安全的状况,它可以为先天遗传性的也可以为后天获得性的。在终止应用COC之后,可以发现酯酶抑制物(complement 1 esterase inhibitor,C1-INH)在体内含量明显上升。一些研究结果表明HCs为发生皮肤慢性血管源性水肿的医源性因素[201]。激素水平的测定表明当女性体内孕激素水平较高时,血管源性水肿的发生率较高,在1年的随访过程中又发现当SHBG较高(大于等于40nmol/L),其发生率较低[202]。复发性血管性水肿,其生化检查结果显示,C1 抑制物水平和(或)功能降低,同时有 C1 抑制物基因变异,为一种常见的常染色体显性遗传疾病[203]。最近又报道了一种新型的遗传性血管性水肿(3 型)。这种血管性水肿仅发生在女性群体中,其临床表现为正常 CI-INH 水平,但是血管性水肿的发生情况比较严重,在临床上与传统常见血管性水肿较难区分[204-206]。后天获得性血管性水肿常为雌激素依赖性的(外源性以及内源性雌激素),虽然仅含孕激素的避孕药也可以诱发血管性水肿[199,205]。这些患者在应用避孕药的第 1 年或者之后几年,可以出现嘴唇、双手、喉部及腹部水肿。此类女性常有正常血清 C4 以及 C1 抑制物(C1 INH)抗原水平,但是 C1 Inh 活性较低。停止用药后症状逐渐消退,C1 Inh 功能也逐渐恢复正常。这其中的机制尚未完全弄清,但是这可能通过雄激素对 C1 Inh 表达过程进行调控,或者通过靶酶调控 C1 Inh 清除过程中相关凝集蛋白,使这些凝集蛋白之间不平衡。女性激素与血管性水肿之间的关系尚不完全清楚,但是Ⅲ型遗传性血管性水肿与激素之间的关系较为明显。HAE 常在女性群体中发生,并且将其并描述为复发性水肿,不伴有 C1 Inh 数量及功能的改变[207,208]。

在 2006 年,发现 F12 基因(接触因子的编码基因)的 2 种突变与Ⅲ型 HAE 之间的关系;虽然只有 15%~20%伴有Ⅲ型 HAE 的患者会有这种突变[209,210]。总之,大多数血管性水肿均为 EE 依赖性或者 EE 敏感性的。因此对于有 HAE 的女性最好不要予以应用含有雌激素的避孕药,特别是对于有 C1 Inh 功能不足的女性。实际上,COCs 可以加重 63%~80% HAE 女性患者的临床表现[199,211]。

二、肝紫癜病

口服避孕药对于肝脏的作用可能有诱发肿瘤、肝内胆汁淤积、巴德-吉亚利综合征以及一些较为少见的血管病变,例如紫癜[212]。肝紫癜病(peliosis hepatic,PH)最初是在 1950 年 Zak 针对其有相关报道,它是一种较为少见的肝脏疾病,有时是可以致命的,其临床表现为多种充血腔的形成,有的测量直径可为 3cm[213]。这些病理改变首先为肝细胞的吞噬,居于第二位的为囊肿,通常在囊肿内也充满血液。PH 的囊肿通常缺乏细胞组成的囊壁,而是边缘由肝细胞包裹;此外,这种病变还可以造成大量腹腔内积血。通常情况下 PH 可伴有良性或者恶性肝脏肿瘤。这种较为少见的疾病通常发生在肝脏中,但是在其他单核吞噬系统中(例如脾脏、骨髓、淋巴结)也可发病;然而,既往有研究指出其他器官,例如肺脏、甲状旁腺、肾脏同样也可以发病[214]。最初 PH 没有明显的临床表现,但是当发生灶性肝细胞被吞噬后,可以有出血表现。当出现临床表现时,例如肝脏功能异常或者其他表现,此时可以通过影像学检查发现此疾病,例如超声或者 CI 可以帮助发现病变。然而,较为严重甚至可以致命的病例也有过报道,例如门静脉高压伴有静脉曲张或者腹水,肝脏功能衰竭和(或)腹腔积血伴有卒中,腹腔内囊肿破裂[215]。一些研究指出,PH 的流行与肺结核、肿瘤、HIV 感染、再生性障碍性贫血、系统性红斑狼疮经高剂量皮质醇治疗、接受肾移植有关。PH 同样与应用激素,例如合成类固醇、口服避孕药、皮质醇以及他莫昔芬有关。过去,对于 PH 的病理变化了解较少,仅是在一次尸检中偶然发现了这种疾病,随后在 AIDS 同时应用合成类固醇的患者中大量发现此种疾病。同时也报道了在应用口服避孕药的女性中发现一些 PH 病例。但是当致病因素去除之后,病理变化也恢复至正常[84,85,216]。现在少有肝脏发生缺血性坏死以及广泛性紫癜的报道[216,217]。PH 的流行病学发病情况现在尚不明确,因为许多合并 PH 的患者没有明显的临床表现,因此也没有得到明确诊断。现有许多这方面的假设,例如肝窦内皮细胞的损伤、由于肝内血流受阻而导致窦内压力的升高、或者肝内细胞的坏死[90,218]。PH通常情况下没有明显的临床表现,但是突发的囊肿破裂可以导致出血,有时可致患者死亡。一些患者出现明显的肝脏病变,其临床表现为肝衰竭、肝肿大、黄疸。不管怎样,PH仍为较少见的疾病,并常缺乏明显的临床表现,起码在疾病发展初期的特点是这样的。通过影像学检查可以发现不典型病例。对于应用COCs的女性,特别是长期应用者需要警惕这种疾病的发生[216,217]。

三、眼睛的影响

OCs对眼睛的影响已有相关报道,虽然尚未明确这二者间确实存在关联。应用OCs后视觉反应较少,其发生率大约约为1/230 000[219]。脑血管的异常事件,例如当脑干血管或者颈内动脉阻塞导致组织缺血时,可以出现眼科相关症状[220]。OCs在发生脑血管事件方面的作用现在尚有争议;虽然现在的观点认为OCs的使用可以增加大于35岁吸烟或者合并其他风险因素的女性血栓发生风险。然而,眼部血管疾病同样在<40岁,没有风险因素存在的女性中可以发生[221]。视网膜中央动脉的痉挛,常在血管闭塞前发生,需要立即进行眼科学检查,并且停止应用COCs。这一系列事件的发生可以导致视力缺失,并且在后期不能恢复[222-224]。因为雌激素可致血栓性疾病发生,这通常可以导致严重神经病学方面异常,并可导致肢体残疾的发生。因此在应用OCs之前,需要进行全面的医学体检。如果家族史表明有发生心血管系统疾病的风险因素存在,则需要验证机体是否有血栓形成倾向。即使现在仍需向患者说明应用口服避孕药可以导致视觉异常改变[225]。实际上,视网膜中动脉的闭塞是导致失明或者视觉严重损害的更主要原因;这方面的发病机制现在仍然存在争议[223,226]。视网膜栓塞的预后一般。OCs在视觉方面通常会影响患者对蓝色的辨识,并且这和持续应用OCs有一定的关系。在合并糖尿病的女性中这种情况更加常见。妊娠可以加速色素性视网膜病变的发展过程。出于这个原因,一些眼科医师指出对于这些女性应当避免应用OCs。静脉栓塞发生并不常见,视觉缺失范围较小。疾病的预后与病变范围有关。视网膜静脉栓塞的临床表现多样:单侧眼球突出、视网膜出血以及眼内压升高。在停止应用激素类避孕药后,静脉栓塞的症状以及视觉缺失在可以完全消退[227]。在部分病例中,应用激素类避孕药的女性陈旧性血管病变的报道较为少见[228]。这些因素可以因为吸烟、脂质异常和(或)糖代谢异常、血压等而受到影响。虽然眼睛的并发症不常见,但是我们仍然需要警惕其发生,特别是对于以往有血管疾病、视觉异常、偏头痛病史的女性,在应用COCs之前需要严格评估。特别对于有偏头痛女性需要警惕药物使用带来的风险[229]。对于有头痛的女性更容易发生视网膜病变。然而随着雌激素用药剂量的减低,第三代避孕药应用增加,这些症状发生率减低[230]。其他情况,例如视网膜出血以及视神经乳头炎,在停止用药阶段这些病理改变可以恢复正常。其他更罕见症状,例如黄斑水肿,现在数据不足以证明COCs与其之间存在一定的关联。年轻女性眼球后视神经病变常为硬化的首要临床表现。眼性偏头痛在散发病例中多有报道[226]。对隐形研究的不耐受性可导致近视患者视觉的下降,但是前瞻性研究并没有表明二者之间确实存在关联。此外,试验研究结果表明动物在摄入口服避孕药之后晶状体通透性增大,同时伴有血管舒张[220]。其他OC使用过程中出现的视觉问题,例如白内障、泪液分泌过多、糖尿病视网膜病变、老年性黄斑变性等,但是这些与OC使用并没有

明显联系[230]。总之,视觉影像或者并发症较为少见,并且缺乏特异性,常在短期或者长期用药过程中出现,其情况可轻可重。血管并发症是最为严重的病变,但是现在少有前瞻性或者对照研究针对此方面进行,并得出相关确切结论[224]。因此 COCs 与视觉异常之间没有发现明确关联,但是既往严重病例的报道仍然需要我们在使用 COCs 的过程中提高警惕。应用COCs 的女性,如果她们伴有高血压、糖尿病、凝血异常、长期吸烟,那么这方面的风险会增加。激素类避孕药与视觉异常方面的病理关系现在存在争议;然而,当 HC 使用者出现视觉减退或者持续性/复发性头痛,是否需要停止使用激素类避孕药现在也存在争议[231,232]。

四、脉　管　炎

一些研究表明激素类避孕药有时可诱发脉管炎的发生。自从 Kussmaul 以及 Maier 在1866 年描述了脉管炎的相关症状外,近来对其的研究越来越多,但是仍然存在许多未知的问题[232]。脉管炎包括小动脉、细动脉、毛细血管以及小静脉方面的异常[233,234]。OCs 可通过本身的激素作用或者医源性作用对皮肤产生影响,同时在部分个体中可以产生毒性作用。OCs 的毒性作用较少但是可以产生潜在严重影响;对于这些疾病需要早期诊断并且永久停止应用 OC。其临床表现多种多样,并且缺乏药物特异性。最常见的临床表现为过敏性血管炎症,这可以导致严重的肾脏并发症、色素性红斑形成、荨麻疹、苔藓样疹[73]。炎性标志物(嗜酸性粒细胞、IgE、过敏症)与激素依赖性事件(月经前哮喘、绝经以及口服避孕药)之间存在一定关系[235,236]。女性个体中,复合甾体类避孕药可以导致抗体生成减少、补体水平不足、抑制淋巴细胞对非特异性抗原的反应能力,从而抑制机体的免疫力。一般在应用避孕药 2年后,体内免疫力出现下降,并且这个状态一直持续到停止用药几个月后。对于有类风湿关节炎的女性,在应用激素类避孕药之后,原有症状变可以得到缓解;对于没有此病的女性,应用激素类避孕药可以使得此病的患病风险降低 50%。在应用药物之后,通常支气管哮喘的症状可以得到缓解,但是仍有部分病例在应用避孕药之后的 1~2 个月会出现哮喘症状[237]。激素类避孕药对于女性过敏性疾病的作用,现在研究得出的结论仍存在前后矛盾性。临床表现从脉管超敏反应、脉管炎到其他血管炎性症状,这些症状不易与传统症状相区分,传统症状包括 Wegener 肉芽肿、结节性多动脉炎、Churg-Strauss 综合征[238-240]。对于有 Wegener肉芽肿的患者,一半可以出现皮肤病变,这主要由于全身性血管炎引起。因此一旦有相关临床表现诊断方面可能存在一定的困难,这时就需要进行皮肤活组织检查。抗原特异性蛋白酶 3 抗中性粒细胞胞质抗体(PR3-ANCA)(114)可以帮助诊断 Wegener 肉芽肿[241]。Wegener 肉芽肿是一种器官和(或)威胁到生命安全的自身免疫性疾病,现在其发病原因尚未完全清楚。其传统的临床三联症包括坏死性肉芽肿性炎、坏死性肾小球肾炎、自身免疫坏死性血管炎。PR3-ANCA 为 Wegener 肉芽肿的高度特异性标志物。50% 伴有 Wegener 肉芽肿(仅局限于呼吸道,这占所有 Wegener 肉芽肿的 5%)的患者可出现 ANCA 阳性,而对于有Wegener 肉芽肿的患者 95% 可以出现 PR3-ANCA 阳性[242]。血管炎是导致血管内膜功能异常的独立危险因素,同时它也是 TNF-α 对血管内皮细胞作用的结果[239-240]。结节性多动脉炎是一种进展性疾病,它可以导致全身多系统坏死性血管炎,包括肾脏、胃肠道、皮肤、神经、肌肉。Churg-Strauss 综合征是一种高嗜酸性粒细胞综合征,其病变中包括血管炎[240]。通过检测 FIP1L1-PDGRFA 可以确定这种客观病变的存在[243]。总之,激素类避孕药可以导致过敏性血管炎。推测主要发病原因为细胞免疫。发病者可以仅出现皮肤反应,或者出现危及生命的全身性反应,有时可以导致发生严重的致病性疾病。虽然,口服避孕药可以导致广泛性血管炎症,然而,曾有病例报道在血管炎之后出现皮肤坏死,此病例中女性应用 $0.15\mu g$ 左炔诺孕酮以及 $0.03mg$ 炔雌醇。

第五节 女性器官移植后应用激素类避孕药

在过去几十年中,器官移植成为治疗器官功能衰竭的最终方法。随着医疗水平的提高,接受器官移植后女性的生存时间延长及生存数量增加,这些女性有许多处在生育期[244,245]。

现在越来越多的人对器官移植后女性性生活质量以及生产能力方面产生兴趣。国际器官移植生育注册机构建议接受器官移植的女性,在器官移植后 18 个月~2 年再尝试受孕,使得机体更好地在手术过程中恢复、移植器官功能恢复稳定、免疫抑制水平处于一个稳定状态[246]。因此,在接受器官移植后的一段时间,女性需要注意避孕[247,248]。在器官移植后需要进行相关计划生育方面的咨询,同时还应当采取合适的避孕措施。避孕措施可应用于不希望怀孕的夫妇,同时也可以应用于希望推迟妊娠的夫妇,这在一定程度上可以提高他们的身体状况以及社会功能状态。然而,如果未来同样不希望妊娠,那么在接受器官移植术后,出院之前需要与患者进行讨论谈话。实际上,计划妊娠对于避免发生母体及胎儿致死性疾病的发生非常重要,避免产生对移植器官的毒害作用,影响其后期正常功能,从而提高患者今后生存率。直到现在,尚没有报道关于女性在接受器官移植后,应用不同的避孕药可以有不同的负面作用、成功率及失败率这些方面的研究。因此,在器官移植后,应用合适以及安全的避孕方法,仍是迄今为止尚未解决的问题[249]。然而,适合不同患者的最好避孕方法主要与方法的成功率以及患者本身的依从性有关[250]。月经周期不规律以及不孕症常见于有慢性肾脏疾病的女性群体中,但是当在成功接收器官移植之后,这些女性的生育功能可以得到恢复,72%的女性可以恢复自然的排卵周期[245,251,252]。实际上,女性常在肾脏移植后的 1~2 个月恢复正常的排卵周期,平均 6 个月可以达到正常妊娠[253]。在肾脏移植后可以成功妊娠,但是同时高血压以及子痫前期,胎儿宫内发育迟缓,早产的发生风险明显增高。最好是在移植后的 1~2 年再考虑妊娠。在妊娠期间需要控制免疫抑制水平,避免免疫抑制水平过低[254]。器官移植以及受孕之间的平均间隔时间为 3 年[247]。因此,器官移植对于肾脏病变晚期,同时渴望生育的患者来说,是最好的选择。成功的器官移植可以使得女性恢复正常的月经周期以及生育能力,但是对于这些女性选择最好的避孕方法,避免出现风险是非常困难的[249]。移植后糖尿病、骨坏死、白内障、肾毒性主要与应用药物后体内免疫抑制有关。这就要求用药剂量最小化,尽量减少这些非致死性、但是较为严重并发症的发生。合并较低 GFR 的患者更容易出现继发性高血压,这可以导致后期生存情况变差[255]。高血压可以导致发生肾血管硬化,这可以加速肾脏病变过程[256]。虽然存在这些激素类避孕药的应用禁忌,但是对于器官功能较为稳定,同时没有其他应用危险因素的女性,可以考虑应用有效的激素类避孕药物[247]。在一项实验中,针对 26 名血清肌酐水平在 1.3mg/dl 的女性展开研究,在应用复合口服避孕药(20~35μg EE 以及 3 代孕激素)及避孕药片剂(20μg EE 以及 150μg norelgestromin)之后,均表现出较好的周期控制情况以及高度的依从性。口服避孕药仅在两例病例中出现无法使用的情况:在一项病例中主要由于深静脉血栓形成,在另一项病例中主要由于肝脏功能减退。直到实验结束也没有其他负面作用的报道(18 个月)。激素类避孕药不会影响到 BMI、血压、血清肌酐以及其他生化指标[245]。虽然在移植后一年,血压的情况可以影响到器官移植后期长期生存情况,并且为一个重要风险因素[249]。最近,一项初期试验共评估了 17 名女性(9 例肾脏移植患者,8 例肝脏移植患者),她们均接受阴道环(每日缓慢释放 120mg 依托孕烯以及 15mg 炔雌醇)的方法避孕。平均应用时间为 12 个周期。在研究过程中,所有患者至少 6 个月器官功能是稳定的,并没有出现明显的器官排异反应。平均移植后随访时间为 4 年±3.6 年(肾脏移植)以及 5.3 年±2.1 年(肝脏移植)。免疫抑制治疗方案在随访过程中没有改变。雌激素相关的负面事件有恶心、乳腺增生,共发生 2 例。其他患者表现出血小板减少性出血。不管怎样,由于这些病例资料缺乏,这些发现仅说明应用阴道环可以避免药物之间的互相作用,对于这些患者来说应用更加安全[257]。在避孕药方面进行相关咨询可以帮助采取紧急避孕措施,同时还能够帮助有效推迟妊娠时间至少 1 年。早产对于这些患者来说是主要问题,但是通过稳定器官功能、控制血压、预防感染可以有效避免其出现[258]。尽管女性肾脏移植患者有应用激素类避孕药的禁忌,但是可以应用复合低剂量避孕药片,这对于她们来说是极为有效的避孕方法,可以有效控制月经周期,防止卵巢囊肿的形成,提高患者的生活质量。在一些病例中,复合激素药片避孕失败率最低,但是对于有深静脉血栓以及血管栓塞的患者,禁忌使用。成功的肝脏移植不仅能够治疗现存的肝脏疾病,同时还能够调节性欲及女性本身生育能力。现在关于肝脏移植后女性成功妊娠的报道越来越多,但是我们不能忽略这些女性仍有发生母体致死性疾病的风险[258]。在一项研究中评估了 HCs 应用的耐受性以及安全性,受试对象为 24～35 岁接受器官移植的患者,她们均应用 HCs 不少于 12 个月。从器官移植到应用激素类避孕药之间的时间间隔为 6 个月～7 年。生物化学相关指标,例如肝脏功能、快速血糖水平、BMI 以及血压情况被控制在基线状况,每 3 个月均进行一次检查。所有病例中没有出现妊娠或者器官排异情况。生物化学相关指标的前后变化没有明显的统计学差异。所有受试组中的血压以及 BMI 情况保持稳定。所有受试者均没有因适应证的限制而停止继续使用药物。激素类避孕药在肝脏功能稳定后立即应用。结果表明药物的使用非常有效,患者能够很好地耐受,并且没有影响到移植器官的正常功能。然而,一项长期前瞻性研究中指出,临床上需要评估器官移植患者应用激素类避孕药的安全性[259]。因为肝脏成功移植后,女性可恢复正常月经来潮,对于育龄期女性来说有受孕的可能,她们需要采取避孕措施。因此,在肝脏移植后需要采取避孕措施至少 6 个月。在密切观察以及指导下,这些女性通常会获得良好的妊娠结局[254,260]。虽然现在临床上有较好的机械循环支持系统,但是心脏移植仍然为心脏功能衰竭终末阶段患者治疗"金标准"[261]。虽然移植后最初 6～12 个月患者死亡率较高,但是器官移植后 10 年生存率在近几年逐渐升高,现可达 55%[262]。较为年轻的女性患者没有明显的其他并发症,在接受心脏移植后,其术后 1 年生存率可达 90%。大约有 65%的患者在未来 10 年仍可存活,并且生活质量也较高。器官移植后女性可以妊娠。对于育龄期的女性来说,她们大部分渴望生育,对于接受器官移植的育龄期女性,也同样有此愿望。接受心脏移植的女性,其妊娠并发症发生风险并不高于接受肾脏、肝脏移植的女性,但是前提条件是这些女性的身体状况允许妊娠。尽管妊娠阶段会出现许多并发症,但是最终成功分娩出胎儿仍为整个妊娠过程的最终目标,同时还要保证母体安全,避免出现持续时间较长的负面时间。然而,心脏移植术后患者在妊娠之前,需要接受相关咨询,以了解可能发生的并发症[263]。通常情况下,在移植后剩余功能逐渐恢复,许多女性可以成功妊娠,这些例子在之前多有报道。虽然不同的成功病例多有报道,心脏移植后不久即尝试妊娠仍被看做是具有高风险的行为,并且应当将此时的心脏移植视为妊娠的禁忌证[264-266]。当夫妇双方不渴望生育时,就应当考虑采取较为安全的避孕措施。当不希望在此期妊娠时,那么女性就必须去进行避孕方法咨询。一种新型的低剂量激素类避孕药可以有效地用来节育,但是临床医师必须正确告知这些女性此类药物应用的益处和风险[267]。应用避孕药后可能导致高血压的出现,这通常与应用免疫抑制治疗有关,同时还可能发生血栓、碳水化合物及脂质代谢异常。然而,一项针对24名有先天性心脏功能异常女性的研究表明,在应用COCs之后并没有出现负面作用,不需要增加降压药的使用剂量[268]。在临床实际应用过程中,对于有高风险的心脏病女性可以应用低剂量黄体酮避孕药,对于有低风险的心脏病患者,可以应用低剂量的复合激素避孕药[267,269]。因为对脂质以及碳水化合物代谢、血压、凝血系统的作用,现在应用口服避孕药方面目前尚存在争议。然而,新型OCs,含有低于30μg炔雌醇,并没有改变凝血系统稳定性,也没有增加血栓形成风险。但是现在女性对激素类避孕药的畏惧及怀疑态度仍限制了COCs的使用。也许,在不久的将来,大型前瞻性研究结果可以帮助激素类避孕药在器官移植后女性中开展使用。

世界人口在2050年预计会达到26亿~91亿[270]。发展中国家人口的增长占有主要部分,同时这也给它们带来许多社会问题以及经济问题。因此,发展中国家与发达国家这方面的矛盾会越来越突出。《欧洲国家2008年家庭变革》这一报道指出,欧洲国家每年会有116万例合法流产事件。全球这一事件的发生率尚不明确,现在也没有推测出具体数据。此外,每年会有1900万例危险流产事件,导致70 000名女性死亡。这种流产大多数发生在较为落后的非洲撒哈拉沙漠周边、亚洲中部以及东南部、拉丁美洲、加勒比海周边等。发生原因包括流产设施不完善、流产相关法律的限制、文化及宗教等均与之相关[271-273]。随着世界范围内意外妊娠的发生率接近50%,激素类避孕药的使用需求越来越大,市面上需要更多依从性、使用性、持续性更好的避孕药物。目前,药物避孕的主要方法有激素的片剂、贴剂、阴道环、皮下埋置剂、皮下注射剂[274,275]。虽然目前COCs的应用较为安全,但是妇女仍然对应用COCs存在顾虑,担心会出现许多问题,例如雌激素成分导致代谢以及血管系统异常、肿瘤形成。对COCs的错误认识,包括其对月经周期、体重的影响,常成为女性不肯继续用药的原因。然而,这些异常并没有相关临床研究结果予以证实,但是这些偏见确实可以导致女性不正确使用甚至停止继续使用COCs[268]。

许多女性由于月经情况的改变而出现不满情绪,因此在用药前临床医师需要告知其可能出现的状况。此阶段出现这种子宫不规则出血是难免的,临床医师应当指导女性继续用药,以避免出现意外妊娠事件。激素类避孕药对于一部分女性来说具有应用高风险性,但是妇科医师在应用药物前进行详细评估可以使应用风险降低。许多患有先天性心脏病的女性可以安全的使用口服避孕药,特别是对于含低剂量雌激素的复合制剂或者仅含孕激素的避孕药[276]。较为清楚的是,对于有肺动脉高压可能有栓塞并发症发生的风险,患有艾森门格综合征、心律失常、心室功能下降、严重高血压、感染并发症(心内膜炎)或者高脂血症的女性,应当避免使用口服避孕药。宫内孕激素缓释系统可以有效地起到避孕作用,同时不会对代谢产生影响,在发生感染性心内膜炎方面仅有较小风险[87]。其他避孕方法需要我们予以注意。在激素类避孕药的应用过程中,有时会发生肝下静脉血栓,或者发生巴德-吉亚利综合征,同时会伴有原位结节性增生以及腺瘤[277]。与此同时,对于有SLE的女性应当避免应用复合激素类避孕药,特别是对于心磷脂抗体较高,同时伴有活动性肾炎的女性[278,279]。实际上,对于这类女性应用复合口服避孕药有较高的血栓发生风险(St. Thomas' Hospital-London)[278,279]。女性避孕方法的研究进展表明,近来出现越来越多的新型避孕方法[280]。现在,选择性孕激素受体调节物(selective progesterone receptor modulators,PRMs)以及孕激素拮抗剂(progesterone antagonists,PAs)开启了避孕新方法,使人们逐渐实现了"子宫内膜避孕"[281]。与此同时,我们需要研制出更多的非类固醇类以及非激素类避孕药。随着我们对卵巢内分泌功能认识的逐渐加深,加上分子生物学以及转基因相关技术,人们对影响女性生育功能相关因素的认识越来越全面。

大型调查研究主要致力于预防意外妊娠的发生,防止性传播疾病的城市内扩散,但是实现这个目标需要全球性的关注,共同努力。避孕对于人类来说属于一项重要权利,它关系到人类健康、自我发展以及生活质量。尽管男性避孕措施仍有许多缺陷,但是全球约有35%的家庭在采用男性避孕措施,这表明对于男性来说也需要一种安全、有效、可逆以及可行的避孕措施[282]。意外妊娠、流产、计划外生产的发生率仍然较高,因此现在需要采取一定的措施研究最有效的方法,提高避孕方法在全球的使用率,例如疫苗。目前,相关疫苗仍在研制过程中,处于动物试验阶段,在一些发展中国家,部分女性在尝试这种方法[283]。目前的研究旨在提高避孕方法在成年以及年轻女性中的使用,其目的为从长远意义上预防意外妊娠事件的发生[285]。

(R. Sabatini,R. Cagiano,T. Rabe,著;张颖,阮祥燕,编译)

参 考 文 献

1. Petitti DB,Sidney S,Quesenberry CP. Oral contraceptive use and myocardial infarction. Contraception, 1998,57:143-155

2. Parkin L,Skegg DC,Wilson M,et al. Oral contraceptives and fatal pulmonary embolism. Lancet,2000, 355:2133-2134

3. Belaisch J,Eliakim V. Third generation progestagens. Contracept Fertil Sex(Paris),1993,21:287-293

4. Bloemenkamp KW,Rosendaal FR,Helmerhorst FM,et al. Enhancement by factor V Leiden mutation of risk of deep-vein thrombosis associated with oral contraceptives containing a third-generation progestagens. Lancet,1995,346:1593-1596

5. Sondheimer SJ. Update on the metabolic effects of steroiädal contraceptives. Endocrinol Metab Clin North Am,1991,20(4):911-923

6. Zhu X,Bonet B,Knopp RH. Estradiol17β inhibition of LDL oxidation and endothelial cell cytotoxicity is opposed by progestins to different degrees. Atherosclerosis,2000,148(1):31-41

7. Zhu X,Bonet B,Gillenwater H,et al. Opposing effects of estrogen and progestins on LDL oxidation and vascular wall cytotoxicity:implications for atherogenesis. Proc Soc Exp Biol Med,1999,222:214-221

8. Garden AS. Teenage pregnancy. In:Paediatric and adolescent gynaecology. Amsterdam :Elsevier,2003, 263-270

9. Comp PC,Esmon CT. Recurrent venous thromboembolism in atients with a partial deficiency of protein S. N Engl J Med,1984,311:1525-1528

10. Bauersachs R,Lindhoff-Last E,Ehrly AM,et al. Significance of hereditary thrombophilia for risk of thrombosis with oral contraceptives. Zentralbl Gynakol,1996,118:262-270

11. Ebadi RH,Boehlen F,de Moerloose P. Inherited thrombophilia and arterial diseases. Rev Med Suisse,

2008,3:331-332

12. Shaaban MM. The perimenopause and contraception. Maturitas,1996,23:181-192

13. Speroff L,Sulak PJ. Contraception in the later reproductive years:a valid aspect of preventive health care. Dialogues Contracept,1995,4:1-4

14. Shen Q,Lin D,Jiang X,et al. Blood pressure changes and hormonal contraceptives. Contraception,1994, 50:131-141

15. Dennerstein L,Duldey EC,Hopper JC,et al. Sexuality,hormones and the menopausal transition. Maturitas,1997, 26:83-93

16. La Vecchia C,Alberti A,Franceschi S,et al. Oral contraceptives and cancer:an update. Drug Saf,2001, 24:741-754

17. Fernandez E,La Vecchia C,Balducci A,et al. Oral contraceptives and colorectal cancer risk:a metaanalysis. Br J Cancer,2001,81:722-727

18. Hannaford PC,Selvaraj S,Elliott AM,et al. Cancer risk among users of oral contraceptives:cohort data from the Royal College of General Practitioner's oral contraception study. Br Med J,2007,335:651-659

19. Schwartz SM,Siscovick DS,Longstreth WT,et al. Use of low dose oral contraceptives and stroke in young women. Annals Int Med,1997,127:596-603

20. Petersen KR. Pharmacodynamic effects of oral contraceptives steroid on biochemical markers for arterial thrombosis. Studies in non-diabetic women and in women with insulindependent diabetes mellitus. Dan Med Bull,2002,49:43-60

21. Jick H,Jick SS,Gurewich V,et al. Risk of idiopathic cardiovascular death and nonfatal venous thromboembolism in women using oral contraceptives with differing progestagen components. Lancet,1995,346: 1589-1593

22. Moreau C,Trussell J,Gilbert F,et al. Oral contraceptive tolerance:does the type of pill matter? Obstet Gynecol ,2007,109:1277-1285

23. Redmond G,Godwin AJ,Olson W,et al. Use of placebo controls in an oral contraceptive trial:methodological issues and adverse events incidence. Contraception,1999,60:81-85

24. Coney P,Washenik K,Langley RG,et al. Weight change and adverse event incidence with a low-dose oral contraceptive:two randomized,placebo-controlled trials. Contraception ,2001,63:297-302

25. Stubblefield PG. Menstrual impact of contraception. Am J Obstet Gynecol,1994,170:1513-1522

26. Heinz M. Menstrual patterns under hormonal contraception in adolescent girls and young women. Pediatr Endocrinol Rev,2006,3(Suppl 1):146-149

27. Clark LR,Barnes-Harper KT,Ginsburg KR,et al. Menstrual irregularly from hormonal contraception:a cause of reproductive health concerns in minority adolescent young women. Contraception,2006,74:214-219

28. Pasekováá V,Chroust K. Occurrence of bleeding in women using combined hormonal contraceptives(ethinylestradiol 35 micrograms/norgestimate 250 micrograms) in relation to regularity of administration and cycle start day. Ceska Gynekol,2003,68:84-88

29. Thorneycroft IH. Cycle control with oral contraceptives:A review of the literature. Am J Obstet Gynecol,1999,180(2 Pt 2):280-287

30. Krettek JE,Arkin SI,Chaisilwattana P,et al. Chlamydia trachomatis in patients who used oral contraceptives and had intermenstrual spotting. Obstet Gynecol,1993,81(5 Pt 1):728-731

31. Grossman MP,Nakajima ST. Menstrual cycle bleeding patterns in cigarette smokers. Contraception, 2006,73:562-565

32. O'Connell KJ, Osborne LM, Westhoff C. Measured and reported weight change for women using a vaginal contraceptive ring vs a low-dose oral contraceptive. Contraception, 2005, 72: 323-327

33. Lello S, Vittori G, Paoletti AM, et al. Effects on body weight and body composition of a low-dose oral estroprogestin containing ethinylestradiol 20microg plus levonorgestrel 100microg. Gynecol Endocrinol, 2007, 23: 632-637

34. Burkman RT, Fisher AC, LaGuardia KD. Effects of low-dose oral contraceptives on body weight: results of a randomized study of up to 13 cycles of use. J Reprod Med, 2007, 52: 1030-1034

35. Sabatini R, Cagiano R. Comparison profile of cycle control, side effects and sexual satisfaction of three hormonal contraceptives. Contraception, 2006, 74: 220-223

36. Sabatini R, Orsini G, Cagiano R, et al. Noncontraceptive benefits of two combined oral contraceptives with antiandrogenic properties among adolescents. Contraception, 2007, 76: 342-347

37. Foidart JM. The contraceptive profile of a new oral contraceptive with antimineral corticoid and antiandrogenic effects. Eur J Contracept Reprod Health Care, 2000, 5(Suppl 3): 25-33

38. Suthipongse W, Taneepanichskul S. An open-label randomized comparative study of oral contraceptives between medications containing 3mg drospirenone/30microg ethinylestradiol and 150microg levonogestrel/30microg ethinylestradiol in Thai women. Contraception, 2004, 69: 23-26

39. Schramm G, Steffens D. A 12-month evaluation of the CMA containing oral contraceptive Belara: efficacy, tolerability and antindrogenic properties. Contraception, 2003, 67: 305-312

40. Borges Le, Andrade RP, Aldrighi JM. Effects of a combination of ethinylestradiol 30microg and drospirenone 3mg on tolerance, cycle control, general well-being and fluid-related symptoms in women with premenstrual disorders requesting contraception. Contraception, 2006, 74: 446-450

41. Hassan DF, Petta CA, Aldrighi JM, et al. Weight variation in a cohort of women using copper IUD for contraception. Contraception, 2003, 68: 27-30

42. Hamani Y, Scaki-Tamir Y, Deri-Hasid R, et al. Misperception about oral contraception pills among adolescents and physicians. Hum Reprod, 2007, 22: 3078-3083

43. Rubino-Watkins MF, Doster JA, Franks S, et al. Oral contraceptive use: implications for cognitive and emotional functioning. J Nerv Ment Dis, 1999, 187: 275-280

44. Slap GB. Oral contraceptives and depression: impact, prevalence and cause. J Adolesc Health Care, 1981, 2(1): 53-64

45. Duke JM, Sibbritt DW, Young AF. Is there an association between the use of oral contraception and depressive symptoms in young Australian women? Contraception, 2007, 75: 27-31

46. Kulkarni J. Depression as a side effect of the contraceptive pill. Expert Opin Drug Saf, 2007, 6: 371-374

47. Bosc M. Assessment of social functioning in depression. Compr Psychiatry, 2000, 41: 63-69

48. Parry BL, Newton RP. Chronobiological basis of femalespecific mood disorders. Neuropsychopharmacology, 2001, 25: 102-108

49. Ushiroyama T, Okamoto Y, Toyoda K, et al. A case of panic disorder induced by oral contraceptive. Acta Obstet Gynecol Scand, 1992, 71: 78-80

50. Noble RE. Depression in women. Metabolism, 2005, 54(5 Suppl 1): 49-52

51. Burt VK, Stein K. Epidemiology of depression throughout the female life cycle. J Clin Psychiatry, 2002, 63: 9-15

52. Andréen L, Nyberg S, Turkmen S, et al. Sex steroid induced negative mood may be explained by the paradoxical effect mediated by GABAA modulators. Psychoneuroendocrinology, 2009, 34: 1121-1132

53. Rapkin AJ, Morgan M, Sogliano C, et al. Decreased neuroactive steroids induced by combined oral contra-

ceptive pills are not associated with mood changes. Fertil Steril,2006,85:1371-1378

54. Gupta N,O'Brien R,Jacobsen LJ,et al. Mood changes in adolescents using depot-medroxyprogesterone acetate for contraception:a prospective study. J Pediatr Adolesc Gynecol,2001,14:71-76

55. Ott MA,Shew ML,Ofner S,et al. The influence of hormonal contraception on mood and sexual interest among adolescents. Arch Sex Behav,2008,37:605-613

56. Flores-Ramos M,Heinze G,Silvestri-Tomassoni R. Association between depressive symptoms and reproductive variables in a group of perimenopausal women attending a menopause clinic in México City. Arch Womens Ment Health,2010,13:99-105

57. Kurshan N,Epperson NC. Oral contraceptives and mood in women with and without premenstrual dysphoria:a theoretical model. Arch Womens Ment Health,2006,9:1-14

58. Oinonen KA,Mazmanian D. To what extent do oral contraceptives influence mood and affect? Affect Disord,2002,70:229-240

59. Kahn LS,Halbreich U. Oral contraceptives and mood. Expert Opin Pharmacother,2001,2:1367-1382

60. Schaffir J. Hormonal contraception and sexual desire:a critical review. J Sex Marital Ther,2006,32:305-314

61. Davis AR,Castano PM. Oral contraceptives and libido in women. Annu Rev Sex Res,2004,15:297-320

62. Oddens BJ. Women's satisfaction with birth control:a population survey of physical and psychological effects of oral contraceptives,intrauterine devices,condoms,natural family planning,and sterilization among 1466 women. Contraception,1999,59:277-286

63. Sanders SA,Graham CA,Bass JL,et al. A prospective study of the effects of oral contraceptives on sexuality and well-being and their relationship to discontinuation. Contraception,2001,64:51-58

64. Caruso S,Agnello C,Intelisano G,et al. Sexual behavior of women taking low-dose oral contraceptive containing 15μg ethinylestradiol/60μg gestodene. Contraception,2004,69:234-237

65. Bancroft J,Sartorius N. The effects of oral contraceptives on well-being and sexuality. Oxf Rev Reprod Biol,1990,12:57-92

66. Graham CA,Sherwin BB. The relationship between mood and sexuality in women using an oral contraceptive as a treatment for premenstrualsymptoms. Psychoneuroendocrinology,1993,18:273-281

67. Bjelica A,Kapamadzija A,Maticki-Sekulic M. Sex hormones and female sexuality. Med Pregl,2003,56:446-450

68. Coenen CMH,Thomas CMG,Borm GF,et al. Changes in androgens during treatment with four low-dose contraceptives. Contraception,1996,53:171-176

69. Dei M,Verni A,Bigozzi L,et a. Sex steroids and libido. Eur J Contracept Reprod Health Care,1997,2:253-258

70. Meuwissen I,Over L. Sexual arousal across phases of the human menstrual cycle. Arch Sex Behav,1992,21:101-119

71. Schreiner-Engel P,Schiavi RC,White D,et al. Low sexual desire in women:the role of reproductive hormones. Horm Behav,1989,23:221-234

72. Borgelt-Hansen L. Oral contraceptives:an update on health benefits and risks. J Am Pharm Assoc (Wash),2001,41:875-886

73. Thomas P,Dalle E,Revillon B,et al. Cutaneous effects in hormonal contraception. NPN Med,1985,5:19-24

74. Girard M. Evaluation of cutaneous risks of the pill. Ann Dermatol Venereol,1990,117:436-440

75. Chowdhury DS. Oral contraceptive and dermatology. Calcutta Med J,1973,70:187-188

76. Ippen H. Clinical aspects of pigmentation disorders due to oral contraceptives. Arch Dermatol Forsch,

1972,244:500-503

77. Deharo C, Berbis P, Privat Y. Dermatological complications caused by oral contraceptives. Fertil Contracept Sex, 1988, 16:299-304

78. Foldes EG. Pharmaceutical effect of contraceptive pills on the skin. Int J Clin Pharmacol Ther Toxicol, 1988, 26:356-359

79. Miller JA, Wojnarowska FT, Dowd PM, et al. Anti-androgen treatment in women with acne: a controlled trial. Br J Dermatol, 1986, 114:705-716

80. Lipozencic J, Wolf R. Life-threatening severe allergic reactions: urticaria, angioedema, and anaphylaxis. Clin Dermatol, 2005, 23:193-205

81. Sadick NS, Niedt GW. A study of estrogen and progesterone receptors in spider telangiectasias of the lower extremities. J Dermatol Surg Oncol, 1990, 16:620-623

82. Saurit V, Campana, R, Ruiz Lascano A, et al. Mucocutaneous lesions inpatients with systemic lupus erythematosus. Medicina(B Aires), 2003, 63:283-287

83. Grimaud JC, Bourliere M. Contraception and hepatogastroenterology. Fertil Contracept Sex, 1989, 17:407-413

84. Hung NR, Chantrain L, Dechambre S. Peliosis hepatis revealed by biliary colic in a patient with oral contraceptive use. Acta Chir Belg, 2004, 104:727-729

85. Eugene M, Chong MF, Genin R, et al. Peliosis hepatis and oral contraceptives: a case report. Mediterr Med, 1985, 13:21-24

86. Akbas T, Imeryuz N, Bayalan F. A case of Budd-Chiari syndrome with Behcet's disease and oral contraceptive usage. Rheumatol Int, 2007, 28:83-86

87. Tong HK, Fai GL, Ann LT, et al. Budd-Chiari syndrome and hepatic adenomas associated with oral contraceptives. A case report. Singapore Med J, 1981, 22:168-172

88. Bianketti J, Lipniaxka A, Szlendak U, et al. Acute intermittent porphyria and oral contraception. Case report. Ginekol Pol, 2006, 77:223-226

89. Hecht Y. Hepatic and biliary repercussions of estrogens: dose or duration of treatment effect. Contracept Fertil Sex(Paris), 1991, 19:403-408

90. Lindberg MC. Hepatobiliary complications of oral contraceptives. J Gen Intern Med, 1992, 7:199-209

91. Saint-Marc Girardin MF. Hepatic complications of oral contraceptives. Contracept Fertil Sex(Paris), 1984, 12:13-16

92. Leclere J, Meot-Rossinot B, Rauber G. The pill and the liver. Lyon Mediterr Med Med Sud Est, 1983, 19:7075-7080

93. Kapp N, Tilley IB, Curtis KM. The effects of hormonal contraceptive use among women with viral hepatitis or cirrhosis of the liver: a systematic review. Contraception, 2009, 80:381-386

94. Shortell CK, Schwartz SI. Hepatic adenoma and focal nodular hyperplasia. Surg Gynecol Obstet, 1991, 173:426-431

95. Tajada M, Nerin J Ruiz MM, et al. Liver adenoma and focal nodular hyperplasia associated with oral contraceptives. Eur J Contracept Reprod Health Care, 2001, 6:227-230

96. Kapp N, Curtis KM. Hormonal contraceptive use among women with liver tumors: a systematic review. Contraception, 2009, 80:387-390

97. Mathieu D, Kobeiter H, Maison P, et al. Oral contraceptive use and focal nodular hyperplasia of the liver. Gastroenterology, 2000, 118:560-564

98. Headache Classification Subcommittee of the International Headache Society. The International Classifi-

cation of Headache Disorders:2nd edition. Cephalalgia,2004,24(Suppl 1):9-160

99. Loder EW,Buse DC,Golub JR. Headache as a side effect of combination estrogen-progestin oral contraceptives:a systematic review. Am J Obstet Gynecol,2005,193:636-649

100. Stewart WF, Wood C, Reed ML, et al. Cumulative lifetime migraine incidence in women and men. Cephalalgia,2008,28:1170-1178

101. Aegidius K,Zwart JA,Hagen K,et al. Oral contraceptives and increased headache prevalence:the Head-HUNT Study. Neurology,2006,66:349-353

102. Silberstein SD. Hormone-related headache. Med Clin North Am,2001,85:1017-1035

103. Silberstein SD. Menstrual migraine. J Women Health Gend Based Med,1999,8:919-931

104. MacGregor EA. Migraine and use of combined hormonal contraceptives:a clinical review. J Fam Plann Reprod Health Care,2007,33:159-169

105. Somerville BW,Carey HM. The use of continuous progestogen contraception in the treatment of migraine. Med J Aust,1970,1:1043-1045

106. Davies P, Fursdon-Davies C, et al. Progestogens for menstrual migraine. J Br Menopause Soc, 2003, 9:134

107. Croxatto HB, Mäkäräinen L. The pharmacodynamics and efficacy of Implanon. An overview of the data. Contraception,1998,58:91S-97S

108. Fotherby K. Twelve years of clinical experience with an oral contraceptive containing 30 micrograms ethinyloestradiol and 150 micrograms desogestrel. Contraception,1995,51:3-12

109. MacGregor FB,Hackshaw A. Prevention of migraine in the pill-free interval of combined oral contraceptives:a double-blind, placebo-controlled pilot study using natural oestrogen supplements. J Fam Plann Reprod Health Care,2002,28:27-31

110. Edlow AG, Bartz D. Hormonal contraceptive options for women with headache:a review of the evidence. Rev Obstet Gynecol,2010,3:55-65

111. Allais G,De Lorenzo C,Mana O,et al. Oral contraceptives in women with migraine:balancing risks and benefits. Neurol Sci,2004,3:211-214

112. MacClellan LR,Giles W,Cole J,et al. Probable migraine with visual aura and risk of ischemic stroke:the stroke prevention in young women study. Stroke,2007,38:2438-2445

113. Bousser MG,Conard J,Kittner S,et al. Recommendations on the risk of ischemic stroke associated with use of combined oral contraceptives and hormone replacement therapy in women with migraine. The International Headache Society Task Force on Combined Oral Contraceptives & Hormone Replacement Therapy. Cephalalgia,2000,20:155-156

114. Frigerio R,Santoro P,Ferrarese C,et al. Migrainous cerebral infarction:case reports. Neurol Sci,2004, 3:300-301

115. Becker WJ. Use of oral contraceptives in patients with migraine. Neurology,1999,53(Suppl 1):19-25

116. Kurth T,Slomke MA,Kase CS,et al. Migraine,headache,and the risk of stroke in women:a prospective study. Neurology,2005,64:1020-1026

117. ACOG Committee on Practice Bulletins-Gynecology. ACOG Practice Bulletin. The use of hormonal contraception in women with coexisting medical conditions. Int J Gynaecol Obstet,2001,75:93-106

118. World Health Organization. Improving access to quality care in family planning. 3rd ed, Reproductive Health and Research,Geneva,Switzerland,2004

119. Donaghy M,Chang CL. Poulter N; World Health Organisation Collaborative Study of Cardiovascular Disease; Steroid Hormone Contraception. Duration, frequency, recency, and type of migraine and the

risk of ischemic stroke in women of childbearing age. J Neurol Neurosurg Psychiatry,2002,73:747-750

120. Naruse M,Tanabe A. Estrogen-induced hypertension. Nippon Rinsho,2006,3:504-508

121. Chasan-Taber L,Willet WC,Manson JE,et al. Prospective study of oral contraceptives and hypertension among women in the United States. Circulation,1996,94:483-489

122. Hannaford P. Cardiovascular events associated with different combined oral contraceptives:a review of current data. Drugs Saf,2000,22:361-371

123. Dong W,Colhoun HM,Poulter NR. Blood pressure in women using oral contraceptives:results from the Health Survey for England 1994. J Hypertens,1997,15:1063-1068

124. Morley-Kotchen J,Kotchen TA. Impact of female hormones on blood pressure:review of potential mechanisms and clinical studies. Curr Hypertens Rep,2003,5:505-512

125. Atthobari J,Gansewoor RT,Visser ST,et al. The impact of hormonal contraceptives on blood pressure urinary albumin excretion and glomerular filtrate rate. Br J Clin Pharmacol,2007,63:224-231

126. Lin KG,Isies CG,Hodsman GP,et al. Malignant hypertension in women of childbearing age and its relation to the contraceptive pill. Br Med J,1987,294:1057-1059

127. Riera M,Navas-Parejo A,Gomez M,et al. Malignant hypertension and irreversible kidney failure associated with oral contraceptive pill intake. Nefrologia,2004,24:298-299

128. Curtis KM,Mohllajee AP,Martins SL,et al. Combined oral contraceptives use among women with hypertension:a systematic review. Contraception,2006,73:179-188

129. Ageno W,Squizzato A,Garcia D,et al. Epidemiology and risk factors of venous thromboembolism. Semin Thromb Hemost,2006,32:651-658

130. Pollara T,Kelsberg G,Safranek S,et al. Clinical inquiries. What is the risk of adverse outcomes in a woman who develops mild hypertension from OCs? J Fam Pract,2006,55:986-988

131. Merki-Feld GS. Effect of combined hormonal contraceptives on the vascular endothelium and new cardiovascular risk parameters. Ther Umsch,2009,66:89-92

132. Sleight P. Smoking and hypertension. Clin Exp Hypertens,1993,15:1181-1192

133. Ribstein J,Halimi JM,du Cailar G,et al. Renal characteristics and effect of angiotensin suppression in oral contraceptive users. Hyptertension,1999,33:90-95

134. Singh H,Schwartzman ML. Renal vascular cytochrome P450-derived eicosanoids in androgen-induced hypertension. Pharmacol Rep,2008,60:29-37

135. De Leo V,la Marca A,Morgante G,et al. Evaluation of plasma levels of renin-aldosterone and blood pressure in women over 35 years treated with new oral contraceptives. Contraception,2001,64:145-148

136. Pechère-Bertachi A,Maillard M,Staider H,et al. Renal hemodynamic responses to salt in women using oral contraceptives. Kidney Int,2003,64:1374-1380

137. Oelkers W,Foidart JM,Dombrovicz N,et al. Effects of a new oral contraceptive containing an antimineralocorticoid progestogen,drospirenone,on the renin-aldosterone system,body weight,blood pressure, glucose tolerance,and lipid metabolism. J Clin Endocrinol Metab,1995,80:181

138. Kuhl H. Effects of progestogens on haemostasis. Maturitas,1996,24:1-19

139. Lidegaard O. Decline in cerebral thromboembolism among young women after introduction of low-dose oral contraceptives:an incidence study for the period 1980-1993. Contraception,1995,52:85-92

140. Lubianca JN,Faccin CS,Fucchs FD. Oral contraceptives-a risk factor for uncontrolled blood pressure among hypertensive women. Contraception,2003,67:19-24

141. Nessa A,Latif SA,Siddiqui NI. Risk of cardiovascular diseases with oral contraceptives. Mymesingh Med J,2006,15:220-224

142. Khader YS, Rice JJL, Abueita O. Oral contraceptives use and risk of myocardial infarction: a meta-analysis. Contraception, 2003, 68:11-17

143. Tanis BC, Rosendaal FR. Venous and arterial thrombosis during oral contraceptive use: risks and risk factors. Semin Vasc Med, 2003, 3:69-84

144. Farley TMM, Collins J, Schlesselman JJ. Hormonal contraception and risk of cardiovascular diseases. An international perspective. Contraception, 1998, 57:211-230

145. Thorogood M. Oral contraceptives and myocardial infarction: new evidence leaves unanswered questions. Thromb Haemost, 1997, 78:334-338

146. Kelleher CC. Cardiovascular risks of oral contraceptives: dose-response relationship. Contracept Fertil Sex, 1991, 19:285-288

147. Lidegaard O. Smoking and use of oral contraceptives: impact on thrombotic diseases. Am J Obstet Gynecol, 1999, 180:S357-S363

148. Mann JI, Inman WH. Oral contraceptives and death from myocardial infarction. Br Med J, 1975, 2: 245-248

149. Lewis MA, Heinemann LA, Spitzer WO, et al. The use of oral contraceptives and the occurrence of acute myocardial infarction in young women. Results from the Transnational Study on Oral Contraceptives and the Health of Young Women. Contraception, 1997, 56:129-140

150. Sidney S, Petitti DB, Quesenberry CP Jr, et al. Myocardial infarction in users of low-dose oral contraceptives. Obstet Gynecol, 1996, 88:939-944

151. Tanis BC, Bloemenkamp DG, Van den Bosch MA, et al. Prothrombotic coagulation defects and cardiovascular risk factors in young women with acute myocardial infarction. Br J Haematol, 2003, 122: 471-478

152. Rosendaal FR, Helmerhorst FM, Vandenbroucke JP. Female hormones and thrombosis. Arterioscler Thromb Vasc Biol, 2002, 22:201-210

153. Kuhl H, et al. The significance of antioxidants. Zentralbl Gynäkol, 1997, 119:1-5

154. Beigbeder JY, Klouche K, Gallay P, et al. Myocardial infarction and anti-ethinylestradiol antibody. A propos of a case in an 18-year-old woman. Arch Mal Coeur Vaiss, 1990, 83:1015-1018

155. Ortí G, Mira Y, Vaya A. Acute myocardial infarction associated with Yasmin oral contraceptive. Clin Appl Thromb Hemost, 2007, 13:336-337

156. Benacerraf A, Veron P, Morin B, et al. Myocardial infarction following administration of oral contraceptive agents: 3 cases. Nouv Presse Med, 1977, 6:22-26

157. Lidegaard O. Cerebrovascular deaths before and after the appearance of oral contraceptives. Acta Neurol Scand, 1987, 75:427-433

158. Ciccone A, Melis M. Ischemic stroke risk in oral contraceptive users. Stroke, 2003, 34:e231

159. Ciccone A, Gatti A, Melis M, et al. Cigarette smoking and risk of cerebral sinus thrombosis in oral contraceptive users: a case-control study. Neurol Sci, 2005, 26:319-323

160. Kemmeren JM, Algra A, Meijers JC, et al. Effect of second-and third-generation oral contraceptives on fibrinolysis in the absence or presence of the factor V Leiden mutation. Blood Coagul Fibrinolysis, 2002, 13:373-381

161. Ischemic stroke and combined oral contraceptives: results of an international, multicentre, case-control study. WHO Collaborative Study of Cardiovascular Disease and Steroid Hormone Contraception. Lancet, 1996, 348: 498-505

162. Lee M, Towfighi A, Saver JL. Choline precursors for acute and subacute ischemic and hemorrhagic

strok,Cochrane Stroke Group,2010,DOI:10. 1002/ 14651858. CD008401

163. Haemorragic stroke,overall stroke risk and combined oral contraceptives:results of an international, multicentre,case-control study. WHO Collaborative Study of Cardiovascular Disease and Steroid Hormone. Lancet,1996,358:505-510

164. Lagosky S,Witten CM. A case of cerebral infarction in association with free protein S deficiency and oral contraceptive use. Arch Phys Med Rehabil,1993,74:98-100

165. Nagumo K,Fukushima T,Takahashi H,et al. Thyroid crisis and protein C deficiency in a case of superior sagittal sinus thrombosis. Brain,2007,59:271-276

166. Pruissen DM,Slooter AJ,Rosendaal FR,et al. Coagulation factor ⅩⅢ gene variation,oral contraceptives, and risk of ischemic stroke. Blood,2008,111:1282-1286

167. Pezzini A,Grassi M,Iacovello L,et al. Inherited thrombophilia and stratification of ischemic risk among users of oral contraceptives. J Neurol Neurosurg Psychiatry,2007,78:271-276

168. Slooter AJ,Rosendaal FR,Tanis BC,et al. Prothrombotic conditions,oral contraceptives,and the risk of ischemic stroke. J Thromb Haemost,2005,3:1213-1217

169. Green D. Thrombophilia and stroke. Top Stroke Rehabil,2003,10:21-33

170. Li Y,Zhou L,Coulter D. Prospective cohort study of the association between use of low-dose oral contraceptives and stroke in Chinese women. Pharmacoepidemiol Drug Saf,2006,15:726-734

171. Pareja A,Lainez JM. Ictus,pregnancy and contraception. Rev Neurol,1995,23(Suppl 1):S87-90

172. Beral V,Hermon C,Kay C,et al. Mortality associated with oral contraceptive use:25 year follow-up of cohort of 46. 000 women from Royal College of General Practitioners:oral contraception study. BMJ, 1999,318:96-100

173. Thorogood M,Mann J,Murphy M,et al. Fatal stroke and use of oral contraceptives:findings from a case-control study. Am J Epidemiol,1992,136:35-45

174. Gillum LA,Johnston SC. Oral contraceptives and stroke risk:the debate continues. Lancet Neurol, 2004,3:453-454

175. Schwaag S,Nabavi DG,Frese A,et al. The association between migraine and juvenile stroke:a case-control study. Headache,2003,43:90-95

176. Curtis KM,Mohllajee AP,Peterson HB. Use of combined oral contraceptives among women with migraine and nonmigrainous headaches:a systematic review. Contraception,2006,73:189-194

177. Baillargeon JP,McClish DK,Essah PA,et al. Association between the current use of low-dose oral contraceptives and cardiovascular arterial disease:a metaanalysis. J Clin Endocrinol Metab,2005,90: 3853-3870

178. Moretti G,Manzoni GC,Carpeggiani P,et al. Transitory ischemic attacks,migraine and progestogen drugs. Etiopathogenetic correlations. Minerva Med,1998,71:2125-2129

179. Cole JA,Norman H,Doherty M,et al. Venous thromboembolism,myocardial infarction,and stroke among transdermal contraceptive system users. Obstet Gynecol,2007,109:339-346

180. Godsland IF, Winkler U, Lidegaard O, et al. Occlusive vascular diseases in oral contraceptive users. Epidemiology,pathology and mechanisms. Drugs,2000,60:721-869

181. Heinemann LA. Emerging evidence on oral contraceptives and arterial disease. Contraception,2000,62: 29S-36S

182. Novotná M,Unzeitig V,Novotný T. Arterial diseases in women using combined hormonal contraceptives. Ceska Gynekol,2002,67:157-163

183. Holzer G,Koschat MA,Kickinger W,et al. Reproductive factors and lower extremity arterial occlusive

disease in women. Eur J Epidemiol,2007,22:505-511

184. Barton M,Dubey RK,Traupe T. Oral contraceptives and the risk of thrombosis and atherosclerosis. Expert Opin Investing Drugs,2002,11:329-332

185. Van den Bosch MA,Kemmeren JM,Tanis BC,et al. The RATIO study:oral contraceptive and the risk of peripheral arterial disease in young women. J Thromb Haemost,2003,1:439-444

186. De Maat MP,Bladbjerg EM,Kluft C,et al. Estrogen receptor 1 haplotype does not regulate oral contraceptive induced changes in haemostasis and inflammation risk factors for venous and arterial thrombosis. Hum Reprod,2006,21:1473-1476

187. Khoda J,Lantsberg L,Sebbag G. Isolated popliteal artery occlusion in the young. J Cardiovasc Surg,1992,33:625-628

188. Panzere C,Brieke A,Bräuer,et al. A young patient with multiple arterial occlusions. Med Klin(Munich),1998,93:311-318

189. Rozenbaum H. Progestins and arterial disease. Contracept Fertil Sex(Paris),1985,13:344-355

190. Rozenbaum H. Sex steroids and vascular risk. Coeur,1983,14:91-102

191. Schved JF,Biron C. Progestogens,progesterone,coagulation and vascular tone. Gynecol Obstet Fertil,2002,30:421-426

192. Schindler AE. Differential effects of progestins on haemostasis. Maturitas,2003,46:531-537

193. Pau H,Carnay AS,Walker R,et al. Is oestrogen therapy justified in the treatment of hereditary haemorrhagic telangiectasia? A biochemical evaluation. Clin Otoaryngol Allied Sci,2000,25:547-550

194. Herkert O,Kuhl H,Sandow J,et al. Sex steroids used in hormonal treatment increase vascular procoagulant activity by inducing thrombinreceptor(PAR-1)expression:role of the glucocorticoid receptor. Circulation,2001,104:2826-2831

195. Abadi RH,Boehlen F,de Moerloose P. Inherited thrombophilia and arterial diseases. Rev Med Suisse,2007,3:331-332

196. Bouillet L,Ponard D,Drouet D,et al. Angioedema and Oral Contraception. Dermatology,2003,206:106-109

197. Borradori L,Marie O,Ryboad M,et al. Hereditary angioedema and contraception. Dermatologica,1990,181:78-79

198. Bork K,Fischer B,Dewald G. Recurrent episodes of skin angioedema and severe attacks of abdominal pain induced by oral contraceptives or hormone replacement therapy. Am J Med,2003,114:294-298

199. Yip J,Cunliffe WJ. Hormonally exacerbated hereditary angioedema Australas. J Dermatol,1992,33:35-38

200. Kumar MA,Gupta C. Acquired angioedema secondary to hormone replacement therapy. Indian J Med Sci,2005,59:451-454

201. André C,André F,Veysseyre-Balter C. et al. Acquired angioneurotic edema induced by hormonal contraception. Presse Med,2003,32:831-835

202. Visy B,Fust G,Varga L,et al. Sex hormones in hereditary angioneurotic oedema. Clin Endocrinol,2004,60:508-515

203. Binkley KE,Davis AE. Estrogen-dependent inherited angioedema. Transfus Apher Sci,2003,29:215-219

204. Van der Klooster JM,Schelfhout LJ,Grootendorst AF,et al. Recurrent attacks of angioedema ascribed to the use of estrogen preparations and a pregnancy(hereditary angioedema type 3). Ned Tijdschr Geneeskd,2002,146:1599-1602

205. André F,Veysseyre-Balter C,Rousset H,et al. Exogenous oestrogen as an alternative to food allergy in the aetiology of angioneurotic oedema. Toxicology,2003,185:155-160

206. Bettoni L. Influence of ethinylestradiol on C1s inhibitor:a new etiopathogenetic mechanism of angioedema:case report. Eur Ann Allergy Clin Immunol,2005,37:49

207. Bork K,Barnstedt SE,Koch P,et al. Hereditary angioedema with normal C1-inhibitor activity in women. Lancet,2000,356:213-217

208. Binkley KE,Davis A. Clinical,biochemical,and genetic characterization of a novel estrogen-dependent inherited form of angioedema. J Allergy Clin Immunol,2000,106:546-550

209. Dewald G,Bork K. Missense mutations in the coagulation factor XII (Hageman factor) gene in hereditary angioedema with normal C1 inhibitor. Biochem Biophys Res Commun,2006,343:1286-1289

210. Cichon S,Martin L,Hennies HC,et al. Increased activity of coagulation factor XII (Hageman factor) causes hereditary angioedema type III. Am J Hum Genet,2006,79:1098-1104

211. Bouillet L,Longhurst H,Boccon-Gibod I,et al. Disease expression in women with hereditary angioedema. Am J Obstet Gynecol,2008,199:484. e1-4

212. Gutiérrez Santiago M,García Ibarbia C,Nan Nan DN,et al. Hepatic lesions and prolonged use of oral contraceptive. Rev Clin Esp,2007,207:257-258

213. Zak FG. Peliosis hepatis. Am J Pathol,1950,26:1-15

214. Gisbert PJ,González A,Moreira V,et al. An intrahepatic hematoma secondary to peliosis hepatis in a female patient treated with oral contraceptives. Rev Esp Enferm Dig,1994,85:475-477

215. Jacquemin E,Pariente D,Fabre M,et al. Peliosis hepatic with initial presentation as acute hepatic failure and intraperitoneal hemorrhage in children. J. Hepatol,1990,30:1146-1150

216. Zafrani ES,Pinaudeau Y,Le Cudonnec B,et al. Focal hemorrhagic necrosis of the liver. A clinicopathological entity possibly related to oral contraceptives. Gastroenterology,1980,79:1295-1299

217. Van Erpecum KJ,Janssens AR,Kreuning J,et al. Generalized peliosis hepatis and cirrhosis after long-term use of oral contraceptives. Am J Gastroenterol,1988,83:572-575

218. Tsokos M,Erbersdobler A. Pathology of peliosis. Forensic Sci Int,2005,149:25-33

219. Leff SP. Side-effects of oral contraceptives:occlusion of branch artery of the retina. Bull Sinai Hosp Detroit,1976,24:227-229

220. Malek N,Lebuisson DA. Adverse ocular reactions to oral contraceptive use. Contracept Fertil Sex(Paris),1992,20:441-444

221. Rekhi GS,Dheer S. Oral contraceptive-induced central retinal artery occlusion. J Assoc Physicians India,2002,50:1084-1085

222. Mehta C. Central retinal artery occlusion and oral contraceptives. Indian J Ophthalmol,1999,47:35-36

223. Blade J,Darleguy P,Chanteau Y. Early thrombosis of the retinal artery and oral contraceptives. Bull So Ophtalmol,1971,71:48-49

224. Girolami A,Vettore S,Tezza F,et al. Retinal central artery occlusion in a young woman after ten days of a drospirenonecontaining oral contraceptive. Thromb Haemost,2007,98:473-474

225. Schmidt D,Kramer-Zucker A. Hemicentral retinal artery occlusion due to oral contraceptives. Klin Monbl Augenheilkd 2011 Mar 24. Epub ahead of print.

226. Hayreh SS. Prevalent misconceptions about acute retinal vascular occlusive disorders. Prog Retin Eye Res,2005,24:493-519

227. Jaais F,Habib ZA. Unilateral superior ophthalmic vein thrombosis in a user of oral contraceptives. J Med Malaysia,1994,49:416-418

228. Villatte-Cathelineau B. The eye and hormones: vascular disorders associated with combined oral contraceptives and pregnancy. Contracept Fertil Sex(Paris),1985,13:147-152

229. Asencio Sánchez VM,Pérez Flández FJ,Bartolomé Aragón A,et al. Ophthalmologic vascular occlusions and oral contraceptives. Arch Soc Esp Oftalmol,2002,77:163-166

230. Glacet-Bernard A,Kuhn D,Soubrane G. Ocular complications of hormonal treatments: oral contraception and menopausal hormonal replacement therapy. Contracept Fertil Sex,1999; 27:285-290

231. Wood JR. Ocular complications of oral contraceptives. Ophthalmic Semin,1977,2:371-402

232. Stone JH. Vasculitis: a collection of pearls and myths. Rheum Dis Clin North Am,2007,33:691-739

233. Youinou P. Vasculitis: current status and future directions. Clin Rev Allergy Immunol,2008,35:1-4

234. Mullick FG,McAllister HA,Wagner BM,et al. Drug related vasculitis. Clinicopathologic correlations in 30 patients. Hum Pathol,1979,10:313-325

235. Mat C,Yurdakul S,Tuzuner N,et al. Small vessel vasculitis and vasculitis confined to skin. Baillieres Clin Rheumatol,1997,11:237-257

236. Siroux V,Oryszczyn MP,Varraso R,et al. Environmental factors for asthma severity and allergy results from the EGEA study. Rev Mal Respir,2007,24:599-608

237. Presl J. Steroidal contraceptives and the immune system. Cesk Gynekol,1982,47:143-148

238. Lamprecht P,Gross WL. Wegener's granulomatosis. Herz,2004,29:47-56

239. Bonsib SM. Polyarteritis nodosa. Semin Diagn Pathol,2001,18:14-23

240. Hellmich B,Holl-Ulrich K,Merz H,et al. Hypereosinophilic syndrome and Churg-Strauss syndrome: is it clinically relevant to differentiate these syndromes? Internist(Berl),2008,49:286-296

241. Ben Ghorbel I,Dhrif AS,Miled M,et al. Cutaneous manifestations as the initial presentation of Wegener's granulomatosis. Presse Med,2007,36:619-622

242. Boudny C,Nievergelt H; Braathen LR,et al. Wegener's granulomatosis presenting as pyoderma gangrenosum. J Dtsch Dermatol Ges,2008,6:477-479

243. Levy SA,Franca AT,De La Reza D,et al. Asthma and Churg-Strauss syndrome. J Bras Pneumol,2006,32:367-370

244. Mosovich B,Biton A,Avinoach I. Vasculitis with cutaneous necrosis induced by oral contraceptive. Harefuah,1991,120:451-453

245. Pietrzak B,Bobrowska K,Jabiry-Zieniewicz Z,et al. Renal transplantation. Oral and transdermal hormonal contraception in women after kidney transplantation. Transplantation Proceedings,2007,39:2759-2762

246. Armenti VT,Daller JA,Constantinescu S,et al. Report from the National Transplantation Pregnancy Registry: outcomes of pregnancy after transplantation. Clin Transpl,2006,57-70

247. Kuvacic I,Sprem M,Skrablin S,et al. Pregnancy outcome in renal transplant recipients. Int J Gynaecol Obstet,2000,70:313-317

248. Yildirim Y,Uslu A. Pregnancy in patients with previous successful renal transplantation. Int J Gynaecol Obstet,2005,90:198-202

249. Rongières-Bertrand C,Fernandez H. Contraceptive use in female transplant recipients. Contracept Fertil Sex,1998,26:845-850

250. Kaminski P,Bobrowska K,Pietrzak B,et al. Gynecological issues after organ transplantation. Neuro Endocrinol Lett,2008,29:852-856

251. Leavey SF,Weitzel WF. Endocrine abnormalities in chronic renal failure. Endocrinol Metab Clin North Am,2002,31:107-119

252. Pietrzak B, Wielgos M, Kaminski P, et al. Menstrual cycle and sex hormone profile in kidney-transplanted women. Neuro Endocrinol Lett, 2006, 27:198-202

253. Abramovici H, Brandes JM, Better OS, et al. Menstrual cycle and reproductive potential after kidney transplantation: report of 2 patients. Obstet Gynecol, 1971, 37:121-125

254. Laifer SA, Guido RS. Reproductive function and outcome of pregnancy after liver transplantation in women. Mayo Clin Proc, 1995, 70:388-394

255. Fernandez-Fresnedo G, Palomar R, Escallada R, et al. Hypertension and long-term renal allograft survival: effect of early glomerular filtration rate. Nephrol Dial Transplant, 2001, 16:105-109

256. Fabrega AJ, Lopez-Boado M, Gonzales S. Problems in the long-term renal allograft recipient. Crit Care Clin, 1990, 6:979-1005

257. Paternoster DM, Riboni F, Bertolino M, et al. The contraceptive vaginal ring in women with renal and liver transplantation: analysis of preliminary results. Transplant Proc, 2010, 42:1162-1165

258. Parolin MB, Coelho JC, Urbanetz AA, et al. Contraception and pregnancy after liver transplantation: an update overview. Arq Gastroenterol, 2009, 46:154-158

259. Jabiry-Zieniewicz Z, Bobrowska K, Kaminski P, et al. Low-dose hormonal contraception after liver transplantation. Transplant Proc, 2007, 39:1530-1532

260. Riely CA. Contraception and pregnancy after liver transplantation. Liver Transpl, 2001, 7(11 Suppl 1): S74-76

261. Taylor DO, Edwards LB, Aurora P, et al. Registry of the International Society for Heart and Lung Transplantation: Twenty-Fifth Official Adult Heart Transplant Report-2008. J Heart Lung Transplant, 2008, 27:934-956

262. Vega JD, Moore J, Murray S, et al. Heart transplantation in the United States, 1998-2007. Am J Transplant, 2009, 9:932-941

263. Yuh-Jer Shen A, Mansukhani PW. Is pregnancy contraindicated after cardiac transplantation? A case report and literature review. Int J Cardiol, 1997, 60:151-156

264. Akin SJ. Pregnancy after heart transplantation. Prog Cardiovasc Drug, 1992, 7:2-5

265. Maurer G, Abriola D. Pregnancy following renal transplant. J Perinat Neonatal Nurs, 1994, 8:28-36

266. Hunt SA. Pregnancy in heart transplant recipients: a good idea? J Heart Lung Transplant, 1991, 10: 499-503

267. Spina V, Aleandri V, Salvi M. Contraception after heart transplantation. Minerva Ginecologica, 1998, 50:539-543

268. Seifert-Klauss V, Kaemmerer H, Brunner B, et al. Contraception in patients with congenital heart defects. Z Kardiol, 2000, 89:606-611

269. Taurelle R. Micro-pill use by cardiac patients. Contracept Fertil Sex(Paris), 1979, 7:789-793

270. Erkkola R. Recent advances in contraception. Minerva Ginecol, 2006, 58:295-305

271. Grimes DA. Unsafe abortion: the silent scourge. Br Med Bull, 2003, 67:99-113

272. Okonofua F. Abortion and maternal mortality in the developing world. J Obstet Gynaecol Can, 2006, 28: 974-979

273. Fawcus SR. Maternal mortality and unsafe abortion. Best Pract Res Clin Obstet Gynaecol, 2008, 22:533-548

274. Benagiano G, Bastianelli C, Farris M. Contraception today. Ann NY Acad Sci, 2006, 1092:1-32

275. Cheung E, Free C. Factors influencing young women's decision-making regarding hormonal contraceptives: a qualitative study. Contraception, 2005, 71:426-431

276. Teal SB, Ginosar DM. Contraception for women with chronic medical conditions. Obstet Gynecol Clin North Am, 2007, 34: 113-126

277. Jungers P, Dougados M, Pelissier C, et al. Effect of hormonal contraception on the course of lupus nephropathy. Nouv Presse Med, 1982, 11: 3765-3768

278. Lakasing L, Khamashta M. Contraceptive practices in women with systemic lupus erythematous and/or antiphospholipid syndrome: what advice should we be giving? J Fam Plann Reprod Health Care, 2001, 27: 7-12

279. Chengalvala MV, Meade EH Jr, Cottom JE, et al. Regulation of female fertility and identification of future contraceptive targets. Curr Pharm Des, 2006, 12: 3915-3928

280. Chabbert-Buffet N, Meduri G, Bouchard P, et al. Selective progesterone receptor modulators and progesterone antagonists: mechanisms of action and clinical applications. Hum Reprod Update, 2005, 11: 293-307

281. Constantino A, Cerpolini S, Perrona AM, et al. Current status and future perspectives in male contraception. Minerva Ginecol, 2007, 59: 299-310

282. Suri A. Sperm specific proteins-potential candidate molecules for fertility control. Reprod Biol Endocrinol, 2004, 2: 10

283. Chameley LW, Clarke GN. Antisperm antibodies and conception. Semin Immunopathol, 2007, 29: 169-184

284. Kirby D. The impact of programs to increase contraceptive use among adult women: a review of experimental and quasi-experimental studies. Perspect Sex Reprod Health, 2008, 40: 34-41

285. Wiley CA, Quinn PA. Enzyme-linked immunosorbent assay for detection of specific antibodies to Ureaplasma urealyticum serotypes. J Clin Microbiol, 1984, 19: 421-426

第四章

激素类避孕药及肿瘤风险

对于癌症的畏惧是许多女性不愿意接受激素类避孕药的原因。癌症研究机构指出复合HC对于人类来说是一种致癌因素,可以增加肝癌、乳腺癌,宫颈癌的发生风险[196,197]。许多试验针对口服避孕药以及癌症发生之间的关系展开研究;然而,许多疑问尚未解开[198,199]。现有数据显示口服避孕药可以增加乳腺癌、肝癌及宫颈癌的发生。然而,大多数报道指出,新近应用口服避孕药的女性子宫内膜癌,卵巢癌的发生风险降低,同时结肠直肠癌的发生风险也可能降低[16,17]。乳腺癌,子宫内膜癌,宫颈癌的发生风险在停止应用口服避孕药后可以降低,在停药10年内其发病风险降至未用者水平[200,201]。对于50岁以后女性本身恶性肿瘤高发的女性而言,长期应用带来的益处可以与短期应用带来的风险持平[18]。

第一节 口服避孕药与良性肿瘤性疾病

一、乳腺良性疾病

使用复方口服避孕药会增加乳腺癌的风险[189],但却能够降低乳腺良性疾病(benign breast disorders,BBD)的发病率[190,191]。目前还没有对乳腺癌和乳腺良性疾病的风险达成共识。

(一)疾病的定义

乳腺良性疾病的范围包含了一系列非恶性乳腺疾病。经历了无数次尝试后,这些乳腺疾病的分类始终没有得到国际公认。真正的契合点只有一个:这一术语不包括乳腺恶性疾病。

(二)BBD 的分类

BBD 主要分为两种:乳腺囊性疾病和乳腺纤维腺瘤[192]。

1. 乳腺囊性乳腺病 主要病理特征是存在明显的肿块,通常伴随乳房的胀痛和压痛,肿块及相关症状随月经周期而出现波动。刚过四十岁的妇女发病率最高,到更年期时症状往往会发生恶化。组织学变化主要是乳腺上皮细胞出现微型或巨型包囊及小叶或导管结构病变。观察上皮细胞可能会发现顶泌汗腺上皮细胞化生或增生,也可能会出现异型细胞。

2. 乳腺纤维腺瘤 是较为常见的乳腺良性肿瘤,它一般来自单一乳腺小叶,上皮和间质成分交界清楚,病因主要是单一乳腺小叶出现增生或变异。20~25 岁之间的女性发病率最高。组织学变化主要出现在基质中,而上皮细胞一般是正常的。

3. 患病率 流行病学研究显示经活检证实的BBD累积发病率约为10%~20%[193,194,195,336]。

(三)乳腺良性疾病治疗方案

20 世纪 70 年代和 80 年代的大量研究表明[192,337]OCs对乳腺良性疾病有一定的保护作用。然而许多研究中 BBD 的诊断并不是经活检证实的,只是基于患者的自我叙述。最近的三个研究表明有些研究结果并不是很确定。一项以法国医院为基础的病例对照研究[338]显示在活检证实的 BBD 患者中其患病风险明显降低。这个研究结果的前提是限制了非增生性疾病,且避孕药是在第一次足月妊娠前服用的。对加拿大患病妇女进行大型乳腺检查和活检后[339]队列分析显示 OC 应用和 BBD 非典型细胞增生之间成反比关系。现代口服避孕药中雌激素和孕激素的剂量均较低,低剂量类固醇激素同样也会使 BBD 的发病率降低。

所有的研究表明,所用药物在 BBD 的观察性研究中存在潜在的偏差。偏差形式可能存在于 BBD 的估计和诊断方面。众所周知,BBD 在有更高的社会经济地位的高学历女性的选择性偏差更普遍[192]。一项研究发现,BBD 对肥胖女性的检测偏差不常见[192]。多个 BBD 处方偏差研究表明女性口服避孕药不规律[340]。此外存在许多偏差问题,如这些研究的可用性差、小概率事件及疾病本身的定义有变化。另一方面,有充分的证据表明,使用 OC 刺激乳腺上皮细胞的增殖[341,342]对良性疾病生物合理性有保护作用尚存疑问。

(四)结论

1. BBD 是广泛的乳腺良性疾病一个统称。

2. 发病情况　流行病学研究活检证实累计发生 BBD 概率是 10%~20%[193,194,195,336]。

3. 复方口服避孕药　虽然有一些证据表明高剂量的口服避孕药可减少 BBD 的风险,但是在研究设计上和解释的问题方面也有较大的偏差问题[343]。口服避孕药对乳腺的有利影响可能被高估。

二、口服避孕药与子宫肌瘤

(一)子宫肌瘤概述

1. 疾病的定义　子宫肌瘤或肌瘤是从子宫肌层起源的非恶性肿瘤。它们作为单一的实体肿瘤出现或多个实体共同出现。由于其在子宫壁(黏膜下,肌壁间或浆膜)位置不同,子宫肌瘤可引起不同的症状。

2. 患病率　20%~25%育龄妇女患有子宫肌瘤,据报道,白人妇女的患病率是黑人妇女的三倍。平滑肌瘤转化成恶性平滑肌肉瘤的风险是 0.1%或更少[344]。

3. 病因　子宫肌瘤的病因仍未明确,但子宫肌瘤的生长与类固醇激素(包括雌激素和孕激素)及多种生长因子(包括表皮生长因子)有关。它们通常在初潮后和更年期发生变化,提示雌激素是肌瘤生长的起因[344]。

(二)COC 的治疗效果

曾有人建议使用口服避孕药降低肌瘤的风险[345,346]。然而,在这些早期的研究中,肌瘤诊断限于手术确诊。美国两个大型研究中使用子宫切除术和超声诊断肌瘤[347,348]提示两者间没有明确的联系,虽然这两个肌瘤报告和 17 岁之前使用口服避孕药之间有弱关联。一个随机选择的 25~40 岁的 335 个瑞典妇女的研究报告,服用复方口服避孕药的妇女明显比对照组妇女的子宫小。作者认为,OC 的广泛使用可能解释了肌瘤(选择偏倚)的发病率较低。

(三)结论

1. 20%~25%育龄妇女患有子宫肌瘤,据报道白人妇女的患病率是黑人妇女的三倍。

2. 子宫肌瘤的病因仍未明确,但子宫肌瘤的生长与类固醇激素(包括雌激素和孕激素)及多种生长因子(包括表皮生长因子)有关。它们通常在初潮后和更年期发生变化,提示雌激素作为肌瘤生长的起因[344]。

3. 之前的研究表明使用 OC 可降低肌瘤风险[345,349]。但在这些研究中,肌瘤限于手术中诊断。现代低剂量 OC 配方和治疗方案被证明有利于抑制肌瘤的生长。

三、口服避孕药与卵巢良性肿瘤

(一)卵巢良性肿瘤

1. 卵巢非恶性肿瘤的定义　卵巢良性肿瘤是一个复杂的实体(如卵巢囊肿、浆液性和黏液性腺瘤、畸胎瘤、子宫内膜异位症)。

2. 发病率和患病率[350]　卵巢囊肿 30% 见于月经规律的女性,50% 见于月经不调的女性,6% 发生在绝经后女性。在工业化国家约 10% 的妇女患有多囊卵巢综合征。大部分的卵巢囊肿是良性的。卵巢癌的发病率是 15 例每 10 万妇女每年。

(二)复方口服避孕药治疗方案

使用复方口服避孕药与降低卵巢癌的风险有关系。曾有人通过对比发现随着复方口服避孕药的使用,卵巢良性肿瘤的危险性也随之降低。

1. 当前使用者　大量的研究已经显示出理论上口服避孕药时可能使排卵受到抑制,发生功能性卵巢囊肿的风险降低[351]。

2. 已使用者　然而,美国的大型病例对照研究表明,在任何时间使用复方口服避孕药可降低良性肿瘤包括浆液性和黏液性腺瘤、畸胎瘤、子宫内膜异位症(OR 0.79,95%CI:0.6~1.05)的风险[352]。

风险的减少与使用的时间相关联。虽然使用 OC 与卵巢良性肿瘤的发生率较低有关,前瞻性研究已经表明使用 OC 不能预防卵巢囊肿的发生或治疗现有卵巢囊肿[353]。

(三)结论

卵巢良性肿瘤可以根据病因区分。

1. 发病和患病率[350]　卵巢囊肿 30% 发生在月经规律的女性,50% 发生在月经不调的女性,6% 发生在绝经后女性。约 10% 的育龄妇女发生多囊卵巢综合征("多囊卵巢综合征")。大部分的卵巢囊肿是良性。

2. 复方口服避孕药　使用 OC 与良性的卵巢上皮性肿瘤患病率较低相关[354],主要是由于排卵抑制作用。降低 OC 使用者的风险:一个来自美国的大的病例对照研究表明,持续使用 COC 降低卵巢非滤泡良性肿瘤风险,包括浆液性和黏液腺瘤、畸胎瘤、子宫内膜异位症(OR 0.79,95%CI:0.6~1.05)[352],使用时间与风险减少相关。

3. 卵巢囊肿的预防或治疗　临床研究表明使用 OC 并没有防止卵巢囊肿的发展或者有治疗现有卵巢囊肿的作用[353]。

出于对激素类避孕药可增加癌症风险的畏惧,现在避孕方法存在接受性差、依从性差的问题。数据结果表明乳腺癌风险在近期使用口服避孕药患者中轻度升高,在停药 5~10 年后该影响消失。复合口服避孕药对于卵巢癌的发生具有明显预防作用,该作用随着使用时间延长作用更明显(每使用 5 年相关风险降低 20%)。BRCA1 及 BRCA2 突变携带者已证实这种保护作用。子宫内膜癌的风险在既往使用人群中可降低 50%,随使用时间延长,该益处更加明显。已经发现宫颈癌风险的增加与长期使用口服避孕药之间具有某种关联性。近期使用口服避孕药已经被证实与过度增加的良性肝脏肿瘤风险及轻度增加的肝癌风险具有关联性。在口服避孕药的使用者中,并无大型前瞻性队列研究及长期随访,证明整体癌症发生率及死亡率风险增加,事实上有少数研究已经证实了长期应用的效益。尤其在年轻的乳腺癌突变基因携带女性中,口服避孕药可作为一种化学预防方法。同时,现在女性也希望使用复合口服避孕药确实不会增加相关癌症发生风险。

显而易见,生殖因素会明显地影响癌症发生风险。前瞻性对照研究数据表明激素补充治疗在绝经后妇女中有可能增加乳腺癌及卵巢癌发生风险,却可以降低子宫内膜癌的发生风险[355]。1998 年由国际癌症研究协会在 1998 年针对 OC 使用的风险益处进行回顾性分析[IARC/WHO],得出的结论为联合口服避孕药具有致癌性的,其可增加肝癌[IARC,1999]、乳腺癌及宫颈癌发生风险[IARC,2007]。考虑结肠直肠癌与口服避孕药之间有负相关关系。其他癌症与口服避孕药的关系,相关证据不全[IARC,2007]。

这项关于癌症风险及口服避孕药之间的关系研究,存在其他一系列的混杂因素,使得这种关系更为复杂:最后一次或者第一次使用口服避孕药的时间、老年女性有长时间用药间歇、多数人癌症的发生率峰值、女性生活中多种激素配方的使用、多种混杂因素的存在、口服避孕药不同组成成分,其中一些可能直接与避孕药的使用相关(怀孕及母乳喂养的数量、初次怀孕的年龄、性伴侣数量、屏障避孕等)。而且,永远不可能对于口服避孕药的使用进行前瞻性对照研究,即使受试者的数量及随访的时长足以评价相关风险。然而,关于口服避孕药的使用以及癌症风险间的关系,很多因素我们已经考虑到,而且过去常有高质量数据论文发表。回顾的目的是总结可获得的数据以及提供目前临床实践更新的内容,尤其向正在使用以及预备使用避孕药的女性提供指导。

本章内容数据涵盖了 2008 年 12 月前所有队列及病例对照研究(英文发表),所有文献均通过 Pubmed 及 EMBASE 进行检索,采用的关键词("口服避孕药"或者"复合口服避孕药")和("癌症"、"瘤"、"卵巢癌"、"乳腺癌"、"子宫内膜癌"、"宫颈癌"、"肝癌"、"结肠直肠癌")和("个案对照研究"或者"队列研究")。我们检索并评估可能有关的文章,检查所有感兴趣文章的参考文献来检索其他相关发表文章。只要文章涉及口服避孕药相关信息并与激素替代治疗或者其他激素治疗不同,我们便搜集该文章,不考虑摘要及病例报道。

【附】 口服避孕药与性传播疾病及盆腔感染

(一) 性传播疾病概述

几个欧洲国家的政府已关注目前性传播感染明显增加的情况[356]。通过性活动可传播超过 25 种性传播感染的疾病,包括衣原体、艾滋病毒、肝炎、淋病、梅毒、生殖器疱疹、人类乳头状瘤病毒、念珠菌和滴虫。

下文对使用 OC 对衣原体感染及盆腔炎后遗症的影响进行分析。

目前,西欧最普遍感染的是沙眼衣原体 CT。欧洲妇女无症状沙眼衣原体感染的患病率从 1.7%~17% 不等[357]。

患病率的差异主要是由年龄决定,而不是临床背景。患病率最高的是青少年,30 岁以上的妇女最低。男性患病率可能更高,虽然不一定按照相同的年龄分布。筛查计划只关注女性因而受到质疑[358]。

(二) 复方口服避孕药与性传播疾病

目前有关沙眼衣原体感染的数据很不均一而且质量参差不齐。有些研究是横断面设计,一些不恰当的衣原体感染测试方法和混杂无法控制的潜在因素,如性行为、年龄及性教育行为和使用避孕药。然而衣原体、HPV 感染和性病病毒感染风险较高与态度有关,特别是年轻女性艾滋病感染是惊人的。最近美国对 814 名不同的避孕方法避孕(口服避孕药,长效避孕或非激素避孕药)的妇女进行了观测研究[359],作者的结论是使用 OC 并没有显著增加衣原体或淋病感染的风险(HR 1.5;0.6~3.5)。

无论是使用口服避孕药或注射避孕药,没有发现避孕药与感染之间存在联系。1 年随访期,使用非激素避孕方法的妇女与口服激素避孕药妇女相比,感染沙眼衣原体的风险高1.9 倍(95%CI:0.7~4.8)。虽然这对于调整早期的风险评估不重要,但是说明避孕方法需要进行改进[359]。

口服避孕药的使用并不能预防宫颈感染。针对年轻女孩和妇女开发和使用的常规HPV 免疫是一种补充预防策略。

此外,早期的研究提出院内盆腔炎发病率下降,但其他研究发现口服避孕药使用增加了衣原体和淋病感染风险[360]。

(三) 结论

1. 口服激素避孕药不直接阻断性传播疾病。

2. OCs 通过改变宫颈黏液和宫颈屏障来抵抗精子并降低盆腔炎性疾病的感染风险。

3. 这方面的流行病学数据并不确凿。虽然其他早期研究表明,口服避孕药使盆腔炎住院风险增加,但是研究不均匀而且质量相当差。

在美国一项包括 814 个使用不同避孕方法的女性观察性研究证明,口服避孕药不能降低衣原体感染风险[359]。563 名诊断为盆腔炎后遗症女性的回顾性分析没有得出口服避孕药和感染相关的结论[361]。之前有相关出版物描述了使用口服避孕药治疗盆腔炎性疾病与雌激素的剂量及类型的关系[362],只有避孕套被证明有保护作用[363]。

(T. Rabe, M. Goeckenjan, H. -J. Ahrendt, P. G. Crosignani, J. C. Dinger, A. O. Mueck, P. A. Lohr, M. D. Creinin, R. Sabatini, T. Strowitzki,著. 田玄玄,阮祥燕,译)

第二节　乳腺癌与避孕药

一、概　述

口服避孕药是老年妇女乳腺癌、肺癌和结肠癌等癌症的前十位风险因素之一。发达国家乳腺癌的发病率远远高于不发达和中等发达国家,但死亡率相似,因为在发达国家具有更好的治疗措施。发达国家肺癌和结肠癌的发病率和死亡率均较高。全球约 70% 的肺癌死亡原因是吸烟。

根据 WHO 的报道[364],宫颈癌是全世界妇女中第二位最常见的癌症类型,几乎都与生殖器感染人类乳头状瘤病毒有关。在不发达国家的宫颈癌患者中由于几乎没有获得宫颈癌筛查和治疗的条件,几乎 80% 甚至更高比例的人死亡。最近的一些回顾性分析研究涉及了妇女激素避孕和癌症的发生关系[365,366]，而且以前一些研究，诸如国际癌症机构和欧洲人类生殖和胚胎学协会的研究也涉及该方面[365-372]。

全世界乳腺癌的发病率正逐渐增高，据估计十分之一的女性将会得乳腺癌。经过年龄校准后的乳腺癌发病率为 122.9/10 万。美国国家癌症研究所[373]研究显示：从 2003 年到 2007 年，诊断为乳腺癌的平均年龄为 61 岁。20 岁以下的女性尚没有诊断乳腺癌的病例；年龄分布率为：20～34 岁为 1.9%；35～44 岁为 10.5%；45～54 岁为 22.6%；55～64 岁为 24.1%；65～74 岁为 19.5%；75～84 岁为 15.8%；85 岁以后为 5.6%。该发病率是根据 2003～2007 年 17 个 SEER 管理地区的确诊病例计算得出。

(一) 风险因素

经过分析和评价多种风险因素[374]，可以根据其重要性和预防性分类。

根据其风险因素的重要性分类[375]：

1. 高度危险因素是年龄、家族史和乳腺癌病史。

2. 中度危险因素是乳房 X 线检查密度，活检异常以及辐射。

3. 其他危险因素是生育年龄、怀孕和哺乳、激素替代疗法、身高和体重、饮酒等各种致癌因素。

通过卵巢切除，改变生活方式，药物治疗和早期检查可以降低乳腺癌患病风险。

风险因素(美国癌症协会)[376]：

(1)不可改变的危险因素：性别，年龄，遗传危险因素，乳腺癌家族史，乳腺癌个人史，种族和民族，乳房组织密度，某些乳腺良性疾病，小叶原位癌，月经，胸部放疗史，己烯雌酚治疗史等。

(2)与生活方式有关的因素：生育，最近使用口服避孕药，绝经后的激素治疗，哺乳，饮酒，超重或肥胖，体力活动等。

(3)不确定、有争议或未经证实的影响因素：饮食和维生素的摄入量、止汗剂、文胸、人工流产、乳房植入物、环境中的化学物质、烟草烟雾、熬夜等。

(二) 流行病学数据[365]

Pike 等(1981)[377]首先报道了关于乳腺癌和口服避孕药之间的关联。

1. 荟萃分析和再分析　1996 年乳腺癌激素因素分析的协作组织发表了关于乳腺癌与口服避孕药的流行病学数据。这项分析涉及 54 个研究，共有 53 297 名女性乳腺癌患者和 100 239 名没有乳腺癌的妇女参与[378]。

2. 大型队列研究　Nurses' (cohort)[379]，RCGP (cohort)[366]，Oxford Family Planning (cohort)[372]，Women's CARE[380]，Women's Lifestyle and Health study (cohort)[381]也提供相关数据。

(三) 风险定义

乳腺癌的诊断风险与乳腺癌的生命危险是不同的。问题在于针对避孕药使用者有较高的乳腺癌检出率(初期检测发现肿瘤)以及较高的生命危险(OC 使用者中获得新肿瘤)，到目前为止没有任何明确答案。假设乳腺癌在外界刺激之前就已经存在，而不是外界的刺激诱导乳腺癌的产生或者新肿瘤的出现，刺激因素存在和临床诊断之间存在 10～15 年的差距。

1. 目前使用者[365]：

(1)在大多数研究中一直认为避孕药使用者的乳腺癌的风险没有增加。

（2）首次妊娠前的年轻女性长时间使用避孕药似乎是最重要的危险因素，可能是由于避孕药对少量分化组织产生了作用。

（3）由于避孕药使用引起的乳腺癌数量不足全部乳腺癌总数的 1%，占绝经前期人数的7%。这种风险的计算是基于法国由于使用避孕药引起的乳腺癌占全部乳腺癌的相对危险度得出的[382]。

2. 过往使用者的风险在停止服用口服避孕药后危险性逐渐降低。

（1）第一代口服避孕药的配方：RR 增加较慢较低、异质性可能与第一代 OC 高剂量的配方有关，而变异可能与研究设计和疾病的异质性有关，因此不能排除删选或回忆偏倚[383,384,385]。

（2）OC-方案：这些研究没有提供任何相关的证据证明 OC 组成成分增加乳腺癌患病风险。

（3）BRCA1/2 突变：根据最近 Iodice 等（2010）[386]的一篇综述，口服避孕药的使用与一定程度乳腺癌患病风险的增加有关，停止服用后，患病率逐渐下降。此外，在基因突变携带者中使用口服避孕药也是存在争议的，它可增加乳腺癌的患病风险率。对于 BRCA1/2 携带者，口服避孕药具有对抗卵巢癌的作用。COC 降低卵巢癌的风险没有明确的证据，最近的配方增加了那些携带有 BRCA1 或 BRCA2 突变基因的妇女患乳腺癌的风险。虽然这些结果是令人欣慰的，运营商表明还需进行进一步的前瞻性研究。现阶段的开放问题是可能使用添加剂的作用或其他激素而使口服避孕药具有特殊效能。

（四）结论

1. 发病率 乳腺癌的发病率有全球性增加的趋势。

2. 激素依赖性乳腺癌 雌激素敏感乳腺癌细胞受到雌激素刺激而生长，抗雌激素类药物抑制其生长，使用芳香酶抑制剂和卵巢切除可使雌激素撤退。乳腺癌细胞表达类固醇激素受体和人表皮生长激素受体。肿瘤的生长，治疗和预后都与这些受体的表达有关。在绝经后妇女低水平的雌激素替代治疗导致低的乳腺癌发病事件。

3. 口服避孕药 以下结论是基于多重 Meta-分析（Collaborative Group on Hormonal Factors in Breast Cancer 1996）[378]，Oxford Meta-analysis[387]，Mayo Clinic（Meta-analysis）[369]。

（1）年轻使用者：第一次足月妊娠前长期口服避孕药可能是最重要的危险因素。

（2）风险：当前患乳腺癌的风险逐步增加，但不是终身风险。

（3）过去使用者的风险：患乳腺癌的风险率逐步增加，停止服用 OC 后这种效应逐步消失。

（4）第一代口服避孕药的配方：RR 增加较慢较低、异质性可能与第一代 OC 高剂量的配方有关。而变异可能与研究设计和疾病的异质性有关。因此不能排除删选或回忆偏倚。

（5）OC 方案：关于 OC 和 BC 风险的大型研究显示 OC 成分对乳腺癌的风险没有影响。

（6）孕激素：孕激素作为口服激素的主要成分，目前还未发现其对 BC 风险的特定作用。

（7）研究清晰的表明：OC 并不诱发乳腺癌发生，也没有致癌性，但它也许是个催化剂。类固醇激素可能会刺激先前存在的恶性细胞。

（8）BRCA1/2 突变：根据最近 Iodice 等（2010）[386]的荟萃分析，在基因突变携带者中使用口服避孕药仍存在争议，荟萃分析提供证据显示 OC 没有任何减少患卵巢癌的风险的根据,最近口服药的配方增加了携带 BRCA1 或 BRCA2 突变基因的妇女患乳腺癌的风险[388,389]。

4. 预防 定期癌症筛检,特别是乳房自查,并为妇女制定的 BRCA1/2 筛查项目。参考以下文献:

(1)综述和 Meta 分析:IACR 人致癌风险评估的专著(2009)[367];Meta 分析:合作小组对乳腺癌中的激素因素分析(1996)[390]。

(2)大型队列研究:Nurses'(cohort)[391],RCGP(cohort)[392],Oxford Family Planning(cohort)[393],Women's CARE[380],Women's Lifestyle and Health study(cohort)[381]- Extended reviews:Cibula 等(2010)[365]。

(3)进一步引用:ESHRE 卡普里工作组(2005)[371]及美国国家癌症研究所(US)[394]。

二、乳腺癌与避孕药使用的相关研究

乳腺癌在全球女性所有癌症中居首位,它是一个多因素疾病。而且,具有很多乳腺癌的生物学数据。发病主要风险因素(相关风险增加超过 4 倍)为家族史、乳腺密度增大、过去诊断的不典型增生及胸部放疗。其他因素的作用相对较小(低于 2 倍)[2],包括内源性及外源性激素作用因素。实验数据指出雌激素在乳腺癌的发生及发展过程中发挥着重要作用。雌激素促使乳腺癌细胞增长,同时在乳腺癌细胞体外培养过程中均发挥着直接或者间接促进增殖作用。孕激素在这方面的作用尚存在争议。据报道称,它们可以发挥拮抗增长或者促进增长作用,这与细胞的不同表型、种类及微生长环境有关[204]。

在西方国家,自 70 年代末期女性首次足月妊娠的年龄已经有大幅度改变,足月妊娠前口服避孕药的使用时间也较过去更长。我们担心口服避孕药或许会成为致乳腺癌发生的风险因素,IARC 近期关于口服避孕药的分类以及其可能存在的致癌性,增加了人们对这种药物的使用顾虑(2007 年)。然而,通过现有情况的分析,人们又再次对于这些假设产生了怀疑(表 4-1)。

表 4-1 OC 使用与乳腺癌发生风险

研究	受试者人数		RR	95%CI
	试验组	对照组		
Oxford Meta 分析[3]	53 297	100 239	新近使用:1.24	1.15~1.33
Nurses'(队列研究)[4]	3383		1.11, 使用时间超过 5 年 者为 0.96	0.94~1.32 0.65~1.43
RCGP(队列研究)[5]	46 000 (744 000 人·年)		0.98	0.87~1.10
Oxoford 计划生育(队列研究)(Vessey and Painter,2006)	17 032		1.0	0.8~1.1

续表

研究	受试者人数		RR	95％CI
	试验组	对照组		
Women's CARE[6]	4575	4682	1.0	0.8～1.1
女性生活方式及健康研究(队列研究)[7]	103 027		既往应用：1.2	1.1～1.4
			新近使用：1.6	1.2～2.0
Mayo临床Meta分析[8]	绝经前女性乳腺癌		既往应用：1.19	1.09～1.29

(一)潜在机制

实验数据有力证明了雌激素在乳腺癌形成与发展过程中具有某种作用。雌激素促进了啮齿动物乳腺癌的形成并在饲养的乳腺癌细胞中有直接及间接促进增殖的作用。孕酮的作用更具争议性。据报道该激素同时具有抗增殖性及促增殖性,这很可能取决于细胞表型、微循环以及药物种类[9]。孕酮能够结合不同种类的甾体受体,同时黄体酮能够转化成具有不同特性代谢产物[10]。这些药理学特性或许也能够解释它们在乳腺组织中的不同作用。最近,一些体外数据表明它们能够促进肌上皮/基底乳腺细胞/原始细胞增殖[11]。首次足月妊娠能够促进乳腺组织的分化,这将对抗有可能癌变的组织继续进展,尤其在女性年轻时期[12]。口服避孕药或许能够因使用者的年龄及乳腺组织的状态而产生不同的效果。

(二)浸润性癌风险

两例荟萃分析及一些观察性研究已经报道了乳腺癌风险,但是多数无法提供强有力的证据证明与使用口服避孕药之间的联系。有关乳腺癌发病原因中,激素因素的荟萃分析汇集了来自25个国家的54项研究(见表4-1)[13]。这项研究主要针对目前使用者或近期口服避孕药,而非长期使用者,结果为相关风险(RR)轻度提高,停药后十年内该变化消失。这提示在口服避孕药使用者中,激素治疗在已有的损害或者筛查偏倚中发挥促进作用。

年轻人(<20岁)开始使用时相关风险提高。由于该年龄组乳腺癌的发生率低,绝对数值保持较低状态:十年内在美国及欧洲每10 000例停用口服避孕药的女性,乳腺癌中相关风险数值在年龄组16～19岁组为0.5(95％CI:0.3～0.7),20～24岁组为1.5(95％CI:0.7～2.3),25～29岁组为4.7(95％CI:2.7～6.7)。另外,口服避孕药使用者中,好的区分度可帮助更好的诊断乳腺癌[13]。

自从以上文章发表之后,一些其他重要研究也证实了相关风险较低,并且相关风险也没有增加。护士健康研究共报道了3383例乳腺癌病例,总共随访1600万人·年[14]。纳入试验的女性为30～55岁,6％的女性近期服用口服避孕药,40％曾在过去使用过,54％从未使用过。在口服避孕药超过10年组,以及小于45岁同时使用口服避孕药超过5年的亚组,作者并未发现相关风险的增加(见表4-1)。

英国一项大型队列研究中,全科医生皇家学院(Royal College of General Practitioners,RCGP)口服避孕药研究,随访调查时间为1968～1969年,共纳入了46 000位女性,在所有使用者中并未发现乳腺癌风险增加[15](见表4-1)。在这项研究中,75％的使用者口服避孕药炔雌醇(EE)50μg,63.6％的女性在30岁前开始使用口服避孕药[15]。类似地,1968年到1974年间,牛津计划生育协会(Oxford Family Planning Association,FPA)研究共纳入

17 032 名年龄在 25～39 岁的女性，并未发现任何相关风险的升高[16]。女性避孕及生殖试验（女性关怀）研究在整体人群中（见表 4-1）并未观察到任何相关风险的提高[17]。有趣的是，在 20 岁前开始使用口服避孕药的女性超过 2500 位，在使用者中并未发现相关风险升高。在这个研究中，与牛津荟萃分析研究相比多数女性使用较新的口服避孕药配方，这可以解释结果上的差别。他们又发现 45～64 岁从未使用过口服避孕药的女性有较小，但是具有统计学差异的乳腺癌相关风险降低。一项补充研究针对短期应用药物（≤6 个月）这一因素与其他因素之间的相互作用，试验组共 1025 例，对照组为 2032 例。结果并没有发现总体风险升高。但是对于绝经前有乳腺癌的女性，其风险有较小程度的升高（OR＝1.3；95% CI：1.0～1.7）。对于 OC 使用者，月经初潮年龄较早、不孕、FFTP 年龄较晚、相关家族史与乳腺癌发生风险较高有关。此外，最后 2 年接受乳腺 X 线检查也使得乳腺癌的发生风险结果升高（RR 1.6，95%CI：1.1～2.5）。这些观察结果均有力说明，OC 的使用可使得本身有乳腺癌高发风险的女性，乳腺癌得到早期及时诊断。或者说，诊断出乳腺癌的女性在追踪以往用药史时，可发现既往她们曾经应用 OC。同样，出于避孕之外的目的（月经周期紊乱、子宫内膜异位症），女性在应用 OC 之后其乳腺癌的发生风险亦升高，这可能由于这些女性本身即合并发生乳腺癌的其他风险因素。

女性生活方式以及健康研究中发现，应用 OC 超过 5 年后，女性乳腺癌发生风险升高。这项研究一共纳入了 1991～1999 年共 103 027 名女性，在挪威及瑞典两个地方同时进行。既往应用及新近应用药物者，相关风险有轻度升高（见表 4-1）。但是如果在 FFTP 及 20 岁前即有相关风险的升高，那么应用 OC 不会对此产生影响。

在挪威的队列研究中，RR 的升高与雌激素累计剂量有关（50～99mg 时 RR＝1.3；≥100mg 时 RR＝1.5）[18]，但是这与孕激素浓度的累积没有明显关系，仅在少数病例分析中表明高浓度孕激素以及 35 岁前就开始应用 OC 与相对风险有关[19]。

最后，一项 2006 年发表的 Meta 分析共汇集了 34 例绝经前女性乳腺癌发生风险研究[19]（见表 4-1）。FFTP 前使用 OC 的多产女性，其 OR＝1.44（95%CI：1.28～1.62），这个结果高于 FFTP 之后开始使用 OC 的女性（OR＝1.15，95%CI：1.06～1.26）。在 FFTP 前应用持续时间＞4 年，OR＝1.52（95%CI：1.26～1.82）。未生育女性其风险的升高与应用 OC 持续时间之间没有明显联系。这些研究结果表明妊娠与乳腺癌的发生存在关联，OC 在此基础上可以促进乳腺癌的发生。

在大多数研究中，OC 使用者乳腺癌的死亡率低于或者等于从未用药[20-22]。

（三）乳腺癌的组织学分型

OC 对不同组织学类型乳腺癌的作用，以往仅有少部分研究针对此展开。对于小叶癌及导管内癌，研究者并没有发现 OC 对它们的作用存在不同[23,24]。在两项病例对照研究中，OC 使用者并没有增加 ER＋以及 ER-乳腺癌的发生风险[25,26]。最近一项研究表明对于 40 岁前乳腺癌诊断为阴性的女性，OC 可以增加乳腺癌的发生风险（升高 2.5 倍）[27]；然而，这些数据并没有肯定 CARE 研究中观察到的结果（除了在 18 岁前即开始用 OC 的女性，在 45～64 岁间乳腺癌的发生情况[28]）。BRCA 相关结论在以上所有这些研究中并不明确。

这些研究指出 OC 使用者原位癌的发生风险。一项美国开展的病例对照研究供纳入了 567 名新诊断病例，且均诊断为乳腺原位癌（breast carcinoma in situ, BCIS）（OR＝1.04；95%CI：0.76～1.42）。长期应用、FFTP 前使用、初次使用及最后一次使用 OC 并没有使乳腺癌的发生风险升高[29]。

在另一项美国大型病例对照研究中,共纳入了 1878 例原位癌病例,以及 8041 例对照组病例,结果表明既往应用药物情况致发生风险间差异没有明显统计学意义(OR＝1.11,95％CI:0.99～1.25)[30]。仅在既往应用者中发现了发生风险方面的临界性升高,但是这种升高变化有统计学意义,新近使用及应用时间延长对相关风险无明显影响。

另一项病例对照研究中比较了 446 例 DCIS 病例与 1808 例浸润癌患者。应用 OC 10 年甚至更久与粉刺性 DCIS 间没有明显关联(OR＝1.31;95％ CI:0.70～2.47),与浸润性乳腺癌之间存在阳性关联(OR＝2.33;95％ CI:1.06～5.09),但是与非粉刺性 DCIS 间可能存在相反关联(OR＝0.51;95％ CI:0.25～1.04)。这说明 OC 可以促进变异型 DCIS 的进展,然而,现存的证据不足[31]。

(四) 混杂因素

在之前的研究中,没有一项研究突出指出某项因素可增加乳腺癌的发生风险,除了在 FFTP 前长期应用 OC。然而,临床医师需要知道,如果女性本身合并特殊因素可使乳腺癌发生风险增加,那么 OC 的使用可以进一步增加这些风险。

1. 良性乳腺疾病 乳腺纤维腺瘤并不增加乳腺癌的 RR。乳腺纤维腺瘤特别是伴有增生组织时可以增加乳腺癌的发生风险。乳腺异常增生伴有不典型增生,这常被看做是乳腺癌癌前病变,乳腺癌发生风险较高。一些研究表明长期 OC 使用可以降低良性乳腺疾病的发生(benign breast disease,BBD),例如乳腺纤维腺瘤、纤维囊性变,最近研究表明新型 OC 制剂也会有这类情况发生[32,33]。然而,一些研究指出 OC 对乳腺的保护作用仅局限于无不典型增生的乳腺良性病变,对于合并不典型增生的女性,应用 OC 可能会进一步增加乳腺癌的发生风险[34,35]。以往研究结果指出孕激素对于有异常改变的细胞可成为促进有丝分裂因子,而对于正常细胞来说为抗有丝分裂因子,现在的这个研究结果与以往的研究结论相一致。

2. 家族史 对于有家族史的女性,OC 是否可以应用于这些有乳腺癌一级或者二级发生风险的女性,这仍然是尚未解答的问题。现有文献的分析结果表明,现存数据结果间仍存在矛盾性,这可能由于统计学方面数据不足,不同的研究样本或者对既往家族史情况的定义不同[34,35]。直到现在,除了牛津大学的相关研究之外,还有 3 项病例研究,针对有乳腺癌家族史的女性,应用 OC 后对乳腺癌发生风险的影响,但是在 BRCA 方面没有相关数据资料。

在 2001 年,由激素治疗与乳腺癌风险关系研究合作组共同发表了一篇乳腺癌风险评估分析[36]。实验数据由 52 篇已发表文献及 2 篇未发表文献构成,共涉及 58 209 名合并乳腺癌的女性及 58 209 名未合并乳腺癌的女性。7496 名(12.9％)患有乳腺癌的女性及 7438 名(7.3％)未患有乳腺癌的女性,其风险与以往乳腺癌发病史间有一度关联。乳腺癌的 RR 因乳腺癌家族史而升高,OC 的使用并没有改变这种风险。对于 50 岁之间的较为年轻女性,OC 使用者最初 10 年乳腺癌发生 RR＝3.85(95％ CI:2.41～6.13),从未应用 OC 者 RR＝3.85,(95％ CI:2.41～6.13),二者之间类似。

在护士健康研究中,共有 71 例病例发生乳腺癌,但是并没有观察到 OC 与乳腺癌家族史之间存在关系[37]。所有这些数据在 1996 年再次分析,包括 310 例病例(仅有 4 例新近使用 OC 病例),结果发现有家族史女性新近使用 OC 其发生风险升高 2.5 倍,但是差异无明显统计学差异(95％ CI:0.88～6.94)[38]。

一项在 1944～1955 年间开展的研究,共纳入 426 个伴有乳腺癌家族史的家庭,评估了 394 名姐妹及女儿,3002 名外孙女或者侄女,以及 2754 名配偶。对于有一级或者二级关联的女性,既往在 1975 年前应用 OC,其 RR 为 3.3(95％CI:1.6～6.7)[39]。

加拿大的一项研究针对 27 975 名有乳腺癌家族史的女性展开调查,其中 1707 个观察对象的结果前后冲突。在整个研究队列中,长期应用避孕药(>7 年)具有保护作用,但是这方面作用仅有临界统计学意义($P=0.03$),与发生乳腺癌之间存在一级关联[40]。在这项报道中,BRCA 状况不明。

3. BRCA 突变携带者 一些最近的研究指出,BRCA1/2 突变携带者应用 OC 后 RR 之间的数据结论不一致[41-48]。这些研究均为回顾性研究,回顾数据间并不相同,在一些研究中期对照组为无基因突变的女性,而在一些试验中由于观察例数不足而致结果无明显说服力。此外相当一部分基因突变携带者,在随访阶段正接受预防性乳腺切除术。

所有已发表文献中,大部分结果表明 OC 可以轻度或者中等增加 RR(表 4-2),但是这些文献说服力不足。在一项大型研究中[49],对于有 BCRA1 的女性及年轻时患有乳腺癌的女性,其 RR 升高。既往应用 OC 女性,且为 BRCA1 携带者,40 岁前诊断出乳腺癌,OR 为 1.38(95% CI:1.11~1.72);对于 BRCA1 携带者,在 40 岁甚至更早诊断出乳腺癌,其 OR 为 0.96(95% CI:0.75~1.24)。在第二项大型研究中[50],如果 FFTP 前应用 OC 至少 4 年,则乳腺癌发生风险升高(表 4-2)。然而,RR,对于没有合并任何家族史的女性,这方面没有明显的统计学差异。

表 4-2 伴有 BCRA 突变个体,OC 应用对于乳腺癌个体的作用

研究	变异	数量	RR	95% CI
Sweden[41]	BRCA1/2	245 例	1.65	0.95~2.87
			应用<20 年 2.10	1.02~2.62
			在 FFTP 之前 1.63	1.32~3.33
Norway[42]	家族性	1423 例	0.90	0.68~1.18
	BRCA1	96 例	2.00	0.36~10.9
美国、加拿大、澳大利亚[45]	BRCA1	497/195 例病例	0.77	0.53~1.12
	BRCA2	307/128 例病例	应用>5 年 2.06	1.08~3.94
			在 FFTP 前为 3.46	2.10~2.70
美国、加拿大、澳大利亚[44]	BRCA1	47 例病例	0.22	0.10~
	BRCA2	36 例病例	0.93	0.34~3.09
美国,加拿大,欧洲[49]	BRCA1	981 对夫妇	1.18	1.01~1.38
			应用<5 年 NS	
			应用>5 年 1.33	1.11~1.60
	BRCA2	330 对夫妇	0.93	0.72~1.21
欧洲[46]	BRCA1	1181/597 例病例	1.4	1.13~1.91
			FFTP 前应用时间>4 年:1.49	1.05~2.11
	BRCA2	412/249 例病例	1.49	0.8~2.70
			在 FFTP 应用前>4 年:2.58	1.21~5.49
美国[47]	BRCA1/2	94 例病例	NS	
美国[51]	BRCA1	109 例	2.38	0.72~7.83
	BRCA2	72 例	0.82	0.21~3.13

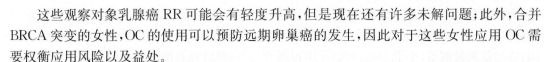

这些观察对象乳腺癌 RR 可能会有轻度升高,但是现在还有许多未解问题;此外,合并 BRCA 突变的女性,OC 的使用可以预防远期卵巢癌的发生,因此对于这些女性应用 OC 需要权衡应用风险以及益处。

4. OC 制剂的构成及使用与乳腺癌的关系　现在为止,OC 的不同构成对于乳腺癌发生风险方面的作用,现在尚无明确结论。许多数据为了观察长期应用药物对乳腺癌风险的作用,主要选择含有≥50μg EE 的避孕药剂。现有研究结果并没有发现新型制剂对乳腺癌发生风险有不同影响,但是这个结论缺乏强有力的证据支持。一项挪威队列研究结果表明,雌激素成分与乳腺癌发生风险之间存在一定的联系,但是这是唯一一个针对此方面的队列研究[52]。

5. 结论　大多数研究表明,OC 患者乳腺癌发生风险没有明显升高。当部分研究数据表明 RR 开始升高,一旦停用 OC 这种风险升高现象即逐渐消失。年轻女性在 FFTP 前长期应用 OC 似乎是最重要的风险因素,激素可以对分化较差的组织发挥相关作用。如果将 Oxford 的 Meta 研究结果应用于此,则 OC 致乳腺癌发生病例所占比例不足乳腺癌总数 1%,占所有绝经后乳腺癌的 7%[54]。

RR 的升高程度较低,因此不能确定一代避孕药在此方面的作用。虽然试验设计过程中存在轻度、中度不一致,这可以导致后期结果存在变异,但是疾病变异性也可以导致这种结果。此外,筛选或者回忆偏差不能被完全排除[54-56]。所有这些研究结果均未表明,OC 的不同成分在乳腺癌发生风险方面发挥的作用如何。伴有 BRCA1/2 突变的个体 OC 使用后其乳腺癌发生风险升高,但是长期应用 OC 可以预防卵巢癌的发生。

(五) 其他相关研究结论

在过去的十年中,生第一个孩子(first full term pregnancy,FFTP)时女性的年龄有着明显变化,FFTP 前 OC 的使用在西方国家较过去相比,应用时间变得更久。OC 的应用对于乳腺癌的发生有着重要影响。FFTP 可以促使乳腺组织分化,特别是对于女性生命期的早期阶段,避免乳腺组织遭受致癌物的影响[205]。依据乳腺组织的情况以及女性本身年龄状况,OC 在应用过程中可以发挥不同的作用。在实际应用过程中,RR 在小于 20 岁就开始应用 OC 的女性群体中会升高[206]。对于新近使用 COCs 的女性,或者既往 10 年应用 COCs 的女性,未来 10 年乳腺癌的发病风险可以轻微升高。此外,对于这部分女性,乳腺癌多仅局限于乳腺,与从未使用过 HCs 的女性相比,这些女性乳腺癌的分化状况也较好[207]。仅有少量研究针对 OC 对不同病理类型的乳腺癌作用展开。病例对照研究并没有发现 OC 可促进 ER+或者 ER-的小叶癌或者导管内癌的进展[208,209]。然而,新近使用 OC 与乳腺原位癌 (breast cancer in situ,BCIS)的发生没有明显关联,对于既往应用 OC 的女性来说,BCIS 发病风险增加[206,210]。Hannaford 研究中一共纳入了 46 000 名女性,随访时间为 1968~1969 年,并没有发现应用 OC 的女性乳腺癌发生风险增加,其中 75% 的女性应用 OC 含有 50μg 炔雌醇(EE),63.6% 的女性在应用 OC 时年龄小于 30 岁[18]。同样的,牛津大学计划生育协会(Oxford Family Planning Association)研究中,纳入了 17 032 名年龄在 25~39 岁的女性,研究时间从 1968~1974 年,比较既往应用 OC 的女性及从未应用 OC 的女性,并没有发现前者妇科癌症的发生风险增加[211]。女性避孕以及生殖实验(Women's Contraceptive and Reproductive Experience,Women's CARE)整个研究队列中并没有观察到有 RR 增加[212]。有趣的是,多于 2500 名女性在 20 岁之前就开始应用 OC,RR 的风险也没有增加。在这项研究中,大多数女性均服用新型 OC 制剂,这与牛津大学 Meta 分析中的情况不同,这也可以解释为何二者得出的结论不同。总之,OC 制剂中当含有小于 $50\mu g$ EE 时可对机体发挥保护作用,这与低剂量剂型(小于 $35\mu g$ EE)作用相同[206]。一些研究者指出乳腺癌发生风险增加与既往人工流产或者既往应用 HCs 有关。如果风险确实存在,那么这种风险与妊娠流产及其再次妊娠间隔时间有关,或者与女性年龄,月经初潮年龄,持续应用口服避孕药的时间有关。与从未有过流产史的女性相比,乳腺癌的 RR 在一次或者多次流产的女性中升高 1.2 倍,最高纪录为 2.0 倍,见于从未生产既往流产月份在 8 周内的女性[213]。对于流产年龄在 20 岁之前或者 29 岁以后的女性,RR 会有轻微的升高,可达 1.5 倍。这些研究结果并没有给出明确的因果解释,也没有确切发现特殊亚群的存在,即既往有流产史的女性可增加乳腺癌的发生风险[213,214]。通常情况下,自发流产与乳腺癌发生风险之间并没有发现明显关联[198,215]。FFTP 之前应用 OC 的多产女性 OR 为 1.44(95% CI 1.28~1.62),高于 FFTP 后应用 OC 的女性,(OR=1.15,95% CI:1.06~1.26)。FFTP 前应用 OC 持续时间超过 4 年 OR=1.52(95% CI:1.26~1.82)。未生产女性其发病风险的增加与应用 OC 的持续时间无关。这项研究结果表明妊娠可能会在使用 OC 的基础上增加乳腺癌的发生风险。这项 Meta 分析仅仅使用病例对照研究,并计算对应的 OR,这可能使得 RR 值偏高。在大多数实验研究中,OC 使用者乳腺癌死亡率与未使用 OC 者类似[216,217]。乳腺癌发生风险与长期应用 HC 之间的联系,与月经初潮与乳腺癌发生风险之间的联系接近,提示我们青春期是乳腺癌上皮细胞增殖活跃的时期,比起成年时期更容易出现基因的变异。此外,肾上腺-卵巢成熟分化不平衡在这个时期也较为多见,这在乳腺癌的发生方面也有着重要作用[218,219]。虽然在年轻女性群体中乳腺癌的发生风险较低[16]。现在还没有数据表明仅含孕激素的避孕药可以导致女性乳腺癌发生风险升高[218]。然而,既往有研究针对单用醋酸甲羟孕酮(medroxyprogesterone acetate,MPA)、炔诺酮(norethisterone,NET)与雌二醇的复合制剂,或者单用雌二醇对正常人类乳腺上皮细胞,以及乳腺上皮肿瘤细胞增长的刺激作用研究,结果显示 MPA 长期应用可以增加女性乳腺癌的发生风险。而 NET 在这方面发挥中性作用。已经存在的乳腺癌细胞可因为这两种孕激素的共同作用而受到抑制[220]。因此,这些结果表明对于正常乳腺上皮细胞及恶性乳腺肿瘤细胞,需要区分不同孕激素对它们的作用,即是否所有的孕激素对于乳腺癌的发生有应用风险。关于埋置避孕剂及注射剂的相关研究较少。然而,现在看来埋植剂较注射剂而言,前者更易增加乳腺癌的发生风险(OR 8.95);患有乳腺癌,肿瘤 ER 为阴性的女性最近应用注射避孕药后疾病再发风险仅中度升高。皮下埋置避孕药的女性乳腺癌的发生风险明显升高,但是这一结果根据小部分观察群体得出;因此,对于皮下埋置避孕药的女性需要密切观察相关变化情况[221]。对于 BRCA1/2 变异的女性,我们观察到较为有趣的现象。对于这类女性,既往结果认为乳腺癌的发生风险较高,但是最近国际上研究表明,此类女性近期应用 COCs 之后并没有发现其与普通人群相比乳腺癌发生风险明显升高[222,223]。在所有乳腺癌及卵巢癌中,10% 是由于遗传引起[224]。乳腺癌以及卵巢癌通常在生命早期阶段出现,较其他癌生长更快。发现带有突变的个体是非常重要的,因为在癌症发生前可以采取许多预防措施,例如双侧输卵管卵巢切除术,他莫昔芬化疗,从而可以预防乳腺癌及卵巢癌的发生[225,226]。在诊断前进行遗传咨询是必需的,因为相关结果可以影响到个体今后的生活[227,228]。但是对于预防性手术方面,现在还没有统一推荐的方法;这类手术对于变异基因携带者仅是一种选择方法,但是缺乏具体受益研究结果,同时还有个案报道指出手术后仍然发生癌症[229]。许多女性由于希望月经量减少而选择口服避孕药。出于减少月经相关症状这个目的,妇女可选用延长月经周期的避孕药。活体试验表明与间歇使用方案相比,连续应用炔雌醇不会增加乳腺癌的发生风险[230]。

然而,现在我们不知道与常规应用方法相比,是否长期应用可以增加乳腺癌的发生风险。我们需要继续研究激素类避孕药以及孕激素在乳腺癌发生风险方面的作用。一项试验研究中,评估了孕酮(progesterone,P)、睾酮(testosterone,T)、MPA、NET、左炔诺孕酮(levonorgestrel,LNG)、地诺孕素(dienogest,DNG)、孕二烯酮(gestodene,GSD)以及依托孕烯(ketodesogestrel,KDG)对正常乳腺上皮细胞、乳腺癌细胞 MCF10A、雌孕激素受体均为阳性的 HCC1500 人类原始乳腺癌细胞的促进增长作用。结果表明 MPA 与 CMA,加上生长因子(GFs)的共同作用,可以促进 MCF10A 细胞增长。然而 P、T、NET、LNG、DNG、GSD、KDG 无此作用。在 HCC1500 细胞中,MPA 以及 CMA 与 GFs 可以起到抑制增长的作用,而 LNG、DNG、GSD、KDG 以及 T 可以加强 GFs 促进细胞增长的作用。P 在这方面没有明显影响。没有一种孕激素可以加强 E_2 促进 HCC1500 细胞增长的作用,但是 KDG 可以起到抑制作用。MPA、GSD、T、CMA 以及 NET 有拮抗 GF 以及 E_2 促进细胞增长的作用。P、LNG、DNG、KDG 在这方面没有明显作用。因此,对于良性或者恶性乳腺上皮细胞,一些孕激素发挥促进增长的作用,一些孕激素起到抑制增长的作用,并且这些作用是独立于生长因子、E_2 来发挥作用的[231]。因此,一些试验结果证实激素治疗过程中孕激素的选择在乳腺癌发生风险方面发挥重要作用;然而,临床试验需要进一步证明孕激素在活体组织内的相关影响作用。更进一步的实验需要证实不同孕激素及其不同剂量对乳腺癌发生风险的影响作用。

第三节 卵巢癌与避孕药

世界上卵巢癌的发病率为 6.6%,但是欧洲国家卵巢癌发病率居世界之首,因此卵巢癌成为影响欧洲国家公众健康的重要问题。这个疾病的发病率通常情况下可因为妊娠、哺乳、输卵管结扎以及口服避孕药而下降[232]。性甾体激素在卵巢癌的发生过程中发挥重要作用。流行病学调查结果以及动物试验表明,雌二醇在卵巢癌的发生方面发挥负面作用,而孕酮/孕激素可以抑制其对卵巢上皮细胞的作用。有证据表明口服避孕药可有效防止卵巢癌的发生,长期应用 HC 可以最大限度上降低乳腺癌的发生风险($P<0.001$)[225,233]。然而,最终避孕药的应用对公众的影响取决于停药多久,这些药物仍能发挥保护作用的持续时间究竟多久,下面我们将对这部分内容予以介绍。

一、概 述

口服避孕药可以降低卵巢、子宫内膜癌以及结肠直肠癌的风险。

流行病学研究结果和公共卫生领域大规模保护干预研究表明,口服避孕药与卵巢癌及子宫内膜癌之间呈负相关[395]。下面的分析是基于 IARC 专刊(1999)[367]和扩展评论:Cibula 等(2010)[365],Mueck 等[365],Mueck 等(2010)[396],ESHRE 卡普里工作组(2005)[371],并获得作者许可。

(一)发病率

卵巢癌是第二位常见的女性生殖器官恶性肿瘤。世界范围内卵巢癌的发病率 6.6/100 000,而在欧洲最高发病率 13/100 000,特别是西欧(7~19/100 000)[397],差别比较大。在高发地区,罹患卵巢癌风险估计是在 1%~2%。

美国国家癌症研究所(SEER)[398]:2003~2007 年诊断为卵巢癌的年龄中位数是 63 岁。小于 20 岁被诊断出约 1.3%;20~34 岁占 3.5%;35~44 岁占 7.4%;45~54 岁占 19.2%;55~64 岁占 22.9%;65~74 岁之间占 19.5%;75~84 岁之间占 18.4% 和 85 岁以上占 7.8%。卵巢癌患病率为 12.9‰。这些数据基于 2003~2007 年 17 个不同的区域诊断病例。目前不存在成功的大规模卵巢癌筛查,治疗仍然有限[399]。

(二)卵巢癌组织学分类

1. 组织学上,卵巢癌分为浆液性、黏液性、子宫内膜样、透明细胞癌、未分化癌的肿瘤[400]。根据本文研究,浆液性癌是最常见的卵巢癌类型;它通常与腹膜转移相关,除了肿瘤局限于卵巢的患者,预后均很差。子宫内膜样癌和透明细胞癌在非浆液性癌中占大多数,通常表现为低分化肿瘤;患者的生存率与各种细胞类型的发展阶段一致。

2. 边缘型卵巢肿瘤可以分为良性和恶性肿瘤。典型的边缘浆液性肿瘤是非典型增生的浆液性肿瘤,除非有侵入性腹膜转移,患者几乎 100% 生存。

3. 微乳头浆液性癌,也称为浆液性肿瘤边缘与微乳头模式,类似于低级的浸润性癌,具有侵袭性植入的行为。

(三)发病危险因素(美国癌症协会)[401]

卵巢癌风险包括年龄、肥胖、生育史、妇科手术、促排卵药物、雄激素、雌激素治疗和激素疗法、卵巢癌家族历史、乳腺癌或结直肠癌、乳腺癌史、滑石粉、饮食、止痛剂、吸烟、和饮酒使用,遗传倾向是一个高风险的情况,即乳腺癌易感基因(breast cancel susceptibility gene,BRCA);BRCA-1 和 BRCA-2 基因突变(约 10% 的病例)。根据霍顿综合癌症中心-癌症信息服务(2003)[402],卵巢癌发展保护性因素包括避孕、生育、哺乳、输卵管结扎和子宫切除术。Riman 等对卵巢癌的风险因素进行了总结归纳(2001)。

(四)死亡率

1. 大多数情况下的卵巢上皮性恶性肿瘤,占卵巢恶性肿瘤的 80%~90%,表现为晚期,预后很差。卵巢癌 5 年整体生存率是 45%(1996~2003)[403]。对于卵巢癌,在欧洲广泛应用 OC 的国家中死亡率降低 30%~50%,使 3000~5000 人避免死于该病[404]。

2. 死亡率的变化趋势 在过去的几十年,发达国家年轻女性卵巢癌的死亡率显示大幅下降。卵巢癌死亡率的队列分析趋势表明,1920 年以后出生的女性使用了 OCs 后卵巢癌发病率减少,广泛应用口服避孕药的国家下降趋势更大[395]。

(五)口服避孕药和卵巢癌风险

Newhouse 等(1977)发表了[405]第一个关于卵巢癌和口服避孕药之间关联的报告。

卵巢癌的流行病学研究合作组[406]在 21 个国家进行了 45 个流行病学研究,包括 23 257 名患卵巢癌妇女和 87 303 名正常对照的研究:卵巢癌的相对风险与口服避孕药使用。1993 年诊断卵巢癌的平均年龄的中位数是 56 岁。

1. 卵巢癌风险随使用 OC 的时间而降低 口服避孕药的使用持续时间越长,卵巢癌风险降低的更大($P < 0.0001$)。停用 OC 后风险持续降低:使用口服避孕药后的风险降低持续

了超过三十年。

(1)停止使用口服避孕药不到 10 年为 29%(95%CI:23%~34%)

(2)停止使用口服避孕药 10~19 年间为 19%(95%CI:14%~24%)

(3)停止使用口服避孕药 20~29 年间为 15%(95%CI:9%~21%)。

2. 雌激素的用量和类型　口服避孕药在 20 世纪 60 年代、70 年代和 80 年代,降低风险的比率类似,虽然在 20 世纪 60 年代避孕药中的雌激素剂量是 20 世纪 80 年代以后的两倍。

一个哈佛的研究分析《癌症和类固醇激素的研究 1997》[407],无论雌激素或孕激素的类型或剂量,卵巢癌风险的降低是一样的。但是从最近 CASH 研究数据分析表明,孕激素水平高的 OC 配方比孕激素水平低的卵巢癌风险降低的更多[408]。

在最近另一项类固醇激素研究中[409],研究人员调查了有不同雄激素作用的孕激素发现,有雄激素作用和无雄激素作用的孕激素对卵巢癌风险影响没有差别。

3. 对不同组织学类型卵巢癌的影响　口服避孕药对黏液性肿瘤(所有卵巢癌的 12%)的发生率影响最小。并可降低卵巢癌总风险和死亡率。在高收入国家,75 岁之前 10 年内使用口服避孕药者,估计降低卵巢癌的发病率和死亡率分别为 0.8%~1.2%,0.5%~0.7%,从 75 岁以前使用多年口服避孕药的 5000 名妇女中发病后仅有 1 人死亡。

4. 解析

(1)长期使用口服避孕药对卵巢癌有保护作用。

(2)这些研究表明,口服避孕药已经抑制了卵巢癌的发生。

(3)可以预测,在未来几十年里,每年使用 OC 预防癌症的数量将至少上升到 30 000 例[48]。

(六) 结论

1. 发病率　卵巢癌是第二大常见的女性生殖系统肿瘤。在发病率高的地区,终生罹患卵巢癌的风险大约是 1%~2%。

2. 组织学　卵巢癌可以分为不同类组,如浆液性、黏液性、子宫内膜样、透明细胞、布伦纳瘤和未分化癌[400]。卵巢上皮性恶性肿瘤占卵巢恶性肿瘤 80%~90%。

3. 复合口服避孕药　自首次授权联合口服避孕药近 50 年来,全球激素避孕药的使用减少了约 200 000 例卵巢癌的发生。此外,死于卵巢癌的女性中有一半患者没有使用口服避孕药[410,411]。

卵巢癌的流行病学研究合作组(2008)[406]做了一个全面的前瞻性卵巢癌病例对照研究,数据主要是在欧洲和美国的 21 个国家的 45 项流行病学研究。研究对象包括 23 257 名患卵巢癌妇女,其中 31%服用了 Ocs;87 303 名对照组中 37%的服用过 OCs。

(1)使用时间:时间越长影响越大,口服避孕药的使用每延长 5 年,卵巢癌风险降低大约 20%。

(2)对已使用口服避孕药的妇女的保护作用:停止摄入 OC 后卵巢癌的风险仍有降低。对于停止使用 OC 罹患卵巢癌风险在第一个 10 年之内降低 29%,OC 停药 10~20 年间风险降低 19%,20~29 年间降低 15%。

(3)组织学:OC 几乎可以抑制所有类型的上皮性和非上皮性肿瘤,除了黏液性卵巢肿瘤。

4. 综述和 Meta 分析

（1）IACR 专著对人类致癌风险的评价（2009）[367]。

（2）荟萃分析：卵巢癌的流行病学研究（2008）[406]。

（3）扩展回顾：Cibula 等（2010）[365]。

5. 进一步引用

（1）ESHRE 卡普里工作组（2005）[371]。

（2）美国国家癌症研究所（US）[410]。

二、卵巢癌与避孕药使用的相关研究

每年临床肿瘤学杂志均发表相关癌症的最新研究进展。在 2008 年，整个妇科肿瘤学领域均说明了，应用 OC 可以使患者本身卵巢癌发生风险降低[57]。虽然自 20 世纪 70 年代就开始讨论 OC 在这方面的作用，2008 年还发表了一篇质量较高的 Meta 分析文章，这里边不仅包括相关文章，同时还包括来自 45 项研究的数据[58]。我们在这里会关注相关 Meta 分析结果，但是目前就这一方面人们还没有给予过多关注。

（一）卵巢癌发生的潜在机制

既往关于卵巢癌发病机制的研究，人们提出多种可能，几乎每一种机制均与激素有关。

现在关于卵巢癌发生的假说越来越多[59]，许多学者认为卵巢癌的发生是排卵过程中卵巢上皮细胞（ovarian surface epithelium，OSE）轻微损伤的结果，修复过程在卵巢癌发生过程中发挥重要作用。因此应用避孕药、妊娠、哺乳可以抑制排卵，从而预防卵巢癌的发生。但是，这不能解释所有卵巢癌发生的流行病学研究结果。短期应用 OC，以及妊娠可以减少排卵数量，从而在一定程度上可以解释为何对卵巢癌的发生有预防作用[60-62]。此外，其他一些导致慢性无排卵的疾病，例如多囊卵巢综合征，此类患者应用 OC 没有明显的保护作用[63]。

促性腺激素假说认为，卵巢上皮细胞暴露于过多的促性腺激素中，可以导致卵巢上皮细胞恶变[64]。这个学说从一定意义上可以解释 OC 对卵巢癌的保护作用，因为 OC 可以抑制促性腺激素水平[65]，同时可以防止绝经后卵巢癌的发生率突然上升。在另一方面，与哺乳对卵巢癌的预防作用不同，泌乳女性 FSH 水平降低，绝经后女性应用激素治疗，其促性腺激素水平也降低，但是卵巢癌的发生风险仍然升高[66,67]。

激素假说认为卵巢分泌的激素在卵巢癌的发生过程中起到一定作用。在实验研究中，孕激素可以上调 $p53$ 肿瘤抑制因子水平，从而抑制卵巢上皮细胞的增生[68]，同时还可以诱导正常以及恶变卵巢上皮细胞的凋亡[69,70]。在体外细胞培养过程中，对于来自于围绝经期及绝经后期女性卵巢组织的上皮细胞，孕激素可以抑制这些卵巢上皮细胞的增殖[71]。此外，在一项 3 年随机对照研究中，合成孕激素左炔诺孕酮可诱导 OSE 的凋亡过程[72]。这些试验数据提示我们，一旦细胞出现亚致死性的 DNA 损伤，OC 中含有的高剂量孕激素，以及妊娠过程中体内高孕激素水平，可以诱导这些细胞的凋亡过程。

最新的一项假说是米勒管细胞分化假说[73]。人类的米勒管细胞可以分化成为输卵管、子宫、宫颈、宫颈上段，HOX 基因在这个分化过程中发挥着重要作用[75]。OC 在这个过程中干预癌症的形成过程：抑制排卵的同时可以抑制米勒管细胞向这些组织分化，性激素可以直接调节 HOX 基因的表达，从而可以干预米勒管细胞向卵巢上皮细胞的转化，降低米勒管细胞来源的卵巢癌的发生风险。

但是所有这些假说均不能解释所有流行病学调查数据结果。此外，在各个假说之间还存在着重叠信息。因此多种假说综合起来能够对 OC 的保护作用予以解释。

(二) OC 使用者的应用风险

自从 70 年代,人们就开始讨论 OC 预防卵巢癌的作用[75]。一些流行病学前瞻性分析均针对卵巢癌的保护及风险因素展开,一些大型前瞻性研究在这个时期也陆续展开。在 2008 年开展了规模最大的荟萃分析[76],内容涉及之前所有的荟萃分析结果[77-79]。2006 年 1 月之前的所有研究均包括在内,招募了至少 100 名伴有卵巢癌的女性。研究者评估了 23 257 例患病病例以及 87 303 例对照病例。这项研究的优点在于得到了所有这 45 项研究的研究结果。Meta 分析结果肯定了 OC 使用可以降低卵巢癌的 RR,在另外几项研究中也得到类似结果,分别为 13 项前瞻性研究(RR=0.74;SE:0.03),19 项大型病例对照研究(RR=0.69;SE:0.03)和 13 项院内病例对照研究(RR=0.81;SE:0.05)。另一项重要发现为应用 OC 持续时间与卵巢癌发生 RR 之间的关系。在调整了混杂因素之后,应用 OC 每 5 年降低 20%。

Meta 分析结果公布之后,其相关结果在另外的几项研究中也陆续得到认证。Oxford FPA 前瞻性队列研究中,在 1968~1974 年间共招募了 17 000 多名女性,随访时间一直到 2004 年。结果发现 OC 应用者卵巢癌的发生风险明显降低(RR=0.5;95%CI:0.3~0.7),但这项研究中并没有明确指出 OC 持续应用与卵巢癌发生趋势之间的关系[79]。在应用 1 年之后,发生风险明显降低(OR=0.47,95%CI:0.33~0.67),美国开展的大型病例对照研究共纳入了 813 例卵巢癌病例,以及 992 例对照病例,其结果表明,应用 OC 之后,平均每年 OR 可以降低 5%[80]。在 RCGP 口服避孕药研究中,同样发现随着 OC 的持续使用,卵巢癌的发生风险降低[81],整个队列中卵巢癌的 RR 为 0.54(95%CI:0.40~0.71),应用 OC≥97 个月后,卵巢癌的 OR 为 0.38(95%CI:0.16~0.88)。相反的,中国的一项前瞻性研究中,平均随访时间为 7.5 年,共随访了 66 000 多名女性,并没有发现应用 OC≥2 年,卵巢癌的发生风险呈下降趋势[82]。但是在这项研究中,仅有 19% 的女性曾经应用过 OC,在随访过程中,仅发现 94 例卵巢癌病例。

(三) 混杂因素

流行病学研究结果表明,其他生育因素可以影响到卵巢癌的发生风险,特别是生产次数及哺乳[60,83]。因此,确定这些因素是否能够影响到 OC 的保护作用非常重要。在一项 Meta 分析中,共有 12 例自 1956~1986 年间的病例对照研究,长期哺乳的女性可对卵巢癌起到一定的保护作用,但是这仅在大型群体研究中有这种结果[78]。在一项 Meta 分析中,研究参数涉及种族、BMI、烟草的应用,但是,结果表明,除了绝经年龄及绝经状态之外,其他的这些指标均不能明显改变 RR 的降低趋势情况[78]。对于合并/未合并子宫内膜异位症的女性,同样也得到类似结果[78]。因此,OC 的保护作用并未因其他因素的存在而受到影响,包括卵巢癌发生的风险因素以及保护因素。

(四) 时间依赖性的风险改变情况

随着年龄增长,卵巢癌的发生风险增加,在 70 岁时达到高峰,但是 OC 常仅在生育期应用。因此,停止应用 OC 后,其保护作用的持续时间在卵巢癌发生风险降低方面有重要意义。OC 的保护作用在停止用药后 10 年逐渐消失,虽然过去认为这种保护作用可以持续到停止用药后超过 20 年[78],或者超过 30 年[58,80]。Beral 的 Meta 分析结果认为,应用 OC 5~9 年,停止应用<10 年,卵巢癌的 RR 降低 48%;停止应用 10~19 年,RR 降低 38%;停止应用 20~29 年,风险降低 31%。决定 OC 保护作用的主要因素为既往 OC 应用持续时间,而初次

及最后应用 OC 的年龄并不十分重要[58,80,84,85]。

考虑到一生中卵巢癌的发生风险,若不考虑这种保护作用的持续时间,我们需要讨论是否在绝经后 OC 仍然发挥保护作用。绝经在 Beral 的 Meta 分析中,为削弱卵巢癌 RR 降低程度的少有因素之一(2008)。OC 应用对 RR 的降低作用,每 5 年为 27%(SE 3.2),绝经前及绝经后女性,其对应数值为 16.6%。但是在这里我们需要强调,包括在这项 Meta 分析中,女性平均绝经年龄为 56 岁,在 65 岁之后的女性诊断出卵巢癌的病例不足 1/3。此外,其他一些研究中表明绝经后女性 OC 的保护作用减小,甚至失去保护作用[80,85]。这可能会影响到以往的预测结果,即绝经后卵巢癌发生风险的减低程度。

(五)卵巢癌的病理类型

以往的许多研究发现,黏液性卵巢癌的发生风险因素与其他类型卵巢癌不同,例如浆液性卵巢癌、子宫内膜样卵巢癌。与流行病学调查结果一致,对于黏液性卵巢癌,OC 可以降低其发生风险[86-88]。Beral 的 Meta 分析也得到类似结果,应用 OC 之后,浆液性及子宫内膜样卵巢癌的发生风险每 5 年降低≥20%,黏液性卵巢癌的发生风险仅降低 12%。

更重要的是,是否 OC 对于交界性卵巢肿瘤(borderline ovarian tumours,BTO)仍然具有保护作用,这些肿瘤常在女性较为年轻时发生,并且是否这种保护作用较浸润癌更加明显。流行病学研究结果证实 BTO 有着与浸润性卵巢癌相似的发生风险因素[86-89]。现有的数据也证实了 OC 在其发生风险有预防保护作用,但是对 BTO 的这种保护更加多变复杂。许多研究并没有发现 RR 的明显降低[88-90],然而其他一些研究中发现了这种保护趋势,并指出这种保护作用仅局限于小部分病例[89,90]。此外,在 Beral 的 Meta 分析中证实了 OC 对浆液性 BTO 的预防保护作用,但是由于结果 Cis 范围较宽,这种保护作用没有较大意义。

(六)OC 制剂组成成分

已经发布的前瞻性及回顾性研究中,大部分都评估了 OC 使用与卵巢癌发生风险之间的关系,评估对象年龄多在 50～70 岁[58]。在 2008 年的 Meta 分析中,仅有 20% 的女性在发生卵巢癌前 10 年应用过 OC。因此,大多数实验中的女性应用较为古老的 OC 片剂,这些片剂中多含有高剂量的激素。

不同类型雌激素的作用较容易研究。大多数研究中对比了不同旧型避孕药在这方面的作用,一般这些旧型避孕药含有＞50μg EE(或者同等剂量的雌醇),或者稍低剂量雌激素[90-93]。Rosenblatt 并没有发现保护作用方面存在差异,虽然当雌激素含量＞50μg 其 OR 降低,另外的研究中报道了对于这两种含量的避孕药,疾病发生风险中等程度降低[91],Sanderson 研究中观察到应用≤50μg EE 的避孕药,其 OR 降低更多(OR 0.6;95%CI:0.3～1.1,其他 OR 0.8;95%CI 0.5～1.2)。在一项大型病例对照研究中,含有≥50μg EE 合并高剂量孕激素可具有有效的保护作用(OR=0.5;95%CI:0.3～0.6),同样＜50μg EE 以及低剂量孕激素同样也可以发挥保护作用(OR=0.5;95% CI:0.3～0.7)[92]。所有这些研究由于病例数目的原因而受到一定的限制。Beral Meta 分析结果用了一种较为有趣的方法比较了 60 年代至 80 年代间,应用 OC 的保护作用,结果表明卵巢癌的 RR 为 0.52～0.55[58]。30 年间避孕药中雌激素的含量降低,并没有削弱避孕药的保护作用。但是这些数据并没有评估含有≤35μg EE 避孕药的保护作用,通常这种避孕药仅在 80 年代中药品市场中可以买到。

仅有 4 项研究评估了含有＜35μg EE 避孕药的药物保护作用,与含有＞35μg EE 的避孕药相比,其风险降低程度没有明显差异[94-96]。

孕激素在这方面的作用由于使用的复合制剂不同,同时由于现在缺乏统一的分类标准,缺少评估孕激素作用的方法,因此孕激素的作用结果也是多种多样的。较早的文献数据多针对个人用药方案进行相关风险评估[91,97],此后的研究致力于通过行经实验来评估孕激素的作用,或者通过评估子宫内膜分泌期转化的程度来评估孕激素的作用[98]。现有数据结果在降低风险方面的结果是存在分歧的[92],同时增加孕激素的含量其保护作用也增加,这方面结果也存在分歧[17,95]。最近发表的许多研究均应用 OC 制剂的包装来帮助女性回忆过去OC 的使用情况,结果表明部分女性在 OC 应用过程中一直在应用同一种制剂,评估结果发现低剂量孕激素合并低剂量雌激素的 OC 可以使 OR 降低(OR=0.19;95% CI:0.05～0.75),这与高剂量孕激素及高剂量雌激素复合制剂的作用结果相反(OR=0.62;95% CI:0.43～0.92)[96]。但是由于观察对象例数不足,这些研究也受到一定的限制。

总之,这些现有数据研究,虽然在样本上多少受到一定限制,但是对于含<50μg EE 的OC 可以发挥一定保护作用,同样对于<35μg EE 的 OC 也有这种作用。

(七) BRCA 突变基因携带者

本身卵巢癌发生风险较高的女性,以及携带 BRCA1/2 突变基因的女性,多为 OC 使用后发挥保护作用的研究对象。

自从 1998 年,6 项研究中评估了 OC 使用对 BRCA 突变基因携带者的保护作用,仅有 1项研究中没有发现 OC 的保护作用[99]。Jewish 的一项大型病例对照研究中,确定 OC 对于一般女性具有保护作用(≥5 年应用时间,OR 0.53;95% CI:0.34～0.84),但是对于突变基因携带者并没有发现这种保护作用(应用 OC 后每年风险降低 0.2%)。种族方面的特性以及 OC 使用者数目的限制,可以解释这种矛盾存在的原因,但是这些研究并没有提供更多的细节。所有这 5 项病例对照研究结果表明,BRCA 突变基因携带者在应用 OC 之后卵巢癌的发生风险降低[43,100-103]。规模最大的研究中共纳入了 BRCA 突变基因携带个体(670 名BCRA1 突变基因携带个体以及 128 名 BCRA2 突变基因携带个体),同时设立了对照组(2043 名 BCRA1 突变基因携带个体以及 380 名 BCRA2 突变基因携带个体)[102]。对于突变基因携带者,应用 OC 可以使卵巢癌的发生风险明显降低(OR=0.53;95% CI:0.43～0.66)。既得样本含量足以进行独立分析,同时对于 BRCA1 以及 BRCA2 可以确定具有类似的保护作用。

对于年轻女性伴有遗传性卵巢癌高发风险的女性,若她们有妊娠愿望,并且不预备接受预防性输卵管——卵巢切除术,现有结果表明 BRCA1 携带者 OC 可以发挥保护作用。

(八) 结论

应用口服避孕药超过 5 年甚至更久的女性,与从未用药的女性相比,患有卵巢癌的概率前者为后者的 50%[234-236]。研究卵巢癌的合作团队(牛津大学)根据 45 项流行病学调查结果进行分析,共囊括了 23 257 名患有卵巢癌的女性以及 87 303 名对照组的女性,结果表明在停止应用口服避孕药后其降低卵巢癌发生风险的作用可以持续 30 年。然而,随着时间的延长,这种保护作用逐渐衰退;每 5 年这种保护作用均有一定程度的降低,停止用药 10 年风险降低程度为 29%;停止用药 10～19 年,风险降低程度为 19%;停止用药 20～29 年风险降低程度为 15%。但是这种风险降低作用并非剂量依赖性的,因为在 60 年代之前的用药情况可以有类似的结果[237]。黏液性肿瘤的发病率(占所有肿瘤的 12%)似乎不受口服避孕药的影响,此外不同类型的肿瘤风险降低程度间没有明显差异。这种结论表明口服避孕药帮助有效预防了 200 000 例卵巢癌,同时有效减少了 100 000 例死亡病例,在未来几十年中,预计可有效预防 30 000 例卵巢癌的发生[226,237]。这种益处似乎与激素类避孕药的类雄激素样作用无关[235,238]。含低剂量雌二醇的口服避孕药对于卵巢癌的预防作用,与高剂量雌二醇类避孕药类似[239-241]。然而,现有的临床数据表明长期应用雌二醇可以增加卵巢癌的发生风险,特别是对于子宫内膜样卵巢癌而言[202,238]。复合口服避孕药对机体的保护作用在许多试验中均得到证实;然而,对于有卵巢癌遗传倾向以及围绝经期女性,是否仍有这种保护作用,现在尚不清楚。大约 5% 的卵巢癌是由于遗传因素引起,特别是常染色体显性遗传性乳腺癌-卵巢癌综合征。伴有这种细胞突变的个体,特别是当伴有肿瘤易感基因时,例如 BRCA1 或者 BRCA2,其乳腺癌的发生风险高达 85%,卵巢癌的发生风险达 46%[228,239,240]。卵巢以及子宫内膜癌同样在遗传性非息肉病性结直肠癌(hereditary non-polyposis colorectal cancer syndrome,HNPCC)同样也可发生卵巢癌以及子宫内膜癌。这种疾病主要是用于 DNA 错配修复基因导致。在家族聚集性疾病的基础上女性可以发生妇科癌症,或者致病菌群系的变异可以帮助我们在年度常规体格检查中发现相关病变,从而使得妇科癌症的发生风险调查结果也升高,例如通过阴道镜以及 CA125 检查我们可以发现许多癌变。预防性手术包括附件切除术可以使得有高发风险女性群体中癌症的发生率显著降低,但确不能完全消除癌症发生风险[225,226,242]。对于有乳腺癌易感基因的健康女性,现有数据不足以证明,应用口服避孕药之后或者激素补充治疗是不安全的。在进行遗传咨询之后,例如家族图谱分析以及 DNA 检测技术,部分女性需要进行密切观察同时采取一定的预防癌症措施[225,226,240]。最新证据表明家族性乳腺癌,包括 BRCA1 以及 BRCA2 突变的个体,其癌症发生对雌激素是敏感的。因此,内源性以及外源性雌激素,例如激素类避孕药,可能增加 BRCA1 突变基因携带者乳腺癌的发生风险。因此,HCs 在应用之前,需要关注个体是否有 BRCA1 以及 BRCA2 突变[243]。

OC 在卵巢癌的发生方面有明显的保护作用,且这些保护作用与应用药物的持续时间有关。但是具体的作用机制现在尚不明显,抑制排卵似乎是最重要的作用因素,但是促性腺激素水平的抑制以及孕激素复合制剂本身也起到一定的作用。RR 的降低可以持续几十年,但是在绝经后女性群体中这种作用逐渐削弱。对于所有的组织学类型,包括 BTO,这些药物均具有降低发生风险的作用,但是对于黏液性肿瘤作用除外。现有可得数据表明,即使是现代新型避孕药,含有 ≤35μg EE 同样也可以发挥一定保护作用。现在的研究确定对于 BRCA1 以及 BRCA2 携带者,其具有明显的降低发生风险的作用。

第四节 子宫内膜癌与避孕药

一、概　述

(一) 子宫内膜癌的组织学和激素依赖性

子宫内膜癌根据组织病理学、光显微镜、临床行为和流行病学分为两类[412]。

1. Ⅰ型子宫内膜癌　雌激素依赖型(腺癌),长期暴露于无孕激素拮抗的雌激素作用下,通常有癌变发生(子宫内膜增生)。

2. Ⅱ型子宫内膜癌 非雌激素依赖型子宫内膜组织学,临床通常表现乳头状浆液性或透明细胞组织学。雌激素的危险因素没有被确定。

大多数子宫内膜癌是腺癌[413]。

(二) 发病率

从 2003 年到 2007 年,子宫内膜癌的诊断年龄中位数为 62 岁[414],20 岁以下没有,在 20 岁和 34 岁之间被诊断的患者占 1.6%,35～44 岁之间占 6.2%;45～54 岁占 19.2%,在 55 岁和 64 岁之间为 30.9%;在 65 岁和 74 岁之间占 22.2%;5～84 岁之间占 15.0%;85 岁以上占 5.0%。调整年龄后妇女的发病率为 23.5/10 万每年。这些比率是根据 2003～2007 年从 17SEER 地区确诊病例得出的数据。

德国子宫内膜癌发病率是每 10 万妇女 24～25 例,确诊的平均年龄是 68 岁,75% 的患者是在绝经后,40 岁以下的女性发病只有 5%[415]。

(三) 死亡率

子宫内膜癌的总死亡率较低,子宫癌(包括宫颈和子宫内膜)死亡率估计约为 4/100 000 每年[403]。

(四) 风险因素[416]

1. 风险增加的因素 类固醇激素水平升高、雌激素治疗、月经周期缩短、肥胖、他莫昔芬、卵巢肿瘤、多囊卵巢综合征、年龄增大、高热量摄入、糖尿病、子宫内膜癌家族史、乳腺癌或卵巢癌的高发区、盆腔放射史、子宫内膜增生。

2. 风险降低的因素 较高的怀孕次数、使用宫内节育器。

(五) 激素类药物与子宫内膜癌

1. 雌激素 雌激素是人类子宫内膜癌潜在的致癌物质:连续口服避孕药达到雌激素化,5 天服用 100μg EE(16 片含有 100μg EE)和弱孕激素(25mg 二甲炔酮),OC 商品名:Oracon™[417] 的使用被发现与子宫内膜癌的风险增加有关后,20 世纪 70 年代此药退出市场[418]。此外,雌激素对未行子宫手术切除的绝经后妇女,子宫内膜癌影响很显著。四个研究(一个队列研究和三个大规模病例对照研究)报告雌激素替代疗法下子宫内膜癌的风险增加[419-421]。这些研究报告了对于雌激素替代疗法,使用雌激素的时间长度增加和子宫内膜癌的风险之间的强阳性关联[422]。

2. 复方口服避孕药

(1)对于子宫内膜癌,OCs 降低子宫内膜癌的风险是绝对小且不明确的[371]。子宫内膜癌和口服避孕药有关研究第一次报告[423,424,425]表明,在美国子宫内膜癌的发病率随口服避孕药使用者的增加而升高。而另一研究表明,复发口服避孕药使子宫内膜癌的发病率下降了[426]。

(2)荟萃分析:一项包括三个队列和 16 个病例对照研究分析(IACR(1999)[422])显示复方口服避孕药和子宫内膜癌风险之间的关系。这些研究一致显示:

1)OCs 使用使子宫内膜癌风险减少 50% 左右。

2)使用持续时间:子宫内膜癌风险随口服避孕药使用时间延长而降低。

(3)最近研究发现:

1)子宫内膜癌 30 年随访的死亡率为 0.2[427]。

2)超过 15 项病例对照研究和至少五家大型队列研究表明,长期使用 OC 子宫内膜癌的风险减少了约 50%[365,396,422,428]。

3)使用 COC 期间和停药后的保护:更长持续时间的使用保护作用增强,这种保护作用在停止 OC 使用后坚持长达 20 年。

(4)选择性研究

1)华盛顿州的病例对照研究发现,长期使用 COC(>5 年)有降低子宫内膜癌风险的功能[430]。

2)美国多中心研究中停止使用 OC 15~19 年的 OR 为 0.3,≥20 年的 OR 为 0.8[422,431]。瑞士的研究[432]显示 OC 停止使用≥20 年子宫内膜癌的 RR0.8,10~19 年 RR 为 0.4。

3)瑞典全国人口为基础的病例对照研究发现,OC 停止使用≥10 年的 RR 为 0.2[433]。

3. 孕激素 较高剂量的孕激素似乎更有效地降低了子宫内膜癌的风险[429]。

1)低孕激素新配方:最近有效的低剂量配方很少。

2)OC 方案:每种 COC 的方案似乎有不同的效果[429]。

注意事项:COC 和 LNG-IUS 的使用有效地降低了子宫内膜增生,但应仅用于特殊情况下和子宫内膜癌之后的患者[429]。OC 降低子宫内膜癌风险的机制正在研究中。

(六) 含铜宫内节育器(2008)[434]

非激素宫内节育器的使用使子宫内膜癌的风险降低;然而,目前还不清楚确切的机制。IUD/LμG-IUS:需要我们进一步的临床研究。

(七) 结论

1. 组织学 根据临床表现和流行病学,子宫内膜癌可分为两大类[435]。Ⅰ型子宫内膜癌(腺癌)占子宫内膜癌的 70%~80%。长期暴露于无孕激素拮抗的雌激素作用下,通常前期有癌前病变(子宫内膜增生)。Ⅱ型子宫内膜癌为非激素依赖型。

2. 发病率 美国子宫内膜癌(子宫体癌)新发病例人数 43 470,死亡人数 7950 每年[413]。

3. 复方口服避孕药

(1)子宫内膜的雌激素水平未得到控制可能会有致癌性,导致子宫内膜增生,最后子宫内膜癌变。

(2)当前使用者:15 个使用 COC 的病例对照试验和队列研究表明子宫内膜癌的危险降低约 50%。

(3)既往使用者:子宫内膜癌的风险在停止使用 15~20 年间似乎会持续降低。

(4)方案:每种 COC 的方案似乎有不同的效果。

4. 综述和 Meta 分析

(1)IACR 专著对人类致癌风险的评价(2009)[367]。

(2)扩展回顾:Grimes&Ecomony(1995)[436],Cibula 等(2010),[365]Mueck 等(2010)[429]。

(3)进一步引用:ESHRE 卡普里工作组(2005)[371],美国国家癌症研究所(US)[413]。

二、子宫内膜癌与避孕药使用的相关研究

(一) 发生子宫内膜癌的潜在机制

在 2006 年,共有 41 000 例新诊断出的子宫内膜癌病例[103]。临床上现有 2 种不同的子宫内膜癌病理分型:Ⅰ型为雌激素依赖性子宫内膜癌,占所有新诊断出子宫内膜癌的 70%~80%,Ⅱ型为非雌激素依赖型(例如乳头状浆细胞癌以及透明细胞癌)。

组织学方面,雌激素刺激子宫内膜细胞分化,然而孕激素抑制雌激素的这种作用。在孕激素作用过程中,即使细胞一直暴露于雌激素环境下,一旦有孕激素干预则细胞增殖过程停止(类似于黄体期)。孕激素可以通过抑制雌激素诱导的增生分化作用,对子宫内膜起到保护作用。它们可以诱导子宫内膜腺上皮出现分泌期变化,同时间质成纤维细胞蜕膜化转变;这种处于分化终末期的细胞不会再继续增殖,最终会发生撤退出血(没有胚胎种植的前提下),但是由于药用孕激素的不同(类型、剂量、药物代谢动力学特点等),这些变化过程存在一定差异[104]。比较含有 EE/炔诺酮的口服避孕药,以及激素补充治疗方案中含有结合雌激素/MPA 的制剂,应用 OC 子宫内膜增生的发生较少,同样孕激素诱导的分泌期变化也较少,差异有统计学意义[105]。

然而,应用 OC 过程中不同的病理学改变包括分化、分泌以及异型性改变(疑似)、腺体-间质比例改变、间质因素(例如生长因子)、形态学结构(例如乳突状突起结构)、腺细胞构成、胞质改变、有丝分裂活性、肿瘤血管发生、细胞异型性改变。这些均可成为有效的标志性变化,从而预测孕激素的作用能力大小[105-107]。所有这些作用也可以解释 OC 怎样减少子宫内膜癌的发生风险。

(二)OC 的使用风险

第一篇系统性综述应用美国预防服务工作组(Preventive Services Task Force)标准,同时也评估了 OC 与发生子宫内膜癌之间的关系,这篇综述发表于 1995 年[108],包括 13 项病例对照研究(图 4-1)。

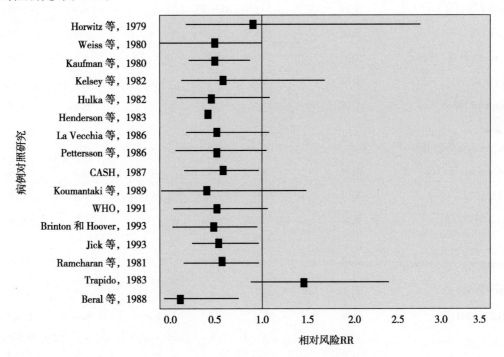

图 4-1 OC 对子宫内膜癌的作用影响研究

仅有一项病例研究中发现了发病风险中度升高,并没有统计学意义[109],但是这项研究中包括高剂量连续应用雌激素(100μg EE)联合低剂量短时间应用孕激素,这个制剂已停止应用>20 年。3 项队列研究中有 2 项结论为有明显的保护作用,这包括 Walnnt Greek 在加利福尼亚进行的避孕药物研究[110]以及 RCGP 的口服避孕药研究[111]。UK 的研究是最重要的队列研究,其发表于 1988 年,结果表明与未应用 OC 的女性相比,应用 OC 使子宫内膜癌的发生风险降低 80%(RR 0.2;95% CI:0.0~0.7)。

　　根据这项系统综述(见图 4-1),OC 对子宫内膜癌的预防保护作用似乎已经很清楚,对照研究可以不进一步开展以验证这个结论。此后少有研究进一步开展进行,特别是对于早期大型研究的分析随访,以及评估干扰 OC 作用的危险因素。表 4-3 总结了有关 OC 的应用以及子宫内膜癌发生风险的重要研究。

表 4-3　OC 应用对子宫内膜癌的作用(研究以时间先后列出)

作者	城市	试验组	对照组	年龄(岁)	风险受影响于		RR(曾经应用)
					评估因素	OC 应用时间	
Horwitz and Feinstein(1979)[112]	美国	104	87	50		n. a	0.94
Weiss and Sayvetz(1980)[113]	美国	110	249	35~54	b,d	n. a	0.5
Kaufman 等(1980)[114]	美国	152	516	>60	c,d	yes	0.5
Ramcharan 等(1981)[115]	美国	58	16 638 (队列)	>65		n. a	0.6
Kelsey 等(1982)[116]	美国	37	342	45~74		yes	0.6
Hulka 等(1982)[117]	美国	79	203	n. ans	a	yes	0.3~0.6
Henderson 等(1983)[118]	美国	110	110	<45	b,c,d,f	yes	0.75
Ory(CASH),(1983)[119]	美国	187	1320	20~54	b,c,d	yes	0.5
Trapido(1983)[109]	美国	98	97300 (队列)	<58		n. a	1.4
La Vecchia 等(1986)[120]	意大利	170	1282	<60	c	n,a	0.56
Pettersson 等(1986)[121]	瑞典	362	367	<60	c	n. a	0.4
CASH(1987)[97]	美国	433	3191	25~54	a,b,c,d,f,g	yes	0.6
Beral 等(1988)[111]	英国		47 000 (队列)	n,ans		n. a	0.2
Koumantaki 等(1989)[122]	希腊	83	164	40~79		yes	0.65
Levi 等(1991)[123]	瑞士	122	309	≤75	a,c,e,f	yes	0.5
WHO(1991)[124]	美国	220	1537	>65	b,c	n. a	1.10[1], 0.15[2], 0.59[3]
Stanford 等(1993)[125]	美国	405	297	n. ans	a,d,e,f	yes	0.4
Weiderpass 等(1999)[126]	瑞典	709	3368	50~74	a-g	yes	0.5

作者	城市	试验组	对照组	年龄（岁）	风险受影响于		RR（曾经应用）
					评估因素	OC应用时间	
Heinemann 等（2003）[127]	德国	485	1570	32～65	a-g	yes	0.36
Maxwell（CASH）（2006）[128]	美国	434	2557	25～54	b,e,f	yes	0.21[4]，0.39[5]
Vessey and Painter（2006）[16]	英国	77	17 032（队列）	25～39（募集）	a,b,c	yes	0.1
Hannaford 等（2007）[81]	英国	156	47 173（队列）			yes	0.58

　　n. ans：未回答；a：持续时间；b：合成物；c：保护作用持续；d：OC后的激素治疗；e：产数；f：体重；g：组织学；n. s：没有意义；n. a：未应用；CASH：癌症及类固醇激素研究

　　[1]高剂量雌激素/低剂量孕激素；[2]高剂量雌激素/高剂量孕激素；[3]低剂量雌激素/低剂量孕激素；[4]高效孕激素；[5]低效孕激素

　　RCGP 口服避孕药研究是一项大样本调查研究[111]，最近公布的队列数据来自于 46 000 名女性，随访时间为 38 年[5]。这些数据来自于患者的全科医师，病例报告时间为 6 个月，截止到 1996 年；同时也来自于国家健康服务中心相关研究的 35 050 名女性，这些女性直到 20 世纪 70 年代仍处于在研究过程中。主要数据包括 339 000 人·年从未应用过避孕药的女性，以及 744 000 人·年曾经应用过药物的女性。这些受试者中大多数应用复合制剂，然而有 3% 的女性应用仅含孕激素的制剂。

　　与从未应用药物的女性相比，曾经用药的女性其子宫内膜癌的发生风险明显降低，对应 RR 0.58（95% CI：0.42～0.79），标准化比率每 100 000 人·年曾经应用者为 11.30，未应用者为 19.53（调整年龄、生产次数、吸烟以及社会地位）。同时还评估了持续应用 OC 的时间与子宫内膜癌之间的关系，在少量样本的基础上，研究结果显示长期应用 OC 的效果仍有统计学意义。对于新近使用 OC 的女性，停止用药时间 <5 年者可有统计学意义。因为仅有 566 名女性应用 >50μg EE，因此这项试验并不能阐明是否相关风险的降低与 OC 中激素效能有关。

　　WHO 的合作研究[124]依据 EE 剂量以及孕激素效能/剂量将 OC 进行分类。不论高剂量 EE/低剂量孕激素还是低剂量 EE/低剂量孕激素（OR 0.59；95% CI：0.26～1.30）均能改变发生风险。当排除 EE 剂量，单独评估高/低孕激素复合制剂的作用，可发现发生风险有明显降低（OR 0.21；95% CI：0.05～0.84）。癌症以及类固醇激素研究[128]同样也着眼于激素效能并且评估了 434 例子宫内膜癌病例以及 2557 例对照病例。与未用药者相比，高浓度孕激素及低浓度孕激素均可明显降低子宫内膜癌的发生风险（OR 0.21；95% CI：0.10～0.43 及 OR 0.39；95% CI：0.25～0.60），但是对于 BMI>22 的女性，仅高剂量孕激素 OC 可以发挥保护作用（OR 0.31；95% CI：0.11～0.92）。

　　同样，在瑞典一项大型病例对照研究中（$n=709/3368$）[126]，高、中、低剂量 OC 可以使得发生风险降低，但是仅在高剂量及中等剂量组的差异有统计学意义（调整后 OR 0.7；95% CI：0.5～0.9）。这种保护作用而对于所有分级的肿瘤及浸润癌的都是类似的。因为在这项研究中仅研究了绝经后 50～74 岁的女性,并评估了随后应用激素补充治疗的作用,这并没有使得年轻时候应用 OC 的作用效果发生改变。应用药物后 3 年评估风险降低程度(OR 0.5;95% CI:0.3～0.7),随着应用时间延长,风险降低程度更大,应用 10 年风险降低 80%(OR 0.2;0.1～0.4),在 CASA 研究中,停止应用 OC 后 15～20 年,这种保护作用一直存在。

在德国大型病例对照研究中(n=485/1570)也得到类似研究结果[127]。在这项研究中对比了所有剂型 OC 在降低风险方面的作用(调整后 OR 0.36;95% CI:0.28～0.45,用药者与未用药者相比),包括低剂量 OC(OR 0.30;95% CI:0.12～0.74)。这种作用在用药后 5 年开始体现(OR 0.63;0.47～0.86),随着用药时间延长,风险降低程度逐渐加大,在应用 10 年后达到 75%(OR 0.25;0.18～0.34),在停止应用药物 10 年后,此作用抑制存在。

中国最近一项大型病例对照研究中也发现这种趋势(n=1204/1212)[129]。曾经应用 OC 者子宫内膜癌的发生风险降低(OR=0.75;95% CI:0.60～0.93),随着用药时间的延长这种作用越发明显(5 年甚至更久:OR=0.50;95% CI:0.30～0.85),停止用药后 25 年这种作用持续存在(OR=0.57;95% CI:0.42～0.78)。

2006 年校正的 Oxford FPA 队列研究中,评估了 17 032 名女性及 77 例病例,结果表明曾经用药者风险降低>50%(应用超过 97 个月 RR=0.1;95% CI:0.0～0.4),这种保护作用在停止 OC 后的 20 年依然存在[16]。在这项评估中,同时存在宫颈癌、宫体癌、卵巢癌的发生风险数据,年龄调整后的 RR 为 0.7(95% CI:0.5～0.8)。

复合口服避孕药(COCs)可以降低子宫内膜癌的发生风险,这与用药持续时间有关(应用 5 年后 RR=0.28)。然而,当排除混杂因素,平衡受试者的体重这一因素之外,COCs 的保护作用明显下降,甚至无明显统计学差异[244]。实际上,仅对于生育少于 3 胎以及体重指数(BMI)小于 22kg/m² 的女性,有明确结论得出[245]。总体上看,孕激素发挥作用并不是剂量依赖性的;实际上,与低剂量 COCs 相比,高剂量孕激素 COCs 并不能发挥更多的保护作用(OR=0.52)。然而,对于 BMI 为 22kg/m² 甚至更高的女性,与低剂量口服避孕药相比,应用高剂量孕激素口服避孕药子宫内膜癌发生风险降低(OR=0.31);与此同时,BMI 低于 22kg/m² 并没有此差异[245,246]。在 COCs 应用超过 5 年后其对子宫内膜癌发生风险的降低作用才表现出来[247]。口服避孕药对卵巢癌以及子宫内膜癌有化学预防作用。事实上,与未用药的个体相比,在应用 COCs 的女性个体中,确实有发生风险的显著降低[245,246]。因此,发挥最强保护作用的药物配比模式为最低剂量雌激素以及最高剂量孕激素。子宫内膜癌发生风险在周期序贯用药治疗方案中没有明显上升,即用药过程中仅部分时间加用孕激素;在连续应用雌激素及孕激素的方案中,子宫内膜癌的发生风险降低[248]。在大多数病例中,子宫内膜样腺癌可由病理增生发展而来。一项研究指出,2%(8/390)的复杂性增生可以进展成为癌,10.5%(58/112)非典型增生进展成为癌。在孕激素治疗过程中(n=208),61.5%的女性病例变化得到缓解,而未用激素治疗的女性仅有 20.3%病理变化有好转(n=182;P<0.0001)。子宫内膜非典型增生可以经孕激素得到有效的治疗;然而,绝经后女性,可以考虑全子宫切除术[249]。

子宫内膜以及卵巢癌在女性恶性肿瘤中分别居于第四位以及第五位,在美国每年预计大约有 40 000 例新发子宫内膜癌以及 25 000 例新发卵巢癌。复合口服避孕药可以明显降低子宫内膜癌的发生风险,减低程度约 50%。随着口服避孕药用药时间的延长,癌症发生风险降低程度更明显,停止用药后,这种预防癌症发生风险的作用可以持续 10～15 年。含有高剂量孕激素以及低剂量雌激素的避孕药可以明显降低子宫内膜癌的发生风险。这主要是由于孕激素的保护作用,因此对于有子宫内膜癌高发风险的女性,含孕激素的口服避孕药是一种有效的化学预防措施[250]。

(三)时间依赖性的风险调整

大多数研究中均有关于 OC 应用时间及保护作用之间的关系结果。一项系统性的 Meta 分析[130]共纳入了 10 例病例对照研究,以及 RCGP 队列研究[58],结果表明子宫内膜癌发生风险明显降低,在应用 OC4 年、8 年、12 年后,对应 RR 分别为 0.44、0.33、0.28,这些结论是在 33 项随时间变化的 RR 基础上,同时调整了年龄、肥胖、生产次数、雌激素补充治疗这些因素后分析得出。随着 OC 应用时间的延长,风险呈逐渐降低趋势,差异越发明显(单侧 $P<0.0001$)。

在这项 Meta 分析中,基于 19 项 RR 评估结果,调整后 RR 同样经近因药物使用情况得出。当停止应用 OC 之后,降低风险的作用可以持续至停药后 20 年,并且这种风险降低一直具有统计学意义(单侧 $P=0.011$),处于 50% 水平(停止用药后 5 年、10 年、20 年后对应的 RR 为 0.33、0.41、0.51)。有趣的是先前使用 OC 的保护作用可以持续至绝经期,此期子宫内膜癌的发生风险较高。

(四)混杂因素

正如前所述,激素剂量对于 OC 保护作用的影响较小,但对于有子宫内膜癌高发风险及肥胖的女性,建议其使用高剂量孕激素[129]。虽然许多研究均调整了年龄、家族史、BMI、生产数、吸烟等混杂因素,但是这些研究因样本量不足而受限[125]。现有数据结果表明,这些因素仅会对 OC 的保护作用产生较小影响。

年龄对于子宫内膜癌来说是一个重要危险因素,但是在瑞典病例对照研究中,比较了不同女性 OC 的用药间隔以及绝经情况,结果表明年龄并没有影响到药物的保护作用,同时长时间暴露在外源性雌激素环境下并没有影响到相关结果[126]。德国的相关研究中表明,伴有或者不伴有家族史也没有明显影响(伴有家族史 OR 0.44;95% CI:0.27~0.71;不伴有家族史 OR 0.31;95%CI:0.23~0.41)[127]。即使是合并一级风险家族史的女性(例如子宫内膜癌、结肠直肠癌、乳腺癌),基因因素对这方面结果仅有较小影响[131,132]。

肥胖在子宫内膜癌方面同样也为一个重要的危险因素;在 20 项报道中指出,肥胖使子宫内膜癌的发生风险升高 2~20 倍[108]。正在应用 OC 的女性,肥胖者较无肥胖女性,前者群体中 OC 有预防子宫内膜癌发生的作用[118,128]。但是却没有发现肥胖在这方面结果中的调整作用[126,133]。未生产同样为发生子宫内膜癌的危险因素[132,134,135]。但是也同样未对 OC 的保护作用产生影响[126,128]。吸烟对于 OC 的保护作用也没有产生影响[126]。但是由于吸烟个体中肝脏雌激素代谢的改变,吸烟个体本身子宫内膜癌的发生风险降低 50%[136]。

(五)宫内缓释系统

宫内孕激素治疗对于子宫内膜不典型增生来说是一种有效的治疗方法。但是仍有少数病例关于治疗失败的报道,对于合并子宫内膜不典型增生的女性,经左炔诺孕酮宫内缓释系统治疗 6 个月后,B 超检查下显示子宫内膜厚度增加,先前的病变进展成为腺癌[251,252]。

左炔诺孕酮宫内缓释系统(levonorgestrel-releasing intrauterine system,LNG-IUS)对于子宫内膜有很好的治疗效果,在形态学的效果上可表现为促使腺体萎缩以及间质蜕膜样改变。这种结论表明子宫内膜可以发生形态学上改变,包括蜕膜样改变,LNG-IUS 的使用至少需要 12 个月[253]。

(六) 结论

多于 15 项病例对照研究、至少 4 项大型队列研究表明,既往应用 OC 则子宫内膜癌的发生风险降低 50%。在大多数研究中,这种保护作用持续至停止用药后 20 年。用药时间延长,则其保护作用也更强。OC 的这种作用与其成分有关,而与子宫内膜癌的调整或者干扰因素无关,虽然对于有高发风险的女性,应用含高剂量孕激素的 OC 才能有一定的保护作用。OC 可以有效地抑制子宫内膜增生,但是已经发生子宫内膜癌的女性除外。

第五节 宫颈癌与避孕药

一、概 述

1. 发病率 美国国家癌症研究所统计[437]:从 2003 年至 2007 年,宫颈癌诊断的年龄中位数为 48 岁。约 0.2% 在 20 岁以下,14.5% 在 20～34 岁,26.1% 在 35～44 岁;23.7% 在 45～54 岁;16.3% 在 55～64 岁;10.4% 在 65～74 岁;6.5% 在 75～84 岁,85 岁及以上年龄的占 2.4%。每年发病率为每 10 万妇女中有 8.1,这个比率是在 2003～2007 年间从 17 个地区确诊病例中统计出来的。

2. 病因

HPV 感染:绝大多数宫颈癌是由于 HPV 感染。HPV 被认为是主要的和可预防的危险因素。约 14 种 HPV 已被确定为这种癌症的潜在病因。HPV 被发现存在于 99% 的宫颈癌活检标本中[438]。某些菌株,尤其是 HPV-16 和 HPV-18,被视为与宫颈癌相关的高风险菌株[439]。长期使用 COC 已被确定为可显著增加感染 HPV 妇女患宫颈癌的风险率。关于 HPV 和癌症的更多信息,可在美国国家癌症研究所查询[440]。

3. 感染预防 应用避孕套可以预防宫颈 HPV 病毒的感染,但是不能预防阴道及外阴感染。

二、各种避孕方法与宫颈癌发生风险

口服避孕药与 HPV 感染、宫颈癌的相关性是一种推测,特别是一些新型避孕药物,比如 IUD/IUS 的应用并没有增加宫颈癌的发病风险。

1. 铜制宫内节育器(intrauterine device,IUD) 4 项病例对照研究发现应用 IUD 与罹患宫颈癌的风险并无相关性[441]。观察发现所用 IUD 的特性、IUD 的种类以及癌的组织学类型之间无关联趋势。

2. 左炔诺孕酮宫内缓释系统(levonorgestrel intrauterine system,LNG-IUS) 没有可信的数据。

3. HPV 感染共有的高危因素 衣原体感染[442],吸烟[443],其他危险因素[444](美国癌症群体),如免疫抑制、饮食、口服避孕药、多次足月妊娠、第一次足月妊娠低龄化、贫穷、己烯雌酚、宫颈癌家族史。

4. 复方口服避孕药 Peritz 等人(1977)[445] 及 Vessey 等人(1983)[446] 首次报道宫颈癌与口服避孕药有相关性的文章[Brinton 等的世界卫生组织肿瘤与固醇类避孕药的相关性研

究合作研究项目(1985)[447],(1986)[448]]。

Meta 分析：Smith 等(2003)[449]搜集了 28 个符合条件的研究,总共包括 12 531 个患宫颈癌的女性。

与从来没有服用避孕药妇女的相比,长期使用避孕药的群体患宫颈癌的相对风险更高。

1)长期用药不伴有 HPV 感染的宫颈癌 RR：<5 年 1.1(1.1～1.2)；5～9 年 1.1(1.1～1.2)；≥10 年 2.2(1.9～2.4)；

2)长期用药伴有 HPV 感染的宫颈癌 RR：<5 年 0.9(0.7～1.2)；5～9 年 1.3(1.0～1.9)；≥10 年 2.5(1.6～3.9)；

5. 2007 年,从另一项联合数据分析发现长期持续服用 COC 增加了浸润性宫颈癌的发病率,这项分析来自世界范围内的 24 个研究报道,包括 16 573 位宫颈癌患者及 35 509 位无宫颈癌的女性(用药 5 年的与从来未用药的相对危险度比值为 1.90,置信区间 1.69～2.13)[450]。

组织学结果十分类似,为浸润性及原位宫颈癌,鳞癌及腺癌。研究结果得出相似的结论：HPV 感染状态、性伴侣数量、宫颈癌筛查、吸烟、多次妊娠。

停用药物：Appleby 等 2007 年[450]的 Meta 分析指出停用 COC 后,宫颈癌发病风险下降,停用药物超过 10 年的风险降至从未服药人群风险水平,因此长期服用避孕药的人群应该接受特定程序的宫颈癌筛查。

然而,研究设计发现在不同的研究中存在较大偏差和异质性。改良的筛选方法和青春期接种 HPV 病毒疫苗会很好的预防宫颈癌的发生。

三、宫颈癌与避孕药使用相关研究

人类乳头瘤病毒(human papillomavirus, HPV)感染在宫颈癌的发生中发挥重要作用[137,138]。许多合并因素,例如避孕方法、吸烟、多产、之前患有性传播疾病(沙眼衣原体、单纯疱疹病毒Ⅱ型感染),可以在 HPV 感染阳性的基础上,对宫颈癌的发生产生影响。但是,研究这些合并因素需要大量研究样本,同时需要设立合适对照。

在许多研究中 HCs 可以增加子宫颈异常病理改变、宫颈癌的发生风险,但是在流行病学方面,关于这方面变化有不同解释：HC 使用者通常在生命早期即开始性生活,因此可能有更多的性伴侣,同时她们较少使用屏障避孕方法[253,254]。不管怎样,国际癌症研究机构(International Agency for Research on Cancer)将复合口服避孕药视为宫颈癌发生的病因之一。随着年龄的增加,宫颈癌的发生率逐渐升高,在这个阶段口服避孕药对于宫颈癌发生的促进作用变得不那么重要。对于近期使用口服避孕药的女性,浸润性宫颈癌的发生风险随着用药时间的延长逐渐升高(使用时间超过 5 年的女性 RR＝1.90)[255]。在停止用药后这种风险也减低,大约 10 年甚至更久之后降低至从未用药妇女水平。对于浸润癌以及原位癌,同时对于有 HPV 感染高风险的女性,这种药物的应用具有同样的影响效果。对于不同病理变化的女性,这种药物使用的相对风险没有明显差异。口服避孕药应用 10 年之后,大约应用 20～30 年,到了 50 岁左右时,发展中国家浸润性宫颈癌的发生率为 7.3～8.3/1000,在发达国家其发生率为 3.8～4.5/1000[256-258]。近期研究表明口服避孕药长期应用可增加 HPV 感染女性宫颈癌的发生风险。宫颈癌主要由特殊类型 HPV 感染导致,并不是对于所有有 HPV 感染的女性均有癌变风险。就此推测认为,HC 可以促进 HPV 感染后癌变的过程[259,260]。现有数据表明,在 16α-羟基化的雌二醇作用下,高风险 HPV 转录的过程加速,因此从这方面来说长期应用口服避孕药可以导致有 HPV 感染的女性子宫颈癌的发生风险升高[201,260]。另有研究结果表明,激素类避孕药的应用时间与宫颈浸润性癌、宫颈原位癌发生间均存在联系,特别是对于 HPV 感染的女性,这种联系更加明显[261,262]。28 项研究中共纳入了 12 531 名女性,也得出了类似的结果。与从未应用口服避孕药的女性相比,用药女性随着用药时间的延长,宫颈癌的相对发生风险也明显升高;对于应用 5 年、5~9 年、10 年以上的女性,其应用相对风险分别为 1.1、1.6 及 2.2。对于宫颈浸润癌及宫颈原位癌,鳞状细胞癌及腺癌,均有相同的应用风险[263]。在 25 岁之后开始用药并且用药时间长于 7 年,其发生风险升高[264]。近来的研究再次证实与从未用药的女性相比,HC 使用者宫颈癌的发生风险升高(OR 1.45)。

然而,这种风险差异没有明显统计学差异。考虑到用药时长的差异,应用 OC 3 年左右在癌症发生风险方面没有明显升高(OR 0.78)。不管怎样,口服避孕药用药时间超过 3 年 OR 为 2.57。因此,长期应用 OC 对于 HPV 感染阳性的女性可使得宫颈癌的发生风险升高 4 倍[261-263]。出于这个原因,许多美国妇产科医师拒绝向未进行宫颈癌筛查的女性予以应用激素类避孕药[264],尽管世界卫生组织(World Health Organization,WHO)在口服避孕药的应用方面并没做任何更正[265]。因此,对于有宫颈检查结果异常的女性,在进行用药前需要评估避孕药的应用利弊,当然这部分女性需要同时接受密切随访及临床咨询[266]。宫颈细胞学检查结果表明在埋置避孕剂的应用早期阶段,宫颈鳞状上皮病变(squamous intraepithelial lesions,SILs)的发生情况较为多见,但是应用 1 年之后病变进展情况变缓,应用 3 年后没有发现明显的 SIL[267]。现有数据表明对于有 HPV 感染的青少年及年轻女性,SILs 的发生比有 HIV 感染的女性更加常见,这主要由于 HIV 感染患者 CD4 T 淋巴细胞免疫抑制引起[268]。然而,HIV 感染后青少年,HPV 相关的高度鳞状上皮内病变(high-grade squamous intra epithelial lesion,HSIL)的发生情况并不是很明显。激素类避孕药的应用,不仅是复合口服避孕药或者是肌内注射 MPA,宫颈黏液中白介素-12 浓度升高,HPV 感染阳性,低度鳞状上皮内病变(low-grade squamous intraepithelial lesion,LSIL)均与 HSIL 的发生有一定的联系[269]。

IARC 在 1985~1993 年 10 个城市中开展了相关研究,研究过程中调查样本资源充足,同时设立了合适的对照组,以研究这些合并因素的作用。这项研究纳入了将近 2000 名患有宫颈癌的女性,同时设立了同等数量的健康对照女性,但试验中的观察对象来自于宫颈癌高发的地区:哥伦比亚、巴西、秘鲁、巴拉圭以及摩洛哥;宫颈癌中等危险地区:泰国、菲律宾、西班牙;宫颈癌低发地区西班牙。考虑到 HPV 在这方面的作用,试验研究对象主要聚焦于有病毒感染的女性。IARC 的研究发表了 2 篇报道。其中一篇分析了产次的作用[139],而另一篇分析了复合 OC 在这方面的作用[140]。研究结果表明生育 5 胎甚至更多胎的女性,其宫颈癌的发生风险较未生育的女性相比,升高了 3 倍。女性合并 HPV 感染,同时应用 OC 超过 5 年,其宫颈癌发生风险较未用药女性相比,升高 3 倍。产次的作用在之后的 Meta 分析中得到验证[141],同时也解释了发达国家与发展中国家为何宫颈癌的发生情况不同。

一篇 2005 年发表的系统综述中[142],确定长期应用 OC 与宫颈癌发生风险间存在联系,IARC 的一个工作小组将 OC 列为宫颈癌的致癌因子[137,143]。IARC 声明依据临床试验结果拟出,依据人体及动物学试验结果得出,雌激素及孕激素会加速 HPV 基因的表达,同时促进细胞在人体内的增殖,这主要通过病毒基因组中激素反应元件及受体介导途径这两种机制发挥作用。然而,这需要引起我们的重视。虽然宫颈癌主要有 HPV 感染导致,但是 HPV 感染生殖器并不是一个独立于 OC 应用之外的事件[144]。应用 OC 的女性较应用屏障避孕的女性或者没有性生活的女性,更容易感染 HPV。60 年代及 70 年代应用的 OC 常含有较高剂量的 EE 以及不同类型、不同剂量的孕激素,这与现在应用的 OC 不同。因此,长期应用 OC 者最初可能采用高剂量 OCs,后来才逐步过渡到应用低剂量 OCs。随着年龄的增长,宫颈癌的发病率逐渐升高,发生宫颈癌的女性既往多已用过 OC,但是 OC 对宫颈癌发生风险的这种影响也与年龄密切相关。公众关注的焦点在于 OC 停止使用后其负面影响持续时间及程度如何。在 2006 年更正的 Oxford FPA 研究中,相关结果表明升高的 RR 在 49～144 个月用药组(RR=3.9;95% CI:1.4～12.3)及 145～240 个月用药组最为明显(RR=4.6;95% CI:1.5～15.6),这表明在停止应用 OC 后,其负面影响仍能持续数年[16]。RCGP 口服避孕药研究中得到结果的说服力不足。其结果表明宫颈浸润癌的发生风险无明显增加,虽然在一部分应用 OC 超过 8 年的亚组中发现 RR 有增加的趋势(2.73;1.61～4.61)[81]。最近由国际合作进行的,关于宫颈癌流行病学研究的 Meta 分析结果,给我们提供了 OC 持续应用时间方面的最重要信息。这些信息由全球性的研究得到,包括 16 573 例宫颈癌病例以及 35 509 例无宫颈癌病例,这些病例均集中进行二次分析。宫颈癌的 RR 通过回归分析计算得出,同时经学历、年龄、性伴侣数目、初次性交年龄、产次、吸烟以及筛查等多种因素进行分类。对于新近使用 OC 的女性,浸润性宫颈癌的 RR 随着用药时间的延长而逐渐升高(应用 5 年甚至更久 RR=1.90;95% CI:1.69～2.13)。停止应用后相关风险下降,停用 10 年甚至更久之后降至从未用药者水平。对于浸润癌及原位癌,以及有 HPV 感染的女性,其发生风险类似。研究者对此的解释为,新近应用 OC 宫颈癌发生风险增加,而停止应用 OC 其风险降低。20～30 岁间应用 OC,50 岁之前浸润癌的发生率在欠发达国家由 7.3/1000 升高至 8.3/1000,在较为发到国家由 3.8/1000 升高至 4.5/1000。

四、结　论

1. 发病率　2010 年美国宫颈癌的新发病人数约 12 200,死亡人数约 4210[451]。

2. 组织学　世界卫生组织确认了浸润性癌的两种主要组织学类型:鳞癌(约占 85%)和腺癌(约占 12%)[452]。

3. 病因　HPV 感染是宫颈癌最常见的病因[451]。

4. 复方口服避孕药

(1)Meta 分析[370]:搜集了 28 个符合条件的研究,总共包括 12 531 个患宫颈癌的女性。

(2)正在服药[370]:与从来没有服用避孕药的妇女相比,长期使用避孕药的群体患宫颈癌的相对风险更高[450]。

(3)停用药物:Appleby 等 2007 年[450]的 Meta 分析指出停用 COC 后,宫颈癌发病风险下降,停用药物超过 10 年的风险降至从未服药人群风险水平。

(4)偏差:然而研究设计不同以及结果存在较大的异质性。

5. 综述和 Meta 分析

(1)IACR(国际癌症注册协会)关于评估人类致癌风险的专题论著(2009)[367]。

（2）Meta 分析：Smith 等深度参考文献（2003）[449]。

（3）ESHRE 卡普里工作组（2005）[371]。

（4）美国国家癌症研究所[451][453]。

6. 宫颈癌主要由 HPV 感染导致。因此阐明何种因素在 HPV 感染后宫颈癌的发生过程中起主要作用非常重要。生殖器 HPV 感染与避孕方法有关，应用安全套避孕可以避免感染，改善治疗，IUD/LNG-IUS 在癌症发展方面没有明显影响。尽管在非激素合并变量方面存在许多残余混杂因素，早期以及最近的报道指出，长期应用 OC 与宫颈癌之间存在因果或者促进关系。在停止用药之后这种联系逐渐削弱，在停止用药后 10 年变得非常弱。因此，长期应用 OC 需要接受宫颈癌筛查。现在筛查技术逐渐完善，青少年时期应用 HPV 疫苗可以有效地防止今后宫颈癌的发生，但是不能因为惧怕发生宫颈癌而停止继续应用 OC。

第六节　结肠直肠癌与避孕药

SEER 团队[454]公布了美国当代大肠癌的发病率，女性大肠癌的发病率是 41/100 000（US）。

（一）组织学分类

1. 肿瘤组织学归类为特定类型的癌：结肠癌（95%），表皮样癌（0.52%～0.29%）或其他罕见的癌症类型。

2. 腺癌发病率随着年龄的增长而增加。

（二）复方口服避孕药与结肠直肠癌风险

OC 也可减少大肠癌的风险。事实上，早已有人建议观察类固醇激素对大肠癌的影响[193]。激素替代疗法降低了大肠癌的风险[422,455]。

1. 临床研究：国际癌症研究机构（International Agency for Research on Cancer，IARC）（1999）[422]进行了四项队列研究，其中三个使用 OC 后大肠癌风险不断降低。

2. Fernandez 等的 Meta 分析（2001）[456]：

1）过去使用者风险降低：在曾经使用 OC 的 8 个大肠癌病例对照研究中 RR 合并为 0.81，4 个队列研究汇集估计 RR 为 0.84，所有研究的结合 RR 为 0.82。然而使用时间与风险没有联系，因为持续使用时间短时大肠癌的总 RR 为 0.78，而持续使用时间长时大肠癌的总 RR 为 0.85。结肠癌和直肠癌风险的情况类似。

2）当前使用者风险降低：瑞士最近的一项病例对照研究发现，长期使用 OC[457] RR 为 0.8。包括最近使用的仅有两项研究[458,459]的信息。结果表明，最近使用了 OC 的妇女风险降低最多。

（三）大肠癌风险和 OCs 的类型

开放式问题更好地了解使用 OC 与大肠癌的潜在关系，这可能有助于做出明智的避孕选择。然而，仍有某些方面不确定，包括使用的持续时间和更充分地控制混杂因素。因此，我们无法估计任何 OC 对大肠癌发病率和死亡率潜在影响。

2000 年 6 月发布一项关于结肠直肠癌的流行病学调查 Meta 分析，对 OC 的应用进行定量分析，依据 8 例病例对照研究，曾经应用 OC 结肠直肠癌的混合 RR 为 0.81；根据 4 项队列研究 RR 为 0.84;依据所有研究 RR 为 0.82[154]。但是与持续用药间没有发现关联。对于直肠癌及结肠癌,其发生风险类似。在这项 Meta 分析之后,瑞士针对 131 名伴有结肠直肠癌的女性既往应用 OC 情况进行分析,得出 RR 为 0.8(95% CI:0.4~1.7)[155]。Oxford FPA 队列研究中,包括 46 例结肠直肠癌病例,均未发现与 OC 之间存在联系[156]。在一项关于中国女纺织工人的研究中,共纳入 655 例有结肠直肠癌的女性,对于应用 OC 超过 3 年的女性 RR 为 1.56(95% CI:1.01~2.40),但是并没有发现 OC 应用时间与发病风险间有某种关系发展趋势[157]。

RCGP 口服避孕药的一组同类病例对照研究中,共有 146 例结肠直肠癌病例[158]。对于曾经应用 OC 的女性,RR 为 0.84,而新近使用 OC 的女性 RR 明显降低,为 0.38,之前就开始应用的为 0.89。在之后的一篇报道中(随访总时间为 38 年),共有 323 例结肠直肠癌病例,曾经应用 OC 的女性其 RR 为 0.72[5]。美国一项病例对照研究中,共纳入了 1722 例结肠癌病例,366 例直肠癌病例,对照组病例人数为 4297 名,曾经应用 OC 的总体 RR 为 0.89(95% CI:0.75~1.06),结肠癌(RR=0.88)与直肠癌(RR=0.87)间没有明显差异。对于直肠癌,既往资料显示既往应用 OC 对直肠癌的发生有负面作用[159]。在妇女健康研究 11 年的随访过程中,共有 267 例结肠癌病例,应用 OC 的 RR 为 0.67(95% CI:0.50~0.89),但是由于数据证明方面的限制,没有发现剂量与发生风险之间的联系[160]。在加拿大一项队列研究中,平均随访时间为 16.4 年,接受乳腺癌癌症筛选程序检查的女性,共发现了 1142 例结肠直肠癌病例。曾经应用 OC 的总体 RR 为 0.83(95% CI:0.73~0.94)。但是也没有发现药物应用时间与发生风险之间的联系。

表 4-4 给出了 11 项病例对照研究的主要结果,这些研究主要针对 OC 与结肠直肠癌发生风险间的关系展开。表 4-5 给出了来自于 9 项队列研究的数据结果。对于病例对照研究及队列研究,总体 RR 为 0.82;总体 RR,包括病例对照研究及队列研究,仍为 0.82(95% CI:0.72~0.93)。对应值分别为结肠癌 RR 0.85(95% CI:0.79~0.83),直肠癌 RR 0.80(95% CI:0.70~0.92)[161]。仅有少量研究[5,155,159,162,163]涉及新近应用 OC,同时指出最近应用 OC 对于结肠直肠癌的发生具有预防保护作用。但是关于 OC 应用类型方面,现有数据不足;也没有发现长期应用后,变化趋势的稳定变化情况。

表 4-4 OC 应用与结肠直肠癌发生风险的病例对照研究

参考文献	城市	病变部位	病例数	对照组数	相对风险[a](95%CI)
Weiss 等(1981)[164]	华盛顿州,美国	结肠直肠	143	707	1.58(0.80~3.10)
Potter and McMichael(1983)[165]	阿德雷德,澳大利亚	结肠直肠	155	311	0.61(0.52~0.72)
		结肠	199		0.50(0.25~1.00)
		直肠	56		0.70(0.29~1.71)
Furner 等(1989)[166]	芝加哥,美国	结肠直肠	90	208	0.62(0.28~1.36)
Kune 等(1990)[167]	墨尔本,澳大利亚	结肠直肠	190	200	1.36(0.21~1.53)
		结肠	108		1.17(0.59~2.31)
		直肠	82		2.04(1.00~4.15)

参考文献	城市	病变部位	病例数	对照组数	相对风险[a]（95%CI）
Peters 等（1990）[168]	洛杉矶,美国	机场	327	327	1.03（0.64～1.66）
Wu-Williams 等（1991）[169]	北美洲	结肠直肠	189	494	0.84（0.75～0.94）
		结肠	114		1.20（0.52～2.78）
		直肠	75		0.40（0.17～0.96）
Wu-Williams 等（1991）[169]	中国	结肠直肠	206	618	0.70（0.61～0.82）
		结肠	78		0.55（0.19～1.59）
		直肠	128		0.70（0.34～1.46）
Kampman 等（1997）[171]	美国,KPMC	结肠	894	1120	0.86（0.67～1.10）
Fernandez 等（1996）[170]	意大利	结肠直肠	1232	2793	0.64（0.49～0.85）
Talamini 等（1998）[172]		结肠	803		0.63（0.45～0.88）
Fernandez 等（1998）[b][162]		直肠	429		0.66（0.43～1.01）
Levi 等（2003）[155]	瑞士	结肠直肠	131	373	0.83（0.40～1.71）
Nichols 等（2005）[159]	WI,美国	结肠直肠	1488	429	0.89（0.75～1.06）
		结肠	1112		0.87（0.72～1.06）
			336		0.87（0.65～1.17）

KPMC,凯萨医疗机构医疗护理

a:曾经用药者与从未用药者比较;b:合并分析 Fernandez 等（1996）及 Talamini 等（1998）数据

表 4-5　OC 应用与结肠直肠癌发生风险队列研究

参考文献	城市	病变部位	病例例数	队列大小	随访时间	相对风险[a]（95%CI）
Martinez 等（1997）[173]	美国,NHS	结肠直肠	501	89 448	12 年	0.84（0.69～1.02）
		结肠	396	89 448		0.64（0.40～1.02）
		直肠	105	89 448		0.76（0.49～1.18）
Bostick 等（1994）[174]	IA,美国,WHS	结肠	212	35 215	4 年	0.96（0.67～1.38）
Troisi 等（1997）[175]	美国,BCDDP	结肠直肠	330	57 529	10 年	1.00（0.73～1.37）
Van Wayenburg 等（2000）[176]	荷兰	结肠直肠	95[b]	10 671	18 年	0.68（0.21～2.21）
Vessey 等（2003）[156]	英国,OFPA	结肠直肠	46[b]	17 032	30 年	0.92（0.57～1.51）
Rosenblatt 等（2004）[157]	中国	结肠	655	267 400	10 年	1.09（0.86～1.38）
Hannaford 等（2007）[5]	英国,RCGP OC	结肠直肠	323	46 000	35 年	0.72（0.58～0.90）

续表

参考文献	城市	病变部位	病例例数	队列大小	随访时间	相对风险[a]（95%CI）
Lin 等（2007）[160]	美国，WHI	结肠直肠	267	39 680	11 年	0.67（0.50～0.89）
		结肠	205			0.73（0.52～1.02）
		直肠	55			0.52（0.28～0.96）
Kabat 等（2008）[177]	加拿大，CNBSS	结肠直肠	1142	89 835	16 年	0.83（0.73～0.94）
		结肠	790			0.81（0.70～0.94）
		直肠	366			0.85（0.66～1.05）

BCDDP：Breast Cancer Detection Demonstration Project，乳腺癌检测示范项目

CNBSS：Canadian National Breast Screening Study，加拿大乳腺筛查研究

NHS：Nurses'Health Study，护理健康研究

OFPA：Oxford Family Planning Association，牛津大学计划生育协会

RCGP：Royal College of General Practitioners，英国皇家全科医师协会

WHI：Women's Health Initiative，妇女健康倡议

WHS：Women's Health Initiative，妇女健康研究

a：曾经用药者与从未用药者比较；b：死亡

现在结肠直肠癌与口服避孕药之间的关系并没有得到明确结论。多中心病例对照研究结果显示，从 1992～1996 年间，共收集了 1985～1991 年间的调查研究结果，纳入了 803 名患有结肠癌的女性（平均年龄在 61 岁），429 例直肠癌病例（平均年龄 62 岁），2793 例对照（平均年龄 57 岁），结果表明口服避孕药对于结肠直肠癌预防方面的作用相似，不论这些赘生物发生在升结肠，横结肠或者是降结肠。但是在 HCs 以及直肠癌发生之间，研究者发现负相关关系（OR＝0.66），但是与 OC 应用持续时间之间没有发现明显联系。对于结肠癌以及直肠来说，应用 COC 可以使得癌症发生风险降低 36%（OR＝0.64）。这种结果与结肠直肠癌的发生，及结肠直肠癌雌激素受体以及结肠直肠癌旁路途径相一致[17]。其他研究报道指出口服避孕药在这方面没有明显的影响，应用激素补充治疗的女性可以降低直肠癌的发生风险（OR＝0.56）。因此，结肠直肠癌的发生与生育以及月经因素之间的联系不是很密切，也不是很一致[270]。在一项大型研究中同样也得到类似的研究结果，这项研究中一共纳入了 118 404 名女性，结果表明既往应用或者最近应用口服避孕药并不能改变结肠直肠癌的发生风险[271]。腺瘤性息肉（腺瘤）是结肠直肠的癌前病变。同样，既往自发或者人工流产，不孕，绝经类型，绝经年龄，口服避孕药，激素补充治疗方法，与腺瘤的发生风险之间没有明显联系，虽然以往确实发现了许多相关发展趋势[272]。结肠直肠腺瘤性息肉，被看做是结肠直肠癌的癌前病变，同样也是结肠直肠癌发生的病因。虽然许多结肠直肠癌的已知危险因素都与结肠直肠腺瘤有关；吸烟与结肠直肠癌腺瘤之间有密切的联系，但是通常情况下其与结肠直肠癌之间没有明显的联系。对于这方面现在还没有发现明确的解释[273]。吸烟在结肠直肠癌腺癌发生早期以及原位癌发生方面发挥着主要作用。

但是结肠直肠癌与口服避孕药、初产年龄、子宫切除术或者卵巢切除术、绝经年龄之间的联系并不十分紧密。在 40 岁或者 40 岁之后应用激素类避孕药，可以降低结肠直肠癌的发生风险（OR＝0.06），特别是对于应用时间超过 5 年的女性，这方面的作用比较明显。然

而,之前的研究结果表明应用激素类避孕药没有明显的风险预防作用。因此在这方面需要进行应用利弊方面的评估[274]。流行病学研究结果表明外源性以及内源性激素有一定致结肠直肠癌发的作用。然而,对于外源性激素,与激素补充治疗相比,少有队列研究针对口服避孕药对结肠直肠癌的发生风险展开研究。最近的一项研究中一共纳入了 88 835 名女性,结果表明口服避孕药可以降低结肠直肠癌的发生风险(OR=0.83)。增加口服避孕药的用药时间并没有发现结肠直肠癌的发生风险进一步减低。这些结果表明口服避孕药对结肠直肠癌发生之间有反向影响[275]。之前的研究同样发现口服避孕药、生育因素以及结肠直肠癌之间的关系。与从未应用 OCs 的女性相比,OCs 超过 6 个月但是小于 3 年的女性其相对风险为 0.61,继续用药后并没有发现相关风险进一步降低(多元趋势 $P=0.09$)。生育因素与结肠直肠癌发生风险之间没有发现明显联系。这些研究结果表明 HCs 可以减低结肠直肠癌的发生风险[276]。雌激素可以调节机体对饮食以及生活习惯这方面因素的敏感性,这主要通过胰岛素相关机制来发挥作用,HCs 对于结肠直肠癌的影响与这方面作用相一致[277]。

有假设指出雌激素可以上调结肠胰岛素样生长因子(insulin-like growth factor,IGF-1)受体以及胰岛素受体底物(insulin receptor substrate,IRS-1)水平,这可以反过来增加机体因肥胖致胰岛素水平升高的敏感性。雄激素对于男性个体同样可以减低结肠癌的发生,进一步的推测认为随着男性年龄升高,BMI 水平的变化与结肠癌发生有关,雄激素可以降低此类结肠癌的发生风险。在男性与女性个体间,BMI 与结肠癌之间的关系存在不同。但是现在少有数据研究雌激素是否是导致这种差异的原因[278]。流行病学以及实验室研究结果表明女性性激素在结肠直肠癌发生方面具有预防作用,但是现在的研究结果尚不足。在一例个案报道中进行长达 4 年的化学预防试验,对于有腺瘤性息肉变的个体应用口服避孕药后病变消失。在剔除息肉后,结肠黏膜中没有发现前列腺素水平的变化,因此非甾体类抗炎药的应用并不像是疾病发生的病因。这项报道表明在应用雌激素/孕激素之后会发生结肠直肠腺瘤退行性变[279]。虽然短期应用口服避孕药可以预防结肠直肠癌的发生,但是长期应用口服避孕药并不能在预防结肠直肠癌方面明显受益。应用过 HRT 的女性在结肠直肠癌发生风险方面可以有减少,特别是当正在使用 HRT 时。进一步的研究需要证实这种益处可以持续多久,是否应用外源性雌激素时这种益处更加明显[280]。

(四) 结论

1. 发病率 美国妇女结直肠癌最新的发病率是 41/100 000。

2. 复方口服避孕药

(1)OC 当前使用者大肠癌风险减少。

(2)在曾经使用 OC 的 8 个大肠癌病例对照研究中 RR 合并为 0.81,4 个队列研究汇集估计 RR 为 0.84,所有研究总 RR 为 0.82。

(3)使用时间与风险没有关联,因为整个结直肠癌的相对短时间使用危险度 RR 为 0.78,长期使用时为 0.85。结肠癌和直肠癌风险的模式是相似的。

(4)孕激素方案和剂量:尚无各种现代孕激素方案的研究数据。

(5)综述和 Meta 分析

1)IACR-专刊(2009)。

2)扩展回顾:Cibula 等(2010)。

3)进一步引用:ESHRE 卡普里工作组(2005)。

第七节 其他肿瘤与口服避孕药

一、良性肝脏肿瘤发生风险

良性肝脏肿瘤,包括肝细胞腺瘤(hepatocellular adenoma,HA)、原位结节性增生(focal nodular hyperplasia,FNH)、肝脏血管瘤(hepatic haemangiomas,HH)在女性群体中更加多见,其发生与女性激素、激素相关因素有关,包括妊娠及 OC 的使用[145]。但是这些疾病在年轻女性群体中较为少见[146]。

有关于 HA,在美国一项病例对照研究中,34 例病例中有 82% 的女性曾经应用过 OC,对照组 34 例病例中有 56% 曾经应用 OC。应用 OC 1~3 年,其 RR 为 1.3,应用 8~11 年,其 RR 为 7.5,应用超过 11 年,其 RR 为 25[147]。在美国另一项研究中,74 例 HA 病例中有 91% 的女性,220 例对照病例中有 45% 的女性应用 OC 超过 12 个月。应用 OC 13~36 个月,其 RR 为 9;应用 61~84 个月,其 RR 为 123;应用超过 85 个月,其 RR 为 503[148]。在德国最近的一项多中心病例对照研究中,51 例 HA 病例以及 240 例对照病例中,曾经应用 OC 的 RR 为 1.25(95% CI:0.37~4.22)[149]。持续用药时间以及初次、最后应用 OC 的年龄与 HA 的发生无明显联系。这些数据主要反映新近低剂量 OC 的使用情况。结果表明 HA 与新近使用 OC(第一代、高剂量 OC)之间存在一定关联。低剂量 OC 与 HA 之间的关联较小。此外,在年轻女性群体中,HA 的发生情况较少,即使是长期应用 OC 的年轻女性。

女性激素在 FNH 的发生过程中同样有一定作用,因此这种疾病女性多发。诊断出 FNH 的女性,51%~75% 的病例中女性均应用过 OC,特别是对那些症状典型,有较大结节的女性。在一项纳入 216 名女性的研究中,OC 并没有影响 FNH 的结节大小,与妊娠、FNH 的改变及并发症无关[150]。然而在一项多中心病例对照研究中,共有 143 例 FNH 病例及 240 例对照病例,对于曾经应用 OC 的女性,RR 为 1.96(95% CI:0.85~4.57)。随着用药时间延长以及最近用药过于频繁,则 RR 升高[148]。在另一项病例对照研究中共有 25 例 FNH 病例及 94 例对照病例,多变量 RR 在既往应用 OC 的群体中为 2.8(95% CI:0.8~9.4),应用时间≥3 年则 RR 升高至 4.5(95% CI:1.2~16.9)。与应用时间有关的风险变化趋势差异有统计学意义[151]。

二、肝癌发生风险

肝细胞腺瘤是少见的良性肿瘤,在 1970 年后其发生率有一定程度的升高[296]。它们通常发生在 30 岁后健康女性群体中,这些女性常应用激素类避孕药物至少 5 年,甚至更久[297,298]。事实上,有证据表明肝脏腺瘤与避孕药使用之间存在一定的联系[299-301]。通过 B 超检查可以发现不少良性肝脏肿瘤。肝脏腺瘤并不是癌前病变,在停止应用口服避孕药之后病理变化可以恢复至正常[302-304]。然而,这些肿瘤当停用 OC 之后逐渐退化,但是当再次应用 HC 或者妊娠时,这种病理改变会再次出现[299,305]。肝脏腺瘤的常见并发症为瘤内或者腹膜内出血[306]。腺瘤的发生风险可因为口服避孕药用药时间延长而升高,同时对于体积较大的肿瘤,用药者其肿瘤内出血风险亦升高[298,306]。对于有糖原贮积病的女性(glycogen storage disease)同样容易出现腺瘤,同样与胰岛素依赖糖尿病也有一定的联系[306]。一些研究者认为肝脏腺瘤为癌前病变,同时可以进展成为肝癌,但是现在缺乏足够相关报道[306-308]。虽然最近的报道指出10%的肝脏腺瘤可以进展成为肝细胞癌[307]。

肝脏腺瘤发育异常的区域容易发生癌变。实际上,肝脏腺瘤萎缩,而发育不良部分是不可逆的,癌前病变可以进展成为肝癌[309-311]。局灶性结节性增生(focal nodular hyperplasia,FNH)有较为广泛的年龄分布,这与口服避孕药的应用无关[94,95]。然而,一大部分合并FNH的女性(50%~75%)为HC使用者,这在之前的临床观察已经得到肯定的结论[312]。对于长期应用HC的个体,需要进行B超检查以密切观察患者情况。性激素以及同化性类固醇激素(anabolic-androgenic steroid)在肝脏腺瘤发生进展方面发挥一定的作用。人类肝脏表达雌激素以及雄激素受体,试验结果表明雄激素以及雌激素在促进肝细胞繁殖方面均发挥一定的作用,同时可能成为肝脏肿瘤发生的诱因或者促进因素。在人类,确实在肝脏组织中存在相应受体,同时这些受体还调节性甾体激素或者雄激素对肝脏腺瘤及其周围肝脏组织的作用,但是这些受体仅在不到1/3的患者中可见。这种结论给我们治疗放慢的提示[313,314]。患有多囊卵巢综合征同时伴有肝脏腺瘤的女性,体内常有高雄激素血症的表现,通常这类女性需要接受高剂量的激素治疗[315]。因此对于体内激素水平紊乱,需要接受高剂量激素治疗的女性,同样需要监测病情变化。然而,无病毒感染的肝细胞,其肝细胞癌发生风险仍然较高,这通常是由于HC应用与肝细胞癌之间存在联系的直接证据,这也促使国际组织癌症研究机构在1998年,针对复合激素类避孕药对肝癌发生的影响展开研究,以确定是否复合激素类避孕药是肝癌发生的致癌因素[16]。雌激素对发生肝脏腺瘤的作用影响,以往已有相关研究,但是在原位结性增生方面,其作用尚存在争议[95,312]。低剂量的HCs不能够明显降低肝脏肿瘤的发生率。因此,许多研究认为腺瘤的发生风险随着用药时间的延长而逐渐升高。与此同时,良性肝脏肿瘤较为少见,并且不会影响到HCs的应用。肝脏原位结节性增生危险性较小,但是一旦发生则应当停止激素的使用。在应用药物之前已经有病理学改变的个体,应用HCs可以加速已有疾病的发展。肝下静脉血栓或者巴德-吉亚利综合征(Budd-Chiari syndrome),与原位结节性增生以及腺瘤之间的关系已有相关报道[87,316,317]。

肝癌(肝细胞性肝癌)在年轻女性群体中同样较为少见。OC与肝癌之间的关系是从12例病例对照研究结果得到的,包括739例病例及5 223例对照病例,这在一项Meta分析中再次回顾分析[152]。总体RR为1.57(95% CI:0.96~2.54),其中在6项研究中均表明RR与用药持续时间有关。除了最近的一项多欧洲多国家研究中,将混合RR上调至1.70(95% CI:1.12~2.59),同时异质性降低。在发展中国家中,这种联系不是非常明显,在这些国家中通常乙型肝炎病毒B及C的感染较为常见[153]。对于低剂量OC制剂,RR可能更低。

现有数据结果并没有表明停止应用OC后,其对发生肝癌的风险影响依然存在。因此在RCGP口服避孕药研究中,在27例肝脏以及胆囊癌病例基础上,并没有额外肝癌病例发生[5]。因此在长期公众健康中,新近应用OC的群体中,肝癌的发生风险较低。近期服用避孕药(不包括曾经使用的)增加了肝脏良性肿瘤发病的发病风险,并且可能会增加肝癌的发病风险。

很多研究发现口服避孕药增加了过去认为低风险人群的肝癌患病的风险,比如像美国和欧洲未患肝脏疾病的白人女性。这些研究发现长期服用避孕药的女性肝癌患病风险明显增高。然而,避孕药并不增加亚洲和非洲女性的肝癌患病风险,而这些地区恰恰是肝癌的高发区,对于这一现象较合理的解释就是肝炎等主要的致癌因素要比口服避孕药更为重要。

三、肺癌发生风险

在德国一项大型病例对照研究中一共纳入了 811 名患有肺癌的女性以及 922 名对照组女性[178],结果表明曾经应用 OC 者肺癌的发生风险降低(RR=0.69;95% CI:0.51~0.92),然而关于应用时间、初次应用年龄、初次用药的日历年均与相应风险间没有趋势变化关联。在 Oxford FPA 队列研究中,随访的 30 年并没有发现 RR 的变化有统计学意义[156],在 RCGP 队列研究中,共有 297 例病例,随访 35 年内 RR 为 1.05(95% CI:0.82~0.35)[5]。因此在 OC 应用与肺癌之间缺乏足够的证据,但是现在来看二者间没有明显联系。

四、皮肤癌发生风险

皮肤上存在雌激素、孕激素及雄激素受体。甾体类激素,例如口服避孕药中存在的激素,可以对皮肤细胞的生长有一定影响。它们可以诱导表皮生长因子信号数量增加,表达原癌基因,抑制细胞凋亡,加速 DNA 复制,因此可能促进肿瘤生长。现有数据表明,皮肤对雌激素、孕激素及雄激素均敏感,当雌激素没有过度表达时,并没有明显增加皮肤癌的发生风险。问题是是否口服避孕药可以增加皮肤癌的风险,特别是黑色素瘤仍是现在较为关注的问题[281,282]。许多研究表明妊娠、妊娠年龄、近期应用激素类避孕药的情况、持续应用时间、最初应用避孕药的年龄,与黑色素瘤的发生没有明显联系[283-285]。相反,与从未生育过的女性相比,生育过 3 个甚至更多孩子可成为女性皮肤癌发生方面的保护因素。实际上,女性初育年龄较早(<20 岁),同时多产(≥5 个出生婴儿),与生育年龄较晚(≥25 岁),生产婴儿数目较少的女性相比,前者皮肤癌的发病风险较低[286-288]。然而,其他因素例如海滩度假过多日晒(超过 3 周甚至更久)可以增加皮肤癌的发生风险[287]。实际上,既往过多日晒以及暴露在过多的日光-UV 下,可以促使黑色素痣形成,间接促使黑色素瘤的形成[281,288,289]。间歇以及过度日光暴露,可以增加皮肤癌的发生风险,但是迁延照射,例如户外作业,并不能增加相关风险[290,291]。现有数据表明,在口服避孕药以及黑色素瘤或者良性黑色素痣之间没有因果联系,同时对于特殊亚群女性,仅在应用口服避孕药过程中发现为皮肤癌高发风险女性,同样没有发现这之间存在因果联系[281,288,289]。然而,有一小部分病例报道表明,妊娠过程中痣的改变可能成为黑色素瘤发生的危险因素(OR=2.9)[281,288]。

生殖激素在皮肤黑色素瘤的发生过程中可以发挥一定的作用,但是口服避孕药并没有增加黑色素瘤的发生风险,对皮肤癌的影响亦是如此,但前提条件是雌激素并没有过多使用[291-294]。此外,在先前妊娠过程中出现面部色素沉着的女性,其皮肤黑色素瘤的发生风险较低。同样,应用皮肤痤疮药物治疗的女性,同样有类似报道[286,294]。

但是这些方面需要有进一步的研究。这些数据表明口服避孕药与皮肤黑色素瘤发生风险方面的关系缺乏足够证据支持。虽然有研究指出皮肤癌发生的相对风险与长期应用口服避孕药(超过 5 年)之间有一定关系(在黑色素瘤发生前至少 10 年开始应用口服避孕药),其 OR 为 1.5[291]。总而言之,现有的激素类避孕药对于黑色素瘤以及皮肤癌的发生没有明显的影响。从另一方面看,欧洲皮肤恶性黑色素瘤(cutaneous malignant melanoma,CMM)的死亡率在 90 年代后有一定程度的降低,特别是在年轻女性群体中,这种变化更加明显[74,295]。

五、胰腺癌发生风险

女性个体较男性个体,胰腺癌的发生率较低。先前研究结果表明生育因素可以降低女性胰腺癌的发生率。一项针对 115 474 名女性的研究表明(随访 22 年),共发生了 243 例胰腺癌病例。生育因素对于胰腺癌的发生是一个较为重要的危险因素。与从未生育的女性相比,对于生育 1~2 胎的女性,发生胰腺癌的相对风险为 0.86,生育 3~4 胎的女性,相对风险为 0.75,生育 5 胎甚至更多胎的女性,相对风险为 0.58。然而,当调整过混杂因素之后,线性趋势显示每种情况的发生风险均降低 10%。其他生育因素以及外源性激素的应用对胰腺癌发生并没有明显影响[318]。相对于绝经前女性,绝经后女性胰腺癌的发生风险明显升高(OR=2.44)。

初次生育的年龄,绝经年龄,应用口服避孕药、激素补充治疗(HRT)的情况,与胰腺癌的没有明显关系。然而,对于经产女性,足月产时的年龄,可以明显增加胰腺癌的发生风险(调整后 OR=0.45)。除了绝经后女性胰腺癌的发生风险增加之外,队列研究结果表明激素治疗同样可以增加胰腺癌的发生风险。但是这需要今后更多的研究结果来证实。然而,越来越多的流行病学研究结果表明既往生育情况以及激素使用情况与胰腺癌的发生有关,这在一定程度上也支持了接下来的假设,即胰腺癌在一定程度上为雌激素依赖性疾病[319]。哺乳期的延长以及多产与胰腺癌的发生风险减低有关[320]。另外的研究表明,有完整卵巢的女性较卵巢切除的女性,前者胰腺癌的发生风险减低,风险比为 0.70。这些研究结果表明晚绝经的女性胰腺癌的发生风险降低,但是这需要更多的研究予以证实[321]。其他生育因素[初产、月经初潮、绝经年龄;绝经类型;己烯雌酚(diethylstilbestrol,DES),应用口服避孕药或者雌激素补充治疗的持续时间]与胰腺癌的发生没有明显联系[322]。

总之,文献数据表明多产使得胰腺癌的发生风险减低,但是二者之间并没有表现出明显的线性趋势关系。此外,没有证据表明其他生育因素与胰腺癌死亡率之间存在关联[323]。临床数据表明醋酸甲羟孕酮(medroxyprogesterone acetate,MPA)在活体组织中能够抑制部分人类胰腺癌细胞的增长,这主要通过诱导细胞凋亡,通过它们的 PR,同时与 bcl-2 的磷酸化作用有关。

六、神经纤维瘤的生长情况

神经纤维瘤是末梢神经鞘的良性肿瘤,它多为零星出现,多伴有常见家族遗传性癌症综合征,例如多发性神经纤维瘤 1 型(neurofibromatosis type 1,NF1)[325]。NF1 是一种遗传性疾病,其发生主要由于 17q11.2 染色体上基因突变引起。施万细胞 NF1 基因缺失可以导致良性神经鞘膜瘤的发生[326,327]。神经纤维瘤与循环中激素水平有着有趣的联系。实际上,青春期皮肤神经纤维瘤发生率增加,妊娠期其数目及大小增加,产后病灶萎缩[328]。75%的神经纤维瘤可以表达孕激素受体(PR),仅有小部分约 5%表达雌激素受体(ER)。因此,激素可以影响 NF1 患者的病灶的发生发展情况,同时可以增加丛状神经纤维瘤恶变的风险。活体组织神经纤维瘤中,非肿瘤细胞表达孕激素受体,而肿瘤施万细胞并不表达孕激素受体。因此,孕激素在神经纤维瘤的生长过程中发挥着较为重要的作用,抗孕激素药物可能在抑制肿瘤生长方面发挥一定作用[329-331]。这些观察结果给我们带来许多疑问:是否激素类避孕药可以促进神经纤维瘤的生长?事实表明口服避孕药看起来并没有刺激神经纤维瘤的生长,因此对于 NF1 患者可以应用此类药物。虽然，大剂量的孕激素可以刺激神经纤维瘤细胞的生长，但是在活体组织中的作用需要进一步的观察[331]。

七、不明肿瘤发生风险

文献数据表明月经初潮、初次生产的年龄以及外源性激素的应用与膀胱癌的发生之间存在一定的联系。现在研究结果表明绝经形式以及绝经年龄在女性群体中对膀胱癌的发生有一定的影响[332]。对于绝经后女性，早绝经（≤45 岁）与晚绝经（≥50 岁）女性相比，前者膀胱癌的发生风险明显升高（发生率比＝1.63）。绝经年龄以及膀胱癌之间的关系可以因吸烟情况而发生变化[198,333]。现在女性群体中甲状腺癌的发生率要高于男性，特别是在生育期，因此人们推测可能是女性激素对甲状腺癌的发生有促进作用。一项研究中 410 名年龄在 45～64 岁间女性接受外源性雌激素治疗，其中乳头状甲状腺癌的发生率与激素类避孕药间及激素补充治疗间没有明显联系。在小于 45 岁的女性群体中，既往应用 HCs 的女性，乳头状甲状腺癌的发生率降低（OR＝0.6）；除了既往应用 HCs 与乳头状甲状腺癌间的联系，没有其他外源性雌激素应用形式及雌激素特性与甲状腺癌之间存在联系，例如雌激素药物效能、最近应用雌激素情况，初次及最后应用雌激素的年龄，每次应用的持续时长等。因此，这些研究结果并不支持先前的假设，即外源性雌激素可以增加甲状腺癌的发生风险[334]。

外源性雌激素对脑膜瘤的影响作用现在尚不清楚。少有数据表明脑膜瘤与外源性激素间存在联系，但是既往确实有研究表明一些激素的使用可能会影响到患有脑膜瘤的女性其肿瘤的生物学特性[335]。

八、其他肿瘤发生风险

在对 13 项关于甲状腺癌的病例进行再次收集分析之后[179]，结果显示总体 RR，新近应用 OC 为 1.5（95% CI：1.0～2.1），停止应用 10 年后降至 1.1。6 项后续研究对以往结果进行修正[153]，其中一项结果在总体水平以下，一项在总体水平以上，一项接近于总体水平。

仅小部分试验验证了 OC 应用与新生肿瘤间的关系，包括食管癌、胃癌、胰腺癌、胆囊癌、肾癌、神经母细胞瘤、霍奇金淋巴瘤、非霍奇金淋巴瘤[153]。但是这些研究中均没有明显的联系。仅在 2 项试验中，妊娠期滋养细胞肿瘤与 OC 的应用有直接联系，RR 为 1.8[180] 及 1.5[181]，均有统计学意义。

综上所述，新近应用 OC 而非既往应用与肝脏良性肿瘤有关，与肝癌风险中度关联。现在尚无证据表明 OC 与肺癌、消化道恶性肿瘤、恶性黑色素瘤、甲状腺癌以及其他评估癌症有关[153]。结肠直肠癌的研究数据表明，OC 对其发生有预防保护作用，但是没有发现风险变化趋势与用药持续时间之间的关系。进一步更好的研究 OC 与结肠直肠癌的关系，可以帮助我们在临床上选择更好的避孕药物。

第八节 癌症网络的作用

一些研究者试图建立统计模型以评估 OC 与所有生殖器癌症之间的关系网络[182]，或者乳腺癌、子宫颈癌、子宫内膜癌、卵巢癌、肝癌[183]。这类模型提出许多假设，这在之前的队列研究中常直接验证风险及受益情况，得出的许多结论也同样具有重要作用。

NHS 中在 1976 年招募的 167 000 名受试女性，共收集了 21 年的死亡资料，没有发现曾经应用 OC 或者从未应用 OC 与死亡风险间存在联系［调整后 RR（ARR）0.92；95％CI 0.81～1.03］[184]。同样在之后的 RCGP 口服避孕药研究中，共随访 25 年，46 000 名英国女性中相关癌症死亡率没有明显差异（ARR 1.0；95％ CI：0.8～1.1）[163]。

一些队列研究验证了 OC 应用与癌症风险之间的联系。在 1988 年，RCGP 研究应用 80 年代末期的数据，分析报道了伴有浸润性生殖器癌症的相关数据[111]。曾经应用 OC 者，与从未用药者相比（ARR 1.0；95％CI：0.5～1.7）。在挪威的一项研究中，自 1991～1997 年，共招募了 96 000 名女性，随访至 1999 年，没有发现应用 OC 与乳腺癌、子宫内膜癌、卵巢癌之间存在联系[185]。Oxford FPA 口服避孕药研究中，募集了自 1968～1974 年间的 17 000 名女性，随访日期至 2004 年 11 月，结果表明与未应用 OC 的女性相比，生殖器癌症的发生风险在曾经应用 OC 的女性群体中明显下降（ARR 0.7；95％CI 0.5～0.8）[16]。RCGP 研究在经过 36 年随访后，同样发现主要生殖道癌症发生风险明显降低（ARR0.71；95％CI：0.60～0.85）[5]。RCGP 研究中癌症发生风险的变化提示，OC 对于卵巢癌及子宫内膜癌具有预防保护作用，且此作用为渐进式。最新的 RCGP 分析同样评估了既往应用 OC 及未用 OC 者所有癌症发生风险[5]。曾经应用者癌症发生风险降低 12％（ARR 0.88；95％CI：0.83～0.94），每 100 000 名女性中癌症发生病例减少 45 例。在所有 OC 应用者中，这种作用并不完全抑制。亚组分析结果表明，与从未用药者相比，短时间或中等时间长度应用 OC 可以降低癌症发生风险（应用 4 年：ARR 0/93，95％CI：0.82～1.06；应用 4 年～8 年，ARR 0.85，95％CI：0.74～0.98），长期用药者发生风险显著升高（应用超过 8 年：ARR 1.22，95％CI：1.07～1.39）。长期用药者浸润型子宫颈癌发生风险升高。试验中大多数女性应用 OC 时间较短（平均 44 个月），因此没有长期用药前提下相关风险的升高。

英国女性并没有表现出相关风险增高的趋势，OC 应用水平、持续时间、停用时间、癌症发病率是不同的。在中国的一项研究中，从 1989～1991 年共招募了 259 000 名纺织女工，随访时间一直到 2000 年并没有发现 OC 应用及 12 种癌症之间存在关联（乳腺癌、结肠癌、膀胱癌、肝癌、肺癌、卵巢癌、胰腺癌、直肠癌、胃癌、甲状腺癌、子宫颈癌、子宫体癌）（ARR 0.94；95％CI：0.88～1.01）[186]。这项结论在之后又再次进行验证，OC 应用的流行程度是这项研究的限制因素，相应的应用持续时间也较短。

少有试验研究其他避孕方法在癌症发生方面的益处及风险。中国队列研究中同样评估了月用注射避孕药与癌症发生风险间的关系[187]，结果表明注射避孕剂可以改变相关癌症发生风险（ARR 0.91；95％ CI：0.81～1.03），同样 OC 的流行程度及应用持续时间也成为这方面研究的限制因素。另一项类似的队列研究共纳入了 67 000 名上海城市居民，随访平均时间为 7.5 年，没有发现 11 项主要癌症的发生风险升高（除了宫颈癌外，其他癌症均在之前纺织女工研究中有类似报道），在所有应用过避孕方法的女性中，包括 OC、注射避孕剂、宫内避孕装置、输卵管绝育（调整后的风险比率为 1.02，95％CI：0.92～1.12）[82]。其他特殊避孕法方法的相关数据并没有分开报道，虽然确实有这方面的研究结论。RCGP 研究中发现接受输卵管绝育术的女性，其癌症发生风险与未接受此种手术治疗的女性类似（调整后的 HR 0.92，95％CI：0.78～1.08）[188]。

总之，虽然研究样本数量较少，一些大型队列研究中同样针对这些问题进行研究，并延长了随访时间，以探讨不同避孕药与癌症发生风险之间的联系。这些研究中没有一项针对既往应用 OC 者所有癌症发生风险进行评估。实际上,许多研究结果均表明,既往应用 OC 者可以在远期受益。

（D. Cibula，A. Gompel，A. O. Mueck，C. La Vecchia，P. C. Hannaford，S. O. Skouby，M. Zikan，L. Dusek，著；张颖，阮祥燕，编译）

参 考 文 献

1. Anderson GL,Judd HL,Kaunitz AM,et al. Effects of estrogen plus progestin on gynecologic cancers and associated diagnostic procedures:the Women's Health Initiative randomized trial. J Am Med Assoc,2003,290:1739-1748

2. Cummings SR,Tice JA,Bauer S,et al. Prevention of breast cancer in postmenopausal women:approaches to estimating and reducing risk. J Natl Cancer Inst,2009,101:384-388

3. CGHFBC. Breast cancer and hormonal contraceptives:collaborative reanalysis of individual data on 53,297 women with breast cancer and 100,239 women without breast cancer from 54 epidemiological studies. Collaborative Group on Hormonal Factors in Breast Cancer. Lancet,1996,347:1713-1727

4. Hankinson SE,Colditz GA,Manson JE,et al. A prospective study of oral contraceptive use and risk of breast cancer(Nurses' Health Study,United States). Cancer Causes Control,1997,8:65-72

5. Hannaford PC,Selvaraj S,Elliott AM,et al. Cancer risk among users of oral contraceptives:cohort data from the Royal College of General Practitioner's oral contraception study. Br Med J,2007,335:651

6. Marchbanks PA,McDonald JA,Wilson HG,et al. Oral contraceptives and the risk of breast cancer. N Engl J Med,2002,346:2025-2032

7. Kumle M,Weiderpass E,Braaten T,et al. Use of oral contraceptives and breast cancer risk:the Norwegian-Swedish Women's Lifestyle and Health Cohort Study. Cancer Epidemiol Biomarkers Prev,2002,11:1375-1381

8. Kahlenborn C,Modugno F,Potter DM,et al. Oral contraceptive use as a risk factor for premenopausal breast cancer:a meta-analysis. Mayo Clin Proc,2006；81:1290-1302

9. Medina D,Kittrell FS,Tsimelzon A,et al. Inhibition of mammary tumorigenesis by estrogen and progesterone in genetically engineered mice. Ernst Schering Found Symp Proc,2007,1:1109-1126

10. Pasqualini JR. Progestins and breast cancer. Gynecol Endocrinol,2007,23(Suppl 1):32-41

11. Graham JD,Mote PA,Salagame U,et al. DNA replication licensing and progenitor numbers are increased by progesterone in normal human breast. Endocrinology,2009,150:3318-3326

12. Russo J,Moral R,Balogh GA,et al. The protective role of pregnancy in breast cancer. Breast Cancer Res,2005；7:131-142

13. CGHFBC. Breast cancer and hormonal contraceptives:collaborative reanalysis of individual data on 53,297 women with breast cancer and 100,239 women without breast cancer from 54 epidemiological studies. Collaborative Group on Hormonal Factors in Breast Cancer. Lancet,1996；347:1713-1727

14. Hankinson SE,Colditz GA,Manson JE,et al. A prospective study of oral contraceptive use and risk of breast cancer(Nurses' Health Study,United States). Cancer Causes Control,1997；8:65-72

15. Hannaford PC,Selvaraj S,Elliott AM,et al. Cancer risk among users of oral contraceptives:cohort data from the Royal College of General Practitioner's oral contraception study. Br Med J,2007；335:651

16. Vessey M,Painter R. Oral contraceptive use and cancer. Findings in a large cohort study,1968-2004. Br J Cancer,2006；95:385-389

17. Schildkraut JM,Calingaert B,Marchbanks PA,et al. Impact of progestin and estrogen potency in oral contraceptives on ovarian cancer risk. J Natl Cancer Inst,2002; 94:32-38

18. Dumeaux V,Alsaker E,Lund E. Breast cancer and specific types of oral contraceptives:a large Norwegian cohort study. Int J Cancer,2003; 105:844-850

19. Althuis MD,Brogan DR,Coates RJ,et al. Hormonal content and potency of oral contraceptives and breast cancer risk among young women. Br J Cancer,2003,88:50-57

20. Trivers KF,Gammon MD,Abrahamson PE,et al. Oral contraceptives and survival in breast cancer patients aged,20 to 54 years. Cancer Epidemiol Biomarkers Prev,2007,16:1822-1827

21. Wingo PA,Austin H,Marchbanks PA,et al. Oral contraceptives and the risk of death from breast cancer. Obstet Gynecol,2007,110:793-800

22. Barnett GC,Shah M,Redman K,et al. Risk factors for the incidence of breast cancer:do they affect survival from the disease? J Clin Oncol,2008,26:3310-3316

23. Newcomer LM,Newcomb PA,Trentham-Dietz A,et al. Oral contraceptive use and risk of breast cancer by histologic type. Int J Cancer,2003,106:961-964

24. Nyante SJ,Gammon MD,Malone KE,et al. The association between oral contraceptive use and lobular and ductal breast cancer in young women. Int J Cancer,2008,122:936-941

25. Cotterchio M,Kreiger N,Theis B,et al. Hormonal factors and the risk of breast cancer according to estrogen-and progesterone-receptor subgroup. Cancer Epidemiol Biomarkers Prev,2003,12:1053-1060

26. Ma H,Bernstein L,Ross RK,et al. Hormone-related risk factors for breast cancer in women under age 50 years by estrogen and progesterone receptor status:results from a casecontrol and a case-case comparison. Breast Cancer Res,2006

27. Dolle JM,Daling JR,White E,et al. Risk factors for triple-negative breast cancer in women under the age of 45 years. Cancer Epidemiol Biomarkers Prev,2009,18:1157-1166

28. Ma H,Wang Y,Sullivan-Halley J,et al. Use of four biomarkers to evaluate the risk of breast cancer subtypes in the women's contraceptive and reproductive experiences study. Cancer Res,2010,70:575-587

29. Gill JK,Press MF,Patel AV,et al. Oral contraceptive use and risk of breast carcinoma in situ(United States). Cancer Causes Control,2006,17:1155-1162

30. Nichols HB,Trentham-Dietz A,Egan KM,et al. Oral contraceptive use and risk of breast carcinoma in situ. Cancer Epidemiol Biomarkers Prev,2007,16:2262-2268

31. Phillips LS,Millikan RC,Schroeder JC,et al. Reproductive and hormonal risk factors for ductal carcinoma in situ of the breast. Cancer Epidemiol Biomarkers Prev,2009,18:1507-1514

32. Ory H,Cole P,MacMahon B,et al. Oral contraceptives and reduced risk of benign breast diseases. N Engl J Med,1976,294:419-422

33. Vessey M,Yeates D. Oral contraceptives and benign breast disease:an update of findings in a large cohort study. Contraception,2007,76:418-424

34. LiVolsi VA,Stadel BV,Kelsey JL,et al. Fibroadenoma in oral contraceptive users:a histopathologic evaluation of epithelial atypia. Cancer,1979,44:1778-1781

35. Rohan TE,Miller AB. A cohort study of oral contraceptive use and risk of benign breast disease. Int J Cancer,1999,82:91-196

36. CGHFBC. Familial breast cancer:collaborative reanalysis of individual data from 52 epidemiological studies including 58,209 women with breast cancer and 101,986 women without the disease. Lancet,2001,358:1389-1399

37. Lipnick RJ,Buring JE,Hennekens CH,et al. Oral contraceptives and breast cancer. A prospective cohort

study. J Am Med Assoc,1986,255:58-61

38. Colditz GA,Rosner BA,Speizer FE. Risk factors for breast cancer according to family history of breast cancer. For the Nurses' Health Study Research Group. J Natl Cancer Inst,1996,88:365-371

39. Grabrick DM,Hartmann LC,Cerhan JR,et al. Risk of breast cancer with oral contraceptive use in women with a family history of breast cancer. J Am Med Assoc,2000,284:1791-1798

40. Silvera SA,Miller AB,Rohan TE. Oral contraceptive use and risk of breast cancer among women with a family history of breast cancer:a prospective cohort study. Cancer Causes Control,2005,16:1059-1063

41. Jernstrom H,Lerman C,Ghadirian P,et al. Pregnancy and risk of early breast cancer in carriers of BRCA1 and BRCA2. Lancet,1999,354:1846-1850

42. Heimdal K,Skovlund E,Moller P. Oral contraceptives and risk of familial breast cancer. Cancer Detect Prev,2002,26:23-27

43. Narod SA,Dube MP,Klijn J,et al. Oral contraceptives and the risk of breast cancer in BRCA1 and BRCA2 mutation carriers. J Natl Cancer Inst,2002,94:1773-1779

44. Milne RL,Knight JA,John EM,et al. Oral contraceptive use and risk of early-onset breast cancer in carriers and noncarriers of BRCA1 and BRCA2 mutations. Cancer Epidemiol Biomarkers Prev,2005,14:50-56

45. Haile RW,Thomas DC,McGuire V,et al. BRCA1 and BRCA2 mutation carriers,oral contraceptive use, and breast cancer before age 50. Cancer Epidemiol Biomarkers Prev,2006,15:1863-1870

46. Brohet RM,Goldgar DE,Easton DF,et al. Oral contraceptives and breast cancer risk in the international BRCA1/2 carrier cohort study:a report from EMBRACE, GENEPSO, GEO-HEBON, and the IBCCS Collaborating Group. J Clin Oncol,2007,25:3831-3836

47. Lee E,Ma H,McKean-Cowdin R,et al. Effect of reproductive factors and oral contraceptives on breast cancer risk in BRCA1/2 mutation carriers and noncarriers:results from a population-based study. Cancer Epidemiol Biomarkers Prev,2008,17:3170-3178

48. Dolle JM,Daling JR,White E,et al. Risk factors for triple-negative breast cancer in women under the age of 45 years. Cancer Epidemiol Biomarkers Prev,2009,18:1157-1166

49. Narod SA,Dube MP,Klijn J,et al. Oral contraceptives and the risk of breast cancer in BRCA1 and BRCA2 mutation carriers. J Natl Cancer Inst,2002,94:1773-1779

50. Chang-Claude J,Peock S,Eeles RA,et al. Oral contraceptives and breast cancer risk in the international BRCA1/2 carrier cohort study:a report from EMBRACE, GENEPSO, GEO-HEBON, and the IBCCS Collaborating Group J Clin Oncol,2007,25:3831-3836

51. Figueiredo JC,Haile RW,Bernstein L,et al. Oral contraceptives and postmenopausal hormones and risk of contralateral breast cancer among BRCA1 and BRCA2 mutation carriers and noncarriers:the WE-CARE Study. Breast Cancer Res Treat,2010,120:175-183

52. Dumeaux V,Alsaker E,Lund E. Breast cancer and specific types of oral contraceptives:a large Norwegian cohort study. Int J Cancer,2003,105:844-850

53. CGHFBC. Breast cancer and hormonal contraceptives:collaborative reanalysis of individual data on 53,297 women with breast cancer and 100,239 women without breast cancer from 54 epidemiological studies. Collaborative Group on Hormonal Factors in Breast Cancer. Lancet,1996,347:1713-1727

54. Marchbanks PA,McDonald JA,Wilson HG,et al. Oral contraceptives and the risk of breast cancer. N Engl J Med,2002,346:2025-2032

55. Rosenberg L,Zhang Y,Coogan PF,et al. A casecontrol study of oral contraceptive use and incident breast cancer. Am J Epidemiol,2009,169:473-479

56. Shapiro S. Re:'a case-control study of oral contraceptive use and incident breast cancer'. Am J Epidemi-

ol,2009,170:802-3,author reply 803-804

57. Winer E,Gralow J,Diller L,et al. Clinical cancer advances,2008:major research advances in cancer treat-ment,prevention,and screening-a report from the American Society of Clinical Oncology. J Clin Oncol, 2009,27:812-826

58. Beral V,Doll R,Hermon C,et al. Ovarian cancer and oral contraceptives:collaborative reanalysis of data from 45 epidemiological studies including 23,257 women with ovarian cancer and 87,303 controls. Lancet,2008,371: 303-314

59. Fathalla MF. Incessant ovulation-a factor in ovarian neoplasia? Lancet,1971,2:163

60. Gwinn ML,Lee NC,Rhodes PH,et al. Pregnancy,breast feeding,and oral contraceptives and the risk of epithelial ovarian cancer. J Clin Epidemiol,1990,43:559-568

61. Siskind V, Green A, Bain C, et al. Beyond ovulation: oral contraceptives and epithelial ovarian cancer. Epidemiology,2000,11:106-110

62. Greer JB,Modugno F,Allen GO,et al. Short-term oral contraceptive use and the risk of epithelial ovarian cancer. Am J Epidemiol,2005,162:66-72

63. Schildkraut JM,Schwingl PJ,Bastos E,et al. Epithelial ovarian cancer risk among women with polycystic ovary syndrome. Obstet Gynecol,1996,88:554-559

64. Cramer DW, Welch WR. Determinants of ovarian cancer risk. II . Inferences regarding pathogenesis. J Natl Cancer Inst,1983,71:717-721

65. Spona J,Elstein M,Feichtinger W,et al. Shorter pill-free interval in combined oral contraceptives decrea-ses follicular development. Contraception,1996,54:71-77

66. Anderson GL,Judd HL,Kaunitz AM,et al. Effects of estrogen plus progestin on gynecologic cancers and associated diagnostic procedures:the Women's Health Initiative randomized trial. J Am Med Assoc, 2003,290:1739-1748

67. Beral V,Bull D,Green J,et al. Ovarian cancer and hormone replacement therapy in the Million Women Study. Lancet,2007,369:1703-1710

68. Murdoch WJ,Van Kirk EA. Steroid hormonal regulation of proliferative,p53 tumor suppressor,and ap-optotic responses of sheep ovarian surface epithelial cells. Mol Cell Endocrinol,2002,186:61-67

69. Bu SZ,Yin DL,Ren XH,et al. Progesterone induces apoptosis and up-regulation of p53 expression in hu-man ovarian carcinoma cell lines. Cancer,1997,79:1944-1950

70. Syed V, Ho SM. Progesterone-induced apoptosis in immortalized normal and malignant human ovarian surface epithelial cells involves enhanced expression of FasL. Oncogene,2003,22:6883-6890

71. Ivarsson K,Sundfeldt K,Brannstrom M,et al. Diverse effects of FSH and LH on proliferation of human ovarian surface epithelial cells. Hum Reprod,2001,16:18-23

72. Rodriguez GC,Walmer DK,Cline M,et al. Effect of progestin on the ovarian epithelium of macaques: cancer prevention through apoptosis? J Soc Gynecol Investig,1998,5:271-276

73. Shih Ie M,Kurman RJ. Ovarian tumorigenesis:a proposed model based on morphological and molecular genetic analysis. Am J Pathol,2004,164:1511-1518

74. Cheng W,Liu J,Yoshida H,et al. Lineage infidelity of epithelial ovarian cancers is controlled by HOX genes that specify regional identity in the reproductive tract. Nat Med,2005,11:531-537

75. Casagrande JT, Louie EW, Pike MC, et al. Incessant ovulation' and ovarian cancer. Lancet, 1979, 2: 170-173

76. Beral V,Doll R,Hermon C,et al. Ovarian cancer and oral contraceptives:collaborative reanalysis of data from 45 epidemiological studies including 23,257 women with ovarian cancer and 87,303 controls. Lancet,2008,371:

303-314

77. Hankinson SE,Colditz GA,Hunter DJ,et al. A quantitative assessment of oral contraceptive use and risk of ovarian cancer. Obstet Gynecol,1992,80:708-714

78. Whittemore AD. Autogenous saphenous vein versus PTFE bypass for above-knee femoropopliteal reconstruction. J Vasc Surg,1992,15:895-897

79. Vessey M,Painter R. Oral contraceptive use and cancer. Findings in a large cohort study,1968-2004. Br J Cancer,2006,95:385-389

80. Lurie G,Wilkens LR,Thompson PJ,et al. Combined oral contraceptive use and epithelial ovarian cancer risk:time-related effects. Epidemiology,2008,19:237-243

81. Hannaford PC,Selvaraj S,Elliott AM,et al. Cancer risk among users of oral contraceptives:cohort data from the Royal College of General Practitioner's oral contraception study. Br Med J,2007,335:651

82. Dorjgochoo T,Shu XO,Li HL,et al. Use of oral contraceptives,intrauterine devices and tubal sterilization and cancer risk in a large prospective study,from,1996 to,2006. Int J Cancer,2009,124:2442-2449

83. Jordan SJ,Green AC,Whiteman DC,et al. Serous ovarian,fallopian tube and primary peritoneal cancers: a comparative epidemiological analysis. Int J Cancer,2008,122:1598-1603

84. Tworoger SS,Fairfield KM,Colditz GA,et al. Association of oral contraceptive use,other contraceptive methods,and infertility with ovarian cancer risk. Am J Epidemiol,2007,166:894-901

85. Moorman PG,Calingaert B,Palmieri RT,et al. Hormonal risk factors for ovarian cancer in premenopausal and postmenopausal women. Am J Epidemiol,2008,167:1059-1069

86. Risch HA,Marrett LD,Jain M,et al. Differences in risk factors for epithelial ovarian cancer by histologic type. Results of a case-control study. Am J Epidemiol,1996,144:363-372

87. Tung KH,Goodman MT,Wu AH,et al. Reproductive factors and epithelial ovarian cancer risk by histologic type:a multiethnic case-control study. Am J Epidemiol,2003,158:629-638

88. Soegaard M,Jensen A,Hogdall E,et al. Different risk factor profiles for mucinousband nonmucinous ovarian cancer:results from the DanishbMALOVA study. Cancer Epidemiol Biomarkers Prev,2007,16: b1160-1166

89. Riman T,Dickman PW,Nilsson S,et al. Risk factors for epithelial borderline ovarian tumors:results of a Swedish case-control study. Gynecol Oncol,2001,83:575-585

90. Huusom LD,Frederiksen K,Hogdall EV,et al. Association of reproductive factors,oral contraceptive use and selected lifestyle factors with the risk of ovarian borderline tumors:a Danish case-control study. Cancer Causes Control,2006,17:821-829

91. Kumle M,Weiderpass E,Braaten T,et al. Risk for invasive and borderline epithelial ovarian neoplasias following use of hormonal contraceptives:the Norwegian-Swedish Women's Lifestyle and Health Cohort Study. Br J Cancer,2004,90:1386-1391

92. Rosenblatt KA,Thomas DB,Noonan EA. High-dose and lowdose combined oral contraceptives:protection against epithelial ovarian cancer and the length of the protective effect. The WHO Collaborative Study of Neoplasia and Steroid Contraceptives. Eur J Cancer,1992,28A :1872-1876

93. Rosenberg L,Palmer JR,Zauber AG,et al. A case-control study of oral contraceptive use and invasive epithelial ovarian cancer. Am J Epidemiol,1994,139:654-661

94. Ness RB,Grisso JA,Klapper J,et al. Risk of ovarian cancer in relation to estrogen and progestin dose and use characteristics characteristics of oral contraceptives. SHARE Study Group. Steroid Hormones and Reproductions. Am J Epidemiol,2000,152:233-241

95. Sanderson M,Williams MA,Weiss NS,et al. Oral contraceptives and epithelial ovarian cancer. Does dose

matter? J Reprod Med,2000,45:720-276

96. Royar J,Becher H,Chang-Claude J. Low-dose oral contraceptives:protective effect on ovarian cancer risk. Int J Cancer,2001,95:370-374

97. Pike MC,Pearce CL,Peters R,et al. Hormonal factors and the risk of invasive ovarian cancer:a population-based case-control study. Fertil Steril,2004,82:186-195

98. Lurie G,Thompson P,McDuffie KE,et al. Association of estrogen and progestin potency of oral contraceptives with ovarian carcinoma risk. Obstet Gynecol,2007,109:597-607

99. CASH. The reduction in risk of ovarian cancer associated with oral-contraceptive use. The Cancer and Steroid Hormone Study of the Centers for Disease Control and the National Institute of Child Health and Human Development. N Engl J Med,1987,316:650-655

100. Dickey RP,Stone SC. Progestational potency of oral contraceptives. Obstet Gynecol,1976,47:106-112

101. Modan B,Hartge P,Hirsh-Yechezkel G,et al. Parity,oral contraceptives,and the risk of ovarian cancer among carriers and noncarriers of a BRCA1 or BRCA2 mutation. N Engl J Med,2001,345:235-240

102. McGuire V,Felberg A,Mills M,et al. Relation of contraceptive and reproductive history to ovarian cancer risk in carriers and noncarriers of BRCA1 gene mutations. Am J Epidemiol,2004,160:613-618

103. Whittemore AS,Balise RR,Pharoah PD,et al. Oral contraceptive use and ovarian cancer risk among carriers of BRCA1 or BRCA2 mutations. Br J Cancer,2004,91:1911-1915

104. McLaughlin JR,Risch HA,Lubinski J,et al. Reproductive risk factors for ovarian cancer in carriers of BRCA1 or BRCA2 mutations:a case-control study. Lancet Oncol,2007,8:26-34

105. Antoniou AC,Rookus M,Andrieu N,et al. Reproductive and hormonal factors,and ovarian cancer risk for BRCA1 and BRCA2 mutation carriers:results from the International BRCA1/2 Carrier Cohort Study. Cancer Epidemiol Biomarkers Prev,2009,18:601-610

106. ACS. Cancer Facts and Figures. Atlanta:American Cancer Society,2006

107. Pike MC,Spicer DV. Hormonal contraception and chemoprevention of female cancers. Endocr Relat Cancer,2000,7:73-83

108. Portman DJ,Symons JP,Wilborn W,et al. A randomized,double-blind,placebo-controlled,multicenter study that assessed the endometrial effects of norethindrone acetate plus ethinyl estradiol versus ethinyl estradiol alone. Am J Obstet Gynecol,2003,188:334-342

109. Amant F,Moerman P,Neven P,et al. Endometrial cancer. Lancet,2005,366:491-505

110. Wheeler DT,Bristow RE,Kurman RJ. Histologic alterations in endometrial hyperplasia and well-differentiated carcinoma treated with progestins. Am J Surg Pathol,2007,31:988-998

111. Grimes DA,Economy KE. Primary prevention of gynecologic cancers. Am J Obstet Gynecol,1995,172:227-235

112. Trapido EJ. A prospective cohort study of oral contraceptives and cancer of the endometrium. Int J Epidemiol,1983,12:297-300

113. Ramcharan S,Pellegrin FA,Ray R,et al. The Walnut Creek Contraceptive Drug Study:A Prospective Study of the Side Effects of Oral Contraceptives. Bethesda:National Institutes of Child Health and Human Development,1981

114. Beral V,Hannaford P,Kay C. Oral contraceptive use and malignancies of the genital tract. Results from the Royal College of General Practitioners' Oral Contraception Study. Lancet,1988,2:1331-1335

115. Horwitz RI,Feinstein AR. Case-control study of oral contraceptive pills and endometrial cancer. Ann Intern Med,1979,91:226-227

116. Weiss NS,Sayvetz TA. Incidence of endometrial cancer in relation to the use of oral contraceptives. N

Engl J Med,1980,302:551-554

117. Kaufman DW,Shapiro S,Slone D,et al. Decreased risk of endometrial cancer among oralcontraceptive users. N Engl J Med,1980,303:1045-1047

118. Ramcharan S,Pellegrin FA,et al. The Walnut Creek Contraceptive Drug Study:A Prospective Study of the Side Effects of Oral Contraceptives. Bethesda:National Institutes of Child Health and Human Development,1981

119. Kelsey JL,LiVolsi VA,Holford TR,et al. A case-control study of cancer of the endometrium. Am J Epidemiol,1982,116:333-342

120. Hulka BS,Chambless LE,Kaufman DG,et al. Protection against endometrial carcinoma by combination-product oral contraceptives. J Am Med Assoc,1982,247:475-477

121. Henderson BE,Casagrande JT,Pike MC,et al. The epidemiology of endometrial cancer in young women. Br J Cancer,1983,47:749-756

122. Ory HW. Mortality associated with fertility and fertility control. Fam Plann Perspect,1983,15:57-63

123. La Vecchia C,Decarli A,Fasoli M,et al. Oral contraceptives and cancers of the breast and of the female genital tract. Interim results from a case-control study. Br J Cancer,1986,54:311-317

124. Pettersson B,Adami HO,Bergstrom R,et al. Menstruation span-a time-limited risk factor for endometrial carcinoma. Acta Obstet Gynecol Scand,1986,65:247-255

125. Koumantaki Y,Tzonou A,Koumantakis E,et al. A case-control study of cancer of endometrium in Athens. Int J Cancer,1989,43:795-799

126. Levi F,La Vecchia C,Gulie C,et al. Oral contraceptives and the risk of endometrial cancer. Cancer Causes Control,1991,2:99-103

127. WHO. Depot-medroxyprogesterone acetate(DMPA) and risk of endometrial cancer. The WHO Collaborative Study of Neoplasia and Steroid Contraceptives. Int J Cancer,1991,49:186-190

128. Stanford JL,Brinton LA,Berman ML,et al. Oral contraceptives and endometrial cancer:do other risk factors modify the association? Int J Cancer,1993,54:243-248

129. Weiderpass E,Adami HO,Baron JA,et al. Use of oral contraceptives and endometrial cancer risk(Sweden). Cancer Causes Control,1999,10:277-284

130. Heinemann K,Thiel C,Mohner S,et al. Benign gynecological tumors:estimated incidence. Results of the German Cohort Study on Women's Health. Eur J Obstet Gynecol Reprod Biol,2003,107:78-80

131. Maxwell GL,Schildkraut JM,Calingaert B,et al. Progestin and estrogen potency of combination oral contraceptives and endometrial cancer risk. Gynecol Oncol,2006,103:535-540

132. Tao MH,Xu WH,Zheng W,et al. Oral contraceptive and IUD use and endometrial cancer:a population-based case-control study in Shanghai,China. Int J Cancer,2006,119:2142-2147

133. Schlesselman JJ. Risk of endometrial cancer in relation to use of combined oral contraceptives. A practitioner's guide to metaanalysis. Hum Reprod,1997,12:1851-1863

134. Olson JE,Sellers TA,Anderson KE,et al. Does a family history of cancer increase the risk for postmenopausal endometrial carcinoma? A prospective cohort study and a nested case-control family study of older women. Cancer,1999,85:2444-2449

135. Terry P,Baron JA,Weiderpass E,et al. Lifestyle and endometrial cancer risk:a cohort study from the Swedish Twin Registry. Int J Cancer,1999,82:38-42

136. WHO. Endometrial cancer and combined oral contraceptives. The Who Collaborative Study of Neoplasia and Steroid Contraceptives. Int J Epidemiol,1988,17:263-269

137. Parazzini F,Negri E,La Vecchia C,et al. Role of reproductive factors on the risk of endometrial canc-

er. Int J Cancer,1998,76:784-786

138. Salvesen HB,Akslen LA,Albrektsen G,et al. Poorer survival of nulliparous women with endometrial carcinoma. Cancer,1998,82:1328-1333

139. Mueck AO,Seeger H. Smoking,estradiol metabolism and hormone replacement therapy. Arzneimittelforschung, 2003,53:1-11

140. Cogliano V,Baan R,Straif K,et al. Carcinogenicity of human papillomaviruses. Lancet Oncol,2005a, 6:204

141. Leppaluoto PA. The pillOC and cervical cancer:the causal association. Acta Cytol,2006,50:704-706

142. Munoz N,Franceschi S,Bosetti C,et al. Role of parity and human papillomavirus in cervical cancer:the IARC multicentric casecontrol study. Lancet,2002,359:1093-1101

143. Moreno V,Bosch FX,Munoz N,et al. Effect of oral contraceptives on risk of cervical cancer in women with human papillomavirus infection:the IARC multicentric case-control study. Lancet,2002,359:1085-1092

144. ICESCC. Cervical carcinoma and reproductive factors:collaborative reanalysis of individual data on 16,563 women with cervical carcinoma and 33,542 women without cervical carcinoma from 25 epidemiological studies. Int J Cancer,2006,119:1108-1124

145. Smith JS,Green J,Berrington de Gonzalez A,et al. Cervical cancer and use of hormonal contraceptives: a systematic review. Lancet,2003,361:1159-1167

146. Cogliano V,Grosse Y,Baan R,et al. Carcinogenicity of combined oestrogen-progestagen contraceptives and menopausal treatment. Lancet Oncol,2005b,6:552-553

147. Hogewoning CJ,Bleeker MC,van den Brule AJ,et al. Condom use promotes regression of cervical intra-epithelial neoplasia and clearance of human papillomavirus:a randomized clinical trial. Int J Cancer, 2003,107:811-816

148. La Vecchia C,Tavani A. Female hormones and benign liver tumours. Dig Liver Dis,2006,38:535-536

149. Hannaford PC, Kay CR, Vessey MP, et al. Combined oral contraceptives and liver disease. Contraception, 1997,55:145-151

150. Edmondson HA, Henderson B, Benton B. Liver-cell adenomas associated with use of oral contraceptives. N Engl J Med,1976,294:470-472

151. Rooks JB,Ory HW,Ishak KG,et al. Epidemiology of hepatocellular adenoma. The role of oral contraceptive use. J Am Med Assoc,1979,242:644-648

152. Heinemann LA,Weimann A,Gerken G,et al. Modern oral contraceptive use and benign liver tumors: the German Benign Liver Tumor Case-control Study. Eur J Contracept Reprod Health Care,1998,3, 194-200

153. Mathieu D,Kobeiter H,Cherqui D,et al. Oral contraceptive intake in women with focal nodular hyperplasia of the liver. Lancet,1998,352:1679-1680

154. Scalori A,Tavani A,Gallus S,et al. Oral contraceptives and the risk of focal nodular hyperplasia of the liver:a case-control study. Am J Obstet Gynecol,2002,186:195-197

155. Maheshwari S,Sarraj A,Kramer J,et al. Oral contraception and the risk of hepatocellular carcinoma. J Hepatol,2007,47:506-513

156. IARC. Combined estrogen-progestogen contraceptives and combined estrogen-progestogen menopausal therapy. IARC Monogr Eval Carcinog Risks Hum,2007,91:1-528

157. Fernandez E,La Vecchia C,Balducci A,et al. Oral contraceptives and colorectal cancer risk:a meta-analysis. Br J Cancer,2001,84:722-727

158. Levi F,Pasche C,Lucchini F,et al. Oral contraceptives and colorectal cancer. Dig Liver Dis,2003,35：85-87

159. Vessey M, Painter R, Yeates D. Mortality in relation to oral contraceptive use and cigarette smoking. Lancet,2003,362：185-191

160. Rosenblatt KA,Gao DL,Ray RM,et al. Contraceptive methods and induced abortions and their association with the risk of colon cancer in Shanghai,China. Eur J Cancer,2004,40：590-593

161. Hannaford P,Elliott A. Use of exogenous hormones by women and colorectal cancer：evidence from the Royal College of General Practitioners' Oral Contraception Study. Contraception,2005,71：95-98

162. Nichols HB, Trentham-Dietz A, Hampton JM, et al. Oral contraceptive use, reproductive factors, and colorectal cancer risk：findings from Wisconsin. Cancer Epidemiol Biomarkers Prev,2005,14：1212-1218

163. Lin J,Zhang SM,Cook NR,et al. Oral contraceptives,reproductive factors,and risk of colorectal cancer among women in a prospective cohort study. Am J Epidemiol,2007,165：794-801

164. Bosetti C,Bravi F,Negri E,et al. Oral contraceptives and colorectal cancer risk：a systematic review and metaanalysis. Hum Reprod Update,2009,15：489-498

165. Fernandez E, La Vecchia C, Franceschi S, et al. Oral contraceptive use and risk of colorectal cancer. Epidemiology,1998,9：295-300

166. Beral V,Hermon C,Kay C,et al. Mortality associated with oral contraceptive use：25 year follow up of cohort of 46,000 women from Royal College of General Practitioners' oral contraception study. Br Med J,1999,318：96-100

167. Weiss NS,Daling JR,Chow WH. Incidence of cancer of the large bowel in women in relation to reproductive and hormonal factors. J Natl Cancer Inst,1981,67：57-60

168. Potter JD,McMichael AJ. Large bowel cancer in women in relation to reproductive and hormonal factors：a case-control study. J Natl Cancer Inst,1983,71：703-709

169. Furner SE,Davis FG,Nelson RL,et al. A case-control study of large bowel cancer and hormone exposure in women. Cancer Res,1989,49：4936-4940

170. Kune GA, Kune S, Watson LF. Oral contraceptive use does not protect against large bowel cancer. Contraception,1990,41：19-25

171. Peters RK,Pike MC,Chang WW,et al. Reproductive factors and colon cancers. Br J Cancer,1990,61：741-748

172. Wu-Williams AH,Lee M,Whittemore AS,et al. Reproductive factors and colorectal cancer risk among Chinese females. Cancer Res,1991,51：2307-2311

173. Fernandez E,La Vecchia C,D'Avanzo B,et al. Oral contraceptives hormone replacement therapy the risk of colorectal cancer. Br J Cancer,1996,73：1431-1435

174. Kampman E,Potter JD,Slattery ML,et al. Hormone replacement therapy,reproductive history,and colon cancer：a multicenter, case-control study in the United States. Cancer Causes Control,1997,8：146-158

175. Talamini R,Franceschi S,Dal Maso L,et al. The influence of reproductive and hormonal factors on the risk of colon and rectal cancer in women. Eur J Cancer,1998,34：1070-1076

176. Martinez ME,Grodstein F,Giovannucci E,et al. A prospective study of reproductive factors,oral contraceptive use,and risk of colorectal cancer. Cancer Epidemiol Biomarkers Prev,1997,6：1-5

177. Bostick RM,Potter JD,Kushi LH,et al. Sugar,meat,and fat intake,and non-dietary risk factors for colon cancer incidence in Iowa women(United States). Cancer Causes Control,1994,5：38-52

178. Troisi R,Schairer C,Chow WH,et al. Reproductive factors,oral contraceptive use,and risk of colorectal

cancer. Epidemiology,1997,8:75-79

179. van Wayenburg CA,van der Schouw YT,van Noord PA,et al. Age at menopause,body mass index,and the risk of colorectal cancer mortality in the Dutch Diagnostisch Onderzoek Mammacarcinoom(DOM) cohort. Epidemiology,2000,11:304-308

180. Kabat GC,Miller AB,Rohan TE. Oral contraceptive use,hormone replacement therapy,reproductive history and risk of colorectal cancer in women. Int J Cancer,2008,122:643-646

181. Kreuzer M,Gerken M,Heinrich J,et al. Hormonal factors and risk of lung cancer among women? Int J Epidemiol,2003,32:263-271

182. La Vecchia C,Ron E,Franceschi S,et al. A pooled analysis of case-control studies of thyroid cancer. Ⅲ. Oral contraceptives,menopausal replacement therapy and other female hormones. Cancer Causes Control,1999,10: 157-166

183. Palmer JR,Driscoll SG,Rosenberg L,et al. Oral contraceptive use and risk of gestational trophoblastic tumors. J Natl Cancer Inst,1999,91:635-640

184. Parazzini F, Cipriani S, Mangili G, et al. Oral contraceptives and risk of gestational trophoblastic disease. Contraception,2002,65:425-427

185. Petitti DB,Porterfield D. Worldwide variations in the lifetime probability of reproductive cancer in women:implications of best-case,worst-case,and likely-case assumptions about the effect of oral contraceptive use. Contraception,1992,45:93-104

186. Schlesselman JJ. Net effect of oral contraceptive use on the risk of cancer in women in the United States. Obstet Gynecol,1995,85:793-801

187. Colditz GA. Oral contraceptive use and mortality during 12 years of follow-up:the Nurses' Health Study. Ann Intern Med,1994,120:821-826

188. Kumle M,Alsaker E,Lund E. Use of oral contraceptives and risk of cancer,a cohort study. Tidsskr Nor Laegeforen,2003,123:1653-1656

189. Rosenblatt KA,Gao DL,Ray RM,et al. Oral contraceptives and the risk of all cancers combined and site-specific cancers in Shanghai. Cancer Causes Control,2009,20:27-34

190. Rosenblatt KA,Gao DL,Ray RM,et al. Monthly injectable contraceptives and the risk of all cancers combined and site-specific cancers in Shanghai. Contraception,2007,76:40-44

191. Iversen L,Hannaford PC,Elliott AM. Tubal sterilization,allcause death,and cancer among women in the United Kingdom:evidence from the Royal College of General Practitioners'Oral Contraception Study. Am J Obstet Gynecol,2007,196:447 e1-e448

192. van Hylckama Vlieg A,Helmerhorst FM,VandenbrouckeJP,et al. The venous thrombotic risk oforal contraceptives,effects of oestrogen dose and progestagentype:results of the MEGA case-control study. Br Med J, 2009,339:2921

193. Burkman R,Collins,JA,et al. Currentperspectives on oral contraceptive use. Am J Obstet Gynecol, 2001,185:S4-S12

194. Kaunitz AM. Oral contraceptive health benefits:perceptionversus reality. Contraception, 1999, 59: 29S-33S

195. Goehring C,Morabia A. Epidemiology of benign breastdisease with special attention to histologic types. EpidemiolRev,1997,19:310-327

196. Cole P,Elwood JM,Kaplan SD. Incidence rates and riskfactors of benign breast neoplasms. Am J Epidemiol,1978,108:112-120

197. Fleming NT, Armstrong BK, Sheiner HJ. The comparativeepidemiology of benign breast lumps and

breast cancer inWestern Australia. Int J Cancer,1982,30:147-152

198. Jick SS,Walker AM,Jick H. Conjμgated estrogens and fibrocystic breast disease. Am J Epidemiol，1986,124:746-751

199. IARC. Hormonal contraception and post-menopausal hormonal therapy. IARC Monogr Eval Carcinog Risks Hum,1999,72

200. IARC. Combined estrogen-progestogen contraceptives and combined estrogen-progestogen menopausal therapy. IARC Monogr Eval Carcinog Risks Hum,2007,91

201. La Vecchia C,Negri E,Franceschi S,et al. Long-term impact of reproductive factors on cancer risk. Int J Cancer,1993,53:215-219

202. Medard ML,Ostrowska L. Combined oral contraception and the risk of reproductive organs cancer in women. Ginekol Pol,2007,78:637-641

203. Breast cancer and hormonal contraceptives:collaborative reanalysis of individual data on 53 297 women with breast cancer and 100 239 women without breast cancer from 54 epidemiological studies. Collaborative Group on Hormonal Factors in Breast Cancer. Lancet,1996,347:1713-1727

204. Smith JS,Green J,Berrington de Gonzalez A,et al. Cervical cancer and use of hormonal contraceptives: a systematic review. Lancet,2003,361:1159-1167

205. Casey PM,Cerhan JR,Pruthi S. Oral contraceptive use and risk of breast cancer. Mayo Clin Proc,2008, 83:86-90

206. Cummings SR,Tice JA,Bauer S,et al. Prevention of breast cancer in postmenopausal women:approaches to estimating and reducing risk. J Natl Cancer Inst,2009,101:384-388

207. Medina D,Kittrell FS,Tsimelzon A,et al. Inhibition of mammary tumorigenesis by estrogen and progesterone in genetically engineered mice. Ernst Schering Found Symp Proc,2007,1:1109-1126

208. Russo J,Moral R,Balogh GA,et al. The protective role of pregnancy in breast cancer. Breast Cancer Res,2005,7:131-142

209. Cibula D,Gompel A,Mueck AO,et al. Hormonal contraception and risk of cancer. J Reprod Med Endocrinol,2010,7:39-55

210. Deligeoroglou E,Michailidis E,Creatsas G. Oral contraceptives and reproductive system cancer. Ann NY Acad Sci,2003,997:199-208

211. Nyante SJ,Gammon MD,Malone KE,et al. The association between oral contraceptive use and lobular and ductal breast cancer in young women. Int J Cancer,2008,122:936-941

212. Newcomer LM,Newcomb PA,Trentham-Dietz A,et al. Oral contraceptive use and risk of breast cancer by histologic type. Int J Cancer,2003,106:961-964

213. Nichols HB,Trentham-Dietz A,Egan KM,et al. Oral contraceptive use and risk of breast carcinoma in situ. Cancer Epidemiol Biomarkers Prev,2007,16:2262-2268

214. Vessey M,Painter R. Oral contraceptive use and cancer. Findings in a large cohort,1968-2004. Br J Cancer,2006,95:385-389

215. Marchbanks PA,McDonald JA,Wilson HG,et al. Oral contraceptives and the risk of breast cancer. N Engl J Med,2002,346:2025-2032

216. Daling JR,Brinton LA,Voigt LF,et al. Risk of breast cancer among white women following induced abortion. Am J Epidemiol,1996,144:373-380

217. Daling JR,Malone KE,Voigt LF,et al. Risk of breast cancer among young women:relationship to induced abortion. J Natl Cancer Inst,1994,86:1584-1592

218. Rookus MA,van Leeuwen FE. Induced abortion and risk for breast cancer:reporting(recall) bias in a

Dutch case-control study. J Natl Cancer Inst,1996,88:1759-1764

219. Wingo PA,Austin H,Marchbanks PA,et al. Oral contraceptives and the risk of death from breast cancer. Obstet Gynecol,2007,110:793-800

220. Barnett GC,Shah M,Redman K,et al. Risk factors for the incidence of breast cancer:do they affect survival from the disease? J Clin Oncol,2008,26:3310-3316

221. Van Leeuwen FE. Epidemiologic aspects of exogenous progestagens in relation to their role in pathogenesis of human breast cancer. Acta Endocrinol,1991,125:13-17

222. Kodama M,Kodama T. Adolescence,a critical stage for the genesis of female cancers(review). Anticancer Res,1981,1:93-99

223. Seeger H,Rakov V,Mueck AO. Dose-dependent changes of the ratio of apoptosis to proliferation by norethisterone and medroxyprogesterone acetate in human breast epithelial cells. Horm Metab Res,2005,37:468-473

224. Carraway KL 3rd,Sweeney C. Co-opted integrin signaling in ErbB2-induced mammary tumor progression. Cancer Cell,2006,10:93-95

225. Parker MG,Cowley SM,Heery D,et al. Function of Estrogen Receptors in Breast Cancer. Breast Cancer,1997,4:204-208

226. Brohet RM,Goldgar DE,Easton DF,et al. Oral contraceptives and breast cancer risk in the international BRCA1/2 carrier cohort study:a report from EMBRACE,GENEPSO,GEOHEBON,and the IBCCS Collaborating Group. J Clin Oncol,2007,25:3831-3836

227. Altaha R,Reed E,Abraham J. Breast and ovarian cancer genetics and prevention. W V Med J,2003,99:187-191

228. Fraser IS,Kovacs GT. The efficacy of non-contraceptive uses for hormonal contraceptives. Med J Aust,2003,178:621-623

229. Kehoe SM,Kauff ND. Screening and prevention of hereditary gynaecologic cancers. Semin Oncol,2007,34:406-410

230. Burke W,Daly M,Garber J,et al. Recommendations for follow-up care of individuals with an inherited predisposition to cancer. Ⅱ. BRCA1 and BRCA2. Cancer Genetics Studies Consortium. JAMA,1997,277:997-1003

231. Verheijen RH,Boonstra H,Menko FH,et al. Recommendations for the management of women with an increased genetic risk of gynaecological cancer. Ned Tijdschr Geneeskd,2002,146:2414-2418

232. Casey MJ,Synder C,Bewtra C. Intra-abdominal carcinomatosis after prophylactic oophorectomy in women of hereditary breast ovarian cancer syndrome associated with BRCA1 and BRCA2 mutations. Gynecol Oncol,2005,97:457-467

233. Merki-Feld GS,Seeger H,Mueck AO. Comparison of the proliferative effects of ethinylestradiol on human breast cancer cells in an intermittent and a continuous dosing regime. Horm Metab Res,2008,40:206-209

234. Krämer EA,Seeger H,Krämer B,et al. The effect of progesterone,testosterone and synthetic progestogens on growth factor- and estradiol-treated human cancerous and benign breast cells. Eur J Obstet Gynecol Reprod Biol,2006,129:77-83

235. Hanna L,Adams M. Prevention of ovarian cancer. Best Pract Res Obstet Gynaecol,2006,20:339-362

236. Persson I. Estrogens in the causation of breast,endometrial and ovarian cancers-evidence and hypotheses from epidemiological findings. J Steroid Biochem Mol Biol,2000,74:357-364

237. Riman T,Nilsson S,Persson IR. Review of epidemiological evidence for reproductive and hormonal factors in

relation to the risk of epithelial ovarian malignancies. Acta Obstet Gynecol Scand,2004,83:783-795

238. Greer JB,Modugno F,Allen GO,et al. Hormonal treatments and epithelial ovarian cancer risk. Int J Gynaecol Cancer,2005,15:692-700

239. Burkman RT. Reproductive hormones and cancer:ovarian and colon cancer. Obstet Gynecol Clin North Am,2002,29:527-540

240. Beral V,Doll R,Hermon C,et al,Collaborative Group on Epidemiological Studies of Ovarian Cancer. Ovarian cancer and oral contraceptives:collaborative reanalysis of data from 45 epidemiological studies including 23,257 women with ovarian cancer and 87,303 controls. Lancet,2008,371:303-314

241. Ness RB. Androgenic progestins in oral contraceptives and the risk of epithelial ovarian cancer. Obstet Gynecol,2005,105:731-740

242. Sanderson M,Williams MA,Weiss NS,et al. Oral contraceptives and epithelial ovarian cancer. Does dose matter? J Reprod Med,2006,45:720-726

243. Lurie G,Thompson P,McDuffie KE,et al. Association of estrogen and progestin potency of oral contraceptives with ovarian carcinoma risk. Obstet Gynecol,2007,109:597-607

244. Schildkraut JM,Calingaert B,Manchbanks PA,et al. Impact of progestin and estrogen potency in oral contraceptives on ovarian cancer risk. J Natl Cancer,2002,94:32-38

245. Lancaster JM,Powell CB,Kauff ND,et al,Society of Gynecologic Oncologists Education Committee. Society of Gynecologic Oncologists Education Committee statement on risk assessment for inherited gynecologic cancer predispositions. Gynecol Oncol,2007,107:159-162

246. Auranen A,Hietanen S,Salmi T,et al. Hormonal treatments and epithelial ovarian cancer risk. Int J Gynecol Cancer,2005,15:692-700

247. ESHRE Capri Workshop Group. Noncontraceptive health benefits of combined oral contraception. Hum Reprod Update,2005,11:513-525

248. Pike MC,Spicer DV. Hormonal contraception and chemoprevention of female cancers. Endocr Relat Cancer,2000,7:73-83

249. Henderson BE,Ross RK,Pike MC. Hormonal chemoprevention of cancer in women. Science,1993,259:633-638

250. Maxwell GL,Schildkraut JM,Calingaert B,et al. Progestin and estrogen potency of combination oral contraceptives and endometrial cancer risk. Gynecol Oncol,2006,103:535-540

251. Voigt LF,Deng Q,Weiss NS. Recency,duration,and progestin content of oral contraceptives in relation to the incidence of endometrial cancer(Washington,USA). Cancer Causes Control,1994,5:227-233

252. Bernstein L. The risk of breast,endometrial and ovarian cancer in users of hormonal preparations. Basic Clin Pharmacol Toxicol,2006,98:288-296

253. Horn LC,Schnurrbusch U,Bilek K,et al. Risk of progression in complex and atypical endometrial hyperplasia:clinicopathologic analysis in cases with and without progestogen treatment. Int J Gynecol Cancer,2004,14:348-353

254. Medl M. Oral contraceptives and endometrial and ovarian carcinomas. Gynakol Geburtshilfliche Rundsch,1998,38:105-108

255. Kresowik J,Ryan GL,Van Vorrhis BJ. Progression of atypical endometrial hyperplasia to adenocarcinoma despite intrauterine progesterone treatment with the levonorgestrelreleasing intrauterine system. Obstet Gynecol,2008,111:547-549

256. Rizkalla HF,Higgins M,Kelehan P,et al. Pathological findings associated with the presence of a mirena intrauterine system at hysterectomy. Int J Gynecol Pathol,2008,27:74-78

257. Prilepskala VN,Kondrikov NI,Nazarova NM. Morphofunctional features of the cervix uteri in women using hormonal contraception. Akush Ginekol(Mosk),1991,12:6-10

258. International Collaboration of Epidemiological Studies of Cervical Cancer,Appleby P,Beral V,Berrington de González A,et al. Cervical cancer and hormonal contraceptives:collaborative reanalysis of individual data for 16,573 women with cervical cancer and 35,509 women without cervical cancer from 24 epidemiological studies. Lancet,2007,370:1609-1621

259. Shapiro S,Rosenberg L,Hoffman,et al. Risk of invasive cancer of the cervix in relation to the use of injectable progestogen contraceptives and combined estrogen/progestogen oral contraceptives. Cancer Causes Control,2003,14:485-495

260. Syrjanen K,Shabalova I,Petrovichev N,et al. Oral contraceptives are not an independent risk factor for cervical intraepithelial neoplasia or high-risk human papillomavirus infections. Anticancer Res,2006,26 (6C):4729-4740

261. De Villiers EM. Relationship between steroid hormone contraceptives and HPV,cervical intraepithelial neoplasia and cervical carcinoma. Int J Cancer,2003,103:705-708

262. Moodley M,Moodley J,Chetty R,et al. The role of steroid contraceptive hormones in the pathogenesis of invasive cervical cancer:a review. Int J Gynecol Cancer,2003,13:103-110

263. Green J,Berrington de González A,Smith JSM,et al. Human papillomavirus and use of oral contraceptives. Br J Cancer,2003,88:1713-1720

264. Le MG,Bachelot A,Doyen F,et al. A study on the association between the use of oral contraception and cancer of the breast or cervix:preliminary findings of a French study. Contracept Fertil Sex(Paris), 1985,13:553-558

265. Vanakankovit N,Taneepanichskul S. Effect of oral contraceptives on risk of cervical cancer. J Med Assoc Thai,2008,91:7-12

266. Moreno V,Bosch FX,Munoz N,et al,International Agency for Research on Cancer,Multicentric Cervical Cancer Study Group. Effect of oral contraceptives on risk of cervical cancer in women with human papillomavirus infection:the IARC multicentric case-control study. Lancet,2002,359:1085-1092

267. Sasieni P. Cervical cancer prevention and hormonal contraception. Lancet,2007,370:1591-1592

268. Schwarz EB,Sain M,Gildengorin G,et al. Cervical cancer screening continues to limit provision of contraception. Contraception,2005,72:179-181

269. Bertram CC. Evidence for practice:oral contraception and risk of cervical cancer. J Am Acad Nurse Pract,2004,16:455-461

270. Misra JS,Tandon P,Srivastava A,et al. Cervical cytological studies in women inserted with Norplant-contraceptive. Diagn Cytopathol,2003,29:136-139

271. Moscicki AB,Ellenberg JH,Vermund SH,et al. Prevalence of and risks for cervical human papillomavirus infection and squamous intraepithelial lesions in adolescent girls:impact of infection with human immunodeficiency virus. Arch Pediatr Adolesc Med,2000,154:127-134

272. Moscicki AB,Ellenberg JH,Crowley-Nowick P,et al. Risk of high-grade squamous intraepithelial lesion in HIV-infected adolescents. J Infect Dis,2004,190:1413-1421

273. Talamini R,Franceschi S,Dal Maso L,et al. The influence of reproductive and hormonal factors on the risk of colon and rectal cancer in women. Eur J Cancer,1998,34:1070-1076

274. Chute CG,Willett WC,Colditz GA,et al. A prospective study of reproductive history and exogenous estrogens on the risk of colorectal cancer in women. Epidemiology,1991,2:201-207

275. Jacobson JS,Neugut AI,Garbowski GC,et al. Reproductive risk factors for colorectal adenomatous pol-

yps(New York City,NY,USA). Cancer Causes Control,1995,6:513-518

276. Potter JD, Bigler J, Fosdick L, et al. Colorectal adenomatous and hyperplastic polyps: smoking and N-acetyltransferase 2 polymorphisms. Cancer Epidemiol Biomarkers Prev,1999,8:69-75

277. Jacobs EJ, White E, Weiss NS. Exogenous hormones, reproductive history, and colon cancer(Seattle, Washington,USA). Cancer Causes Control,1994,5:359-366

278. Kabat GC, Miller AB, Rohan TE. Oral contraceptive use, hormone replacement therapy, reproductive history and risk of colorectal cancer in women. Int J Cancer,2008,122:643-646

279. Lin J,Zhang SM,Cook NR,et al. Oral contraceptives, reproductive factors, and risk of colorectal cancer among women in a prospective cohort study. Am J Epidemiol,2007,165:794-801

280. Slattery ML,Ballard-Barbash R,Potter JD,et al. Sex-specific differences in colon cancer associated with p53 mutations. Nutr Cancer,2004,49:41-48

281. Samowitz WS,Slattery ML. Hyperplastic-like colon polyps preceding microsatellite-unstable adenocarcinomas. Am J Clin Pathol,2003,120:633

282. Giardiello FM,Hylind LM,Trimbath JD,et al. Oral contraceptives and polyp regression in familial adenomatous polyposis. Gastroenterology,2005,128:1077-1080

283. Hannaford P,Elliott A. Use of exogenous hormones by women and colorectal cancer:evidence from the Royal College of General Practitioners' Oral Contraception Study. Contraception,2005,71:95-98

284. Leslie KK,Espey E. Oral contraceptives and skin cancer:is there a link? Am J Clin Dermatol,2005,6:349-355

285. Piérard GE, Piérard-Franchimont C, Quatresooz P, et al. Groupe Mosan d'Etudes Tumeurs Pigmentaires. Can we sort out from the jumble about oral contraceptives and skin cancer? Rev Med Liege,2007,62:463-466

286. Gefeller O, Hassan K, Wille L. Cutaneous malignant melanoma in women and the role of oral contraceptives. Br J Dermatol,1988,138:122-124

287. Lea CS,Holly EA,Hartge P,et al. Reproductive risk factors for cutaneous melanoma in women:a case-control study. Am J Epidemiol,2007,165:505-513

288. Smith MA,Fine JA,Barnhill RL,et al. Hormonal and reproductive influences and risk of melanoma in women. Int J Epidemiol,1998,27:751-757

289. Holly EA,Cress RD,Ahn DK. Cutaneous melanoma in women. Ⅲ. Reproductive factors and oral contraceptive use. Am J Epidemiol,1995,141:943-950

290. Naldi L,Altieri A,Imberti GE,et al,Oncology Study Group of the Italian Group for Epidemiologic Research in Dermatology(GISED). Cutaneous malignant melanoma in women. Phenotypic characteristics, sun exposure,and hormonal factors:a case control study from Italy. Ann Epidemiol,2005,15:545-550

291. Osterlind A. Hormonal and reproductive factors in melanoma risk. Clin Dermatol,1992,10:75-78

292. Zanetti R,Franceschi S,Rosso S,et al. Cutaneous malignant melanoma in females:the role of hormonal and reproductive factors. Int J Epidemiol,1990,19:522-526

293. Breitbart M,Garbe C,Buttner P,et al. Ultraviolet light exposure, pigmentary traits and the development of melanocytic naevi and cutaneous melanoma. A case-control study of the German Central Malignant Melanoma Registry. Acta Derm Venereol,1997,77:374-378

294. Beral V,Evans S,Shaw H,et al. Oral contraceptive use and malignant melanoma in Australia. Br J Cancer,1984,50:681-685

295. Karagas MR,Zens MS,Stukel TA,et al. Pregnancy history and incidence of melanoma in women:a pooled analysis. Cancer Causes Control,2006,17:11-19

296. Green A. Oral contraceptives and skin neoplasia. Contraception,1991,43:653-666

297. Rosso S,Zanetti R,Pippione M,et al. Parallel risk assessment of melanoma and basal cell carcinoma: skin characteristics and sun exposure. Melanoma Res,1998,8:573-583

298. Bosetti C,La Vecchia C,Naldi L,et al. Mortality from cutaneous malignant melanoma in Europe. Has the epidemic level off? Melanoma Res,2004,14:301-309

299. Nissen ED,Kent DR,Nissen SE. Role of oral contraceptive agents in the pathogenesis of liver tumors. J Toxicol Environ Health,1979,5:231-254

300. Ruiz Lopez D,Sanchez-Salvador J,Fernandez-Martin C,et al. Hepatic adenoma related to oral contraceptives use. Aten Primaria,2005,35:109-110

301. Ferrara BE,Rutland ED. Liver tumor in long-term user of oral contraceptives. Postgrad Med,1988,84:107-109

302. Teeuwen PH, Ruers TJ, Wobbes T. Hepatocellular adenoma, a tumour particularly seen in mostly young women. Ned Tijdschr Geneeskd,2007,151:1321-1324

303. Barthelmes L,Tait IS. Liver cell adenoma and liver cell adenomatosis. HPB(Oxford),2005,7:186-196

304. Sherlock S. Hepatic adenomas and oral contraceptives. J Toxicol Environ Health,1979,5:231-254

305. Aseni P,Sansalone CV,Sammartino C,et al. Rapid disappearance of hepatic adenoma after contraceptive withdrawal. J Clin Gastroenterol,2001,33:234-236

306. Steinbrecher VP, Lisbona R, Huang SN, et al. Complete regression of hepatocellular adenoma after withdrawal of oral contraceptives. Dig Dis Sci,1981,26:1045-1050

307. Svrcek M,Jeannot E,Arrive L,et al. Regressive liver adenomatosis following androgenic progestin therapy withdrawal:a case report with a 10-year follow-up and a molecular analysis. Uur J Endocrinol,2007,156:617-621

308. Gordon SC,Reddy KR,Livingstone AS,et al. Resolution of a contraceptive-steroid-induced hepatic adenoma with subsequent evolution into hepatocellular carcinoma. Ann Intern Med,1986,105:547-549

309. Ito M,Sasaki M,Wen CY,et al. Liver cell adenoma with malignant transformation:a case report. World J Gastroenterol,2003,9:2379-2381

310. Gyorffy EJ,Bredfeldt JE,Black WC. Transformation of hepatic cell adenoma to hepatocellular carcinoma due to oral contraceptive use. Ann Intern Med,1989,110:489-490

311. Herman P,Machado MA,Volpe P,et al. Transformation of hepatic adenoma into hepatocellular carcinoma in patients with prolonged use of oral contraceptives. Rev Hosp Clin Fac Med Sao Paulo,1994,49:30-33

312. Korula J,Yellin A,Kanel G,et al. Hepatocellular carcinoma coexisting with hepatic adenoma. Incidental discovery after long-term oral contraceptive use. West J Med,1991,155:416-418

313. Perret AG,Mosnier JF,Porcheron J,et al. Role of oral contraceptives in the growth of a multilobular adenoma associated with a hepatocellular carcinoma in a young woman. J Hepatol,1996,25:976-979

314. Tao LC. Oral contraceptives-associated liver cell adenoma and hepatocellular carcinoma. Cytomorphology and mechanism of malignant transformation. Cancer,1991,68:341-347

315. Scalori A,Tafani A,Gallus S,et al. Oral contraceptives and the risk of focal nodular hyperplasia of the liver:a casecontrol study. Am J Obstet Gynecol,2002,186:195-197

316. Giannitrapani L,Soresi M,La Spada E,et al. Sex hormones and risk of liver tumor. Ann NY Acad Sci,2006,1089:228-236

317. Torbenson M,Lee JH,Choti M,et al. Hepatic adenomas:analysis of sex steroid receptor status and the Wnt signaling pathway. Mod Pathol,2002,15:189-196

318. Cohen C, Lawson D, DeRose PB. Sex and androgenic steroid receptor expression in hepatic adenomas. Hum Pathol, 1998, 29: 1428-1432

319. Shilling MK, Zimmermann A, Radaelli C, et al. Liver nodules resembling focal nodular hyperplasia after hepatic venous thrombosis. J Hepatol, 2000, 33: 673-676

320. Buhler H, Pirovino M, Akoblantz A, et al. Regression of liver cell adenoma. A follow-up study of three consecutive patients after discontinuation of oral contraceptive use. Gastroenterology, 1982, 82: 775-782

321. Skinner HG, Michaud DS, Colditz GA, et al. Parity, reproductive factors, and the risk of pancreatic cancer in women. Cancer Epidemiol Biomarkers Prev, 2003, 12: 433-438

322. Navarro-Silvera SA, Miller AB, Rohan TE. Hormonal and reproductive factors and pancreatic cancer risk: a prospective cohort study. Pancreas, 2005, 30: 369-374

323. Kreiger N, Lacroix J, Sloan M. Hormonal factors and pancreatic cancer in women. Ann Epidemiol, 2001, 11: 563-567

324. Lo AC, Soliman AS, El-Ghawalby N, et al. Lifestyle, occupational, and reproductive factors inrelation to pancreatic cancer risk. Pancreas, 2007, 35: 120-129

325. Prizment AE, Anderson KE, Hong CP, et al. Pancreatic cancer incidence in relation to female reproductive factors: Iowa Women's Health Study. JOP, 2007, 8: 16-27

326. Teras LR, Patel AV, Rodriguez C, et al. Parity, other reproductive factors, and risk of pancreatic cancer mortality in a large cohort of U. S. women(United States). Cancer Causes Control, 2005, 16: 1035-1040

327. Abe M, Yamashita J, Ogawa M. Medroxyprogesterone acetate inhibits human pancreatic carcinoma cell growth by inducing apoptosis in association with Bcl-2 phosphorylation. Cancer, 2000, 88: 2000-2009

328. Carroll SL, Ratner N. How does the Schwann cell lineage form tumors in NF1? Glia, 2008, 56: 1590-1605

329. Overdiek A, Winner U, Mayatepek E, et al. Schwann cells from human neurofibromas show increased proliferation rates under the influence of progesterone. Pediatr Res, 2008, 64: 40-43

330. Cunha KS, Barboza EP, Da Fonseca EC. Identification of growth hormone receptor in localised neurofibromas of patients with neurofibromatosis type 1. J Clin Pathol, 2003, 56: 758-763

331. Roth TM, Petty EM, Barald KF. The role of steroid hormones in the NF1 phenotype: focus on pregnancy. Am J Med Genet A, 2008, 146A: 1624-1633

332. McLaughlin ME, Jacks T. Progesterone receptor expression in neurofibromas. Cancer Res, 2003, 63: 752-755

333. Fishbein L, Zhang X, Fisher LB, L et al. In vitro studies of hormones in neurofibromtosis and Schwann cells. Mol Carcinog, 2007, 46: 512-523

334. Lammert M, Mautner VF, Kluwe L. Do hormonal contraceptives stimulate growth of neurofibromas? A survey on 59 NF1 patients. BMC Cancer, 2005, 5: 16

335. McGrath M, Michaud DS, De Vivo I. Hormonal and reproductive factors and the risk of bladder cancer in women. Am J Epidemiol, 2006, 163: 236-244

336. Cantwell MM, Lacey JV Jr, Schairer C, et al. Reproductive factors, exogenous hormone use and bladder cancer risk in a prospective study. Int J Cancer, 2006, 119: 2398-2401

337. Rossing MA, Voigt LF, Wicklund KG, et al. Use of exogenous hormones and risk of papillary thyroid cancer(Washington, USA). Cancer Causes Control, 1998, 9: 341-349

338. Custer B, Longtreth WT Jr, Phillips LE, et al. Hormonal exposures and the risk of intracranial meningioma in women: a population-based case-control study. BMC Cancer, 2006, 6: 52

339. Ory H, Cole P, MacMahon B, et al. Oral contraceptivesand reduced risk of benign breast diseases. N

Engl J Med,1976,294:419

340. McGonigle KF,Huggins GR. Oral contraceptives and breastdisease. Fertil Steril,1991,56:799-819

341. Charreaul,Plu-Bureau G,Bachelot A,et al. Oral contraceptive use and risk of benignbreast disease in a French case-control study of youngwomen. Eur J Cancer Prev,1993,2:147-154

342. Rohan TE,Miller AB. A cohort study of oral contraceptiveuse and risk of benign breast disease. Int J Cancer,1999,82:191-196

343. Janerich DT,Glebatis DM,Dμgan JM. Benign breast diseaseand oral contraceptive use. JAMA,1997, 237:2199-2201

344. AndersonTJ,Battersby S,King RJB,et al. Oral contraceptive use influences resting breast proliferation. Hum Pathol,1989,20:1139-1144

345. Isaksson E,von Schoultz E,Odlind V,et al. Effects of oralcontraceptives on breast epithelial proliferation. Breast CancerRes Treat,2001,65:163-169

346. Burkman R,Schlesselman JJ,Zieman M. Safety concernsand health benefits associated with oral contraception. Am JObstet Gynecol,2004,190(Suppl 4):S5-S22

347. Professional Guide to Diseases. 8th ed. Springhouse. Lippincott Williams & Wilkins,2005

348. Parazzini F,La Vecchia C,Negri E,et al. Epidemiologic characteristics of women with uterine fibroids:a case control study. Obstet Gynecol,1988,72:853-857

349. Ross RK,Pike MC,Vessey MP,et al. Risk factors for uterine fibroids:reduced risk associated with oral contraceptives. Br Med J,1986,293:539-562

350. Marshall LM,Spiegelman D,Goldman MB,et al. A prospectivestudy of reproductive factors and oral contraceptive usein relation to the risk of uterine leiomyomata. Fertil Steril 1998,70:432-439

351. Wise LA,Palmer JR,Harlow BL,et al. Reproductive factors,hormonal contraception and risk of uterine leiomyomatain African-American women:a prospective study. Am J Epidemiol,2004,159:113-123

352. Parkin L,Sharples K,Hernandez RK,et al. Risk of venousthromboembolism in users of oral contraceptives containingdrospirenone or levonorgestrel:nested case controlstudy based on UK General Practice Research Database. BrMed,2011,342:d2139

353. http://www. mdguidelines. com/ovarian-cyst-benign(lastretrieval 29. 5. 2011)

354. Holt VL,Daling JR,McKnight B,et al. Functional ovariancysts in relation to the use of monophasic and triphasic oralcontraceptives. Obstet Gynecol,1992,79:529-533

355. Westhoff C,Britton JA,Gammon MD,et al. Oral contraceptives and benign ovarian tumours. Am J Epidemiol,2000,152:242-246

356. The ESHRE Capri Workshop Group. Ovarian and endometrialfunction during hormonal contraception. Hum Reprod,2001,16:1527-1535

357. Royal College of General Practitioners Study. Oral contraceptionand health,an interim report of the oral contraceptionstudy of the Royal College of General Practitioners,Pitnam New York,1974

358. Adams Hillard PJ. Adolescent menstrual health. PediatrEndocrinol Rev,2006,3(Suppl 1):138-145

359. Great Britain Department of Health(2003) Government Response to the Health Select Committees Third Report of Session,2002-03 on Sexual Health. TSO,London- http://www. dh. gov. uk/en/Publicationsandstatistics/Publications/PublicationsPolicyAndGuidance/DH_4082830(last retrieval29. 5. 2011)

360. Wilson JS,Honey E,Templeton A,et al. A systematic review of the prevalence of Chlamydiatrachomatis among European women. Hum Reprod Update,2002,8:385-394

361. Fenton KA,Korovessis C,Johnson AM,et al. Sexual behaviour in Britain:reported sexuallytransmitted infections and prevalent genital Chlamydiatrachomatis infection. Lancet,2001,358:1851-1854

362. Morrison CS,Bright P,Wong EL,et al. Hormonal contraceptiveuse,cervical ectopy and the acquisition of cervical infection. Sexually Transmitted Dis,2004,31:561-567

363. Cottingham J, Hunter D. Chlamydia trachomatis and oralcontraceptive use: a quantitative review. Genitourin Med,1992,68:209-216

364. Ness RB,Soper DE,Holley RL,et al. Hormonal and barrier contraceptionand risk of upper genital tract disease in the PID Evaluationand Clinical Health(PEACH) study. Am J Obstet Gynecol,2001,185:121-127

365. Ory HW. The noncontraceptive health benefits from oralcontraceptive use. Fam Plann Perspect,1982,14:182-184

366. Cates W Jr. The NIH condom report:the glass is 90% full. Fam Plann Perspect,2001,33:231-233

367. http://www. who. int/mediacentre/factsheets/fs334/en/index. html(last retrieval 10. 6. 2011)

368. Cibula D,Gompel A,Mueck AO,et al. Hormonal contraceptionand risk of cancer. J Reproduktionsmed Endokrinol,2010,7(Sdh 1):39-55

369. Hannaford PC,Selvaraj S,Elliott AM,et al. Cancer risk among users of oral contraceptives:cohortdata from the Royal College of General Practitioner's oral contraceptionstudy. Br Med J,2007,335:651

370. http://monographs. iarc. fr/ENG/Monographs/vol91/mono91. pdf(last retrieval 10. 06. 2011)

371. IARC. Combined estrogen-progestogen contraceptivesand combined estrogen-progestogen menopausal therapy. IARC Monogr Eval Carcinog Risks Hum,2007,91 http://monographs. iarc. fr/ENG/Monographs/vol91/mono91. pdf(lastretrieval 10. 5. 2011)

372. Kahlenborn C,Modμgno F,Potter DM,et al. Oralcontraceptive use as a risk factor for premenopausal breastcancer:a meta-analysis. Mayo Clin Proc,2006,81:1290-1302

373. Smith JS,Green J,Berrington de Gonzalez A,et al. Cervical cancer anduse of hormonal contraceptives:a systematic review. Lancet,2003,361:1159-1167

374. The ESHRE Capri Workshop Group. Noncontraceptivehealth benefits of combined oral contraception. Hum ReprodUpdate,2005,5:513-525

375. Vessey M,Painter R. Oral contraceptive use and cancer. Findings in a large cohort study,1968-2004. Br J Cancer,2006,95:385-389

376. http://seer. cancer. gov/statfacts/html/breast. html(lastretrieval 18. 3. 2011)

377. Singletary SE. Rating the risk factors for breast cancer. Ann Surg,2003,237:474-482

378. Fletcher SW. Risk factors for breast cancer (May 11, 2006). Retrieved July 9, 2006 at: http://www. uptodate. com/contents/patient-information-risk-factors-for-breast-cancer? source = search _ result&selectedTitle=2%7E10(last retrieval 10. 06. 2011).

379. American Cancer Society at http://www. cancer. org/cancer/breastcancer/detailedguide/breast-cancer-risk-factors(last retrieval10. 06. 2011)

380. Pike MC,Henderson BE,Casagrande JT,et al. Oral contraceptive use and early abortion as risk factorsfor breast cancer in young women. Br J Cancer,1981,43:72-76

381. Collaborative Group on Hormonal Factors in Breast Cancer. Breast cancer and hormonal contraceptives: collaborativereanalysis of individual data on 53, 297 women with breastcancer and 100, 239 women without breast cancer from 54epidemiological studies. Lancet,1996,347:1713-1727

382. Hankinson SE,Colditz GA,Manson JE,et al. A prospective study of oral contraceptiveuse and risk of breast cancer(Nurses' Health Study,United States). Cancer Causes Control,1997,8:65-72

383. Marchbanks PA,McDonald JA,Wilson HG,et al. Oral contraceptives and the risk of breast cancer. N Engl J Med,2002,346:2025-2032

384. Kumle M,Weiderpass E,Braaten T,et al. Use of oral contraceptives and breast cancer risk:theNorwegian-Swedish Women's Lifestyle and Health CohortStudy. Cancer Epidemiol Biomarkers Prev,2002,11:1375-1381

385. CGHFBC. Breast cancer and hormonal contraceptives:collaborativereanalysis of individual data on 53,297 women withbreast cancer and 100,239 women without breast cancer from54 epidemiological studies. Collaborative Group on HormonalFactors in Breast Cancer. Lancet,1996,347:1713-1727

386. Marchbanks PA,McDonald JA,Wilson HG,et al. Oral contraceptives and the risk of breast cancer. N Engl J Med,2002,346:2025-2032

387. Rosenberg L,Zhang Y,Coogan PF,et al. Acase-control study of oral contraceptive use and incident breastcancer. Am J Epidemiol,2009,169:473-479

388. Shapiro S. Re:'a case-control study of oral contraceptiveuse and incident breast cancer'. Am J Epidemiol,2009,170:802-803

389. Iodice S,Barile M,Rotmensz N,et al. Oral contraceptiveuse and breast or ovarian cancer risk in BRCA1/2 carriers:ameta-analysis. Eur J Cancer,2010,46:2275-2284

390. CGHFBC. Familial breast cancer:collaborative reanalysisof individual data from 52 epidemiological studies including58,209 women with breast cancer and 101,986 women withoutthe disease. Lancet,2001,358:1389-1399

391. http://www. cancer. gov/cancertopics/factsheet/Risk/BRCA(last retrieval 10. 6. 2011)

392. http://www. cancer. gov/cancertopics/pdq/genetics/breastand-ovarian/HealthProfessional(last retrieval 10. 06. 2011)

393. Koltun W,Lucky AW,Thiboutot D,et al. Efficacy and safety of 3 mg drospirenone/20 mcg ethinylestradiol oral contraceptive administeredin 24/4 regimen in the treatment of acne vulgaris:a randomized,double- blind,placebo-controlled trial. Contraception

394. Hankinson SE,Colditz GA,Manson JE,et al. A prospective study of oral contraceptiveuse and risk of breast cancer(Nurses' Health Study,United States). Cancer Causes Control,1997,8:65-72

395. Hannaford PC,Selvaraj S,Elliott AM,et al. Cancer risk among users of oral contraceptives:cohortdata from the Royal College of General Practitioner's oral contraceptionstudy. Br Med J,2007,335:651

396. Vessey M,Painter R. Oral contraceptive use and cancer. Findings in a large cohort study,1968-2004. Br J Cancer,2006,95:385-389

397. http://www. cancer. gov/cancertopics/types/breast(lastretrieval 10. 06. 2011)

398. IARC. Monographs on the Evaluation of CarcinogenicRisks to Humans. Vol 72(1999):Hormonal contraception andpost-menopausal hormonal therapy. Lyon:WHO,IARC

399. Mueck AO,H Seeger,T Rabe. Hormonal contraception andrisk of endometrial cancer:a systematic review. Endocrine-Related Cancer,2010,17:R263-R271

400. http://eu-cancer. iarc. fr/cancer-16-ovary. html(last retrieval29. 5. 2011)

401. http://seer. cancer. gov/statfacts/html/ovary. html(lastretrieval 29. 5. ,2011)

402. Crayford TJB,Campbell S,Bourne TH,et al. Benign ovariancysts and ovarian cancer:a cohort study with implicationsfor screening. Lancet,2000,355:1060-1063

403. Seidman JD,Kurman RJ. Pathology of ovarian carcinoma. Hematol Oncol Clin North Am,2003,17:909-25

404. American Cancer Society(http://www. cancer. org/docroot/CRI/content/CRI_2_4_2X_What_are_the_risk_factors_for_ovarian_cancer_33. asp)(last retrieval 16. 03. 2011)

405. Holden Comprehensive Cancer Center,Cancer InformationService. Ovarian Cancer Protective Factors and Risk Factors,last revision 5/2003

406. Jemal A, Siegel R, Ward E, et al. Cancerstatistics. CA Cancer J Clin, 2009, 59: 225-249

407. La Vecchia C, Bosetti C. Benefits and risks of oral contraceptiveson cancer. Eur J Cancer Prev, 2004, 13: 467-470

408. Newhouse ML, Pearson RM, Fullerton JM, et al. A case-control study of carcinoma of the ovary. Br J Prev Soc Med, 1977, 31: 148-153

409. Collaborative Group on Epidemiological Studies of OvarianCancer. Ovarian cancer and oral contraceptives: collaborativereanalysis of data from 45 epidemiological studies including23, 257 women with ovarian cancer and 87, 303 controls. Lancet, 2008, 371: 303-314

410. The Cancer and Steroid Hormone Study of the Centers for Disease Control and the National Institute of Child Health and Human Development. The reduction in risk of ovarian cancer associated with oral contraceptive use. N Engl J Med, 1987, 316: 650-655

411. Schildkraut JM, Calingaert B, Marchbanks PA, et al. Impact of progestin and estrogen potency in oral contraceptives on ovarian cancer risk. J Natl Cancer Inst, 2002, 94: 32-38

412. Greer JB, Modμgno F, Allen GO, et al. Androgenicprogestins in oral contraceptives and the risk of epithelial ovarian cancer. Obstet Gynecol, 2005, 105: 731-740

413. http://www. cancer. gov/cancertopics/types/ovarian(lastretrieval 29. 5. 2011)

414. Editorial: The case for preventing ovarian cancer. Lancet2008, 371: 275

415. http://www. uptodate. com/contents/histopathology-andpathogenesis-of-endometrial-cancer (last retrieval 29. 5. 2011)

416. http://www. cancer. gov/cancertopics/types/endometrial(last retrieval 29. 5. 2011)

417. http://seer. cancer. gov/statfacts/html/corp. html(lastretrieval 29. 5. 2011)

418. http://216. 71. 46. 171/diabetesforum/articles/2009/2009_A2/3%20petru. htm(last retrieval 29. 5. 2011)

419. US Cancer Organisation on http://www. cancer. org/cancer/endometrialcancer/detailedguide/endometrial-uterinecancer-risk-factors(last retrieval 29. 5. 2011)

420. http://jama. ama-assn. org/content/236/8/923. full. pdf(last retrieval 29. 5. 2011)

421. Weiss NS, Sayvetz TA. Incidence of endometrial cancer in relation to the use of oral contraceptives. N Engl J Med, 1980, 302: 551-554

422. Cushing KL, Weiss NS, Voigt LF, et al. Risk of endometrial cancer in relation to use of low-dose, unopposed estrogens. Obstet Gynecol, 1998, 91: 35-39

423. Persson I, Weiderpass E, Bergkvist L, et al. Risks of breast and endome- trial cancer after estrogen andestrogen-progestin replacement. Cancer Causes Control, 1999, 10: 253-60.

424. Shapiro S, Coleman EA, Broeders M, et al. Breast cancer screening programmesin 22 countries: current policies, administration and guidelines. International Breast Cancer Screening Network(IBSN) and the European Network of Pilot Projects for Breast. Cancer Screening. Int J Epidemiol, 1998, 27: 735-742

425. IARC. Monographs on the Evaluation of Carcinogenic Risks to Humans, 72, Hormonal Contraception and Post-MenopausalHormonal Therapy, 1999. Lyon: WHO, IARC

426. Lyon FA. The development of adenocarcinoma of the endometriumin young women receiving long-term sequential oral contraception: report of four cases. Am J Obstet Gynecol, 1975, 123: 299-301

427. Mack T. Cancer Surveillance Program in Los Angeles County. Natl Cancer Inst Monogr, 1977, 47: 99

428. Silverberg SG, Makowski EL. Endometrial carcinoma in young women taking oral contraceptive agents. Obstet Gynecol, 1975, 46: 503-506

429. Kaufman DW, Shapiro S, Slone D, et al. Decreased risk of endometrial cancer among oral-contraceptive users. N Engl J Med, 1980, 303: 1045-1047

430. Vessey M, Painter R, Yeates D. Mortality in relation to oral contraceptive use and cigarette smoking. Lancet,2003,362:185-191

431. Barnhart KT, Schreiber CA. Return to fertility following discontinuation of oral contraceptives. Fertil Steril,2009,91:659-663

432. Mueck AO, H Seeger, T Rabe. Hormonal contraception and risk of endometrial cancer:a systematic review. Endocrine-Related Cancer,2010,17:R263-R271

433. Gt LF, Deng Q, Weiss NS. Recency,duration,and progestin content of oral contraceptives in relation to the incidence of endometrial cancer(Washington, USA). Cancer Causes Control,1994,5:227-233

434. La Vecchia C, Altieri A, Franceschi S, et al. Oral contraceptives an cancer. an update. Drug Saf,2001, 24:741-754

435. Levi F, La Vecchia C, Gulie C, et al. Oral contraceptives and the risk of endometrial cancer. Cancer Causes Control,1991,2:99-103

436. Weiderpass E, Adami HO, Baron JA, et al. Use of oral contraceptives and endometrialcancer risk(Sweden). Cancer Causes Control,1999,10:277-284

437. Beining RM, Dennis LK, Smith EM, et al. Meta-analysis of intrauterine device use and risk of endometrial cancer. Ann Epidemiol,2008,18:492-499

438. http://www. uptodate. com/contents/histopathology-andpathogenesis-of-endometrial-cancer (last retrieval 29. 5. 2011)

439. Grimes DA, Economy KE. Primary prevention of gynecologic cancers. Am J Obstet Gynecol,1995,172: 227-235

440. http://seer. cancer. gov/statfacts/html/cervix. html(lastretrieval 10. 6. ,2011)

441. Franceschi S. The IARC commitment to cancer prevention:the example of papillomavirus and cervical cancer. Recent ResultsCancer Res,2005,166:277-297

442. Bosch FX, Burchell AN, Schiffman M, et al. Epidemiology and natural history of human papillomavirus infections and type-specific implications in cervical neoplasia. Vaccine,2008,26(Suppl 10):K1-K16

443. http://www. cancer. gov/cancertopics/types/cervical(lastretrieval 10. 6. 2011)

444. Curtis KM, Marchbanks PA, Peterson HB. Neoplasia with use of intrauterine devices. Contraception, 2007,75(6 Suppl):S60-S69

445. Smith JS, Bosetti C, Muñoz N, et al. Chlamydia trachomatis and invasive cervical cancer:a pooled analysis of the IARC multicentric case-control study. Int J Cancer,2004,111:431-439

446. International Collaboration of Epidemiological Studies ofCervical Cancer, Appleby P, Beral V, et al. Carcinoma of the cervix and tobacco smoking:collaborative reanalysis of individual data on 13,541 women with carcinoma of the cervix and 23,017 women without carcinoma of the cervix from 23 epidemiological studies. Int J Cancer,2006,118:1481-1495

447. American Cancer Society http://www. cancer. org/Cancer/CervicalCancer/DetailedGuide/cervical-cancer-risk-factors(last retrieval 10. 6. 2011)

448. Peritz E, Ramcharan S, Frank J, et al. The incidence of cervical cancer and duration of oral contraceptiveuse. Am J Epidemiol,1977,106:462-469

449. Vessey MP, Lawless M, McPherson K, et al. Neoplasia of the cervix uteri and contraception. a possible adverse effect of the pill. Lancet,1983,ii:930-934

450. WHO collaborative study of neoplasia and steroid contraceptives. Invasive cervical cancer and combined oral contraceptives. Br Med J,1985,290:961-965

451. Brinton LA, Hμggins GR, Lehman HF, et al. Long-term use of oral contraceptives and risk of invasive

cervical cancer. Int J Cancer,1986,38:339-344

452. Smith JS,Green J,Berrington de Gonzalez A,et al. Cervical cancer and use of hormonal contraceptives: a systematic review. Lancet,2003,361:1159-1167

453. Appleby P,Beral V,Berrington de Gonzalez A,et al. Cervical cancer and hormonalcontraceptives:collaborative reanalysis of individual data for 16,573 women with cervical cancer and 35,509 women without cervical cancer from 24 epidemiological studies. Lancet,2007,370:1609-1621

454. http://www. cancer. gov/cancertopics/types/cervical(lastretrieval 10. 06. 2011)

455. http://www. eurocytology. eu/static/eurocytology/eng/cervical/LP1ContentCcontC. html,last retrieval 10/06/2011

456. National Cancer Institute,US:www. cancer. gov/cancertopics/factsheet/Risk/oral-contraceptives(last retrieval 10. 6. 2011)

457. http://seer. cancer. gov/statfacts/html/colorect. html(lastretrieval 29. 5. 2011)

458. La Vecchia C,Altieri A,Franceschi S,et al. Oral contraceptives an cancer. an update. Drug Saf,2001, 24:741-754

459. Fernandez E,La Vecchia C,Balducci A,et al. Oral contraceptives and colorectal cancer risk:a meta-analysis. Br J Cancer,2001,84:722-727

460. Levi F,Pasche C,Lucchini F,et al. Oral contraceptives and colorectal cancer. Dig Liver Dis,2003,35: 85-87

461. Beral V,Hermon C,Kay C,et al. Mortality associated with oral contraceptive use:25 year follow-up of cohort of 46000women from Royal College of General Practitioners' oral contraception study. BMJ, 1999,318:96-100

462. Fernandez E, La Vecchia C, Franceschi S, et al. Oral contraceptive use and risk of colorectal cancer. Epidemiology,1998,9:295-300

第五章

避孕药及血栓形成倾向

第一节 概 述

一、静脉血栓栓塞的流行病学

欧洲国家每年约有 50 万人死于静脉血栓栓塞(venous thromboembolism,VTE),其中大部分为手术后年轻人,另外一部分为育龄期应用激素避孕的女性。有相当一部分数量人群遗传有凝血系统缺陷,例如莱登第五因子(factor V Leiden)、凝血素 G20210A、蛋白 C、蛋白 S 以及抗凝血酶异常,这造成 VTE 发生风险逐渐升高,同时在伴随因素作用下,例如长时间旅行、体位固定、年龄增长、吸烟、BMI 较高、手术、恶性肿瘤、体液丧失、妊娠、口服避孕药以及激素补充治疗(hormone replacement therapy,HRT),其凝血系统功能进一步受到影响。

在应用 OC 之前,并没有常规检测血栓形成倾向。对于有 VTE 或者血管闭塞家族史/个人史的女性,应当进行相关血栓形成倾向测试。

1. 莱登第五因子 其可造成最为常见的先天性血栓形成倾向。杂合子莱登第五因子(使 VTE 风险升高 5 倍)占欧洲人 3%~13%;纯合子莱登第五因子(VTE 风险增加 10 倍),占欧洲人 0.2%~1%。

2. 凝血酶原 G20210A 突变 常染色体显性遗传突变(占欧洲总人群 2%)使 VTE 发生风险升高 3 倍,如果同时合并有莱登第五因子、蛋白 C、蛋白 S 或者抗纤维蛋白酶缺乏,则 VTE 风险进一步升高。

3. 蛋白 C 及蛋白 S 蛋白 C 或者蛋白 S 功能缺乏可导致 VTE 发生风险增加(OR 为 3~15 及 5~11)。

4. 抗纤维蛋白酶缺乏 依据缺乏的程度不同,VTE 发生风险可升高 4~50 倍。

口服避孕药中的孕激素合并/不合并合成雌激素(主要为炔雌醇)或者天然雌激素(例如雌二醇及其衍生出的雌二醇戊酸盐),可以影响到本身无 VTE 风险因素存在,健康女性 VTE 的发病率,影响情况如下:

1. 如果没有应用激素避孕措施,而是采用其他方法,例如输卵管绝育、安全套、杀精剂、含铜 IUDs,VTE 发生情况为 3~4 例/10 000 人·年。

2. 左炔诺孕酮 IUS,仅含孕激素的药片,不含雌激素的口服避孕药,VTE 发生情况为 3~4 例/10 000 人·年。

3. 复合 OCs(COCs),含有 <50μg EE 以及炔诺酮、醋酸炔诺酮、左炔诺孕酮、诺孕酯、氯地孕酮、地诺孕酮;COCs 含有雌二醇戊酸盐以及地诺孕酮;阴道用复合雌激素/孕激素环;长

效黄体酮注射针剂,这些方法 VTE 的发生情况为 3～10 例/10 000 人·年。

4. COCs 含有 <50μg EE,合并地索高诺酮、孕二烯酮、醋酸环丙孕酮、或者屈螺酮;复合雌激素/孕激素贴剂,VTE 发生情况为 6～14 例/10 000 人·年。

在应用激素治疗前(例如避孕、激素补充治疗),需要详细了解患者本身 VTE 个人史及家族史。应当给患者予以血栓形成倾向方面的检查。其他个人风险因素需要同时考虑。每个患者需要了解血管闭塞的早期症状。对于有 VTE 发生风险的患者,在应用前需要评估利弊,权衡激素应用带来的益处(例如规律的月经周期、痛经减少、痤疮减少等)。

应用或者不应用不同避孕方法,女性均有血栓形成疾病发生的可能。流行病学研究表明 COCs 可以导致动脉血栓栓塞发生的风险增加(心肌梗死、急性脑缺乏发作、缺血性卒中),因此应当注意动脉血栓栓塞性事件的发生。

其他与血栓栓塞性疾病有关的因素有肥胖、吸烟、多囊卵巢综合征、糖尿病、胰岛素抵抗等,这些因素都应当在个体化治疗过程中予以考虑。但是这并不代表临床医师在诊疗过程中仅着眼于个人因素,包括患者个人意愿及治疗作用和(或)副作用,还应当予以全面考虑。

随着医学的进步,医学知识也在不断更新。随着用药的逐渐增多,我们更应当注意用药的安全性,相关最新研究以及临床经验可以提供给我们相关信息,治疗措施的改变、用药方法的改进对于医疗的发展史必需的。临床医师在工作中需要每种药物的使用说明,以确定合适推荐剂量、用药方法、持续用药时间以及禁忌证。同时在诊疗过程中还应依据患者本身情况,结合自身临床知识及经验,选择最佳治疗方案。

二、血栓栓塞性疾病的流行病学

欧洲国家每年大约诊断出 1 100 000 例 VTE 病例,包括深静脉血栓(deep venous thrombosis,DVT)以及肺栓塞(pulmonary embolism),造成 150 000 例死亡病例[1,2]。但是大多数血栓栓塞性疾病没有明显的临床表现,因此未能得到及时诊断。Cohen 等(2007)估计在欧洲大约有 220 000 名患者死于未诊断出的肺栓塞。VTE 是一种严重的健康问题,其受害者人数要多于乳腺癌、HIV/AIDS 以及交通事故。随着年龄的增长,男性及女性群体的发病率逐渐升高[3-5],但是在年轻女性群体中 VTE 很少发生。依据 Heit 等人的研究结果,60% 的 VTE 需要入院治疗或者在家中护理[6,7]。这些数据清楚地表明 VTE 成为相当一部分人群的健康危险因素,而青年群体中仅小部分患病。

医院中大约有 1/10 的患者死于肺静脉栓塞[8]。

不同年龄女性发病情况:

(1)小于 20 岁:4.3/10 000 人·年。

(2)20～29 岁:8/10 000 人·年。

(3)30～39 岁:13/10 000 人·年。

(4)40～49 岁:23.9/10 000 人·年。

(5)大于 50 岁:50.1/10 000 人·年。

静脉血栓形成以及静脉血栓栓塞主要发生于下肢静脉及肺静脉中(图 5-1)。在上肢静脉中较少发生,在其他血管中也极少发生(例如肝脏、肠系膜、肾脏、大脑、视网膜血管)。

由可逆性危险因素引起的 VTE(继发性 VTE)以及非可逆性危险因素引起的 VTE(自发性 VTE),这二者之间存在差别。

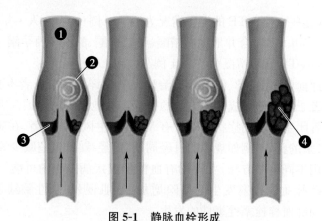

图 5-1 静脉血栓形成
1:静脉；2:涡流；3:静脉瓣；4:血栓

可逆性（较强）危险因素包括：手术、住院、肢体制动、诊断过程中应用的制动装置、恶性肿瘤。较弱的危险因素有：雌激素治疗、妊娠、长途旅行（>8小时）、之前提到的较强危险因素，常在血栓诊断前1～3个月出现。

非自发性血栓形成常均能发现急性病因（例如手术过程、创伤、制动）。但是这在实际临床操作中存在一定限制，因为：

1. 随着医学知识的进展，自发性血栓的比例逐渐降低；

2. 在确定自发性血栓与COCs之间的关系时，其发生率常因为认识偏差而受到影响。当谈到COC，人们认为其合并VTE风险，因此不会进一步探求其他风险因素。

但是现实中发生许多静脉血栓，包括静脉血栓并没有得到诊断。它们可以导致非特异性的轻微症状，这些症状患者也不知道究竟为何发生。这说明仅在有目的性的研究检查之后，才会诊断出这些疾病，并且只在进行询问相关危险因素后才会去进行目的性检查。总体上看，血栓栓塞患者有相当一部分没有得到明确诊断。

静脉血栓的发病率情况，在德国每年新发病例为1/1000人～1.8/1000人（女性发病比率高于男性）。在过去的几十年内，这些发病率进一步升高（图5-2）。主要由于发病风险因素增加（例如体重增加），诊断技术的提高在这方面也起到一定作用[5]。

对于育龄期女性，动脉闭塞的发生率同样较低。在一项大型研究中，50岁以下女性口服避孕药卒中发生率为20/100 000[9]。

静脉血栓形成、栓塞以及动脉闭塞与性别及年龄有关。静脉血栓形成及栓塞在无发生风险因素的年轻女性中较为少见。

严重并发症的发病率（例如肺栓塞）低于腿部急性DVT的发生率，COC应用过程中的并发症可导致患者死亡，但是这种情况很少出现——对于无其他可识别病因情况下，应用药物的女性群体中，发生率为1/1 000 000～4/1 000 000。死亡风险多是由未能及时诊断疾病所致（静脉栓塞及肺栓塞）。

对于VTE，其发生率为0～0.000 8，致死率0～0.005，死亡率0～4（每1 000 000人·年）[9]。

应用COCs，相关风险升高2～6倍。

三、止血过程

止血过程是一个非常重要的生理反应，它确保出血停止、血管在受伤后破损处及时修

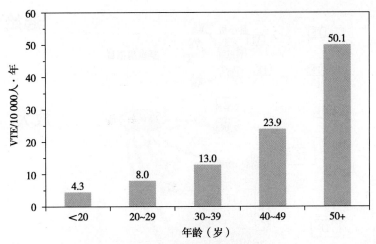

图 5-2 COC 应用者,随年龄增长,VTE 发病情况(每 10 000 名女性·年)

复。除了血管内皮外,血小板以及胞浆中的凝血因子均在止血过程中发挥主要作用。

当血管壁受到损伤时,可以有以下一系列反应:

1. 血管壁收缩 可以减缓血流速度。

2. 血小板黏着 形成血小板血栓。

3. 血小板栓进一步加固 形成纤维筛网状结构,进一步加固血小板栓。

当血管壁受损,血管内皮下组织暴露,胶原蛋白以及组织因子(凝血因子)参与进来,发挥主要促凝作用。血小板在几秒钟内与胶原蛋白结合。在这个过程中,血管性血友病因子为胶原蛋白及血小板的结合建立了"桥梁"(图 5-3A)。组织因子(tissue factor,TF),一种膜内调节蛋白,由成纤维细胞以及平滑肌细胞表达,启动血浆凝血系统。TF/Ⅶa 因子激活因子 X(FXa),与 Ⅴa 一起将凝血酶原转化成为凝血酶(图 5-3A)。凝血酶催化纤维蛋白原成为纤维蛋白。纤维蛋白聚合成为纤维蛋白网,通过 ⅩⅢa 因子进一步交联形成稳定结构。在活体血液凝固主要发生于细胞表面,例如有 TF 表达的细胞,同时激活血小板(图 5-3B)。

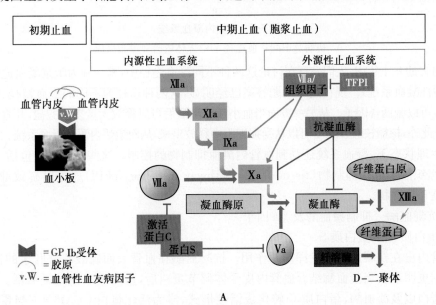

A

247

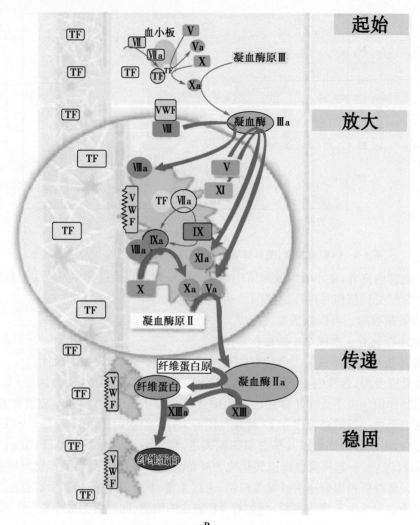

B

图 5-3 人体内凝血系统

A. 初期及中期止血途径；B. 人体内凝血瀑布反应

在过去的几十年中，人们一直在讨论这两种不同凝血途径中，哪一种为胞浆凝血途径(内源性及外源性凝血系统)。现在这个问题答案已经明显，这两种途径为不同的凝血途径。一方面 TF/FⅦa 可以激活Ⅸ因子。从另一方面当血小板被激活后可以释放大量多磷酸盐，并直接结合、激活Ⅻ。此外，核糖核酸(RNA)可以从受损细胞中释放出来，从而激活内源性凝血系统。

在生理状态下，凝血系统还受到血管内凝血抑制物的控制。这些抗凝物质包括：

1. 组织因子途径抑制物(tissue factor pathway inhibitor，TFPI)　可以有效抑制 TF/FⅦa/FⅩa 复合物。

2. 抗凝血酶　抑制凝血酶及Ⅹa 因子。

3. 蛋白质 C 及蛋白质 S。

血管内皮在抗凝过程中发挥重要作用。抗凝血酶在血管表面硫酸乙酰肝素的作用下，抗凝作用更明显。当凝血酶结合血管内皮受体调节蛋白后，蛋白质 C 系统被激活。通过血酸调节蛋白以及凝血酶，蛋白质 C 转化成活性形式，成为活化蛋白 C(APC)。与蛋白 S 一起,APC 成为 V a 及 Ⅷ a 因子抑制物(见图 5-3A)。

在损伤修复的最后阶段,纤溶系统确保血管再通。主要起溶解纤维蛋白作用的酶为纤溶酶(见图 5-3A)。纤溶酶溶解纤维斑块,使纤维逐渐降解成为 D-二聚体(见图 5-3A)。

如果凝血系统出现调节异常,或者是因为促凝物质生成过多,或者是由于抗凝系统出现异常,均会导致血栓形成(血栓形成倾向)。

四、血栓栓塞性疾病病因

许多突变基因,例如莱登第五因子、凝血酶原 G20210A、遗传性抗凝系统异常、蛋白质 C、蛋白质 S 相关基因的变异,增加了血栓形成的风险,在应用 COCs 之后,其风险进一步升高(表 5-1)[11,12]。

表 5-1 应用/未应用口服避孕药,静脉血栓栓塞风险

血栓形成倾向	DVT 风险,OR	应用 OC 后 DVT 风险,OR
莱登第五因子突变		16
杂合子	5	(依据杂合子以及部分纯合子病例数据进行
纯合子	10	Meta 分析得出的结果。纯合子携带者应用 OC 后的风险数据不足,结果可能偏高)
凝血酶原 G20210A 突变		
杂合子	3	6
纯合子	由于病例稀少,无结果	(依据杂合子以及部分纯合子病例数据进行 Meta 分析得出的结果。纯合子携带者应用 OC 后的风险数据不足,结果可能偏高)
莱登第五因子突变杂合子＋凝血酶原 G20210A 突变杂合子	4~15	8~17
先天性蛋白 S 缺乏	5~11	5
先天性蛋白 C 缺乏	3~15	6~24
先天性抗纤维蛋白酶缺乏 Ⅰ型/Ⅱ型	依据 AT 缺乏程度,4~50	13 28％应用 OC 者均会出现血栓
Ⅷ因子上升	5~8	9~13
抗磷脂抗体(狼疮抗凝物、抗心磷脂抗体、抗 β_2 糖蛋白 1 抗体)	依据抗体水平,2~16	现有研究数据不足
高同型半胱氨酸血症	每增加 5μmol,风险升高 1.3	现有研究数据不足
脂蛋白(>300mg/L)	1.8	没有数据
MTHFR C677T 多态性	无升高	无升高

血栓栓塞是一种多因素疾病,随着风险因素数目增加,其发生风险成倍增加。

除了 COC 类型以及血栓形成倾向方面的因素,还有其他一些因素会影响到静脉血栓或者动脉闭塞的发生情况。

伴有遗传异常的人群中,多于一半的静脉血栓并非自发形成。其他许多原因可成为发病的诱导因素(表 5-2),例如:

(1)年龄:随着年龄增长,血栓栓塞时间的发生逐渐增加。在 40 岁之前,血栓栓塞发生情况为每年 1/10 000(0.01%),在 60 岁的时候接近于每年 1/1000(0.1%),在 80 岁之后为每年 1/100(1%)[13-16]。

除了年龄因素外,缺乏运动、血管系统老化、其他因素也起到一定作用。如果患者本身存在遗传易感性,即具有血栓形成倾向,那么血栓形成时间通常较早,可小于 45 岁。

(2)应用口服激素类避孕药。

(3)激素补充治疗。

(4)吸烟:并不是所有的研究均表明,吸烟使 VTE 的发生风险增加。EURAS 研究中当对其他混杂因素进行调整后,并没有发现吸烟具有这种影响。

(5)肥胖。

(6)缺乏运动:长时间坐位(飞机、汽车驾驶员、计算机工作者)。

(7)肢体制动:由于疾病需要长时间卧床、骨折、手术、石膏固定。

(8)其他疾病:恶性肿瘤、骨髓增生型疾病、心脏功能不全、感染、肾病综合征。

(9)中心静脉导管。

(10)妊娠期、产褥期。

使动脉血栓栓塞时间或者脑血管事件风险增加的因素有:

(1)年龄。

(2)吸烟。

(3)阳性家族史:例如双亲或兄弟姐妹在 50 岁之前曾经发生过动脉血栓栓塞。如果怀疑患者本身有遗传因素存在,那么在应用 COC 之前需要找相关内科医师进行咨询。

(4)肥胖:BMI$>$30kg/m^2。

(5)异常脂蛋白血症。

(6)高血压。

(7)偏头痛。

(8)心脏瓣膜病:心房颤动、心功能不全。

(9)产后。

(10)糖尿病。

(11)其他疾病:恶性肿瘤、骨髓增生性疾病、血管炎、慢性炎性疾病(如类风湿关节炎)。

致动脉或者静脉功能异常的风险因素,如果患者合并这些因素,那么也为 COC 使用的禁忌。

表 5-2 静脉血栓栓塞事件的风险因素

年龄
随着年龄增长,相关风险增加,在大众群体中:
<40 岁:每年风险 1/10 000
60～69 岁:每年风险 1/1000
>80 岁:每年风险 1/100
(这可能会反映出凝血系统激活情况)

体重
如果合并肥胖则风险升高 3 倍（BMI＞30kg/m²）
（这可能会反映出凝血系统激活情况）

静脉曲张
普通/矫正外科手术之后,发生风险升高 1.5 倍,但是静脉曲张手术之后发生风险较低

静脉血栓史
在此发生的比率为每年 5％,手术后比率升高

血栓形成倾向
凝血抑制物水平较低（抗凝血酶、蛋白 C、蛋白 S）
活化蛋白 C 抵抗（例如莱登第五因子）
高凝血因子水平（Ⅰ,Ⅱ,Ⅷ,Ⅸ,Ⅺ）,凝血酶 G20210A
抗磷脂综合征
高同型半胱氨酸水平

其他风险因素
恶性肿瘤:与普通人群相比风险升高 7 倍
心脏功能衰竭
近期心肌梗死/卒中
严重感染
炎性肠病、肾病综合征
红细胞增多症、病变蛋白血症
Behect 病、阵发性睡眠型血红蛋白尿

激素治疗
口服复合避孕药、HRT、雷诺昔芬、他莫昔芬（3 倍风险）
高剂量孕激素（6 倍风险）

妊娠、产褥期
10 倍风险 *

长时间旅行
见正文

住院
急性创伤、急性疾病、手术（10 倍风险）

麻醉
风险增加 2 倍（对比脊髓麻醉/硬膜外麻醉）

﹡注意:产褥期风险＞妊娠期风险

五、血栓栓塞的临床表现

静脉血栓有时不能得到诊断,因为其症状缺乏特异性,或者在疾病初期没有明显症状。腿部静脉血栓的典型症状为疼痛、压痛、水肿、肿胀、皮肤颜色青紫和（或）患侧腿部表浅静脉扩张。

DVT 通常发生卧床患者,由于静脉受压所致,有时没有明显症状。

DVT 的最大风险为发生肺栓塞。肺栓塞的典型症状为胸部疼痛、呼吸困难、咳嗽、咯血、难治性肺炎、心动过速和(或)晕厥。肺栓塞可以发生在不同时期,其症状多样,甚至缺乏。死亡可以突然发生,缺乏预见性。

下面我们来详述常见下肢深静脉血栓及肺栓塞的症状。

1. 下肢深静脉血栓的典型临床表现(图 5-4):

1)肿胀;

2)自发性张力性疼痛,可抬高肢体缓解。

3)足底及沿栓塞静脉按压痛。

4)弯曲足部时小腿疼痛。

5)静脉逐渐凸显。

2. 肺栓塞的典型症状

1)突然或者逐渐进展的呼吸困难,发生于运动时或者休息时依病变进展而变化。

2)呼吸时胸部疼痛。

3)初期进行肺炎相关治疗。

4)咳嗽,痰中带血。

5)心动过速。

6)晕厥。

注意:这些症状是易变化的。所有这些症状可以单独发生或者联合发生。深静脉血栓以及肺栓塞也可没有明显症状。

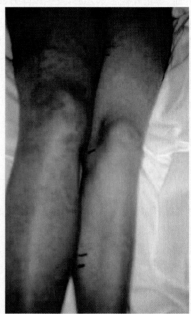

图 5-4 下肢静脉血栓

3. 中枢神经系统静脉(窦)或者动脉血栓形成时可能症状

1)不寻常的、剧烈和(或)持续头痛。

2)视觉受损:突然部分或者完全视觉缺失,复视。

3)CNS 症状:口齿不清或者失语症、眩晕、突然虚脱、单侧或者双侧肢体麻木、协调障碍。

4)虚脱伴有/不伴有癫痫发作。

在其他部位血栓形成较少见,例如上肢静脉血栓形成,伴有/不伴有疼痛;肠系膜中(急腹症);急性心肌梗死。

对于 COC 使用者当出现这些血栓形成症状时,需要向内科医师进行咨询。

4. 复发性静脉血栓栓塞 大约 30% 伴有 VTE 病史的患者,10 年内 VTE 会再发,在诊断后 1 年再发风险最大[18,19]。

5. 风险因素

(1)许多遗传及后期获得性风险因素可以导致 VTE。通常由多种病因共同导致 VTE。因此,VTE 是一个多因素疾病。

(2)每一个患者的个体危险因素都需要诊断明确,预防血栓要从这些风险因素入手,例如手术或者制动。

(3)许多致血栓形成倾向因素可以致个体血栓形成风险增加。

(4)口服激素类避孕药及激素补充治疗也可以增加血栓形成风险,健康女性升高 2～6 倍,对本身有血栓形成倾向的女性,其风险加倍。

六、血栓栓塞的诊断

(一)血栓风险的早期诊断

1. 家族史　心血管系统疾病家族史,包括 VTE 为致血栓形成的决定性因素。

2. 旅行相关的血栓形成　当旅行时间超过 4 小时,则 VTE 风险增加,不论旅行方式如何,例如飞行、乘大巴、开车。对于旅行时间超过 8 小时者,需要进行常规措施,例如运动、充足的水化。血栓预防措施包括穿着压力袜、应用肝素(LMWH),但这仅推荐用于高风险患者;阿司匹林并不推荐用于预防此类血栓。口服避孕药但是本身无 DVT 风险的患者,通常在长期旅行后血栓发生为中度风险。在出发前,必须对个体进行评估,以判断是否其具体风险分级,是否有相应改变。

(二)常用血栓诊断方法

正确诊断腿部静脉血栓对于及时正确的治疗,以及预防接下来的肺栓塞非常重要。为了确定或者排除腿部静脉血栓以及肺栓塞,需要进行相关临床检查,同时参考相关计算量表。如果一直坚持应用,VTE 的致死性就可以降低(AWMF 中德国 S2 指南,关于血栓、肺栓塞诊断及治疗,2010),这些具体计算方法包括以下几个部分。

1. 临床诊断方法　可以通过 Wells 评分判断是否在腿部或肺部有血栓形成(表 5-3、表 5-4),同时还需其他结果同时证明。Wells 评分包括 VTE 临床表现,触诊、检查可疑血栓侧肢体,同时还包括相关 VTE 风险因素评估。因为临床检查不能够确诊或者排除 VTE,需要进行进一步检查(包括 D-二聚体测试及相应的影像学检查)。

表 5-3　**Wells 评分判断腿部静脉血栓栓塞可能性**(依据 2010 年德国 S2 指南关于静脉血栓及肺栓塞的诊断治疗得出[20])

临床表现	得分
活动性癌症	1.0
麻痹、轻度瘫痪、近期下肢制动	1.0
卧床休息(>3 天);大型手术(<12 周)	1.0
整个肢体肿胀	1.0
与无症状侧肢体相比,小腿水肿>3cm	1.0
凹陷性水肿	1.0
浅表静脉越发明显	1.0
DVT 病史	1.0
现有表现至少可能诊断为 DVT	—2.0

评分结果≥2 分:腿部静脉血栓发生可能性极高;评分结果<2 分:腿部静脉血栓发生可能性不高

表 5-4 **Wells 评分判断肺栓塞可能性**(依据 2010 年德国 S2
指南关于静脉血栓及肺栓塞的诊断治疗得出[20])

临床表现	得分
既往静脉血栓或者肺栓塞病史	+1.5
近期手术或者肢体制动	+1.5
癌症	+1
咯血	+1
心率大于 100 次/分	+1.5
临床表现提示静脉血栓	+3
现有表现至少可能诊断为肺栓塞	+3

评分结果 0~4 分:不会发生肺栓塞;评分结果>4 分:可能发生肺栓塞

2. 实验室检查 实验室检测 D-二聚体水平可以帮助排除 VTE。但是这项检查仅在确定可能有 VTE 的前提下进行。D-二聚体为交联纤维蛋白的水解物,其代表纤维蛋白形成后降解增加,这通常发生在 VTE 形成时。如果相关测试结果阴性,则可排除 VTE 高可能性。但是个体 D-二聚体敏感性存在差异,并不 100% 适用于每个个体。因此需要联合其他方法(Wells 评分中),以判断临床 VTE 可能性大小。如果 Wells 评分结果显示可能性较低,同时 D-二聚体水平处在正常范围内,则可排除 VTE。如果临床可能性较低,但是 D-二聚体水平升高,那么就需要进行进一步的检查。对于 VTE 临床可能性较高,但是 D-二聚体水平正常,同样也采用这种方法。如果临床可能性较高,可不进行 D-二聚体测试,直接进行相应的影像学检查。

升高的 D-二聚体水平,并不总是表明有血栓形成,其他原因也可以导致其升高,例如手术或者创伤,感染及肿瘤发生。如果 D-二聚体测试结果阳性,必须进行进一步检查以确定或者排出 VTE。

3. 影像学检查 快速诊断下肢静脉血栓及肺栓塞的方位为影像学检查。

腿部 DVT 诊断金标准为非创伤性超声检查,例如加压超声(图 5-5)。与 X 线检查(静脉造影术)相比,其创伤及压力均较小。

(三)肺栓塞的诊断

多层螺旋 CT 对于血流动力学稳定的患者,可用于诊断肺栓塞。通气显像得到的图案同样可作为诊断依据。但是闪烁扫描术提供的诊断结果有较大比例不可用。肺血管造影术在这几年并不常用。超声波心动图常用于诊断或者排除右心室功能障碍。

1. 腿部静脉血栓及肺栓塞的诊断需要依靠具体计算方法,以判断临床发生 VTE 的可能性;同时还有 D-二聚体检测以及影像学检查。

2. 腿部深静脉血栓 DVT 诊断金标准为无创超声检查,例如加压超声。

3. 肺栓塞 多层螺旋 CT 图像或者肺通气/灌注现象为诊断肺栓塞的无创检查方法。超声心动图用于检测是否有右心功能不足。

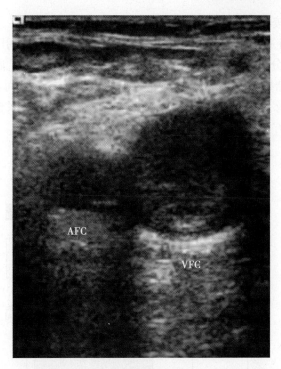

图 5-5 加压超声显示有腿部血栓形成(血栓在右侧股静脉-VFC)。
静脉出现膨胀,加压后血管直径无变化(AFC＝正常股动脉)

七、血栓预防指南

美国胸内科医师协会相关指南中,有关血栓预防的共识每 2～3 年就会进行一次修订[36],被看做是国际化指标。在德国,AWMF(*Arbeitsgemeinschaft der Wissenschaftlichen Medizinischen Fachgesellschaften*)颁布的国际指南需要给予优先参照。德国 S3 静脉血栓预防指南在 2009 年确立[43]。德国 S2 指南,关于举办静脉血栓的诊断及治疗由 AWMF 在 2010 年公布。

1)对于颈静脉血栓的处理:美国内科医师协会及美国家庭医师协会(2007)相关临床指南[44]。

2)EAST 实施参数工作组 DVT 预防方法(2011)[45]。

3)静脉血栓预防方法:国际健康诊疗中心相关指南(2010 年):静脉血栓(外科手术的)[46];美国胸内科医师协会基于证据的临床实践指南(8th 版)(2008):静脉血栓的预防[36]。

4)口服避孕药及静脉血栓风险:妇产科皇家学院指南(2010):静脉血栓以及激素类避孕药[47]。

5)SOGC 临床实践指南:口服避孕药及静脉血栓风险,2011 年更新[48,49]。

八、总　　结

1. 明确诊断静脉血栓栓塞以及肺栓塞对之后的治疗非常重要。未被诊断出的 DVT,其肺栓塞的发生风险也较高,未被诊断出的肺栓塞可致死亡率较高。

2. DVT 的典型症状为疼痛、肿胀和(或)腿部紧缩感,这是需要引起重视并向内科医师咨询,诊治。Wells 评分可以用来评估腿部静脉血栓、肺栓塞形成可能性大小(见表 5-3、表 5-4)。它将相关检查结果及 VTE 形成风险因素联合在一起[21]。然而,由于 Wells 评分不能单独用来诊断或者排除血栓,因此它在临床中需要与其他诊断方法联合应用(腿部静脉血栓形成及肺栓塞的计算方法见图 5-6)。

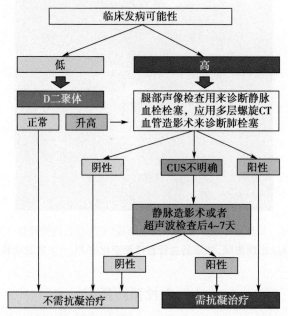

图 5-6 诊断腿部静脉血栓栓塞及肺栓塞时计算血液动力学的方法
(依据 2010 年德国 S2 指南关于静脉血栓及肺栓塞的诊断治疗得出)
CUS=加压超声

患者同时需要了解"ACHES"检查清单,以警惕早期静脉及动脉闭塞(表 5-5)。

表 5-5 静脉血栓典型症状列表

ACHES 检查列表用来帮助诊断动脉或者静脉血栓

A=腹部疼痛

C=胸部疼痛:突然出现并且放射至左侧胳膊;无明显诱因的剧烈咳嗽;忽然出现呼吸困难

H=头痛:最新出现,持续时间较长,一侧,偏头痛逐渐加重,渐强的性格特征,视觉盲点,讲话功能受损

E=视觉问题:视觉缺失;部分或者完全视觉缺失;复视

S=腿部肿胀;一侧肢体的剧烈疼痛或者肿胀

附加症状:削弱,一侧肢体麻木,头晕或者昏眩

3. 常用辅助检查

(1)诊断腿部静脉血栓以及肺栓塞,需要依据临床 VTE 可能性、实验室 D-二聚体浓度结果、影像学结果。

(2)腿部深静脉血栓金标准为无创超声检查,例如加压超声检查。

(3)肺栓塞:多层螺旋 CT 或者通气显像技术可帮助诊断肺栓塞。超声心动图常用语诊断右心室功能异常。

第二节 发生冠心病及静脉血栓栓塞的临床危险因素

一、家 族 史

静脉血栓栓塞的家族史,是用来评估个人发病风险的评估因素,对于有血栓形成倾向的因素,同样也可作为评估因素。

静脉血栓形成可提示我们存在一定遗传因素。携带有相关遗传因子的个体,初次发生静脉血栓的风险较高。例如莱登第五因子变异可以增加口服避孕药的年轻女性血栓形成的风险[22]。用来筛查血栓形成倾向的实验室方法成本较高[11,23],相关研究主要用于建立许多标准,从而帮助实验室检查过程中发现更多的遗传风险因素。家族史就是这些标准之一。许多研究中将家族史视为静脉血栓的遗传风险因素之一[24-28]。但是这些研究结果均表明,家族史并不适合作为遗传风险因素。然而另一些试验中,发现了家族史与静脉血栓形成之间存在一定的联系[29,30]。对于 COC 应用者同样适用。在 LASS 研究中,拥有阳性家族史的 COC 使用者,与无相关家族史的 COC 女性,其 VTE 发生风险升高 3 倍[17]。同时,人们又提出相关问题,即家族史是否可作为遗传风险因素,现在对于这个问题人们已经有了一定的认识。在 Bezemer 等人的病例对照研究中(2009)就这个问题有相关讨论[31]。

(一)Bezemer 等人在 2009 年的病例对照研究

1. 研究目的 Bezemer 等人在 2009 年的病例对照研究,主要为了探讨家族史在评估静脉血栓方面的作用,及其与其他危险因素之间的联系。

2. 研究样本 这项实验针对静脉血栓的环境及遗传因素进行多因素分析,并将这部分研究作为大型病例对照研究中的一部分,其主要对 1605 名初发静脉血栓患者的血样及家族、环境信息进行分析,同时设立 2150 例对照病例。

3. 家族史的定义 在试验过程中,这些患者被问及是否他们的父母、兄弟姐妹曾患静脉血栓及其具体发病年龄。因为这些患者的配偶通常被作为对照组,因此患者的子女不包括在病史之中。如果患者这些一级亲属有发生静脉血栓,那么就认为存在阳性家族史。

4. 结果 相关结果在表 5-6 中列出,在总共 505 名患者中(31.5%)以及 373 名对照者中(17.3%),均在一级亲属中有一人或者多人曾经发生过静脉血栓。阳性家族史使静脉血栓系数升高至大于 2(OR 2.2,95%CI:1.9～2.6),伴有阳性家族史,并且有大于一名亲属患病的,则相关风险升高至 4(3.9,95%CI:2.7～5.7)。家族史与遗传风险因素仅有较小关联。家族史与发生静脉血栓栓塞有关,不论患者是否伴有遗传或者环境危险因素。随着相关风险因素增加,静脉血栓栓塞发生风险逐渐增加。与无家族史、无发病风险因素的人群比,合并遗传、环境风险因素,同时有家族遗传史的人群,静脉血栓栓塞发生风险升高 64 倍。

表 5-6 家族史与 VTE[31]

家族史[a]	数量(%)		OR(95％CI)	
	静脉血栓患者	对照组	每层对应一定程度风险	无风险因素存在以及无家族史
无已知风险因素				
所有	n＝389	n＝1538	…	…
阴性	261(67.1)	1286(83.6)	1(参考)	1(参考)
阳性				
任何亲属	128(32.9)	252(16.4)	2.5(1.9～3.2)	2.5(1.9～3.2)
亲属＜50 岁	53(13.6)	98(6.4)	2.7(1.9～3.8)	2.7(1.9～3.8)
多于 1 名亲属	2.3(5.9)	27(1.8)	4.2(2.4～7.4)	4.2(2.4～7.4)
仅环境风险因素[b]				
总数	n＝823	n＝378	—	—
阴性	71(54.6)	150(76.5)	1(参考)	2.3(1.7～2.3)
阳性				
任何亲属	59(45.4)	46(23.5)	2.7(1.7～4.4)	6.3(4.2～9.5)
亲属＜50 岁	33(25.4)	15(7.7)	4.6(2.4～9.1)	10.8(5.8～20.2)
多于 1 名亲属	14(10.8)	6(3.1)	4.9(1.8～13.4)	11.5(4.4～30.2)
仅基因因素[c]				
总数	n＝130	n＝196	…	…
阴性	71(54.6)	150(76.5)	1(参考)	2.3(1.7～2.3)
阳性				
任何亲属	59(45.4)	46(23.5)	2.7(1.7～4.4)	6.3(4.2～9.5)
亲属＜50 岁	33(25.4)	15(7.7)	4.6(2.4～9.1)	10.8(5.8～20.2)
多于 1 名亲属	14(10.8)	6(3.1)	4.9(1.8～13.4)	11.5(4.4～30.2)

[a]:开始日期前双亲、兄弟、姐妹合并静脉血栓病史;[b]:手术、创伤、制动、妊娠、产褥期 3 个月内;开始日期应用口服避孕药、激素补充治疗;开始日期后诊断出恶性肿瘤 5 年内或者 6 个月内;[c]:抗凝血酶低水平,蛋白 C、蛋白 S 低水平;莱登第五因子突变;或者凝血素 20210 突变

5. 结论 家族史是静脉血栓形成的预测指标之一,不管患者是否合并其他风险因素。在临床实际应用过程中,家族史有时比实验室血栓形成倾向相关检查结果更有用。

（二）总结

1. 深静脉血栓及肺栓塞家族史 在育龄期女性群体中的发生率约 3％,是 VTE 发生的预测因素之一。

2. 冠心病(coronary heart disease,CHD)家族史 在 45 岁前发病(有些为 50 岁发病);母亲曾患有心肌梗死;卒中;父母有一方曾有血栓形成、血栓栓塞。曾祖父任一方曾患有此类疾病,也可纳入到评估因素中。

CHD 发生风险因素多于 VTE,代谢状况例如脂质代谢异常、糖尿病、高血压、在疾病的发生过程中均起到一定作用。

3. 50 岁前致死性心肌梗死/卒中的家族病史 在育龄期女性群体中,其发生率为 2%,也为发生心血管系统疾病有效的预测因素[9]。

4. 如果家族史心血管系统疾病病史阳性,则需要进行进一步的实验室检查,以判断(例如 VTE 血栓形成倾向参数、动脉粥样硬化脂质代谢状况),同时也可进行家族测试。

5. 心血管系统疾病家族病史同时可用于评估双亲、其他家族成员发病可能性。

二、风险因素——旅行

以下分析基于美国亚特兰大疾病控制中心 2010 年因特网发表的相关资料得出[Barbeau:2010 年深静脉血栓以及肺栓塞,之后 AndersonGoodacre 等(2005)[33],Kuipers 等(2007)[34,35],Geerts 等(2008)[36]将其纳入到 Meta 分析中(2003)http://wwwnc.cdc.gov/travel/yellowbook/2010/chapter2/deep-vein-thrombosis-pulmonary embolism.aspx]。

将不同类型的旅行作为风险因素进行分析。一项成人大型病例对照研究中,初发 VTE 与长时间旅行有关(≥4 小时),其可使 VTE 的发生风险升高 2 倍。在旅行后第一周,相关风险升高最明显,此后 2 个月持续在较高水平。空中飞行与乘车旅行、火车旅行、大巴旅行之间没有明显差异,这说明空中飞行发生血栓的主要原因为缺少运动。附加风险因素有莱登第五因子突变,女性口服避孕药,BMI>30kg/m^2,身高>190cm。这些作用大多在飞行中较为多见。此外,若身高<160cm,则长时间旅行之后,VTE 的风险升高更加明显。这说明长期飞行与其他因素联合导致 VTE 发生风险升高。

(一)临床研究

两项回顾性队列研究中研究了长期乘机旅行中 VTE 的发生情况。

第一项研究共纳入了 2630 名健康荷兰商务航机驾驶员[37]。这组人群中 VTE 的发生率为 0.3/1000 人·年。当调整了年龄及性别等因素后,相关发生率没有明显改变。VTE 与相关飞行时间没有明显联系。

第二项试验中共纳入了 8755 名国际组织中的员工[34]。VTE 发生率对于飞行时间多于 4 小时的人为 1.4/1000 人·年。VTE 的发生风险为 1 例/每 4566 次飞行。女性 VTE 的发生风险更高,特别是对于口服避孕药的女性。当体重指数>25kg/m^2,身高<165cm,或者>185cm,则发生率更高。VTE 发生风险随着飞行时间的延长而升高,与 8 周内的飞行次数有关,对于远途飞行次数多于 5 次(每次时间≥4 小时)的人,风险明显升高。每一次的飞行均会使 VTE 的风险升高 1.4。在长途飞行后的最初 2 周,血栓发生风险最高,8 周之后恢复正常。

这两项研究的观察对象均为较年轻的个体(平均年龄 35~40 岁),健康状况也好于常人,因此这两项研究结果不能使用于有 VTE 高风险的人群。

(二)旅行者的预防措施

一些随机对照研究中,评估了预防措施在这方面的作用[38]。所有这些研究分析了长时间旅行(≥7 小时),无症状 DVT 的发生风险。所有这些旅行者在旅行过程中均进行规律的活动,仅饮用非酒精性饮料。在飞行后 90 分钟以及 48 小时进行超声检查,以判断是否有 DVT 存在,同时评估压力袜、阿司匹林、低分子肝素以及多种抗凝自然提取物的抗凝作用。但是这些药理学方法均无明显的作用。压力袜(10~20mmHg 以及 20~30mmHg)可以减少无症状 DVT 的发生风险。在这项试验中,共有 4 名旅行者,在穿着压力袜后出现表浅静脉血栓。所有参与试验的旅行者均没有出现症状型 DVT 或者肺栓塞。

旅行者经水化(补充充足水分)、穿着宽大的衣服、经过一段时间就活动小腿。在合并其他风险因素存在的前提下,压力袜表现出一定的作用。目前还没有数据表明药理学方法可以预防旅行过程中 VTE 的发生。

(三)旅行过程中预防 VTE 方法总结

为了预防长时间飞行过程中出现 VTE,以下方法可以提供一定帮助。

1. 飞行时间长于 8 小时的旅客要避免穿着紧身衣物,特别是腰部、下肢及小腿,要保证血液流通顺畅,同时饮用足够的液体,经过一段时间间隔就定时活动(放松)小腿。

2. 对于合并 VTE 发生风险因素,同时要经历长时间飞行的旅客,以上方法同样适用。如果 VTE 发生风险升高,为了预防活动性血栓的形成,可以考虑穿着压力袜(compression stockings,GCS),压力在 15~30mmHg(2C 级),袜高在膝盖位置;或者预防性应用低分子肝素(low molecular-weight heparin,LMWH)(2C 级)。

3. 阿司匹林并不推荐用于长途旅行者预防静脉血栓。

(四)旅行致血栓形成风险因素分级——国际共同声明[Schobersberger 等(2008)[40]]

1. 组 1　低风险:长途旅行者,不合并 2 组及 3 组风险因素存在;

2. 组 2　中等风险:合并以下 2 个或者更多风险因素存在。①口服避孕药;②激素补充治疗;③妊娠或者产褥期;④静脉血栓家族史;⑤已证明有血栓形成倾向;⑥静脉曲张,慢性静脉功能不全;⑦肥胖(BMI>30);⑧年龄>60 岁;

3. 组 3　高风险:①之前发生过 VTE;②合并恶性肿瘤或者其他严重疾病;③制动,例如石膏固定;④近期大型手术。

三、风险因素——手术

围手术期应用激素类避孕药。

美国胸内科医师学会将手术致血栓风险分为三个等级[36]。

(1)低风险:健康个体、活动性好的患者进行小手术;

(2)中等风险:大多数基本外科手术,开放妇科及泌尿外科手术;

(3)高风险:髋骨部及膝盖关节假体手术,髋骨骨折以及脊髓损伤。静脉血栓风险列于表 5-7[42]。

表 5-7　手术患者静脉血栓形成风险预防方法[依据 Geerts 等
(2001)[41]及 Geerts 等研究(2004)[42]]

危险分级	深静脉血栓		肺栓塞	
	小腿	近身体中部	临床性	致死性
1. 低风险　小型外科手术,年龄<40 岁,无其他风险因素*	2.0%	0.4%	0.2%	<0.01%
2. 中等风险　小型外科手术,可合并风险因素*;或者年龄 40~60 岁个体进行手术治疗,无合并风险因素存在	10%~20%	2%~4%	1%~2%	0.1%~0.4%

续表

危险分级	深静脉血栓		肺栓塞	
	小腿	近身体中部	临床性	致死性
3. 高风险				
60岁以上个体进行手术治疗;或者40～60岁个体进行手术,同时合并多种风险因素＊	20%～40%	4%～8%	2%～4%	0.4%～1.0%
40岁以上患者进行外科手术,合并多种风险因素;或者髋骨、膝盖假体;或者大型创伤、脊髓损伤	40%～80%	10%～20%	4%～10%	0.2%～5%

＊附加风险因素包括以下1种或多种:年龄增长、癌症、既往静脉血栓史、肥胖、心功能不全、肢体麻痹、体内高凝状体(例如蛋白C缺乏,莱登第五因子)

每一种复合激素避孕药均会增加血栓形成风险。然而,目前德国血栓形成预防指南中,并不推荐在手术之前停用COC。这是由于停止应用COC后6个月为持续高凝期,同时还有妊娠的风险。同时,患者需要接受围手术期充分抗凝措施(与目前血栓预防指南措施一致)。

德国AWMF血栓预防措施指南中:"应FDA要求,依据LASS研究评估结果,应用OC者手术后初3个月,与应用OC未进行任何手术的女性比,VTE的发生风险升高7倍;与未应用后OC的女性比,接受手术治疗,相关风险升高2倍"。尽管大型研究中共纳入超过17 000名女性,但是这些结果没有明显统计学意义。临床医师需要评估术前停用OC,后期意外妊娠风险,以及停用OC,血栓风险降低,二者风险改变程度。不推荐停止使用OC。应用激素类避孕药的患者在接受进一步手术前,需要接受临床医师的咨询,同时接受药物性血栓预防措施。

LASS研究结果表明,应用OC者大多于术后初3个月VTE风险升高7倍。作者因此建议孕龄期女性(少数病例)需要为未来手术做早期准备(例如髋关节、膝关节置换术),在手术之前至少停止应用OC6个月。在这些病例中,术后初3个月同样要避免应用COC。

对于较小手术,激素类避孕药可在下床行走后或者出院后的初14天即开始使用。

四、总　　结

1. 在停止应用口服避孕药后的2～3个月,一些凝血因子恢复至正常状态。

2. 在每项手术前,手术者需要询问患者是否应用过口服避孕药、阴道避孕环、避孕贴剂或者其他途径的激素类避孕药。

3. 使用口服避孕药的女性需要接受术前抗凝措施,具体措施参见血栓预防指南。

第三节　血栓形成倾向检测及预防

一、血栓形成倾向检测

(一)实验室检测及患者信息/咨询

1. **一般初步判断**　VTE是一种多因素疾病,环境因素、获得性风险因素例如年龄、超重、口服避孕药、遗传因素均起到一定作用。许多研究评估了遗传因素在 VTE 发生方面的作用,包括候选基因研究及全组基因研究。这些研究均表明遗传变异的作用可超过促凝因素作用及抗凝因素功能缺乏的作用。

莱登第五因子突变为 VTE 的最常见病因,也是研究最好的遗传因素,同时还有 G2021A 突变以及蛋白 C、蛋白 S、抗凝血酶功能缺乏[50]。

许多实验室指标以及基因变异与 VTE 风险有关。但是这些还未被纳入常规血栓筛查过程中,因为现在尚不明确它们在实践过程中诊断意义如何。例如,血型与 VTE 之间现在认为存在一定的联系,O 型及 A2 型较其他血型血栓风险较低[51]。这种联系基于其他因素如较高的血友病因子及Ⅷ因子水平(两种 VTE 风险因素)在非 O 型及 A2 型血型群体中得出的结论。但是口服避孕药是否在这里会使 VTE 风险发生改变,怎样改变现在不是很清楚。血型不是限制口服避孕药应用的因素。

多种类型基因多态性仅导致血栓风险轻度升高。例如 VTE 风险与 CYP4V2 基因多态性之间存在一定的联系,虽然这种风险仅轻度升高(OR 1.14～1.39)[52]。此外,VTE 风险在调整其他风险因素后降低[52]。

这些例子表明基因因素在 VTE 发生过程中起到一定作用,但是在临床中没有开展使用,因为现在尚不清楚其对 VTE 的影响如何,特别是对于应用口服避孕药的女性。

许多个体因素也增加 VTE 的发生风险,并与遗传性血栓形成倾向有关。例如莱登第五因子或者凝血素 G20210A 突变,同时口服避孕药、接受激素补充治疗、或者吸烟的女性,其 VTE 的风险增加[53-56]。这说明对于许多个体,遗传性血栓形成倾向不足以引起 VTE。风险因素的累积,即使在短期内发生,可引起 VTE。临床实际应用过程中应当识别及避免相关风险因素,同时辨识相关基因多态性。

2. 血栓形成倾向测试适应证　血栓形成倾向相关测试仅在当临床结果有统计学意义,涉及患者家族史、生活状态、年龄、生育情况等因素时。

从妇产科角度来讲,若出现表 5-8 所示的表现或者状态时,可进行血栓形成倾向测试。

表 5-8　血栓形成倾向测试适应证

年轻时出现血栓栓塞
无明显起源的复发性血栓栓塞
非典型位置出现血栓(静脉窦、肠系膜等)
怀疑个体伴有抗磷脂抗体(例如患者伴有系统性红斑狼疮)或者抗磷脂综合征
三次或者三次以上自发性流产(可能其中两次取决于患者本身要求)
死产
具有血栓家族史的女性考虑应用口服避孕药(50 岁前伴有血栓一级或者二级风险)
伴有血栓病史妊娠或者计划妊娠

3. 血栓形成倾向的实验室检查　血栓形成倾向相关实验室测试需要涵盖的几个指标见表 5-9、表 5-10。

表 5-9 临床血栓形成倾向标准物

APC 抵抗实验用于莱登第五因子突变,或者直接进行基因测试
血凝素 G20210A 突变
抗凝血酶
蛋白质 C
蛋白质 S
Ⅷ因子
抗磷脂抗体(狼疮抗凝物、抗心磷脂抗体、抗 β_2 糖蛋白Ⅰ抗体)

表 5-10 血栓形成倾向诊断测试

试验	实验基因基础	影响测试结果的因素	改变血栓形成倾向参数的因素
高意义			
APC 抵抗	莱登第五因子突变(其他基因多态性/突变不在常规测试内)	狼疮抗凝物,蛋白 C 抗体。仅在特定检测法中:(妊娠、口服避孕药、Ⅷ 因子水平升高,蛋白 S 缺乏)	狼疮抗凝物、凝血酶抑制剂、Xa 因子直接抑制物、维生素 K 拮抗剂、高浓度肝素、凝血因子缺乏(仅在特定测试过程中)
莱登第五因子突变(杂合子/纯合子)	Ⅴ 因子外显子 10 内 G1691A		肝脏或者同种异体干细胞移植后不适合应用基因测试
凝血素突变	凝血素基因中非编码 G20210A		肝脏或者同种异体干细胞移植后不适合应用基因测试
Ⅷ 因子水平升高		生理及心理压力,妊娠,口服避孕药,年龄增长,急性期反应,肝脏疾病,皮质醇激素治疗,库欣综合征,甲状腺功能亢进	狼疮抗凝物,治疗剂量普通肝素,凝血酶抑制剂以及 Xa 因子拮抗剂可以改变实验过程中Ⅷ 因子活性
狼疮抗凝物		感染性疾病	高肝素浓度,维生素 K 拮抗剂,凝血酶抑制物,Xa 因子直接抑制剂
抗心磷脂及 β_2 糖蛋白Ⅰ抗体		感染性疾病	
中等意义			
蛋白 C 缺乏	>250 个不同变异	急性血栓,维生素 K 拮抗剂治疗,维生素 K 缺乏,肝脏疾病,败血症,弥散性血管内凝血,蛋白 C 抗体	

续表

试验	实验基因基础	影响测试结果的因素	改变血栓形成倾向参数的因素
蛋白S缺乏	＞200个不同变异	急性血栓,维生素K拮抗剂,维生素K缺乏,妊娠,口服避孕药,肝脏疾病,恶性肿瘤,阿司匹林治疗,败血症,弥散性血管内凝血,慢性炎性肠病,HIV,肾病综合征,蛋白S抗体(例如皮肤红斑狼疮)	狼疮抗凝物,凝血酶抑制剂,肝素及莱登第五因子突变可以改变实验测试过程中蛋白S的活性
抗凝血酶缺乏	＞200个不同变异	急性血栓,肝素治疗,子痫前期,肝脏疾病,败血症,弥散性血管内凝血,肾病综合征,天门冬酰胺酶治疗,渗出性肠道病变,大型外科手术	凝血酶抑制剂及Xa因子抑制剂可改变检测过程中AT活性
低意义			
同型半胱氨酸水平升高	甲基四氢叶酸还原酶编码基因突变或者胱硫醚β合成酶	体液缺乏,维生素B_6或者维生素B_{12}缺乏;年龄增长,肾脏疾病,吸烟,甲状腺功能低下,恶性肿瘤,药物治疗(MTX,苯妥英钠)	
血纤维蛋白原异常	＞200个不同突变	肝脏疾病,播散性体内凝血酶抑制物,血液凝集物质	

虽然这些并不适用于大众人群,但是血栓形成倾向筛查对于风险群体在使用避孕药前有较好适用性,例如有阳性家族史的女性(一级亲属有多次血栓栓塞发生,或者一级亲属在较年轻时出现血栓栓塞)。

累积风险因素同样可作为应用COCs的禁忌。对于有心血管系统疾病风险因素的个体,需要予以重视,因为这些个体有动脉血栓形成风险(例如＞35岁加上尼古丁吸入过多或者多种心血管系统疾病风险因素存在,例如肥胖、动脉高压或者血脂过多)。附加测试有时也可以予以应用,例如测量血糖、HbA1c、血脂状况、脂蛋白(a)、甲状腺激素、同型半胱氨酸、CRP、血球计数、肌酐。

如果同型半胱氨酸水平较高,其可以帮助我们明确病因;对于低水平到中等水平同型半胱氨酸,叶酸的益处,维生素B_6及B_{12}与血管闭塞之间的关系尚不明确。

4.血栓形成倾向测试前准备　在取血样以及解释相关结果时需要考虑哪些因素。

许多不同状态及药物因素可以影响血栓形成相关参数。这包括妊娠、产褥期、排卵抑制剂、抗凝物、急性期反应。表5-11列出了2代及3代孕激素的影响,仅含孕激素的避孕剂、妊娠及维生素K拮抗剂的潜在的影响。

表 5-11 血栓形成过程中急性期反应,对凝血参数的影响

	蛋白 S	蛋白 C	抗凝血酶	D-二聚体	狼疮抗凝物	Ⅷ因子
二代 OVH	有降低可能	轻度升高可能	—	轻度升高可能	—	轻度升高可能
三代 OVH	降低	轻度升高可能	轻度升高可能	轻度升高可能	—	升高
仅含孕激素避孕剂	升高可能	轻度升高可能	—	—	—	—
妊娠及产褥期(产褥期后 6 周)	明显升高可能	—(轻度升高可能直至妊娠期结束)	—	—	—	—
维生素 K 拮抗剂(苯丙香豆素,华法林)	显著升高	显著升高	—	当停药后有轻度升高可能	假阳性结果可能,如果诊断指南未关注(予以确认及进行混合测试)	—
肝素治疗	—	—	降低	当停止用药有降低可能	假阳性结果可能,如果诊断指南未关注(予以确认及进行混合测试)	如果没有肝素中和剂进行应用,检测通常为 APTT 依赖性,因此未经批准的肝素应用会影响结果
急性期,急性血栓栓塞	消耗依赖性的轻度升高可能	消耗依赖性的轻度升高可能	轻度升高可能	升高	—	通常明显升高

OVH＝排卵抑制剂;——＝无影响

以下指标不会受到影响:①分子遗传物质(莱登第五因子突变,凝血素 G2021A 突变);②抗磷脂抗体(抗心磷脂抗体,β_2 糖蛋白抗体)排除狼疮抗凝物。

依据实验程序,APC 抑制物可因妊娠、口服避孕药及高剂量抗凝剂而受到影响。其他可行实验检测程序,对这些影响无反应(临床实验室可以提供相关数据)。因此在实际操作过程中需要排除这些血栓形成倾向测试的影响因素(表 5-12)。如果没法排除,则需告知实验室可能影响到实验测试结果的因素,例如妊娠周、近期用药情况,同时与内科资深医师共同探讨相关结果。

表 5-12 抽取及送检血样的过程中需要注意的问题

实验	样本	注意事项
分子基因(莱登第五因子突变,凝血素 G20210A 突变)以及其他 PCR 分析	1~5ml EDTA 样本,样本可以邮寄	不要离心或者冰冻 EDTA 血样
同型半胱氨酸	1~3ml EDTA 血样。立即用离心管进行离心,并将血清分开保存,因为同型半胱氨酸可以从红细胞进入到血浆中,导致测试结果偏高!如果不能够进行立刻离心,需要将标本冰上保存。应用特殊试管(柠檬酸试管,氟化物)可以增加样本稳定性	需要快速取得血样
凝血实验(蛋白 C,蛋白 S,抗凝血酶,狼疮抗凝物,APC 抵抗,Ⅷ因子)	1~3ml 冰冻枸橼酸盐血浆,枸橼酸管离心 2×,移液管吸取上层清液,注意不要带入细胞,并将其保存在中性试管当中。−20℃保存及运输	柠檬酸盐血样可以以全血的形式在 4 小时内送至实验室中,枸橼酸全血不能进行冰冻或者离心

(二)患者问诊以判断风险因素

1. 清楚的患者信息对于患者咨询及决定下一步治疗和(或)避孕非常重要。在德国,2010 年 1 月 1 日立法规定在基因筛检前需进行大量咨询。咨询包括对相关发现进行讨论,包括表 5-9 中指标以及接下来的临床指标。对于痤疮患者,任何升高的风险因素需要考虑非激素药物治疗,以尽可能地降低个体风险。

在咨询患者激素类避孕药的应用时需要考虑的临床指标

1)年龄:随着年龄的增长,血栓栓塞的风险逐渐升高,其风险对于 40 岁以下的女性为每年 1/10 000(0.01%),60 岁时为 1/1000(0.1%),80 岁时为 1/100(1%)[13-16,57]。然而,育龄期女性 VTE 发生率,即使对于未应用激素类避孕药的女性,在这几年也有所升高,为4/10 000 人·年[9]。

2)家族史:对于 45 岁前有心血管系统疾病病史的女性,其风险增加。

3)父母既往病史:静脉或者动脉血栓栓塞病史,血栓位置及严重程度,与外源性因素的联系,家族史的评估,身体状况,附加风险因素,实验室确定的血栓形成倾向。

4)避孕药应用持续时间:在应用 OC 初 1 年 VTE 发生最频繁[9,57]。

5)患者病史中包含的危险因素(注意:对于长期应用 OC 的女性,这些发生/反复发生症状/情况决定了能否继续应用 OC,需要进行再评估)。

6)心脏疾病:冠心病、心脏功能不全,心脏瓣膜病,心房颤动(排除甲状腺功能亢进)。

7)甲状腺:甲状腺功能不全(功能亢进或者减退)。

8)吸烟:一些试验中均表明吸烟可以升高 VTE 的发生风险[4,58-66],但是其不能作为起重大作用的因素[67-69]。我们需要考虑到,动脉心血管系统疾病常伴有更高风险。

9)肥胖:使 VTE 以及动脉心血管系统疾病发生风险升高。

同样体重增加,埋植剂的避孕效能降低®(在体重超重的女性中,需要提前 3 年移除或者重新置入,参照相关产品特性——SPC)以及伊娃避孕贴片®(≥90kg,参照 SPC)。对于口服避孕药也有类似讨论:在 EURAS 研究中没有发现相关联系,但是在美国 INAS 研究中,有相当数量的体重超重者参与进来,对于 BMI＞35 的女性,其效能降低,差异有统计学意义,但是仅有较小的临床相关性[70,71]。

10)制动:制动使得相关风险增加(例如意外事故或者手术后,需要长时间卧床休息),石膏固定,急性炎症缺乏活动,或者炎性疾病。激素类避孕药的使用在术前需要一定干预,常在术前术后应用肝素治疗。

11)脂质代谢异常:发生动脉心血管系统疾病风险增加。

12)糖尿病:使动脉心血管系统疾病风险增加。具体参照糖尿病患者避孕药推荐应用意见。

13)高血压:心血管系统疾病风险升高。

14)恶性肿瘤,骨髓增生性疾病:VTE 风险增加,同时动脉血栓风险增加。

15)肾病综合征:动脉及静脉血栓风险升高。

16)偏头痛:初发偏头痛或者偏头痛加重,显著增加偏瘫和(或)视觉盲点发生风险。

17)皮肤红斑狼疮:炎性反应使风险增加,这可以影响到全身各个部分,包括皮肤、关节、器官。静脉及动脉血栓风险的增加主要由于抗磷脂抗体存在。

18)产后:产后 VTE 发生风险短期内增加,风险在最初 3 个月为 51/10 000[72]。

同样参照妇女喂养意见。

2. 患者咨询过程中的遗传筛查 在 2010 年 2 月 1 日,德国遗传诊断法案(Gendiagnostikgesetz,GenDG)指出患者必须接受正确的咨询,同时在进行遗传筛查之前签署相关协议。一旦得出相关结果,患者需要再次接受咨询,这些与有资格的临床医师间进行的咨询结果需要文件保存。GenDG 主要信息如下:

(1)GenDG 在 2010 年 2 月 1 日正式实施。这项立法的目的为"帮助确定是否有遗传基因检查的必要……同时预防任何对基因特征的歧视,避免不利损失,特别是对于维护患者权利,确保患者通过现有充分信息进行自我决策"(§1 GenDG)。这项立法对于所有进行基因分析的临床医师具有特殊意义。基因筛查以及遗传咨询需要有临床医师进行。需要区分诊断及预测试验之间的差别。预测分析需要与遗传专业医师共同讨论进行。

(2)告知义务(§9):在进行任何基因测试前,临床医师需要告知患者测试目的、类型、范围以及测试重要性。GenDG 规定测试结束得到结果后,所有用来测试的标本需要立即销毁,相关文件需要在 10 年后销毁。患者需要被告知他们有权利让文献保存时间延长。同时患者需要知道测试过程中可能存在的风险,知道他们没有的权利,同时有权利撤回自己同意意见。这些信息可以通过文件的形式告诉患者,或者通过面对面交谈的形式。所有信息文件必须手写。

(3)赞成(§8):患者必须签署相关文件证实已了解相关信息,并且同意进行相关检测。同时签署协议还包括,所得结论是否可以经除现在临床医师外其他医师过目。当然这里患者有权利推翻自己的决定。

(4)咨询(§10):当得到相关结果,临床医师需要向患者进行相关结果的解释。如果得到的结果表明,除了测试目的外,还发现存在其他疾病,现在临床医师需要介绍患者其他相关学科临床医师。

在预测性基因检测之前、之后,需要与遗传学临床医师及药剂师共同咨询探讨。这种咨询过程涉及用药、有关测试的心理学及社会学问题。患者需要被告知心理学及生理学问题的解决方法。临床医师需要保存与咨询有关的文件。

3. 解释相关实验室结果 这部分信息包括基础血栓血栓形成倾向相关参数,以及发病情况,联合 VTE 风险,改变激素类避孕药的应用,血栓栓塞的预防。除了 VTE 风险(例如手术、急性疾病过程中活动受限、感染、石膏固定致四肢制动)的药物处理意见,同时还需要进行体格检查(疾病过程中,如果有可能尽量鼓励患者早期运动,帮助活动肢体,同时可以穿着压力袜预防血栓)。

激素类避孕药增加 VTE 的发生风险,特别是对于有血栓形成倾向的个体。因为服用避孕药的同时需要加用药物预防血栓形成,这些负面影响以及相关花费是不适宜的。对于有静脉血栓形成倾向的个体,需要谨慎选择避孕方法。具体遗传筛查结果及对应意义见后续章节。

二、血栓形成倾向遗传筛查结果及对应临床意义

(一)莱登第五因子变异

莱登第五因子可因 APC 灭活。莱登第五因子突变主要指凝血因子 V 1691 位腺嘌呤被鸟嘌呤取代。这使得 APC 在莱登第五因子的切割位点发生损害(FVR506Q)。因此 APC 对 Va 灭活作用减低,导致 V 因子对 APC 发生抵抗,Va 因子持续发挥其促凝作用。因此促凝及抗凝系统之间出现不平衡,导致血栓形成倾向升高。

APC 抵抗类型可经血样测得。APC 抵抗表型在莱登第五因子突变方面的敏感性及特异性为 98%～100%。表型(莱登第五因子突变,杂合子或者纯合子)由分子基因学方面测试得出。为常染色体显性遗传。

欧洲群体中杂合子携带者比例为 3%～13%,纯合子携带者比例为 0.2%～1%[73]。在亚洲及非洲,突变发生较少(<1%[73])。莱登第五因子突变在欧洲 VTE 患者中较为普遍(10%～15%)。

杂合子携带者可以使 VTE 风险升高 5 倍(95%CI:4.4～5.5)[12]。纯合子突变基因携带者血栓风险长时间过高评估。一项研究中表明纯合子携带者 VTE 风险升高 80 倍[74]。然而,一些研究中以及 Gohil 等人的 Meta 分析结果表明,纯合子突变携带者 VTE 风险仅增加 10 倍(95%CI:6.7～13.3)[12,75]。Segal 等人 Meta 分析结果表明纯合子突变基因携带家族,伴有莱登第五因子突变个体 VTE 风险为 17.8(95%CI:7.98～38.89)。

Wu 等人进行的 Meta 分析评估了伴有莱登第五因子突变同时口服避孕药的个体,VTE 发生风险。但是由于纯合子突变携带者样本量不足,这些 Meta 分析并没有得到纯合子及杂合子携带者的相应结果。对于有纯合子、杂合子突变基因携带的个体(小部分为纯合子突变携带),口服避孕药使 VTE 风险升高 15.6 倍(95%CI:8.7～28.2)[77]。对于纯合子携带者口服避孕药 VTE 方面的研究并不充分,但是预计其高于杂合子携带者。

对于无血栓的个体不需要进行持续血栓预防措施。血栓预防措施包括低分子肝素或者磺达肝素。新型口服抗凝药物例如利伐沙班或者达比加群可以予以使用,但是仅用于大型外科手术后预防静脉血栓。应用剂量依据德国 S3 预防静脉血栓指南(www.awmf.org)。莱登第五因子突变的对于 VTE 的发生风险具有一定意义,接下来我们会讨论发生 VTE 后的抗凝治疗。

(二)凝血素 G20210A 突变

凝血素是丝氨酸蛋白酶前体物质,丝氨酸蛋白酶可将纤维蛋白原转化为纤维蛋白。

G20210 凝血素基因鸟嘌呤被腺嘌呤取代,导致血浆凝血素水平升高,对于杂合子携带者血栓形成风险升高 3 倍(95%CI:2.2～3.5)[12],通过分子生物学检测方法可以发现这种突变。

在欧洲社会群体中,这种杂合子携带者约有 1.7%～3.0%。纯合子携带者较少(<0.1%,Rosendaal 等[74])。由于这种低流行率,现有数据不足以评估纯合子携带者 VTE 风险。杂合子凝血素 G20210A 突变占 VTE 患者的 7%～16%。

Emmerich 等人的 Meta 分析[54],对于口服避孕药的女性,VTE 的发生风险为 7.14(95%CI:3.4～15.0);Wu 等人[77]的 Meta 分析表明相对风险为 6.1(95%CI:0.8～45.6)。这些 Meta 分析包括纯合子及杂合子突变基因携带个体,虽然纯合子个体占比例较小。对于纯合子携带者口服避孕药 VTE 风险相当高,但是少有研究予以针对性探讨。

对于莱登第五因子突变的预防措施,这里同样适用。

(三)杂合子莱登第五因子突变及凝血素 G20210A 突变

如果同时合并有杂合子莱登第五因子突变及凝血素 G20210A 突变,则 VTE 风险升高 4～15 倍(Wu 等人[77]:OR 4.0,95%CI:1.0～16.0;Emmerich 等人 2001 年[56]:OR 14.7,95%CI:3.5～62.0,这些研究均包括纯合子及杂合子突变基因携带者,但是纯合子仅占一小部分)。

口服避孕药、同时携带有 G20210A 及莱登第五因子突变的个体,VTE 的 OR 为 8～17(Wu 等人 2005[77]:OR 7.9,95%CI:1.7～37.4;Emmerich 等人[56]:OR 17.0,95%CI:3.6～72.8,这些结果包括杂合子及纯合子突变基因携带者,但是纯合子突变基因携带者仅占一小部分)。对于有莱登第五因子突变个体可以采用相同预防措施。

(四)抗凝血酶缺乏

抗凝血酶(AT)为凝血酶的主要拮抗剂,虽然其可以同时抑制其他凝血因子,例如Ⅸ、Ⅹa 及Ⅺa 因子。AT 在肝素存在的条件下,其作用明显加强。

遗传性 AT 缺乏由于 AT 生成不足所致。血浆水平表明 AT 抗原及 AT 活性均降低(Ⅰ型 AT 缺乏)。在Ⅱ型 AT 缺乏中,AT 的分子学形式表明肝素或者凝血酶结合能力均降低;这种类型的特征为 AT 活性降低,但是 AT 抗原水平正常。除了少数个体,多数人为杂合子携带者。既往仅有少数Ⅱ型 AT 功能不足的病例报道[78]。这是由于胚胎时发生的致命性严重先天性 AT 不足所致。先天性 AT 缺乏在普通人群中比例为 0.2%,在 VTE 人群中比例为 1%～3%。AT 缺乏可通过反复测定 AT 活性诊断。这个过程可以诊断出Ⅰ型及Ⅱ型 AT 缺乏。同时还需要进行 AT 抗原浓度测定,进行分子生物学测试—判断 AT 缺乏类型。家庭筛查可以帮助判断遗传性 AT 缺乏。基因检测时判断纯合子及杂合子的唯一方法,因为纯合子携带者与杂合子携带者相比,AT 活性不同。因此多于 270 种不同的 AT 基因突变(SERPINCI)可以导致 AT 缺乏[78]。遗传时通常为常染色体显性遗传。

在进行高成本的密集测试诊断之前,需要排除获得性 AT 缺乏。抗凝血素水平通常在急性血栓栓塞时下降。同时在肝素治疗、肝脏合成异常、手术及创伤时高 AT 消耗、肾脏蛋白丢失(肾病综合征)或者肠病时也会有这种改变。

VTE 风险根据不同 AT 缺乏程度而发生变化。伴有Ⅱ型 HBS(肝素结合缺陷)AT 缺乏,血栓栓塞风险低于Ⅰ型或者其他类型 AT 缺乏。血栓栓塞风险在 4～50 之间。

遗传性 AT 缺乏及口服避孕药致 VTE 的风险,现在无较多针对性研究。Wu 等人的Meta 分析[77],仅纳入两项研究,同时在 AT 缺乏方面没有明显差异,对于合并 AT 缺乏同时口服避孕药的女性,其 OR 为 12.6(95%CI:1.4～115.8)。

对于未发生血栓栓塞的患者,不需进行持续性血栓预防。对于血栓风险情况,必须进行足够的预防措施。对于有 AT 缺乏的患者,肝素预防血栓栓塞的效果欠佳,因为肝素需要通过 AT 发挥作用。需要确定应用的类型、持续时间以及相应血栓预防剂量,例如手术时与相应内科专家共同探讨。

(五) 蛋白 C 缺乏

与凝集素一起,蛋白 C 可以与血管内皮受体血栓调节蛋白结合,因此可以转化成为活性蛋白 C(APC)。通过裂解 Va 及 Ⅷa 因子以及促进纤维蛋白溶解,从而发挥抗凝作用。蛋白 C 同样可以抑制炎性反应及细胞凋亡。对于有 VTE 的患者,蛋白 C 缺乏患者比例为 2%～5%,在普通人群中,其比例为 0.2%～0.4%。

遗传性蛋白 C 缺乏可以通过反复测定蛋白 C 活性以及排除获得性蛋白 C 缺乏的病因做出诊断。获得性蛋白 C 缺乏主要与急性血栓栓塞、肝脏合成功能受损、维生素 K 拮抗剂治疗有关。败血症,特别是脑膜败血症,可以导致严重的蛋白 C 缺乏。

分子生物学测试结果很少用于蛋白 C 缺乏的诊断过程。在蛋白 C 基因中有超过 250 种不同突变存在,均可导致蛋白 C 缺乏。许多伴有蛋白 C 缺乏的个体常为杂合子,在年轻时常出现血栓栓塞(常染色体显性遗传)。纯合子携带者可表现为明显的蛋白 C 缺乏(蛋白 C 活性通常<1%),同时新生儿期常常出现暴发性紫癜,散播性血管内凝血以及静脉血栓形成。

蛋白 C 缺乏所致 VTE 风险在个体间存在较大差异。OR 分布在 3～15 之间。在血栓易感家族中,血栓栓塞风险(蛋白 C 缺乏合并家族中至少一名成员出现血栓栓塞)高于普通患者群体。

口服避孕药同时伴有遗传新蛋白 C 缺乏的个体,较少有研究探讨 VTE 风险。一项 Meta 分析中仅包含两项研究,同时计算了其 OR 为 6.3(95%CI:1.7～23.9)[77]。然而这项研究仅针对未应用口服避孕药,但是有蛋白 C 缺乏者血栓形成风险,其结论仅依靠一项实验,OR 为 2.5(95%CI:1.2～5.1)。一项伴有蛋白 C 缺乏的家族成员研究中,应用激素类避孕药血栓形成风险为 23.6(95%CI:3.7～535.6)[79]。

对于蛋白 C 缺乏患者,VTE 的预防方法为应用低分子肝素或者磺达肝素。

如果维生素 K 拮抗剂可用于治疗 VTE,必须注意低蛋白 C 水平基础上其含量进一步降低可以导致香豆素坏死。为了预防这种情况的发生,香豆素在初始时需要保证低水平,同时 INR 范围保持正常恒定时,可以加用肝素。

在出现暴发性紫癜以及香豆素坏死时,往往说明蛋白 C 浓度低下,同时在手术前,或者预备使用香豆素前,需要应用预防措施。

(六) 蛋白 S 缺乏

蛋白 S 同样是一种凝血抑制因子。蛋白 S 通过激活蛋白 C,共同作用使 Va 及 Ⅷa 因子失活。蛋白 S 缺乏通常为获得性,遗传性较少。口服避孕药,妊娠,急性血栓形成,肝脏合成功能受损,维生素 K 拮抗剂治疗,肠道炎症以及 HIV 均会发生蛋白 S 缺乏。

遗传性蛋白 S 缺乏通过反复测定游离蛋白 S 抗原水平,或者检测血浆蛋白 S 活性可以得出相应诊断,同时还需要排除获得性蛋白 S 缺乏。分子生物学方法可以检测蛋白 S 基因(PROS I),较少应用,但是其可以帮助区分获得性及先天性蛋白 S 缺乏,同时可以识别纯合子遗传。问题是,现在的手段在诊断突变率方面的成功率仅为 50%。家族测试可以帮助判断遗传性蛋白 S 缺乏。因此多于 200 人中 PROS I 基因突变可以导致蛋白 S 缺乏。遗传通常为常染色体遗传,受累者也常常为杂合子突变携带者。纯合子或者混合杂合子携带者通常较少,有些人在新生儿时期已经出现过暴发性紫癜以及复发性 VTE。

遗传性蛋白 S 缺乏在人群中的发生率为 $0.2\%\sim2\%$,在 VTE 患者中的发病率为 $1\%\sim7\%$。蛋白 S 缺乏致 VTE 风险差异较大。OR 为 $5\sim11$。受影响家庭血栓风险(蛋白 S 缺乏加上家族中有人出现血栓栓塞)较未受影响家庭低。

但是蛋白 S 缺乏同时口服避孕药的女性,现在少有研究评估此类 VTE 风险。Wu 的一项 Meta 分析中[77],仅含有一项实验评估蛋白 S 缺乏同时口服避孕药个体 VTE 风险,结果显示 OR4.9(95%CI:1.4~17.1)。

对没有出现 VTE 的患者不需进行血栓预防。相关预防措施包括应用低分子肝素以及磺达肝素。蛋白 S 缺乏同样会导致治疗初香豆素坏死,对于蛋白 C 缺乏同样会发生这种情况。因此治疗开始时需要确保平缓的香豆素水平。

(七)Ⅷ因子水平较高

Ⅷ因子可通过Ⅸa 因子共同激活 X 因子。因此它具有促凝作用。Ⅷ因子水平较高可通过测定血浆Ⅷ因子活动来帮助确诊。

一些大型研究指出,许多因素可以导致Ⅷ因子水平升高,例如急性期反应,特别是急性以及慢性感染,自身免疫性疾病,急性血栓形成,妊娠,恶性肿瘤,肝脏疾病以及药物治疗。Ⅷ因子可因为血型、年龄、体重(年龄增长以及 BMI 升高)而受到影响[80]。Ⅷ因子水平持续高水平可导致血栓形成风险过高。

Ⅷ因子活性升高在大众群体中的比例为 $5\%\sim10\%$,在 VTE 患者群体中为 $10\%\sim30\%$。患有Ⅷ因子水平较高的个体,VTE 风险升高 $5\sim8$ 倍[77,81]。

Ⅷ因子高水平,同时应用口服避孕药的个体,其 VTE 风险为 8.8(4.1~18.8)~13.0(4.9~34.3)[77,81,82]。Ⅷ因子水平较高个体血栓预防措施包括低分子肝素或者磺达肝素。

(八)抗磷脂抗体综合征

抗磷脂抗体为一组异型性抗体,具有抗磷脂蛋白复合物的作用。依据现有研究结果,抗磷脂抗体可包括狼疮抗凝物、抗心磷脂抗体以及 β_2 糖蛋白 I 抗体。它们与抗磷脂综合征,或者 APS 有关。

APS 被定义为静脉、动脉血栓患者,妊娠并发症女性体内持续存在抗磷脂抗体($\geqslant3$ 次妊娠 10 周前自发性流产;$\geqslant1$ 次流产或者死产,同时在妊娠$\geqslant10$ 周后没有明显的形态特征;34 周前由于胎盘功能不足导致早产或者子痫前期发生)。

狼疮抗凝物最初是在系统性狼疮脑膜炎(lupus erythematodes,SLE)患者中得到描述。但是这个名词可以对大众产生误导,不仅在 SLE 个体中可以出现抗体,同时这种抗体不仅可以导致出血,还可以导致血栓形成。个体具有静脉及动脉血栓形成倾向。

APS 患者中 80% 为女性。在大众群体中,狼疮抗凝物的发现比例为 $0\%\sim1.7\%$[83],抗心磷脂抗体为 $2.7\%\sim23.5\%$[83],β_2 糖蛋白 I 抗体为 3%[84]。抗磷脂抗体在 VTE 患者中的发生率为 $2\%\sim10\%$。

狼疮抗凝物是经过两项筛查试验及两项证实试验发现的。抗心磷脂抗体以及 β_2 糖蛋白抗体是通过 ELISA 检测技术发现的。抗心磷脂抗体仅是 APS 的一个诊断标准,如果 IgG 或者 IgM 抗体水平处于中等或者高等水平(>40GPL 或者 MPL 或者滴度>99th百分位),可帮助作出诊断。

抗磷脂抗体在其他疾病(自身免疫性疾病,特别是系统性红斑狼疮,恶性肿瘤,感染,药物相关性疾病)中的发生率为50％。它们在感染过程中短暂出现。若短暂出现抗体,则需要在12周之后重复抗体诊断过程,这也是国际指南中相关建议。

注意:狼疮抗凝物可使APTT延长。在试管实验中,其与出血倾向无关。尽管APTT延长,但是还是有血栓形成倾向。

对于没有自身免疫倾向个体,相对风险如下:

1)若患者合并:①狼疮抗凝物:4.1～16.2[85];②抗心磷脂抗体(中等到高等滴度):0～2.5[85];③β_2糖蛋白Ⅰ抗体:2～4[84,86]。

2)对于动脉血栓个体:①狼疮抗凝物:8.7～10.8[85];②抗心磷脂抗体(中等到高等滴度):0～18.0[85];③β_2糖蛋白Ⅰ抗体:0～8[84,86]。

对于抗磷脂抗体阳性的个体(狼疮抗凝物＋抗心磷脂抗体＋β_2糖蛋白抗体)血栓风险最高[87]。伴有抗磷脂抗体,同时口服避孕药的女性,静脉及动脉血栓风险还没有针对性研究。大脑局部缺血的风险升高大约5倍,心肌梗死的风险大约升高4倍[88]。

阿司匹林可以用于预防系统性红斑狼疮患者血栓形成,同时对于持续伴有抗磷脂抗体的个体也有类似作用[89]。

为了降低动脉血栓的发生风险,我们需要识别可逆性心血管系统疾病风险因素,包括血压升高以及高胆固醇血症[89]。因为抗磷脂抗体在50％的病例中发生在二级基础上,因此需要明确它们的病因。对于有VTE风险因素存在,但是还没有发生血栓的个体,其预防措施包括低分子肝素或者磺达肝素。合并抗磷脂抗体综合征发生VTE则需要进行长期抗凝治疗。在治疗VTE的过程中,我们需要注意狼疮抗凝物延长APTT,此时的APTT状态不适合应用普通肝素进行治疗。

(九)轻度高同型半胱氨酸血症

同型半胱氨酸为氨基酸代谢的中间产物,它由氨基酸中蛋氨酸脱甲基后产生。半胱氨酸可以通过同型半胱氨酸经胱硫醚β(cystathione β-synthase,CBS)酶产生。蛋氨酸可通过甲基四氢叶酸还原酶(methyltetrahydrofolate reductase,MTHFR)作用于同型半胱氨酸生成。叶酸、维生素B_{12}以及维生素B_6为同型半胱氨酸代谢过程中的辅助因子。

高同型半胱氨酸血症与VTE(腿部VTE,肺栓塞)以及心血管系统疾病,例如急性心肌梗死及卒中有关。高同型半胱氨酸血症的病因有:叶酸和(或)维生素B_{12}或维生素B_6缺乏,MTHFR编码基因多态性/突变或CBS,肾脏功能不全,尼古丁成瘾,摄入咖啡因较多,药物(例如甲氨蝶呤、茶碱、抗惊厥药),甲状腺功能减退,其他等。

轻度高同型半胱氨酸血症在20～40岁欧洲女性中的发生率为11％[90]。对于合并VTE的个体发生率为6％～30％。同型半胱氨酸水平升高5μmol/L,VTE风险对应为1.3(95％CI:1.0～1.6)[91]。冠心病的OR为1.2(95％CI:1.1～1.3),对于缺血性卒中OR为1.8(95％CI:1.6～2.0)[92]。

对于高同型半胱氨酸血症个体,同时应用口服避孕药,其静脉栓塞风险还没有针对性研究。轻度静脉血栓发生风险升高与轻度高同型半胱氨酸血症有关,同时与激素类避孕药间存在一定关联,通常情况下不评估同型半胱氨酸水平与应用避孕药之间的关系。但是在一项研究中,相关结果表明大脑局部缺血风险升高与高同型半胱氨酸血症、口服避孕药之间存在联系(OR6.2,95％CI:1.7～22.0)[93]。

轻度及重度高同型半胱氨酸血症的预防措施包括:

1)同型半胱氨酸水平可以通过改换叶酸、维生素 B_{12}、维生素 B_6 来降低,但是心血管系统疾病(心肌梗死、卒中)的发生不能降低。维生素摄入的益处现在尚未充分评估[94-97]。

2)高同型半胱氨酸血症的病因分类可用于治疗过程。传统修订后心血管系统疾病风险因素可以予以应用。由于它们有升高同型半胱氨酸水平的作用,因此不可以吸烟、不可以或者尽可以少量摄入咖啡因。

(十)纯合子甲基四氢叶酸还原酶(methyltetrahydrofolate reductase,HTHFR)C677T 多态性

C677T 多态性导致甲基四氢叶酸还原酶活性降低,与 CC 基因携带者相比,携带 TT 基因的个体血清同型半胱氨酸水平升高大约 25%(接近 $2.5\mu mol/L$)。叶酸摄入状况可以影响到同型半胱氨酸水平。欧洲大约有 10% 的人为 MTHFR 677 TT 携带者[98]。

纯合子 MTHFR677 多态性不会明显影响到 VTE 风险(欧洲 OR 1.1,95%CI:0.97~1.2,没有明显统计学意义[12];缺血性卒中的风险为 1.4,95%CI:1.1~1.8,欧洲 TT 与 CT 以及 CC 基因携带者比较[99])。心肌梗死的发生风险没有明显升高[100]。

MTHFR C677T 多态性合并口服避孕药对于 VTE 的影响,现在还没有针对性研究。由于研究数据不足,对于常规应用避孕药的女性,并不进行 MTHFR C677T 分子基因学方面的检测。今后的试验需要明确是否 MTHFR C677T 多态性与大脑局部缺血的用药方案有关。一项研究中评估了脑缺血的相对风险,对于纯合子 MTHFR 677 多态性、同时应用口服避孕药的个体,结果 OR 为 5.4(95%CI:2.4~12.0)[101];另一项研究中 OR 为 8.9(95%CI:3.7~12.1)[102]。

(十一)VTE 发生后血栓形成倾向指标的意义

VTE 风险增加并不表明凝血素 G20210A 突变[76,103]。携带纯合子或者杂合子莱登第五因子的个体,VTE 发生风险轻度升高(OR 1.56,95%CI:1.14~2.12 以及 2.65,95%CI:1.2~6.0)[76]。个体如果合并有抗凝血酶、蛋白 C 或者蛋白 S 缺乏,其 VTE 风险升高[104]。因此,现在尚无研究表明对于合并这些血栓形成倾向参数的个体,抗凝剂的使用存在一定的益处。因此国家及估计指南中,目前尚未涉及血栓形成倾向的诊断。相反,推荐合并抗磷脂抗体综合征的个体进行长时间抗凝治疗[105]。

三、健康女性预防血栓形成相关建议

在个别病例中,无 VTE 风险因素的个体(例如个人既往史及家族史阴性,实验室检查结果阴性),在应用口服避孕药后同样会有血栓形成,这可以诱发肺栓塞导致患者死亡。对于风险群体,附加因素也起到一定作用,例如严重呕吐及腹泻导致机体脱水状态、制动、活动受限、长途飞行后的低压状态。因此所有女性(对于男性同样合并类似风险群的个体,应避免应用避孕药!)需要遵循如下建议。

1. 制动/不活动 对于接受手术及石膏固定肢体的个体,同时对于内在因素导致患者制动/不能活动,例如感染:需要依据德国 S3 指南中,静脉血栓预防部分,预防性应用抗凝剂。

乘车或者长途飞行时间>4 小时:可以预防性应用低分子肝素,但是仅应用于合并风险因素存在的个体!压力袜的应用依据风险群而定。具体参照前述内容。乘车过程中需要定时停车,进行肢体活动。

2. 飞行 慕尼黑及法兰克福的临床门诊可以提供相关咨询。对于长途飞行,需要早点

登机将行李放在座位下,以保证腿部有足够的活动空间。推荐定时进行肢体活动,包括规律的腿部活动以及定时走动。靠近走道的座椅以及紧急出口可用来活动腿部。避免摄入酒精或者安眠药片。

总之,对于肢体制动的状态,需要进行充分水化(例如旅行或者其他活动受限/肢体固定的情况)。长途旅行过程中每 2 小时需要摄入 2.5L 水分[40]。

3. 水合作用 人类机体 70% 是由水分组成。女性由于组织中脂肪含量较多,这个比例低于男性。预防脱水,每日需要摄入至少 1～3L(体重 3%)的水分。体液丢失 2% 可以导致身体功能降低,注意力及短期记忆能力下降。

成年个体每日皮肤丢失 200～400ml 水分,肺脏丢失 400～600ml 水分,泌尿系统丢失 1500ml 水分,肠道丢失 100ml 水分。在剧烈运动以及高烧这类情况下,皮肤可以丢失更多的水分(汗液)。成年人每日液体需求量为 30～40ml/kg。对一个 70kg 重的个体,可能需要每日摄入 2.5L 的水分。对于成年人,当体温大于 37℃,每当体温继续升高 1℃,液体需要量增加大约 10ml/kg(德国 S3 指南)。腹泻以及呕吐同样可以导致体液丢失,这需要立即补充液体。

如果丢失量低于摄入量,则会有缺水风险:口渴感,皮肤黏膜干燥,皮肤肿胀减少,血浆及尿液浓度升高,头痛,恶心,感觉异常,肌肉痉挛,心动过速,高血压,体温升高,体重下降,精神错乱。随着脱水程度加重,临床表现也越来越明显。

预防脱水的有效法则为,在较热环境中、剧烈活动的情况下,需要观察排尿情况。若尿液颜色清亮、无明显颜色,每 3～5 小时排尿一次,表明无缺水存在。

如果摄入量低于排出量,则有水肿的可能(腿部、肺脏)、腹水,同时合并有体重增加以及血压升高。对于特殊情况,例如心脏病、肝脏或者肾脏功能不全,需要限制水分的摄入,对于水肿处理一样。

4. 风险因素 避免附加风险因素,例如吸烟、超重、营养失调。规律的运动十分重要。如果莱登第五因子突变存在,同时还合并其他风险因素,那么患者需要向相关科室临床医师进行咨询。

5. 避孕 应用口服避孕药十分普遍,但是现有阴道避孕环(Nuva 避孕环®),激素类避孕贴剂(Evra®)或者其他途径类固醇类激素会增加血栓的风险。需要根据个体存在的风险因素应用合适的避孕方法,同时需要与妇科及内科相关科室医师咨询。

6. 妊娠 个人既往史及家族史阳性的女性,需要向临床医师咨询相关避孕方法,为了评估血栓风险,需要将已存在的风险因素进行分级,同时进行相关预防措施,对于妊娠期及产褥期女性也要采取相关预防性治疗。对于应用维生素 K 拮抗剂的女性,需要告知其应用的药物可能存在致畸性。

7. 患者信息 促凝因素,例如莱登第五因子突变较为常见,在群体中的发生率为 5%。但是大多数莱登第五因子携带者个体不知道其自身血栓发生风险较高。同时这些个体可能合并其他许多导致 VTE 的因素,因此发现这些因素同时采取相应的预防措施十分重要。特别是对于口服避孕药的女性,需要告知其附加血栓形成倾向风险因素,从而可以针对血栓高风险采取合适的预防措施。

四、总 结

1. 实验室筛查

(1)实验室筛查并不推荐用于每个应用激素类避孕药的女性。

（2）进行血栓形成倾向检测的指征：年轻时发生血栓栓塞，难以解释的复发性血栓形成/栓塞，不常见部位血栓形成，具有家族史的个体应用口服避孕药，怀疑有抗磷脂抗体，既往有血栓栓塞的个体计划或者近期妊娠，≥3次流产，死产（见表5-8）。

（3）血栓形成倾向测试结果在VTE后抗凝治疗持续时间方面，仅起到次要决定作用。

（4）基因诊断法案（Genetic Diagnosis Act，GenDG）：对于有血栓形成倾向的患者进行基因检测，需要遵守基因诊断法案中相关规定，并在操作前告知患者相关信息，同时还需告知患者咨询及结果保存方面的信息。

（5）费用：涉及国家健康保险或者商业保险。

2. 患者信息/咨询

（1）健康人群预防血栓的一般建议在之前已有介绍。

（2）VTE通常是多种因素的结果。对于无症状个体不需要进行血栓预防。附加风险因素可以导致VTE。需要提供VTE风险因素相关知识，同时对于有风险因素存在的个体需要采取相应预防措施。

（3）避孕方法，特别是口服避孕药的使用，增加VTE风险。因为持续血栓预防措施并不适合应用口服避孕药的个体。因此需要评估个体血栓栓塞的风险因素，从而决定是否应用激素类避孕药。

（4）对于患者咨询方面，本书设计VTE风险因素的相关血栓形成倾向指标（已用或者未用避孕方法）。

（5）由于许多血栓形成倾向指标并不常见，例如纯合子莱登第五因子突变，或者纯合子凝血酶G20210A突变，在一些病例中提供的信息不足，因此不能评估口服避孕药与VTE风险之间的联系。

（6）除此之外，需要选择一种心血管系统疾病发病风险最低的避孕方法。

（7）在所有病例中，对于有血栓形成倾向的个体，是否应用口服避孕药为个人决定，治疗及诊断指南仅单纯为了提供相关参考信息。

（8）提高对血栓形成倾向的警惕性（包括家族史，个人史，实验室检查，风险评估如过敏、皮质醇等），这对于在急症手术中评估血栓风险有一定帮助。

第四节　女性血栓形成倾向及避孕方法的选择

一、初步介绍

这部分我们将主要讨论应用或者不应用不同类型避孕药，女性静脉血栓并发症。因为流行病学研究表明，应用COCs后，女性动脉血栓栓塞形成的风险增加（心肌梗死、短暂性缺血发作、缺血性卒中），其次为动脉血栓事件。

血栓形成倾向发生风险，其他潜在风险因素有肥胖、过度吸烟、多囊卵巢综合征、糖尿病、胰岛素抵抗等，在临床实践中需要考虑到这些个体因素，包括诊断结果及治疗程序。但是这不代表临床医师仅关注个体，包括提供给患者过多治疗意见、治疗效果和（或）负面作用。

关于不同避孕药的VTE风险，我们需要知道不同年龄阶段，健康人群及合并风险因素群体中，例如肥胖、阳性家族史，VTE的发生率。对于没有应用激素类避孕药的女性，VTE的发生率在近几年有所升高[9,57,106]。妊娠期及产褥期 VTE 的发生率也显著升高,近几年又做了再次修正,因为发生率(20～30 VTE/10 000 人·年)较以往研究结果明显升高[72,107-109]。

在 2004 年颁布"避孕药应用医学合格标准",在 2008 年,2009 年及 2010 年进行更新,WHO 分析了不同患者健康状况以及提供相应推荐意见,选择合适的避孕方法。推荐分类 1～4(表 5-13)。

表 5-13 避孕药应用医学合格标准(WHO2004 年,2008 年,2009 年,2010 年)

分类	标准
1. 没有应用避孕药的禁忌	通常适用
2. 应用的益处大于理论上或者既有风险	广泛可用
3. 理论上或者寄存风险超过应用益处	警惕/咨询
4. 如果应用避孕法,有无法接受的健康风险	不去使用

最后,我们会介绍 WHO 对于 DVT、肺栓塞、已知血栓形成倾向突变、表浅静脉血栓、缺血性心脏疾病、卒中、高脂蛋白血症、系统性红斑狼疮、包括抗磷脂抗体患者,激素类药物的应用建议(表 5-14)。

表 5-14 激素类避孕药以及宫内节育器的分类总结(来源:避孕药应用医学合格标准,2010 年[10])

情况	COC/P/R	POP	DMPA	埋植剂	LNG-IUD	Cu-IUD
吸烟						
a)年龄<35 岁	2	1	1	1	1	1
b)年龄≥35 岁;						
i)<15 支烟/日	3	1	1	1	1	1
ii)≥15 支烟/日	4	1	1	1	1	1
肥胖						
a)BMI≥30kg/m²	2	1	1	1	1	1
b)18 岁前月经初潮,同时 BMI ≥30kg/m²	2	1	2	1	1	1
心血管系统疾病 (心血管系统疾病的多个风险因素,例如老龄,吸烟,糖尿病,高血压)	3/4	2	3	2	2	1
高血压						
a)有效控制的高血压	3	1	2	1	1	1
b)血压升高(测量值)						
i)收缩压 140～159mmHg 或者舒张压 90～99mmHg	3	1	2	1	1	1
ii)收缩压≥160mmHg 或者舒张压≥100mmHg;	4	2	3	2	2	1
c)心血管系统疾病	4	2	3	2	2	1

情况	COC/P/R	POP	DMPA	埋植剂	LNG-IUD	Cu-IUD
妊娠期高血压病史 （最近血压测试结果正常）	2	1	1	1	1	1
深静脉血栓(DVT)/肺栓塞(PE) a)复发性 DVT/PE 病史,没有抗凝治疗						
i)复发性 DVT/PE 风险较高 (≥1 个风险因素) -雌激素相关的 DVT/PE 病史 -妊娠相关的 DVT/PE -自发性 DVT/PE -已知血栓形成倾向,包括抗磷脂综合征 -活动性癌症(转移,治疗中,临床缓解的 6 个月内),排除非黑色素瘤皮肤癌变 -复发性 DVT/PE 病史	4	2	2	2	2	1
ii)复发性 DVT/PE 低风险(无风险因素)	3	2	2	2	2	1
b)急性 DVT/PE	4	2	2	2	2	2
c)DVT/PE 抗血栓治疗至少 3 个月						
i)复发性 DVT/PE 高风险(≥1 个风险因素) -已知血栓形成倾向,包括抗磷脂综合征 -活动性癌症(转移,治疗,临床缓解的 6 个月内),排除非黑色素瘤性皮肤癌变 -复发性 DVT/PE 家族史	4	2	2	2	2	2
ii)复发性 DVT/PE 风险较低(无风险因素)	3	2	2	2	2	2
d)家族史(一级亲属)	2	1	1	1	1	1
e)大型外科手术						
i)长时间制动	4	2	2	2	2	1
ii)没有长时间制动	2	1	1	1	1	1
f)大型手术没有制动	1	1	1	1	1	1

续表

情况	COC/P/R	POP	DMPA	埋植剂	LNG-IUD	Cu-IUD
已知血栓形成突变 *（例如莱登第五因子；血凝素突变；蛋白 S，蛋白 C，一级抗凝血因子缺乏）	4	2	2	2	2	1
表浅静脉血栓						
a)曲张静脉	1	1	1	1	1	1
b)表浅血栓性静脉炎	2	1	1	1	1	1
近期或者既往缺血性心脏病 *		I C			I C	I C
	4	2 3	3	2 3	2 3	1
卒中 *（脑血管病变病史）		I C			I C	
	4	2 3	3	2 3	2	1
已知高脂血症	2/3	2	2	2	2	
风湿性疾病						
系统性红斑狼疮 *			I C			I C
a)抗磷脂抗体阳性（或未知）	4	3	3 3	3	3	3 1
b)严重血小板减少	2	2	3 2	2	2	3 2
c)免疫抑制治疗	2	2	2 2	2	2	2 1
d)未合并以上任意一项	2	2	2 2	2	2	1 1

I=起始；C=持续；COC=复合口服避孕药；P=联合激素避孕贴剂；R=复合激素类避孕环；POP=仅含孕激素片剂；DMPA=长效醋酸甲羟孕酮；IUD=宫内节育器；LNG-IUD=左炔诺孕酮 IUD

* 意外妊娠风险升高

二、不同避孕药及血栓形成倾向影响因素

1. 吸烟　吸烟同时应用口服避孕药，VTE 风险持续升高，并且这种升高程度与每日吸烟量有关[111]（图 5-7）。每日大于 20 支烟，则 OR 为 1.9。然而，并不是所有试验的结果均如此，现在问题是是否吸烟可以真正导致 VTE 发生。

2. 年龄及 BMI　EURAS 研究结果表明，非超重女性 VTE 发生率（VTE/10 000 人·年）对于 25 岁以下为 1.7，对于 25～39 岁为 4.9，对于 40 岁以上女性为 19.9，这些女性 BMI<25（图 5-8）。对于这三个年龄组的女性，BMI 升高 VTE 风险也升高。对于小于 25 岁组女性，BMI<2.5～7.7，BMI<25～30，其 VTE 风险为 1.7VTE/10 000 人·年；对于 BMI>30，为 14.9VTE/10 000 人·年。COC 风险同样与以下因素有关。

3. 应用持续时间　COC 应用最初 3 个月起风险最大[11,113-116]。在应用最初半年，与同年龄组女性相比，血栓风险升高 6～8 倍[117]。需要注意，在停止应用后（计划妊娠、离异、缺乏用药指导），血栓形成风险增加。不论应用剂型是否相同[114]。短期内应用（例如 1～2 个周期）后即停用，这种用药方法从这个角度来看是不正确的。相反，更换其他避孕药物，而非停用，不会增加血栓发生风险[114]。

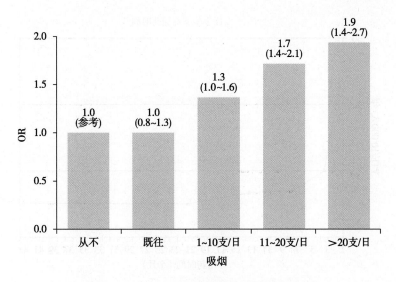

图 5-7 对于 OCs 个体,吸烟为 VTE 的风险因素

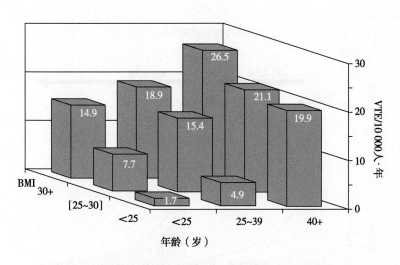

图 5-8 对于 OC 使用者,BMI 以及年龄为 VTE 风险因素。
体重以及年龄为附加独立风险因素[112]

COC 的应用致凝血系统的改变,在停止用药后 6 周可以恢复正常[116]。这在 LASS 试验中得到证实,在停药后 2 个月没有发现血栓风险升高。

VTE 风险在用药初最高,随着用药时间的延长,风险逐渐降低。如果停止用药 4 周,VTE 发生风险与用药初相同,随后持续性降低[114](图 5-9、图 5-10)。

4. 雌激素含量 风险还与炔雌醇(EE)的含量有关[111,119]。

(1)EE 含量从 50μg 减至 30～40μg:当 EE 含量从 50μg 减至 30～40μg 时,可以观察到风险减低,虽然这个结果尚存在争议[111,118]。流行病学研究结果表明,若不存在 VTE 其他风险因素,对于仅应用 COCs 的女性(含有炔雌醇<50μg),VTE 发生率为

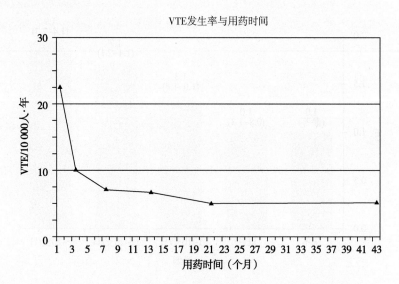

图 5-9　从开始应用 COC 起,随时间延长 VTE 的发生风险[114]

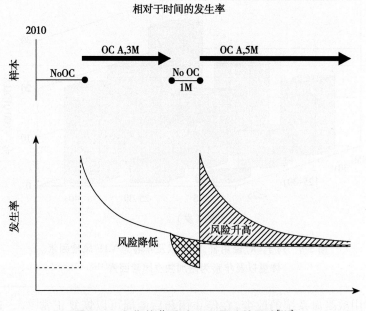

图 5-10　短期停药后对 VTE 风险的影响[114]

20～40 例/100 000 人·年。相反,典型群体中 OC 应用后 VTE 发生率为 90 例/100 000 人·年[9]。

(2)EE 含量从 30～40μg 减至 20μg:当 EE 含量进一步减至 20μg,VTE 发生风险仅轻度减少[9,57]。

(3)EE 含量从 30～40μg 减至不含 EE:Lidegaard 等人指出[57],仅含孕激素的避孕片剂不会导致育龄期女性 VTE 风险升高。左炔诺孕酮、炔诺酮迷你片剂:VTE OR 0.59

(0.33～1.03)(依据 65 820 人·年得出的结论),或者 75μg 去氧孕烯,其 VTE 风险为 1.12 (0.36～3.49)(依据 9 044 人·年得出数据)。(注意:这些结果是否能够用于合并风险因素的女性,现在尚不清楚)。

(4)含有雌二醇或者戊酸雌二醇的 COC,其风险分析:与戊酸雌二醇相比,雌二醇以及戊酸雌二醇对肝脏酶的影响较小,同时对于凝血系统的影响亦较小。但是现在尚不明确是否这种优势使得 VTE 的发生率降低。

5. 孕激素以及其剂量 不同孕激素对 VTE 风险的影响现在存在争议。在对比不同孕激素作用时,左炔诺孕酮常用来作为参照。依据现有最好的研究结果[9],含有左炔诺孕酮的 COCs,VTE 发生率大约为 8VTE/100 000 人·年。然而,对于典型 OC 应用人群,这种风险与年龄密切相关(见图 5-8)。

对于炔诺酮、醋酸炔诺酮、诺孕酯,其 VTE 发生率与左炔诺孕酮类似[57]。在 90 年代中期进行的研究,结果显示与左炔诺孕酮相比,第三代孕激素孕二烯酮(gestoden)以及去氧孕烯(desogestrel)致 VTE 风险明显升高(Kemmeren 等人 Meta 分析[120])。研究中对时间依赖的风险进行调整(用药初及重新恢复用药时较高),但是当对年龄进行调整后,发现在风险方面,随着时间延长,新型与旧型孕激素间无明显差异。然而,实验由于样本含量不足存在一定缺陷,因此不能得到因果联系。醋酸环丙孕酮(cyproterone acetate,CPA)的相关结果同样存在争议。这些数据由同一个工作小组完成,在不同时间用不同的方法对这些数据进行分析。因此 Lidegaard[121] 发现其发生率为 32VTE/100 000 人·年,95%CI:13～49(应用丹麦患者资料),但是 6 年后[57],其结果置信区间宽于 2003 年结果,发生率为 71VTE/100 000 人·年。同期左炔诺孕酮风险变化为 0.7～1.9。这些差异不能由巧合进行解释,但是在 OC 使用者 VTE 风险研究方面,确实存在相当大的方法学困难。

对于含有醋酸氯地孕酮(chlormadinone acetate,CMA)的 COCs,与含左炔诺孕酮 COCs 相比,VTE 发生风险没有明显升高[122]。对于含有炔雌醇的 COCs,结果同样适用[117]。

对于屈螺酮,同样发现结果存在争议。两项大型前瞻性队列研究(图 5-11)[9,123],以及德国病例对照研究[117]中均显示风险无明显升高,而在 2009 年公布的一项研究结果——一项丹麦回顾性队列研究[57]以及一项荷兰病例对照研究[113]——表明与左炔诺孕酮相比,其风险轻度升高。然而后期的两项研究存在方法学上的不足[124,125]。荷兰研究没有明显的统计学意义,同时也缺乏典型病例或者设立对照。在丹麦研究中,短期应用及长期应用者在等级分类上存在错误,因此没有获得可用的重要风险因素。此外,丹麦研究中,大约 30%的患者其诊断存在错误[126]。在公布这些不足之前,波士顿合作药品监督方案应用药理学及 GPRD 数据库[127,128],公布了美国及英国共 2 项回顾性病例对照研究的结果。对于含有屈螺酮及 30μgEE 的 COCs,其 VTE 发生风险较高。但是这两项研究仍然存在不足,GPRD 结果确定存在 VTE 风险,但是缺乏统计学意义。总体发生率较低,数据仅适合部分 VTE(可能存在测量偏移)。肺栓塞以及深静脉血栓的风险不同表明在诊断方面存在偏差。PharMetrics 研究中依据数据库中不确定的 VTE 数据进行收益评估,因此即使相关健康档案诊断无误,仍不能提供合理的医学依据。这些研究不能重现已知风险因素,例如应用持续时间(见前述),同时也不能提供预后因素信息。

总之,含屈螺酮的 COCs 与含有左炔诺孕酮的 COCs,其 VTE 风险尚无定论。即使是最

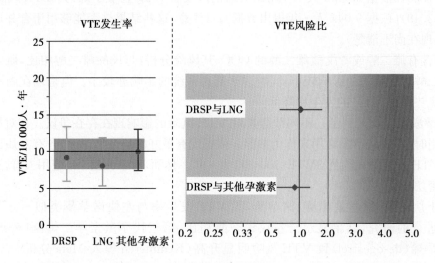

图 5-11 应用 OC 的 VTE 风险：含有屈螺酮的 OCs 其 VTE 风险[9]

好的方法学研究结果也没有表明屈螺酮的风险更高，但是这些研究存在方法学不足，因此不能排除风险升高的可能。

欧洲药品代理（Medicines Agency，EMA）[129]药品安全监督小组（Pharmacovigilance Working party，PhVWP）在 2011 年 5 月 26 日成立，对既得数据的再次惠顾，包括许多再分析含屈螺酮避孕药致 VTE 风险，例如 Yanmin 以及 Yasminelle。所有这些 7 项流行病学研究[9,57,113,117,123,127,128]分析/评估了含屈螺酮避孕药与 VTE 之间的关系。

分析结果并没有改变以往既得结论，即 VTE 与任何类型 COC（包括含有屈螺酮的避孕药）间联系较少。PhVWP 指出含有屈螺酮的 COCs 与 VTE 风险高于含左炔诺孕酮的 COCs，含有去氧孕烯及孕二烯酮的避孕药，其风险更小。PhVWP 推荐所有含有屈螺酮的避孕药需要在使用说明上标注这个结论。对于妇女没有理由停止应用含屈螺酮的 COCs，例如 Yasmin 以及 Yasminelle，或者其他类型 COCs。在德国，BfArM（Bundesinstitut für Arzneimittel und Medizinprodukte）（2011）[130]在它们的主页上公布了小部分关于这方面的信息。

应用任何类型 COC 均与 VTE 的风险有关。这种风险与雌激素含量及不同种类孕激素有关。但是是否不同种类孕激素在血栓栓塞方面的作用存在不同，现在仍在探讨之中。

表 5-15 比较了育龄期健康女性，无其他风险因素存在，应用不同激素类避孕药血栓形成/VTE 的风险及与妊娠期、产褥期风险差异。

（一）复合避孕药及其对应血栓风险

1. 复合避孕贴剂（Evra®）

（1）产品描述：这种避孕贴剂大约 20cm²，可释放活性炔雌醇以及去甲基孕酮，一种诺孕酯代谢物。炔雌醇释放量约为 20μg/d，修正后产品特性相关说明为 33.9μg/d[136]。这种贴剂有效性持续时间为 1 周；连续应用 3 周后停用 1 周。

依据 FDA 推荐意见，在 2005 年 11 月首先发布了关于 Evra® 使用过程中雌激素暴露

表5-15 不合并其他风险因素的育龄期健康女性应用COC后的VTE风险研究结果（无肥胖、制动、阳性家族史、心血管系统疾病、吸烟）

风险	年龄（岁）	发生率（VTE/10 000人·年）	避孕方法/人群组	已发表研究	正在进行的研究
参照	≤19岁	1~2	健康，未妊娠未产子女性，未应用避孕药	Lidegaard 2009[57];	INAS-OC以及 INAS-SCORE（EURAS类型研究；分别在2013年及2014年结束）
	20~29岁	2~3		Dinger 2007[9];	
	30~39岁	3~4			
	40~49岁	5~7	未用激素类避孕药 -输卵管结扎 -避孕药，杀精子剂 -行为避孕	I=4.4(2.4~7.3)；Ex=65TWY 综述Heinemann 2007	
	15~49岁	3~4	-含铜IUDs		
未改变或轻度升高	15~49岁	3~4	与非激素避孕方法比，含孕激素避孕药有风险轻度升高的可能，因此对于有血栓病史的女性，需要应用非激素避孕方法。 -左炔诺孕酮IUD -仅含孕激素的片剂 -仅含孕激素的排卵抑制剂 -孕激素注射剂	Lidegaard 2009[57] 左炔诺孕酮-IUS I=3.4[2.3~4.7]；Ex=101TWY 仅含孕激素片剂 I=2.0(1.1~3.3)；Ex=75TWY	EURAS-IUD （EURAS类型研究，在2012年结束） LASS （EURAS类型研究，2011年结束）
中度升高——一级	≤19岁	3~4	含有<50μg雌二醇的COC以及 -左炔诺孕酮（LNG）、炔诺酮、醋酸炔诺酮或者诺孕酯（NGM）	Lidegaard2009[57]; I=5.5(4.7~6.3)；Ex=367TWY(由于近期应用时间分类错误及其他原因，因此评估结果存在误差) Dinger2007[9] I=8.0(5.2~11.7)；Ex=31TWY	LASS （EURAS类型研究，2011年结束）
	20~29岁	5~8			
	30~39岁	8~10			
	40~49岁	15~22			
	15~49岁	6~10			
			醋酸氯地孕酮（比含有LNG的避孕药比风险没有升高；然而不排除风险可能轻度升高）	Waldmann-Rex2009[122]:90 I=2.4(0.9~5.2)（由于方法学限制，结果评估不足）	无EURAS类型研究

续表

风险	年龄（岁）	发生率（VTE/10 000人·年）	避孕方法/人群组	已发表研究	正在进行的研究
风险			地诺孕酮（与 LNG COCs 比，风险无升高，但是不排除风险可能轻度升高）	Dinger 2010[117]；与 LNG 比 其 OR1.0 (0.6~1.8)；95 Ca/303 Cn	INAS-SCORE (EURAS 类型研究，2014 年结束)
			-MPA 注射剂(研究方法学上存在不足，同时病例数及对照数目不足的基础上进行分类；与其他激素类避孕药比评估不足)	van Hylckama, Vlieg 等，2010[131]　OR * 3.6(1.8~7.1)；20 Ca/15 Cn（* 未应用激素类避孕药；OR vs LNG；~1)	无 EURAS 类型研究
			复合口服避孕药含有炔雌二醇以及地诺孕酮（与乙酸雌二醇/地诺孕酮比，对凝血系统的影响较小；然而，需依据乙酸雌二醇/地诺孕酮相关 VTE 风险得出结论.现在尚无有说服力的数据）		INAS-SCORE (EURAS 类型研究，2014 年结束)
			NuvaRing®，(依据 TASC 研究中间结果进行临时分类)		TASC（EURAS 类型研究，2012 年结束)
中度升高 —二级	15~49 岁	6~14	含有<50μg 炔雌醇的 COC	Lidegaard 2009[57]；I=7.8(6.4~9.5)；Ex=131 TWY(不存在对应用时间的错误分类，但是与 LNG 比，其风险评估可能存在偏差，见上)	LASS（EURAS 类型研究，2011 年结束)
			-屈螺酮（DRSP）(研究结果不一致；与回顾性数据研究相比，2 项前瞻性队列研究及 1 项回顾性实地研究结果并未表明，与含 LNG COCs 相比，含 DRSP COCs 风险升高；基于现在数据不排除风险轻度升高的可能)	Dinger 2007[9]：I = 9.1(5.9~13.3)；E x= 29 TWY Dinger 2010[117]：OR vs LNG:1.0(0.5~1.8)；85 Ca/281 Cn Jick 等，2011[127]：OR 2.2(1.5~3.4)；166 Ca/550 Cn Parkin 等，2011[128]；OR 2.9 (1.1~7.4)；57 Ca/176 Cn	INAS OC（EURAS 类型研究，2011 年结束)

284

续表

风险	年龄（岁）	发生率（VTE/10 000人·年）	避孕方法/人群组	已发表研究	正在进行的研究
			去氧孕烯（DSG），孕二烯酮（GSD）或者醋酸环丙孕酮（CPA）（与含LNG避孕药比，其VTE风险存在争议，然而不排除风险中度升高的可能）	Lidegaard 2009[57]：DSG/GSD I=6.8(6.5~7.2)；Ex=2008 TWY CPA I=7.1(5.7~8.7)；Ex=127 TWY（与LNG相比，风险评估方面存在较小偏差）病例对照研究中调整应用药物时间后，ORs~2及~1。许多综述文章可循；欧洲法院在2002年的决定最具代表[132]	LASS（EURAS类型研究，2011年结束）
			Evra® 避孕贴剂（与含LNG或者NGM避孕药比，VTE风险存在争议，是可能存在风险轻度至中度升高	Dore 2010[133]：OR vs NGM：2.0(1.2~3.3)；102 Ca/353 Cn Jick 2010[134]；ORs vs LNG 从2项研究中 46 Ca/207 Cn & 97 Ca/382 Cn：2.0(0.9~4.1)&1.3(0.8~2.1)	无EURAS类型研究
大幅度升高	15~49岁	20~30	妊娠期及产后初3个月；剖宫产术后风险高于其他类型生产方式	Heit 2005[72]：I=29.3(23.8~35.6)；Ex=50 TWY Lidegaard 2011[135]：与未妊娠者，未用药避孕者比，RR non-users'10.6(9.4~12.0)；265例病例	无EURAS类型研究

Ex=暴露于1000人·年中；Ca=病例对照研究中相关病例数量；I=发生率为VTE/10 000人·年，对应相应95%CI；Cn=病例对照研究中的相关对照病例数；OR=比值比；RR=相对风险；TWY=1000人·年；＊病例/对照

量,与其他含有 $35\mu g$ 炔雌醇口服激素类避孕药进行比较的结果。当 2 项关于 Evra® VTE 风险的大型流行病学研究结果公布后,2006 年其产品包装上即补充了相关内容。在 2008 年 1 月,在产品包装上再次进行补充第三次流行病学调查研究结果。

Evra® 使用过程中高血栓风险的相关因素见表 5-16。

表 5-16 与其他类型口服避孕药应用者相比,评估近期应用 Evra®
的女性 VTE 风险(OR)(http://www.rxlist.com/ortho-evra-drug.htm)(per 4.5.2011)

流行病学研究 Evra® &VTE	比较产品	OR(95%CI)
Ingeni 进行的 i3 Ingenix NGM 研究(Cole 等,2007[137],Dore 等 2010[133])	NGM/$35\mu g$ EE[a]	2.2 * (1.2~4.0)[b]
Pharmetrics 数据库中 BCDSP[c] NGM 研究(Jick 等,2006[140],Jick 等,2007[141],Jick 等,2010[142])	NGM/$35\mu g$ EE	1.2(0.9~1.8)[d]
Pharmetrics 数据库中 BCDSP LNG[e] 研究(Jick 等,2010[134])	LNG/$30\mu g$ EE	2.0(0.9~4.1)[f]
Pharmetrics 数据库(Jick 等,2010[134])	LNG/$30\mu g$ EE	1.3(0.8~2.0)[g]

  * VTE 风险升高有统计学意义;

  [a] NGM=诺孕酯;

  EE=炔雌醇;

  [b] 2007 年 Cole 等人[137],2010 年 Done 等人[133]的比值比结果。(最初 33 个月 OR 2.5 † 95%CI:1.1~5.5;24 个月后的新病例不包括在之前分析中;OR 1.4 95%CI:0.5~3.7)

  [c] BCDSP=波士顿协作药物监测计划(Boston Collaborative Drug Surveillance Program,BCDSP);

  [d] Jick 等人 2006[140],Jick 等 2007[141],Jick 等 2010[142]公布的比值比结果(最初 36 个月 OR 0.9 95%CI:0.5~1.6;17 个月后的新病例不包括在之前分析中;OR 1.1 95%CI:0.6~2.1;14 个月后的新病例不包括在之前分析中;OR 2.4 * 95%CI:1.2~5.0)。

  [e] LNG=左炔诺孕酮;

  [f] 48 个月的数据;

  [g] 69 个月的数据。

对于 Evra® 曲线下相关面积保持在恒定水平,雌二醇水平高于口服片剂 60%。相反炔雌醇的峰值水平低于口服片剂 25%。个体间戊酸雌二醇水平存在可变性,通常 Evra® 炔雌醇水平高于其他 OCs。现在尚不明确是否严重负面作用是由于药代动力学不同所致(American RxList,September 8,2010)。实际上现在还没有数据结果证实,是否这些药代动力学的不同影响到 VTE 风险。

在个体研究结果中:第一项流行病学研究是由 BCDSP 主持的。结果表明非致死性 VTE 事件与 Evra® 的应用有关,其风险等同于含 $35\mu g$ 炔雌醇以及诺孕酯的 COCs。在这个过程中不断加入更新病例。后期病例评估结果高于前期(表 5-17)。所有试验共比较了 162 例病例以及 626 例对照病例。Evra® 与诺孕酯类避孕药相比,前者 VTE 风险 OR 为 1.23 (0.86~1.77)。

表 5-17　血栓形成倾向中,低于 A 级高于 B 级者的 VTE 评估风险

A 级风险
DVT 风险中度升高
杂合莱登第五因子突变,G1691A 不伴有 DVT 家族史,同时无附加风险因素
杂合子凝血素 G20210A 突变,不伴有个人或者家族 DVT 病史,不伴有其他风险因素
杂合子蛋白 C 缺乏不伴有 DVT 家族史,无其他风险因素
杂合子蛋白 S 缺乏,不伴有 DVT 家族史,无其他风险因素

B 级风险
DVT 风险明显升高
既往血栓史或者动脉闭塞史
血栓形成倾向以及家族史阳性
血栓形成倾向同时伴有其他风险因素,例如吸烟、肥胖、静脉曲张、定期应用皮质醇
纯合莱登第五因子突变,G1691A 伴有/不伴有 DVT 家族史
杂合莱登第五因子突变＋凝血素 G20210A 突变,伴有/不伴有 DVT 病史
证实有抗磷脂综合征
抗凝血酶缺乏
其他血栓形成倾向

对于脂质(a)现有研究不足
MTHFR 多态性不限制应用避孕药

　　第二项研究,同样主要针对患者进行,由 13 个 Ingenix 进行。其结果表明与含有炔雌醇的避孕药相比,Evra® 应用后其 VTE 风险更高[137]。然而,因为低于置信下限 1.1,因此 OR 仅稍高于 1。

　　第三项研究同样由 BCDSP 主持,比较了应用 Evra® 与其他含 30μg 炔雌醇、左炔诺孕酮的 COCs 比较非致死性 VTE 的发生风险[133]。它评估了 PharMetrics 以及 MarketScan 数据库中,先天性 VTE 病例以及年龄相关的对照病例。与其他左炔诺孕酮片剂相比,对于 Evra®,其 VTE 的 OR 为 2.0(0.9~4.1),在 PharMetrics 数据库中,40 岁以上女性 OR 1.3(0.8~2.1),可以发现发生风险明显升高,虽然没有对这些不同测试调整混杂因素。研究者认为对于这个年龄段的女性,不能排除相关风险。

　　基于之前的研究结论,"Rote Liste"(德国药物目录)以及德国、美国产品特征汇总(summaries of product characteristics,SPC)包含了 VTE 风险升高的可能。

　　"Rote Liste"在 2010 年 9 月 9 日指出:"在回顾性队列研究中,相关数据表明 15~44 岁女性应用 Evra® 者,其 VTE 发生率高于应用含有左炔诺孕酮口服片剂的女性。"

　　德国 SPC(003648-C647)(2010 年 9 月 8 日):刊登了与以上"Rote Liste"相同的内容。它指出合并/不合并其他 VTE 风险因素的女性,VTE 发生率升高 1.4 倍(95% CI:0.9~2.3),无其他附加 VTE 风险因素者升高 1.5 倍(95% CI:0.8~2.7)。

　　美国 SPC 总结:3 项病例对照研究[133,134,140,141,143]评估了 15~44 岁女性,应用 Evra®、应用口服避孕药(含 30~35μgEE 以及诺孕酯或者左炔诺孕酮)后的 VTE 风险。试验应用了医疗保健声明数据库中的电子病例。诺孕酯为甲基孕酮的前体药物,Ortho Evra® 中含有这种孕激素。这些研究(见表 5-16)得出 OR 在 0.9~2.5。这些 OR 说明患者从无较高风

险变为升高近2倍风险。一项研究中(i3 Ingenix)评估了VTE病例中的患者资料。在3项大型临床研究中($n=3330$,共1704人·年),应用Ortho Evra®并无致死性肺栓塞发生。应用Ortho Evra®。在术后出现非致死性肺栓塞的病例也有1例已经报道(www.rxlist.com/ortho-evra-drug.htm)。

(2)对Evra®研究中可能存在的偏移因素:这三项研究均基于数据库数据进行,不包含相关风险有效数据(例如BMI、家族史)。由于Evra®是应用途径较为特殊的产品,因此推断这些使用者人群也存在明显不同,因子风险分级也不同。然而,这些风险分级因素是否能使VTE风险结果受到影响,现在还不能得出结论。此外,美国媒体、广告、广播均对外指出,Evra®使用者VTE发生率升高2倍,这在许多官方搜索引擎上可以查到相关信息(例如YouTube),因此对于使用Evra®的女性,她们接受更频繁的检查,因此可以导致VTE检测率升高(测量偏移)。此外,这导致更加认真的排查合并风险的个体(健康效益)。网络对于这方面的影响作用难以估量。

WHO医学合格标准:已知血栓形成倾向突变(例如莱登第五因子、凝血素G20210A突变、蛋白S、蛋白C或者抗凝血因子缺乏),将其列为4级(应用Evra®的禁忌)。

(3)VTE的总结:现有数据不是绝对的,但是说明与含有左炔诺孕酮的OCs相比,其风险升高2倍。直到具备充足的数据得到确切结论,现在予以患者应用Evra®之前需要考虑其安全性。在应用Evra®前,临床医师需要告知患者相关高风险情况。对于有VTE高风险的个体,禁止使用Evra®。

2. 复合阴道避孕环(NuvaRing®)

(1)产品描述:阴道避孕环每日释放0.120mg依托孕烯(去氧孕烯代谢物)以及15μg炔雌醇,有效性持续21天,因此可以抑制排卵。

(2)SPC:依据生产厂家,NuvaRing®致血栓形成风险与COCs相同。NuvaRing®是避孕更加方便的方法,不需要口服片剂即可抑制排卵。

(3)研究:现在关于NuvaRing®应用安全性的研究结果尚未得到[Transatlantic Active Surveillance on Cardiovascular Safety of NuvaRing(TASC)(http://clinicaltrials.gov/ct2/show/NCT00524771)]。中期结果表明大约30 000人·年中有29个VTE,排除含有去氧孕烯及孕二烯酮的避孕药,与其他避孕药相比,VTE风险无明显升高。安全监测以及顾问委员会得出,现有数据并没有提示存在高风险;目前缺乏有效证据证明其潜在风险轻度升高(Dinger,个人沟通)。

由于已知复合雌激素片剂可以升高血栓风险,"已经存在或者既往存在静脉血栓"同样被认为是NuvaRing®的使用紧急。

(4)代谢研究:NuvaRing®对血液凝集参数的影响,以往有针对性研究,共纳入了87名女性[144]。对照组应用复合口服避孕药(30μg炔雌醇以及150μg左炔诺孕酮)。数据结果表明与含有左炔诺孕酮的避孕药相比,NuvaRing®仅对血凝参数有轻微的、无临床意义的影响。

(5)WHO医疗资格标准:NuvaRing®属于复合口服避孕药类。对于已知血栓形成倾向突变(例如莱登第五因子、血凝素G20210A突变、蛋白C、蛋白S以及抗凝血酶缺乏):属于4级(禁用)。

(6)关于VTE的总结:NuvaRing®现在没有确切结论说明与COCs相比,其增加VTE

风险。TASC 研究中期结论表明其 VTE 风险与其他口服避孕药类似(见表 5-16)。当应用 NuvaRing® 前,需要告知患者存在与 COCs 相同的应用风险。SPC 将现有或者既往静脉血栓作为 NuvaRing® 的使用禁忌。

(二)仅含孕激素的避孕药

1. 非雌激素排卵抑制剂(Cerazette®)

(1)产品介绍:仅含去氧孕烯的片剂(每片 $75\mu g$ 去氧孕烯),其孕激素水平稍高于抑制排卵水平(每日 $60\mu g$ 去氧孕烯),因此能够抑制排卵。

缺点:一些患者会有月经周期不规律。与迷你片剂相比,这些片剂可以推迟应用 12 小时。

(2)SPC:生产厂家没有提供 VTE 或者 CHD 风险相关信息。现在尚未确切研究数据结果。

(3)代谢研究:一项随机对照双盲研究比较了 Cerazette® 与迷你片剂(含有 $30\mu g$ 左炔诺孕酮)对凝血功能的影响。研究者指出这两种片剂的影响结果类似,对 VTE 有有利影响[145]。COCs 应用后的较高 VTE 风险主要是因为雌激素。

(4)流行病学研究:Lidegaard 等人[57]指出孕龄期健康女性应用仅含孕激素的片剂,其 VTE 风险无升高;含有左炔诺孕酮或者炔诺酮的迷你片剂,VTE 的 RR 为 0.59(0.33～1.03)(研究样本:65 820 人·年)或者 $75\mu g$ 去氧孕烯的 RR 为 1.12(0.36～3.49)(样本量:9 044 人·年)。

(5)WHO 医学资格标准:对于存在血栓形成倾向突变(例如莱登第五因子、凝血素 G20210A、蛋白 C、蛋白 S 以及抗凝血酶缺乏),列为 2 级(广泛使用)。

通常情况下,对于有风险的女性(例如携带莱登第五因子突变基因)应当应用非激素避孕方法。如果这不可行,在进行评估受益风险、进行广泛的咨询/问询、签字之后可选用仅含孕激素的避孕药。对于这种病例最初可以给予含左炔诺孕酮的迷你片剂,这是依据临床现有数据得出的初步结论。

(6)VTE 总结:Cerazette® 是一种仅含有孕激素的片剂,因为其去氧孕烯的含量高于传统迷你片剂,因此具有抑制排卵的作用。像复合口服避孕药一样,其可延迟服用 12 小时。与 COCs 相比,在产褥期可以应用 Cerazette®。与 OCs 一样,为了确保药物的应用效果,两次服药间隔时间不得超过 36 个小时。Cerazette® 不会增加血栓形成风险[57],虽然 Lidegaard 的这项试验中样本含量不足,结果中置信区间范围较大,表明与传统仅含孕激素的片剂相比,其风险可能较高。

2. 传统仅含孕激素的片剂 不具有抑制排卵作用的传统仅含孕激素片剂(progestogen-only pill,POP)。

(1)产品介绍:传统 POP 为仅含孕激素的片剂,含有炔诺酮(含量 0.35mg/d),左炔诺孕酮(含量 0.03mg/d),这些孕激素剂量均在抑制排卵所需剂量以下,因此没有抑制排卵的作用。每日需要在窗口期 3 小时内应用。主要负面作用为月经期中期出血。在产褥期不能使用此类药物,因为会进入到母乳中。

(2)SPC:生产厂家没有标明有关 VTE 或者 CHD 风险。

(3)研究:没有确定性相关研究结果。

(4)代谢研究:一项随机、对照、双盲研究中研究了含有 $30\mu g$ 左炔诺孕酮的 POP 与 Cerazette®,对凝血系统的影响(见前述)。研究者认为这两种片剂对 VTE 的影响类似[145]。通常,COCs 的高 VTE 风险主要由于雌激素的作用。

(5)流行病学研究:Lidegaard 等人[57]表明,育龄期无其他疾病的女性应用仅含孕激素的片剂,其 VTE 风险不会升高;含有左炔诺孕酮或者炔诺酮的 POPs,其 VTE RR 0.59(0.33~1.03)(样本含量:65 820 人·年)或者应用含有 $75\mu g$ 去氧孕烯,其 RR 1.12(0.36~3.49)(样本含量:9 044 人·年)。

(6)WHO 医学资格标准:对于抑制血栓形成倾向突变(例如莱登第五因子、凝血素 G20210A 突变、蛋白 C、蛋白 S 以及抗凝血酶缺乏):分级为 2 级(广泛使用)。首先考虑的药物还是传统 POP,因为现在关于其研究结论更有效。如果不确定具体使用窗期,则临床医师可以选择应用 Cerazette®。最后,妇产科医师有义务为患者做出决定,并且有宣教义务。

(7)VTE 总结:依据 Lidegaard 研究[57],既往无心血管系统疾病的女性,传统 POP 并不会增加血栓风险。以上两种孕激素的应用风险高于含有去氧孕烯片剂 Cerazette® 的应用风险。以往有利研究结果在实际情况下,往往被错误使用,对于年老以往应用 COC 的女性换用 POP,或者对于现有 VTE 可能风险存在的个体,应用 POP 的机会更少,因为人们认为其只对健康者有作用。在定量方面,POP 仅对相关结果有轻微影响。总之传统 POP 不会导致血栓发生风险增加。

3. 皮下避孕埋植剂 Implanon®

(1)产品说明:Implanon® 为仅含孕激素的片剂(依托孕烯),可以埋置于上臂内侧皮下,其避孕效果为 3 年,主要通过缓慢释放类固醇激素发挥避孕作用。血清最大类固醇激素水平为 814pg/ml,为植入后 4 天水平;在应用 4~6 个月后为 200pg/ml,并保持恒定;应用 3 年后其足可以抑制排卵[146]。现在市场上又增加了 Implanon® 的新开发产品,名为 Implanon® NTX,可以在 X 线介导下植入松软组织中,保证了更简单更安全的皮下埋置。

(2)SPC:生产厂家并没有提供 VTE 或者 CHD 风险增加情况。

(3)代谢研究:一项随机、对照、双盲研究中比较了 Implanon® 对凝血系统的作用,结果与左炔诺孕酮片剂的有关影响类似,研究者认为这两种片剂仅对凝血功能产生轻微影响[147]。

(4)流行病学研究:Implanon® 对 CHD 或者 VTE 的风险影响,现在尚没有相关流行病学研究。

现在有研究者试图通过含对应孕激素口服避孕药的相关影响从而推断出 Implanon® 的作用影响,其前提为假设二者血清激素平均水平可进行比较。但是现在没有完全对比研究针对此方面进行,因为研究者未知是否 Implanon® 应用后,稳定的血清类固醇水平对于 VTE 风险的影响,与口服片剂后,每日较大血清激素波动水平对 VTE 风险影响,二者是类似的。

Lidegaard 等人[57]认为仅含孕激素的片剂对于育龄期健康女性来说,不会增加静脉血栓的发生风险;含有左炔诺孕酮或炔诺酮的迷你片剂:其 VTE RR 0.59(95%CI:0.33~1.03)(样本含量:65 820 人·年),或者含有 $75\mu g$ 去氧孕烯的片剂:VTE RR 1.12(95%CI:0.36~3.49)(样本含量:9044 人·年)。

(5)WHO 医学资格标准:对于存在血栓形成倾向突变(例如莱登第五因子、凝血素 G20210A、蛋白 C、蛋白 S 以及抗凝血酶缺乏)(与迷你片剂相同),列为 2 级(广泛使用)。

（6）VTE总结：Implanon®对VTE的影响，现在尚无针对性研究。从以往Lidegaard研究中VTE结论推断出Implanon®无较高血栓风险存在，虽然这个结论仅同口服避孕药类似。如果心有顾虑，则可应用仅含孕激素的避孕片剂。与长效孕激素相比（WHO将其列为广泛应用2级药物），当并发症增加时，Implanon®可以立即取出。当与患者进行交谈时，需要解释月经周期紊乱的原因；这可以通过植入新的Implanon® NTX解决已经出现的问题。

4. 左炔诺孕酮宫内缓释系统（Mirena®）

（1）产品介绍：左炔诺孕酮宫内缓释系统有效期为5年。这表明用药第一年，左炔诺孕酮释放量为20μg/h；5年后释放量为10μg/h；5年内为14μg/h。系统中左炔诺孕酮水平低于迷你片剂。月经量及经期均减少，痛经及宫颈感染的发生情况也减少。初次应用闭经的概率为20%，多次应用后闭经达到60%。

（2）SPC：生产厂家并没有提供VTE或者CHD风险增加情况。

（3）代谢研究：现在有关于口服左炔诺孕酮对凝血系统的影响研究（见迷你片剂部分）。

（4）流行病学调查研究：Lidegaard等人[57]发现，其不会增加VTE的发生风险，这是依据101 351人·年的样本含量得出的结论：OR 0.89（95%CI：0.64～1.26）。但是研究者仅能评估平均应用时间下产生的影响，这是一个试验限制因素。考虑到Mirena®应用后血清激素水平较低，口服左炔诺孕酮片剂（见迷你片剂）可以提供一定的评估价值，人们支持现有假设，即应用Mirena®不会升高VTE风险。

在一项Hylckama Vlieg等人[131]的研究中，评估了静脉血栓栓塞的风险因素。研究者将绝经前18～50岁的女性，应用长效甲羟孕酮或者左炔诺孕酮宫内节育器者，与未用激素类避孕药的女性进行比较。结果表明左炔诺孕酮宫内缓释系统不会增加血栓风险（OR 0.3，95%CI：0.1～1.1）。

（5）WHO医学资格标准：将其列为2级（广泛使用）。

（6）特殊病例——口服抗凝剂的患者：研究者指出，在应用抗凝剂后4周内，应当尽快应用宫内节育器。

（7）VTE总结：Lidegaard[57]等人的研究中没有表明VTE风险升高（OR 0.89，95%CI：0.64～1.26）（样本含量：101 351人·年）。研究者指出，在应用抗凝剂后4周内尽快应用宫内节育器（未被临床认可的药物除外）。

5. 长效孕激素

（1）产品介绍：长效孕激素主要指在肌内注射或者皮下注射后，释放时间约为2～3个月的孕激素，现在主要有2种旧制剂：拜耳公司生产的Noristerat®，含有庚炔诺酮200mg。辉瑞公司的Depo-Clinovir®，含有长效醋酸甲羟孕酮150mg，同时还有更低剂量制剂及肌内注射制剂Sayana®（含有104mg DMPA），在2009年面世。

（2）SPC：现在生产厂家没有其对VTE或者CHD发生风险的相关介绍。

（3）代谢研究：在一项埃及开展的研究中，受试的30名女性在应用药物3个月和15个月时，均没有发现血凝参数发生改变[149]。

（4）流行病学研究：世界卫生组织协同研究激素类避孕药与心血管系统疾病之间的关系（1998）[150]，试验中比较了口服激素类避孕药、仅含孕激素的长效注射制剂、复合避孕长效注射剂对心血管系统疾病的风险影响。试验共研究了3 697名合并心血管系统疾病的女性（59%合并卒中，31%合并VTE，10%合并急性心肌梗死）。同期对应有53名，37名以及13

名女性应用口服孕激素片剂、孕激素注射剂、复合注射避孕药。

调整后的总体心血管系统疾病 OR,对于近期应用口服孕激素片剂避孕药者为 1.14(0.79~1.63);对于应用注射孕激素制剂的女性为 1.02(0.68~1.54);对于未应用任何类型激素避孕药的女性为 0.95(0.49~1.86)。在三种类型药物间,卒中、VTE、心肌梗死的 OR 没有明显差别。然而,近期应用仅含孕激素口服片剂以及应用长效孕激素避孕剂的女性,VTE 风险轻度升高,但是这种升高无明显统计学意义。对于既往有高血压病史,应用任何口服孕激素片剂的女性,及未应用类固醇激素避孕药且无高血压病史的女性,卒中 OR 的变化为 7.2(6.1~8.5)至 12.4(4.1~37.6)。

研究者指出,虽然这项研究仅是小样本调查研究(11 例 VTE 病例以及总共 37 例静脉血栓、动脉血栓病例),但是结果仍显示,口服或者注射仅含孕激素避孕制剂、雌孕激素复合避孕制剂,卒中、VTE 或者心肌梗死风险仅轻度升高。

相反,荷兰的一项病例对照亚组研究中[131],与未应用激素类避孕药的女性相比,对于应用长效醋酸甲羟孕酮的群体,共发生 20 例 VTE 病例及 15 例对照病例,其 VTE 风险升高 3倍(95%CI:1.2~7.5),这项实验结果与以往关于长效醋酸甲羟孕酮及含有左炔诺孕酮的 COCs 相关研究结果类似。WHO 研究以及荷兰研究,都存在方法学不足(例如 VTE 风险因素信息不足,因此在对合并风险因素患者选择性应用非雌激素避孕药时存在偏移,样本含量包括观察组及对照组均不足)。基于这些研究因此不能得出 VTE 及 CHD 风险确切结论。

Van Hylckama Vlieg 等人[131]比较了长效醋酸炔诺孕酮、左炔诺孕酮宫内缓释系统应用后 DVT 风险。许多多样化分析,包括大型病例对照研究考虑到环境及基因因素在静脉血栓形成风险方面的作用。这些分析主要针对绝经前 18~50 岁女性,从未妊娠或者为产后 4周,同时没有应用口服避孕药的女性,共 446 例观察病例及 1146 例对照病例。与未应用激素类避孕药的女性相比,注射长效醋酸炔诺孕酮静脉血栓风险升高 3.6 倍(95%CI:1.8~7.1),对于应用左炔诺孕酮宫内节育器的女性,没有发现有关风险升高(OR 0.3,0.1~1.1)。因为很少有女性应用避孕贴剂或者皮下埋植剂,因此不能给出相关风险结果。应用长效醋酸甲羟孕酮的女性,静脉血栓发生风险较高,但是应用左炔诺孕酮宫内节育器的女性,没有发现相关风险升高。对于静脉血栓,这种宫内节育器是最为安全的避孕方法之一。

此外,依据现有关于口服避孕药的流行病学调查数据,可以外推出应用长效孕激素的可能结果。如前所述,Lidegaard 等人(2009)[57]表明,育龄期既往无心血管系统疾病病史的女性,应用仅含孕激素的制剂,其 VTE 风险无明显升高;仅含孕激素如左炔诺孕酮或者炔诺酮的避孕制剂,VTE 的 RR 为 0.59(0.33~1.03)(样本含量:65 820 人·年);含有 $75\mu g$ 去氧孕烯,其 RR 1.12(0.36~3.49)(样本含量:9044 人·年)。推测过程假定血清激素平均水平一致。现在尚无完整的对比研究,同时现在尚不清楚是否长效孕激素应用后稳定的血清类固醇水平对 VTE 风险影响,与口服孕激素后强烈波动的血清孕激素水平,对 VTE 风险的影响是类似的。

总之,现在无证据证明长效孕激素可以升高 VTE 或者 CHD 的风险,然而,不排除 VTE风险可能轻度升高。

(5)WHO 医学资格标准:对于已知血栓形成倾向变异(例如莱登第五因子、凝血素 G20210A 突变、蛋白 S、蛋白 C 及抗凝血酶缺乏)(类似于迷你片剂):分级为 2 级(广泛使用)。由于庚酸炔诺酮可以转化为炔雌醇,研究者推荐将含庚酸炔诺酮的长效注射制剂归为

3级,这是依据 Chu 等人研究得出的结论(2007)[151],这项研究表明每日口服醋酸炔诺酮 10～40mg 之后,大约有 0.2%～0.33% 转化为炔雌醇。

(6)总结:VTE 风险升高方面现在还没有研究予以证实,但是不能排除具有这种可能。

依据 WHO 的标准,为了应用于 VTE 风险患者,这些药物可以分类为 2 级(广泛使用)。这篇文章中的观点并不建议这样,因为如果机体一旦出现不可预见的并发症,孕激素的作用可以在系统中保持活性达 2～3 个月,有时甚至达 12 个月。

(三)事后紧急避孕药

事后禁忌避孕或者抑制排卵的药物适用于无保护措施的个体。

1. Yuzpe

(1)产品介绍:雌孕激素(Yuzpe)法(1.0mg 左炔诺孕酮以及 100μg 炔雌醇):静脉及动脉血栓方面,现在还没有相关文献发表。在 Vasilakis 等人[152]研究中,应用 100μg 炔雌醇以及 0.5mg 左炔诺孕酮,研究样本为 12416 人·年,没有 VTE 病例报道。

(2)代谢研究:在 Rooijen 等人的一项随机临床研究中[153],评估了仅含左炔诺孕酮的紧急避孕药、左炔诺孕酮联合炔雌醇的紧急避孕药,这两种类型药物的应用效果。在 Hemker 检测中,这两种药物均会加速血栓形成,含有炔雌醇的紧急避孕药在这方面的作用更加显著。

2. 左炔诺孕酮(0.75mg 或者 1.5mg) FDA(www.fda.gov/ohrms/dockets/ac/03/briefing/4015B1_12_FDA-Tab%205-1-Medical%20Officer%20Review.doc)(2011.9.9 重新检索),总共列出了 22 项研究中的数据,共有大约 15000 名受试者,同时所有受试者较好的耐受性也予以报道,没有静脉或者动脉血栓形成。

在一项 van Rooijin 等人[153]的随机临床研究中,评估了仅含左炔诺孕酮、左炔诺孕酮结合炔雌醇的紧急避孕药的应用效果。这两种药物均加速血栓形成,含有炔雌醇的紧急避孕药在这方面的作用更加显著。

3. ellaOne®(30mg 醋酸乌利司他) 在授权研究中,共有 4636 名参与者,没有发现静脉或者动脉血栓栓塞病例(www.fda.gov/downloads/Advisory Committees/Committees Meeting Materials/Drugs/Reproductive HealthDrugs AdvisoryCommittee/UCM215510.pdf)。在临床研究中共有 1000 名参与者,也没有发生 VTE。此外,在 ellaOne® 上市后,观察了 270000 名应用此药的女性,同样也没有关于发生 VTE 的相关报道。

对于凝血系统相关影响的研究,现在尚无相关报道。

(四)含铜 IUD

1. 产品介绍 宫内含铜 IUD 可以抑制精子游走,同时通过持续在宫内释放铜影响精卵结合。同样也可以抑制着床。

2. WHO 医学资格标准 将其列为 1 级(任何情况下都可以应用的方法)。

3. 限制 如果存在应用宫内节育器的禁忌(参照 SPC);例如生殖道炎症、宫腔异常(子宫肌瘤、子宫隔)等。对于未生育的女性,在进行充分的风险受益评估后,可以应用此避孕方法。

(五)附加选择

1. 对于女性 现在市面上还有许多非激素避孕方法可供选择,包括药物方法(例如杀精剂)、屏障避孕(例如子宫颈帽、横隔膜)、安全期避孕(参考相关文献)。永久的避孕方法为输卵管结扎。

2. 对于男性 现在可行方法为安全套、永久避孕方法及输精管结扎。

三、特殊群体避孕方法的选择

(一) 短期或者长期应用抗凝药物的女性

WHO 药物资格标准中提到,仅含孕激素的避孕药可用于抗凝药物治疗过程中的女性(2级)。在德国,相关建议有细微差别:

1. 可在任何时间检测 INR,同时还可每隔一段时间对其进行检测。如果(每隔2周)检测结果在可接受范围内,在应用排卵抑制药物之前不需要进行抗凝治疗。

2. 排卵抑制剂用于抑制排卵、抑制子宫内膜剥脱出血。然而,当预备停用抗凝治疗,排卵抑制剂需要在这之前大约6个月停药,因为停用排卵抑制剂可以促发凝血。

在应用抗凝剂时,月经过多的现象不常见,但是在用药过程中需常与患者咨询沟通。贫血以及铁缺乏需要及时处理。治疗抗凝过程中月经过多的方法包括:①Mirena®;②排卵抑制剂;③持续应用 COC(说明书以外的应用方法);④计划生育方法:子宫内膜切除术。

当准备再次应用 COC 前,需要评估停用维生素 K 拮抗剂后相关风险。

抗凝治疗(苯丙香豆素、华法令),其致畸性风险较高,特别是对于在妊娠6~8周之间应用此类药物的女性(OR:3.9)。流产的比例为42%,早产的比例也较高,为16%,同时还会发生宫内发育迟缓。因此在应用抗凝药物时,需采取有效的避孕措施,当然这需要与患者共同商讨决定。

理想的治疗方案为,在怀孕前2周,女性需将口服抗凝剂换为低分子肝素。

(二) 手术治疗前的避孕

见前相关章节。

(三) 产褥期避孕

在产后3周,女性不可应用复合避孕药。如果她们不再哺乳,则可应用 COC。但是我们需要注意,在产后3周,VTE 风险较高,在之后的3个月,有可能一直处于高水平(Lidegaard,2007:www.lidegaard.dk/Slides/OC%20epidem/PP%202007-11-20%20en.pdf;slide 16)。

在产后21天前,女性可服用仅含孕激素的避孕药,同时可以哺乳。

(四) 紧急避孕

1. 对于健康女性 在选择药物方面没有限制。

2. 对于 VTE 风险较高的女性 考虑到左炔诺孕酮本身特性,以及雌激素在血栓形成风险方面的作用,作者不推荐应用雌/孕激素复合制剂,而倾向于应用仅含左炔诺孕酮的避孕药。

(五) WHO 对合并风险个体的建议

世界卫生组织中发布了对于有特殊用药风险的女性,相关避孕方法的相关分类标准。WHO 医学资格标准见表5-13、表5-14。

表15-3 中列出了对于合并血栓风险因素的女性(例如莱登第五因子突变、凝血素 G20210A 突变、蛋白 S/蛋白 C/抗凝血酶缺乏),以及患有红斑狼疮时不同的风险状态,避孕方法的使用意见。

本章的作者建议在受益/风险评估后,合并应用风险的个体应用长效孕激素避孕。

责任声明:关于非健康群体避孕方法应用建议方面,有些并未列在相关说明书上,这些为患者依据自己现有认识程度,同时参照相关研究文献给出的应用意见。临床医师需要根据个人风险/受益情况,同时根据患者个人特点做出相关治疗绝经。所有文章中涵盖的信息均经这个过程才以文字的形式呈现给读者,但是不论作者还是出版社不对给出信息承担相关责任。

四、女性避孕方法的总结及应用建议

(一)无血栓形成风险,同时有避孕意向的女性

1. 避孕咨询　　以下提供的待选方法需要参考患者年龄、家族大小、激素应用避孕药的时间:片剂(COC)、阴道避孕环、Mirena®、避孕贴剂、激素埋植剂、迷你片剂、长效孕激素。在应用每一种避孕方法前,均需对患者情况进行分析,考虑到特殊生活状况、风险因素、不避孕剂的益处以及与患者共同作出决定。

2. 雌激素剂量　　炔雌醇的剂量越低,月经周期中出血的发生率越高;然而随着剂量的增加,对凝血系统的影响越大,越容易出现血栓栓塞。若不合并特殊VTE风险因素,可选用含最低炔雌醇的片剂($\leqslant 30\mu g$ 雌二醇)。如果存在应用禁忌,则需要选择不含有雌激素的避孕药。

3. 炔雌醇与雌二醇、雌二醇酯　　是否应用雌二醇或者雌二醇酯可以进一步降低未来血栓风险,这需要进一步流行病学研究。

4. 孕激素的选择　　根据是否有雄激素化作用进行孕激素的选择(例如普通粉刺、皮脂溢、多毛症)。在这种情况下,可选用具有拮抗雄激素作用的孕激素,例如醋酸环丙孕酮、地诺孕酮、屈螺酮。

虽然去氧孕烯更高的VTE风险,同时孕二烯酮及醋酸环丙孕酮也有此类风险,在应用此类药物时,需要进行风险/受益评估。

(二)具有避孕意向,但是合并血栓形成倾向风险增加的女性

1. CHD家族史　　在45岁之前(有些资料来自50岁前)的女性,其母亲心肌梗死;双亲中任一人出现卒中、血栓、血栓栓塞。父母或者父母的兄弟姐妹有相关疾病。对于合并这些情况的女性均应当进行相关评估。

对于有CHD风险及VTE风险的个体,需要测量代谢水平,包括脂质代谢异常,糖尿病,高血压等,均在此过程中发挥作用。

在Dinger[9]的研究中,育龄期女性大约有2%合并一级阳性家族史,即50岁前出现致死性心肌梗死/卒中;同样在3%的育龄期女性群体中,伴有深静脉血栓、肺栓塞一级家族史。对于心血管系统疾病一级家族史阳性的个体,需要进行进一步的实验室检测,包括家庭筛查。在临床实践中,家族史有时较实验室血栓形成倾向测试更加有效,可由于评估静脉血栓风险[31]。

2. 血栓形成倾向的实验室检测　　血栓形成倾向参数能够帮助评估VTE风险。然而,实验室检查结果仅能帮助发现大约50%~60%发生VTE的患者。血栓形成倾向结果阴性,不能排除VTE高风险。特别是对于那些家族史阳性,但是实验室检测结果阴性的个体,我们仍需提高警惕。

（三）合并 VTE 风险因素个体的避孕咨询

1. 非激素类避孕方法　屏障避孕、化学方法、安全期避孕等。但是这些避孕效果均差于激素避孕法。

2. 含铜 IUDs　对于有血栓高风险的个体，WHO 推荐其为唯一避孕方法（一级分类），但是这不适用于所有女性。

3. 仅含孕激素的片剂或者非雌激素排卵抑制剂　流行病学研究结果表明 VTE 风险较低[57]。

仅含孕激素的避孕药并不增加相关风险，对于具有血栓形成倾向的个体，或者是发生血栓栓塞的个体，可以予以应用。对于 Mirena® 亦是如此。

WHO 分类中将其列为次要选择（二级）。对于迷你片剂用药时间需一致（每日在窗口期内 3 小时应用），对于非雌激素排卵抑制剂（Cerazette）用药时间可以拓宽至 12 小时。但是与 COCs 相比，月经周期紊乱的发生率较高。

对于仅含去氧孕烯的避孕药 Cerazette，其 VTE 风险要弱于仅含左炔诺孕酮的避孕药。但是现在尚不清楚是否这些不含孕激素的片剂存在差异。

4. 激素埋植剂　Implanon® 没有流行病学研究结果表明有 VTE 风险，在大型研究中没有相关数据。对于迷你片剂的相关风险评估结果类似：与长效孕激素相比，一旦出现副作用，埋植剂可以立即移除。

5. 长效孕激素　在主要授权研究中没有相关数据。

WHO 将其列为次要选择（二级）：本章作者建议应用时需谨慎，因为依据药物特性，在最后一次注射后，其作用时间可以持续 3～12 个月。

6. 复合口服避孕药，阴道避孕环，避孕贴剂。

（1）绝对禁忌：既往动脉或者静脉血栓史（近期未用抗凝治疗）。

（2）相对禁忌：依据患者个人情况具体分析。

（四）WHO 避孕方法推荐意见的不足

WHO 避孕方法推荐意见的不足[110,115]，主要指对于合并特殊用药风险的女性，突变为纯合子还是杂合子，WHO 并没有区分开（例如莱登第五因子突变、凝血素 G20210A 突变）。同样对于基因多态性、蛋白 C、蛋白 S 以及抗凝血酶缺乏，并没有进行区分。

WHO 标准中仅列出了血栓形成倾向方面的结果，但是没有进一步区分：

1. 已知致栓突变　例如莱登第五因子突变、凝血素 G20210A 突变；蛋白 C、蛋白 S 以及抗凝血酶缺乏。

对于特定类型疾病的治疗，妇科医生可采用激素类方法，包括复合口服避孕药。表 5-18 中列出了应用含雌激素避孕药后，不同 VTE 风险组别相关信息。

表 5-18　对于不同血栓形成倾向个体，A 级（稍低）及 B 级（较高）VTE 风险评估结果

A 级风险概况

-DVT 风险中度升高

杂合子莱登第五因子突变，不合并 DVT 个人或者家族史 G1691A，无附加风险因素

杂合子凝血素 G20210A 突变，不合并 DVT 个人或者家族史 G1691A，无附加风险因素

杂合子蛋白 C 缺乏，不合并 DVT 个人或者家族史 G1691A，无附加风险因素

杂合子蛋白 S 缺乏，不合并 DVT 个人或者家族史 G1691A，无附加风险因素

续表

B级风险概况
-DVT 风险明显升高
既往有血栓形成或者动脉闭塞
血栓形成倾向的同时,还有许多附加风险因素,例如吸烟、肥胖、静脉曲张、规律应用皮质醇激素、慢性肠道炎症
纯合子莱登第五因子突变,伴有或者不伴有 DVT 病史
纯合子凝血素 G20210A 突变,伴有或者不伴有 DVT 病史
合并杂合子莱登第五因子突变＋凝血素 G20210A 突变,伴有或者不伴有 DVT 病史
证实患有抗磷脂综合征
抗凝血酶缺乏
其他具有血栓形成倾向的药物
但是对于脂质(a)现有研究结论不足
对于 MTHFR 多态性不存在避孕局限性

对于确实合并血栓形成倾向遗传特性的个体(例如杂合子莱登第五因子突变,同时合并其他因素,但是这些因素目前尚不能测量),其血栓栓塞风险可能升高。通过既往史可以发现这些特征:父母血栓形成或者栓塞病史,家族史和(或)多次流产。对于有莱登第五因子突变,但是没有既往临床病史的妊娠女性同样适用。

阳性家族史可提示患者合并血栓形成倾向;此外实验室检查结果在评估个体风险方面仅起到一定作用。

对于有血栓形成倾向,无个人或者家族史的患者:如果妇科医师推荐其应用激素类避孕药,必须在应用前进行风险/受益评估,并与患者讨论,同时还需要考虑意外妊娠带来的精神社会问题,对于女孩/年轻女性,同时有较高 VTE 风险的女性更应如此。

对于这些患者,对于激素类避孕药之外的避孕方法,需要针对细节进行详细讨论。在做每个治疗决定之前,需要共同讨论风险/受益情况,同时需要与患者"共同作出决定"。作者在这里仅列出可供选择的方法,但是最终的决定还需要临床医师作出。

我们还需要注意,这些个案决定有时并没有相关研究支持,WHO 也没有相关推荐意见。

2. 以下血栓形成倾向为复合激素类避孕药的应用禁忌,即使患者个人史及家族史为阴性:①莱登第五因子纯合子;②凝血素 G20210A 纯合子;③莱登第五因子杂合子＋凝血素 G20210A 突变;④莱登第五因子纯合子＋凝血素 G20210A 突变;⑤抗凝血酶缺乏*;⑥蛋白 C 缺乏*;⑦蛋白 S 缺乏*。注:* 现在研究结果关于抑制因子缺乏方面,尚未区分出严重病例及非严重病例。(Luxembourg 2011,个人沟通)。

若抗磷脂抗体阳性,可以得出具有血栓形成倾向。

(五)既往血栓形成合并外在事件

现在没有数据证明 COCs 对于存在可逆性风险因素同时有血栓形成的个体,其安全性高于自发血栓形成个体。合并风险因素的 VTE,其复发风险是否较低,这需要妇产科医师评估以得出相关结论。

在任何情况下,必须进行风险/受益评估,与患者沟通治疗的备选方案及合并风险后,方可根据个案情况做出治疗决定。

即使对于家族史阴性的女性,同时实验室检查结果无血栓形成倾向,但是应用外源性激素后发生过血栓,则不应当应用含有雌激素的 COCs,因为现在还没有试验结果证实,应用此类 COCs 不会促使血栓复发。依据 WHO,避孕首选含铜 IUD(或者今后也没有妊娠计划,可以进行男方/女方结扎);次要选择为含有炔诺酮、左炔诺孕酮的迷你片剂,或者含有左炔诺孕酮的 IUD。在这种情况下,可应用长效孕激素注射剂或者含有去氧孕烯的迷你片剂(不含雌激素的排卵抑制剂),在 WHO 相关标准中将其列为二级,应用时需要谨慎选择。对于性交频率较少,可以应用安全套或者杀精剂,应用安全套的同时还可以预防性传播疾病的感染。对于不确定的选择,需要考虑其 VTE 风险会较高,同时会有意外妊娠的可能。

然而,如果出于治疗目的(例如月经紊乱、皮肤普通痤疮常规皮肤科治疗方法无效),则需要应用含有雌激素的 COC,但是需要告知患者相关风险-受益分析情况,以及现有治疗方法可能的结果,同时患者需要签字同意接受现有治疗方法。

这些声明是依据以下观察及研究得出的结果:初次发生 VTE 后 10 年,血栓栓塞复发的风险为 20%~30%[156-159]。一生中血栓栓塞的复发,男性多于女性,且女性初发血栓及复发血栓之间的时间间隔更长[160],而女性血栓发生年龄较早与激素相关。与这个结论相反,Douketis 等人(2011)[161]并没有发现男性及女性之间,血栓复发情况及激素相关 VTE 之间存在差异。Christiansen 等人指出(2010)[162],复发性血栓栓塞风险与初发血栓栓塞的风险之间存在明显不同。

仅一项研究中(49 名女性应用 OCs,18 名绝经后女性应用 HRT)表明,对于无雌激素依赖性 VTE 的女性,其复发性 VTE 的风险降低,但是对于没有应用雌激素的女性,这种风险没有进一步降低[163]。但是这项较小的研究未被纳入以上的风险分析中。

随后,现在还不清楚既往血栓栓塞/血栓形成,在合并诱发因素以及无雌激素影响的情况下,最近再次应用雌激素是否会增加复发性血栓形成的风险。出于这个原因,对于既往有血栓栓塞的女性,不建议其应用含雌激素的避孕药。

(六) 特殊危险群体的处理方法

1. 对于在应用抗凝治疗的女性,需要认真采用避孕措施以防抗凝剂的致畸作用,同时也可以预防妊娠并发症发生率升高。每一种避孕方法在这里都有可能应用,但都需要与相关抗凝治疗方法相适应。含有炔雌醇的避孕药需要在停用抗凝剂前 6 个月就停止使用。同时每隔 2 周需要认真进行 INR 的检测。

2. 对于合并风险因素的个体,需要参照 2009 年 WHO 医学资格标准中,有关避孕药应用的介绍(2010 年更新)[110],其评估了不同患者健康状况以及对应的避孕方法(见表 5-13、表 5-14)。

3. 依据实验室检查结果的严重程度,决定女性是应用单相/双相避孕剂,还是非激素类避孕方法。

(七) 一般治疗建议

1. 如果在应用复合口服避孕药,则需要选用 EE 含量较低的片剂,当然这需要根据患者用药依从性及月经情况决定,孕激素可以降低 VTE 风险(表 5-15)。

2. 如果应用避孕药则需减少吸烟量,或者最好二者共同停用。

(八) 避孕决策的进一步注意问题

复合口服激素类避孕药除避孕以外的作用,相关情况列举如下:

1. 特定类型寻常痤疮(皮肤科常规治疗方法无效)或者难治性痤疮,但是这种治疗效果有时在药品说明上并没有列出,如氯地孕酮(氯地孕酮 2mg Jenapharm®),月经周期 1～5 天起应用,同时加用经皮雌激素(Estreva®,Gynokadin®),接着停用 3 天(Rott 2011,个人沟通)。

对于有阳性个人史或者家族史的个体,同样需要依据个案情况决定应用激素类避孕药,同时还需有相关文字咨询过程记录。

非激素类避孕方法有以下几种:①杀精剂,安全套;②含铜 IUD;③输卵管结扎;④输精管切除术。

2. 应用口服避孕药后的随访

(1)个案病史:如果存在 VTE 风险因素,怀疑患者存在心血管系统疾病早期症状(非特异性疼痛,见 ACHES 检查表),偏头痛,视觉缺失,用药史,腿部症状。

(2)临床检查:血压/静息时心率。

(3)实验室检查

1)在有特定指征时:例如 HbA1c,脂质,HOMA 指数,肝脏值。

2)D-二聚体测试:D-二聚体测试结果可用于评估静脉血栓复发风险。

3)辅助检查:超声检查用于特定群体:男性化表现怀疑有多囊卵巢综合征,卵巢囊肿,子宫内膜异位症等。

(九) 关于 VTE 及避孕药研究的评估注意事项

对于所有的病例对照研究,对照组需为典型的用药群体。此外,观察组及对照组在已知预后因素方面需要具有可比性。理论上,对照组需要与观察组匹配。但是实际应用中,很少能为每一个 VTE 病例找到能够匹配 2～3 个预后因素的对照组。因此需要对未匹配预后因素进行调整。这表明对于主要预后因素信息,例如性别、年龄、体重(BMI)、用药持续时间、吸烟、家族史、血栓形成倾向诊断,这些信息必须可得。大约有一半的 VTE 病例其血栓形成倾向测试结果异常,至少对于观察组及对照组,相关家族史信息必须可得。在领域研究中这是个个例。缺乏血栓形成倾向诊断或者家族史相关信息,在 90 年代关于二代及三代孕激素与 VTE 风险研究中,也出现过这种情况,在最后得不出 VTE 风险评估结果。研究同时还应当记录出现血栓时间,用药持续时间、停用药物时间、既往应用 OC 情况。

德国关于 VTE 及避孕药研究(Arzneimittelkommission der deutschen Ärzteschaft、Bundesinstitut für Arzneimittel und Medizinprodukte)的自发性研究不能提供不同避孕药的比较风险研究。这类报告更加适用于辨识不同风险标志,从而进行系统评估。

在欧洲,相关数据由伦敦欧洲药品管理局(European Medicines Agency,EMA)进行分析,在美国由 FDA 进行分析。

自发呈报系统中严重事件仅占较低比例。这篇文章受到外部因素的较强影响。关于医疗保健的自发报告不承担相关责任。在美国情况也一样。此外,通过患者提供的不希望得到的结果,可以得出现在状况与潜在因素之间的关系。这方面对于患者影响最大的为媒体,这在不同城市中的情况不同。

个体研究基础上,匆忙的进行风险评估,这是非常危险的,但是大型研究中前瞻性数据分析结果清晰,结束点明确的研究除外(例如 EURAS 研究),在评估 VTE 风险与激素类避孕药之间的关系时,提供的数据结果可靠。对于其他问题,应用数据库数据更加节省开支,节约时间。当检测激素类避孕药应用后 VTE 风险情况,需要注意这些数据库中的数据最初不是用于科学研究。对于可疑情况的诊断和检测主要用于决定之后治疗和进一步诊断方法,这说明诊断效度通常有限,仅小部分风险因素有记录,关于应用 OCs 的暴露信息与实际情况有时并不等同。

(T. Rabe, B. Luxembourg, M. Ludwig, J. Dinger, R. Bauersachs, H. Rott, A. O. Mueck, C. Albring,著;张颖,阮祥燕,编译)

参 考 文 献

1. Luxembourg B,Krause M,Lindhoff-Last E. Basiswissen Gerinnungslabor,cme. aerzteblatt. de/kompakt, 2007,14-15

2. Cohen AT,Agnelli G,Anderson FA,et al. Venous thromboembolism(VTE)in Europe. The number of VTE events and associated morbidity and mortality. Thromb Haemost,2007,98:756-764

3. Heit JA,Petterson T,Farmer S,et al. Trends in Incidence of deep vein thrombosis and pulmonary embolism:a 35-year population-based study. Blood,2006,108:430

4. Cushman M,Albert W,Tsai RH,et al. Deep Vein Thrombosis and Pulmonary Embolism in Two Cohorts: The Longitudinal Investigation of Thromboembolism Etiology. Am J Med,2004,117:1925

5. Engbers MJ,van Hylckama Vlieg A,Rosendaal FR. Venous thrombosis in the elderly:incidence,risk factors and risk groups. J Thromb Haemost,2010,8:2105-2112

6. Heit JA,Melton L,Lohse C,et al. Incidence of venous thromboembolism in hospitalized patients versus community residents. Mayo Clin Proc,2001,76:1102-1110

7. Heit JA,OFallon W,Petterson T,et al. Relative impact of risk factors for deep vein thrombosis and pulmonary embolism:a populationbased study. Arch Intern Med,2002,162:1245-1248

8. Nicolaides AN,Fareed J,Kakkar AK,et al. Prevention and treatment of venous thromboembolism. International Consensus Statement(guidelines according to scientific evidence) Int Angiology,2006,25:101-161

9. Dinger JD,Heinemann LAJ,Kühl-Habich D. The safety of a drospirenone-containing oral contraceptive: final results from the European active surveillance study on oral contraceptives based on 142,475 women-years of observation. Contraception,2007,75:344-354

10. Rosendaal FR,Van Hylckama V,Tanis BC,et al. Estrogens,progestogens and thrombosis. J Thromb Haemost,2003,1:1371-1380

11. Wu O,Robertson L,Langhorne P,et al. Oral contraceptives,hormone replacement therapy,thrombophilias and risk of venous thromboembolism:a systematic review. The Thrombosis:Risk and Economic assessment of thrombophilia screening(TREATS) study. Thromb Haemost,2005,94:17-25

12. Gohil R,Peck G,Sharma P. The genetics of venous thromboembolism. A meta-analysis involving ～ 120,000 cases and 180,000 controls. Thromb Haemost,2009,102:360-370

13. Scottish Intercollegiate Guidelines Network(2002). Prophylaxis of Venous Thromboembolism. A national clinical guideline. Edinburgh(www. sign. ac. uk)

14. Scottish Intercollegiate Guidelines Network(2005). Prophylaxis of Venous Thromboembolism. A national clinical guideline. Edinburgh(www. sign. ac. uk)

15. Moerchel C, Kroeger K. Prophylaxe tiefer Bein-und Beckenvenenthrombose. Dt Ärztebl, 2007, 104: A2886-2893

16. Merriman L, Greaves M. Testing for thrombophilia: an evidence-based approach. Postgraduate Med J, 2006, 82: 699-704

17. Dinger JD. Personal communication, 2010

18. Heit JA, Mohr D, Silverstein M, et al. Predictors of recurrence after deep vein thrombosis and pulmonary embolism: a population-based cohort study. Arch Intern Med, 2000, 160: 761-768

19. Schulman S, Lindmarker P, Holmstrom M, et al. Postthrombotic syndrome, recurrence, and death 10 years after the first episode of venous thromboembolism treated with warfarin for 6 weeks or 6 months. J Thromb Haemost, 2006, 4: 732-742

20. Wells PS, Anderson DR, Bormanis J, et al. Value of assessment of pretest probability of deep-vein thrombosis in clinical management. Lancet, 1997, 350: 1795-1798

21. Wells PS, Anderson DR, Bormanis J, et al. Value of clinical management. Lancet, 1997, 350: 1795-1798

22. Vandenbroucke JP, Koster T, Briët E, et al. Increased risk of venous thrombosis in oral-contraceptive users who are carriers of factor V Leiden mutation. Lancet, 1994, 344: 1453-1457

23. Vandenbroucke JP, van der Meer FJM, Helmerhorst FM, et al. Factor V Leiden: should we screen oral contraceptive users and pregnant women? BMJ, 1996, 313: 1127-1130

24. Briët E, van der Meer FJM, Rosendaal FR, et al. The family history and inherited thrombophilia. Br J Haematol, 1994, 87: 348-352

25. Cosmi B, Legnani C, Bernardi F, et al. Value of family history in identifying women at risk of venous thromboembolism during oral contraception: observational study. BMJ, 2001, 322: 1024-1025

26. Aznar J, Mira Y, Vaya A, et al. Is family history sufficient to identify women with risk of venous thromboembolism before commencing the contraceptive pill? Clin Appl Thromb Hemost, 2002, 8: 139-141

27. Caprini JA, Goldshteyn S, Glase CJ, et al. Thrombophilia testing in patients with venous thrombosis. Eur J Vasc Endovasc Surg, 2005, 30: 550-555

28. van Sluis GL, Söhne M, El Kheir DY, et al. Family history and inherited thrombophilia. J Thromb Haemost, 2006, 4: 2182-2187

29. Dowling NF, Austin H, Dilley A, et al. The epidemiology of venous thromboembolism in Caucasians and African-Americans: the GATE Study. J Thromb Haemost, 2003, 1: 80-87

30. Noboa S, Le Gal G, Lacut K, et al, for the EDITH Collaborative Study Group. Family history as a risk factor for venous thromboembolism. Thromb Res, 2008, 122: 624-629

31. Bezemer ID, van der Meer FJM, Eikenboom JCJ, et al. The Value of Family History as a Risk Indicator for Venous Thrombosis. Arch Intern Med, 2009, 169: 610-615

32. Anderson FA Jr, Spencer FA. Risk factors for venous thromboembolism. Circulation, 2003, 107 (Suppl 1): I9-16

33. Goodacre S, Sutton AJ, Sampson FC. Meta-analysis: the value of clinical assessment in the diagnosis of deep venous thrombosis. Ann Intern Med, 2005, 143: 129-139

34. Kuipers S, Cannegieter SC, Middeldorp S, et al. The absolute risk of venous thrombosis after air travel: a cohort study of 8755 employees of international organisations. PLoS Med, 2007, 4: e290

35. Kuipers S, Schreijer AJ, Cannegieter SC, et al. Travel and venous thrombosis: a systematic review. J Intern Med, 2007, 262: 615-634

36. Geerts WH, Bergqvist D, Pineo GF, et al. Prevention of venous thromboembolism: American College of Chest Physicians Evidence-Based Clinical Practice Guidelines(8th Edition). Chest, 2008, 133: 381S-453S

37. Kuipers S,Cannegieter SC,Middeldorp S,et al. The absolute risk of venous thrombosis after air travel:a cohort study of 8,755 employees of international organisations. PLoS Med,2007,4:e290

38. World Health Organization. WHO Research into Global Hazards of Travel(WRIGHT) project:Final Report of Phase I. Geneva(Switzerland):World Health Organization,2007 cited,2008 May 30. Available from:http://www. who. int/cardiovascular_diseases/wright_project/en

39. Hirsh J,Guyatt G,Albers GW,et al. American College of Chest Physicians Evidence-Based Clinical Practice Guidelines(8th Edition). Chest,2008,133:71S-109S

40. Schobersberger W,Toff WD,Eklöf B,et al. Traveller's thrombosis:International consensus statement. VASA,2008,37:311-317

41. Geerts WH,Heit JA,Clagett P,et al. Prevention of Venous Thromboembolism. Chest,2001,119:132S-175S

42. Geerts WH,Pineo GF,Heit JA,et al. Prevention of venous thromboembolism:the Seventh ACCP Conference on Antithrombotic and Thrombolytic Therapy. Chest,2004,126:338S-400S

43. Encke A,Haas S,Sauerland S,et al. S3-Leitlinie Prophylaxe der venösen Thromboembolie(VTE). Finale Version vom 18. März,2009. Eur J Vasc Med,2009,38(Suppl 76):1-131

44. Snow V,Qaseem A,Barry P,et al. Management of Venous Thromboembolism:A clinical Practice Guideline from the American College of Physicians and the American Academy of Family Physicians. Ann Intern Med,2007,146:204-210

45. Rogers FB,Cipolle MD,Velmahos G,et al. A practice management guidelines for the management of venous thromboebolism in trauma patients. EAST Practice Parameter Workgroup for DVT Prophylaxis (http://www. east. org/tpg/dvt. pdf retrieved,2011-05-09)

46. Venous thromboembolism(surgical)(replaced by CG92):Venous thromboembolism:reducing the risk of venous thromboembolism(deep vein thrombosis and pulmonary embolism) in inpatients undergoing surgery(http://www. nice. org. uk/CG46 retrieved 9 May,2011)

47. Royal College of Obstetricians and Gynaecologists. Venous Thromboembolism and Hormonal Contraception, Green-top Guideline No. 40(http://www. rcog. org. uk/files/ rcog-corp/ GTG 40VenousThromboEmbolism0910. pdf retrieved,2010-05-11)

48. Reid R,Leyland N,Wolfman W,et al. SOGC clinical practice guidelines:Oral contraceptives and the risk of venous thromboembolism:an update:no. 252,December,2010. Int J Gynaecol Obstet,2011,112:252-256

49. SOGC clincal practice guideline. Thromboembolism:An Update. JOGC,2010,1192-1197

50. Shah SH,Becker RC. Genetics of Thrombosis. In:Antithrombotic Drug Therapy in Cardiovascular Disease. Totowa :Humana Press,Inc,NJ,2009

51. Trégouët DA,Heath S,Saut N,et al. Common susceptibility alleles are unlikely to contribute as strongly as the FV and ABO loci to VTE risk:results from a GWAS approach. Blood,2009,113:5298-5303

52. Bezemer ID,Bare LA,Doggen CJ,et al. Gene variants associaed with deep vein thrombosis. JAMA,2008,299:1306-1314

53. Martinelli I,Sacchi E,Landi G,et al. High risk of cerebral-vein thrombosis in carriers of a prothrombin-gene mutation and in users of oral contraceptives. N Engl J Med,1998,338:1793-1797

54. Emmerich J,Rosendaal FR,Cattaneo M,et al. Combined effect of factor V Leiden and prothrombin, 20210A on the risk of venous thromboembolism. Thromb Haemost,2001,86:809-816

55. Rosendaal FR,Vessey M,Rumley A,et al. Hormonal replacement therapy,prothrombotic mutations and the risk of venous thrombosis. Br J Haematol Mar,2002,116:851-854

56. Juul K,Tybjaerg-Hansen A,Schnohr P,et al. Factor V Leiden and the risk for venous thromboembolism in the adult Danish population. Ann Intern Med,2004,140:330-337

57. Lidegaard Ø,Løkkegaard E,Svendsen AL,et al. Hormonal contraception and risk of venous thromboembolism:national follow-up study. BMJ,2009,339:b2890

58. Dearborn JT,Hu SS,Tribus CB,et al. Thromboembolic complications after major thoracolumbar spine surgery. Spine,1999,24:1471-1476

59. Faunø P,Suomalainen O,Rehnberg V,et al. Prophylaxis for the prevention of venous thromboembolism after total knee arthroplasty. A comparison between unfractionated and low-molecularweight heparin. J Bone Joint Surg Am,1994,76:1814-1818

60. Grady D,Wenger NK,Herrington D,et al. Postmenopausal hormone therapy increases risk for venous thromboembolic disease. The Heart and Estrogen/progestin Replacement Study. Ann Intern Med,2000,132:689-696

61. Greenfield LJ,Proctor MC,Rodriguez JL,et al. Posttrauma thromboembolism prophylaxis. J Trauma,1997,42:100-103

62. Harenberg J,Roebruck P,Stehle G,et al. Heparin Study in Internal Medicine(HESIM):design and preliminary results. Thromb Res,1992,68:33-43

63. Leizorovicz A,Simonneau G,Decousus H,et al. Comparison of efficacy and safety of low molecular weight heparins and unfractionated heparin in initial treatment of deep venous thrombosis:a meta-analysis. BMJ,1994,309:299-304

64. Lindqvist P,Dahlback B,Marsal K. Thrombotic risk during regnancy:a population study. Obstet Gynecol,1999,94:595-599

65. Tincani E,Piccoli M,Turrini F,et al. Video laparoscopic surgery:is out-ofhospital thromboprophylaxis necessary? J Thromb Haemost,2005,3:216-220

66. Turpie AG,Bauer KA,Eriksson BI,et al. Fondaparinux vs enoxaparin for the prevention of venous thromboembolism in major orthopedic surgery:a meta-analysis of 4 randomized double-blind studies. Arch Intern Med,2002,162:1833-1840

67. Lowe GD,Haverkate F,Thompson SG,et al. Prediction of deep vein thrombosis after elective hip replacement surgery by preoperative clinical and haemostatic variables:the ECAT DVT Study. European Concerted Action on Thrombosis. Thromb Haemost,1999,81:879-886

68. Mantilla CB,Horlocker TT,Schroeder DR,et al. Risk factors for clinically relevant pulmonary embolism and deep venous thrombosis in patients undergoing primary hip or knee arthroplasty. Anesthesiology,2003,99:552-560

69. Selby R,Geerts WH. Venous thromboembolism:risk factors and prophylaxis. Semin Respir Crit Care Med,2000,21:493-501

70. Dinger J et al. Oral contraceptive effectiveness according to body mass index,weight,age,and other factors. Am J Obstet Gynecol,2009,201:263

71. Dinger J,Thai DM,Buttmann N,et al. Effectiveness of oral contraceptive pills in a large U. S. cohort comparing progestogen and regimen. Obstet Gynecol,2011,117:33-40

72. Heit JA,Kobbervig CE,James AH,et al. Trends in the incidence of venous thromboembolism during pregnancy or postpartum:A 30-year populationbased study. Ann Intern Med,2005,143:697-706

73. Rees D. The population genetics of factor V Leiden(Arg506Gln). Br J Haematol,1996,95:579-586

74. Rosendaal FR,Koster T,Vandenbroucke JP,et al. High risk of thrombosis in patients ho-mozygous for factor V Leiden(activated protein C resistance). Blood,1995,85:1504-1508

75. Kurnik D, Lubetsky A. Genetic variants and risk for venous thromboembolic events: summing up the evidence. Thromb Haemost, 2009, 102: 183-184

76. Segal JB, Brotman DJ, Necochea AJ, et al. Predictive value of factor V Leiden and prothrombin G20210A in adults with venous thromboembolism and in family members of those with a mutation: a systematic review. JAMA, 2009, 301: 2472-2485

77. Wu O, Robertson L, Twaddle S, et al. Screening for thrombophilia in high-risk situations: a meta-analysis and cost-effectiveness analysis. Br J Haematol, 2005, 131: 80-90

78. Luxembourg B, Delev D, Geisen C, et al. Molecular basis of antithrombin deficiency. Thromb Haemost, 2011, 105 Epub ahead of print

79. van Vlijmen EF, Brouwer JL, Veeger NJ, et al. Oral con-traceptives and the absolute risk of venous thromboembolism in women with single or multiple thrombophilic defects: results from a retrospective family cohort study. Arch Intern Med, 2007, 167: 282-289

80. Luxembourg B, Schmitt J, Humpich M, et al. Intrinsic clotting factors in dependency of age, sex, body mass index, and oral contraceptives: definition and risk of elevated clotting factor levels. Blood Coagul Fibrinolysis, 2009, 20: 524-534

81. Legnani C, Cini M, Cosmi B, et al. Risk of deep vein thrombosis: interaction between oral contraceptives and high factor VIII levels. Haematologica, 2004, 89: 1347-1351

82. Bloemenkamp KW, Helmerhorst FM, Rosendaal FR, et al. Venous thrombosis, oral contraceptives and high factor VIII levels. Thromb Haemost, 1999, 82: 1024-1027

83. Wahl DG, Guillemin F, de Maistre E, et al. Meta-analysis of the risk of venous thrombosis in individuals with antiphospholipid antibodies with-out underlying autoimmune disease or previous thrombosis. Lupus, 1998, 7: 15-22

84. de Groot PG, Lutters B, Derksen RH, et al. Lupus anticoagulants and the risk of a first episode of deep venous thrombosis. J Thromb Haemost, 2005, 3: 1993-1997

85. Galli M, Luciani D, Bertolini G, et al. Anti-beta 2-glycoprotein I, antiprothrombin antibodies, and the risk of thrombosis in the antiphospholipid syndrome. Blood, 2003, 102: 2717-2723

86. de Laat B, Pengo V, Pabinger I, et al. The association between circulating antibodies against domain I of beta2-glycoprotein I and thrombosis: an international multicenter study. J Thromb Haemost, 2009, 7: 1767-1773

87. Giannakopoulos B, Passam F, Ioannou Y, et al. How we diagnose the antiphospholipid syndrome. Blood, 2009, 113: 985-994

88. Urbanus RT, Siegerink B, Roest M, et al. Antiphospholipid antibodies and risk of myocardial infarction and ischaemic stroke in young women in the RATIO study: a case-control study. Lancet Neurol, 2009, 8: 998-1005

89. Metjian A, Lim W. ASH evidence-based guidelines: should asymptomatic patients with an-tiphospholipid antibodies receive primary prophylaxis to prevent thrombosis? Hematology Am Soc Hematol Educ Program, 2009: 247-249

90. de Bree A, van der Put NM, Mennen LI, et al. Prevalences of hyperhomocysteinemia, unfavorable cholesterol profile and hypertension in European populations. Eur J Clin Nutr, 2005, 59: 480-488

91. den Heijer M, Lewington S, Clarke R. Homocysteine, MTHFR and risk of venous thrombosis: a meta-analysis of published epidemiological studies. J Thromb Haemost, 2005, 3: 292-299

92. Kelly PJ, Rosand J, Kistler JP, et al. Homocysteine, MTHFR 677C—>Tpolymorphism, and risk of ischemic stroke: results of a metaanalysis. Neurology, 2002, 59: 529-536

93. Martinelli I, Battaglioli T, Burgo I, et al. Oral contraceptive use, thrombophilia and their interaction in young women with ischemic stroke. Haematologica, 2006, 91: 844-847

94. den Heijer M, Willems HP, Blom HJ, et al. Homocysteine lowering by B vitamins and the secondary prevention of deep vein thrombosis and pulmonary embolism: A randomized, placebocontrolled, double-blind trial. Blood, 2007, 109: 139-144

95. Martí-Carvajal AJ, Solá I, Lathyris D, et al. Homocysteine lowering interventions for pre-venting cardiovascular events. Cochrane Database Syst Rev, 2009, 7(4): CD006612

96. Jamison RL, Hartigan P, Kaufman JS, et al. Effect of homocysteine lowering on mortality and vascular disease in advanced chronic kidney disease and end-stage renal disease: a randomized con-trolled trial. JAMA, 2007, 298: 1163-1170

97. Ray JG, Kearon C, Yi Q, et al. Homocysteine-lowering therapy and risk for venous thromboembolism: a randomized trial. Ann Intern Med, 2007, 146: 761-767

98. Franco RF, Araújo AG, Guerreiro JF, et al. Analysis of the 677 C—>T mutation of the methylenetetrahydrofolate reductase gene in different ethnic groups. Thromb Haemost, 1998, 79: 119-121

99. Xin XY, Song YY, Ma JF, et al. Gene polymorphisms and risk of adult early-onset ischemic stroke: A meta-analysis. Thromb Res, 2009, 124: 619-624

100. Lewis SJ, Ebrahim S, Davey Smith G. Meta-analysis of MTHFR 677C—>T polymorphism and coronary heart disease: does totality of evidence support causal role for homocysteine and preventive potential of folate? BMJ, 2005, 331(7524): 1053

101. Slooter AJ, Rosendaal FR, Tanis BC, et al. Prothrombotic conditions, oral contraceptives, and the risk of ischemic stroke. J Thromb Haemost, 2005, 3: 1213-1217

102. Pezzini A, Grassi M, Iacoviello L, et al. Inherited thrombophilia and stratification of ischaemic stroke risk among users of oral contraceptives. J Neurol Neurosurg Psychiatry, 2007, 78: 271-276

103. Marchiori A, Mosena L, Prins MH, et al. The risk of recurrent venous thromboembolism among heterozygous carriers of factor V Leiden or prothrombin G20210A mutation. A systematic review of prospective studies. Haematologica, 2007, 92: 1107-1114

104. Brouwer JL, Lijfering WM, Ten Kate MK, et al. High long-term absolute risk of recurrent venous thromboembolism in patients with hereditary deficiencies of protein S, protein C or antithrombin. Thromb Haemost, 2009, 101: 93-99

105. Kearon C, Kahn SR, Agnelli G, et al. Antithrombotic therapy for venous thromboembolic disease: American College of Chest Physicians Evidence-Based Clinical Practice Guidelines(8th Edition). Chest, 2008, 133(6 Suppl): 454S-545S

106. Heinemann LAJ, Dinger JC. Range of published estimates of VTE incidence in young women. Contraception, 2007, 75: 328-336

107. Bruce FC, Berg CJ, Hornbrook MC, et al. Maternal morbidity rates in a managed care population. Obstet Gynecol, 2008, 111: 1089-1095

108. Pomp ER, Rosendaal FR, Doggen CJ. Smoking increases the risk of venous thrombosis and acts synergistically with oral contraceptive use. Am J Hematol, 2008, 83: 97-102

109. Salonen Ros H, Lichtenstein P, Bellocco R, et al. Increased risks of circulatory diseases in late pregnancy and puerperium. Epidemiology, 2001, 12: 456-460

110. WHO. Medical eligibility criteria for contraceptive use: 4th ed. , 2009. WHO, 2010

111. Lidegaard Ø, Edstrom B, Kreiner S. Oral contraceptives and venous thromboembolism: a five-year national case-control study. Contraception, 2002, 65: 187-196

112. Dinger JD. Abstract auf dem Congress der European Society of Contraception, Prague, 2008.

113. van Hylckama FM, Vlieg A, Helmerhorst FM, et al. The venous thrombotic risk of oral contraceptives, effects of oestrogen dose and progestogen type: results of the MEGA case-control study. BMJ, 2009, 339: b2921

114. Dinger J, Moehner S, Do Minh T. Early use effects on the risk of venous thromboembolism after initiation of oral contraceptive use. Eur J Contracept Reprod Health Care, 2010, 15 (Suppl 1): 43

115. Gomes MP, Deitcher SR. SO. Risk of venous thromboembolic disease associated with hormonal contraceptives and hormone replacement therapy: a clinical review. Arch Intern Med, 2004, 164: 1965-1976

116. Winkler UH. Hemostatic effects of third- and second-generation oral contraceptives: absence of a causal mechanism for a difference in risk of venous thromboembolism. Contraception, 2000, 62 (Suppl): 11S-20S

117. Dinger J, Assmann A, Möhner S, , et al. Risk of venous thromboembolism and the use of dienogest- and drospirenonecontaining oralcontraceptives: results from a German casecontrol study Fam Plann Reprod Health Care, 2010, 36: 123-129

118. World Health Organization Collaborative Study of Cardiovascular Disease and Steroid Hormone Contraception. Venous thromboembolic disease and combined oral contraceptives: results of international multicentre case-control study. Lancet, 1995, 346: 1575-1582

119. Rosendaal FR, Helmerhorst FM, Vandenbroucke JP. Female hormones and thrombosis. Arterioscler Thromb Vasc Biol, 2002, 22: 201-210

120. Kemmeren J, Algra A, Grobbee D. Third generation oral contraceptives and risk of venous thrombosis: meta-analysis. Br Med J, 2001, 323: 131-134

121. Lidegaard Ø. Absolute and attributable risk of venous thromboembolism in women on cyproterone acetate. J Obstet Gynaecol Canada, 2003, 25: 575-577

122. Waldman-Rex S, Schramm G. VTE-Risiko unter oralen Kontrazeptiva: Fundierte Datenlage bei Belara®(2 mg CMA/0.03 mg EE). Gyne, 2009, 10: 33

123. Seeger JD, Loughlin J, Eng P, et al. Risk of Thromboembolism in Women Taking Ethinylestradiol Ethinylestradiol/Drospirenone and Other Oral Contraceptives Obst Gynecol, 2007, 110: 587-893

124. Dinger J. Oral contraceptives and venous thromboembolism: old questions revisited. J Fam Plann Reprod Health Care, 2009, 35: 211-212

125. Shapiro S, Dinger J. Risk of venous thromboembolism among users of oral contraceptives: a review of two recently published studies. J Fam Plann Reprod Health Care, 2010, 36: 33-38

126. Severinsen MT, Kristensen SR, Overvad K, et al. Venous thromboembolism discharge diagnoses in the Danish National Patient Registry should be used with caution. J Clin Epidemiol, 2010, 63: 223-228

127. Jick SS, Hernandez RK. Risk of non-fatal thromboembolism in women using oral contraceptives containing drospirenone compared with women using oral contraceptives containing levonorgestrel: case-control study using United States claims data. BMJ, 2011, 342: d2151

128. Parkin L, Sharples K, Hernandez RK, et al. Risk of venous thromboembolism in users of oral contraceptives containing drospirenone or levonorgestrel: nested case-control study based on UK General Practice Research Database. BMJ, 2011, 342: d2139

129. www. ema. europa. eu/docs/en_GB/document_library/Report/ 2 011/ 05/ WC 500 106 708 . pdf

130. http://www. bfarm. de/DE/Pharmakovigilanz/risikoinfo/, 2011/drospirenon. html

131. van Hylckama Vlieg A, Helmerhorst FM, Rosendaal FR. The risk of deep venous thrombosis associated with injectable depot-medroxyprogesterone acetate contraceptives or a levonorgestrel intrauterine de-

vice. Arterioscler Thromb Vasc Biol November,2010. DOI:10. 1161/ATVBAHA. 110. 211482

132. High Court of Justice. Approved judgement case No 0002638. Neutral Citation No:2002. EWHC 1420 (QB). http://www. hmcourts-servic. gov. uk/judgmentsfiles/j1298/xyz_-v-schering. htm

133. Dore DD, Norman H, Loughlin J, et al. Extended case-control study results on thromboembolic outcomes among transdermal contraceptive users. Contraception,2010,81:408-413

134. Jick SS, Hagberg KW, Hernandez RK, et al. Postmarketing study of ORTHO EVRA® and levonorgestrel oral contraceptives containing hormonal contraceptives with 30 mcg ofethinyl estradiol in relation to nonfatal venous thromboembolism. Contraception,2010,81:16-21

135. Lidegaard Ø. Incidence rate of VTE among pregnant and puerperal women, DK, 1994-96. (http://www. lidegaard. dk/ Slides/OC%20epidem/PP%2007-11-20%20en. pdf accessed Aug. 9,2011)

136. European Medicines Agency. EVRA-Procedural steps taken and scientific information after the authorization. ,2010:www. ema. europa. eu /docs/en_GB/ document_ library/ EPAR_-_Product_Information/ human/000410/WC500031512. pdf

137. Cole JA, Norman H, Doherty M, et al. Venous thromboembolism, myocardial infarction, and stroke among transdermal contraceptive system users. Obstet Gynecol,2007,109:339-346

138. Cole JA, Norman H, Doherty M, et al. Venous thromboembolism, myocardial infarction, and stroke among transdermal contraceptive system users. Obstet Gynecol,2008,111:1449

139. Dore D, Norman H, Seeger, J. Eligibility criteria in venous thromboembolism, myocardial infarction, and stroke among transdermal contraceptive system users. Letter to the Editor. Obstet Gynecol, 2009, 114:175

140. Jick SS, Kaye JA, Russmann S, et al. Risk of nonfatal venous thromboembolism in women using a contraceptive transdermal patch and oral contraceptives containing norgestimate and 35 mcg of ethinyl estradiol. Contraception,2006,73:223-228

141. Jick S, Kaye JA, Jick H. Further results on the risk of nonfatal venous thromboembolism in users of the contraceptive transdermal patch compared to users of oral contraceptives containing norgestimate and $35\mu g$ of EE. Contraception,2007,76:4-7

142. Jick S, Hagberg K, Kaye J. ORTHO EVRA® and venous thromboembolism:an update. Letter to the Editor. Contraception,2010,81:452-453

143. Evra drug safety report. The risk of venous thromboembolism, myocardial infarction and ischemic stroke among women using the transdermal contraceptive system compared to women using norgestimate-containing oral contraceptives with $35\mu g$ ethinylestradiol. Revised Final Report,January,2009

144. Magnusdottir EM, Bjarnadottir RI, Onundarson PT, et al. The contraceptive vaginal ring(NuvaRing®) and hemostasis:a comparative study. Contraception,2004,69:461-467

145. Winkler UH, Howie H, Bühler K, et al. A randomized controlled double-blind study of the effects on hemostasis of two progestogen-only pills containing $75\mu g$ desogestrel or $30\mu g$ levonorgestrel. Contraception,1998,57:385-392

146. Bennink HJ. The pharmacokinetics and pharmacodynamics of Implanon,a single-rod etonogestrel contraceptive implant. Eur J Contracept Reprod Health Care,2000,5(Suppl 2):12-20

147. Egberg N, van Beek A, Gunnervik C, et al. Effect of the hemostatic system and liver function in relation to Implanon® and Norplant®:a prospective randomized clinical trial. Contraception,1998,58:93-98

148. Winkler U. Patientin mit multipler Thrombose. Welche Antikonzeption und wie abrechnen? Leser fragen Experten. Gynecol Tribune,20. Januar,2004,5. Jahrgang, Nr. 1/2

149. Fahmy K, Khairy M, Allam G, et al. Effect of depo-medroxyprogesterone acetate on coagulation factors

and serum lipids in Egyptian women. Contraception,1991,44:431-444

150. World Health Organization Collaborative Study of Cardiovascular Disease and Steroid Hormone Contraception. Cardio-Cardiovascular Disease and Use of Oral and Injectable Progestogen-Only Contraceptives and Combined Injectable Contraceptives Results of an International, Multicenter, Case-Control Study. Contraception,1998,57:315-324

151. Chu MC, Zhang X, Gentzschein E, et al. Formation of ethinyl estradiol in women during treatment with norethindrone acetate. J Clin Endocrinol Metabol,2007,92:2205-2207

152. Vasilakis C, Jick SS, Jick H. The risk of venous thromboembolism in users of postcoital contraceptive pills. Contraception,1999,59:79-83

153. van Rooijen M, Berntorp E, Bremme K. Thrombin generation after emergency contraception. Thrombosis Research,2009,123:152

154. Schaefer C, Hannemann D, Meister R, et al. Vitamin K antagonists and pregnancy outcome. A multicentre prospective study. Thromb Haemost,2006,95:949-957

155. WHO. Medical eligibility criteria for contraceptive use:4th ed. ,2009. WHO,2009. 156. Hansson PO, Sorbo J, Eriksson H. Recurrent venous thromboembolism after deep vein thrombosis:incidence and risk factors. Arch Intern Med,2000,160:769-774

156. Prandoni P, Lensing AW, Cogo A, et al. The long-term clinical course of acute deep venous thrombosis. Ann Intern Med,1996,125:1-7

157. Baglin T, Luddington R, Brown K, et al. Incidence of recurrent venous thromboembolism in relation to clinical and thrombophilic risk factors:prospective cohort study. Lancet,2003,362:523-526

158. Christiansen SC, Cannegieter SC, Koster T, et al. Thrombophilia, clinical factors, and recurrent venous thrombotic events. JAMA,2005,293:2352-2361

159. Lijfering W, Veeger NJ, Middeldorp S, et al. A lower risk of recurrent venous thrombosis in women compared with men is explained by sex-specific risk factors at time of first venous thrombosis in thrombophilic families. Blood,2009,114:2031-2036

160. Douketis J, Tosetto A, Marcucci M, et al. Risk of recurrence after venous thromboembolism in men and women:patient level meta-analysis. BMJ,2011,342:d813

161. Christiansen SC, WMJ Fering, FM Helmerhorst, et al. Sex difference in risk of recurrent venous thrombosis and the risk profile for a second event, J Thromb Haemost,2010,8:2159-2168

162. Gal G, Kovacs MJ, Carrier M, et al. Risk of recurrent venous thromboembolism after a first oestrogen-associated episode. Data from the REVERSE cohort study. Thromb Haemost,2010,104:498-503

163. Seligsohn U, Lubetsky A. Genetic Susceptibility to Venous Thrombosis. N Engl J Med,2001,344:1222-1231

第六章

40 岁以上女性的避孕

大部分 40～49 岁女性需要有效的避孕方式,因为虽然生育能力随年龄增长而下降但仍不足以预防意外妊娠。尽管 40 岁以上女性怀孕的可能性不大,但意外妊娠的临床和社会后果都有潜在的危害性。没有哪种避孕方法是因为年龄大而禁忌的,所以各种避孕方法对这一年龄段女性的有效性、风险、非避孕益处都有必要进行讨论。通过主题词途径(流行病学、年龄、生殖、性功能、晚育、特殊避孕方法)来检索 MEDLINE,将主题摘要交给工作组并通过讨论解决某些歧义和剔除某些文章。结论是 50 多岁年龄段女性的生育力下降不足以达到避孕目的,因此需要采取计划避孕方式。在一些国家绝育手术是最常用的计划避孕方式。含铜宫内节育器和激素宫内释放系统与绝育手术疗效相似;第一年的失败率和更年期症状的可能性不足 1‰,但激素避孕会出现更年期症状。因此,女性在绝经(达到自然绝育状态)之前都应该继续避孕。

各种生殖健康服务的潜在需求的上升首先基于各年龄组女性绝对数量的上升。1950～2000 年发达国家 40～49 岁年龄段女性的数量明显上升了 58%,欧洲国家上升了 32%,尤其是东欧和南欧;这种上升趋势已经停止或在不久的将来会停止;预计 2000～2020 年欧洲这一年龄组女性的数量会降低 5%。这就意味着生育高峰时期的结束:2000 年 40～49 岁的女性都是在 1950～1960 年出生的,对大多数国家来说这是生育高峰期的最后几年[1]。

正因为 40 岁以后女性妊娠的临床和社会后果有潜在的危害性[2],所以需要采取有效的避孕措施来防止意外妊娠。英国女性在 2007～2008 年期间有 74%属于 40～44 岁年龄段,并且有 69%45～49 岁年龄段女性采取避孕措施[3]。40 岁以后女性可以考虑使用所有避孕方式,同时应该了解各种避孕方式的风险、非避孕益处[4]。

第一节　卵巢年龄和生殖能力

一、卵巢生殖能力的失去

生殖系统和身体其他器官一样,都会留下衰老的痕迹[5],卵巢尤其容易受衰老的影响,它不像睾丸,在出生后就不会有新的配子形成[6]。因此不足为奇,卵巢最为突出的特征就是衰老,衰老将导致卵子质量和数量的下降,直到绝经期达到衰竭[7]。如果没有获得性疾病,如子宫肌瘤或盆腔炎症,子宫和输卵管的生殖能力几乎不会下降。将捐赠卵子的受精卵植入老年女性的子宫内,妊娠率没有下降,这一事实说明卵子的年龄对生殖潜能的巨大影响[8]。

1975～2005 年期间大多数发达国家 40～49 岁年龄段女性的总生育率(每个女性的生育

次数)有所下降,这是晚育的结果,是每个女性总体最终生育次数下降的主要原因。欧洲女性生育第一个孩子的平均年龄上升了4岁(25～29岁),在不久的将来这种上升速率会更快。最终生育次数下降的主要原因是年龄较大女性中生育者的比例显著下降。结果,尽管晚育,40～44岁年龄段女性的生育率迅速下降,1985年大多数欧洲国家的这种下降速率介于15%～30%(图6-1)。之后这一年龄段女性的生育率又再次上升,但速率很慢,2005年的生育率远低于1960年的生育率。45～49岁年龄段女性的生育率一直很低且一直保持:大多数国家约2/1000。

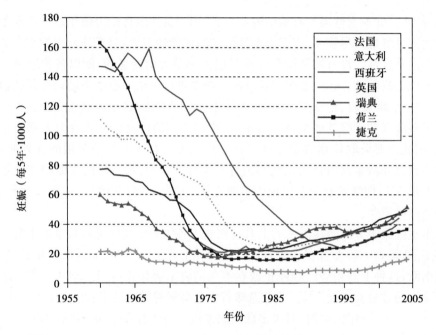

图6-1 40～44岁女性的生育率趋势

40岁以后甚至35岁以后的女性大多数不想怀孕;即使想要怀孕,由于年龄增大生育能力下降需要花更久时间才可以成功。女性每月的怀孕几率在25～30岁时为20%,到40岁时显著下降到8%,年龄更大时几率会更低[9]。女性40岁时永久丧失生育能力(即尝试了但不能怀孕)的比例为17%,45岁时为55%,50岁时为92%[10]。此外,40岁之后怀孕的女性中有24%、45岁之后怀孕的女性中有33%最终不能以活产为妊娠终点[11]。因此,年龄相关的生殖能力下降严重限制了想要怀孕女性受孕的机会,但怀孕可能性的下降并不与生殖力下降的程度相符合,所以生殖能力的下降不足以使年龄较大不想怀孕的女性达到避孕的目的[2]。

二、月经周期的改变

从始基卵泡池中募集卵子贯穿于出生到绝经整个过程[12]。从青春期建立月经到绝经前几年,月经周期保持相当稳定[13]。随着年龄增长由于卵泡期缩短,月经周期也明显缩短。这种月经模式的改变标志着"月经过渡"的开始,也标志着生育能力的显著下降[14]。

在正常月经周期,最终要排出的卵泡在前一黄体期结束时从2～5mm的卵泡中开始募集[15]。随着黄体的退化,黄体酮、雌二醇、抑制素A的水平下降,但FSH、LH的分泌增多,到月经周期第3~5天达到峰值。FSH分泌增多促进健康小卵泡的生长,抑制素B的浓度也升高[16]。在这群健康小卵泡中最大的那个受FSH的影响最明显,几天之内迅速增大,分泌雌二醇和抑制素A的数量增大。这些激素又抑制FSH水平,使其保持在仅能维持最大卵泡的生长而对其他小卵泡没有影响的浓度。通过这种方法最终将要排出的卵泡与其他卵泡相比一直处于优势地位。

即使FSH的浓度下降,但优势卵泡可能由于局部旁分泌因子(如胰岛素样生长因子)的作用对FSH的敏感性增加,仍持续生长[17,18]。此外,在卵泡中期优势卵泡颗粒细胞表面出现LH受体,因此可以利用LH来部分代替FSH的功能。雌二醇水平升高诱发LH峰出现,LH峰促使排卵发生。排卵后黄体分泌的黄体酮、雌二醇、抑制素A增多,这些激素联合起来抑制FSH和LH水平,使这两种激素水平远低于启动和维持5mm之下卵泡生长的阈值。

卵巢功能的周期性在绝经(最后一次月经)时终止[6]。绝经一般在早期卵巢功能衰竭的症状和(或)体征出现前5年左右发生[19]。

三、绝经过渡期内分泌的改变

绝经即将来临的首发征象是FSH水平升高和卵泡期抑制素B的水平升高[16,20]。优势卵泡分泌的雌二醇和抑制素A的水平仍保持正常。尽管排卵期FSH被抑制到正常水平,但在月经周期的卵泡期FSH仍持续高水平。FSH的高水平与抑制素B的低水平有关,抑制素B主要由小的窦状卵泡分泌。低水平抑制素B反映了小卵泡数量减少。最新的研究证据通过计数小窦状卵泡、高分辨率超声和测量抗米勒管激素(AMH)浓度支持了这一假设[21]。这些内分泌改变可能会解释随年龄增长月经周期的卵泡期明显缩短及异卵双生的发生率增加的原因[22]。

卵巢体积的变化趋势[23]、FSH浓度、抑制素B浓度、AMH浓度都与末次月经时间有关[24]。

虽然许多女性到绝经一直月经规律,但在绝经过渡期晚期大多数月经会变得不规律和周期延长[19],其中许多月经周期是无排卵的[25,26]。

第二节 40岁以后女性的生育

一、女性衰老和性功能变化

澳大利亚40~49岁女性的调查显示,32%女性一周有一次性生活,25%女性一周有数次性生活,22%女性一个月一次性生活,12%女性一年有1~6次性生活,6%女性没有性生活;只有3%夫妇每天都有性生活[27]。一项最近的美国调查显示美国57~85岁男女的性生活频率要相对较高,但男性与女性之间的差别比较明显[28]。

很明显性生活对这一年龄段的大多数夫妇来说很重要,性生活也是40岁之后女性遇到的一个关键问题。另一方面随着年龄增加性功能明显下降——性欲、性兴奋、性活动、性满足度,在这一方面有明显问题或严重问题的女性占19%~25%(图6-2)[29]。

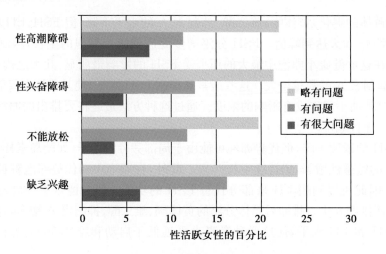

图 6-2 40～69 岁性活跃女性的性功能障碍[30]

人到中年,许多生物学、心理、环境因素会对性反应造成不利影响。生物学事件和社会相关事件影响了女性正常性反应所涉及的众多生物学系统的完整性,包括激素环境、神经肌肉基础、血液供应。性激素(主要是低水平雌二醇)、生理和心理幸福度、伴侣的感觉都对女性的性欲和性反应有影响。在这一阶段疾病及其治疗的发生率增加,也会影响性功能。外周血管疾病对大部分女性的性功能的影响不如对男性的影响严重[30],但相关的生理改变使她们对性交相关尿道感染的易感性增加[31]。随着年龄增加,社会环境的改变可能会显著影响女性性功能和生活方式[32]。

孩子们在家里度过青春期时会遇到很多麻烦,当孩子们离开家时母亲们又很难应对"空巢";在人生这一阶段,有些女性发现自己没有性伴侣;与中年男性相比,有更多中年女性没有性生活。

所有这些因素都会极大影响对性问题的感知[33-35]。然而一项前瞻性的基于人群的研究通过测量性功能和同期激素取样显示与年龄相关的性功能减退,但卵巢衰老进一步加重性功能减退[36]。需要更多同样设计的研究来了解生活方式、生理、激素因素对绝经过渡期性生活质量的相对影响。满意的性生活可能比预防怀孕更重要,所以关于这一年龄段女性,医务人员不仅仅要意识到避孕,还应意识到这些额外的需要。

二、晚育和生育计划

45 岁未生育的女性数量不断增多。英国 10% 1945 年出生的女性和 5% 1960 年出生的女性目前还没有孩子;预计 1990 年出生的女性的这一数字会上升至 22%[37]。在欧洲越来越多的女性在年龄较大时才生育第一个孩子;2005 年英国 30 多岁初期女性的首次生育率比 20 多岁晚期女性的首次生育率要高[38]。晚育不可避免地意味着有些夫妇最终生育的孩子数量比他们希望的少,有的甚至没有孩子[37]。英国家庭调查研究调查了 30 多岁未生育女性的生育计划,访谈数据的分析显示 44% 35～39 岁有生育计划的女性有还没有孩子[39]。

晚育的原因有很多且已经被广泛地讨论过[39-42]。女性晚育是为了事业发展和追求高水准的生活[40,41]。早育使收入严重减少且抚养小孩的花费十分巨大。发达国家女性理想和抱负的改变——"后物质价值观":人们追求个人主义生活,优先考虑个人自由——也是晚育的一个普遍原因[42]。大众媒体倾向于强调人们在寻找可以与其组建家庭的合适伴侣的过程中会遇到的各种问题[43]。

有晚育决定的女性并不完全了解随年龄增长自己的生殖能力会有所下降,即使意识到自己的生殖能力下降,她们仍可依赖成功的辅助生殖技术[40,42,44]。一项瑞典 20 岁初期大学生的最新研究显示,近半女性想要在 35 岁之后生育,且她们并不完全知道在这个年龄段她们的生育能力会下降[45]。

有许多研究调查了女性的生育计划和晚育原因。一项对德国大学 27～61 岁工作人员的调查显示,67%的晚育是经济-社会原因导致的,只有 18%晚育是因为没有伴侣[46]。相反地,美国一项对 45 名 30 多岁没有小孩的女性的访问调查显示,一半以上是因为没有合适伴侣,只有 11%是因为经济原因[47]。

一项对 234 名未生育的 34 岁苏格兰女性的问卷调查[48]显示 49.6%女性明确想要或可能想要孩子,50.4%女性明确不想要孩子。有生育计划的女性中,53%关心她们将来的生育能力,18%非常关心她们将来的生育能力,96%女性认为她们错过了第一次生育的最佳年龄。大多数女性关心比较实际的问题:她们多久能怀孕? 明确想要/可能想要孩子但又计划晚育的女性中,74%是她们自己的原因,第二主要原因是生活中存在其他干扰,只有 34%认为是工作或培训让她们推迟生育[48]。一项大型研究调查了男性的意见,其中亚伯达(加拿大)未生育男性 500 名和未生育女性 1006 名,影响生育时间的前四大原因在男性和女性中比较相似,分别是:经济问题(85%)、伴侣是否适合当父母(84%)、个人要孩子的兴趣/愿望(77%)、双方要孩子的兴趣/愿望(79%)[49]。

发达国家想要孩子的年龄较大女性对她们的生育潜能相当关心,而且知道如果她们推迟太久可能有无法生育的风险。然而,她们中有许多是因为没有"合适的伴侣",并且很难找到另外一种理由来改变"因为没有合适伴侣而不能生育"这种情况。

三、40 岁以后女性的生育

由于生育年龄增加,活产比例中 40 岁或 40 岁以上女性的部分显著增加。瑞典 40～44 岁年龄段女性所占的活产比例从 20 世纪 80 年代早期的 5.0/1000 人增长到 2001 年的 10.3/1000 人[50]。美国每 1000 名 40 岁以后女性中初产女性数量从 1991 年到 2001 年上升了 70%[51]。1982 年到 2002 年加拿大 40 岁以后女性的总活产比例从 0.6%上升到 2.6%[52]。法国 2003 年的总活产数为 761 464 例,其中 40～44 岁女性占 3.4%,45～49 岁女性只占 0.17%,39 岁以上女性只占 4.8%;只有 41 例是 50 岁及以后女性生育的,占 39 岁以后女性的 0.15%[53]。年龄最大的自然怀孕女性是 57 岁[54]。2006 年荷兰有 2%的初产妇是 40 岁或 40 岁以上(表 6-1)。

表 6-1 不同年龄段首次生育的产妇比例[3]

年龄组	首次生育的数量	比例
<15	28	<1
15～20	2301	3
20～25	13 075	16

续表

年龄组	首次生育的数量	比例
25～30	29 669	36
30～35	26 973	33
35～40	9532	12
40～45	1257	2
＞45	42	＜1

40 岁以上女性意外妊娠并不稀奇。荷兰 40 岁以上怀孕女性的自愿堕胎率为 26％，而 30～34 岁女性意外妊娠的自愿堕胎率为 6％[2]。英国选择性堕胎的数据显示：2006 年知道怀孕的 30～34 岁女性的选择性堕胎率为 13％，40 岁以上女性的选择性堕胎率为 32％ (http：//www. statistics. gov. uk)。这些证据清楚地显示了生育能力下降不足以防止 40 岁以上女性意外妊娠。

四、40 岁以上女性怀孕的风险

（一）流产

怀孕前 20 周流产的可能性在 20 岁时为 10％，到 44～49 岁时上升至 50％，45 岁以后超过 90％[55]。卵母细胞非整倍体导致胚胎发育不良是流产最可能的原因。35～41 岁女性在体外受精后胚胎移植之前的基因筛查中有超过 60％的胚胎不是整倍体[56]，流产后再次怀孕的胚胎中有约 2/3 的核型不正常[51]。

（二）出生时染色体异常

如果不进行产前筛查，40 岁母亲产出孩子的染色体异常率为 1.5％，45 岁母亲产出孩子的染色体异常率为 4.8％[51]。一项对 5 篇发表的文章和 13 项欧洲先天异常检测登记的荟萃分析显示，35 岁母亲产出 21-三体孩子的概率为 0.26％，而 40 岁母亲产出 21-三体孩子的概率上升为 0.94％，45 岁母亲产出 21-三体孩子的概率上升为 3.4％[57]。

（三）母亲妊娠期并发症和母亲死亡率

研究 40 岁及以上女性妊娠期并发症的大型研究有：①美国第一和第二孕期风险评估试验，共涉及了 35 000 名女性，其中 1364（4％）名女性的年龄≥40 岁[58]；②一项瑞典的队列研究，共涉及了 1987～2001 年期间 1 566 313 名生育的女性，其中 32 867（3.6％）名女性的年龄≥40 岁[50]；③一项加拿大的队列研究，共涉及了 1988～2002 年期间 157 445 名生育单胞胎的女性，其中 1822（4.9％）名女性的年龄≥40 岁[52]。以上三项试验的对照组分别是年龄＜35 岁、20～29 岁、20～24 岁的女性。

瑞典、加拿大和美国的研究均显示妊娠期糖尿病和前置胎盘的发生率上升（表 6-2）。妊娠期高血压疾病的发病率在瑞典和加拿大的研究中显示上升，但美国的研究 OR 值为 1.0（0.8，1.4）。三项研究均显示年龄≥40 岁孕妇胎盘早剥和重度子痫前期的发病率显著上升。三项研究的基线水平不同，因为各自对照组的年龄不同，而且对各种疾病的定义也有不同。然而三项试验中各疾病（除妊娠期高血压疾病）的风险比还是相类似的。

表6-2 40岁以上女性的妊娠期并发症风险

妊娠期风险	美国[58]	瑞典[51]	加拿大[53]
OR 值			
妊娠期糖尿病	2.4	3.5	3.4
前置胎盘	2.0	4.5	5.9
高血压	1.0	3.4	3.6

三项研究均显示手术阴道分娩的可能性并没有随母亲年龄的增长而增加,但剖宫产的可能性比年轻产妇高 2~3 倍[50,52,58]。

1991~1999 年期间美国有 4200 例孕产妇死亡,相当于 11.8/100 000[59]。年龄≤30 岁、30~34 岁、35~39 岁、≥40 岁的孕产妇死亡率分别为≤10/100 000、12.0/100 000、21.6/100 000 和 45.4/100 000。年龄≥40 岁女性的死亡率是年龄<20 岁女性的 5.3 倍(95% CI:4.2~6.6)。年龄≥40 岁的黑人女性和白人女性的死亡率分别是 30/100 000 和 8.1/100 000。

(四) 新生儿并发症

年龄≥40 岁孕妇 37 周前早产的可能性是年龄<35 岁孕妇的 1.4 倍(95% CI:1.1~1.7),新生儿出生体重<2500g 的可能性是年龄<35 岁孕妇的 1.6 倍(95% CI:1.3~2.1)[58]。50 多岁孕妇 32 周前早产的可能性是 30 多岁孕妇的 1.66 倍。新生儿体重低于同胎龄胎儿体重的第三个百分点的可能性至少高达 1.9 倍[50,52]。

美国第一和第二孕期风险评估试验显示,35~39 岁孕妇的围产儿死亡率为 0.3%、≥40 岁孕妇的围产儿死亡率为 0.7%[58]。瑞典的队列研究显示 20~29 岁、40~44 岁和≥45 岁孕妇的围产儿死亡率分别为 0.5%、1.0% 和 1.4%[50]。加拿大的研究中 20~24 岁、35~39 岁和≥40 岁孕妇的围产儿死亡率(除先天畸形的围产儿死亡)分别为 0.6%、0.7% 和 1.1%[52]。这些证据一致显示 50 岁以上孕妇的围产儿死亡率约是 30 岁左右孕妇的 2 倍。

第三节 40 岁以上女性计划生育方法的选择使用

一、概　述

由于 40~49 岁年龄段的女性人群增加且几乎没有人想要怀孕,所以这一人群的避孕需求确实有所增加。但能够体现这一趋势的数据还十分有限。发达国家和发展中国家关于避孕方法使用的数据比较稀少,人口调查和健康调查及其他一些调查含有过去三十年的大量信息,尤其是避孕药使用者年龄方面的信息。但可惜的是这些调查一般都进行相当长时间,所以不能可靠地评价 40~49 岁年龄段的女性人群的避孕需求增加这一趋势[60];而且有些调查需要年龄≥45 岁的女性回忆过去的情况。

在大多数国家,40~45 岁女性夫妻间采用最为普遍的避孕方式是绝育术。目前意大利女性行绝育术的比例为 7%,加拿大为 53%,而且主要以避孕为目的。荷兰、英国、美国、新西兰等国家男性切除输精管的比例超过 20%。其他常用的避孕方法有口服避孕药(法国女性占 28%)、宫内节育器(法国女性占 30%)、避孕套(希腊占 22% 和西班牙占 21%),或自然方法如留意排卵期或体外射精(希腊占27%)。要特别注意留意排卵期的避孕方式(如测体温和观察排卵期症状),因为这种方法的有效性依赖于正常月经周期,但随着年龄增长,正常月经周期出现的频率会降低。庆幸的是这个年龄段女性几乎没有人采取这种方式避孕方式(<5%)(表6-3)。

表6-3　40~44岁女性避孕方法的使用情况(%)[61-68]

年份	绝育术		男性	OC	IUD	避孕套	安全期避孕	其他	所有
	女性								
	a	b		c				d	
加拿大 1995	29.5	23.6	17.6	1.2	1.9	6.7	0.5	2.8	84
捷克共和国 1997	16.8		0.0	12.5	13.7	11.8	3.1	7.8	66
法国 1994	6.9	5.9	0.1	20.3	25.5	3.7	7.8	7.4	78
法国 2000	16.3		0.0	28.0	29.6	6.7	1.7	4.6	87
希腊 1999	10.0			1.1	4.5	21.8	2.6	24.7	65
意大利 1996	7.3		0.0	9.2	8.2	13.5	4.4	17.5	60
荷兰(e) 1993	17		25	18	5	6		6	77
新西兰 1995	22.0		31.0	10.0	4.5	6.4	1.6	1.9	77
葡萄牙 1996	16								n. a.
西班牙 1995	19.6		12.0	5.1	8.5	20.7	3.0	15.7	85
瑞士 1995	28.4		12.2	25.6	6.5	10.0	3.2	4.1	90
英国(f) 1993	25		23	7	7	14	1	3	79
英国(f) 2002	17	4	22	11	5	13	2	5	78
美国(f) 1988	51		22	3	4	11		4	66
美国(f) 2002	34.7		13.9	7.9	0.8	9.3	2.3	4.5	69

OC=口服避孕药;IUD=宫内节育器

(a)避孕目的的绝育术

(b)治疗目的的绝育术

(c)包括埋植针、贴剂、注射液

(d)体外射精、冲洗、避孕膜、泡沫

(e)40~42岁

(f)采用多种避孕方式(但不是所有方式)

共有66%~99%的40~44岁女性和50%~82%的45~49岁女性采取避孕方式。法国、英国、美国在40~44岁女性人群中进行至少两项调查,从调查数据可以看出这一趋势。这些数据显示英国和美国最近的调查中绝育术的使用有所下降,而以往绝育术在这两个国家相当普遍;这三个国家避孕药的使用都有所上升。

年龄≥40岁女性的生殖能力总体趋势是下降的,虽然她们怀孕的可能性不大,大多数女性子宫容受性有所下降,但仍需采用避孕措施直到绝经[2]。

二、40 岁以上女性的激素避孕

最常用的激素避孕方式就是雌孕激素不同形式联合的口服避孕药。2002 年美国 40～44 岁女性服用口服避孕药的比例为 11％,2007～2008 年英国 40～44 岁女性服用口服避孕药的比例为 13％[3,69](表 6-4)。其他避孕方式也联合使用雌激素和孕激素,有的仅使用孕激素。除了口服避孕药,雌孕激素联合避孕的方法还有注射液(醋酸甲羟孕酮＋炔雌醇)、皮贴(甲基孕酮＋炔雌醇)、阴道环(依托孕烯＋炔雌醇)。紧急避孕有时会用到联合口服避孕药[70]。单孕激素避孕方式有口服片剂、3 个月注射一次的长效醋酸甲羟孕酮注射液(DM-PA)、左炔诺孕酮宫内缓释系统(IUS)、皮下埋植针。最新的英国避孕和性健康调查显示40～49 岁女性采用的激素避孕方式几乎全部是口服避孕药、DMPA、左炔诺孕酮宫内缓释系统。这个年龄段女性有 5％使用左炔诺孕酮宫内缓释系统不是为了避孕而是为了治疗月经过多。

表 6-4 英国女性激素避孕(以下方式中至少一种)的使用现状(摘自表 6-2、表 6-3)

方式	使用率(％)					
	20～25(岁)	25～29(岁)	30～34(岁)	35～39(岁)	40～44(岁)	45～49(岁)
口服避孕药	67	57	42	26	13	8
注射液	9	3	1	3	3	1
埋植针	3	3	1	1	1	0
贴剂	0	—	1	1	—	—
含激素 IUS	1	4	2	7	7	3
紧急避孕	3	0	—	2	—	—

—:没有答案;IUS:宫内节育系统

40～49 岁女性激素避孕的妊娠率几乎不清楚,因为一般只是报道所有年龄组人群激素避孕的平均妊娠率,而且 40 岁以上女性很少会继续使用激素避孕。所有人群的数据中,口服避孕药的理想用法第一年的妊娠率只有 0.3％,但传统用法第一年的妊娠率上升至 8％。使用贴剂和阴道环的妊娠率相似;注射方法第一年的妊娠率为 3％,使用左炔诺孕酮宫内缓释系统第一年的妊娠率为 0.1％[71]。

40 岁以上女性采取避孕之后的妊娠率比整个人群的避孕后平均妊娠率低,因为随着年龄增长女性的妊娠率本来就下降。妊娠率的下降反映了生殖能力的下降和性交频率的下降[71];同时这一年龄组的女性更多是很有经验的避孕方法使用者。理论上讲,由于 40 岁以上女性的生殖能力下降,减少口服避孕药的剂量和连续用药方案可能会更合适,但是还没有数据支持这种说法。

接下来将要指出,激素避孕还有非避孕益处,如使卵巢癌和子宫内膜癌的风险降低。有些非避孕好处是围绝经期女性所特有的。与较年轻女性相比,这一年龄段女性的痛经和痤疮并不常见,但月经不规律和月经量过多比较常见。月经不规律和经量过多可以通过使用激素避孕来改善,经量过多对左炔诺孕酮宫内缓释系统的反应性尤其好[72]。激素避孕对血管舒缩症状也有效。

有骨折风险的女性可能比较关心激素避孕对骨骼健康的作用。女性骨密度(bone mineral density,BMD)一般在生育期后期出现下降[69]。2000年一篇系统综述和2006年的一项试验比较了三种低剂量口服避孕药,结果显示这一年龄组人群服用口服避孕药后BMD增加[73,74]。BMD是替代指标,但髋骨骨折风险同样也降低。瑞典对绝经后女性的研究(130例髋骨骨折和562例对照)中使用口服避孕药髋骨骨折的优势比为0.75(95% CI:0.59~0.96)[75]。年龄单独并不作为使用激素避孕的禁忌[4]。

但是,如果存在静脉或动脉血栓性疾病等危险因素,雌孕激素联合使用是禁忌的,而且其中许多危险因素随年龄的增加而增加(超重、吸烟、高血压、高血脂、糖尿病、偏头痛)。本来40多岁女性心血管疾病和肿瘤疾病的平均发生率就比20多岁女性高。激素避孕对这些状况的影响将在后文叙述。

医务工作者需要仔细询问病史来评估患者是否适合使用激素避孕,由2004年世界卫生组织出版了关于这方面的指南。当考虑到要使用含有雌激素的避孕方式时,患者及其家人的静脉血栓病史和肥胖情况非常重要。

第四节　40岁以上女性激素避孕与心血管疾病和癌症发生风险

一、心血管系统疾病及癌症风险

(一) 心血管系统疾病

20世纪60年代和70年代早期的研究显示第一代口服避孕药(含大量雌孕激素)与血栓性疾病、心肌梗死、卒中(主要是缺血性)风险之间有密切联系。后来降低了激素剂量,避免35岁以上吸烟女性和高血压女性使用避孕药,使发生这些疾病的风险避免了。然而生育期晚期女性使用口服避孕药仍可能需特别注意,因为2002年报道美国10%40~44岁女性在使用口服避孕药[69]。

吸烟问题现在已经被很好地量化了:吸烟带来的健康隐患之大,因此戒烟是最好的选择。因此过去“限制吸烟女性使用口服避孕药”的建议应该有所修订,即“所有女性应该先戒烟”。另外,现在高血压已经得到很好的控制了。

新型口服避孕药对年轻女性是非常安全的,35岁以下女性使用仅需要测量一下血压。然而使用口服避孕药可能使静脉血栓栓塞、心肌梗死、卒中(缺血性)的相对风险上升1.5~3.0倍[76]。没有资料显示不同年龄组人群这些疾病的相对风险不同,但血管疾病的绝对风险(发病率)随年龄增长明显上升。标准品与相对近期的产品(如屈螺酮)相比,对动静脉血栓发病率的影响相类似[77]。

因此,40岁以上女性,尤其是45岁以上女性(心血管疾病已不是这个年龄段的少见疾病)使用口服避孕药时,需要考虑药物的利与弊,在开处方之前与患者共同商量。

(二) 癌症风险

口服避孕药对这一年龄组女性的利与弊,还应考虑对癌症风险的影响。已经知道目前的口服避孕药对乳腺癌风险和宫颈癌风险有微弱的升高作用。近期或当前正在使用口服避孕药的年龄较大女性这些肿瘤风险的数据还很少,但这些数据并没有显示年老女性的相对危险度与年轻女性相比有巨大不同[78,79]。因为肿瘤发病率随年龄增加而上升,当前口服避孕药的 35 岁或 40 岁以上女性的乳腺癌和宫颈癌绝对风险也会比年轻女性的绝对风险显著上升。然而,至少在发达国家,浸润性宫颈癌可以通过满意的宫颈刮片来避免,因此在这些国家年龄较大女性使用口服避孕药的公共卫生后果可以忽略(但在公共卫生资源不足的国家不可以)[80]。乳腺癌更加难以预防,因此当前或近期服用口服避孕药会轻微增加乳腺癌的发病风险,成为限制年龄较大女性使用口服避孕药的又一原因,尤其是有乳腺癌家族史的女性和乳腺 X 线密度增强的女性。

口服避孕药降低发生卵巢癌和子宫内膜癌的风险,这种保护作用是持续的,即可以持续至停药至少 15～20 年(图 6-3)[81-83]。但几乎没有数据显示口服避孕药对卵巢癌和子宫内膜癌的这种有利作用会随服药年龄的改变而发生巨大变化,即几乎没有数据显示年龄较大女性使用口服避孕药的保护作用(相对的和绝对的)会更大。

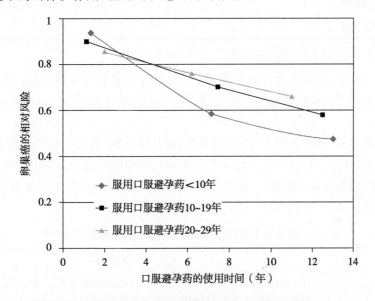

图 6-3 使用口服避孕药后卵巢癌的相对风险(根据使用持续时间和末次使用时间绘制),根据年龄、产次、子宫切除分层评估[75]

以往使用口服避孕药会使结直肠癌的发病风险下降约 20%,但没有治疗时间-风险关系的数据。可用来评估口服避孕药对年龄较大女性结直肠癌的作用的数据也不充足[84]。

大多数口服避孕药对中年女性的风险评估也适用于曾服用或当前正服用者。现在已经知道,长期服用口服避孕药与血管疾病或癌症的发病率的总升高没有关系,而可能产生一种长期降低总癌症风险的作用。皇家全科医师学院 35 年的随访研究显示,口服避孕药使用者的所有癌症的相对危险度与不使用者相比是 0.88(95% CI:0.83～0.94),与公共卫生获得的数据相符[85]。

二、非激素类避孕方法

考虑到衰老与全身性疾病的关系,非激素类避孕方法可能更适合年龄较大女性。但由于这种方法一般不优先考虑,所以 40 岁以后要求避孕的女性应该给予个体化的治疗建议。

表 6-5 显示的是 40 岁以上女性非激素类避孕方式(至少使用一种)的使用情况。

表 6-5　英国女性非激素避孕方式(至少一种以下方式)的使用现状[86]

方式	当前使用率(%)	
	40～44 岁 (n=165)	45～49 岁 (n=178)
男性绝育	30	28
避孕套	20	16
女性绝育	18	29
体外射精	6	4
宫内节育器	6	7
安全期避孕	3	3
女用避孕套	1	-

百分比总和大于 100%,因为调查对象可能会给出一个以上答案

　　40 岁以上女性激素避孕的失败率更低,因为本身生殖能力下降、性生活不那么频繁。人群中非激素避孕方法使用者的平均持续率(1 年)通常高于 50%,而 40 岁以后女性的持续率可能会更高。

　　非激素类避孕方式中,含铜 IUD、屏障避孕、避开排卵期、男性或女性绝育术都没有与年龄相关的绝对禁忌证。当然,围绝经期女性采用避开排卵期的避孕方法并不可靠,因为这个阶段女性的月经周期变得不规律。表 6-6 显示的是 40 岁以上女性采取非激素类避孕与年龄相关的相对禁忌证。

表 6-6　40 岁以上女性选择非激素避孕方式的标准说明[5,88]

方式	备注
含铜 IUD	年龄大和产次均不是特定风险因素;吸烟和体重不影响使用的可靠性;动静脉血栓栓塞也不是禁忌证,除非使用抗凝剂;人工瓣膜植入和心内膜炎患者需要预防使用抗生素;不明原因阴道出血和生殖器癌症治疗之前是绝对禁忌;宫腔畸形、化脓性宫颈炎、化脓性盆腔炎是禁忌证;HIV 感染/AIDS 并不增加放置 IUD 的并发症
屏障避孕/杀精剂	年龄大不是特定风险因素;体重增重>3kg 可能影响避孕药膜的合适度及可靠性;反复使用壬苯醇醚杀精剂会增加生殖器病变的风险,从而增加感染 HIV 的风险;由于避孕药膜和宫颈帽不能预防 HIV 和性传播疾病的感染,所以需要避孕套
安全期避孕	年龄大不是特定风险因素,但年龄增加导致月经周期不规律,很难确定排卵期;建议同时使用避孕套避孕
绝育术	年龄大不是特定风险因素,但现在社会年龄较大女性开始新的恋爱关系很常见。由于绝育术是不可逆的,其他效果相当的长效可逆避孕方式可能更好

　　宫腔形态不正常的女性不应使用含铜 IUD,对服用抗凝剂的女性也应该慎重考虑,而年

龄对这种患者选择避孕方式的影响就是非直接的。但使用 IUD 的女性子宫内膜癌的风险下降约一半(OR＝0.5,95％ CI:0.47～0.62)[87]。

三、40 岁以上女性的避孕:适用标准及终止

40 多岁女性避孕方式的选择应该是个体化的,要使避孕有效性、非避孕益处与风险之间达到合适的平衡。避孕失败的可能性不大,因为本身的生殖力有所下降且患者比较认真地坚持避孕[71]。其他特殊情况如进入围绝经期女性出现热潮红,这时建议服用口服避孕药,因为对热潮红有改善作用[91]。性生活不频繁的女性可以使用屏障避孕(如避孕套),因为没有全身副作用。婚姻破裂并不少见,新恋爱关系的建立使性传播感染的风险升高,也使避孕套的使用需求增加。不考虑特殊情况,未绝经的 40 岁以上女性都有必要避孕。

表 6-5 和表 6-7 的数据显示了 40～49 岁女性使用最普遍的避孕方法,依次为男性绝育术、输卵管结扎术、男性避孕套、口服避孕药、体外射精、宫内节育器。其他理论上可行的避孕方法并不常用,而且需要在 40 岁以上女性人群中进一步测试,如每月注射系统、阴道避孕环、经皮避孕系统。表 6-8 总结了最常用避孕方式的有效性和非避孕益处。

表 6-7　非激素避孕方式传统用法和理想用法第一年内的意外怀孕率[71]

避孕方式	第一年的怀孕率(%)		一年后继续相同方法避孕(%)
	传统用法	理想用法	
男性绝育	0.15	0.1	100
女性绝育	0.5	0.5	100
避孕套	15	2	53
体外射精	27	4	43
含铜 IUD	0.8	0.6	78
安全期避孕	25	2～9	51
女用避孕套	21	5	49

表 6-8　40 岁以上女性不同避孕方式的有效性和非避孕益处[71]

方式	效果*	非避孕益处	主要风险
自然避孕	25～30		避孕失败
屏障避孕	16～20		避孕失败
避孕套	15	预防性传播疾病	没发现
口服避孕药	8	减少月经量和骨量丢失,降低卵巢癌和子宫内膜癌风险	动静脉血栓
单用孕激素	8	降低卵巢癌和子宫内膜癌的风险	阴道不规则出血
含铜 IUD	<1	降低子宫内膜癌的风险	阴道不规则出血
左炔诺孕酮 IUS	<1	减少月经量	脱出
女性绝育	<1	降低卵巢癌的风险	不可逆
男性避孕	<1		不可逆

* 传统用法第一年的失败率(%)

对年龄较大的夫妻来说,含杀精剂的阴道隔膜比自然避孕方式更有效、更易被接受。使用屏障避孕的女性应该被告知当屏障避孕无效或失败时要采取紧急避孕。屏障避孕并不能改善绝经相关症状。避孕套比其他屏障避孕方法更有效,而且还可以防止性传播疾病。

不吸烟的低风险女性可以服用口服避孕药直到绝经,最近流行病学和临床药理学研究已经表明 40 岁以上女性延长使用联合口服避孕药的安全性[4]。重要的一点是,不应该使用更年期激素替代治疗来避孕,因为激素替代治疗的剂量较低且有效性还不明确。有使用雌激素禁忌证或个人原因而不能使用口服避孕药避孕的女性可以采取屏障避孕,单孕激素避孕,包括片剂、左炔诺孕酮宫内缓释系统、长效注射液、皮下埋植针。皮下埋植针的疗效好且作用持久。世界卫生组织避孕方法使用合格标准提出了证据充分的建议来帮助具有潜在医学问题的女性选择合适的避孕方式[88]。含铜 IUD 和左炔诺孕酮宫内缓释(IUS)系统避孕效果良好且作用持久。40 岁以后女性生育能力下降,可以延长 IUD 或 IUS 的使用时间,如果没有更换必要的话可以延长至绝经后 1~2 年[89]。有些女性使用含铜 IUD 后月经问题更加严重,但 LNG-IUS 对减少月经量效果十分明显[72]。含铜 IUD 使子宫内膜癌的发病风险降低了 46%[87]。

男性或女性绝育术是非常好的避孕方法,从文化角度讲这种方法易被接受,而且价格合理,风险低。绝育术是避孕失败率最低的避孕方法[71]。

对患者及其避孕要求进行系统的了解之后,医生应该给予患者精确的、个体化的避孕建议,这些建议应该考虑到避孕方法的风险和益处,选择新型的、有效的、可逆的避孕方法。

另一个要解决的重要问题是什么时候建议老年女性终止激素或非激素避孕。在某些情况下,年轻女性意外妊娠率比有效避孕方法的失败率低。激素避孕的女性应该考虑到激素带来的非避孕益处及最终可能的激素替代治疗。非激素避孕的女性,应该在闭经(小于 50 岁)2 年后考虑停止激素避孕。间隔 6~8 周检查 FSH 值,若两次均大于 30IU/L,提示卵巢功能衰竭[90]。55 岁之后可以认为自然绝育;35 岁之后若没有什么问题含铜 IUD 无须更换[4,89]。

四、结 论

(1)虽然 40 岁以上女性的妊娠率较低,但一旦妊娠更多人选择流产,所以这一年龄段女性有必要避孕。

(2)虽然所有生殖器官都在衰老,但起主导作用的是卵巢的衰老,45~55 岁的某段时间女性达到自然不育,此时卵子的数量和质量下降到临界水平之下。

(3)有必要研究 FSH、抑制素 B、AMH 激素水平预测卵泡池的绝对大小及绝经开始时间的潜能。

(4)尽管研究显示女性对目前恋爱关系的感觉是导致晚育的主要原因,但晚育的原因确实很复杂。未来不想要小孩的女性应该考虑有效的避孕措施;将来有可能要小孩的女性应该采用可逆的避孕措施。

(5)女性应该意识到这个年龄段性生活的满意程度与避孕同样重要,医务工作者应该意识到这些需求,而不应仅仅是避孕。尽管只有 10%的女性需要药物治疗来解决性生活问题,但大多数女性都没有意识到这一问题。

(6)40 岁以上女性怀孕,染色体非整倍体的几率增加使妊娠早期流产率和产出染色体异常胎儿的几率增加5～8倍,使妊娠期并发症、新生儿风险、围产儿死亡率均随孕妇年龄增加而逐步上升:40～44岁孕妇的风险是35～39岁孕妇的2倍。

(7)非激素类避孕方式是40岁以上女性使用最为普遍的方法,大多数人采用绝育术或避孕套。

(8)联合口服避孕药是40岁以上女性使用最为普遍的激素避孕方式。避孕失败率随年龄增长而下降,这是生殖能力下降和性生活频率下降的结果,而且与她们熟练使用避孕药有一定关系。

(9)以往曾服用或当前正服用口服避孕药会使乳腺癌、宫颈癌、血管疾病的风险轻微上升。这些增加的风险在40岁以上女性尤其重要,因为本身这一年龄女性就比年轻女性发生以上疾病的风险大。

(10)然而,长期使用口服避孕药并不增加血管疾病或癌症的整体寿命风险,相反地,会对癌症发生风险产生长期的降低作用,因为长期使用口服避孕药会长期降低卵巢癌、子宫内膜癌,可能还会降低结直肠癌的发病风险。

(11)女性进入围绝经期后出现的特殊状况有热潮红、性生活频率降低、阴道不规则出血增多。

(12)40岁以上女性避孕方法的选择应该使避孕的有效性、非避孕益处和避孕相关风险达到平衡。

(13)激素替代治疗不是可靠的避孕方法,女性在绝经之前应该继续避孕,直到达到自然不育状态。

(ESHRE 卡普里工作组,著;武红琴,阮祥燕,编译)

参 考 文 献

1. United Nations Population Division. World Population Prospects. The, 2006 Revision (Vol Ⅱ). New York: United Nations, 2007

2. Dutch Central Bureau of Statistics CBS, 2006, http://www. cbs. nl

3. Lader D, Hopkins G. Contraception and Sexual Health, 2007/08. Cardiff, UK: Office for National Statistics, 2003, 2008, 1-72, http:// www. statistics. gov. uk(29 December, 2008, date last accessed)

4. Faculty of Family Planning and Reproductive Health Care. FFPRHC Guidance(January, 2005) contraception for women aged over 40 years. J Fam Plann Reprod Health Care, 2005, 31:51-63

5. Kirkwood TBL. Ovarian ageing and the general biology of senescence. Maturitas, 1998, 30:105-111

6. Gosden RG. Biology of Menopause: The Causes and Concerns of Ovarian Ageing. Academic Press Inc, London, 1985

7. Baker TG. A quantitative and cytological study of germ cells in human ovaries. Proc R Soc Lond B Biol Sci, 1963, 158:417-433

8. ESHRE Capri Workshop Group. Diagnosis and management of the infertile couple: missing information. Hum Reprod Update, 2004, 10:295-307

9. van Noord-Zaadstra BM, Looman CW, Alsbach H, et al. Delaying childbearing: effect of age on fecundity and outcome of pregnancy. Br Med J, 1991, 302:1361-1365

10. Leridon H. A new estimate of permanent sterility by age: sterility defined as the inability to conceive. Popul Stud(Camb), 2008, 62:15-24

11. Leridon H，Slama R. The impact of a decline in fecundity and of pregnancy postponement on final number of children and demand for assisted reproduction technology. Hum Reprod，2008，23：1312-1319

12. Gougeon A，Elochard R，Thalabard JC. Age-related changes of the population of human ovarian follicles：increase in the disappearance rate of non-growing and early growing follicles in ageing women. Biol Reprod，1994，50：653-661

13. Treloar AE，Boynton RE，Behn BG，et al. Variation of the human menstrual cycle through reproductive life. Int J Fertil，1967，12：77-126

14. ESHRE Capri Workshop Group. Fertility and ageing. Hum Reprod Update，2005，11：261-276

15. Baird DT，Mitchell A. Hormonal control of folliculogenesis：the key to successful reproduction. Ernst Schering Res Found Workshop，2002，41：1-9

16. Klein KA，Illingworth PJ，Groome NP，et al. Decreased inhibin B secretion is associated with monotropic FSH rise in older ovulatory women，a study of serum and follicular fluid levels of climeric inhibin A and B in spontaneous menstrual cycles. J Clin Endocrinol Metab，1996，81：2742-2745

17. McGee EA，Hsueh AJ. Initial and cyclic recruitment of ovarian follicles. Endocr Rev，2000，21：200-214

18. Webb R，Campbell BK. Development of the dominant follicle：mechanisms of selection and maintenance of oocyte quality. Soc Reprod Fertil Suppl，2007，64：141-163

19. Burger HG，Hale GE，Robertson DM，et al. A review of hormonal changes during the menopausal transition：focus on findings from the Melbourne Women's Midlife Health Project. Hum Reprod Update，2007，13：559-565

20. Sherman BM，West JH，Korenman SG. The menopausal transition：analysis of LH，FSH，estradiol and progesterone concentrations during the menstrual cycles of older women. J Clin Endocrinol Metab，1976，42：629-636

21. De Vet A，Laven JSE，De Jong FH，et al. Anti-Mullerian hormone serum levels：a putative marker forovarian ageing. Fertil Steril，2002，77：357-362

22. Lambalk CB，De Koning CH，Braat DDM. The endocrinology of dizygotic twinning in the human. Mol Cell Endocrinol，1998，145：97-102

23. Wallace WH，Kelsey TW. Ovarian reserve and reproductive age may be determined from measurement of ovarian volume by transvaginal sonography. Hum Reprod，2004，19：1612-1617

24. Sowers MR，Eyvazzadeh AD，McConnell D，et al. Anti-mullerian hormone and inhibin B in the definition of ovarian aging and the menopause transition. J Clin Endocrinol Metab，2008，93：3478-3483

25. Metcalf MG，Donald RA，Livesey JH. Pituitary-ovarian function before，during and after the menopause：a longitudinal study. Clin Endocrinol(Oxf)，1982，17：489-494

26. Landgren BM，Collins A，Csemiczky G，et al. Menopause transition：annual changes in serum hormonal patternsover the menstrual cycle in women during a nine-year period prior to menopause. J Clin Endocrinol Metab，2004，89：2763-2769

27. Deeks AA，McCabe MP. Sexual function and the menopausal woman：the importance of age and partner's sexual functioning-Statistical Data Included. J Sex Res，2001，http：//findarticles. com/p/articles/mi_m2372/is_3_38/ ai_82013893/pg_11？ tag＝artBody，coll

28. Lindau ST，Schumm LP，Laumann EO，et al. A study of sexuality and health among older adults in the United States. N Engl J Med，2007，357：762-774

29. Addis IB，Van den Eeden SK，Wassel-Fyr CL，et al. Sexual activity and function in middleaged and older women. Obstet Gynecol，2006，107：755-764

30. McCall-Hosenfeld JS，Freund KM，Legault C，et al. Sexual satisfaction and cardiovascular disease：the

Women's Health Initiative. Am J Med,2008,121:295-301

31. Moore EE,Hawes SE,Scholes D,et al. Sexual intercourse and risk of symptomatic urinary tract infection in post-menopausal women. J Gen Intern Med,2008,23:595-599

32. Guay AT. Grand Master Lectures-Lecture 5-Sexual dysfunction in the diabetic patient. Int J Impot Res, 2001,13:S47-S50

33. Gallicchio L,Schilling C,Tomic D,et al. Correlates of sexual functioning among mid-life women. Climacteric,2007,10:132-142

34. Gracia CR,Freeman EW,Sammel MD,et al. Hormones and sexuality during transition to menopause. Obstet Gynecol,2007,109:831-840

35. Ferenidou F,Kapoteli V,Moisidis K,et al. Presence of a sexual problem may not affect women's satisfaction from their sexual function. J Sex Med,2008,5:631-639

36. Dennerstein L,Alexander JL,Kotz K. The menopause and sexual functioning:a review of the population-based studies. Annu Rev Sex Res,2003,14:64-82

37. Smallwood S,Jeffries J. Family building intentions in England and Wales:trends,outcomes and interpretations. Popul Trends,2003,112:15-28

38. Office for National Statistics. For the First Time Women in Early 30s have Higher Fertility Rates than Women in Late,20s. London:TSO,2008. Available at:www. statistics. gov. uk/downloads/ theme_population/ FM1_32/FM1no32pdf

39. Berrington A. Perpetual postponers? Women's,men's and couple's intentions and subsequent fertility behaviour. Popul Trends,2004,117:9-19

40. Bewley S,Davies M,Braude P. Which career first? BMJ,2005,331:588-589

41. Gillan A. Britons Put Work and Fun Before Babies. The Guardian,2006,Tuesday May 2nd

42. Dixon M,Margo M. The baby gap. In:Population Politics. UK:Institute for Public Policy Research, 2005,71-912

43. Brooks L. The Tyranny of Choice. The Guardian,2006,2006 May 2nd. www. guardian. co. uk

44. Maheshwari A,Porter M,Shetty A,et al. Women's awareness and perceptions of delay in childbearing. Fertil Steril,2008,90:1036-1042

45. Lampic C,Skoog Svanberg A,Karlström P,et al. Fertility awareness,intentions concerning childbearing, and attitudes towards parenthood among female and male academics. Hum Reprod,2006,21:558-564

46. Kemkes-Grottenhaler A. Postponing or rejecting parenthood? Results of a survey among female academic professionals. J Biosoc Sci,2003,35:213-226

47. Robinson GE,Garner DM,Gare DJ,et al. Psychological adaptation to pregnancy in childless women more than 35 years of age. Am J Obstet Gynecol,1987,156:328-333

48. Proudfoot S,Wellings K,Glasier A. Analysis why nulliparous women over 33 wish to use contraception. Contraception,2009,79:98-104

49. Tough S,Benzies K,Fraser-Lee N,et al. Factors influencing childbearing decisions and knowledge of perinatal risks among Canadian men and women. Matern Child Health J,2007,11:189-198

50. Jacobsson B,Ladfors L,Milsom I. Advanced maternal age and adverse perinatal outcome. Obstet Gynecol,2004,104:727- 733

51. Heffner LJ. Advanced maternal age-how old is too old? N Engl J Med,2004,351:1927-1929

52. Joseph KS,Allen AC,Dodds L,et al. The perinatal effects of delayed childbearing. Obstet Gynecol,2005, 105:1410-1418

53. Beaumel C,Richet-Mastain L,Vatan M. La situation démographique en,2003. Mouvement de la popula-

tion. Paris：INSEE(Résultat Société 41)，2005

54. Glasier A，Gebbie A. Contraception for the older woman. Baillieres Clin Obstet Gynaecol，1996，10：121-138

55. Andersen AMN，Wohlfahrt J，Christens P，et al. Maternal age and fetal loss：population based register linkage study. BMJ，2000，320：1708-1712

56. Staessen C，Platteau P，Van Assche E，et al. Comparison of blastocyst transfer with or without preimplantation genetic diagnosis for aneuploidy screening in couples with advanced maternal age：a prospective randomized controlled trial. Hum Reprod，2004，19：2849-2858

57. Morris JK，De VC，Mutton DE，et al. Risk of a Down syndrome live birth in women 45 years of age and older. Prenat Diagn，2005，25：275-278

58. Cleary-Goldman J，Malone FD，Vidaver J，et al. Impact of maternal age on obstetric outcome. Obstet Gynecol，2005，105：983-990

59. Chang J，Elam-Evans LD，Berg CJ，et al. Pregnancy-related mortality surveillance-United States，1991-1999. MMWR Surveill Summ，2003，52：1-8

60. Leridon H. Demographic effects of the introduction of steroid contraception in developed countries. Hum Reprod Update，2006，12：603-616

61. Bajos N，Leridon H，Job-Spira N. Introduction(Contraception and abortion in France in the，2000s). Population-E，2004，59：347-356

62. de Guibert-Lantoine C，Leridon H. Contraception in France. An assessment after 30 years of liberalization. Popul：An English Selection，1999，11：89-114

63. Martin K，Wu Z. Contraceptive use in Canada，1984-1995. Fam Plann Perspect，2000，32：65-73

64. Office for National Statistics UK. Living in Britain. Results of the，2002 General Household Survey. Titchfield：ONS，2004

65. Office of Population Censuses and Surveys UK. General Household Survey，1993. London：HMSO，1995

66. United Nations Economic Commission for Europe. Fertility and Family Surveys. National Reports(various countries and years)

67. U. S. Department of Health and Human Services. Fertility，Family Planning and Reproductive Health of U. S. Women：Data from the，2002 National Survey of Family Growth. DHHS，Hyattsville，2006

68. Mosher W. Contraceptive practice in the United States，1982-1988. Fam Plann Perspect，1990，22：198-205

69. Kaunitz AM. Clinical practice. Hormonal contraception in women of older reproductive age. N Engl J Med，2008，358：1262-1270

70. ESHRE Capri Workshop Group. Hormonal contraception：what is new? Hum Reprod Update，2002，8：359-371

71. Trussell J. Contraceptive failure in the United States. Contraception，2004，70：89-96

72. ESHRE Capri Workshop Group. Intrauterine devices and intrauterine systems. Hum Reprod Update，2008，14：197-208

73. Kuohung W，Borgatta L，Stubblefield P. Low-dose oral contraceptives and bone mineral density：an evidence-based analysis. Contraception，2000，61：77-82

74. Gambacciani M，Cappagli B，Lazzarini V，et al. Longitudinal evaluation of perimenopausal bone loss：effects of different low dose oral contraceptive preparations on bone mineral density. Maturitas，2006，54：176-180

75. Michaelsson K，Baron JA，Farahmand BY，et al. Oral-contraceptive use and risk of hip fracture：a case-

control study. Lancet,1999,353:1481-1484

76. World Health Organization Collaborative Study of Cardiovascular Disease and Steroid Hormone Contraception. Acute myocardial infarction and combined oral contraceptives:results of an international multicentre case-control study. WHO Collaborative Study of Cardiovascular Disease and Steroid Hormone Contraception. Lancet,1997,349:1202-1209

77. Dinger JC,Heineman LA,Kühl-Habich D. The safety of a drospirenone- containing oral contraceptive:final results from the European Active Surveillance Study on oral contraceptives based on 142,475 women-years of observation. Contraception,2007,75:344-354

78. Collaborative Group on Hormonal Factor in Breast Cancer. Breast cancer and hormonal contraceptives:collaborative reanalysis of individual data on 53,297 women with breast cancer and 100,239 women without breast cancer from 54 epidemiological studies. Collaborative Group on Hormonal Factors in Breast Cancer. Lancet,1996,347:1713-1727

79. International Collaboration of Epidemiological Studies of Cervical Cancer. Cervical cancer and hormonal contraceptives:collaborative reanalysis of individual data for 16,573 women with cervical cancer and 35509 women without cervical cancer from 24 epidemiological studies. Lancet,2007,370:1609-1621

80. La Vecchia C,Bosetti C. Oral contraceptives and cervical cancer:public health implications. Eur J Cancer Prev,2003,12:1-2

81. La Vecchia C,Bosetti C. Benefits and risks of oral contraceptives on cancer. Eur J Cancer Prev,2004,13:467-470

82. La Vecchia C. Oral contraceptives and ovarian cancer:an update,1998-2004. Eur J Cancer Prev,2006,15:117-124

83. Collaborative Group on Epidemiological Studies of Ovarian Cancer. Ovarian cancer and oral contraceptives:collaborative reanalysis of data from 45 epidemiological studies including 23,257 women with ovarian cancer and 87303 controls. Lancet,2008,371:303-314

84. Fernandez E,La Vecchia C,Balducci A,et al. Oral contraceptives and colorectal cancer risk:a meta-analysis. Br J Cancer,2001,84:722-727

85. Hannaford PC,Selvaraj S,Elliott AM,et al. Cancer risk among users of oral contraceptives:cohort data from the Royal College of General Practitioner's oral contraception study. BMJ,2007,335:651

86. UK Central Health Statistics. ,2006,http://www. statistics. gov. uk

87. Beining RM,Dennis LK,Smith EM,et al. Meta-analysis of intrauterine device use and risk of endometrial cancer. Ann Epidemiol,2008,18:492-499

88. World Health Organization(WHO). Medical Eligibility Criteria for Contraceptive Use. 3rd ed. Geneva,Switzerland:WHO,2004

89. Sivin I. Utility and drawbacks of continuous use of a copper T IUD for,20 years. Contraception,2007,75:S70-S75

90. Bhathena RK,Guillebaud J. Contraception for the older woman:an update. Climacteric,2006,9:264-276

第七章

紧急避孕

从非常离奇的避孕方式如阴道应用可口可乐,到更为严重的尝试如利用钙拮抗剂来影响精子的生育指标,再到激素或宫内节育器的应用,已经有无数尝试来控制无防护性行为(unprotected sexual intercourse,UPSI)之后的生育。以炔雌醇和左炔诺孕酮(levonorgestrel,LNG)为始的激素方法(称为 Yuzpe 方案)被证明是最常用的避孕方法,因为激素能够抑制或延迟排卵。第一剂药应该在无防护性行为后 72 小时之内服用,间隔 12 小时后再服用第二剂药。后来显示 LNG 单独使用效果更好:第一剂药 0.75mg,间隔 12 小时后再次服用 0.75mg(一开始的用法类似于 Yuzpe 方案);之后出现了疗效好且用法更简单的 1.5mg LNG 片。现在市场上有一些效果好且用法简单的紧急避孕药,使用最为广泛的是无防护性行为后 3 天内(根据 WHO 规定,5 天内)给予单剂量 1.5mg LNG(1.5mg 一片或 0.75mg 两片)。该方法的局限是它的疗效不是最佳,只是在无防护性行为后 72 小时内服用有效且越晚服用效果越差。该方法对子宫内膜、黄体功能、受精卵着床没有影响,如果不小心在怀孕早期按以上方法服用了避孕药,不会导致流产也不会对胎儿造成危害;对异位妊娠率也没有影响。这种避孕方法现在在许多国家已经成为标准避孕方法。从 20 世纪 70 年代中期开始含铜宫内节育器被用来紧急避孕且效果很好,但缺点是紧急避孕并不是大多数宫内节育器应用的适应证(在欧洲 GynFix 含铜宫内节育器除外)且并不是每位患者都接受这种方法;另外宫内节育器的放置是有创过程,需要训练有素的操作者和无菌设备。在中国,10mg 或 25mg 米非司酮用于无防护性行为后 120 小时内紧急避孕效果良好,但这种方法在西方国家从未考虑过。大剂量米非司酮对子宫内膜容受性有影响,如果在卵泡期给予将抑制排卵,如果在黄体早期给予将阻止受精卵着床。低剂量米非司酮(如 10mg)对子宫内膜没有影响。米非司酮不增加异位妊娠率。紧急避孕的最新发展是在 UPSI 后 5 天内使用选择性孕酮受体调节剂 UPA(ulipristal acetate,醋酸乌利司他)30mg,结合既安全又简单的单剂量 LNG 片效果会更佳。已经证明 UPA 比 LNG 更有效且可以在 UPSI 后 120 小时内应用,两种药物疗效差异最大是在 UPSI 后 0~24 小时时间段,0~72 小时时间段的差异次之。应用 UPA 或其他黄体酮受体调节剂还没有静脉血栓栓塞的病例报道。已经观察到用于紧急避孕的 UPA 剂量对子宫内膜、黄体功能、受精卵着床没有影响。关于紧急避孕药除了要注意药物成分,如果可以选择,应该在无防护性行为之后尽快口服,但必须排除已经怀孕。根据不同药物各自的具体信息必须充分考虑各自可能的禁忌证和药物间相互作用。

第一节 紧急避孕方法概述

几十年来科学家一直对应用合成类固醇进行事后避孕感兴趣,关于这一问题的首篇文章于 1967 年发表在国际计划生育医疗公告(the International Planned Parenthood Medical Bulletin)上,文章分析了大剂量雌激素作为治疗的具体目的[1](表 7-1)。最先广泛应用的方法是大剂量雌激素治疗 5 天,在美国使用己烯雌酚,在荷兰使用炔雌醇[2,3]。20 世纪 70 年代早期,Albert Yuzpe 以他的名字命名了 Yuzpe 方案[4],1975 年推出仅使用孕激素的避孕方法[5],同年又推出含铜宫内节育器作为事后避孕的方法。20 世纪 80 年代初对达那唑进行了研究,因为有人认为达那唑的副作用可能比 Yuzpe 方案更小,但遗憾的是结果证明并非如此,因此 20 世纪 80 年代 Yuzpe 方案在许多国家是事后避孕的标准避孕方法。随后几年科学家对单用孕激素避孕方法的兴趣不断增加,由 WHO 运作的 HRP(the Special Program on Human Reproduction,人类生殖特殊项目)对 LNG(0.75mg,0.75mg)及 Yuzpe 方案进行了一个大范围的比较研究,之后开始推出 LNG 避孕方法[6,7]。最近孕酮受体调节剂被用于紧急避孕[8]。目前可用的避孕方法有:单独使用雌激素和孕激素联合(炔雌醇和左炔诺孕酮)、单独使用孕激素(左炔诺孕酮)、应用米非司酮(mifepristone)(表 7-2)、放置含铜宫内节育器(紧急避孕不是放置宫内节育器的适应证,但在欧洲 GynFix 除外);除此之外,自 2009 年 10 月以来乌利司他(商品名叫"ellaOne",每剂 30mg)作为 UPSI 后 5 天内服用的避孕方法也在欧洲上市,以后章节中会对这一避孕方法进行详细讨论。

表 7-1　不同紧急避孕方式的比较[8,12-14]

治疗	首次应用与 UPSI 间隔时间	实用性	有效性	数据支持	备注
高剂量雌激素(超过 5 天每天 5mg 炔雌醇)	0～72h	在荷兰应用,但很少	75%	250 名女性的随机试验	静脉血栓风险高;异位妊娠
米非司酮(10mg 或 25mg,25mg 更有效[13])	0～120h	在中国用于紧急避孕;在其他有些国家用于未被批准的用法	>95%	3 项随机试验,研究对象共>2300 人	在欧洲不用于紧急避孕
雌孕激素联合(间隔 12h 服用炔雌醇 100mg/左炔诺孕酮 0.5mg)	0～72h	1980 年后被应用于一些国家(如英国、荷兰);不是认可的口服联合避孕药	75%	10 项研究的荟萃分析,研究对象共>5000 人	可以应用,但不是被批准的用法
左炔诺孕酮(间隔 12h 各服 0.75mg)	0～72h	东欧和亚洲	75%～85%	3 项试验,研究对象共>3300 人	
左炔诺孕酮(单剂量 1.5mg)	0～72h(WHO:120h 内)	世界范围	52%～85%		紧急事后避孕的标准方法
乌利司他(单剂量 30mg)	0～120h	>40 个国家	>85%,优于左炔诺孕酮	2 项随机试验,研究对象共 3368 人	2009 年 10 月在欧洲上市

续表

治疗	首次应用与 UPSI 间隔时间	实用性	有效性	数据支持	备注
含铜 IUD	预计最早排卵时间之后 0~120h	世界范围,但不是被批准用来紧急避孕	99%	20 项试验的荟萃分析,研究对象共＞8000 人	可用,但不是被批准的用法（GyneFix 除外）

表 7-2　左炔诺孕酮、醋酸乌利司他、米非司酮紧急避孕的比较（Yuzpe 方案是左炔诺孕酮和炔雌醇的联合,在后文会介绍）

物质	左炔诺孕酮	醋酸乌利司他	米非司酮
结构			
商品名	PiDaNa,Pian B,Escapelle	ellaOne	Mifegyne,Mifeprex,Zacafemyl
半衰期(h)	43	32 ± 6	12~72;18
口服后达到血清峰浓度时间(h)	3	1	1.5
作用形式	孕激素	孕酮受体调节剂	抗孕激素
紧急避孕的剂量	UPSI 后 3(5)天内 1.5mg	UPSI 后 5 天内 30mg	UPSI 后 5 天内 10~25mg
紧急避孕失败率	约 3.0%	约 1.5%	约 1.5%
被批准用于	世界范围	世界范围内 48 个国家	仅在中国
肝酶	CYP3A4 诱导物	主要由 CYP3A4 代谢,很少部分由 CYP1A2,CYP2D6 代谢	主要由 CYP3A4 代谢
子宫内膜作用	无作用	在黄体早期应用无作用	抑制子宫内膜的容受性和着床

续表

物质	左炔诺孕酮	醋酸乌利司他	米非司酮
黄体期作用	在黄体早期应用无作用	在黄体早期应用无作用	在黄体中期和晚期应用＞50mg能抑制黄体,但不足以防止怀孕
静脉血栓风险	有(根据各国包装提供的信息各有不同);WHO:无相关风险	前400 000例应用患者中未观察到静脉血栓	没有相关资料
评价	大多数国家为非处方药	处方药	在中国是处方药

* Gemzell-Danielsson 等,2004

** Gemzell-Danielsson 等,1993;Hapangama 等,2001;见综述 Gemzell& Marions,2004

*** 200mg(Gemzell,1993)

第二节 临床常用紧急避孕方法

一、炔雌醇/左炔诺孕酮联合(被称为"Yuzpe方案")

1977 年 Yuzpe 和 Lancee[9] 描述了一种含有 100mg 炔雌醇和 0.5mg 左炔诺孕酮的雌孕激素联合紧急避孕方法,UPSI 后 72 小时之内服用第一剂药,间隔 12 小时再服第二剂药。这在美国及其他一些国家是最常用的紧急避孕方法,因为 Yuzpe 方案允许左炔诺孕酮和传统口服复合避孕药一起服用。在月经周期第二或第三周的无防护性行为的怀孕可能性是 8%,但使用 Yuzpe 方案的怀孕率是 2%,相应地,怀孕风险降低了 75%。由 Trussell 等人进行的荟萃分析[10]——分析了 8 项研究——显示怀孕风险降低了 74%(95% CI:63~79%)。

最重要的不良反应是恶心(50%)和呕吐(20%),目前关于呕吐对避孕安全性的影响还没有相关研究。有些医生常规开镇吐药或要求第一剂药服用 1~2 个小时内发生呕吐的女性再补服一次。不常见的不良反应有严重阴道流血和乳房疼痛。在服用避孕药三周内月经会来潮,83% 的女性月经会提前,8% 的女性月经会推迟 4 天或更久。考虑到药物治疗的安全性,并无迹象表明雌孕激素成分联合的紧急避孕方式会引起心血管方面的不良反应[11]。1999 年英国的一项中期分析显示 4 000 000 名女性服用紧急避孕药的 13 年期间,下肢深静脉血栓的风险没有统计学意义上的升高[12]。因此紧急避孕药没有绝对禁忌证,怀孕除外。然而,任何血栓形成倾向的个体风险都应该考虑——如果需要,可以给予短期肝素(最多三天)预防。另外,有研究显示这种紧急避孕药即使避孕失败对胎儿也没有致畸作用。

二、左炔诺孕酮

这种方式包括 UPSI 后 72 小时之内口服 0.75mg LNG,间隔 12 小时再服 0.75mg。

由 WHO 进行的大范围双盲试验[12]，收录了 14 个国家 1998 名女性，对 LNG 方式和 Yuzpe 方案进行了比较。服用 LNG 的女性预期怀孕率下降了 85%（95% CI：74%～93%），整个 LNG 组中仅有 23% 女性出现了恶心，仅有 5.6% 出现呕吐，而 Yuzpe 方案组有 19% 女性出现呕吐。对性行为与服用紧急避孕药之间的时间进行分析（72 小时之内），两组均显示随时间间隔的延长，紧急避孕药的效果下降[6,15]。已经证明单剂量 1.5mg LNG 与两次剂量 0.75mg LNG 的避孕效果相似且不良反应的发生率也相似[6]。这些研究之后到现在，在无防护性行为后 72 小时之内尽快服用 LNG 1.5mg（单剂量）已经成为口服紧急避孕药的推荐方案。尽管 1.5mg LNG 能避免意外怀孕，但也有局限性：与 UPSI 间隔时间越久，紧急避孕药的有效性就越降低。UPSI 后 24 小时内服用 LNG 紧急避孕药的怀孕率约为 1.5%，但 UPSI 后 48～72 小时服用 LNG 的怀孕率就上升到了 2.6%[16-19]。为了使用方便，及能在最有效避孕时间窗内服用 LNG，这种药物在许多国家已经是非处方药了。如果在 LH 开始急速上升的 2 天前或更早开始使用 LNG，会导致 LH 峰延迟或被抑制，因此排卵会延迟或被抑制[20-23]。但如果在 LH 已经开始上升时才开始使用 LNG 就不会抑制排卵[22]。

此外，紧急避孕中应用的 LNG 不影响子宫内膜的发育和孕激素水平[22]，体外研究的人类胚胎着床也不受 LNG 的影响[24]。动物研究证实 LNG 不影响受精或着床[25,26]。这些实验研究结果与 LNG 紧急避孕药的临床资料相一致[27]。并没有观察到异位妊娠率上升[60]。如果避孕失败或在怀孕早期误服左炔诺孕酮紧急避孕药，不会对胚胎发育造成危害。

张和同事们[59]在一个队列研究中报道，应用左炔诺孕酮紧急避孕的女性和未使用任何激素药物的女性相比，流产率、胎儿畸形率、出生性别比都没有统计学差异。

图 7-1 总结了 Yuzpe 方案和左炔诺孕酮在 UPSI 后不同时间段应用后的妊娠率（图 7-1）。

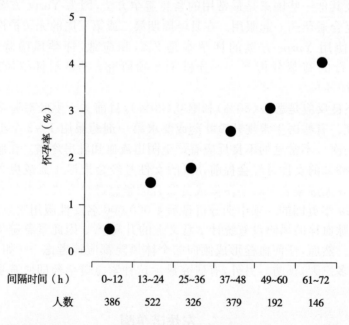

图7-1 无防护性行为与 Yuzpe 方案和左炔诺孕酮紧急避孕间隔时间和怀孕率的关系[18]

三、米非司酮

米非司酮为抗孕激素,主要用于药物性终止妊娠(参考米非司酮澳大利亚公共评估报告)[61]。然而大量研究试验显示,米非司酮还可用于紧急避孕。两项随机试验比较了600mg米非司酮与Yuzpe方案[28,29],研究显示米非司酮紧急避孕的避孕率为100%。另一项大范围随机试验研究了UPSI后5天内服用单剂量600mg、50mg、10mg米非司酮,研究显示三种剂量的治疗均使怀孕率下降了85%,但下次月经来潮时间明显与剂量有关:600mg组中36%的女性月经推迟一周,50mg组中23%的女性月经推迟,低于10mg组只有18%的女性月经推迟。中国10mg或25mg米非司酮用于紧急避孕。众所周知,米非司酮的避孕效果与服药所处时期(月经周期的哪一时期)及剂量有关。已经证明单剂量10mg米非司酮的种种方案能够干扰卵泡发育从而延迟或抑制排卵[22,30-32];剂量再大一些会影响子宫内膜的容受性和阻止着床[24,33-35],10mg剂量对子宫内膜几乎没有影响或没有影响[22]。

四、乌利司他——一种孕酮受体调节剂

UPA(ulipristal acetate,醋酸乌利司他)是第一种用于紧急避孕的选择性孕酮受体调节剂(selective progesterone receptor modulator,SPRM)。它属于孕酮受体配体大家族,孕酮受体配体的作用可以用一个范围来表示:一个界限是纯粹的激动剂(如孕酮),另一个界限是纯粹的拮抗剂。选择性孕酮受体调节剂恰处于这个范围的中间位置,因为它具有激动剂和拮抗剂的双重特性。

(一)UPA的研发

UPA是由HRA Pharma公司和美国国家卫生研究院(National Institute of Health)在马里兰州贝塞斯达市研发的。从早期的试验阶段到III期临床试验,该药物的研发花费将近十年的时间。2009年该药经欧洲药品管理局批准进入欧洲市场。应用适应证是无防护性行为后120小时(5天)紧急避孕。

(二)受体结合研究

体外实验中,UPA竞争性地结合孕酮受体、糖皮质激素受体和雄激素受体,同时,对雌激素受体、盐皮质激素受体的亲和力较弱。此外,UPA与糖皮质激素受体的亲和力较强,动物体外试验显示UPA有抗糖皮质激素作用,但在人体没有观察到这一作用,即使每天服用10mg UPA。UPA对雄激素受体的亲和力最小,对人体雌激素受体或盐皮质激素受体无亲和力。

(三)药代动力学

口服给药的半衰期是32小时,97%～99.5%的乌利司他与血浆蛋白结合,主要由细胞色素P450(P450)代谢。

(四)作用机制

1. 抑制排卵 UPA是一种口服合成孕酮受体调节剂,对人体孕酮受体有很强的亲和力。主要作用机制是阻止或延迟排卵,临床试验显示UPA根据剂量(10～100mg)在卵泡中期延迟优势卵泡(Graafian卵泡)的成长,结果是导致排卵延迟,这在使用最大剂量(50mg和100mg微粒化UPA)时最明显。即使是在排卵前一刻(LH已开始上升)使用UPA也是有

333

效的,但此时使用 LNG 或 Yuzpe 来抑制排卵已经太晚了。一项比较黄体早期使用安慰剂、10mg、50mg、100mg 非微粒化 UPA 的研究观察到:根据排卵后 4～6 天的子宫内膜组织检查显示,与安慰剂组和 10mg 组相比,50mg 组和 100mg 组子宫内膜成熟明显延迟[36]。UPA 治疗引起的子宫内膜变薄和腺体孕酮受体增加存在明显的剂量相关性,但紧急避孕用法剂量(30mg)对子宫内膜无明显影响[39]。

有三项研究考察了 LNG 和 UPA 对紧急避孕的作用机制:

(1)根据 Croxatto 等[41]和 Massai 等[40]的研究,使用 UPA 后 5 天内未排卵的月经周期数明显增多(检测卵泡直径≥18mm)(图 7-2)。

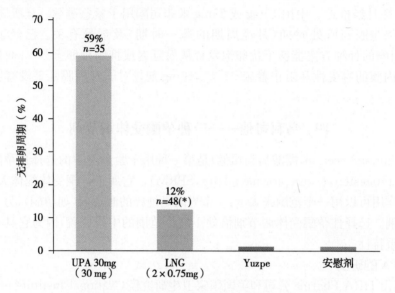

图 7-2　服药 5 天内无排卵的月经周期数(检测卵泡 18mm)

(2)Brache 等[42]的研究显示 UPA 使排卵期前的 LH 峰推迟 4 天(图 7-3),仅有一个小样本研究显示服用 UPA 后 5 天内无排卵女性的比例增大(59%)。LNG 不能抑制已经开始上升的 LH 峰。

这个现象是与药物有关还是与剂量有关? 目前还不清楚,因为对较大剂量 LNG 的研究缺失。由于 LH 骤增是预存在垂体囊泡中的 LH 快速释放,UPA 应该在垂体囊泡中影响垂体 LH 的释放。垂体囊泡是否含有孕酮受体? 胞吐作用是否能被孕酮受体调节剂阻止? 以上问题需要进一步研究探讨。

图 7-4 对作用方式做了总结。

2. 干扰受精卵着床　Gemzell-Danielsson 等[64]在最近的综述中分析了紧急避孕药的作用机制。根据他们的临床资料和实验室资料,作者表明低剂量米非司酮对子宫内膜的发育没有明显影响。尽管 10mg 米非司酮对孕酮受体的表达或局部因素有一些轻微的影响,但不影响子宫内膜容受性和受精卵着床。低剂量 UPA 的作用与低剂量米非司酮的作用相似[64]。UPA 可引起剂量相关的子宫内膜变薄,增加腺体孕酮受体,引起剂量相关的外围节点地址素减少(类似于 Stratton 等观察到的米非司酮的作用[65,66])。因此用于紧急避孕的低剂量 UPA(30mg)对子宫内膜容受性和受精卵着床没有影响[67]。

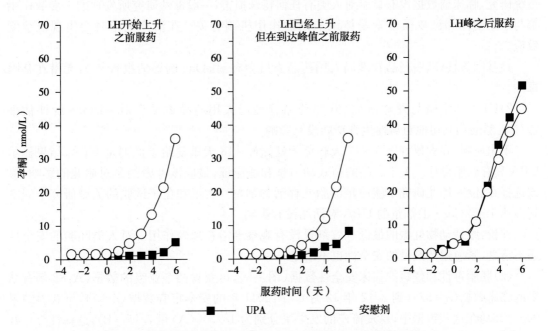

图 7-3 服用 **30mg** 醋酸乌利司他后延迟黄体酮上升：两组都能观察到黄体酮上升延迟了 4 天[42]

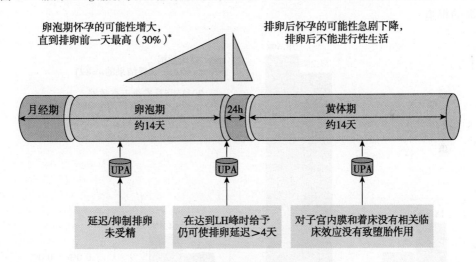

图 7-4 UPA30mg 紧急避孕的作用机制[39]

相反地，用于子宫平滑肌瘤治疗的 UPA（口服，每天 5mg）能引起子宫内膜改变，被称为"PAEC"。正如 Mutter 等[68] 和 Rabe 等[69] 观察到的：所有孕酮受体调节剂长期应用后都会出现子宫内膜改变，但应用一次不会出现。服用 UPA（5mg）3 个月来治疗子宫肌瘤的女性中有 3 人怀孕。如果长期治疗产生 PAEC 改变，那么这些改变似乎并不阻止着床。

（五）药物安全性

1. 临床前研究

（1）安全性的临床前研究数据：根据安全药理学对反复摄入 UPA 的毒性和基因毒性的

传统研究,临床前数据没有显示对人类有任何特殊损害,一般毒性研究所发现的大多数作用都与孕酮受体和糖皮质激素受体调节剂的作用机制有关。在治疗剂量时会出现抗孕酮效应。

1)基因毒性(欧盟药品管理局人用药品委员会对 ellaOne 的评估报告[62]):无潜在基因毒性。

2)UPA 的生殖与发育研究(欧盟药品管理局人用药品委员会对 ellaOne 的评估报告[62]):醋酸乌利司他对男性生育功能没有影响。

不出所料,在大鼠妊娠 6～17 天和兔子妊娠 6～18 天重复给予低剂量 UPA,结果显示 UPA 具有胚胎毒性。关于产品的药效动力学和适应证,最应该考虑的是对胎儿的影响,应该选择在胚胎/胎儿研究中能使足够胎儿存活的剂量。大鼠和兔子试验的关键研究中观察到多达 $1mg/(kg \cdot d)$ 剂量的 UPA 对活胎没有影响。

评价:维持动物妊娠的最低有效剂量没有观察到潜在致畸作用。对人类胚胎的安全性还不清楚,紧急避孕剂量的安全性也不清楚[71]。

(2)胚胎毒性和妊娠的临床安全性数据(图 7-5),可获得两个亚组的数据:A:82 例有结果的临床数据($n=92$)(到 2012 年 12 月)。B:2011 年的安全审查数据($n=74$,可获得结果的$n=28$)。在这些数据中,自发流产的发生率分别为 18.3%(A)和 7.1%(B),选择性终止妊娠的比率分别为 73.2%(A)和 78.6%(B),活产率分别为 8.5%(A)和 14.3%(B)。没有异位妊娠的报道。

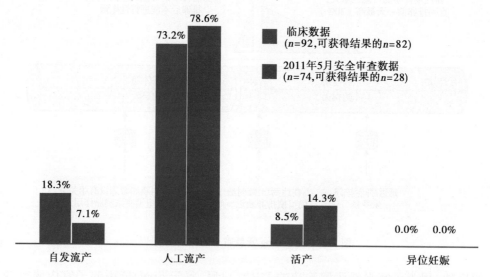

图 7-5 醋酸乌利司他紧急避孕之后怀孕情况:临床试验和上市后检测数据[43]

2. 药物安全性的临床研究

不良反应:服用 30mg UPA 不良反应的发生率与服用 1.5mg LNG 不良反应的发生率相似。两种形式的治疗显示了相似的不良反应(图 7-6)。

Rodriguez 等人在一篇系统综述中对紧急避孕药引起的恶心和呕吐的预防及处理进行了分析[44]。

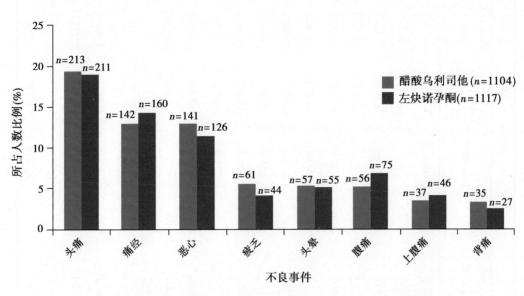

图 7-6 醋酸乌利司他 30mg 与左炔诺孕酮单剂量 1.5mg 不良反应比较[37]

五、LNG 和 UPA 的避孕效果的临床数据总结

分析 Yuzpe 方案、LNG、UPA 三种紧急避孕方法有效性的临床试验概述见表 7-3、表7-4。

表 7-3 不同设计的临床试验(分析醋酸乌利司他和左炔诺孕酮紧急避孕效果)的比较

作者/年份	Creinin 等[37]	Fine 等[38]	Glasier 等[14]	Glasier 等[14]
研究	随机试验 一个研究中心 双盲	观察性试验 多中心计划生育门诊	随机试验 多中心计划生育门诊	荟萃分析[14,37]
剂量	UPA50mg（$n=775$）；LNG2×0.75mg($n=774$)	UPA30mg（$n=1241$）	UPA30mg（$n=1104$） LNG1.5mg（$n=1117$）	
研究对象	健康女性	有规律月经、18 岁以上、性交后 48～120h 的女性	有规律月经、性交后 5 天内的女性	
评论	直到性交后 72h			更像是两个不同研究的汇集分析

表7-4 不同避孕方法的避孕效果

性交后时间（天）	性交后时间(h)	Yuzpe		LNG						UPA	
		Lancet[70]	Lancet[70]	Creinin等[37]	Fine等[38]	Glasier等[14]	Meta-analysis*[14]	Creinin等[37]	Fine等[38]	Glasier等 2010[14]	Meta-analysis*[14]
<1	0~24	2.00% 9/459	0.40% 2/450	1.50% 4/263	n.a.	3.00% 10/337	2.50% 15/600	0.00% 0/273	n.a.	1.60% 5/312	0.90% 5/584
2	25~48	4.10% 15/370	1.20% 4/338	1.00% 3/298	n.a.	2.20% 7/319	10/617	2.20% 6/268	n.a.	2.10% 7/329	2.20% 13/597
3	49~72	4.70% 7/150	2.70% 5/187	2.80% 6/213	n.a.	2.60% 5/196	11/409	0.40% 1/234	2.30% 16/693	1.50% 3/203	0.90% 4/437
4	73~96	n.a.	n.a.	n.a.	n.a.	2.70% 2/73	2/73	n.a.	2.10% 8/390	0.00% 0/63	0.00% 0/63
5	97~120	n.a.	n.a.	n.a.	n.a.	3.00% 1/33	1/33	n.a.	1.30% 2/158	0.00% 0/34	0.00% 0/34
<3	0~72	3.20% 31/979	1.10% 11/976	1.70% 13/774	n.a.	2.60% 22/852	2.20% 35/1625	0.90% 7/775	n.a.	1.80% 15/844	1.40% 22/1617
3~5	49~120	n.a.	n.a.	n.a.	n.a.	8/515	14/515	n.a.	2.10% 26/1242		22/1617
0~5	0~120	n.a.	n.a.	13/742	n.a.	2.60% 25/958	2.20% 38/1731	7/775	n.a.	1.60% 15/941	1.30% 22/1714
4~5	73~120	n.a.	n.a.	n.a.	n.a.	2.80% 3/106	2.80% 3/106	n.a.	1.70% 10/548	0.00% 0/97	0.00% 0/97

Yuzpe方案和LNG方法

Piaggio等人的最初研究[18]并没有观察到Yuzpe方案和LNG方法(两次750mg之间间隔12小时)的避孕效果有什么不同。数据的汇集分析显示避孕的有效性与UPSI和服药之间的间隔时间呈负相关关系(见图7-1),但后来的研究[14,37]并没有证实这一点。但Creinin等[37]显示UPSI后25~28小时后服用紧急避孕药的怀孕率最低(1.0%),49~72小时后服用紧急避孕药的怀孕率最高(2.8%)。Glasier没有发现UPSI后5天内服用紧急避孕药的避孕效果有什么差异(见表7-4)。

1. 三项研究分析了UPSI后服用LNG和UPA的效果

(1)Creinin等[37]在一项随机双盲非劣效性试验中将UPA用于紧急避孕的有效性和不良反应与LNG进行对比,试验入选的研究对象是UPSI后72小时内需要紧急避孕的健康女性。研究对象被随机分为两组:一组给予单剂量50mg UPA+12小时后安慰剂,另一组给予0.75mg LNG+12小时后0.75mg LNG。随访安排在预计下次月经的5~7天。从服用紧急避孕药到下次月经期间要进行每日日记来记录不良反应和性生活。

1)结果:对775名UPA使用者和774名LNG使用者进行避孕效果的评估,两组分别有7例(0.9%,0.2%~1.6%)和13例(1.7%,0.8%~2.6%)怀孕者。在估计的月经周期排卵期进行UPSI,两组分别有85%和69%的预计怀孕被避免。

2)结论:在UPSI后使用UPA来避孕的效果至少与LNG一样,且二者的副作用相似(Ⅰ级证据)。

(2)Fine等[38]评估了UPSI后48~120小时服用UPA紧急避孕的有效性和安全性。45所计划生育门诊收录了年龄≥18岁、有规律月经、UPSI后48~120小时提出紧急避孕要求的女性进行研究,并给予单剂量30mg UPA治疗。怀孕状态由高灵敏度尿绒毛膜促性腺激素检测和月经来潮来确定。

1)结果:共有1241名女性评估了UPA的有效性。随访过程中有26人怀孕,怀孕率为2.1%(95% CI:1.4%~3.1%)。这些结果有统计学意义,因为实际怀孕率比预期估计怀孕率和预定义的临床无关阈值都低。此外,随着时间推移,UPA的有效性并没有下降:UPSI后48~72小时、72~96小时、96~120小时服用UPA的怀孕率分别为2.3%(1.4%~3.8%),2.1%(1.0%~4.1%)和1.3%(0.1%~4.8%)。不良反应主要是轻度或中度的,最常见的是头痛、恶心、腹痛。月经周期延长约2.8天,但经期未延长。

2)结论:UPSI后48~120小时服用UPA紧急避孕的耐受性和效果良好(Ⅱ级证据)。

(3)Glasier等[14]比较了UPA和LNG紧急避孕的有效性和安全性。

1)研究方法:有正常月经、来计划生育门诊要求UPSI后5天内紧急避孕的女性均有资格参加这个随机多中心非劣效性试验。2221名女性被随机分为两组:一组口服单剂量30mg UPA(n=1104),另一组口服1.5mg LNG(n=1117);在预期下次月经周期的第5~7天进行随访。主要研究终点是UPSI后72小时内服用紧急避孕药女性的怀孕率,两组之间的非劣效性界值为1%(限定OR值为1.6)。对有效性可评估的人群进行分析,排除了失访人群、年龄大于35岁人群、随访时怀孕情况未知的人群、曾退出研究又再次进入研究的人群。此外,我们将我们的试验和先前的一项研究进行了荟萃分析,将UPA的有效性与LNG进行了比较评估。

2)结果:有效性可评估的人群,有1696名女性在UPSI后72小时内进行紧急避孕

[N(UPA)=844,N(LNG)=852]，UPA组有15人怀孕(1.8%,95% CI:1.0～3.0)，LNG组有22人怀孕(2.6%,95%CI:1.7～3.9)，OR=0.68(95%CI:0.35～1.31)。有203名女性在UP-SI后72～120小时用UPA，其中有3人怀孕，而在这个时间段服用LNG的女性全部怀孕。0～72小时数据的荟萃分析显示，UPA组1617名女性有22人怀孕(1.4%)，LNG组1625名女性有35人怀孕(2.2%)(OR=0.58,95% CI:0.33～0.99;P=0.046)。

3)结论:UPA的使用为女性和医务工作者又提供了一种有效的紧急避孕选择:在无防护性行为后5天内使用的紧急避孕方法。

2. 完整研究数据分析　尽管完整的研究数据[14,37]只显示了赞成UPA的趋势(与LNG相比)，但集中数据分析[14,37](也称荟萃分析)显示UPA/LNG优势比(OR)显著，与LNG相比更赞成使用UPA(见表7-4)。

UPSI后服药间隔时间与避孕功效(见表7-4)

LNG:Creinin等[37]的研究中UPSI后49～72小时服用紧急避孕药的避孕功效轻微上升了最多2.80%;而Glasier等[14]的研究中5天后再服用紧急避孕药的避孕功效没什么变化，需注意的是，73～96小时和97～120小时时间段服药的研究对象数量少。

UPA:Creinin等[37]的研究中UPSI后0～24小时服用紧急避孕药没有怀孕发生，25～48小时服药的怀孕率为2.2%，49～72小时服药的怀孕率为0.4%，没有72小时后服药的数据。Fine等[38]的研究显示怀孕率呈下降趋势:2.3%(49～72小时)到2.1%(73～96小时)到1.3%(97～120小时)，同时各个时间段的研究对象数量逐渐减少;没有数据显示该差异是否具有统计学相关性。

Glasier等[14]的试验中，UPSI后72小时内服用紧急避孕药的避孕效果没有真正的差异，但72小时之后服用紧急避孕药没有怀孕发生。72小时后服药的研究对象较少，而且可能存在选择偏倚。事实上Glasier的荟萃分析是对两个不同研究的联合分析(尽管50mg UPA相当于30mg微粒化UPA)，两个研究的研究对象筛选标准也不同，最终结果在发表时一定要谨慎解释。

3. 亚群数据分析(见表7-4)　两项临床试验(Ⅱ期临床试验:50mg非微粒化UPA和1.5mg单剂量LNG[37];Ⅲ期临床试验:30mg微粒化UPA和1.5mg单剂量LNG[14])研究了UPSI后0～72小时或0～120小时服用紧急避孕药的女性，两项研究结果显示UPA的避孕效果并不比LNG差。第三项试验[38]显示服用UPA的怀孕率是2.1%，而预期怀孕率是5.5%(图7-7、图7-8)。

对两个比较试验的数据进行汇集分析，最终得出UPA比LNG具有优势。与LNG相比，UPSI后120小时内服用UPA使怀孕可能下降约一半;与LNG相比，UPSI后24小时内服用UPA使怀孕率下降约2/3，提示UPSI后应尽快服用UPA[14]。

4. 影响避孕功效的因素　Glasier等[14]对LNG和UPA的荟萃分析中分析了避孕失败相关因素。BMI(body mass index,体重指数)对避孕失败的影响最大，BMI≥30的女性与BMI<25的女性相比，各种紧急避孕方法避孕失败的几率增加3倍。BMI对怀孕率的影响在使用LNG避孕的女性中更加明显(与使用UPA的女性相比)。LNG的避孕功效随BMI的增加快速下降，分析显示BMI=26时应用LNG避孕和BMI=35时应用UPA避孕，二者的避孕效果没有差异。如果讨论协变量——体重(而不是BMI)与避孕失败的关系，LNG有效避孕的最大体重是70kg，而UPA是88kg。影响怀孕风险的其他重要因素有UPSI所处

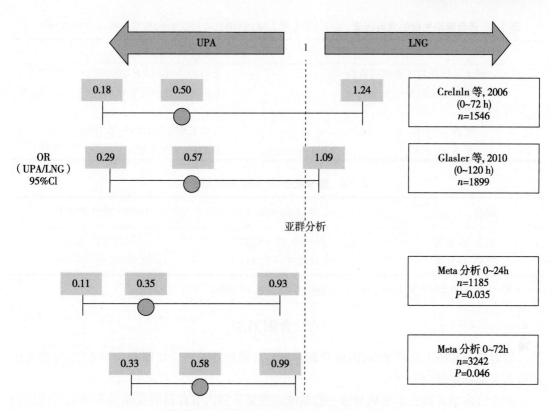

图 7-7 UPA 和 LNG 避孕效果的汇集分析[37,14]

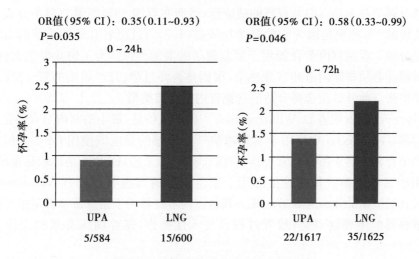

OR值（95% CI）：0.35（0.11~0.93）   OR值（95% CI）：0.58（0.33~0.99）
P=0.035   P=0.046

图 7-8 汇集分析中关于怀孕率的比较

（左侧：0~24 小时；右侧：0~72 小时）

月经周期的时期（排卵前发生 UPSI 的怀孕风险最大）、服用紧急避孕药后再次发生 UPSI（表 7-5）。这两个因素对怀孕风险的影响在 LNG 治疗组和 UPA 治疗组之间没有观察到有统计学差异[14]（表 7-6）。研究观察到排卵期性行为后紧急避孕失败率高的原因可能是避孕药对防止排卵后妊娠无效。

表 7-5　紧急避孕失败的危险因素（关于 UPA 和 LNG 的随机对照试验的荟萃分析($n=3445$)）[14]

	OR(95% CI)
性生活所处月经周期的阶段	4.4(2.3~8.2) $P<0.0001$
再次发生无防护性生活	4.6(2.2~9.0)$P<0.0002$
BMI	
肥胖 vs 正常	3.6(1.96~6.53)$P<0.0001$
超重 vs 正常	1.53(0.75~2.95)

表 7-6　怀孕风险（与正常 BMI 相比）

BMI	LNG OR(95% CI)	UPA OR(95% CI)
超重 vs 正常	2.09(0.86~4.87)	0.97(0.27~2.83)
肥胖 vs 正常	4.41(2.05~9.44) *	2.62(0.89~7.00)

* $P=0.0002$；有效性界限：LNG 26kg/m^2(70kg)；UPA 35kg/m^2(88kg)[14]

六、含铜 IUD

铜对精子和卵子具有毒性,因此含铜宫内节育器在安置之后立即有避孕效果,主要的作用机制是抑制受精[45a,45b,46]。

关于宫内节育器的作用机制的一篇系统综述显示宫内节育器对受精前和受精后的影响均具有避孕效果。大家已经认可如果已受精,宫内节育器具有抗受精卵着床作用[47,48]。

用于紧急避孕并不是宫内节育器的适应证,然而在英国 15% 的紧急避孕方式是采用宫内节育器实现的[49],特别是因为它的避孕功效高(499%)且患者有长期避孕的需求。有一些临床研究分析了含铜宫内节育器用于紧急避孕的潜能[50-54]。为了防止发生宫内感染,放置宫内节育器前必须排除阴道和宫颈感染,根据是否怀过孕、月经周期的哪一阶段,有时需要进行宫颈扩张。此外必须选择合适的含铜宫内节育器类型。

根据 GyneFix 的发明者 D. Wildemeersch[55]的个人信息,最小的宫内节育器是无支架含铜宫内节育器(GyneFix)。它可用于紧急避孕[56]。遗憾的是应该使用 GF200,但当时还没有这种宫内节育器。对于所有正常子宫(宫深<8.5cm)来说,GF200 是比较标准的;在欧洲它被批准用于紧急避孕。其他被批准用于紧急避孕的宫内节育器有 Multiload-Cu 250、Multiload-Cu 375、Multiload-Cu 375 SL。其他宫内节育器用于紧急避孕都是指征外用法。

宫内节育器的主要缺点是:放置过程是侵入性操作,需要训练有素的操作者和无菌设备。

七、Cochrane 分析

Cheng 等[13]在一项 Cochrane 分析中分析了共 100 项紧急事后避孕试验,共 55 666 名女性,其中大多数(86%)是中国进行的试验。

1. 米非司酮　荟萃分析显示中等剂量米非司酮(25~50mg)(20 项试验;RR 0.64;95% CI:0.45~0.92)或低剂量米非司酮(<25mg)(11 项试验;RR 0.70;95% CI:0.50~0.97)比 LNG 更有效,但高质量研究(4 项;RR 0.70;95% CI:0.49~1.01)显示这种显著性很微弱。

低剂量米非司酮不如中等剂量米非司酮有效(25 项试验;RR 0.73;95% CI:0.55～0.97),但高质量研究(6 项试验;RR 0.75;95% CI:0.50～1.10)显示这种差异没有统计学意义。在避孕方面米非司酮(各种剂量)比 Yuzpe 方案更有效(3 项试验;RR 0.14;95% CI:0.05～0.41)。

2. 左炔诺孕酮 单剂量 LNG(1.5mg)与标准的两剂治疗方案(0.75mg,0.75mg,间隔12 小时)的有效性相似(3 项试验;RR 0.84;95% CI:0.53～1.33)。这一结果不随服药与性行为间隔时间的改变而改变。在避孕方面 LNG 比 Yuzpe 方案更有效(5 项试验;RR 0.54;95% CI:0.36～0.80)。

3. UPA(醋酸乌利司他) 性生活后 72 小时内服用 UPA 的避孕效果比 LNG 更有效($P=0.09$)(2 项试验;RR 0.63)。关于服药时间与避孕效果的关系,在性生活后 72 小时之内服用 LNG 的女性比 72 小时后服药的女性更不易怀孕(4 项试验;RR 0.51;95% CI:0.31～0.84)。性生活-服药间隔时间对米非司酮和 UPA 的避孕效果的影响并不明显。单剂量 LNG(1.5mg)与标准的两剂治疗方案(0.75mg,0.75mg,间隔 12 小时)的有效性相似(3 项试验;RR 0.84;95% CI:0.53～1.33)。这一结果不随服药与性行为间隔时间的改变而改变。在避孕方面 LNG 比 Yuzpe 方案更有效(5 项试验;RR 0.54;95% CI:0.36～0.80)。在避孕方面,米非司酮(各种剂量)(3 项试验;RR 0.14;95% CI:0.05～0.41)和 LNG(5 项试验;RR 0.54;95% CI:0.36～0.80)比 Yuzpe 方案更有效。

4. 孕三烯酮 一项试验对孕三烯酮和米非司酮进行了比较,试验并未证实二者的避孕效果有显著性差异(996 名女性;RR 0.75;95% CI:0.32～1.76)。

所有的紧急避孕方法都是安全的。含有雌激素成分的紧急避孕要会引起恶心和呕吐,含有孕激素或抗孕激素成分的紧急避孕药会引起下次月经推迟。服用 LNG 的女性下次月经常比预期提前,而服用 UPA 的女性下次月经常比预期退后。月经延迟是服用米非司酮的主要不良反应且似乎与剂量相关。

结论:中等剂量米非司酮(25～50mg)优于 LNG 和 Yuzpe 方案;低剂量米非司酮(<25mg)可能比 LNG[两剂(0.75)治疗方案]更有效,但这还不是最终定论。UPA 可能比 LNG 更有效。已经证明 LNG 比 Yuzpe 方案更有效。含铜宫内节育器是最有效的紧急避孕方法,还是唯一一种具有持续避孕效果的紧急避孕方式(若节育器留在原地)。

八、总 结

(一) 米非司酮

1. Cochrane 结论[13]

(1)中等剂量米非司酮(25～50mg)优于 LNG 和 Yuzpe 方案;

(2)低剂量米非司酮(<25mg)可能比 LNG[两剂(0.75)治疗方案]更有效,但这还不是最终定论。

2. 避孕失败率 UPSI 后 5 天内服用 10～25mg 米非司酮的避孕失败率约 1.5%。

(二) 左炔诺孕酮

LNG 单剂量 1.5mg 用于性生活后 5 天内紧急避孕是有效的[57]。

1. Cochrane 结论[13]

(1)已经证明 LNG 比 Yuzpe 方案更有效。

(2)关于服药与性生活的间隔时间与避孕效果的关系,性生活后 72 小时内服药的女性比 72 小时后服药的女性不易怀孕(4 项试验;RR 0.51;95％ CI:0.31～0.84)。

2. 避孕失败率 约 3%。

(三) 左炔诺孕酮(1.5mg 单剂量)与醋酸乌利司他

1. 临床试验分析避孕功效 UPA 和 LNG 用于性生活后 5 天内紧急避孕是有效的。

2. Cochrane 结论[13] 性生活后 72 小时内服用 UPA 的避孕效果比 LNG 更有效(P＝0.09)(2 项试验;RR 0.63)。

(四) 醋酸乌利司他

没有临床数据显示 UPSI 后 5 天内服用 UPA 与 UPSI 间隔时间影响避孕效果。

1. Cochrane 结论[13] 性生活-服药间隔时间对 UPA 避孕效果的影响并不明显。以下亚群的数据显示有微小差异:

(1)Viceversa Fine 等[38]和 Glasier 等[14]显示性生活后 72 小时后服用避孕药比时间窗前服用药物的怀孕率低。Glasier 等[14]研究中的低怀孕率与偏倚和研究对象样本量小(怀孕率不会过高估计)有关。

(2)服药与性生活的间隔时间 25～48 小时与小于 24 小时比较,Creinin 等[37]和 Glasier 等[14]均显示较早服用 UPA 的怀孕率低,但这一观察结果没有统计学意义。

2. 避孕失败率 约 1.5%。

尽早服用 UPA 是否有临床需要? 根据对紧急避孕药早期研究的结果[18],显示紧急避孕药应该尽早服用。关于尽早服用 UPA 来预防排卵前卵泡生长和抑制排卵还在争论着,尽管没有任何临床试验支持这一假设,Cheng 等[13]的研究也没有发现性生活-服药间隔时间影响 UPA 的避孕效果。但 Glasier 等的荟萃分析很清楚的显示 UPSI 后 24 小时内服用 UPA 的避孕效果是 LNG 的三倍,UPSI 后 24 小时后服用 UPA 的避孕效果是 LNG 的两倍。由于实用和有效性的原因,建议女性尽早服用紧急避孕药[13]。

比较理想的是,紧急避孕药应该预先制成片剂或非处方药可以买到。同时非常重要的一点,含铜宫内节育器是最有效的紧急避孕方式,可能因为它既防止受精也防止受精卵着床。在欧洲除 GynFix®(Contrel/Belgium)无支架宫内节育器以外,全世界范围内因紧急避孕而放置含铜宫内节育器的用法都是适应证外用法。目前 LNG 在欧洲市场,除了德国和瑞士,是非处方药。希望 UPA 在不久的将来也可以成为非处方药。

如果在服用紧急避孕药后 3 个小时内发生呕吐,应该在补服一片。UPA(ellaOne®)可以在月经周期的任何阶段服用,但必须注意可能存在的药物相互作用(参考药物说明书)。

再次或开始避孕? Salcedo 等[58]的系统综述阐述了服用紧急避孕药的女性什么时候再次避孕或开始避孕。药物制造商建议在服用 UPA 到下次月经期间应尽快继续常规避孕或开始常规避孕(可以使用可靠的屏障避孕方法)。然而,理论上有这样一种观点:由于 UPA 的功能是选择性孕酮受体调节剂,所以同时服用孕激素会是它的避孕效果下降;通过 LNG 或 Yuzpe 方案紧急避孕的女性不存在类似的担心。

(五) 含铜宫内节育器

1. Cochrane 结论[13] 含铜宫内节育器是最有效的紧急避孕方式,还是唯一一种能持续避孕的方式(只要待在原地)。

2. 避孕失败率 小于 1.0%。

并不是每个患者都能接受放置宫内节育器。而且放置过程是侵入性操作,需要训练有素的操作者和无菌设备。

用于紧急避孕的含铜节育器放置是适应证外用法,只有无支架 GyneFix 宫内节育器(可用于未生育者)被批准在欧洲可用于紧急避孕。其他获批准的用于紧急避孕的宫内节育器有 Multiload-Cu 250(CE)、Multiload-Cu 375(CE)、Multiload 375 SL(CE)。使用其他宫内节育器来紧急避孕都是适应证外用法。

(六) 临床结论

紧急避孕是无防护性生活后防止怀孕的唯一方法;如果能被接受和广泛应用,紧急避孕可能是避免意外妊娠强有力的手段。但需要指出的是紧急避孕与常规避孕方法不同。

米非司酮 25mg 单剂量用于紧急避孕的效果很好,且不良反应低。该产品主要在中国应用——大多数国家市场上没有这种产品,因为它有潜在堕胎作用。

2009 年 9 月 UPA(ellaOne®)的上市为事后避孕提供了一种安全有效的紧急避孕方式。已经证明 UPSI 后 24 小时内和 72 小时内服用 UPA 的避孕效果比 LNG 好,且 UPA 的作用时间可持续到 UPSI 后 5 天,与精子的存活时间相匹配。30mg UPA 比 LNG 的耐受性好。因此 UPA 比 LNG 有明显的优势,代表着紧急避孕技术一个名副其实的突破。尽管 UPA 和 LNG 的作用机制都是阻止卵泡成长和抑制排卵,但 LNG 作用的时间窗似乎相当窄(从优势卵泡的选择开始,到 LH 峰开始骤升时结束)。相反地,已经证明 UPA 对排卵有直接抑制作用,这使得 UPA 在排卵前一刻(此时 LH 峰已经开始骤升)应用都有效,但此时应用 LNG 就已经无效了。这种作用机制的不同解释了为什么 UPA 在早期和晚期应用都有很好的避孕效果。

虽然如此,必须告诉患者使用不同激素避孕仍有怀孕可能;含铜宫内节育器(被批准应用于紧急避孕的)的避孕效果最好(499%)。

(Kristina Gemzell-Danielsson,Thomas Rabe,程丽楠,著;武红琴,阮祥燕,译)

参 考 文 献

1. Demers L. The morning-after pill. N Engl J Med,1971,284:1034-1036

2. FDA considers DES safe as 'morning-after pill'. JAMA,1973,224:1581-1588

3. Johnson JH. Contraception - the morning after. Fam Plann Perspect,1984,16:266-270

4. Yuzpe A,Thurlow H,Ramzy I,et al. Postcoital contraception-A pilot study. J Reprod Med,1974,13:53-58

5. Valle G. The problem of postcoital contraception using oral progestins. Aggiorn Ostet Ginecol,1975,8:127-128

6. Task Force on Postovulatory Methods of Fertility Regulation. Randomised controlled trial of levonorgestrel versus the Yuzpe regimen of combined oral contraception for emergency contraception. Lancet,1998,352:428-433

7. Guillebaud J. Time for emergency contraception with levonorgestrel alone. Lancet,1998,352:416-417

8. Gemzell-Danielsson K,Meng CX. Emergency contraception:potential role of ulipristal acetate. Int J Women's Health,2010,2:53-61

9. Yuzpe AA,Lancee WJ. Ethinylestradiol and dl-norgestrel as a postcoital contraceptive. Fertil Steril,1977,

28:932-936

10. Trussell J, Rodriguez G, Ellertson C. Updated estimates of the effectiveness of the Yuzpe regimen of emergency contraception. Contraception, 1999, 59:147-151

11. Vasilakis C, Jick SS, Jick H. The risk of venous thromboembolism in users of postcoital contraceptive pills. Contraception, 1999, 59:79-83

12. Glasier A. Emergency postcoital contraception. N Engl J Med, 1997, 337:1058-1064

13. Cheng L, Che Y, Gülmezoglu AM. Interventions for emergency contraception. Cochrane Database Syst Rev, 2012, 8:CD001324. doi:10. 1002/14651858. CD001324. pub4

14. Glasier AF, Cameron ST, Fine PM, et al. Ulipristal acetate versus levonorgestrel for emergency contraception: a randomised noninferiority trial and meta-analysis. Lancet, 2010, 13:555-562

15. Strayer SM, Couchenour RL. Combined oral contraceptives versus levonorgestrel for emergency contraception. J Fam Pract, 1998, 47:417

16. von Hertzen HG, Piaggio G, Van Look PF. Emergency contraception with levonorgestrel or the Yuzpe regimen. Task Force on Postovulatory Methods. Lancet, 1998, 352:1939

17. von Hertzen H, Piaggio G, Ding J, et al. WHO Research Group on Post-ovulatory Methods of Fertility Regulation. Low dose mifepristone and two regimens of levonorgestrel for emergency contraception: a WHO multicentre randomised trial. Lancet, 2002, 360:1803-1810

18. Piaggio G, von Hertzen H, Grimes DA, et al. Timing of emergency contraception with levonorgestrel or the Yuzpe regimen. Task Force on Postovulatory Methods of Fertility Regulation. Lancet, 1999, 353:721

19. Ho PC, Kwan MS. A prospective randomized comparison of levonorgestrel with the Yuzpe regimen in post-coital contraception. Hum Reprod, 1993, 8:389-392

20. Durand M, del Carmen Cravioto M, Raymond EG, et al. On the mechanisms of action of shortterm levonorgestrel administration in emergency contraception. Contraception, 2001, 64:227-234

21. Marions L, Cekan SZ, Bygdeman M, et al. Effect of emergency contraception with levonorgestrel or mifepristone on ovarian function. Contraception, 2004, 69:373-377

22. Marions L, Hultenby K, Lindell I, et al. Emergency contraception with mifepristone and levonorgestrel: mechanism of action. Obstet Gynecol, 2002, 100:65-71

23. Croxatto HB, Brache V, Pavez M, et al. Pituitary-ovarian function following the standard levonorgestrel emergency contraceptive dose or a single 0. 75-mg dose given on the days preceding ovulation. Contraception, 2004, 70:442-450

24. Lalitkumar PG, Lalitkumar S, Meng CX, et al. Mifepristone, but not levonorgestrel, inhibits human blastocyst attachment to an in vitro endometrial three-dimensional cell culture model. Hum Reprod, 2007, 22:3031-3037

25. Müller AL, Llados CM, Croxatto HB. Postcoital treatment with levonorgestrel does not disrupt postfertilization events in the rat. Contraception, 2003, 67:415-419

26. Ortiz ME, Ortiz RE, Fuentes MA, et al. Post-coital administration of levonorgestrel does not interfere with post-fertilization events in the new-world monkey Cebus apella. Hum Reprod, 2004, 19:1352-1356

27. Novikova N, Weisberg E, Stanczyk FZ, et al. Effectiveness of levonorgestrel emergency contraception given before or after ovulation-a pilot study. Contraception, 2007, 75:112-118

28. Ho PC, et al. Mifepristone: contraceptive and non-contraceptive Uses. Current Opinions Obstet Gynecol, 2002, 14:325-330

29. Wertheimer RA. Emergency postcoital contraception. Am Fam Physician, 2000, 62:2287-2292

30. Shoupe D, Mishell Jr DR, Page MA, et al. Effects of the antiprogesterone RU 486 in normal women. II.

Administration in the late follicular phase. Am J Obstet Gynecol,1987,157:1421-1426

31. Ledger WL,Sweeting VM,Hillier H,Baird DT. Inhibition of ovulation by low-dose mifepristone(RU 486). Hum Reprod,1992,7:945-950

32. van der Stege JG,Pahl-van Beest EH,Beerthuizen RJ,et al. Effects of a preovulatory single low dose of mifepristone on ovarian function. Eur J Contracept Reprod Health Care,2006,11:104-108

33. Gemzell-Danielsson K,Svalander P,Swahn ML,et al. Effects of a single post-ovulatory dose of RU486 on endometrial maturation in the implantation phase. Hum Reprod,1994,9:2398-2404

34. Gemzell-Danielsson K,Swahn ML,Svalander P,et al. Early luteal phase treatment with mifepristone(RU 486) for fertility regulation. Hum Reprod,1993,8:870-873

35. Swahn ML,Gemzell K,Bygdeman M. Contraception with mifepristone. Lancet,1991,12:942-943

36. Stratton P,Levens ED,Hartog B,et al. Endometrial effects of a single early luteal dose of the selective progesterone receptor modulator CDB- 2914. Fertil Steril,2010,93:2035-2041

37. Creinin MD,Schlaff W,Archer DF,et al. Progesterone receptor modulator for emergency contraception:a randomized controlled trial. Obstet Gynecol,2006,108:1089-1097

38. Fine P,Mathe' H,Ginde S,et al. Ulipristal acetate taken 48-120 hours after intercourse for emergency contraception. Obstet Gynecol,2010,115:257-263

39. Trussel J,Rodriquesz G,Ellerston C. New estimates of the effectiveness of the Yuzpe regimen or emergency contraception. Contraception,1998,57:363-369

40. Massai MR,Forcelledo ML,Brache V,et al. Does meloxicam increase the incidence of anovulation induced by single administration of levonorgestrel in emergency contraception? A pilot study. Hum Reprod,2007,22:434-439. Epub,2006 Sep 15

41. Croxatto HB,Brache V,Pavez M,et al. Pituitary-ovarian function following the standard levonorgestrel emergency contraceptive dose or a single 0. 75-mg dose given on the days preceding ovulation. Contraception. ,2004,70:442-450

42. Brache V,Cochon L,Jesam C,et al. Immediate pre-ovulatory administration of 30 mg ulipristal acetate significantly delays follicular rupture. Hum Reprod. ,2010,25(9):2256-63. doi:10. 1093/humrep/deq157. Epub,2010 Jul 15

43. Cameron S. Emergency contraception with Ulipristal. Lecture at the ESC congress Athens,Greece,2012,6:20-23

44. Rodriguez MI,Godfrey EM,Warden M,et al. Prevention and management of nausea and vomiting with emergency contraception:a systematic review. Contraception. ,2012 Oct 31. pii:S0010-7824(12)00883-9. doi:10. 1016/j. contraception. 2012. 09. 031. Epub ahead of print.

45. (a) Belluck,Pam(June 6,,2012). No abortion role seen for morningafter pill. The New York Times:p. A1,(b) Belluck,Pam(June 6,2012). Drug's nickname may have aided politicization. The New York Times:p. A14

46. International Federation of Gynecology and Obstetrics(FIGO) and International Consortium for Emergency Contraception(ICEC)(April 4,2011). Mechanism of action:How do levonorgestrelonly emergency contraceptive pills(LNG ECPs) prevent pregnancy? London:International Federation of Gynecology and Obstetrics

47. MedicineNet. com4Levonorgestrel-oral,Retrieved on April 3,2010

48. Kovalevsky G,Ballagh SA,Stanczyk FZ,et al. Levonorgestrel effects on serum androgens,sex hormone-binding globulin levels,hair shaft diameter,and sexual function. Fertil Steril,2010,93:1997-2003. doi:0. 1016/j. fertnstert. 2008. 12. 095. PMID,19394598

347

49. Mansour D,2013,personal information

50. Cleland K,Zhu H,Goldstuck N,et al. The efficacy of intrauterine devices for emergency contraception:a systematic review of 35 years of experience. Hum Reprod. ,2012,27:1994-2000. doi:10. 1093/ humrep/ des140. Epub,2012 May 8

51. Belden P,Harper CC,Speidel JJ. The copper IUD for emergency contraception,a neglected option. Contraception,2012,85:338-839

52. Wu S,Godfrey EM,Wojdyla D,et al. Copper T380A intrauterine device for emergency contraception:a prospective,multicentre,cohort clinical trial. BJOG,2010,117:1205-1210

53. Zhou L,Xiao B. Emergency contraception with Multiload Cu-375 SL IUD:a multicenter clinical trial. Contraception,2001,64:107-112

54. Turok DK,Gurtcheff SE,Handley E,et al. A pilot study of the Copper T380A IUD and oral levonorgestrel for emergency contraception. Contraception,2010,82:520-525

55. Wildemeersch D,2013,personal information

56. D'Souza RE,Masters T,Guillebaud J. Randomised controlled trial assessing the acceptability of GyneFix_ versus Gyne-T380S_ for emergency contraception. J Family Planning and Reproductive Health Care,2003,29:23-29

57. World Health Organization. Media centre. Emergency contraception. Fact sheet No 244,July,2012

58. Salcedo J,Rodriguez MI,Curtis KM,Kapp N. When can a woman resume or initiate contraception after taking emergency contraceptive pills? A systematic review. Contraception. ,2012 Sep 17. pii:S0010-7824 (12)00742-1. doi:10. 1016/j. contraception. ,2012. 08. 013. Epub ahead of print.

59. Zhang L,Chen J,Wang Y,et al. Pregnancy outcome after levonorgestrel-only emergency contraception failure:a prospective cohort study. Human Reproduction,2009,1:1-7

60. Cleland K,Raymond E,Trussell J,et al. Ectopic pregnancy and emergency contraceptive pills:a systematic review. Obstet Gynecol,2010,115:1263-1266

61. Australian Public Assessment Report for Mifepristone,2012,a) http://www. tga. gov. au/pdf/auspar/ auspar-mifepristone-121002. pdf,retrieved 21. 1. 2013

62. EMA:CHMP assessment report for ellaOne(2009)i. (http://www. ema. europa. eu/docs/en_GB/document_library/EPAR_-_Public_assessment_report/human/001027/WC500023673. pdf)

63. EMA - summary for the public:ellaOne. i. http://www. ema. europa. eu/docs/en_GB/document_library/EPAR_-_Summary_for_the_public/human/001027/WC500023671. pdf

64. Gemzell-Danielsson K,Berger C,P G L L. Emergency contraception- mechanisms of action. Contraception. ,2012 Oct 29. pii:S0010-7824(12)00750-0. doi:10. 1016/j. contraception. 2012. 08. 021. Epub ahead of print.

65. Stratton P,Hartog B,Hajizadeh N,et al. A single mid-follicular dose of CDB-2914,a new antiprogestin, inhibits folliculogenesis and endometrial differentiation in normally cycling women. Hum Reprod,2000, 15:1092-1099

66. Stratton P,Levens ED,Hartog B,et al. Endometrial effects of a single early luteal dose of the selective progesterone receptor modulator CDB-2914. Fertil Steril,2010,93:2035-2041

67. Gemzell-Danielsson K,personal communication,24. 01. 2013

68. Mutter GL,Bergeron C,Deligdisch L,et al. The spectrum of endometrial pathology induced by progesterone receptor modulators. Mod Pathol,2008,21:591-598

69. Rabe T,Ahrendt HJ,Albring C,et al. Ulipristalacetat bei symptomatischem Uterus myomatosus und bei myombedingter Hypermenorrhoe. Gemeinsame Stellungnahme der DGGEF und des BVF Reproduk-

tionsmed. Endokrinol,2012,9:106-126 http://www. kup. at/kup/pdf/10769. pdf

70. Task Force on Postovulatory Methods of Fertility Regulation. Randomised controlled trial of levonorg-estrel versus the Yuzpe regimen of combined oral contraceptives for emergency contraception. Lancet, 1998,352:428-433

71. Stefan van der Geest for HRA Pharma,personal communication(30. 1. 2013)

第八章

男性激素避孕

男性激素避孕的原则是抑制促性腺激素和睾丸生精功能。所有男性激素避孕药都含有睾酮,但在东亚人可以单靠睾酮抑制精子生成,达到避孕保护的效果。在白种人中,还需要添加其他成分,如孕激素。临床试验集中在睾酮结合炔诺酮、去氧孕烯、依托孕烯或醋酸甲羟孕酮。制药业第一个随机、安慰剂对照临床试验,证明了十一酸睾酮和依托孕烯结合,可以有效抑制精子生成。

第一节 概 述

一、男性激素避孕的基本原理

在 20 世纪,女性“避孕药”的发明无疑对当时的医疗、社会、文化产生了重要的影响[1]。性的发生促进了生殖,保证人类繁衍;而避孕药物也经历了一千年漫长的发展,其不仅对经济和政治,还对社会、计划生育、道德及人口都产生了重大影响。但男性避孕的药理机制还不清楚。

女性避孕非常有效。然而,全球每天 1 000 000 名怀孕的妇女中,50% 是计划外妊娠,其中 150 000 名选择人工流产终止妊娠,这又会导致 500 人致命。提高女性避孕药的利用率可能会改善这种情况,但仍需要关注男性避孕。男性享受性快乐的同时,也应该为计划生育做一点贡献——男性避孕得到呼唤。

此外,男女的避孕风险也应该是平等的。调查显示,在工业国家大部分人是可以接受男性避孕的,这将有助于进一步避免人口波动。指数人口增长危及经济、社会和医学进步,所以男性避孕也有利于发展中国家的进步。此外,男性避孕也涉及性别平等这一突出的政治问题。

二、男性的选择

对男性来说,避免生育和性活动有许多方法,在过去一直使用,并仍在有限的范围内实行。自古以来,阉割是消灭敌人、阻碍他们繁殖和传递基因的方式之一。中国帝制时期(1912 年)之前,男人们愿意牺牲他们的睾丸来换取皇宫的高级职位和政治影响力。在西方,一些想要成为歌手的男孩为了保存青春期的声音,被迫放弃自己的成年,但最后往往没有成功实现梦想[2]。禁欲是一个可以避免生育,且相对不残酷的方式,但很少有男人愿意长时间放弃性活动和生育。

传统的男性避孕方法如定期禁欲或体外射精,意外怀孕率比较高,且干扰性生活。避孕套是最古老的屏障避孕方法。然而,在使用避孕套时受孕率仍比较高,100 对夫妇使用避孕套的第一年有 12 个怀孕(Pearl 指数＝12)。艾滋病的流行使安全套的使用增加,但其主要目的是避免艾滋病毒感染和其他性传播疾病的传播,而不是避孕[3]。对于男性避孕,输精管结扎术是一种安全且相对简单的手术方法。输精管结扎后意外怀孕率小于 1‰,缺点是不易逆转。对于输精管结扎后再次要求生育者,需要手术反转或睾丸活检和细胞浆内提取精子注射到卵子中,只有 50% 左右的人实现生育。

鉴于这些男性避孕方法的缺点,所以,一个理想的男性避孕药先决条件是什么呢？它应该是:

- 独立于性活动;
- 男女双方均可以接受;
- 不会干扰性欲、性功能或性活动;
- 没有短期或长期的毒副作用;
- 对后代没有影响;
- 快速有效的且完全可逆;
- 与女性避孕方法一样有效;

在过去的 40 年里,男性激素避孕已经应用于临床试验。在下文中,将对男性激素避孕的发展进行综述。

第二节　男性激素避孕的原理及相关临床实验

目前为止,男性避孕已经有许多不同的实验方法和药学方法,最符合上述那些条件的是激素避孕。男性激素避孕的基础是下丘脑-垂体-睾丸的内分泌反馈机制,其目的是抑制睾丸生精和降低精子的浓度,实现无精子症或精子浓度足够低(每次射精≤1×10^6 个精子/ml),以实现避孕。

睾丸生精和睾酮分泌密切相关,所以可以通过抑制睾酮生成阻碍精子形成。猴子的研究表明,通过抗体单纯抑制卵泡刺激素(FSH),导致精子浓度降低,但不会实现无精子症。抑制 FSH 和黄体生成激素(LH)的确会导致无精子症,但也会诱发雄激素缺乏症状,影响性欲、性功能、性行为以及代谢过程(红细胞生成,蛋白质,矿物质和骨代谢)。因此,促性腺激素的抑制常常需要结合雄激素。

因此,男性激素避孕的原理是:①抑制 LH 和 FSH;②睾丸内睾酮损耗和精子萎缩;③外周血睾酮替代,维持男性特征。

表面上看,睾酮本身就是可选择的激素,因为它同时抑制促性腺激素和维持男性特征。然而研究表明,单独使用睾酮只有三分之二的白种男子出现无精子症,所以必须添加促性腺激素抑制剂尽可能完全地阻碍精子生成。针对促性腺激素释放激素(GnRH)类似物以及不同激素的结合物以及用药方式,如口服、经皮,皮下和肌内注射,进行了大量试验研究,均各有优缺点(表 8-1～表 8-3)。

表 8-1　男性激素避孕临床试验的概况之一

参考文献,年	文献编号	受试者的数量	种族	雄激素剂量	孕激素剂量	无精子症	严重少精子症 (<1×10⁶/ml[n])	少精子症 (<3×10⁶/ml[n])
单独使用睾酮								
WHO,1990	5	271	混合	TE 200mg im/周	无	157	??	??
Behre 等,1995	6	8	白种人	TB 1000mg im 一次性	无	3	-	-
Handelsman 等,1992	7	9	不清楚	T-Pellets 1200mg	无	5	4	0
Handelsman 等,1996	8	10	不清楚	T-Pellets 400mg	无	0	0	0
Handelsman 等,1996	8	10	不清楚	T-Pellets 800mg	无	4	0	0
Meriggiola 等,1996	9	5	白种人	TE 100mg im/周	无	5	0	0
Bebb 等,1996	10	18	白种人	TE 100mg im/周	无	6	4	1
WHO,1996	11	225	混合	TE 200mg im/周	无	157	29	8
Zhang 等,1999	12	12	中国人	TU* 500mg im/4周	无	11	1	0
Zhang 等,1999	12	12	中国人	TU* 1000mg im/4周	无	12	0	0
Kamischke 等,2000	13	14	白种人	TU 1000mg im/6周	无	7	4	1
McLachlan 等,2002	14	5	无报道	TE 200mg im/周	无	4≤0.1 或无精子症	4	0
von Eckardstein 等,2003	15	35	白种人	MENT implants, 3 doses	无	10	-	3
Gu 等,2003	16	305	中国人	TU* 500mg im/4周	无	284	6	6
Gu 等,2009	17	898	中国人	TU* 500mg im/4周	无	855	-	43
DMPA								
Alvarez-Sanchez 等,1977	18	8	多米尼共和国	TE 250mg im/周	DMPA 150mg/4周	4	3	1
Alvarez-Sanchez 等,1977	18	10	多米尼共和国	TE 250mg　im/周	DMPA 3000mg/4周	7	2	0

续表

参考文献，年	文献编号	受试者的数量	种族	雄激素剂量	孕激素剂量	无精子症	严重少精子症 (<1×10⁶/ml[n])	少精子症 (<3×10⁶/ml[n])
Brenner 等,1977	19	6	白种人	TE 200mg im/周	DMPA 100mg/4周	1	2	1
Brenner 等,1977	19	3	白种人	TE 200mg im/周	DMPA 150mg/4周	1	0	0
Frick 等,1977	20	12	白种人	TE 250mg im/周	DMPA 100mg im/4周	6	4	0
Frick 等,1977	20	6	白种人	T-Propionate 4rods	DMPA 100mg im/4周	2	0	0
Melo and Coutinho,1977	21	11	巴西人	TE 200mg im/周	DMPA 100-150mg im/4周	11≤0.1或无精子症	0	???
Faundes 等,1981	22	10	多米尼共和国	TE 500mg im/周	DMPA 150mg/周	8	1	0
Frick 等,1982	23	4	白种人	TE 500mg/4周	150mg/4周	4	0	0
Frick et al.1982	23	5	白种人	TE 250mg/2周	75mg/2周	5	0	0
WHO,1993	24	45	印尼人	19-Nortestosterone 200mg im/3周	DMPA 250mg im/6周	44	1	0
WHO,1993	24	45	印尼人	TE 200mg im/3周	DMPA 250mg im/6周	43	2	0
Knuth 等,1989	25	12	白种人	19-Nortestosterone 200mg im/3周	DMPA 250mg im/6周	6	4	2
Wu and Aitken,1989	26	10	白种人	TE 250mg im/周	DMPA 200mg/4周	6	0	4
Pangkahila,1991	27	10	印尼人	TE 100mg im/周	DMPA 100mg im/4周	10	0	0
Pangkahila,1991	27	10	印尼人	TE 250mg im/周	DMPA 200mg im/4周	10	0	0
Handelsman 等,1996	8	10	无报道	T-Pellets 800mg	DMPA once 300mg im	9	0	1
McLachlan 等,2002	14	5	无报道	TE 200mg im/周	DMPA once 300mg im	5≤0.1或无精子症	5	0
Turner 等,2003	28	53	不清楚	T-Pell ets 800mg/16周	DMPA 300mg im/12周	49	2	0

续表

参考文献,年	文献编号	受试者的数量	种族	雄激素剂量	孕激素剂量	无精子症	严重少精子症 ($<1\times10^6$/ml[n])	少精子症 ($<3\times10^6$/ml[n])
Gu 等,2004	29	30	中国人	TU * 1000mg/周	DMPA 150 或 300mg/8 周	28	1	1
Page 等,2006	30	38	无报道	T 凝胶 100mg/day	DMPA 300mg/12 周 ± GnRH 拮抗剂	31	2	3

TE,testosterone enanthate,庚酸睾酮；TB,testosterone buciclate,睾酮环丁酯

TU *,testosterone undecanoate in tea seed oil,十一酸睾酮溶于茶籽油中

TU,testosterone undecanoate in castor oil,十一酸睾酮溶于蓖麻油中

表 8-2　男性激素避孕临床试验的概况之二

参考文献,年	文献编号	受试者的数量	种族	雄激素剂量	孕激素剂量	无精子症	严重少精子症 (<1×10⁶/ml[n])	少精子症 (<3×10⁶/ml[n])
左炔诺孕酮(LNG)								
Fogh 等,1980	31	5	白种人	TE 200mg/4 周	LNG 250μg p.o./d	1	?	1
Fogh 等,1980	31	5	白种人	TE 200mg im/4 周	LNG 500μg p.o./d	2	?	?
Bebb 等,1996	10	18	白种人	TE 100mg im/周	LNG 500μg p.o./d	12	2	3
Anawalt 等,1999	32	18	白种人	TE 100mg im/周	LNG 125μg p.o./d	11	5	1
Anawalt 等,1999	32	18	白种人	TE 100mg im/周	LNG 250μg p.o./d	14	2	0
Ersheng 等,1999	33	16	白种人	TU 250mg im/4 周	Sino-Implant 2 rods	6	0	1
Kamischke 等,2000	13	14	白种人	TU 1000mg im/6 周	LNG 250μg p.o./d	8	4	2
Gaw Gonzalo 等,2002	34	20	混合	Testoderm TTS 2 patches/day	Norplant Ⅱ 4 rods	7	5	2
Gaw Gonzalo 等,2002	34	15	混合	Testoderm TTS 2 patches/day	LNG 125μg p.o./d	5	1	1
Gaw Gonzalo 等,2002	34	14	混合	TE100mgim/周	Norplant Ⅱ 4 rods	13	1	0
Pöllänen 等,2001	35	5	白种人	DHT-Gel 250mg/day	LNG 30μg p.o./d	0	0	1
Pöllänen 等,2001	35	5	白种人	DHT-Gel 250mg/day	Jardelle(LNG)1 rod	0	0	0
Pöllänen 等,2001	35	8	白种人	DHT-Gel 500mg/day	Jardelle(LNG)2 rods	0	0	0
Pöllänen 等,2001	35	7	白种人	DHT-Gel 250mg/day	Jardelle(LNG)4 rods	0	0	0
Gui 等,2004	36	41	中国人	TU * 500 or 1000mg/8 周	LNG 4 implants	31	5	4
Anawalt 等,2005	37	41	混合	TE 100mg/周	LNG 31μg or 62μg/d	25	13	2
Wang 等,2006	38	19	白种人/	T implants/15-18 周	LNG 4 implants	13	—	—
		21	中国人			19		

续表

参考文献,年	文献编号	受试者的数量	种族	雄激素剂量	孕激素剂量	无精子症	严重少精子症($<1\times10^6$/ml[n])	少精子症($<3\times10^6$/ml[n])
Wang 等,2007	39	18	中国人	TU*500mg/6周	LNG 250mg p.o./d	17	—	1
炔诺酮庚酸酯(NETE)								
Kamischke 等,2001	40	14	白种人	TU 1000mg im/6周	NETE 200mg/6周	13	0	0
Kamischke 等,2002	41	14	白种人	TU 1000mg im/6周	NETE 200mg/6周	13	1	0
Kamischke 等,2002	41	14	白种人	TU 1000mg im/6周	NETE 400mg/6周	13	1	0
Kamischke 等,2002	41	14	白种人	TU 1000mg im/6周	NETA 10mg p.o./d	12	2	0
Meriggiola 等,2005	42	10	白种人	TU 1000mg/8周	NETE 200mg/6周	9	2	1
		8		TU 1000mg/12周	NETE 200mg/12周	3		
Qoubaitrary 等,2006	43	10	混合	TU 750mg/8周	NETE 250mg/8周	5	2	1
		10		TU 1000mg/8周	NETE 250mg/8周	10		
环丙氯地孕								
Meriggiola 等,1996	9	5	白种人	TE 100mg im/周	CPA 50mg p.o./d	3	0	0
Meriggiola 等,1996	9	5	白种人	TE 100mg im/周	CPA 100mg p.o./d	5	0	0
Meriggiola 等,1998	44	5	白种人	TE 100mg im/周	CPA 1 2,5mg p.o./d	3	2	0
Meriggiola 等,1998	44	5	白种人	TE 100mg im/周	CPA 25mg p.o./d	5	0	0
Meriggiola 等,2002	45	9	白种人	TE 100mg im/周	CPA 5mg p.o./d	6	3	0
Meriggiola 等,2002	45	7	白种人	TE 200mg im/周	CPA 5mg p.o./d	0	4	2
Meriggiala 等,2003	46	24	白种人	TU 1000mg/6周	CPA 20 and 2mg p.o./d	13	11	—

TE,testosterone enanthate,庚酸睾酮

TU*,testosterone undecanoate in tea seed oil,十一酸睾酮溶于茶籽油中

TU,testosterone undecanoate in castor oil,十一酸睾酮溶于蓖麻油中

表 8-3 男性激素避孕临床试验的概况之三

参考文献,年	文献编号	受试者的数量	种族	雄激素剂量	孕激素剂量	无精子症	严重少精子症 ($<1\times10^{6}$/ml[n])	少精子症 ($<3\times10^{6}$/ml[n])
去氧孕烯(DSG)或依托孕烯								
Wu 等,1999	47	8	白种人	TE 50mg im/周	DSG 300μg p.o./d	8	0	0
Wu 等,1999	47	7	白种人	TE 100mg im/周	DSG 150μg p.o./d	4	3	0
Wu 等,1999	47	8	白种人	TE 100mg im/周	DSG 300μg p.o./d	6	0	1
Anawalt 等,2000	48	7	白种人	TE 50mg im/周	DSG 150μg p.o./d	4	1	0
Anawalt 等,2000	48	8	白种人	TE 100mg im/周	DSG 150μg p.o./d	8	0	0
Anawalt 等,2000	48	8	白种人	TE 100mg im/周	DSG 300μg p.o./d	7	1	0
Kinniburgh 等,2001	49	8	白种人	T-Pellets 400mg/12周	DSG 150μg p.o./d	6	2	0
Kinniburgh 等,2001	49	7	白种人	T-Pellets 400mg/12周	DSG 150μg p.o./d	5	1	0
Anderson 等,2002	50	9	黑人	T-Pellets 400mg/12周	DSG 150μg p.o./d	9	0	0
Anderson 等,2002	50	11	混合	T-Pellets 400mg/12周	DSG 150μg p.o./d	9	0	1
Anderson 等,2002	50	8	黑人	T-Pellets400mg/12周	DSG 300μg p.o./d	8	0	0
Anderson 等,2002	50	12	混合	T-Pellets 400mg/12周	DSG 300μg p.o./d	8	0	0
Anderson 等,2002	51	14	白种人	T-Pellets 400mg/12周	Implanon(ENG)1 rod	9	1	3
Anderson 等,2002	51	14	白种人	T-Pellets 400mg/12周	Impl anon(ENG)2 rods	9	4	0
Kinniburgh 等,2002	52	15	白种人	T-Pellets 400mg/12周	DSG 300μg p.o./d	15	0	0
Kinniburgh 等,2002	52	18	中国人	T-Pellets 400mg/12周	DSG 300μg p.o./day	18	0	0
Kinniburgh 等,2002	52	18	中国人	T-Pellets 400mg/12周	DSG 150μg p.o./d	11	2	2
Kinniburgh 等,2002	52	13	白种人	T-Pellets 400mg/12周	DSG 150μg p.o./d	11	2	0
Brady 等,2004	53	9	无报道	T pellets 400mg/12周	Etonogestrel implants	9	2	—

续表

参考文献，年	文献编号	受试者的数量	种族	雄激素剂量	孕激素剂量	无精子症	严重少精子症 (<1×10^6/ml[n])	少精子症 (<3×10^6/ml[n])
Walton 等，2007	54	16	白种人	T pellets 600mg/12周	Etonogestrel implants	11	2	—
		10		M ENT implants	Etonogestrel implants	3	5	—
Mommers 等，2008	55	134	白种人	TU750mg/12周	Etonogestrel implants high dose	—	=125	—
		112		TU750mg/10周 TU1000mg/12周	Etonogestrel implants low dose	—	=100	—
其他								
Nieschlag 等，1978	56	7	白种人	Andriol 240mg p.o./d	无	1	0	0
Guerin and Rollet,1988	57	13	白种人	Andriol 160mg p.o./d	NETA 10mg p.o./d	7	2	3
Guerin and Rollet,1988	57	5	白种人	T gel 250mg/d	NETA 5mg p.o./d	4	1	0
Guerin and Rollet,1988	57	5	白种人	T gel 250mg/d	NETA 10mg p.o./d	5	0	0
Guerin and Rollet,1988	57	8	白种人	T gel 250mg/d	MPA 20mg p.o./day	5	0	1
Meriggiola 等，1997	8	8	白种人	Andriol 80mg p.o./d	CPA 12.5mg p.o./d	1	3	2
Hair 等，1999	59	4	白种人	Andropatch 2 patches/d	DSG 75μg p.o./d	0	1	0
Hair 等，1999	59	6	白种人	Andropatch 2 patches/d	DSG 150μg p.o./d	3	0	0
Hair 等，1999	59	7	白种人	Andropatch 2 patches/d	DSG 300μg p.o./d	4	1	0
Büchter 等，1999	60	12	混合	Test oderm TTS 2 patches/d	LNG 250μg p.o. later 500μg	2	3	0
Gaw Gonzalo 等，2002	34	19	混合	Testoderm TTS 2 patches/d	无	5	0	1
Pollänen 等，2001	35	2	白种人	DHT-Gel 250mg/d	无	0	0	0

TE, testosterone enanthate, 庚酸睾酮

TU, testosterone undecanoate in castor oil, 十一酸睾酮溶于蓖麻油中

Etonogestrel implants, 依托孕烯皮埋剂

首先指出,在这些临床试验中只有极少数副作用,包括常见的症状,如轻度痤疮和体重增加,这是睾酮的合成代谢作用引起的。最近的一项关于男性避孕的安慰剂对照临床试验表明,先前出现的症状归因于激素的使用,也可能发生在安慰剂组[55]。很少有严重不良事件发生。回顾性研究中,精子数量又可以恢复到正常水平[61],这是男性激素避孕的首要目标之一,即可逆性。然而,还需要3年甚至更长时间的观察。值得指出,除了GnRH类似物应用于非人类灵长类动物,动物研究结果几乎无助于男性激素避孕的发展。但是,人类已经提供了野生动物控制生育的模型[62]。

第三节 男性避孕常用药物

一、单独使用雄激素

(一)庚酸睾酮

20世纪30年代后期,睾酮被合成并应用于临床,其抑制精子生成的作用得到认可[63],但是,直到20世纪70年代人们才开始研究男性避孕。目前,男性避孕的大多数早期研究均使用精子浓度和计数作为疗效参数。

针对男性激素避孕,世界卫生组织(WHO)及四大洲共10个中心进行了睾酮的第一个有效性研究[5]。对正常有生育能力的志愿者给予长效庚酸睾酮,每周200mg,肌内注射。治疗6个月后有157人(70%)达到无精子状态,继续观察一年。此期间这些夫妇没有使用其他避孕措施。此研究报道只有1例怀孕事件。虽然本研究的有效率很高,但不能单独用于确定睾酮的整体疗效,因为只有避孕后达到无精子症的男性才进入疗效阶段,其他则被排除。

为了弄清是否少精症的男性会导致不孕,第二个全球多中心疗效研究对357对夫妇进行随访[11]。在这项研究中,再次证明无精子症是避孕最有效的先决条件。如果一次射精的精子浓度未能低至$3×10^6$/ml,结果怀孕率比使用安全套更高。98%的志愿者当精子浓度下降低至$3×10^6$/ml,虽然不如无精子症一样有效,但优于安全套。(图8-1)

WHO的研究在理论上有所突破,但没有提供可行的方法。对于每周肌内注射,不能被广泛使用。而且,有效抑制精子生成往往需要几个月甚至一年的时间。因此,目前的研究主要集中在长效睾酮制剂和快速有效的方法。

(二)丁环甲酸睾酮

就实用性和可接受性而言,长效睾酮制剂似乎更有前景。世界卫生组织和美国国立卫生研究院展开了一项综合研究[64],即使用长效丁环甲酸酯睾酮。在性腺功能减退的男性,此分子的半衰期为29.5天,比庚酸睾酮的4.5天更长[65],其对精子生成的抑制作用可与每周注射庚酸睾酮相媲美,单次注射1200mg丁环甲酸睾酮后,有3/8的志愿者达到无精子症[6]。尽管其药动学特征具有优势,却一直没有得到开发。

(三)十一酸睾酮

最初,在白种人志愿者中研究了十一酸睾酮口服制剂[56]。每天给予志愿者240mg,共12周,但只有1/7精子生成减少,得以避孕。这可能是由于十一酸睾酮口服时半衰期短。即使一天四次给药,峰值也不足以持续抑制促性腺激素,实现无精子症。

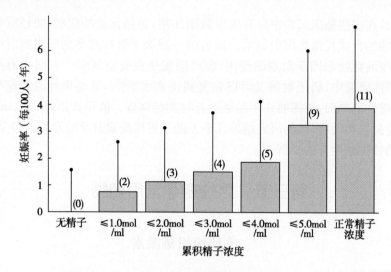

图 8-1　363 名志愿者使用庚酸睾酮的避孕疗效(250mg/周)：
精子浓度与怀孕率/100 人·年

在欧洲,已经开发了十一酸睾酮的口服制剂;在中国则为注射制剂,使用茶籽油为载体用于性腺功能低下和男性避孕的试验中。在欧洲,当中国制剂溶于蓖麻油时,其半衰期可能更长。目前临床中已为长效注射 1000mg[66]。

在中国的临床试验中,单独使用十一酸睾酮,每 4 周给药,持续 4～6 个月,给予 1000mg剂量导致所有志愿者达到无精子症;给予 500mg,95％达到无精子症或严重的少精子症[12]。在随后的Ⅲ期临床研究中,305 对夫妇进入抑制阶段后的疗效观察,无精子症或严重少精子症者无怀孕事件报道[16]。然而,在疗效阶段有 6 人精子重新生成;1 人由于"精子反弹"而怀孕。所有受试者中观察到的副作用是典型的血清睾酮水平升高。中国最大的研究,每月注射 500mg 十一酸睾酮,最大负荷剂量为 1000mg。898 人进入的疗效阶段,其中只有 9 人怀孕,其妊娠率为 1.1/100 人·年[17]。因此,在中国十一酸睾酮的避孕效果比避孕套更好。庚酸睾酮每四周注射一次比每周一次更方便,但是志愿者仍然不满意[67]。蓖麻油十一酸睾酮应用于中国,相信一定会克服注射的缺点。

在第一个关于蓖麻油十一酸睾酮的避孕试验中,给予 14 名白种人志愿者注射 1000mg,每 6周注射一次,14 人中有 8 人达到无精子症[13]。无精子症的概率不同于单独使用庚酸睾酮,注射间隔时间越长越有优势。药代动力学研究表明,1000mg 注射,间隔 8 周即可达到避孕的目的[43]。

对于性腺功能减退的男性,使用十一酸睾酮 1000mg,间隔 10～14 周;对于正常男性避孕,需要再加上三分之一剂量的睾酮。

(四)睾酮颗粒

在一些国家,性腺功能减退者考虑使用纯的睾酮颗粒。在男性避孕的研究中,纯的睾酮颗粒对精子的抑制效果与每周注射庚酸睾酮类似[68]。它需要在腹部皮肤进行小手术,由于这一缺点使得其价格比较低。另一个缺点是可能引起自发挤压。

(五)19-去甲睾酮

为了追求更持久的疗效,对 19-去甲睾酮 4-己氧基苯基丙酸酯进行了研究。它的疗效与睾酮的相似,20 世纪 60 年代以来,一直被用于合成代谢激素。19-去甲睾酮酯,每三周注射,与庚酸睾酮一样达到无精子症的状态。因此,19-去甲睾酮酯与庚酸睾酮效果相似,但注射的间隔时间更长[69]。

此研究有效抑制精子生成,没有任何明显的副作用,但不能确定长期使用会产生什么影响。运动员普遍使用 19-去甲睾酮,负面报道很少,但不能为临床应用提供证据。

(六) 7-甲基-19-去甲睾酮

合成雄激素 7-甲基-19-去甲睾酮(MENT)抑制垂体促性腺激素的作用比睾酮高 10 倍。与睾酮相比,其没有 5α-还原作用,这样对前列腺的影响最小。一个调查研究表明,皮下埋植 MENT 与单独给予睾酮作用相同[15]。目前,人口理事会正在开发这些植入物(单独或结合孕激素)的前景。

二、雄激素结合 GnRH 类似物

(一) GnRH 激动剂

GnRH 激动剂应用于女性以及男性前列腺癌,具有抑制垂体的作用。促性腺激素刺激初始阶段之后,它们会抑制促性腺激素,结果通过 GnRH 受体下调使睾丸内睾酮水平下降。然而,男性激素避孕试验表明,添加睾酮后精子的减少不足,所以这些激动剂不适用于避孕。[70]

(二) GnRH 拮抗剂

GnRH 拮抗剂由于竞争性抑制垂体促性腺激素释放激素受体,没有开始促性腺激素释放作用,直接导致无精子症。小规模的临床研究涉及睾丸激素制剂和各种 GnRH 拮抗剂[71]。47 名志愿者使用不同 GnRH 拮抗剂,其中有 39 人出现无精子症,1 人少精子症(每次射精精子浓度小于等于 1×10^6/ml),3 人每次射精保持精子的浓度在 3×10^6/ml 以上。最近开发的促性腺激素释放激素拮抗剂 acycline 正在接受检测。单独使用 acycline 产生了强效的促性腺激素抑制作用[72]。此外,acycline 联合睾酮凝胶与长效醋酸甲羟孕酮(DMPA)与单独使用激素相比,并没有增加抑制精子的效果[30]。

GnRH 拮抗剂用于男性激素避孕试验效果很好,但是需要每天或每周注射且成本较高,所以未能进一步发展。首先使用 GnRH 拮抗剂达到无精子症,然后单独使用雄激素维持这种状态,仍有待进一步尝试[73,74]。

三、雄激素和孕激素

众所周知,女性避孕中孕激素(有效地结合雌激素)具有抑制促性腺激素的作用。在过去 40 年,对结合雄激素(主要是睾酮)和各种孕激素进行了大量的研究,以便找到适合男性避孕的方法。

可惜的是,没有进行不同孕激素对男性避孕效果的研究。更不幸的是,Cochrane 研究分析了 45 个临床试验得出结论,研究所涉及的志愿者人数较少,以致不同激素结合物之间没有显著差异[75]。此外,并不是所有的研究都严格遵循随机对照原则。然而,必须牢记许多试验的原则,不必在监管当局注册。另外,单个中心在财政和后勤上满足监管机构所要求的志愿者的数量和标准。应研究人员和市民的需求,医药行业终于在 Cochrane 的标准下完成了试验[55]!以下是一些重要研究的简要总结(见表 8-1～表 8-3)。

这些研究中使用的孕激素来源于 19-去甲睾酮或 17-羟孕酮,它们也在女性避孕中使用(图 8-2)。

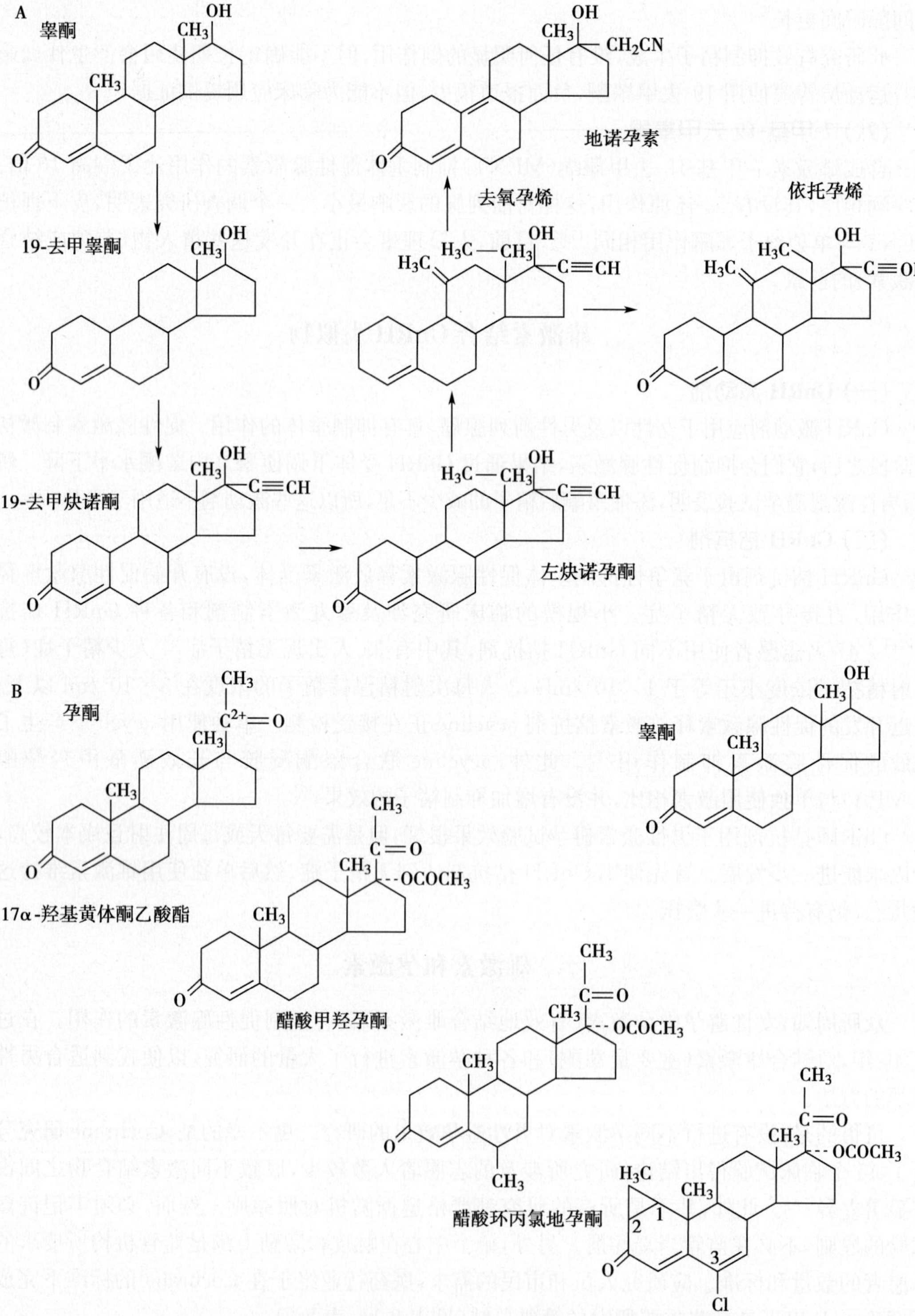

图 8-2　孕激素来源于睾酮(A)或男性激素避孕中孕酮(B)的作用

(一) 长效醋酸甲羟孕酮(DMPA)

20 世纪 70 年代,由世界卫生组织和人口理事会发起的早期研究 DMPA 成为男性避孕的一个具有巨大潜力的孕激素[76]。DMPA 与 19-去甲睾酮结合,间隔 3 周后,首次在白种人中检测出[25],尤其是在印尼男子[24]。

针对怀孕率的极少数药效学研究也使用 DMPA,其与睾酮颗粒结合[28]。澳大利亚的一项研究,55 名志愿者中有 53 名得到抑制达到无精子症,并在 1 年的疗效阶段,没有怀孕事件。而在这项研究中,停药率高,无精子症的发病和恢复持续几个月的时间。

为了检测两个类固醇之间是否会相互作用,将睾酮经皮凝胶加入到 DMPA 注射液中(300mg/3 个月)[30],与 DMPA 加入到注射的睾酮中效果相似。

(二) 左炔诺孕酮

口服左炔诺孕酮结合肌内注射庚酸睾酮可以增强庚酸睾酮的效果[10]。同样,口服左炔诺孕酮结合肌内注射十一酸睾酮与单独使用十一酸睾酮相比,在白种男子中无明显差别[13];但在中国男子中可以提高后者的作用[39]。

对比研究中,当左炔诺孕酮与睾酮颗粒结合,在白种男子中左炔诺孕酮起增强的效果;而在中国男子中与单独使用睾酮颗粒作用相同[38]。

MENT 与左炔诺孕酮在不同的剂量下结合时,可观察到明显的剂量依赖效应,但仍然不能确定植入物是否具有足够长的停留时间;当不需要避孕时,不能生物降解的植入物需要从植入部位手术移除,这对于广泛应用似乎不切实际,除非它们能长时间留在原位[77]。

(三) 炔诺酮

注射用长效制剂庚酸炔诺酮(NETE)和口服有效醋酸炔诺酮(NETA),被水解从而释放出活性化合物炔诺酮,后者分解后成为 5α-炔诺酮和芳香化炔雌醇。炔诺酮有较强的雄激素活性(睾酮的 10%),但 5α-炔诺酮的具有抗雄激素的能力。

14 名男子接受 200mg NETE 结合 1000mg 的十一酸睾酮注射,间隔 6 周,其中 13 人实现无精子症[40]。进一步研究表明,注射的时间间隔可以延长至 8 周[42]或十一酸睾酮可以与口服有活性的 NETA 结合使用[41]。因此,世界卫生组织与 CONRAD 计划在全球 8 个中心涉及 400 对夫妇进行第二阶段的疗效研究[78]。

(四) 醋酸环丙孕酮

口服醋酸环丙孕酮(CPA)具有抗雄激素作用及很强的孕激素活性。在早期的研究中,口服醋酸环丙孕酮与肌内注射庚酸睾酮结合,明显抑制精子的生成,抗雄激素的作用可以通过血细胞比容下降来反映。然而,每 6 周 1000mg 十一酸睾酮与每日 20mg(起始剂量)CPA 相结合,以后是 CPA 2mg/d,可以首先抑制精子的发生,并避免抗雄激素效应[46]。

(五) 去氧孕烯和依托孕烯

去氧孕烯是一种有效的口服孕激素,转化为依托孕烯后具有活性。依托孕烯可直接被植入到体内。去氧孕烯结合庚酸睾酮或睾酮颗粒可有效的抑制精子生成[47,49]。依托孕烯与睾酮颗粒相结合可致无精子症发生率更高,尽管有时要长达 28 周的时间才能实现。

第一个(也是迄今为止最后一个)行业赞助的试验,欧加农(Organon)公司和先灵药业有限公司(Schering)决定在不同组合中检测依托孕烯与十一酸睾酮的结合物[55]。本研究涉及 7 个治疗组 354 名志愿者,接受安慰剂或 750～1000mg 十一酸睾酮(每 10～12 周)结合两种剂量的依托孕烯(42～44 周)。接受治疗的 90% 男性精子生成得到抑制(每次射精浓度

$\leqslant 1 \times 10^6 / ml$)。

这种结合对于实际使用吸引力不大,但有很高的成功率,并可能形成第三阶段疗效研究的基础。不幸的是,另一公司收购了这两家公司,但其对男性避孕不感兴趣,所以中止了此方案。

第四节 男性避孕的可接受性

男性避孕的制药业没有得到进一步发展的原因,可能是怀疑药理学方法的可接受性。然而,最近男性避孕的利益已经显著增长。男性为伴侣分担,同时也承担了计划生育的风险。男女共同避孕会降低避孕失败的风险。人口会议和妇女世界论坛已经明确呼吁男性避孕。

由于喜好不同,且男性避孕的比例不断增加,全球有四分之一的夫妇采用男性避孕。荷兰男性(其妻子为育龄期妇女)实行了输精管结扎术,1975~2008 年期间,结扎比率由 2% 增加到 10.5%,在美国由 8% 增加到 12.2%;男性输精管结扎率在美国、英国和新西兰最高。然而,全球输精管结扎的男性只有 2.7%。

同样,避孕套的使用因国家而异,世界平均水平为 5.7%。男性愿意实施避孕的意愿因不同文化和可利用的方法而不同。根据香港和上海 10 年前的调查,愿意每天服用避孕药的男性占一半;在爱丁堡和开普敦则有 2/3[79,80]。经过 50 年来女性口服避孕药的发展,男性对最新男性避孕的态度已经改变。全球范围的调查显示,男性愿意使用药物避孕[81](图 8-3)。

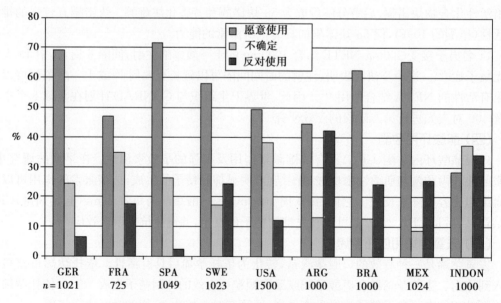

图 8-3 在多个国家共 9342 名男性进行男性避孕调查:
如果接受避孕,你愿意使用新的男性避孕方法吗?

世界人口在过去的 50 年里翻了三倍,接近 70 亿。由于采用避孕措施,工业化国家的人口在很大程度上保持稳定,而不发达国家承担着巨大的人口压力。人口剧增带来了难以克服的生态和经济问题。医学的进步已经明确降低死亡率,尤其是儿童。因此目前全球预期寿命男性是 64.2 岁,女性是 68.6 岁。已经有越来越多的人达到生育年龄。如果医学的进步使得越来越多的人达到生育年龄,造成人口过剩,那么必须提供避孕方法,以维持或恢复繁殖和死亡之间的平衡。现在很明确,目前的人口增长水平不能达到千年发展目标[82]。一个新开发的男性避孕药不会一下子解决人口问题,但随着女性避孕方法研究的下降,男性避孕有助于解决这一问题[83]。一方面,越来越多的女性要求男性分担计划生育的责任和风险;另一方面,男性也在争取选择生育的权利[84,85]。制药业积极发展男性避孕药,这应该有足够的理由。然而,医药行业推动了大量的临床研究,若进行男性避孕的研究,医药行业将面临失败。NICHD,CONRAD,人口理事会,世界卫生组织,一些医学研究理事会和基金,正是因为他们长远视角和长期坚持,否则男性避孕早就被抛弃。男性激素避孕的原理和有效性已在许多研究中得到证实。男性激素避孕的临床试验,多数已发表在排名前列的期刊中。这归功于科学界的努力。调查者十分相信男性激素避孕的有效性,他们在年度首脑会议上(1997 年至今)针对男性激素避孕向监管部门起草了的批准建议[86]。当然,仍然需要说服行业以带来这方面的发展。与女性药物发展情况相比较,男性避孕的公众宣传十分缺乏。男性避孕缺乏突出的倡导者,如作为女性避孕倡导者的玛格丽特桑格(1879~1966 年)和凯瑟琳·麦考密克(1875~1967 年)。男性激素避孕药也需要类似的宣传,才能最终成为市场上的畅销产品。

(E. Nieschlag,著;卢永军,阮祥燕,编译)

参 考 文 献

1. Benagiano G,Bastianello C,Farris M. Contraception:a social revolution. Europ Contracept Reprod Health Care,2007,12:3-12

2. Nieschlag E,Behre HM,Wieacker P,et al. Disorders at the testicular level. In:Andrology:male reproductive health and dysfunction,3rd ed. Heidelberg:Springer,2009,194-238,chap. 13

3. April K,Köster R,Schreiner W. Wie effektiv schützen Kondome vor einer HIV-Übertragung? Med Klinik,1993,88:304-311

4. Kamischke A,Nieschlag E. Progress towards hormonal male contraception. Trends Pharmacol Sci,2004,25:49-57

5. World Health Organization Task Force on Methods for the Regulation of Male Fertility. Contraceptive efficacy of testo-sterone-induced azoospermia in normal men. Lancet,1990,336:955-959

6. Behre HM,Baus S,Kliesch S,et al. Potential of testosterone buciclate for male contraception:end ocrine differences between responders and nonresponders. J Clin Endocr Metab,1995,80:2394-2403

7. Handelsman DJ,Conway AJ,Boylan LM. Suppression of human spermatogenesis by testosterone implants. J Clin Endocr Metab,1992,75:1326-1332

8. Handelsman DJ,Conway AJ,Howe CJ,et al. Establishing the minimum effective dose and additive effects of depot progestin in suppression of human sperma-togenesis by a testosterone depot. J Clin Endocrinol Metab,1996,81:4113-4121

9. Meriggiola MC,Bremner WJ,Paulsen,et al. A combined regimen of cyproterone acetate and testosterone enanthate as a potentially highly effective male contraceptive. J Clin Endocr Metab,1996,81:3018-3023

10. Bebb RA,Anawalt BD,Christensen RB,et al. Combined administration of levonorgestrel and testosterone

induces more rapid and effective suppression of spermatogenesis than testosterone alone: a promising male contraceptive approach. J Clin Endocr Metab,1996,81:757-762

11. World Health Organization Task Force on Methods for the Regulation of Male Fertility. Contraceptive efficacy of testo-sterone-induced azoospermia and oligozoospermia in normal men. Fertil Steril,1996,65:821-829

12. Zhang GY,Gu YQ,Wang XH,et al. A clini-cal trial of injectable testosterone undecanoate as a potential male contraceptive in normal Chinese men. J Clin Endocrinol Metab,1999,84:3642-3647

13. Kamischke A,Plöger D,Venherm S,et al. Intramuscular testosterone unde-canoate with or without oral levonorgestrel:a randomized placebo-controlled feasibility study for male contraception. Clin Endocrinol,2000,53:43-52

14. McLachlan RI,O'Donnell L,Stanton PG,et al. Effects of testosterone plus medroxyprogesterone acetate on semen quality,reproductive hormones and germ cell populations in normal young men. J Clin Endocrinol Metab,2002,87:546-556

15. von Eckardstein S,Noe G,Brache V,et al. International Committee for Contraception Research,The Population Coun-cil. A clinical trial of 7 alpha-methyl-19-nortestosterone implants for possible use as a long-acting contraceptive for men. J Clin Endocrinol Metab,2003,88:5232-5239

16. Gu YQ,Wang XH,Xu D,et al. A multicenter contraceptive efficacy study of injectable testosterone un-decanoate in healthy Chinese men. J Clin Endocr Metab,2003,88:562-568

17. Gu Y,Liang X,Wu W,et al. Multicenter contraceptive efficacy trial of injectable testosterone undecano-ate in Chinese men. J Clin Endocrinol Metab,2009,94:1910-1915

18. Alvarez-Sanchez F,Faundes A,Brache V,et al. Attainment and maintenance of azoospermia with combined monthly injections of depot medroxyprogesterone acetate and testosterone enanthate. Contraception,1977,15:635-648

19. Brenner PF,Mishell Jr DR,Bernstein GS,et al. Study of medroxyprogesterone acetate and testosterone enanthate as a male contraceptive. Contraception,1977,15:679-691

20. Frick J,Bartsch G,Weiske WH. The effect of monthly depot medroxyprogesterone acetate and testoster-one on human spermatogenesis. Ⅱ. High initial dose. Contraception,1977,15:669-677

21. Melo JF,Coutinho EM. Inhibition of spermatogenesis in men with monthly injections of medroxyprogest-erone acetate and testosterone enanthate. Contraception,1977,15:627-634

22. Faundes A,Brache V,Leon P,et al. Sperm suppression with monthly injections of medroxypro-gesterone acetate combined with testosterone enanthate at a high dose(500mg). Int J Androl,1981,4:235-245

23. Frick J,Danner C,Kunit G,et al. Spermatogenesis in men treated with injections of medroxyprogesterone acetate combined with testosterone enanthate. Int J Androl,1982,5:246-252

24. World Health Organization Task Force on Methods for the Regulation of Male Fertility. Comparison of two androgens plus depot-medroxyprogesterone acetate for suppression to azoospermia in Indonesian men. Fertil Steril,1993,60:1062-1068

25. Knuth UA, Yeung CH, Nieschlag E. Combination of, 19-nor-testoster-one-hexyoxyphenylpropionate (Anadur)and depot-medroxyprogester-one-acetate(Clinovir)for male contraception. Fertil Steril,1989,51:1011-1018

26. Wu FC,Aitken RJ. Suppression of sperm function by depotmedroxyprogesterone acetate and testosterone enanthate in steroid male contraception. Fertil Steril,1989,51:691-698

27. Pangkahila W. Reversible azoospermia induced by an androgenprogestin combination regimen in Indone-sian men. Int J Androl,1991,14:248-256

28. Turner L, Conway AJ, Jimenez M, et al. Contraceptive efficacy of a depot progestin and androgen combination in men. J Clin Endocrinol Metab, 2003, 88: 4659-4667

29. Gu YQ, Tong JS, Ma DZ, et al. Male hormonal contraception: effects of injections of testosterone undecanoate and depot medroxyprogesterone acetate at eight-week intervals in Chinese men. J Clin Endocrinol Metab, 2004, 89: 2254-2262

30. Page ST, Amory JK, Anawalt BD, et al. Testosterone gel combined with depotmedroxyprogesterone acetate is an effective male hormonal contraceptive regimen and is not enhanced by the addition of a GnRH antagonist. J Clin Endocrinol Metab, 2006, 91: 4374-4380

31. Fogh M, Corker CS, McLean H. Clinical trial with levonorgestrel and testosterone enanthate for male fertility control. Acta Endocrinol, 1980, 95: 251-257

32. Anawalt BD, Bebb RA, Bremner WJ, et al. A lower dosage levonorgestrel and testosterone combination effectively suppresses spermatogenesis and circulating gonadotrophin levels with fewer metabolic effects than higher dosage combinations. J Androl, 1999, 20: 407-414

33. Ersheng G, Cuihong L, Youlun G, et al. Inhibiting effects of Sinoimplant plus testosterone undecanoate on spermatogenesis in Chinese men. Reprod Contraception, 1999, 10: 98-105

34. Gaw Gonzalo IT, Swerdloff RS, et al. Levonorgestrel implants (Norplant Ⅱ) for male contraception clinical trials: combination with transdermal and injectable testosterone. J Clin Endocr Metab, 2002, 87: 3562-3572

35. Pöllänen P, Nikkanen Ⅴ, Huhtaniemi Ⅰ. Combination of subcutaneous levonorgestrel implants and transdermal dihydrotestosterone gel for male hormonal contraception. Int J Androl, 2001, 24: 369-380

36. Gui YL, He CH, Amory JK, et al. Male hormonal contraception: suppression of spermatogenesis by injectable testosterone undecanoate alone or with levonorgestrel implants in Chinese men. J Androl, 2004, 25: 720-727

37. Anawalt BD, Amoory JK, Herbst KL, et al. Intramuscular testosterone enanthate plus very low dosage oral levonor-gestrel suppresses spermatogenesis without causing weight gain in normal young men: a randomized clinical trial. J Androl, 2005, 26: 405-413

38. Wang C, Wang XH, Nelson AL. Levonorgestrel implants enhanced the suppression of spermatogenesis by testosterone implants: comparison between Chinese and non-Chinese men. J Clin Endocrinol Metab, 2006, 91: 460-470

39. Wang C, Cui YG, Wang XH, et al. Transient scrotal hyperthermia and levonorgestrel enhance testosterone-induced spermatogenesis suppression in men through increased germ cell apoptosis. J Clin Endocrinol Metab, 2007, 92: 3292-3304

40. Kamischke A, Venherm S, Plöger D, et al. Intramuscular testosterone undecanoate and norethisterone enanthate in a clinical trial for male contraception. J Clin Endocrinol Metab, 2001, 86: 303-309

41. Kamischke A, Heuermann T, Krüger K, et al. An effective hormonal male contraceptive using testosterone undecanoate with oral or injectable norethisterone preparations. J Clin Endocr Metab, 2002, 87: 530-539

42. Meriggiola MC, Costantino A, Saad F, et al. Norethisterone enanthate plus testosterone undecanoate for male contraception: effects of various injection intervals on spermatogenesis, reproductive hormones, testis, and prostate. J Clin Endocrinol Metab, 2005, 90: 2005-2014

43. Qoubaitary A, Meriggiola C, Ng CM, et al. Pharmacokinetics of testosterone undecanoate injected alone or in combination with norethisterone enanthate in healthy men. J Androl, 2006, 27: 853-867

44. Meriggiola MC, Bremner WJ, Costantino A, et al. Low dose of cyproterone acetate and testosterone enan-

thate for contraception in men. Hum Reprod,1998,13:1225-1229

45. Meriggiola MC,Costantino A,Bremner WJ,et al. Higher testosterone dose impairs sperm suppression induced by a combined androgen-progestin regimen. J Androl,2002,23:684-690

46. Meriggiola MC,Costantino A,Cerpolini S,et al. Testosterone undecanoate maintains spermatogenic suppression induced by cyproterone acetate plus testosterone undecanoate in normal men. J Clin Endocrinol Metab,2003,88:5818-5826

47. Wu FCW,Balasubramanian R,Mulders TMT,et al. Oral progestogen combined with testosterone as a potential male contraceptive:additive effects between desogestrel and testosterone enanthate in suppression of spermatogenesis,pituitary-testicular axis,and lipid metabolism. J Clin Endocr Metab,1999,84: 112-122

48. Anawalt BD,Herbst KL,Matsumoto AM,et al. Desogestrel plus testosterone effectively suppresses spermatogenesis but also causes modest weight gain and high-density lipoprotein suppression. Fertil Steril,2000,74:707-714

49. Kinniburgh D,Anderson RA,Baird DT. Suppression of spermatogenesis with desogestrel and testosterone pellets is not enhanced by addition of finasteride. J Androl,2001,22:88-95

50. Anderson RA,Van Der Spuy ZM,Dada OA,et al. Investigation of hormonal male contraception in African men:suppression of spermatogenesis by oral desogestrel with depot testosterone. Hum Reprod, 2002,17:2869-2877

51. Anderson RA,Kinniburgh D,Baird DT. Suppression of spermatogenesis by etonogestrel implants with depot testosterone:potential for long-acting male contraception. J Clin Endocr Metab, 2002, 87: 3640-3649

52. Kinniburgh D,Zhu H,Cheng L,et al. Oral desogestrel with testosterone pellets induces consistent suppression of spermatogenesis to azoospermia in both Caucasian and Chinese men. Hum Reprod,2002,17: 1490-1501

53. Brady BM,Walton M,Hollow N,et al. Depot testosterone with etonogestrel implants result in induction of azoospermia in all men for long-term contraception. Hum Reprod,2004,19:2658-2667

54. Walton MJ,Kumar N,Baird DT,et al. 7á-Methyl-19-nortestosterone(MENT) vs testosterone in combination with etonogestrel implants for spermatogenic suppression in healthy men. J Androl,2007,28:679- 688

55. Mommers E,Kersemaeker WM,Elliesen J,et al. Male hormonal contraception:a double-blind,placebo-controlled study. J Clin Endocrinol Metab,2008,93:2572-2580

56. Nieschlag E,Hoogen H,Bölk M,et al. Clinical trial with testosterone undecanoate for male fertility control. Contraception,1978,18:607-614

57. Guerin JF,Rollet J. Inhibition of spermatogenesis in men using various combinations of oral progestagens and percuta-neous or oral androgens. Int J Androl,1988,11:187-199

58. Meriggiola MC,Bremner WJ,Costantino A,et al. An oral regimen of cyproterone acetate and testosterone undecanoate for spermatogenic suppression in men. Fertil Steril,1997,68:844-850

59. Hair WM,Kitteridge K,Wu FCW. A new male contraceptive pill/patch combination-oral desogestrel and transdermal testosterone:suppression of gonadotropins and spermatogenesis in men. The Endocrine Society's 81st Annual Meeting,June 12-15,San Diego,CA,USA. Poster P3-374,1999

60. Büchter D,von Eckardstein S,von Eckardstein A,et al. Clinical trial of a transdermal testosterone and oral levonorgestrel for male contraception. J Clin Endocr Metab,1999,84:1244-1249

61. Liu PY,Swerdloff RS,Christenson PD,et al. Hormonal Male Contraception Summit Group. Rate, extent and

modifiers of spermatogenic recovery after hormonal male contraception: an integrated analysis. Lancet, 2006, 367:1412-1420

62. Barfield JP, Nieschlag E, Cooper TG. Fertility control in wildlife: humans as a model. Contraception, 2006,73:6-22

63. Heckel M. Production of oligospermia in a man by the use of testosterone propionate. Proc Soc Exp Biol Med,1939,40:658-659

64. Waites GMH. Development of methods of male contraception: impact of the World Health Organization Task Force. Fertil Steril,2003,80:1-15

65. Behre HM, Wang C, Handelsman DJ, et al. Pharmacology of testosterone preparations. In: Nieschlag E, Behre HM. Testosterone: action, deficiency, substitution, 3rd ed. University Press, Cambridge, 2004, 405-444

66. Nieschlag E. Testosterone treatment comes of age: new options for hypogonadal men. Clin Endocrinol, 2006,65:275-281

67. Zhang L, Shal IH, Liu Y, et al. The acceptability of an injectable, once-a-month male contraceptive in China. Contraception,2006,73:548-553

68. McLachlan RI, McDonald J, Rushford D, et al. Efficacy and acceptability of testoster-one implants, alone or in combination with a 5alpha-reduct-ase inhibitor, for male contraception. Contraception, 2000, 62: 73-78

69. Knuth UA, Behre HM, Belkien L, et al. Clinical trial of, 19-nortestosterone-hexoxyphenylpropionate (Anadur) for male fertility regulation. Fertil Steril,1985,44:814-821

70. Behre HM, Nashan D, Hubert W, et al. Depot gona-dotropin-releasing hormone agonist blunts the andro-gen-induced suppression of spermatogenesis in a clinical trial of male contraception. J Clin Endocr Metab,1992,74:84-90

71. Nieschlag E, Kamischke A, Behre HM. Hormonal male contraception: the essential role of testoster-one. In: Nieschlag E, Behre HM. Testosterone: action, deficiency, substitution, 3rd ed. Cambridge University Press,2004,685-714

72. Page ST, Amory JK, Bremner WJ. Advances in male contraception. Endocr Rev,2008,29:465-493

73. Swerdloff RS, Bagatell CJ, Wang C, et al. Suppression of spermatogenesis in man induced by Nal-Glu gonadotropin releasing hormone antagonist and testosterone enanthate(TE) is maintained by TE alone. J Clin Endocr Metab,1998,83:3527-3533

74. Behre HM, Kliesch S, Lemcke B, et al. Suppression of spermatogenesis to azoospermia by combined administration of GnRH antagonist and, 19-nortestosterone cannot be maintained by, 19-nortestosterone alone in normal men. Hum Reprod,2001,16:2570-2577

75. Grimes DA, Lopez LM, Gallo MF, et al. Steroid hormones for contraception in men (review). Cochrane Database Syst Rec,2007,004316

76. Barfield A, Melo J, Coutinho E, et al. Pregnancies associated with sperm concentrations below 10million/ml in clinical studies of a potential male contraceptive method, monthly depot medroxyprogesterone acetate and testosterone esters. Contraception,1979,20:121-127

77. Liu PY, Swerdloff RS, Wang C. Recent methodological advances in male hormonal contraception. Contraception, 2010,82:471-475

78. WHO. Controlled trials register NET-EN plus TU as a male contraceptive (WHO-HRP ID A25165). (accessed,2005-11-29). http://www. who. int/reproductive-health/rhl/a25165. html

79. Anderson RA, Baird DT. Progress towards a male pill. IPPF Med Bull,1997,31:3-4

80. Martin CW, Anderson RA, Cheng L, et al. Potential impact of hormonal male contraception; cross-cultural implications for development of novel preparations. Hum Reprod, 2000, 15:637-645

81. Heinemann K, Saad F, Wiesemes M, et al. Attitudes toward male fertility control; results of a multinational survey on four continents. Hum Reprod, 2005, 20:549-556

82. All Party Parliamentary Group on Population. Development and Reproductive Health. Return of the population growth factor; its impact upon the Millennium Development Goals. House of Commons, London, 2007

83. Strauss JF, Chaudhuri G. The accelerated pace of pharma abandonment of research and development in family planning and fertility; will reproductive health technology be frozen in time? Fertil Steril, 2007, 87:717-718

84. Darroch JE. Male fertility control-where are the men? Contraception, 2008, 78:S7-S17

85. Meriggiola MC, Cerpolini S, Bremner WJ, et al. Accept-ability of an injectable male contraceptive regimen of norethisterone enanthate and testosterone undecanoate for men. Hum Reprod, 2006, 21:2033-2040

86. Nieschlag E. 10th Summit Meeting Group. 10th Summit Meeting consensus recommendations for regulatory approval for hormonal male contraception, October 22-23, 2006. Con-traception, 2007, 75:166-167

第九章

HRT 与乳腺癌

第一节　雌激素代谢产物与致癌

使用雌激素治疗的女性最害怕的还是乳腺癌,因此关于激素治疗的研究主要集中在这一疾病上,德国图宾根大学女子医院与中国北京、上海等地妇科医院的广泛合作项目中包括了相关的临床研究和实验室研究。我们的初步研究结果——激素治疗中孕激素的选择对乳腺癌风险影响的重要性——已经在某些出版物上发表[1-5]。这篇文章中我们总结了我们的试验,以及在雌激素代谢产物可能的致癌作用方面的特殊观点。

世界卫生组织将雌激素和雌/孕激素联合物列为"致癌物"[6],尽管这种说法没被国际绝经协会、国际妇科内分泌协会等接受[7,8]。关于雌激素可能增加乳腺癌风险的机制,以下将介绍两种主要途径:促进增殖和(或)产生致癌的雌激素代谢产物。

实验室研究永远不可能代替临床研究,但可以估计可能的作用机制。目前的临床研究结果显示雌激素的确具有致癌性,但也不能排除"防癌"作用,因为目前这方面唯一的安慰剂对照临床研究观察到雌激素具有防癌作用。

一、雌激素与乳腺癌的相关研究

(一)雌激素致癌作用的临床研究

WHI(Women's Health Initiative,妇女健康启动项目)研究是目前激素治疗乳腺癌风险唯一的双盲、安慰剂对照研究,研究已经证明女性进行雌孕激素联合治疗 5 年以上的确增加乳腺癌风险(HR 1.24,95% CI:1.01~1.54)[9];相反地,WHI 研究中单用雌激素组的乳腺癌风险不增加,甚至观察到雌激素治疗的女性乳腺癌的风险显著下降30%(HR 0.67,95% CI:0.47~0.97)[11]。这一研究结果显示了孕激素对乳腺癌风险的副作用,孕激素的这种风险可能与种类和剂量有关,这也是乳腺癌风险研究和激素研究的主要热点之一[4]。

但不应排除单雌激素治疗增加乳腺癌风险。牛津协作小组对 51 项研究[12]的再分析中发现,至少 20 项单雌激素治疗或雌激素联合治疗、没有准确定义的孕激素治疗的观察性研究显示乳腺癌风险增加,尽管这 51 项研究的结果仍存在争议[13]。例如护士健康研究——激素替代最著名的观察性研究——最新的评价显示雌激素治疗 15 年之内乳腺癌的风险不上升,但 15 年之后乳腺癌风险显著上升(尽管这种长期单雌激素治疗的患者样本量很小)[14]。然而,从临床研究中可以看出,激素替代治疗的乳腺癌风险似乎很明显的与孕激素成分有关。

(二)雌激素的防癌作用——有说服力吗?

单雌激素治疗对乳腺癌的保护作用最近已经经 WHI 研究证实了[15]。WHI 研究者没有从统计学概率方面而是从有说服力的作用机制方面对结果进行讨论,如雌激素的凋亡作用,尤其是在内源性雌激素中断较长时间后("间隙假说")[11,15,16]。另一种解释可能是雌激素能代谢为具有防癌作用的物质如二甲氧基雌二醇。下文将详细介绍。

绝经后女性使用单雌激素治疗的不同临床研究的结果各不相同(有增加,也有降低乳腺癌风险),可能与统计学分析的结果依赖于研究总体有关:如果更多女性在乳腺癌的临床诊断之前就能抑制已存在癌细胞的增殖,那统计学评估趋向于降低风险;反之,统计学评估趋向于增加风险。

(三)致癌作用需要促进增殖效应

激素与乳腺癌的因果关系涉及以下内容:增殖增加以后以及长期增殖之后生成新的乳腺癌细胞,直到临床上发现乳腺癌。我们的研究显示雌激素(不加孕激素)的增殖效应比基质生长因子低[17]。没有证据显示单雌激素治疗会使复制错误和基因突变而导致增殖增强继而产生癌细胞,但当联合以下激素的顶浆分泌作用后可能发生——具有强增殖作用的基质生长因子,如胰岛素样生长因子、表皮生长因子[17]。尽管在雌激素和基质生长因子的联合作用下 DNA 修复会被阻碍,但一系列机制会调动起来防止基因复制错误的发生[17,18]。

根据我们最近的研究[4,5],通过刺激已经存在的乳腺癌细胞增殖来发挥致癌作用,孕激素的添加对此的影响最为重要,因为某些孕激素能加快细胞增殖速率,使临床上出现癌症的时间缩短。

二、雌二醇的代谢产物与乳腺癌

(一)雌二醇的主要代谢途径

图 9-1 显示了含羟基雌二醇代谢产物的命名法和代谢过程中涉及的细胞色素 P450 家族代谢酶。由 A 环代谢的主要初级代谢产物是 2-羟基雌酮和 4-羟基雌酮,由 D 环代谢的主要初级代谢产物是 16α-羟基-雌酮和雌三醇(图 9-2A)。雌激素的大多数初级代谢产物都经过结合作用进行降解,其他的通过与葡萄糖醛酸结合、硫化作用或甲基化来降解[19]。

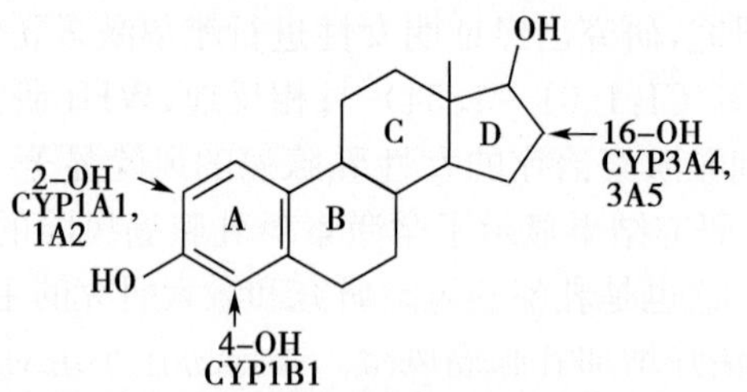

图 9-1 类固醇环、17β-雌二醇-羟基代谢物的命名和主要的细胞色素 P450 家族代谢酶(羟基化的主要位置为 C2、C4 和 C16)

雌二醇的代谢产物不是等着排泄的无活性物质,而是具有很重要功能的物质。许多研究包括我们的研究[20]证实其中一项功能是维持心血管系统内环境的稳定。关于雌激素的致癌性,有越来越多的证据显示某些次级代谢反应产生的雌二醇代谢产物影响致癌作用。

目前的研究重点集中于雌激素次级代谢产生的可能具有致癌作用的产物,如图 9-2B 所示,尤其是 4-羟基-雌激素和 16α-羟基-雌酮可能是有毒醌类的前体[21]。另一方面可能存在

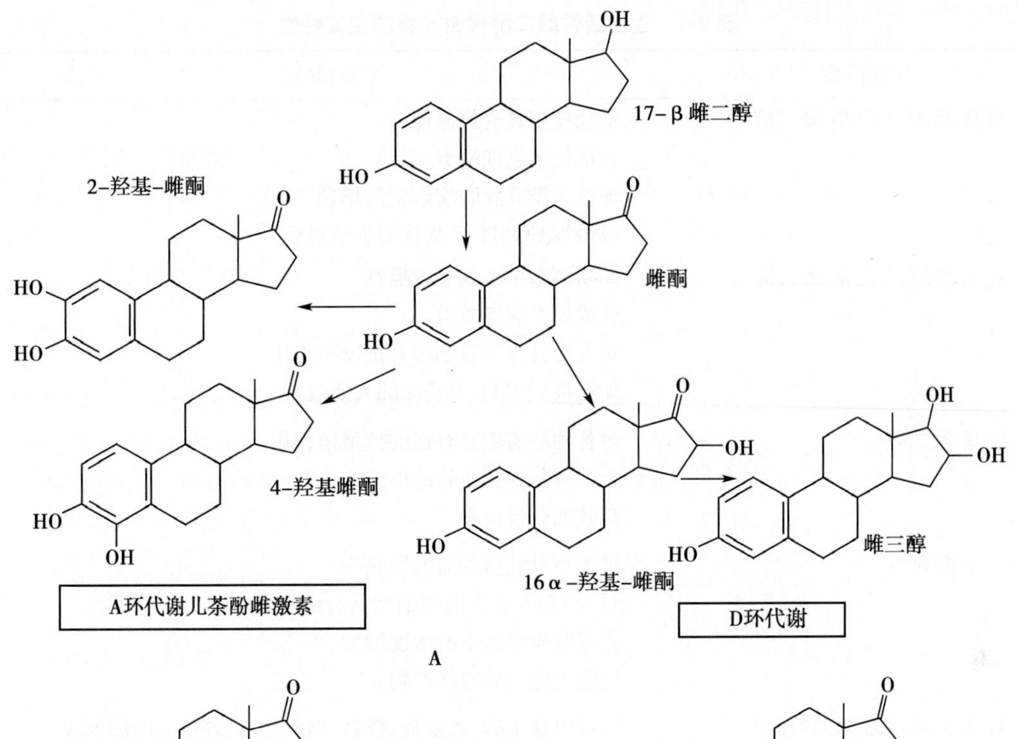

图 9-2　A:雌二醇初级代谢的 A 环和 D 环代谢产物;
B:雌二醇次级代谢产生了活跃的毒性代谢产物

具有防癌作用的雌二醇代谢产物,如 2-羟基-雌二醇。这种代谢产物可能会抵消其他代谢产物可能的致癌作用,而且单个代谢物可能对致癌作用起决定性作用。表 9-1 总结了最重要的雌二醇代谢产物和实验室研究得出的可能的生物活性。

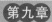

表 9-1 生物活性雌二醇代谢产物的主要特性

代谢产物	主要特性
4-羟基-雌酮,4-羟基-雌二醇	动物模型具有致癌性 合成长半衰期醌类 促进人类乳腺肿瘤细胞的增殖 减慢被 COMT 甲基化的失活过程
2-羟基-雌酮,2-羟基-雌二醇	动物模型中不具有致癌性 合成短半衰期醌类 对人类乳腺肿瘤细胞有抗增殖作用 加速被 COMT 甲基化的失活过程
2-甲基-雌二醇	对各种肿瘤细胞有强的抗增殖作用 有效抑制肿瘤血管的形成 高效捕获自由基
16α-羟基-雌酮	增加小鼠乳腺肿瘤的发病率 对与 DNA 加合的靶细胞具有诱变效应 乳腺肿瘤细胞中的浓度增加 代谢为雌三醇或终产物
2-羟基-雌酮:16α-羟基-雌酮 降低: 上升:	二羟甲基丁酸、杀虫剂、营养(高脂肪、低纤维)、肿瘤形成 运动、营养(低脂肪、高纤维)、异黄酮、3-吲哚甲醇

更新的研究显示局部雌二醇代谢可能有更高的生物学意义[22]。组织、血液或尿液检测可能反映这种局部变化,由于需要高度复杂的实验室检测方法,这些检测只能由一些专业的工作组进行更深层次的研究。不久的将来,代谢产物的测定可能具有更重要的意义,因为新的测量方法的出现,将使循环中很低浓度物质的测定成为可能。

(二) 4-羟基-雌二醇

4-羟基-雌二醇能刺激人乳腺癌细胞系 MCF-7 的生长;4-羟基-雌二醇的作用比 4-羟基-雌酮的作用强[23]。在仓鼠、大鼠、小鼠的肿瘤模型中,4-羟基-雌激素具有致癌作用,能诱使仓鼠发生肾脏肿瘤,使大鼠和小鼠发生肝脏肿瘤[24]。它们相对不稳定,能转变为高反应性醌类[25]。4-羟基-雌激素-醌类与 DNA 的加合物使 DNA 不稳定,通过脱嘌呤和氧化使 DNA 链断裂,发生突变。

在人乳腺癌样本中还发现 4-羟化酶的活性增强[26],人乳腺癌组织中 4-羟基-雌二醇浓度增加[27,28]。此外,与对照组织相比,乳腺癌组织中醌类的浓度也显著上升[28]。动物试验显示 4-羟基-雌激素-醌类具有致突变作用[29,30]。

(三) 2-羟基-雌酮/16α-羟基雌酮比例对致癌作用的重要性

观察性试验已经证实乳腺癌女性体内 2-羟基-雌酮/16α-羟基-雌酮的比例(2-OHE1/16-OHE1)下降,但不同研究的设计不同、研究人群不同,有的甚至样本量很小,因此它们的结果不一致:有些试验显示 2-羟基-雌酮/16α-羟基-雌酮比例上升与乳腺癌发病呈明显负相关[31,32];有些试验得出 2-羟基-雌酮/16α-羟基-雌酮比例上升与乳腺癌发病有轻度相关性[33-36]；其他试验显示 2-羟基-雌酮/16α-羟基-雌酮比例与乳腺癌发病没有相关性[37]。

在中国进行的一项研究[34]发现手术前尿样中 2-羟基-雌酮/16α-羟基-雌酮比例与乳腺癌呈负相关关系，手术后尿样中 2-羟基-雌酮/16α-羟基-雌酮比例与乳腺癌呈正相关关系。在 144 例女性自身对照研究和与 292 例女性组间对照的研究中，我们发现与对照组相比，2-羟基-雌酮的分泌降低，16α-羟基-雌酮的分泌增加，但这只是在绝经后女性中发现的[38]。

（四）2-甲基-雌二醇的防癌作用

2-羟基-雌二醇在 COMT（catechol ortho-methyltransferase，儿茶酚胺邻位甲基转移酶）的作用下转变为 2-甲基-雌二醇（2-ME）。2-甲基-雌二醇能抑制乳腺癌细胞及其他肿瘤细胞的生长[39]。关于肿瘤研究的一个非常重要的发现是发现了 2-甲基-雌二醇具有抗癌作用以及捕获雌激素次级代谢过程中产生的半醌自由基（对乳腺癌的诱发可能有一定作用）的作用[40,41]。

我们发现 2-甲基-雌二醇与他莫昔芬的联合具有额外的抗人乳腺癌细胞增殖作用[42]，2-甲基-雌二醇还可以增加某些细胞抑制剂对乳腺癌细胞的作用[43]。此外，我们发现 2-甲基-雌二醇具有与来曲唑类似的抑制芳香化酶的作用[42]。因此，2-甲基-雌二醇是强有力的抗增殖代谢产物，能够降低其他雌二醇代谢产物的增殖活性。

因此在雌二醇的代谢过程中不仅有潜在基因毒性物质的产生，还有潜在抗癌物质的产生，这就可以解释 WHI 研究中单雌激素治疗组的研究结果[10,11,15]。人体许多内分泌调节都是将机体调节至两个相反的方向，在这里就是细胞增殖（雌二醇）和抑制负面效应（雌二醇代谢产物 2-甲基-雌二醇）。目前 2-甲基-雌二醇正处于对难治性转移性乳腺癌的测试阶段。

三、影响雌二醇代谢的因素

对雌二醇代谢的评价必须考虑到影响代谢的因素，如内分泌疾病，如甲状腺功能减退、药物（如甲状腺素、H_2 受体拮抗剂）[19]。此外，饮食和锻炼也很重要[44,55]。

我们研究的重点是吸烟者雌二醇的代谢，这部分人可能因为肝脏功能增强会产生更多潜在毒性代谢产物[46]。绝经后吸烟女性口服雌激素治疗比不吸烟女性产生更多 4-儿茶酚雌激素，而 4-儿茶酚雌激素会使乳腺癌风险上升[47]。使用经皮雌激素能避免这种代谢机制，但不能避免已存在癌细胞增殖。

我们还研究了不同种类激素和不同使用方案的替代治疗是否会影响雌激素代谢的模式[48]。绝经后女性使用不同激素替代治疗方案的过程中，我们发现雌二醇的代谢受用药方式影响，也可能受添加孕激素种类的影响。经皮应用激素与口服激素不同，能够避免进一步代谢为潜在基因毒性的醌类和半醌类前体物质的产生，这是因为经皮给药方式的剂量较低且能够避免肝脏的首过代谢作用[48-50]。图 9-3 显示的是口服和经皮应用雌二醇治疗的这种区别。

然而，似乎有流行病学证据显示经皮雌激素治疗也使乳腺癌的风险上升：一项芬兰的研究观察到经皮雌激素的乳腺癌风险上升，尽管研究亚组的样本量很小[51]。这些结果提示尽管经皮雌激素给药方式使雌二醇代谢产物的产生最小化，但局部雌激素浓度仍足以促进乳腺致癌作用。

正常情况下各种细胞防御机制能够预防 4-羟基-雌激素的毒性作用，例如，细胞内产生的儿茶酚雌激素能够很快被 COMT 甲基化。然而基因多态性导致 COMT 缺乏的患者在激素替代治疗过程中乳腺癌的风险尤其高。类似地，雌激素代谢过程中其他关键酶的基因多态性也考虑可能增加乳腺癌风险，尤其是当累积缺陷时。但临床相关性仍在讨论之中，因为

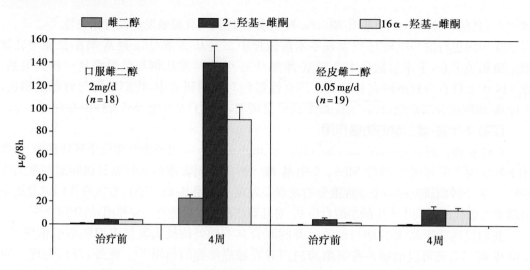

图 9-3　经皮雌二醇能避免产生潜在基因毒性代谢产物的前体物质

这些基因改变非常少见[52,53]。

从更加详细的生物化学角度讲,雌激素代谢产物的潜在基因毒性不是由醌类引起的(见图 9-2B),而是由进一步的中间代谢物引起的[25,26,54,55]。醌类能够转化为半醌类,而半醌类需要"细胞氧化应激"通过单电子氧化来形成正点的自由基结构。细胞本身能通过多种防御机制来抵抗这种反应,如在雌激素代谢过程中 2-甲基-雌二醇就能捕获这种自由基物质。

只有当所有的保护机制都失败了,这些活性很强的中间产物才能产生,从而形成一种复杂的分子——活性氧化物质(reactive oxidative substance,ROS),这种物质非常稳定并能与DNA 反应,导致 DNA 链断裂,使 DNA 复制的必须结构破坏。进一步的反应(如突变)将会产生第一个恶性细胞,当它增殖到 10^9 个时才能诊断(如乳腺 X 线)出临床癌症。

基于最恶性的乳腺癌细胞在雌激素治疗期间的倍增时间,这种致癌性至少需要 10～15 年,在这期间所有的抗癌机制都会调动起来[17]。然而,如果增殖速率因添加的某些孕激素显著加快时,这些保护机制将会失败,最终将发展为临床癌症。

四、结　论

因此关于这篇综述一开始提出的问题,雌激素代谢产物本身不具有致癌性,因为致癌作用需要额外因素。使用激素替代治疗的主要问题是增殖速率上升(如增加某种孕激素后)。单雌激素治疗的增殖速率较低,而且人体许多生理防御机制都会起作用,能防止雌二醇代谢过程中形成可能的基因毒性产物;如果没有防御机制,代谢过程中将会通过"单电子氧化"的氧化应激作用产生基因毒性物质。只有当防御机制失败,如由于基因多态性使防御机制的关键酶(如 COMT)缺乏,或当增殖速率显著增加,如添加某种孕激素,女性才有危险。因此只有在极少的特殊情况下人体不能很好地应答雌二醇代谢过程中的各种反应。

除了增殖效应和产生潜在基因毒性代谢产物,雌激素还具有防癌作用,例如产生具有防癌作用的代谢产物和凋亡效应,这就能揭示 WHI 研究中"乳腺癌风险下降"的结论。不同临床研究得出不同的统计学结果,这与各临床研究的研究对象的防癌能力不同有关。因为整个人群乳腺癌的绝对风险比较低(约 0.01%/年),只有很少一部分女性对研究中的统计结果起作用。然而,这一部分女性可能受雌激素基因毒性代谢产物的影响而处于高风险状态。目前已知的一些因素,如保护性酶的基因多态性或过度氧化应激(如吸烟者),会对雌二醇代谢造成负面影响,因此似乎应该谨慎地说应该选择经皮治疗方式来使毒性代谢产物的产生的可能最小化。

(Alfred O. Mueck,Xiangyan Ruan,Harald Seeger,著;武红琴,译)

此项目为中国首都医科大学附属北京妇产医院与德国图宾根大学妇产医院合作研究项目,得到北京市卫生系统高层次卫生技术人才培养计划项目(编号:2009-3-52),国家自然基金项目(81172518)的资助。

参 考 文 献

1. Neubauer H,Yang Y,Seeger H,et al. The presence of a membrane-bound progesterone receptor sensitizes the estradiol-induced effect on the proliferation of human breast cancer cells. Menopause, 2011, 18: 845-850

2. Stanczyk FZ. Editorial:Can the increase in breast cancer observed in the estrogen plus progestin arm of the Women's Health Initiative trial be explained by progesterone receptor membrane component 1? Menopause,2011,18:833-834

3. Neubauer H,Chen R,Schneck H,et al. New insight on a possible mechanism of progestogens in terms of breast cancer risk. Horm Mol Biol Invest,2011,6:185-192

4. Mueck AO,Ruan X. Benefits and risks during HRT-main safety issue breast cancer. Horm Mol Biol Clin Invest,2011,5:105-116

5. Ruan X,Neubauer H,Yang Y,et al. Progestogens and membrane-initiated effects on the proliferation of human breast cancer cells. Climacteric,2012,accepted

6. Cogliano V,Grosse Y,Baan R,et al. (WHO International Agency for Research on Cancer,IARC). Carcinogenicity of combined oestrogen-progestagen contraceptives and menopausal treatment. Lancet Oncology,2005,6:552-553

7. Schneider HPG,Mueck AO,Kuhl H. IARC Monographs on carcinogenicity of combined hormonal contraceptives and menopausal therapy(Statement International Menopause Society). Climacteric, 2005, 8: 311-316

8. Mueck AO,Seeger H. The World Health Organization defines HRT as carcinogenic-is this plausible? Gynecological Endocrinology,2008,24:129-132

9. WHI Investigators:Influence of estrogen plus progestin on breast cancer and mammography in healthy postmenopausal women. JAMA,2003,289,3243-3253

10. WHI Steering Committee. Effects of conjugated equine estrogen in postmenopausal women with hysterectomy. JAMA,2004,291:1701-1712

11. WHI Investigators. Effects of conjugated equine estrogens on breast cancer and mammography screening in postmenopausal women with hysterectomy. JAMA,2006,295:1647-1657

12. Beral V(Collaborative Group on Hormonal Factors in Breast Cancer). Breast cancer and hormone replacement therapy:collaborative reanalysis of data from 51 epidemiological studies of 52.705 women with breast cancer and 108.411 women without breast cancer. Lancet,1997,350:1047-1059

13. Shapiro S,Farmer R,Seaman H,et al. Does hormone replacement therapy cause breast cancer? An application of causal principles to three studies. Part 1:The Collaborative Reaanalysis. J Fam Plann Reprod

Health Care,2011,37:103-109

14. Chen WY,Manson JE,Hankinson SE,et al. Unopposed estrogen therapy and the risk of invasive breast cancer. Arch Intern Med,2006,166:1027-1032

15. WHI investigators. Health outcomes after stopping conjugated equine estrogens among postmenopausal women with prior hysterectomy. JAMA,2011,305:1305-1314

16. WHI Investigators. Estrogen plus progestin therapy and breast cancer in recently postmenopausal women. Am J Epidemiol,2008,167:1207-1216

17. Mueck AO, Seeger H. Shapiro S. Risk of breast cancer during hormone replacement therapy: Mechanisms. Horm Mol Biol Clin Invest,2010,3:329-339

18. Henderson BE,Feigelson HS. Hormonal carcinogenesis. Carcinogenesis,2000,21:427-433

19. Lippert TH, Seeger H, Mueck AO. Metabolism of endogenous estrogens. In: Oettel M, Schillinger E (Eds). Estrogens and Antiestrogens-Handbook of Experimental Pharmacology. Springer, Berlin, Heidelberg, New York,1999,pp 243-271

20. Lippert TH,Seeger H,Mueck AO. Estrogens and the cardiovascular system: role of estradiol metabolites in hormone replacement therapy. Climacteric,1999,1:296-301

21. Liehr JG,Ricci MJ. 4-Hydroxylation of estrogens as marker of human mammary tumors. Proc Natl Acad Sci USA,1996,93:3294-3296

22. Turan VK,Sanchez RI,Li JJ. The effects of steroidal estrogens in ACI rat mammary carcinogenesis: 17β-estradiol, 2-hydroxyestradiol, 4-hydroxyestradiol, 16a-hydroxyestradiol, and 4-hydroxyestrone. J Endocrinology,2004,183:91-99

23. Schütze N,Vollmer G,Tiemann I,et al. Catechol-estrogens are MCF-7 cell estrogen receptor agonists. J Steroid Biochem Mol Biol,1993,46:781-789

24. Liehr JG,Fang WF,Sirbasku DA,et al. Carcinogenicity of catechol estrogens in Syrian hamsters. J Steroid Biochem,1986,24:353-356

25. Liehr JG,Roy D. Free radical generation by redox cycling of estrogens. Free Radic Biol Med,1990,8:415-423

26. Liehr JG,Ricci MJ. 4-Hydroxylation of estrogens as marker of human mammary tumors. Proc Natl Acad Sci USA,1996,93:3294-3296

27. Castagnetta LA,LoCasto M,Granata OM. Estrogen content and metabolism in human breast tumor tissues and cells. Ann NY Acad Sci,1996,784:314-324

28. Rogan EG,Badawi AF,Devanesan PD. Relative imbalances in estrogen metabolism and conjugation in breast tissue of women with carcinoma: potential biomarkers of susceptibility to cancer. Carcinogenesis,2003,24:697-702

29. Chakravarti,D,Mailander PC,Li K-M. Evidence that a burst of DNA depurination in Sencar mouse skin induces error-prone repair and forms mutations in the H-ras gene. Oncogene,2001,20:7945-7953

30. Chakravarti,D, Mailander PC, Higginbotham S. The catechol estrogen-3,4-quinone metabolite induces mutations in the mammary gland of ACI rats. Proc Amer Assoc Cancer Res,2003,44:180-186

31. Kabat GC,Chang CJ,Sparano JA,et al. Urinary estrogen metabolites and breast cancer: a case-control study. Cancer Epidemiol Biomarkers Prev,1997,6:505-509

32. Ho GH,Luo XW,Ji CY,et al. Urinary 2/16-hydroxyestrone ratio: correlation with serum insulin-like growth factor binding protein-3 and a potential biomarker of breast cancer risk. Ann Acad Med Singapore,1998,27:294-299

33. Zheng W,Dunning L,Jin F,et al. Urinary estrogen metabolites and breast cancer: a case-control stud-

y. Cancer Epidemiol Biomarkers Prev,1998,7:85-86

34. Fowke JH,Qi D,Bradlow HL,et al. Urinary estrogen metabolites and breast cancer:differential pattern of risk found with pre-versus posttreatment collection. Steroids,2003,68:65-72

35. Meilahn EN, De Stavola B, Allen DS, et al. Do urinary oestrogen metabolites predict breast cancer? Guernsey Ⅲ cohort follow-up. Br J Cancer,1998,78:1250-1255

36. Muti P,Bradlow HL,Micheli A,et al. Estrogen metabolism and risk of breast cancer:a prospective study of the 2:16-hydroxyestrone ratio in premenopausal and postmenopausal women. Epidemiology,2000,11:635-640

37. Ursin G,London S,Stanczyk FZ,et al. Urinary 2-hydroxyestrone/16-alpha-hydroxyestrone ratio and risk of breast cancer in postmenopausal women. J Natl Cancer Ins,1999,91:1067-1072

38. Mueck AO,Zimmermann B,Diesing D,et al. Impact of estradiol metabolites on breast cancer risk and factors influencing estradiol metabolism-Case control study. J Br Menopause Soc,2003,9(Suppl 2):31-32

39. Cushman M,He HM,Katzenellenbogen JA,et al. Synthesis,antitubulin and antimitotic activity and cytotoxicity of analogs of 2-methoxyestradiol,an endogenous mammalian metabolite of estradiol that inhibits tubulin polymerization by binding to the colchicin binding site. J Med Chem,1985,38:2041-2049

40. Fotsis T,Zhang Y,Pepper MS. The endogenous oestrogen metabolite 2-methoxyoestradiol inhibits angiogenesis and supresses tumour growth. Nature,1994,368:237-239

41. Klauber N,Parangi S,Flynn E,et al. Inhibition of angiogenesis and breast cancer in mice by the microtubule inhibitors 2-methoxyestradiol and taxol. Cancer Res,1997,57:81-86

42. Seeger H,Huober J,Wallwiener D,et al. Effect of tamoxifen and 2-methoxyestradiol alone and in combination on human breast cancer cell proliferation. J Steroid Biochem Mol Biol,2003,84:255-257

43. Mueck AO,Seeger H,Huober J. Chemotherapy of breast cancer-additive anticancerogenic effect by 2-methoxyestradiol? Life Sci,2004,75:1205-1210

44. Adlercreutz H,Fotsis T,Bannwart C. Urinary estrogen profile determination in young Finnish vegetarian and omnivorous women. J Steroid Biochem,1986,24:289-296

45. De Cree C,Ball P,Seidlitz B. Plasma 2-hydroxycatecholestrogen responses to acute submaximal and maximal exercise. J Appl Physiol,1997,82:364-370

46. Mueck AO,Seeger H. Smoking,estradiol metabolism and hormone replacement therapy. Drug Research,2003,53:1-11

47. Berstein LM,Tsyrlina EV,Kolesnik OS,et al. Catecholestrogens excretion in smoking and non-smoking postmenopausal women receiving estrogen replacement therapy. J Steroid Biochem Mol Biol,2000,72:143-147

48. Lippert TH,Seeger H,Mueck AO. Estradiol metabolism during oral and transdermal estradiol replacement therapy in the postmenopause. Horm Metab Res,1998,30:598-600

49. Seeger H,Mueck AO,Lippert TH. Effect of norethisterone acetate on estradiol metabolism in postmenopausal women. Horm Metab Res,2000,32:436-439

50. Mueck AO,Seeger H. Wallwiener D. Impact of hormone replacement therapy on endogenous estradiol metabolism in postmenopausal women. Maturitas,2002,43:87-93

51. Lyytinen H,Pukkala E,Ylikorkala O. Breast cancer risk in postmenopausal women using estrogen-only therapy. Obstet Gynecol,2006,108:1354-1360

52. Dunning AM,Healey CS,Pharoah PDP,et al. A systematic review of genetic polymorphisms and breast cancer risk. Cancer Epidemiol Biomarkers Prev,1999,8:843-854

53. Bugano DD,Conforti-Froes N,Yamaguchi NH,et al. Genetic polymorphisms,the metabolism of estro-

gens and breast cancer:a review. Eur J Gynaecol Oncol,2008,29:313-320

54. Abul-Haji YJ,Tabakovic K,Tabakov I. An estrogen-nucleic acid adduct. Electroreductive intermolecular coupling of 3,4-estrone o-quinone and adenine. J Am Chem Soc,1995,117:6144-6145

55. Akanni A,Tabakovic K,Abul-Haij YJ. Estrogen-nucleic acid adducts. Reation of 3,4-estrone-o-quinone with nucleic acid basis. Chem Res Toxicol,1997,10:477-481

第二节　HRT 与乳腺癌相关研究

一、女性健康启动项目对 HRT 益处/风险的评估

激素替代治疗(HRT)也被称为"绝经后激素治疗",事实上最准确的是雌/孕激素治疗(EPT)或单独雌激素治疗(ERT)。用来评估最高级别循证医学、药物使用原则及规范的"金标准"的研究,应具备如下几点:①设计为前瞻性随机双盲、安慰剂对照;②具有临床设计的终点,临床益处和风险的发生率;③具有较高的统计水准(如 5% 的统计学差异在 80% 以上),且样本量大。目前只有一个研究符合上述三条标准,即女性健康启动项目(WHI)[1,2]。

WHI 的研究分别进行了两个独立试验,对未行子宫切除的妇女(n=16 608),连续使用马雌激素(CEE)(0.625mg/d)联合醋酸甲羟孕酮(MPA)(2.5mg/d)[1]以及对切除子宫的妇女(n=10 739)单独使用马雌激素(CEE)(0.625mg/d)[2]。研究分别持续 5 年和 7 年,尽管这个研究已经作为最权威的推荐,如最近的在德国 HRT 使用指南[3],但 WHI 不能反映临床实践,因为研究中使用 HRT 妇女的平均年龄较大(大约 65 岁),并且,她们是心血管疾病的高风险人群。表 9-2 总结了主要危险因素。

表 9-2　WHI 研究——一个心血管高风险的人群[1,2]

	单独使用雌激素	联合 HRT
平均年龄	67 岁	66 岁
BMI>30kg/m²	45%	34%
卒中(WHI 研究之前或期间)	48%	50%
高血压	48%	36%
先前存在的心血管疾病*	约 10%	约 10%

* 发生了静脉血栓栓塞、肺栓塞、心肌梗死、卒中、心绞痛、心脏搭桥手术、血管成形术、先前存在的糖尿病、严重的血脂异常的患者

WHI 研究只使用了一种 HRT 方案,而且只采用一种剂量,所以都不能反映临床实践。至少在欧洲,我们根据激素类型采用了不同治疗,不同剂量和不同应用形式。尽管缺乏安慰剂对照研究,关于安全性问题的实验研究证据表明,WHI 中观察到的主要风险会降低,尤其是使用经皮的 HRT。

潮热是更年期妇女的主要症状和最重要的指标,而在 WHI 研究中占不到 7%。此研究的主要目标是评价 HRT 是否可以用于冠心病的预防。这些妇女中肥胖大约占有 40%(BMI>30kg/m²),大部分妇女体内已经有大量储存的雌酮硫酸酯转化产生内源性雌二醇,是否激素治疗可以有相关的预防和治疗效果。添加外源性雌激素可能导致过量,WHI 研究已经证明肥胖的妇女乳腺癌的风险增加。表 9-3 总结了此研究中最重要的结果。

表 9-3 妇女健康启动项目（WHI）：最重要的结果-相对风险（HR）和绝对风险

临床终点	雌孕激素联合研究				单独雌激素研究			
	安慰剂[b]	CEE/MPA[b]	HR(95% CI)	过度风险/1000 妇女5年	安慰剂[b]	CEE[b]	HR(95% CI)	过度风险/1000 妇女5年
乳腺癌	30	38	1.24(1.01~1.54)	+4	33	26	0.77(0.59~1.01)	−3.5
冠心病	33	39	1.24(1.00~1.54)	+3	54	49	0.91(0.75~1.12)	−2.5
卒中	21	29	1.41(1.07~1.85)	+4	32	44	1.39(1.10~1.77)	+6
静脉血栓栓塞	16	34	2.11(1.58~2.82)	+9	21	28	1.33(0.99~1.79)	+3.5
痴呆[c]	22	45	2.05(1.21~3.48)	+11.5	25	37	1.49(0.83~2.66)	+6
结肠癌	16	10	0.63(0.43~0.92)	−3	16	17	1.08(0.75~1.55)	+0.5
子宫内膜癌	6.9	5.6	0.81(0.48~1.36)	−0.7	—	—	—	—
卵巢癌	2.7	4.2	1.58(0.77~3.24)	+0.8	—	—	—	—
髋骨折	16	11	0.67(0.47~0.96)	−2.5	17	11	0.61(0.41~0.91)	−3
骨折	199	152	0.76(0.69~0.83)	−23.5	195	139	0.70(0.63~0.79)	−28
死亡率	53	52	0.98(0.82~1.18)	−0.5	78	81	1.04(0.88~1.22)	+1.5

CEE：马雌激素 0.625mg/d；MPA：醋酸甲羟孕酮 2.5mg/d；HR：危险比；CI：置信区间

[a]平均年龄 63 岁，范围 50~79 岁；[b]每年每 10000 名患者数量；[c]亚组年龄>65 岁（平均年龄 70 岁），可能存在痴呆（血管型）（阿尔茨海默的风险增加，没有统计学意义）

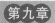

表 9-4　WHI 研究:单独使用雌激素——3 个年龄组治疗 7 年后的相对风险[2]

终点	50～59 岁	60～69 岁	70～79 岁
冠心病	0.56	0.92	1.04
卒中	1.08	1.65*	1.25*
静脉血栓栓塞	1.22	1.31*	1.44*
乳腺癌	0.72	0.72	0.94
结肠癌	0.59	0.88	2.09*
髋骨折		0.33*	0.62
总体死亡率	0.73*	1.01	1.20

* *P*＜0.05 具有统计学意义

表 9-5　WHI 研究:雌/孕激素和单独使用雌激素——比较年龄
较小组合年龄较大组每年 10000 名妇女的过度风险

A)雌孕激素联合(研究平均持续时间为 5.2 年)

	50～59 岁		70～79 岁	
	E＋P/安慰剂	差异	E＋P/安慰剂	差异
冠心病	22/17	＋5	78/55	＋23
卒中	14/10	＋4	61/48	＋13
静脉血栓栓塞	19/8	＋9	62/37	＋35
乳腺癌	31/26	＋5	54/41	＋13
结肠癌	4/5	－1	14/28	－14
髋骨折	1/3	－2	33/48	－15
骨折	111/141	－30	224/285	－61

B)单独使用雌激素(研究平均持续时间为 7 年)

	50～59 岁		70～79 岁	
	E/安慰剂	差异	E/安慰剂	差异
冠心病	14/24	－10	88/84	＋4
卒中	16/16	0	71/57	＋14
静脉血栓栓塞	15/13	＋2	40/28	＋12
乳腺癌	21/29	－8	32/34	－2
结肠癌	7/12	－5	32/15	＋17
髋骨折*	4/1	＋3	32/52	－20

* 单独使用雌激素研究中,总的骨折没有计算

　　表 9-3 分别显示了(CEE＋MPA)联合治疗持续 5 年和单独使用雌激素(CEE)持续 7 年的相对风险(通过"危险比"计算)。此外,表 9-2 也显示了每个临床端点每组治疗 5 年计算

的绝对过度情况。治疗的持续时间主要根据 HRT 的推荐,虽然不应该有规定的具体时间。HRT 开始和治疗的持续时间应该取决于每个人的具体情况,至少每年应该进行知情同意,并且讨论是否继续进行还是终止治疗。

表 9-4 总结了主要结果关于子宫切除妇女单独使用雌激素治疗的相对风险。必须指出,HRT 治疗的临床实践中,年龄小于 60 岁组,相关研究主要端点中只有一个风险增加——静脉血栓栓塞,卒中的风险没有增加,冠心病的风险也没有增加,结肠癌、乳腺癌总体的死亡率降低,尽管没有统计学意义[2]。

如果单独使用雌激素,乳腺癌的风险降低且有统计学意义(协议评估)[4],并且,在单独使用雌激素期间,冠心病事件的发生也减少,有统计学意义;如果共同评估心肌梗死和冠状血管事件发生的频率,50～60 岁年龄组需要更大的样本量[5]。这个年龄组中,通过电子束计算机断层摄影检测冠状动脉钙化发生率减少了 50%,具有统计学意义[6]。绝经 20 年后开始使用联合 HRT 心肌梗死的风险增加[7],HRT 的使用决不能反映临床实际情况。

表 9-5 可以证明 HRT 在安全性问题上年龄组选择的重要。这个表比较了 HRT 与安慰剂治疗的绝对风险,这的确比评估相对风险更重要。这个表很清晰的表明,WHI 研究中 60 岁以下与年龄较大的患者相比,常规使用 HRT 风险更低,尤其是心血管风险;单独使用雌激素可能获得其他的治疗无法达到的益处,唯一的静脉血栓栓塞风险可以通过使用经皮 HRT 降低(见后述)。

年龄组 50～59 岁使用联合 HRT,减少骨质疏松性骨折风险的益处比冠心病、卒中、乳腺癌更大。每个患者的情况不同,风险也不同,患者对乳腺癌和心血管事件的恐惧对是否愿意接受 HRT 起决定性的作用。

二、乳腺癌风险——HRT 的临床研究

关于 HRT 与乳腺癌已经有 60 多项研究,例如大型牛津合作研究的再分析[10]。至今,这一再分析仍受到争议[11],10 多项观察性研究中使用高剂量的 CEE 联合 MPA 或雌二醇联合醋酸炔诺酮,毫无疑问风险会增加。表 9-6 总结了针对这一问题的观察性研究[12]。

表 9-6 联合使用 HRT 对乳腺癌影响的观察性研究

第一作者,年	相对危险度或优势比(95% CI)					
	持续时间(年)	雌激素/孕激素	序贯 HRT	连续 HRT	MPA	其他
Schairer,2000	<4 >4		1.1(0.8～1.7) 1.5(1.0～2.4)		+	～
Ross,2000	5	1.2(1.1～1.5)	1.4(1.1～2.7)	1.1(0.9～1.3)	+	～
Chen,2002	>5	1.5(1.3～1.7)			+	～
Newcomb,2002	>5	1.6(1.2～2.2)			+	～
Weiss,2002	>5	1.4(1.1～1.8)	1.0(0.7～1.5)	1.5(1.1～2.2)		
Porch,2002	<5 >5	1.1(0.8～1.5) 1.8(1.3～2.4)			+	～

续表

第一作者,年	相对危险度或优势比(95% CI)					
	持续时间(年)	雌激素/孕激素	序贯 HRT	连续 HRT	MPA	其他
HERS Ⅱ,2002 *	6.8	1.3(0.8~2.0)			＋	～
Li,2003	＞15	2.0(1.3~3.3)	2.9(1.3~6.6)	1.8(1.0~3.3)	＋	～
Lee,2006	目前仍在用	1.3(1.2~1.4)			＋	～
Persson,1999	1~6	1.4(0.9~2.3)			～	＋
	＞6	1.7(1.1~2.6)				
Magnusson,1999	曾经	1.6(1.4~1.9)	1.5(1.1~2.0)	1.4(1.1~1.8)		＋
De Lignieres,2002	＞5			1.0(0.7~1.5)		＋
Olsson,2003	＞4		2.2(0.9~5.6)	4.6(2.4~8.8)	～	＋
Jernström,2003	5			3.3(1.9~5.6)		＋
Stahlberg,2004	6	2.7(2.0~3.7)			～	＋
Fournier,2008	8	1.7(1.5~1.9)(合成孕激素) 1.1(0.9~1.3)(孕酮)			＋	＋

* 与 HERS Ⅰ(双盲安慰剂对照)相反,HERS Ⅱ(HERS Ⅰ 的后续研究)为公开的观察性研究

最大型的研究"百万妇女研究"[13],但此研究的结论由于设计方案和数据分析的不完善受到争议[14](表 9-7)。根据"金标准",迄今为止唯一的前瞻性双盲安慰剂研究 WHI,证明进行雌孕激素联合治疗 5 年以上,乳腺癌的风险增加(HR 1.24;95%CI:1.01~1.54)[15]。

表 9-7 "百万妇女研究"中的乳腺癌风险

激素治疗	病例/总数	相对危险度(95% CI)
无激素治疗	2894/392 757	1.00(0.96~1.04)
过去曾用激素治疗	1044/150 179	1.01(0.95~1.08)
目前在用激素治疗		
单纯雌激素	991/115 383	1.30(1.22~1.38)
口服雌激素	606/68 351	1.32(1.21~1.45)
经皮雌激素	324/40 015	1.24(1.11~1.39)
所有雌/孕激素联合	679/59 011	1.70(1.56~1.86)
联合 MPA	117/11 280	1.60(1.33~1.93)
联合炔诺酮	253/24 667	1.53(1.35~1.75)
联合左炔诺孕酮	290/20 952	1.97(1.74~2.33)

续表

激素治疗	病例/总数	相对危险度(95% CI)
给药方案		
序贯治疗	404/33 124	1.77(1.59~1.97)
连续联合治疗	243/23 708	1.57(1.37~1.79)
替勃龙	184/18 186	1.45(1.25~1.67)
单纯孕激素	9/618	2.02(1.05~3.89)
局部雌激素(阴道)	6/1196	0.67(0.30~1.49)

尽管 WHI 中没有进行研究,但单独雌激素治疗也不应该排除乳腺癌风险的增加(HR 0.77;95% CI:0.59~1.01)[2]。单独雌激素治疗的妇女中乳腺癌风险降低 30% 以上(HR 0.67;95% CI:0.47~0.97)[4]。WHI 数据进行进一步评估的结果已经证实,通过单独雌激素治疗对乳腺癌具有保护作用[16]。讨论结果,WHI 研究者不会就一个统计上的偶然结果而争论,但是这可能存在一个可能的机制,即雌激素作用,尤其是内源性雌激素消失后再生成("知识沟假设")[4,16-18]。因为在老年妇女中,雌激素的凋亡作用增加[19],如在 WHI 中,内生卵巢雌激素的产生消失后开始治疗,雌激素的保护效应导致乳腺癌发病率减少。在最近的 E3N 研究(法国大型队列研究)中也出现类似的作用,此研究涉及绝经后妇女 60 000 名,与绝经早期相比,绝经晚期开始使用雌激素乳腺癌风险降低[20]。

然而,关于单纯雌激素治疗或没有界定的规律添加孕激素(在早期常用)的观察性研究,至少有 20 项证实乳腺癌风险增加[10]。如最近对护士健康研究的评估结果显示,激素治疗 15 年内没有乳腺癌风险,但此后 ER 阳性的乳腺癌风险增加,尽管研究群体中单纯雌激素治疗的人群较少[21]。明显乳腺癌的主要危险为 HRT 中的孕激素。

根据临床数据,还不能明确添加到雌激素治疗中的孕激素的类型、给药剂量、给药方式及给药时间的相关性。关于孕激素的类型,大多数研究运用 MPA 或炔诺酮;极少数研究如百万妇女研究也使用炔诺孕酮或左炔诺酮。关于孕激素的给药剂量的影响尚没有相关数据。正如众所周知的大型病例对照研究德国 MARIE 研究所示,多数研究认为,与序贯添加孕激素相比,连续联合 HRT 乳腺癌风险增加[22]。可以推测每周期所给的孕激素总剂量为乳腺癌风险的关键因素。另外,给药途径也很重要,一项研究发现,同一种孕激素(炔诺酮)口服给予有乳腺癌风险,而经皮给药则无(运用混合制剂)[23]。

然而,正如表 9-6 和表 9-7 所示,也有研究发现序贯联合相比连续联合给药乳腺癌风险高,且最近发现经皮给予孕激素乳腺癌风险也增加[24]。关于联合 HRT 的持续时间,在大多数研究中发现,在治疗 5 年后乳腺癌的风险增加。在 WHI 研究结果也是如此,因为在长达 5 年的研究中只有先前已经开始进行 HRT 的妇女乳腺癌的风险增加[1]。

关于孕激素的类型,有 4 项观察性研究表明,与某些合成孕激素相比,黄体酮或地屈孕酮可能增加乳腺癌风险较小。的确,相较于未用激素治疗的妇女,应用黄体酮或地屈孕酮者乳腺癌风险没有增加[24-28]。在大型研究中(如表 9-5 中的 E3N-研究)[27],对 5 9216 名绝经妇女随访了 8.1 年,出现 2354 例乳腺浸润性癌。单纯雌二醇加口服地屈孕酮治疗 RR 为 1.08(95% CI:0.89~1.31),而加用某些合成孕激素 RR 为 1.69(95% CI:1.50~1.91)。这是已出版的唯一一项对不同孕激素进行检测的大型研究,研究中涉及的孕激素主要有MPA、二甲去氢孕酮、醋酸氯地孕酮、醋酸环丙氯地孕酮、炔诺酮、诺美孕酮,这些孕激素相比黄体酮及地屈孕酮在联合雌激素治疗时,乳腺癌风险增加。同样,在一样基于芬兰人群的大型队列研究及对英国的综合医疗研究数据的病例对照研究也显示,运用地屈孕酮不增加乳腺癌风险,然而该研究样本量较小[24,28]。

与此同时,不能认为使用近天然的孕激素如地屈孕酮(孕激素的回复异构体)是安全的,尽管这种孕激素(与其他甾体受体没有亲和力)或口服天然孕激素(黄体酮)可以发挥单纯的促孕效应。根据 E3N 的研究结果推测,长期运用地屈孕酮进行激素治疗超过 5 年,或黄体酮治疗超过 5~8 年,乳腺癌风险可能也会增加[29]。

然而,我们及他人的实验数据显示,不同孕激素的效应存在差异,且我们的实验结果支持临床数据,即与合成孕激素相比,运用黄体酮可以以较低的程度导致乳腺癌细胞的增殖[30,31]。单一雌激素治疗可刺激 ER 阳性的乳腺癌细胞的增殖,但是在加用孕激素后增殖程度增加,关于这一点,实验研究与临床研究的结果很大程度上具有相关性[12,32]。然而,主要的问题是,在临床研究中发现的乳腺癌风险增加是否独立于其他因素,与单纯雌激素及(或)联合运用孕激素存在因果关系,因为后者可能导致癌细胞增殖及乳腺患者的发病率增加。这一问题只能通过实验研究证实,因为后者可以反映乳腺组织中激素活性的生物学可能性。

三、激素治疗乳腺癌风险——生物学作用研究

(一) 单纯雌激素治疗与乳腺癌风险

目前为止,关于 WHI 研究及一些观察性研究发现的单纯雌激素治疗出现的癌保护作用这一问题仍需要临床数据及实验的进一步研究。一些实验证据支持单纯雌激素可能会加速乳腺癌的发生这一假设,然而也有实验证据与此相反。在特定人群中,雌激素可能通过促凋亡及其他机制起到癌保护作用[19,32-35]。

这可解释为什么 WHI 研究中单纯雌激素组乳腺癌风险降低[16]。这也可以解释雌二醇(6mg/天)对于芳香酶抑制剂抵抗的受体阳性的晚期乳腺癌的无瘤生存期或复发癌具有临床益处[34],机制为雌激素的促凋亡作用[19,35]。

绝经妇女应用单纯雌激素治疗的临床研究结果存在差异,显示乳腺癌的风险增加或降低,或者可由统计分析的 netto 效应解释,这种分析取决于研究中的人群:如果研究人群中有较多的妇女在发展为临床癌前抑制了已存在的癌细胞的增殖,则统计评估时总体乳腺癌风险可能降低,否则乳腺癌风险增加。尽管乳腺癌风险的绝对人数很少(见表 9-4),但是研究中这些少数妇女对研究结果起决定性作用。

乳腺癌因果关系的问题涉及新癌细胞的生成到增殖成为临床可检测到的乳腺癌。我们的研究显示,雌激素的增殖效应(不添加孕激素)相比基质生长因子较弱[36]。关于单纯雌激素治疗,尚无有关因为细胞的增殖导致复制错误或突变的发生导致新发癌细胞的证据。尽管 DNA 的修复可被活跃增殖阻止(通过一系列可阻止复制错误发生的机制)[32,33,36]。

目前的研究侧重于关于 4-羟雌酮可能致癌这一热点问题[37-43]。动物实验表明,4-羟雌酮醌有诱发突变效应[44]。在人类乳腺癌标本中发现 4-羟化酶活性较高[45]。我们已经证实,相比雌二醇母体,某些雌激素代谢产物的促增殖作用更强[46,47]。在绝经妇女进行不同方案的 HRT 期间,我们发现雌二醇代谢产物可被给药途径及添加的孕激素类型影响,与口服给

药相反,经皮给予激素可避免潜在的具有遗传毒性的代谢产物,因为剂量低且避免了肝脏的首过效应[48-50]。

4-羟雌酮的毒性作用可通过正常状态的细胞防御机制预防。例如,细胞内形成的儿茶酚雌激素可被儿茶酚邻位甲基转移酶(catechol orthomethyltransferase,COMT)快速代谢。然而,对于由于遗传多态性出现的儿茶酚胺缺陷的患者,在 HRT 期间出现的乳腺癌风险较为特殊。与此类似,其他有关雌激素代谢的关键酶缺乏的多态性也被讨论,可能乳腺癌风险增加(特别是如果出现累积缺陷)。然而,因为这些遗传的变化非常罕见,其中的临床相关性仍在讨论中[51,52]。

总之,毫无疑问雌激素能促进预先存在的乳腺癌细胞的增殖,从而导致疾病的早期诊断。然而,因为存在由促凋亡机制而导致的癌保护作用,在某些人群中雌激素可起到癌保护作用,从而降低乳腺癌风险。但是对于人群中的这些亚组及对可能发生或不发生乳腺癌风险的妇女的监测仍需进一步研究。

(二)联合 HRT 的乳腺癌风险——生物学可能性

孕激素对乳腺的效应的问题已经成为运用联合 HRT 的主要安全问题。关于激素对乳腺癌风险的作用机制来源于对不同乳腺细胞培养的研究。在体外实验中进行细胞培养,尽管时间较短,且运用较高的药理学浓度,然而它可以模仿体内状态。但是应该在同一种模型下进行比较,因为细胞培养条件对实验结果的影响较大。当然体外实验不能代替临床研究,但是他们对评估机制及探索不同物质间可能存在的差异(在同一种模型下进行)非常有用,随后研究结果需在临床实验中证实。

尽管体外模型被广泛应用,但是它存在某些限制:所选的培养环境可无意间影响实验结果;培养的细胞应能在体外生长;所发生的变化在体内时可能不会发生。体外实验的限制是为达到抗增殖作用需要高的药物浓度。然而,在体外短期的实验可能需要高的药物浓度,只有在超生理学浓度下才能达反应阈值。与体内相比通常在血液中检测的血液药物浓度,血管壁或器官也可能存在较高的药物浓度。

已有较多的实验数据证实,孕激素对癌性乳腺癌细胞存在促增殖作用,但是只有极少数数据涉及孕激素对良性细胞的作用,而这方面的研究可解释乳腺癌细胞的发生原因。良性细胞的增殖可能导致 DNA 的错误复制,从而提高突变率,导致新发癌细胞。关于促增殖的研究,大多数数据显示的结果具有可比性,然而只有极少数实验在同一种模型中进行多种孕激素的比较。因此,在我们的实验中,在同种模型下对不同孕激素进行了比较。我们对增殖及凋亡作用进行了研究。此外,在同种模型中考虑了间质(包含间质生长因子)可能存在的作用[32]。此前,尚无研究涉及间质存在的影响。

事实上,乳腺密度的改变是乳腺癌风险的重要预测指标,它可反映间质效应,且只有联合 HRT 而非单纯雌激素治疗乳腺密度才会增加,暗示孕激素通过间质可发挥强烈及重要的孕激素作用。我们可证实某些间质生长因子可引出比雌二醇更强的增殖效应[30.36],且相比某些合成孕激素(如 MPA、醋酸氯地孕酮、炔诺酮),对于细胞的生长具有更强的作用[53-55]。然而,根据联合 HRT 的临床表现,关于间质生长因子及孕激素的效应,相比天然孕激素,合成孕激素可加强间质因子的增殖效应(尤其对于良性乳腺上皮细胞)[30.54,55]。

我们目前的研究结果显示,孕激素的效应可由细胞膜上的特殊结构介导,这种结构在乳腺癌患者中上调[31]。这可能是添加到雌激素治疗中的某些孕激素(如 MPA 或炔诺酮)增加乳腺癌风险的机制之一[55,56]。我们两所大学(德国及中国工作组)随后的研究计划合作项目针对所有可用的孕激素对体内外乳腺的作用进行了系统的研究,同时也比较了不同给药方案(如序贯或连续联合 HRT)对乳腺的影响。

总之,目前的研究结果提示,孕激素诱导的良性或恶性人乳腺上皮细胞的增殖或抑制作用依赖于或独立于雌激素或间质生长因子的作用。为此,基于实验数据,激素治疗时孕激素的选择可能非常重要,因为涉及乳腺癌风险。同时,我们的研究显示,与某些孕激素相反,孕酮、天然孕激素对乳腺良恶性细胞的作用起中立作用。

我们实验的重要结果可能是不同孕激素对乳腺良恶性细胞的作用不同[30,54]。这与临床上患有乳腺癌后进行 HRT 具有相关性(当然这种治疗方案是禁忌的),因为预先存在乳腺癌细胞发生乳腺癌的风险较已经接受手术治疗且或进行抗激素治疗及化疗的乳腺癌患者高。但是对于存在乳腺恶性细胞的正常妇女,死后分析发现她们存在隐性癌[57-60],有时在乳腺良恶性细胞,不同的孕激素作用可能与进行 HRT 的绝经妇女的乳腺癌风险相关。

最近的研究显示,除外在不同细胞培养中研究的机制,促孕效应可能增加良性或癌前细胞的增殖。在大鼠给予 MPA 可以激活 RANKL(NF-κB 配体受体激活子,为在正常或癌前乳腺上皮细胞表达的关键的破骨细胞分化因子[61,62])。在乳腺上皮细胞 RANKL 受体 RANK 的遗传失活可阻止 MPA 诱导的上皮细胞增殖、使 DNA 受损后诱导的细胞死亡敏感化。乳腺上皮细胞 RANK 的缺失可导致 MPA 诱导的乳腺癌的发生率降低或推迟。目前为止,尚不清楚运用不同孕激素产生的通过 RANKL/RANK 系统的作用机制是否不同。

(三)乳腺癌——实验数据 VS 临床数据

如何将实验数据与临床数据联系?毫无疑问,雌孕激素联合治疗可导致预先存在的肿瘤细胞的增殖。基于此假设,HRT 可增加起始细胞的增殖,以致临床乳腺癌的发生较实际早。肿瘤细胞从起始到增殖到 10 亿才能被乳腺钼靶发现,所需的时间大约 10 年[32,33],像 WHI 这样的短期研究不能证实乳腺癌的起始原因。

因为 WHI 研究发现停用 HRT1 年后,乳腺癌的发生率降低了 40%[18],最近推测撤退 HRT 可使临床前的癌退化,这是不可思议的,因为 HRT 仅为促进乳腺癌进展的众多因素之一。如上文所描述,相比单纯雌激素或联合孕激素,某些间质因子对乳腺良恶性上皮细胞有较强的促增殖作用。正是由于此原因,单纯撤退 HRT 这一促进因子可能导致增殖降低,但是绝不能阻止癌的发生,癌的发生需要各种大量的自助机制进一步形成[32]。相应地,比较停用 HRT,不同区域不同国家乳腺癌的发生率不同[63,84],自 2002 年 WHI 研究发现乳腺癌风险增加后[64,65],乳腺癌风险间断减低,最近发现乳腺癌风险增加。这需要进一步的研究。

激素对乳腺良恶性细胞的影响存在差异,由于临床原因,评估激素治疗者乳腺癌的初发风险时,应除外治疗后乳腺癌患者接受治疗导致的风险。因为乳腺癌为 HRT 的禁忌证,所以缺乏关于这一问题的临床研究。唯一的一项安慰剂对照实验运用了替勃龙,它可对绝经妇女起到雌孕激素联合治疗作用,在两个不同群体中得到不同的结果:LIBERATE 研究乳腺癌复发风险增加[66],而 LIFT 研究中,未行预先诊断乳腺癌的绝经妇女乳腺癌风险降低[67],两项研究样本量均较大($n=3098$ 及 $n=4538$),研究结果均有统计学意义。同样的,MPA 添加到雌激素中可能产生不同的结果,例如,在 WHI 研究中显示增加乳腺癌初发因素,但是降低乳腺癌的复发危险,在一些小型研究中叶也得出类似的结果。然而至今尚未有如同 LIBERATE 一样的研究。关于此问题仍需要临床研究。

(四) HRT 益处与风险——总结

激素治疗用于治疗更年期症状及泌尿生殖道症状或预防骨质疏松已经长达 40 年。在大样本中评估临床终点的唯一一项安慰剂研究已经证实,它可增加静脉血栓、心肌梗死及乳腺癌风险,但是这不能反映实际情况,因为进行 HRT 的研究对象的平均年龄较大,且 50% 有危险因素,如肥胖、高血压、及或抽烟。尽管在绝对数上,这些风险较低(每年 0.1%),但是对存在危险因子或预先存在疾病的妇女这些风险较大。

可以通过经皮 HRT 或个体化选择孕激素降低这些风险。然而,基于生物学可能性,对于已经存在高度进展的乳腺癌克隆的妇女及或缺乏解毒系统的妇女(不能消除潜在雌激素代谢产物遗传毒性,如关键酶的遗传多态性),由于存在潜在机制,可能没有用法可以消除乳腺癌风险。

虽然激素治疗存在重要的安全问题,但是新的选择及新的研究显示,WHI 对研究发现的风险的评估过度。如果早期在有指征时恰当应用 HRT,对于多数患者益处大于风险。

(阮祥燕,Alfred O. Mueck,著;张俊丽,卢永军,译)

此项目为中国首都医科大学附属北京妇产医院与德国图宾根大学妇产医院合作研究项目,得到北京市卫生系统高层次卫生技术人才培养计划项目(编号:2009-3-52),国家自然基金项目(81172518.)的资助。

参 考 文 献

1. WHI Investigators. Risks and benefits of estrogen plus progestin in healthy postmenopausal women. JAMA, 2002,288:321-333

2. WHI Steering Committee. Effects of conjugated equine estrogen in postmenopausal women with hysterectomy. JAMA,2004,291:1701-1712

3. Ortmann O(Leitlinienkoordination). Hormontherapie in der Peri-und Postmenopause. Kurzversion der interdisziplinären S3-Leitlinie. Frauenarzt,2009,50:840-851

4. WHI Investigators. Effects of conjugated equine estrogens on breast cancer and mammography screening in postmenopausal women with hysterectomy JAMA,2006,295:1647-1657

5. WHI Investigators. Conjugated equine estrogens and coronary heart disease. Arch Intern Med,2006,166:357-365

6. WHI Investigators. Estrogen therapy and coronary-artery calcification. NEJM,2007,356:2591-2602

7. WHI Investigators. Estrogen plus progestin and the risk of coronary heart disease. N Engl J Med,2003,349:523-534

8. Barrett-Connor E,Grady D. Hormone replacement therapy,heart disease,and other considerations. Annu Rev Public Health,1998,19:55-72

9. Garbe E,Suissa S. Issues to debate on the Women's Health Initiative(WHI)study: Hormone replacement therapy and acute coronary outcomes:methodological issues between randomized and observational studies. Human Reproduction,2004,19:8-13

10. Grodstein F,Manson JE,Stampfer MJ. Journal of Women's Health. ,2006,35-44

11. Beral V(Collaborative Group on Hormonal Factors in Breast Cancer). Breast cancer and hormone replacement therapy:collaborative reanalysis of data from 51 epidemiological studies of 52.705 women with breast cancer and 108.411 women without breast cancer. Lancet,1997,350:1047-1059

12. Shapiro S,Farmer R,Seaman H,et al. Does hormone replacement therapy cause breast cancer? An application of causal principles to three studies. Part 1:The Collaborative Reaanalysis. J Family Planning Reprod Health,2011,in press

13. Seeger H,Mueck AO. HRT and breast cancer caused:Caused by progestogens? Experimental vs. clinical data. J. Steroid. Biochem. Molecular Biology,2008,109:11-15

14. Million Women Study Collaborators. Breast cancer and hormone-replacement therapy in the Million Women Study. Lancet,2003,363:41-427

15. Shapiro S. The Million Women Study:potential biases do not allow uncritical acceptance of the data. Climacteric,2004,7:3-7

16. WHI Investigators:Influence of estrogen plus progestin on breast cancer and mammography in healthy postmenopausal women. JAMA,2003,289,3243-3253

17. Ragaz J, Wilson K, Muraca G, et al. Endogenous estrogen stimulatges, exogenous estrogen protects. Further investigation of estrogen chemoprevention is warranted. Poster P6-09-09, Abstract No 1410 presented at the,2010 San Antonio Breast Cancer Symposium

18. WHI Investigators. Estrogen plus progestin therapy and breast cancer in recently postmenopausal women. Am J Epidemiol,2008,167:1207-1216

19. WHI Investigators. Breast cancer after use of estrogen plus progestin in postmenopausal women. NEJM,2009,360:573-587

20. Lewis-Wambi JS,Craig Jordan V. Estrogen regulation of apoptosis:how can one hormone stimulate and inhibit? Breast Cancer Research,2009,1:206-209

21. Fournier A,Mesrine S,Boutron-Ruault MC,et al. Estrogen-progestagen menopausal hormone therapy and breast cancer:does delay from menopause onset to treatment initiation influence risks? J Clin Oncol,2009,27:5116-5119

22. Chen WY,Manson JE,Hankinson SE,et al. Unopposed estrogen therapy and the risk of invasive breast cancer. Arch Intern Med,2006,166:1027-1032

23. MARIE Study Group. Risk of Different Histological Types of Postmenopausal Breast Cancer by Type and Regimen of Menopausal Hormone Therapy. Int J Cancer,2008,123:933-941

24. Opatrny L,Dell'Aniello S,Assouline S,et al. Hormone replacement therapy and variations in the risk of breast cancer. Br J Obstet Gynecol(BJOG),2008,115:169-175

25. Lyytinen H,Pukkala E,Ylikorkala O. Breast cancer risk in postmenopausal women using estradiol-progestogen therapy. Obstet Gynecol,2009,113:65-73

26. de Lignieres B,de Vathaire F,Fournier S,et al. Combined ormone replacement therapy and risk of breast cancer in a French cohort study of 3. 175 women. Climacteric,2002,5:332-340

27. Fournier A,Berrino F,Clavel-Chapelon F. Unequal risks for breast cancer associated with different hormone therapies:results from the E3N cohort study. Breast Cancer Res Treat,2008,107:103-111

28. Schneider C,Jick SS,Meier CR. Risk of gynecological cancers in users of estradiol/dydrogesterone or other HRT preparations. Climacteric,2009,12:514-524

29. Fournier A,Fabre A,Mesrine S,et al. Use of different postmenopausal hormone therapies and risk of histology-and hormone receptor-defined invasive breast cancer. J Clin Oncology,2008,26:1260-1268

30. Krämer E,Seeger H,Krämer B,et al. The effects of progesterone and synthetic progestogens on growth factor and estradiol treated human cancerous and non-cancerous breast cells. Menopause, 2005, 12:468-474

31. Neubauer H,Adam G,Fehm T,et al. Membrane-initiated effects of progesterone on proliferation and ac-

tivation of VEGF gene expression in human breast cancer cells. Climacteric,2009,12:230-239

32. Mueck AO, Seeger H. Shapiro S. Risk of breast cancer during hormone replacement therapy: Mechanisms. Horm Mol Biol Clin Invest,2010,3:329-333

33. Dietel M, Lewis MA, Shapiro S. Hormone replacement therapy:pathobiological aspects of hormone-sensitive cancers in women relevant to epidemiological studies on HRT:a mini-review. Hum Reprod,2005, 20:2052-2060

34. Ellis MJ, Gao F, Dehdashti F, et al. Lower-dose vs. high-dose oral estradiol therapy on hormone-receptor-positive, aromatase inhibitor-resistant advanced breast cancer. A phase 2 randomized study. JAMA, 2009,302:774-780

35. Munster PN, Carpenter JT. Estradiol in breast cancer treatment. Reviving the past. JAMA,2009,302: 797-798

36. Seeger H, Wallwiener D, Mueck AO. Influence of stroma-derived growth factors on the estradiol-stimulated proliferation of human breast cancer cells. Eur. J. Gynaec. Oncology,2004,25:175-177

37. Henderson BE, Feigelson HS. Hormonal carcinogenesis. Carcinogenesis,2000,21:427-433

38. Mueck AO, Seeger H. Breast cancer:are oestrogen metabolites carcinogenic. Maturitas,2007,57:42-46

39. Mueck AO, Seeger H. The World Health Organization defines HRT as carcinogenic-is this plausible? Gynecological Endocrinology,2008,24:129-132

40. Cogliano V, Grosse Y, Baan R, et al. (WHO International Agency for Research on Cancer, IARC). Carcinogenicity of combined oestrogen-progestagen contraceptives and menopausal treatment. Lancet Oncology,2005,6:552-553

41. Schneider HPG, Mueck AO, Kuhl H. IARC Monographs on carcinogenicity of combined hormonal contraceptives and menopausal therapy(Statement International Menopause Society). Climacteric,2005,8: 311-316

42. Mueck AO, Seeger H. Breast cancer: Are estrogen metabolites carcinogenic? Climacteric, 2007, 10 (Suppl2):62-65

43. Liehr JG, Ricci MJ. 4-Hydroxylation of estrogens as marker of human mammary tumors. Proc Natl Acad Sci USA,1996,93:3294-3296

44. Chakravarti, D, Mailander PC, Higginbotham S. The catechol estrogen-3,4-quinone metabolite induces mutations in the mammary gland of ACI rats. Proc Am Assoc Cancer Res,2003,44:180-186

45. Rogan EG, Badawi AF, Devanesan PD, et al. Relative imbalances in estrogen metabolism and conjugation in breast tissue of women with carcinoma:potential biomarkers of susceptibility to cancer. Carcinogenesis,2003, 24:697-702

46. Seeger H, Deuringer FU, Wallwiener D, et al. Breast cancer risk during HRT:Influence of estradiol metabolites on breast cancer and endothelial cell proliferation. Maturitas,2004,49:235-240

47. Seeger H, Wallwiener D, Krämer E, et al. Comparison of possible carcinogenic estradiol metabolites: Effects on proliferation, apoptosis and metastasis of human breast cancer cells. Maturitas,2006,54:72-77

48. Seeger H, Mueck AO, Lippert TH. Effect of norethisterone acetate on estradiol metabolism in postmenopausal women. Horm Metab Res,2000,32:436-439

49. Lippert TH, Seeger H, Mueck AO. Estradiol metabolism during oral and transdermal estradiol replacement therapy in the postmenopause. Horm Metab Res,1998,30:598-600

50. Mueck AO, Seeger H. Wallwiener D. Impact of hormone replacement therapy on endogenous estradiol metabolism in postmenopausal women. Maturitas,2002,43:87-93

51. Dunning AM, Healey CS, Pharoah PDP, et al. A systematic review of genetic polymorphisms and breast

cancer risk. Cancer Epidemiol Biomarkers Prev,1999,8:843-854

52. Bugano DD,Conforti-Froes N,Yamaguchi NH,et al. Genetic polymorphisms,the metabolism of estrogens and breast cancer:a review. Eur J Gynaecol Oncol. ,2008,29:313-320

53. Krämer E,Seeger H,Krämer B,et al. Characterization of the stimulatory effect of medroxyprogesterone acetate and chlormadinone acetate on growth factor treated normal human breast epithelial cells. J. Steroid Biochem Mol Biol,2006,98:174-178

54. Krämer E,Seeger H,Krämer B,et al. The effect of progesterone,testosterone and synthetic progestogens on growth factor-and estradiol-treated human cancerous and benign breast cells. Europ J Obstet Reproductive Biology,2006,129:77-83

55. Neubauer H,Chen R,Schneck H,et al. New insight on a possible mechanism of progestogens in terms of breast cancer risk. Horm Mol Biol Invest,2011,4,in press

56. Neubauer H,Yang Y,Seeger H,et al. The presence of a membrane-bound progesterone receptor sensitizes the estradiol-induced effect on the proliferation of human breast cancer cells. accepted in Menopause,Januar,2011

57. Nielsen M,Jensen J,Andersen J. Precancerous and cancerous breast lesions during lifetime and at autopsy. Cancer,1984,54:612-615

58. Alpers CE,Wellings SR. The prevalence of carcinoma in situa in normal and cancer-associated breasts. Hum Pathol,1985,16:796-807

59. Bartow,SA,Pathkak DR,Black WC,et al. Prevalence of benign,atypical and malignant breast lesions in populations at different risk for breast cancer. A forensic autopsy study. Cancer,1987,60:2751-2760

60. Black WC,Welch HG. Advances in diagnostic imaging and overestimations of disease prevalence and the benefits of therapy. NEJM,1993,328:1237-1243

61. Schramek D,Leibbrandt A,Sigl S,et al. Osteoclast differentiation factor RANKL controls development of progestin-driven mammary cancer. Nature,2010,468:98-102

62. Gonzalez-Suarez E,Jacob AP,Jones J,et al. RANK ligand mediates progestin-induced mammary epithelial proliferation and carcinogenesis. Nature,2010,468:103-107

63. Mueck AO,Wallwiener D. Incidence of breast cancer and use of HRT:Different data in USA comparing with Europe. Frauenarzt,2007,48:812-816

64. Pelucchi C,Levi F,La Vecchia C. The rise and fall in menopausal hormone therapy an breast cancer incidence. Breast,2011,in press

65. De P,Neutel CI,Olivotto I,et al. Breast cancer incidence and hormone replacement therapy in Canada. J Natl Cancer Inst,2010,102:1489-1495

66. Kenemans P,Bundred NJ,Foidart JM,et al. Safety and efficacy of tibolone in breast-cancer patients with vasomotor symptoms:a double-blind,randomized,non-inferiority trial. Lancet Oncol,2009,10:135-146

67. LIFT Trial Investigators. The effects of tibolone in older postmenopausal women. NEJM,2008,359:697-708

第三节　如何预测某些孕激素诱发的乳腺癌风险

　　自从 WHI 研究中乳腺癌风险在单一雌激素治疗组与雌孕激素联合治疗组之间存在显著差异的结果公布以后,绝经后妇女的雌孕激素联合治疗引发了争议。WHI 研究中,与雌孕激素联合治疗组相比较,单一雌激素治疗组妇女的乳腺癌风险没有增加,反而有降低。此结果表明,孕激素对乳腺癌风险具有负面影响。然而,仍有一些开放性的问题,合成孕激素与天然黄体酮分别联合雌激素进行激素治疗或避孕时有相似的风险？还是因孕激素的种类不同风险有很大差异呢？研究发现,特殊的细胞成分可能是孕激素作用有差别的关键因素,本文对我们的实验数据进行了总结分析。

一、基础实验研究合理可信,同时也具有局限性

尽管体外细胞培养的实验研究被广泛应用,细胞培养模型仍具有一定的局限性:培养条件的选择对实验结果具有潜在的影响。细胞适应体外生长需具备一定的条件,而这些能力和条件可能在体内不存在。体外研究需要在短时间内完成,并且需要得到有效的抗增殖作用而使用了高浓度的药物。然而只有使用超生理剂量的药物才能实现此效应。并且,在体内血管壁和器官中通常比血液中有更高的药物浓度。

尽管体外研究需要高浓度的药物,并且需要在短时间内完成,但是体外细胞培养仍是模拟体内条件比较好的方法。因为体外培养条件可以对实验结果有很大的影响,所以在比较不同药物(如不同种类的孕激素)的作用时总是需要使用相同的实验模型。

孕激素对正常乳腺上皮细胞和乳腺癌细胞的扩增作用已经有大量的研究,但是仅有很少的实验是在同一模型上对不同种类的孕激素进行研究。德国图宾根大学与几个中国研究小组进行了密切合作,就激素作用对乳腺的影响建立了不同种类的乳腺癌模型,对所有可用的孕激素进行了研究。我们在同一实验模型上对所有可用的孕激素进行了对比研究。

我们在相同的实验条件下对不同的细胞进行了培养,探讨细胞的增殖和凋亡情况。就激素可以诱发新的乳腺癌(如由于快速的细胞增殖增加了 DNA 错误复制的几率,引发突变)还是仅促进了预先存在的乳腺癌细胞的增殖的问题,我们对正常乳腺细胞和乳腺癌细胞分别进行了研究。此外,考虑到基质的旁分泌作用,我们的实验对最重要的基质生长因子也进行了研究[7-13]。到目前为止,尚无体外实验考虑到基质的影响。

最近,我们对一些特殊的细胞成分进行了研究,这些细胞成分会影响激素的促增殖机制,并且可以解释雌激素与不同种类的孕激素联合治疗时细胞的增殖存在差异。对此问题的实验研究,我们已经发表了大量的文章,此外,就细胞特殊成分的问题,我们对人正常乳腺上皮细胞和乳腺癌细胞的体外研究进行了系统的综述,并在近期发表[14]。尽管动物实验也表明了激素作用的差异,本文仅对人细胞培养进行讨论[15],迄今为止,尚无在相同的实验模型上对所有可用的孕激素进行的比较研究[1-6]。

我们的早期实验结果有很大差异,我们对其进行总结得出结论[7-13],一些生长因子的旁分泌作用对某些种类的孕激素(不是所有的孕激素)有重要影响。尽管有很多其他的因素会影响到细胞的扩增速率,但是我们发现不同种类的孕激素对同一实验模型的作用有很大差异,因此从我们的早期实验可以得出结论:不同种类的孕激素有不同的促增殖效应,孕激素的选择对乳腺癌风险很重要。

很显然,体外实验不能代替在体研究,但是体外实验可以探索不同物质间的差异,并且可以评估作用机制,具有生物学合理性[16]。迄今为止,临床研究对激素治疗期间的乳腺癌风险尚不清楚。例如,最近的"牛津协作再分析",使用了系统的流行病学基础参数如"Bradford Hill 标准"对 51 项观察性研究或对 WHI 研究进行新的评估:尽管雌激素与某些孕激素联合治疗时风险稍有增加不能被排除,单一雌激素治疗乳腺癌风险不增加[17-19]。

然而,大多数临床研究只包含了醋酸甲羟孕酮和炔诺酮。迄今为止,仅有 E3N 研究中

包括了各种不同种类的合成孕激素,并进行了长期的研究(平均 7~8 年),与天然孕酮和地屈孕酮相比较,其他合成孕激素与雌激素联合治疗时风险有显著增加[20]。但是,目前我们还不能下结论——更"天然"的孕激素(如地屈孕酮,天然孕激素的前体)是完全安全的。追随 E3N 的研究发现,地屈孕酮使用超过 5 年时,乳腺癌风险也可能会增加[21]。因此,评估乳腺癌风险时,我们仍需要考虑生物学合理性,例如:基础实验研究,以找到降低乳腺癌风险的最佳激素治疗方案。

二、PGRMC1 对不同孕激素作用的重要性

最近实验研究发现,孕激素受体膜组分 1(PGRMC1)定位于孕激素膜受体,并且 PGRMC1 存在于几种癌症和癌细胞系内,在肺癌和结肠癌有过表达[22]。2008 年 5 月 23 日的马德里国际绝经大会上公布了我们的实验结果:PGRMC1 在人乳腺癌组织中有表达,并在大会上获得了科学研究奖[23]。最近我们发表了关于 MPA 与孕酮比较研究的文章[24]表明,与天然孕酮相比,MPA 对人乳腺癌细胞有较强的促增殖作用,而天然的孕酮对雌激素诱导的人乳腺癌细胞增殖无影响[25]。对此,*Menopause*(北美绝经学会官方杂志)给予了特殊的编者按:"WHI 研究中雌孕激素联合治疗组妇女的乳腺癌风险增加是否可以用 PGRMC1 来解释?",这代表了我们实验的重要性。总之,我们的结论是:PGRMC1 的过表达使人乳腺癌细胞对雌激素的扩增作用更加敏感,孕激素对乳腺癌的影响可能与激素治疗和激素避孕中特定的孕激素种类有关[26]。

接下来的实验,我们探索了各种其他合成孕激素(与孕酮相比较)通过膜受体对人乳腺癌细胞的影响[12]。这在 2011 年 6 月德累斯顿的德国更年期大会上获得科学奖,在 2011 年 11 月的法兰克福的德国绝经大会上获得基督教劳里岑科学奖。这些实验中,我们对 MCF-7 乳腺癌细胞进行了 PGRMC1 质粒转染(MCF-7/PGRMC1-3HA,WT-12 细胞)。我们对不同浓度的雌激素进行了比较研究,这可以证明雌激素对乳腺癌风险的影响是否具有剂量依赖性。

图 9-4 显示了我们最近的研究结果——PGRMC1 对雌激素诱导的乳腺癌细胞增殖的影响,从图中可以看出,细胞增殖具有雌激素剂量依赖性,在 WT-12 细胞尤为显著。并且这种扩增作用可以通过添加 E_2-拮抗剂氟维司群来完全阻断。

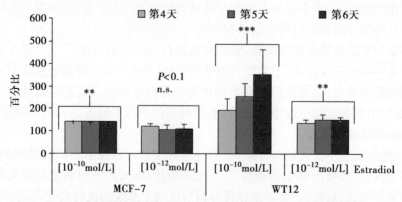

图 9-4　乳腺癌细胞增殖:具有雌激素剂量依赖性和时间依赖性
均数±标准差;** $P<0.01$;*** $P<0.001$ vs. 对照组=1
WT12＝转染表达 PCRMC1 质粒(膜受体)

此外,我们使用相同的模型对所有可用的合成孕激素与天然的孕酮进行了比较研究,这可以证明,用于激素治疗和激素避孕的不同种类的孕激素之间是否有显著差异[27,28]。在这些最近的实验中,我们检测了孕酮(P)和合成孕激素:醋酸氯地孕酮(CMA)、去氧孕烯(DSG)、地诺孕素(DNG)、屈螺酮(DRSP)、地屈孕酮(DYD)、乙基羟基二降孕甾烯炔酮(LNG)、醋酸甲羟孕酮(MPA)、诺美孕酮(NOM)和炔诺酮(NET)对细胞增殖的影响。使用不同浓度(从 10^{-9} mol/L 到 10^{-7} mol/L),对 MCF-7 细胞和 MCF-7/PGRMC1-3HA(WT-12)细胞进行刺激(图 9-5)。DNG,DSG,DYD,LNG 和 NET 在浓度为 10^{-7} mol/L 时对 MCF-7 细胞有扩增作用,其中,NET 效果最强,增殖作用增加了约 20%。对于 WT-12 细胞,上述孕激素同样具有促增殖作用,另外,DRSP 和 MPA 也有显著的增殖作用,但与 MCF-7 细胞相比,增殖作用更加显著(增加了 30%~245%),同样,NET 显示了最强的促增殖作用。CMA,NOM 和 P 无增殖作用。

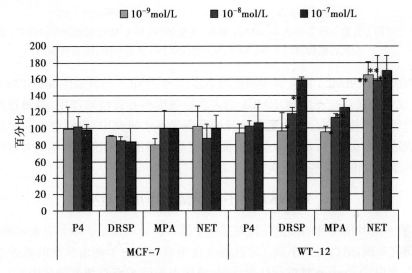

图 9-5 不同种类不同剂量的孕激素具有不同的促乳腺癌细胞增殖作用

均数±标准差;* $P<0.05$;** $P<0.01$ vs. 对照=100%

WT12=转染表达 PCRMC1 质粒(膜受体);P4:孕酮;DRSP:屈螺酮;MPA:甲羟孕酮;NET:炔诺酮

图 9-6 显示了六种孕激素浓度都为 10^{-7} mol/L 时对 WT-12 细胞增殖的影响。与天然孕酮相比,MPA,NET,DRSP(四种目前激素治疗最常用的孕激素)对 WT-12 细胞增殖的影响。接下来,我们使用 MCF-7 细胞和 MCF-7/PGRMC1-3HA(WT-12)细胞,对激素治疗中使用的两种不同的治疗方案——雌孕激素周期序贯和连续联合治疗(使用了两种不同的浓度)进行了比较研究:雌二醇(10^{-10} mol/L 或 10^{-12} mol/L)与孕酮或不同种类的合成孕激素周期序贯或连续联合。对于 MCF-7 细胞,单一雌二醇在浓度为 10^{-10} mol/L 时,具有显著的增殖现象:增殖增加 2~3 倍。添加孕酮后细胞的增殖没有发生明显变化。而对于 WT-12 细胞,单一雌二醇刺激在 10~12 mol/L 浓度时,没有明显的增殖反应,而添加 DRSP,MPA 和 NET 后,显示出明显的增殖反应,并且在雌孕激素连续联合刺激时的增殖反应更加明显,其中 E_2 联合 NET 作用最强。相比之下,NOM 和 P 作用中性,即无影响。

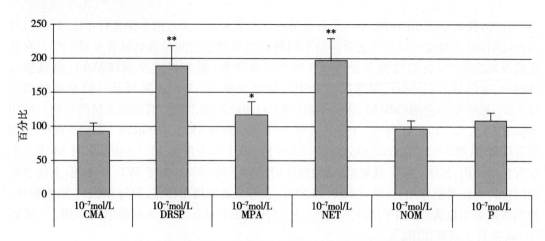

图 9-6　不同种类的孕激素具有不同的促乳腺癌细胞增殖作用

平均值±标准差；∗，$P<0.05$；∗∗，$P<0.005$；对照组＝100％

MCF7－WT12 细胞＝转染表达 PCRMC1 质粒（膜受体）；CMA：醋酸氯地孕酮；DRSP：屈螺酮；

MPA：醋酸甲羟孕酮；NET：炔诺酮；NOM：诺美孕酮；P：黄体酮

我们对表达 PGRMC1 的乳腺癌细胞与不表达 PGRMC1 的乳腺癌细胞比较分析得出结论，某些合成孕激素对过表达 PGRMC1 的人乳腺癌细胞有促增殖作用，孕激素对乳腺癌细胞的影响依赖于各种不同合成孕激素特异的药理学。本研究中，我们努力寻找对此特殊细胞结构过表达的妇女，进行常规筛查的可能性，这可以帮助我们决定哪些妇女可以使用或不可以使用激素治疗中的某些孕激素。

三、RANKL 对不同孕激素作用的重要性

同样，有一些其他特殊的细胞结构对某些孕激素诱导的细胞扩增具有重要影响。

在体研究发现，通过激活小鼠正常乳腺上皮细胞和发生了癌前病变的乳腺上皮细胞内的 RANKL 蛋白（NF-κB 配体的受体激活剂，被称为关键的破骨细胞分化因子），MPA 可以增加小鼠的乳腺癌风险[29,30]。乳腺上皮细胞内的 RANKL 的受体 RANK 被抑制后，MPA 诱导的细胞扩增停止，CD49fhi 干细胞群扩增受到损害。敲除乳腺上皮细胞内的 RANK 导致 MPA 诱导的乳腺癌发生率降低或延迟发病。迄今为止，不同种类的孕激素是否有不同的 RANKL/RANK 作用机制，以及这是否会导致激素治疗期间临床上观察到的乳腺癌的问题尚不清楚。

建议进一步的研究——对此细胞成分进行筛选可否作为某些妇女使用激素治疗方案时乳腺癌风险增加的评估标准，尤其是关于孕激素成分的选择。

应当注意的是，这些问题不仅对于绝经后妇女的激素治疗有意义，同样对激素避孕也很重要，因为激素治疗和激素避孕使用了相同的孕激素。然而，我们已经能够证明，与雌二醇相比，炔雌醇诱导的扩增的速率和程度更低[31,32]。很显然，乳腺是一个分泌天然雌激素的内分泌器官，但是不能分泌合成雌激素，如炔雌醇主要在肝脏发挥作用。因此生长因子额外的扩增作用，或雌激素中添加孕激素后诱导的扩增显得不是很重要。目前，我们正在对这个问题进行研究。

早期的实验研究中，我们和其他研究者们表明，基质因子具有较强的扩增作用，某些孕

激素可能通过对基质因子的调节,诱导乳腺癌细胞的快速扩增。此外,最近的研究发现,不仅有经典的基因组发挥作用,细胞组分间的"cross-talk"同样有重要影响,特别是乳腺癌上皮细胞的细胞膜组分,这些细胞膜组分可以增强 MPA 或炔诺酮(与雌激素联合使用)(与天然孕酮相比)等合成孕激素的促增殖作用。因此,使用相同的实验模型对不同种类的孕激素进行比较研究可以获得可信的数据,激素治疗使用不同种类的孕激素时乳腺癌风险有差异,天然孕酮可能是降低风险的一个重要的选择。

(阮祥燕,Neubauer H,Harald Seeger,Alfred O. Mueck,著;田玄玄,译)

此项目为中国首都医科大学附属北京妇产医院与德国图宾根大学妇产医院合作研究项目,得到北京市卫生系统高层次卫生技术人才培养计划项目(编号:2009-3-52),国家自然基金项目(81172518)的资助。

参 考 文 献

1. WHI Investigators. Risks and Benefits of estrogen plus progestin in healthy postmenopausal women. JAMA,2002,288:321-333

2. WHI Investigators. Effects of Conjugated Equine Estrogen in Postmenopausal Women with Hysterectomy. JAMA,2004,291:1701-1712

3. Van der Burg B,Kalkhoven E,Isbrücker L,et al. Effects of progestins on the proliferation of estrogen-dependent human breast cancer cells under growth factor-defined conditions. J Steroid Biochem Mol Biol,1992,42:457-465

4. Catherino WH,Jeng MH,Jordan VC. Norgestrel and gestodene stimulate breast cancer cell growth through an oestrogen receptor mediated mechanism. Br J Cancer,1993,67:945-952

5. Schoonen WGEJ,Joosten JWH,Kloosterboer HJ. Effects of two classes of progestins,Pregnane and,19-nortestosterone derivatives,on cell growth of human breast tumor cells:1. MCF-7 cell lines. J Steroid Biochem Mol Biol,1995,55:423-437

6. Cappelletti V,Miodini P,Fioravanti L,et al. Effect of progestin treatment on estradiol-and growth factor-stimulated breast cancer cell lines. Anticancer Res,1995,15:2551-2556

7. Mueck AO,Seeger H,Wallwiener D. Comparison of the proliferative effect of estradiol and conjugated equine estrogens on human breast cancer cells and impact of continuous combined progestin addition. Climacteric,2003,6:221-227

8. Seeger H,Wallwiener D,Mueck AO. Influence of stroma-derived growth factors on the estradiol-stimulated proliferation of human breast cancer cells. Eur J Gynaec Oncology,2004,25:175-177

9. Krämer E,Seeger H,Krämer B,et al. The effects of progesterone and synthetic progestogens on growth factor and estradiol treated human cancerous and non-cancerous breast cells. Menopause,2005,12:468-474

10. Seeger H,Rakov V,Mueck AO. Dose dependent changes of the ratio of apoptosis to proliferation by norethisterone and medroxyprogesterone acetate in human breast epithelial cells. Horm Metab Res,2005,37:468-473

11. Seeger H,Wallwiener D,Mueck AO. Effects of estradiol and progestogens on TNF-alpha induced changes of biochemical markers for breast cancer growth and metastasis. Gynecol Endocrinology,2008,24:576-579

12. Neubauer H,Chen R,Schneck H,et al. New insight on a possible mechanism of progestogens in terms of breast cancer risk. Horm Mol Biol Invest,2011,6:185-192

13. Seeger H,Ruan X,Neubauer H,et al. Effect of drospirenone on proliferation of human benign and cancerous epithelial breast cells. Horm Mol Biol Clin Invest,2011,6:211-214

14. Mueck AO,Seeger H,Neubauer H. Progestogens and breast cancer risk-in vitro investigations with human benign and malignant epithelial breast cells. In:Breast Cancer-Recent advances in biology,imaging and therapeutics ed Done JS,InTech,Rijeky,Croatia,2011,pp 3-16

15. Schneck H,Ruan X,Neubauer H,et al. Overexpession of PGRMC1-a potential mechanism for increased breast cancer risk during combined treatment with estrogen and norethisterone. 15th World Congress of Gynecol Endocrinology,March 8-11,2012,Firence Italy,Abstract submitted

16. Mueck AO, Seeger H. Shapiro S. Risk of breast cancer during hormone replacement therapy:Mechanisms. Horm Mol Biol Clin Invest,2010,3:329-339

17. Shapiro S,Farmer R,Stevenson J,et al. Does hormone replacement therapy cause breast cancer? An application of causal principles to three studies. Part 1:The Collaborative Reaanalysis. J Fam Plann Reprod Health Care,2011,37:103-109

18. Shapiro S,Farmer R,Mueck AO,et al. Does hormone replacement therapy cause breast cancer? An application of causal principles to three studies. Part 2:The Women's Health Initiative:estrogen plus progestogen. J Fam Plann Reprod Health Care,2011,pub ahead July 4,2011

19. Shapiro S,Farmer R,Mueck AO,et al. Does hormone replacement therapy cause breast cancer? An application of causal principles to three studies. Part 3:The Women's Health Initiative:unopposed estrogen. J Fam Plann Reprod Health Care,2011,pub ahead July 30,2011

20. Fournier A,Berrino F,Clavel-Chapelon F. Unequal risks for breast cancer associated with different hormone therapies:results from the E3N cohort study. Breast Cancer Res Treat,2008,107:103-111

21. Fournier A,Fabre A,Mesrine S,et al. Use of different postmenopausal hormone therapies and risk of histology-and hormone receptor-defined invasive breast cancer. J Clin Oncology,2008,26:1260-1268

22. Cahill A. Progesterone receptor membrane component 1:an integrative review. J Steroid Biochem Mol Biol,2007,105:16-36

23. Neubauer H,Adam G,Fehm T,et al. Membrane-initiated effects of progesterone on proliferation and activation of VEGF gene expression in human breast cancer cells. Climacteric,2009,12:230-239

24. Neubauer H,Yang Y,Seeger H,et al. The presence of a membrane-bound progesterone receptor sensitizes the estradiol-induced effect on the proliferation of human breast cancer cells. Menopause,2011,18:845-850

25. Stanczyk FZ. Editorial:Can the increase in breast cancer observed in the estrogen plus progestin arm of the Women's Health Initiative trial be explained by progesterone receptor membrane component 1? Menopause,2011,18:833-834

26. Mueck A,Yang Y,Neubauer H,et al. The presence of a membrane-bound progesterone receptor sensitizes the estradiol-induced effect on the proliferation of human breast cancer cells. 13th World Congress on the Menopause,Rome Italy,June 8-11,2011. Climacteric,2011,14(Suppl 1):161

27. Ruan X,Neubauer H,Seeger H,et al. The effect of progesterone and synthetic progestins on the proliferation of human breast cancer cells expressing a membrane-bound progesterone receptor. 3th World Congress on Menopause,Roma Italy,June 8-11,2011. Climacteric,2011,14 Suppl 1:65

28. Ruan X,Neubauer H,Yang Y,et al. Progestogens and membrane-initiated effects on the proliferation of human breast cancer cells. Climacteric,2012,15(5):467-472

29. Schramek D,Leibbrandt A,Sigl S,et al. Osteoclast differentiation factor RANKL controls development of progestin-driven mammary cancer. Nature,2010,468:98-102

30. Gonzalez-Suarez E,Jacob AP,Jones J,et al. RANK ligand mediates progestin-induced mammary epithelial proliferation and carcinogenesis. Nature,2010,468 103-107

31. Seeger H,Lippert C,Wallwiener D,et al. Comparison of the effect of 17a-ethinylestradiol and 17β-estradiol on the proliferation of human breast cancer cells and human umbilical vascular endothelial cells. Clin Experim Obstet Gynecology,2002,29:87-90

32. Merki-Feld GS,Mueck AO,Seeger H. Comparison of the proliferative effects of ethinylestradiol in an intermittent and a continuous dosing regime on human breast cancer cells. Horm Metab Res,2008,40:206-209

第十章

子宫肌瘤

第一节 醋酸乌利司他在症状性子宫肌瘤和 子宫肌瘤相关月经过多中的应用

35～55 岁之间患子宫肌瘤的妇女在欧洲约 24 万,北美 20 多万,占这个年龄组所有妇女的 40%。其症状是月经过多,贫血,疼痛和不孕,严重影响生活质量,许多妇女选择子宫切除。到目前为止,一直没有发现有效且耐受性较好的药物。唯一被批准的用于治疗症状性子宫肌瘤的药物是 GnRH 激动剂,但因其造成雌激素水平低,导致潮热、抑郁、情绪波动、性欲减退、阴道炎和骨质丢失等严重副作用,使用相对受限。肌瘤生长依赖于孕激素,所以孕激素受体调节剂在前期研究中已被证明有效。两个随机双盲研究表明,孕激素受体调节剂醋酸乌利司他可以用于肌瘤的术前治疗,且能有效控制伴随的月经过多。连续使用 5mg 和 10mg UPA 3 个月,均没有明显的副作用。观察 7 天后月经过多终止,3 个月后肌瘤的体积减小了 40%,且体积可以维持到停药后 6 个月,没有显著的副作用。5mg 醋酸乌利司他可作为肌瘤术前的准备治疗(Esmya® 2012 年春)。

一、子宫肌瘤概述

子宫肌瘤是盆腔良性肿瘤,50 岁以上的女性累计发生率是 70%(包括小肌瘤)[1];在美国,子宫肌瘤是子宫切除的主要指征[2]。

临床患病率在 20%～77%[3,4,5]。绝经前,子宫肌瘤随年龄增长发病率逐渐增高[6]。估计不同人群终身患病率是 25%～50%[7]。子宫切除后的病理活检显示,平滑肌瘤占 77%[5]。在美国,估计有 3500 万人患子宫肌瘤,因其通常没有症状,所以只有一半的人被诊断[9-11]。其中,诊断为子宫肌瘤的患者中大约有三分之一的人决定手术治疗[12]。

子宫肌瘤的患病率也取决于种族。在美国西班牙裔或亚裔人的发病率与 Kaukasian 女性相同[6]。然而,非洲裔美国人发生子宫肌瘤的风险是其他种族的两倍[14-16]。这些结果可能受一些因素的影响,如 BMI、糖尿病及非洲裔美国妇女在早期即出现临床症状[16]。对BMI 进行校正后,患病率从 2.9% 下降到 2.1%[18]。

非洲裔美国妇女开始出现临床症状比 Kaukasian 妇女(发病年龄高峰为 30 岁和 50 岁)早 4 年[19,20],其患病率分别为 38/10 000 和 16/10 000,且前者症状也更明显,这也解释了为什么非洲裔美国妇女子宫切除率高[21]。

(一)子宫肌瘤的定义

大多数子宫肌瘤位于宫体,只有 8% 位于宫颈。大约 50% 为肌壁间肌瘤,35% 为浆膜下,5％黏膜下,2％位于韧带内[22]。

治疗主要根据临床症状以及肌瘤进展程度,是否发生坏死、感染和扭转等。如果患者要求治疗、无生育要求且症状严重,那么手术治疗是金标准[23]。而肌瘤切除术手术时间长、出血多并有20％复发的风险[24]。

(二)组织病理学

子宫肌瘤是良性的,间质中带有各种不同的纤维基质的平滑肌肿瘤,主要发生在子宫体,也发生于子宫韧带。一般来说,它们属于单克隆起源。恶性子宫肿瘤没有可靠的临床或影像学标准,大多数子宫平滑肌肉瘤是偶然发现的。绝经或GnRH激动剂使用后肿瘤较大且快速增长,可能会怀疑恶性肿瘤。小于5cm肿瘤发生恶变的风险较低,且未见3cm以下肿瘤发生转移的报道[25]。

子宫平滑肌肉瘤继发于良性子宫肌瘤,但也可以原发产生[26]。与良性子宫肌瘤相比,子宫平滑肌肉瘤非常罕见,仅占所有子宫恶性肿瘤的1％左右[27],报道每年发病率为0.64/100 000[28]。平滑肌肉瘤患者的平均年龄比平滑肌瘤(大多是40岁以上)大10岁。一些不具备子宫平滑肌肉瘤特征的肿瘤,被称为STUMP(不能明确恶性潜能的平滑肌肿瘤)[29]。

(三)子宫肌瘤发病机制

Laughlin等(2010)发表的一篇综述表明,代谢、饮食、压力与环境共同作用于子宫肌瘤的发生。尽管子宫平滑肌瘤的病因不明,但有一些假说认为它与雌激素、孕激素及生长因子如"胰岛素样生长因子"、"转化生长因子β"的刺激有关[31-34]。肿瘤一般发生于初潮后[35],绝经后减少[36,37]。如上所述,妊娠期间激素水平升高应该促进肌瘤生长。然而,经产妇发生肌瘤的风险与未产妇相比下降了20％～50％,怀孕似乎减小了肌瘤发生的风险[14,38-40]。妊娠与肿瘤发生的负相关与分娩时凝聚物增加以及瞬间局部缺血有关[41]。超声研究显示,肌瘤出现于年轻患者,随着年龄的增长患病率逐渐增加,直到绝经后又逐渐减少[42,43]。

Okolo(2008)[44]回顾了子宫肌瘤的发病率、病因和流行病学,得到以下结论:子宫肌瘤生长最重要的调节剂是卵巢分泌的激素(雌激素和孕激素)、生长因子、血管生成因子和凋亡过程。危险因素有非洲裔美国人、遗传、未产妇、肥胖、PCOS、糖尿病、高血压。有迹象表明,子宫肌瘤的家族遗传倾向与典型的临床模式和分子特征有关。因此,MED12基因的体细胞突变起了重要作用[45,46]。

肌瘤起源与激素避孕的关系尚不清楚。然而,牛津大学计划生育学会的一项研究[47],20世纪80年代的der Vorlage gelöscht研究表明使用激素避孕使肌瘤发生减少了30％。后来,一项大型研究显示,这种风险降低了50％[48]。但也有一些研究者不同意这一结论。

(四)子宫肌瘤并发症

据报道,尽管子宫肌瘤只有0.5％是恶性的[49,50],但在美国,子宫肌瘤仍然是子宫切除的主要原因[51,52]。子宫肌瘤导致就业、个人及社会医疗成本的损失[53]。典型的子宫肌瘤症状常常是月经过多、贫血、小骨盆疼痛,腹部紧张,尿频,便秘及罕见的流产或不孕[54,55]。

子宫肌瘤患者的心理方面:许多女性被诊断为子宫肌瘤后常常会担心以下问题[56]:

1)恶变的风险;

2)是否需要切除子宫;

3)肌瘤对生育及妊娠的影响；

4)肌瘤会继续增长吗？如果会，如何阻止其增长？

5)如果什么都不处理又会出现什么问题？

二、子宫肌瘤的治疗

目前主要的治疗是手术和放射治疗。迄今为止，长期有效的药物治疗是有限的[57-64]。

在全球范围内，子宫切除术仍然是症状性子宫肌瘤的主要治疗方法。2000年，在德国对子宫肌瘤患者进行了94 066例子宫切除术。子宫肌瘤切除术在德国手术操作中排第13位。[65]。

在过去的十年，已经扩大了手术方案的选择，尤其是对严重症状的子宫肌瘤，包括腹腔镜手术、子宫切除术、肌瘤切除术、肌瘤栓塞等。与相对复杂的手术相比，药物治疗也在发展。不同剂量的激素避孕药在大规模的应用，不同孕激素的治疗方案（21天＋7天，24天＋4天长周期）使得症状性子宫肌瘤的症状消失。GnRH类似物主要针对患有黏膜下子宫肌瘤不孕的患者。孕激素受体调节剂醋酸乌利司他也可能是一种个性化选择，几天内可以使月经消失、肌瘤缩小，为器官的保留提供了可能。这意味着每个患者都有更多的治疗选择，可以根据肌瘤大小、症状、严重程度、个人偏好以及是否需要保留子宫和生育能力来选择。

(一) 手术治疗

1. 手术选择　许多患者要求手术治疗，但是治疗选择应依据患者的年龄，若有生育需求，应避免子宫切除术[66]。子宫肌瘤是子宫切除术最常见的原因[67]。根据其位置，手术剔除肌瘤可以选择腹腔镜或开腹手术。即使手术成功，患者也应该了解术后复发的风险。小型研究（$n=165$），观察肌瘤切除术后复发率接近25%。Rossetti等（2001）[68]与Hirsch（1999）[69]也报道了20%的复发风险。

(1)肌瘤切除术：子宫肌瘤剔除术，只是剔除肌瘤同时保留子宫和生育能力。根据位置的不同，可以选择开腹手术、显微剖腹术、腹腔镜术、腹腔镜辅助显微剖腹术、机器人协助宫腔镜或腹腔镜[70]。腹腔镜与开腹手术相比，手术粘连的风险更低[71]。肌瘤切除术后80%患者的症状消失[72,73]。然而，治疗成功的长期数据非常有限。目前，没有足够关于治疗后肌瘤复发、手术方式如子宫切除术、肌瘤切除术等方面的证据。Rein等（2009）[74]回顾了治疗肌瘤的不同手术方式。

(2)宫腔镜手术剔除子宫腔内肌瘤：对黏膜下肌瘤，宫腔镜手术是更好的选择，其优点是操作简单、手术并发症少、术后恢复快[75]。术前使用GnRH类似物，尤其是想要孩子或有习惯性流产的妇女效果可能更好[76]。所报道的手术并发症的发生率为1%～2%[77]。引起并发症的主要原因有：肌瘤大小超过5cm、探头长度＞12cm、3个以上肌瘤、肌瘤在宫腔内较大[78]。肌瘤剔除时，浆膜与肌瘤囊肿之间的安全区应该大于＞8mm[79]。广泛凝固可以导致坏死，如果患者以后怀孕，会增加妊娠并发症[80]。术后患者的满意度非常高（80%～100%）[81]。对于生育结局还没有结论；这似乎取决于很多因素[82]。

根据Wamsteker分类，黏膜下肌瘤，0级（没有肌层浸润）；1级（浸润深度＜50%）；2级（浸润深度＞50%）且肌瘤大小＜5cm，可以采用宫腔镜手术剔除。对于2级且肌瘤大小＞

5cm 的肌瘤,应采用经腹手术[83]。

优点:创伤小,并发症少,保留器官,保留生育,对想要孩子和习惯性流产的患者效果好。

缺点:术后粘连的风险高,液体膨胀可能会引起并发症,可能发生术中大出血。

(3)腹腔镜下肌瘤剔除术:腹腔镜下肌瘤剔除术是一种微创手术,术前及术后并发症少。尤其适用于浆膜下和肌壁间肌瘤。应仔细进行手术选择:广泛的透壁肌瘤或肌瘤位于子宫后壁应该选择开腹手术。就肌瘤复发率来说,腹腔镜手术与开腹手术没有显著区别[84]。接近浆膜层的肌壁间肌瘤,子宫穿孔风险更高。而腹腔镜手术子宫穿孔发生率为 0.002%,比开腹手术更低[85,86]。肌瘤剔除术后 36% 患者发生粘连[87]。在大样本调查中,腹腔镜手术中转开腹的发生率是 1%~13.3%,这与术者的经验有关[88-90]。

腹腔镜下肌瘤剔除术后复发率是 12.7%~27%[84,92]。似乎认为分娩可以降低肌瘤剔除术后复发的风险[93]。

优点:创伤小,并发症少,保留器官,保留生育。

缺点:肌瘤邻近部位有穿孔的可能,存在妊娠期间子宫穿孔的风险。

(4)开腹肌瘤剔除术:对于多发性子宫肌瘤,腹腔镜下肌瘤剔除术操作困难,尤其是位于子宫后壁、宫颈、韧带间者。"10cm 以上或超过 5 个 4~5cm 以上的肌瘤应该首选开腹手术"[94]。而且,GnRH 进行预处理可以提高手术条件和减少失血量[95]。

子宫大小也是决定手术成功的决定性因素。一个回顾性分析,大子宫(≥ 16 孕周)的患者,手术操作时间是 236 分钟(120~390 分钟),平均出血量是 794ml(50~3000ml)(West 2006)[96]。10%~26% 患者肌瘤剔除过程中可能扩展为子宫切除术[97,98]。

优点:可以剔除多个或非常大的肌瘤,剔除子宫后壁肌瘤,可以保留神经。

缺点:开腹手术,围手术期并发症多。

(5)子宫切除术:在德国,每年因子宫良性疾病有 125 000 例进行子宫切除术[99]。在 2004~2006 年间,25000 名(20%)因月经过多且没有子宫病理改变的患者进行子宫切除术[100]。

在 2000 年,因子宫肌瘤进行了 94 066 例子宫切除术。子宫肌瘤在医院诊断中排名第 13 位(DRG 分析)。在美国,每年因子宫肌瘤进行了超过 200 000 例子宫切除术。在美国,这意味着 60% 子宫切除术的原因是子宫肌瘤[101,102]。除了经腹和经阴道的子宫切除术外,还有腹腔镜辅助阴道子宫切除术(LAVH)、腹腔镜次全子宫切除术(LASH)和腹腔镜下全子宫切除术(TLH)。经阴道子宫切除术被认为是标准方法[103]。

腹腔镜下子宫切除与开腹手术相比,可以降低术中出血[104]。Gimbel(2007)[105] 和 Jen-kins(2004)[106] 的研究显示,腹腔镜下次全子宫切除术(LASH)手术时间、失血量及术前和术后并发症明显降低,保存了盆底的完整性,生活质量更高,性生活正常[107]。

手术前,许多妇女担心切除子宫会导致不孕,失去女性特征及引起更年期的症状。Git-lin and Pasnau(1989)[52] 的综述表明,子宫切除后没有出现严重的抑郁情绪。De Wilde 和 Hucke(2006)[108] 强调,在没有开腹的情况下可以进行子宫切除。对于患者来说,手术创伤少,术后恢复快。

优点:剔除多个或非常大的肌瘤,剔除子宫后壁肌瘤,保留神经,评估手术部位,可以同时进行尿失禁和脱垂手术。

缺点:过早绝经(如果结扎子宫动脉和卵巢动脉)和抑郁情绪会增加[109,110]。

(6)子宫动脉结扎术

1)腹腔镜下使子宫动脉堵塞的一种方法(LUAO=腹腔镜下子宫动脉栓塞)。这是一种较新的手术方式,需要先进的腹腔镜技术。到目前为止,没有得到确切的安全性和有效性评价。一项研究,68名妇女采用LUAO方法,其中有93%患者3～36个月症状得到改善。12个月后,子宫体积平均减少了39%,最大肌瘤体积减小了58%[111]。另一个研究,对LUAO手术后的114名妇女进行随访。平均随访时间24个月;其中,7%患者出现并发症,9%患者复发。

2名患者因肌瘤坏死需要进行子宫切除或肌瘤剔除术[112]。此操作与肌瘤的位置有关,并且有发病和死亡的可能[37]。腹腔镜下肌瘤剔除同时结扎子宫动脉,可以减少术后不良事件以及子宫出血[113]。LUAO的优点是可以保留子宫,这是一个门诊手术。然而,需要长期的临床资料来判断LUAO是否适合希望保留生育的妇女[114]。

2)多普勒引导下子宫动脉闭塞:多普勒引导下子宫动脉闭塞是治疗肌瘤的新选择。此研究正在美国、加拿大、墨西哥及欧洲进行。这是一种在门诊进行的微创手术,经阴道使用血管夹堵塞子宫动脉。迄今为止,只有一篇文章发表,涉及109名健康绝经前妇女[115]。

3)子宫动脉栓塞(UAE):子宫动脉栓塞(UAE),即将聚乙烯醇颗粒注入供应肌瘤的子宫动脉分支中,使子宫肌瘤的血液供应减少。迄今为止,在欧洲和美国已经进行了10 000多例UAE。研究证明,其成功率为98%。90%以上患者的症状减少[116]。

UAE用于治疗症状性子宫肌瘤[117,119,293]。已有UAE后成功妊娠的报道[120,121]。但也报道了很多并发症:大型的研究报道了卵巢早衰和胎盘形成时发生年龄依赖的风险增加[10,16,122-124]。

适应证:根据Kröncke等(2006)[125]的一篇共识,UAE的指征是症状性子宫肌瘤。对于多个和较大的肌瘤患者,为了增强可操作性以及减少腹部多个操作,UAE也是较好的选择。

绝对禁忌证:妊娠,肌瘤感染,恶变,患者有生育要求。

相对禁忌证:肾功能不全,对造影剂过敏,严重的甲状腺功能亢进,近3个月使用过Gn-RH类似物(血管痉挛的风险)。目前UAE限制浆膜下带蒂肌瘤和黏膜下肌瘤0和1级(ESGE)。对于子宫颈和子宫旁的肌瘤还不明确。对肌瘤的数量没有限制。对广泛多发的肌瘤效果更好。从放射与技术的角度,对肌瘤的大小没有限制。绝经后妇女应该特殊处理。

优点:创伤小。

缺点:射线暴露的风险[126]。肌瘤坏死是否可以进一步导致代谢反应(如免疫效应和继发致癌作用)还不清楚。感染的风险增加,可能会导致过早绝经。不适合希望保留生育能力的妇女。没有长期研究资料。

2. 哪种手术方法是最好的 手术的选择取决于肿瘤的部位(浆膜下、肌壁间、黏膜下),患者年龄,是否希望保留生育以及其他症状(如月经紊乱、子宫脱垂)。患者应该了解复发的风险,即使手术成功,复发率也高达20%[84,127]。

器官保留肌瘤剔除术,是想要保留生育能力或容易剔除的黏膜下肌瘤患者的选择。在这些情况下,不能选择子宫动脉栓塞[129]。

3. 肌瘤治疗的进展　肌溶解使肌肉组织破坏，一般小的肌瘤建议使用。但是对于想要保留生育能力的妇女应该排除，因为治疗后子宫创伤和感染，会引起严重的妊娠并发症，这对母亲和孩子都是很危险的。

（1）腹腔镜下激光分解肌瘤：激光去除肌瘤或阻断肌瘤血流，这样肌瘤可能缩小或溶解[130,131]。

（2）腹腔镜或 MRT-引导的子宫肌瘤冷冻治疗：子宫肌瘤冷冻术，使用液态氮冻结肌瘤[132,133]。其可在腹腔镜或 MRT-介导下进行[134]。使用电力肌溶解和肌瘤凝固（通过腹腔镜），一个电极引入到肌瘤，体温升高破坏了肌瘤且切断其血液供应。

（3）子宫肌瘤栓塞（UFE）：除了 UAE（子宫动脉栓塞），另一个选择是子宫肌瘤栓塞，栓塞颗粒不是非特异的分布于子宫动脉（通过整个子宫，还有可能到卵巢），而是选择性的传递到肌瘤。这大大减少了副作用，如卵巢损害，生育，产生激素，损害健康的子宫壁。该方法也适合希望保留生育能力且其他方法无效的患有肌瘤的患者[135]。

（4）磁共振介导的聚焦超声术（MRgFUS）：聚焦超声术的目标是非侵入性地增加子宫肌瘤的聚焦温度且没有任何手术干预，在不伤害邻近组织和皮肤的情况下，使其逐渐被破坏或产生实质性损害。这种方法由 MRT 引导操作（实时成像和温度测量）。在 MRT 控制下聚焦超声波直接对准肌瘤[136]。

在 2000 年，首次使用 MRgFUS(or FUS)治疗症状性子宫肌瘤，其被描述为治疗肌瘤相关症状的有效方法[137-142]。柏林 Charité 放射治疗医院和达豪 FUS 中心多年来一直采用高聚焦超声技术治疗子宫肌瘤，已经证明此技术可以减轻由肌瘤引起的症状，且可以减少烧灼后残余组织的脱落。目前，8000 名患者已经进行这种方法治疗。通过采用最先进的设备（Insightec Ltd），肌瘤组织的平均消融率可以超过 85％（own data，MatzkoFUS Center Klinikum Dachau）。一个好的治疗效果取决于选择适合患者的治疗方式。可以通过骨盆 MRI 检查决定。影响因素是肌瘤的位置、血液供应和肌瘤的数目。这种方法尤其适用于没有瘢痕的肌壁间和黏膜下肌瘤的消融，因为有瘢痕的子宫在妊娠期间膨胀容易破裂。大的血管肌瘤和子宫内膜异位症也可以用这种方法治疗[143,144]，不影响生育能力[145]。治疗后怀孕的情况没有被报道[28,31,146-154]。

优点：针对子宫内膜异位症、多发肌瘤可以进行门诊治疗，时间短，非手术治疗，非侵入性。24 小时后患者可以恢复日常活动。

缺点：非常罕见的轻至中度皮肤损伤，偶尔发生小肠的热损伤，需要手术修复。肌瘤坏死是否进一步导致代谢反应（如免疫效应和激发致癌作用）还不清楚。此方面数据还不充分。

提示：德国已经采用 MRgFUS 技术成功治疗 600 例肌瘤患者。几乎没有副作用，有 8 例妊娠。（M. Matzko，放射科，Klinikum Dachau，通讯作者，2012）

（二）药物治疗

1. 概述　基础和临床的研究证明，孕激素及其受体在子宫肌瘤中起重要作用[155]。几项研究表明，在肌瘤组织和邻近的子宫肌层孕激素受体亚型（PR-A 和 PR-B）均增加[156,157]。孕激素对于细胞分裂、细胞凋亡、子宫血流均有影响，也间接地抑制下丘脑-垂体，减少雌激素和孕激素分泌[158]。已经证明肌瘤依赖雌激素，可以使用 GnRH 受体激动剂评估肌瘤缩小（参考 GnRH 类似物）。

与邻近子宫肌层组织相比,黄体期和采用醋酸甲羟孕酮治疗后可以减少肌瘤组织的有丝分裂[159,160]。在细胞培养中,孕激素可以抑制细胞凋亡,刺激肌瘤细胞的增殖;而孕激素受体调节剂抑制细胞增殖、促进细胞凋亡[161-167]。关于口服孕激素控制出血和肌瘤生长,还没有进行全面的研究;但已有少部分研究报道,孕酮或合成孕激素可能加速肿瘤的进展[168-171]。

20世纪80年代牛津大学计划生育学会的一项研究,口服激素避孕药使肌瘤发生的风险减少了30%[172],随后的一个大样本研究显示,此风险减少了50%,尽管很多研究者不同意这个结果[173]。口服避孕药的剂量和成分是否起作用,尚不清楚。

2. 雄激素　目前认为,雄激素应用于肌瘤已经被淘汰(如达那唑控制月经出血,改善贫血,缩小肌瘤,减小子宫)。有许多副作用:体重增加、烦躁不安、痤疮、头痛、脱发、声音变粗等[174]。

3. 左炔诺孕酮宫内节育系统　左炔诺孕酮宫内节育系统(IUS)可以控制出血,但除外黏膜下肌瘤造成宫腔异常出血的情况[175]。IUS用于宫腔未变形的肌瘤,但可以引起子宫不规则出血,其脱落率比没有肌瘤的情况更高,IUS对肌瘤增长的影响还存在争议[176]。此外,许多研究显示,对于特发性月经过多患者,IUS可以避免切除子宫[177-179]。

4. 促性腺激素释放激素　促性腺激素释放激素(GnRH)激动剂和UPA是最有效的药理学治疗[180-182]。Filicori等(1983)[183]第一次在大鼠试验中证明,GnRH激动剂可以减小肌瘤体积。Maheux等(1984)[184]进行了第一个临床研究,3例患者采用GnRH激动剂治疗后肌瘤缩小。随后的研究报道,GnRH激动剂治疗至少3个月使肌瘤缩小[185,186]。这些都表明,肌瘤生长是雌激素依赖的。在安慰剂对照研究中,针对肌瘤治疗前出现贫血的患者,采用GnRH激动剂醋酸亮丙瑞林(长效制剂3.75mg)使85%的患者阴道出血得到控制。然而,醋酸亮丙瑞林抑制了雌激素的生成,67%患者出现潮热的症状[187]。

停止使用GnRH激动剂(亮丙瑞林,布舍瑞林)后3～12个月,子宫肌瘤的体积又开始增长[188-191]。而且,由于药物安全性问题(骨量丢失),GnRH激动剂只被批准作为短期治疗用药。子宫切除术前进行GnRH激动剂治疗,可以使腹部手术转为经阴道手术的可能性增加,并且术中出血量减少。GnRH激动剂的副作用包括潮热、阴道萎缩,依从性差[11]。几个小型研究描绘了一个"反向添加"疗法(雌激素/孕激素联合GnRH激动剂)治疗肌瘤,可以避免潮热、骨量丢失[192,193]以及激素替代治疗下的肌瘤重新增长[194]。GnRH激动剂戈舍瑞林首先使肌瘤体积减小后,激素替代治疗(0.3mg共轭马雌激素结合5mg醋酸甲羟孕酮)作为"反向添加"治疗,再引起肌瘤体积增长50%。这两种疗法中断后,肌瘤体积恢复到原来的大小[195]。针对这个特点,GnRH拮抗剂(如西曲瑞克)也在被研究[196]。

5. 选择性黄体酮受体调节剂(SPRMs)　肌瘤增殖中孕酮的作用是通过孕激素信号通路调节的。采用选择性黄体酮受体调节剂(如asoprisnil,米非司酮,telapristone,醋酸乌利司他)的小型试验研究和非对照研究表明,这些药物可以作为肌瘤治疗的选择[197-214](图10-1,表10-1,表10-2)。

此外,SPRMs有抗子宫内膜增生的作用,可以使月经量减少,甚至导致闭经[41,215,216]。

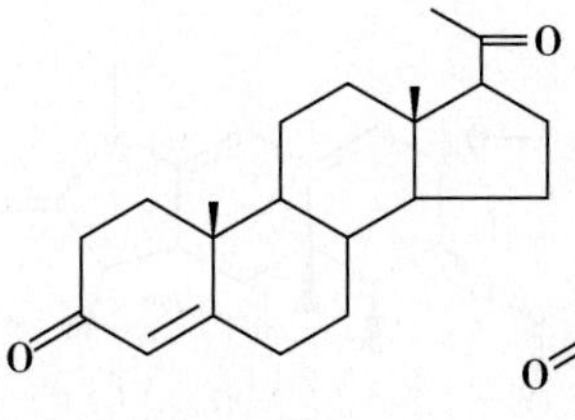

孕酮

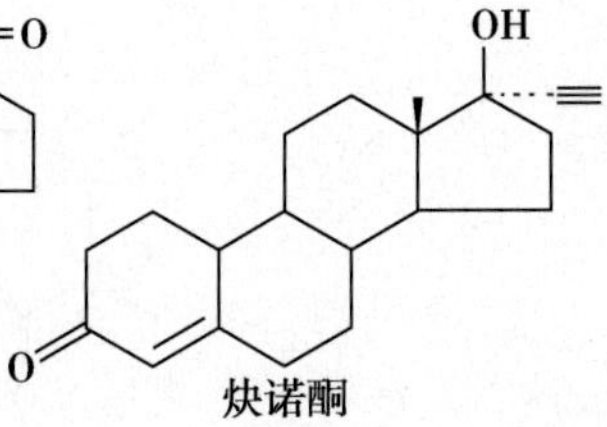

炔诺酮

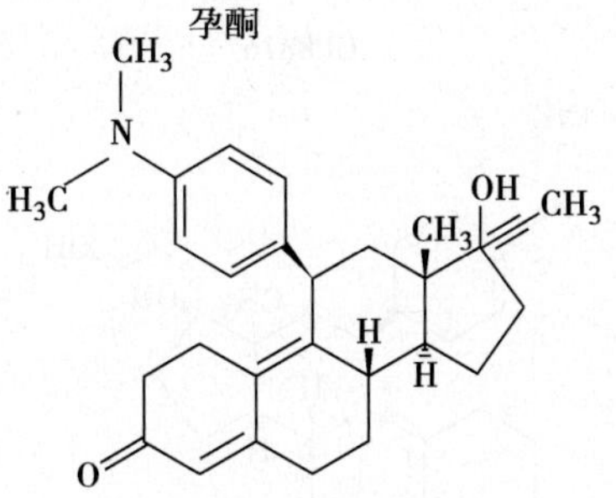

米非司酮（RU-486）

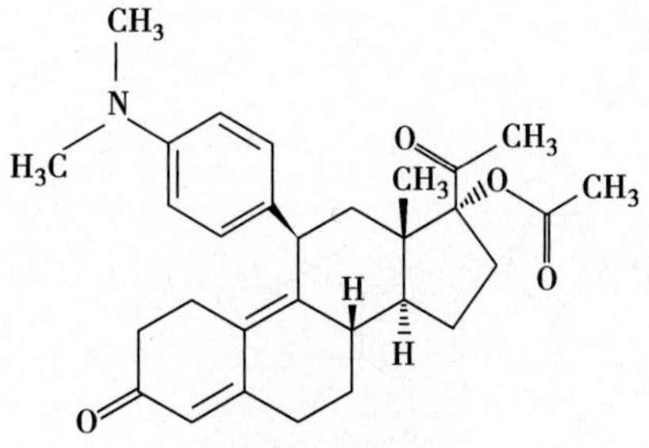

醋酸乌利司他
（CDB-2914;VA2914）

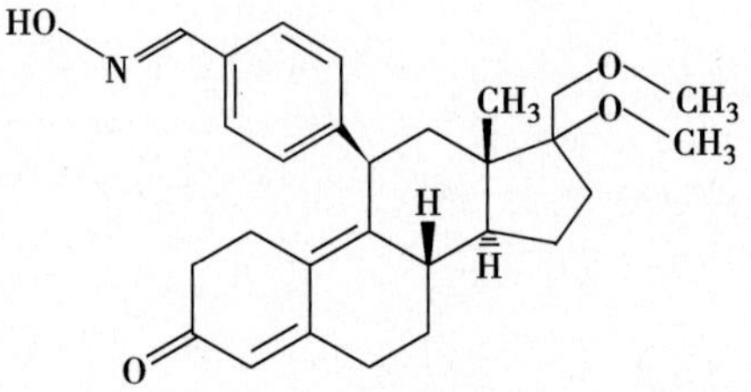

Asoprisnil(J-867)

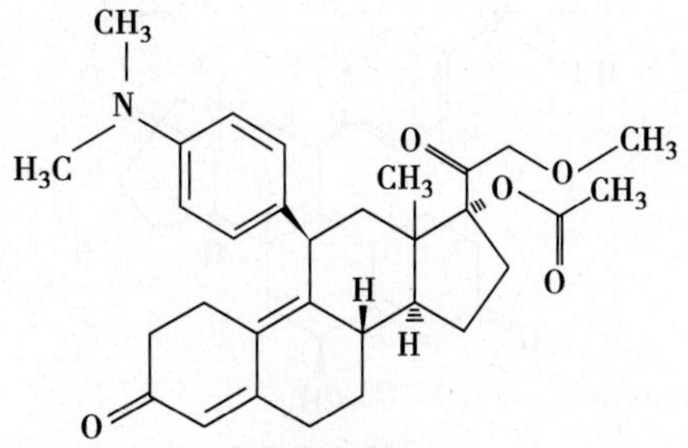

醋酸特拉司酮
（CDB-4124）

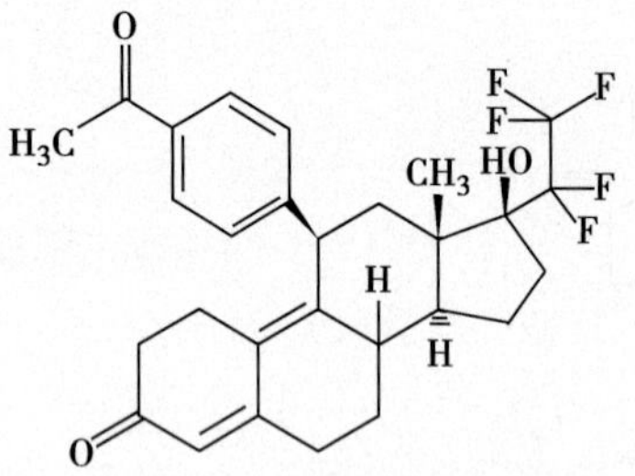

图 10-1 （最重要的）孕激素受体调节剂——结构式

Lonaprisan(ZK230211)

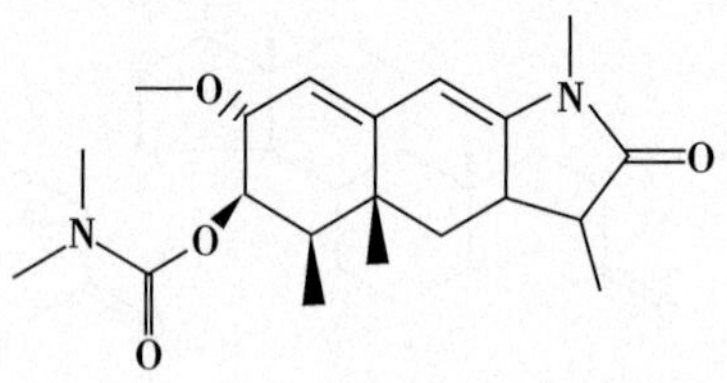

CP8816

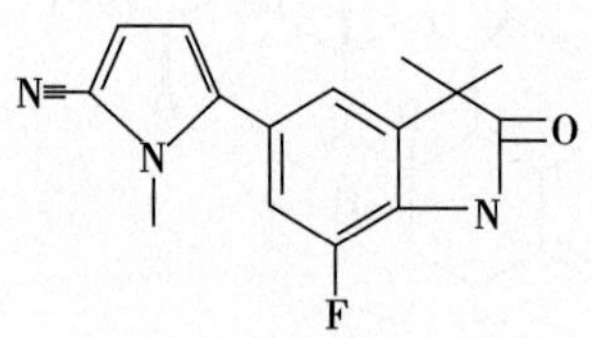

WAY-255248

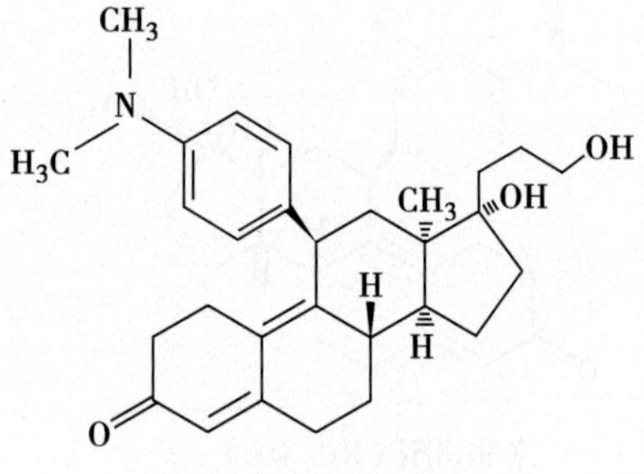

奥那司酮（ZK98299）

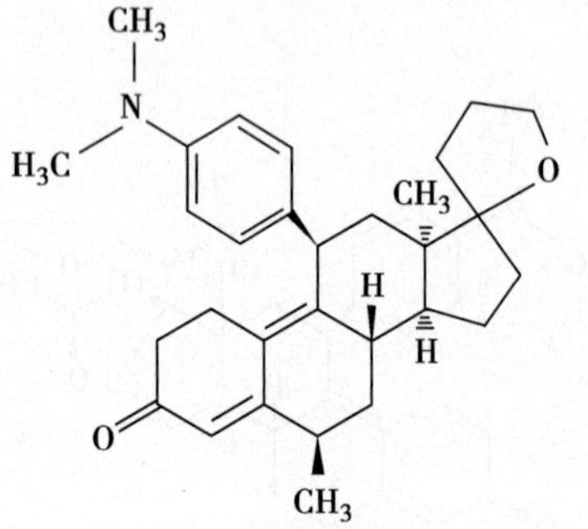

ORG-31710

表 10-1 孕激素受体调节剂在子宫肌瘤治疗中的应用(1)[210,211]

研究	研究设计	治疗方案	剂量	治疗周期	主要研究结果
Eisinger 等,2005[201]	R,OL	米非司酮(5mg/d) 米非司酮(10mg/d)		1年	治疗1年后子宫体积的平均变化 −52 / −53；治疗1年后闭经发生率(患者%) 75 / 40
Fiscella 等,2006[202]	R,PC	安慰剂 米非司酮(5mg/d)		26周	10mg米非司酮组有1例患者子宫内膜增生；子宫体积的平均变化 +10 / −47；治疗26周后闭经发生率(患者%) 0 / 41
Carbonell Esteve 等,2008[203]	R	米非司酮(5mg/d) 米非司酮(10mg/d)		3个月	肌瘤体积的改变 −57 / −45；治疗3个月后闭经发生率(患者%) 90.0 / 89.9
Bagaria 等,2009[204]	R,DB PC	安慰剂 米非司酮(10mg/d)		3个月	10mg米非司酮组有1例患者子宫内膜增生；肌瘤体积的平均改变(%) +0.5 / −30.2；治疗3个月后闭经发生率(患者%) 0 / 84.2
Eisinger 等,2009[205]	OL	米非司酮(2.5mg/d)		6个月	治疗6个月后子宫体积的平均变化(%) −11；治疗3和6个月后闭经发生率(患者%) 65 和 32；囊状,腺体扩张,但没有子宫内膜增生或异型性

例数：Eisinger 等,2005 —；Fiscella 等,2006 20 / 22；Carbonell Esteve 等,2008 50 / 49；Bagaria 等,2009 20 / 20；Eisinger 等,2009 23

续表

研究	研究设计	治疗方案/剂量	例数	治疗周期	主要研究结果	
					肌瘤体积的平均改变(%)	治疗3个月后闭经发生率(患者%)
Engman 等,2009[206]	R,PC	安慰剂	16	3个月	+6	无变化
		米非司酮(每隔一天 10mg/d)	14		−28	100
					没有恶性改变	
					子宫体积的变化(%)	生活质量的改变(%)
Feng 等,2010[207]	部分研究 R,PC	安慰剂	19	6个月	+17.7	+40.9
		米非司酮(2.5 或 5mg/d)	43		−17.6	+123.4

AE=副作用;DB=双盲;NS=没有统计学意义;OL=非盲;PC=安慰剂-对照;R=随机;SB:单盲

表 10-2 孕激素受体调节剂在子宫肌瘤治疗中的应用(2)[1,210,211]

研究	研究设计	治疗方案/剂量	例数	治疗周期	主要研究结果	
					肌瘤体积的变化	3个周期内闭经发生率(%患者)
Levens 等,2008[208]	R,DB,PC	安慰剂	8	3个周期或 90~102天	+6	0
		醋酸乌利司他(10mg/d)	8		−36	87.5
		醋酸乌利司他(20mg/d)	6		−21	100.0
					患者对醋酸乌利司他耐受性好	
					肌瘤体积的变化	治疗期间闭经发生率(%患者)
Nieman 等,2011[209]	R,DB,PC	安慰剂	12	3个周期或 90~102天	+7	0
		醋酸乌利司他(10mg/d)	13		−17	61.5
		醋酸乌利司他(20mg/d)	13		−24	92.0
					患者对醋酸乌利司他耐受性好	

续表

研究	研究设计	治疗方案/剂量	例数	治疗周期	主要研究结果	
Donnez 等,2012[210]	R,DB, PC	安慰剂	48	12周	12周后肌瘤体积的变化	12周后闭经发生率(%患者)
					+3	6
		醋酸乌利司他(10mg/d)	95		−21	73
		醋酸乌利司他(20mg/d)	94		−12	82
		患者对醋酸乌利司他耐受性好				
Donnez 等,2012[211]	R,DB,	醋酸亮丙瑞林(3.75mg/月)	93	12周	最大肌瘤体积的变化	12周后闭经发生率(%患者)
					−36	75
		醋酸乌利司他(5mg/d)	95		−42	89
		醋酸乌利司他(10mg/d)	93		−53	80
		患者对醋酸乌利司他耐受性好				
Asoprisnil						
Chwalisz 等,2007[212]	R,DB, PC	安慰剂	31	12周	子宫体积的平均变化	闭经(%患者)
					+1	0
		Asoprisnil(5mg/d)	33		−14	16
		Asoprisnil(10mg/d)	29		−9	36
		Asoprisnil(25mg/d)	36		−17	70
		患者对Asoprisnil耐受性好				
Wilkens 等,2008[213]	R,DB, PC	安慰剂	10	12周	最大肌瘤体积的平均变化(%)	3个循环周期数
					+4.9	7.3
		Asoprisnil(10mg/d)	12		−0.4	1.2
		Asoprisnil(25mg/d)	11		−25.8	0.2
		患者对Asoprisnil耐受性好				

续表

研究	研究设计	治疗方案/剂量	例数	治疗周期	主要研究结果 肌瘤体积的变化（%）
Wiehle 等,2008[214]	R,DB,PC	安慰剂		3个月	−10.6
		Telapristone acetate(12.5 mg/d)			−17.9
		Telapristone acetate(25mg/d)			−40.4
		Telapristone acetate(50mg/d)			−40.3
		醋酸亮丙瑞林(3.75mg/月)			−32.6

AE=副作用;DB=双盲;NS=没有统计学意义;OL=非盲;PC:安慰剂对照;R=随机;SB:单盲

6. 米非司酮 针对选择性黄体酮受体调节剂米非司酮,第一个小型非对照研究提示,其可以作为肌瘤的替代治疗[218,219]。

7. UPA 在体内或体外,醋酸乌利司他(UPA)是一个有效选择性黄体酮受体激动剂[42,220,221],孕激素受体在子宫肌层和内膜作用[222,223]。有关选择性黄体酮受体调节剂(SPRM)[224]米非司酮的小型非对照研究表明,其可以作为子宫肌瘤的替代治疗[225,223]。

研究表明,在培养的肌瘤细胞中UPA具有抗增殖、抗纤维化、抗凋亡的作用,但是在健康的子宫肌层细胞,则不起作用[227]。在两个安慰剂-对照临床Ⅱ期试验研究中(分别有18和38名患者),对症状性肌瘤,UPA可以使子宫和肌瘤体积均减小[228,229](图10-2)。UPA治疗(10mg/d或20mg/d)3个月后出血情况改善,且肌瘤体积明显缩小;使用20mg的效果并没有优于10mg。

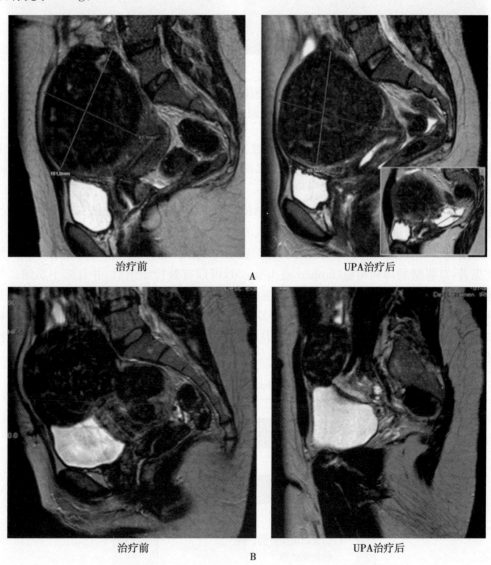

治疗前   UPA治疗后

A

治疗前   UPA治疗后

B

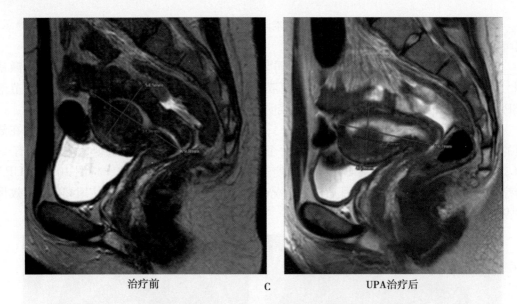

治疗前　　　　　　　　　C　　　　　　　　UPA治疗后

图 10-2　Pearl Ⅰ研究醋酸乌利司他治疗子宫肌瘤和月经过多引起贫血的患者。在醋酸乌利
司他治疗前后，MRT 观测肌瘤缩小的三个例子

(1)PEARL Ⅰ 和 PEARL Ⅱ 的研究：已经发表在 2012 年 2 月的新英格兰医学杂志上的两个随机临床 Ⅲ 期研究显示，针对肌瘤术前和迅速发展的月经出血，醋酸乌利司他有效[230,231]。

两个大型全球研究 PEARL Ⅰ[23] 和 PEARL Ⅱ[230]，Esmya(5mg 醋酸乌利司他)针对中、重度症状的肌瘤患者术前治疗得到欧洲的认可(2012 年春)

方法：①PEARL Ⅰ 研究[230]：在随机、双盲、安慰剂-对照研究中，针对月经过多和持续贫血的患者，口服醋酸乌利司他(5mg/d 或 10mg/d)可以有效控制出血，并且缩小肌瘤。与安慰剂相比，醋酸乌利司他还可以提高血红蛋白和血细胞比容，减少由肌瘤引起的疼痛和其他症状。②PEARL Ⅱ 研究[230]：针对月经过多患者的随机、双盲研究，使用口服醋酸乌利司他(5mg 或 10mg)与每月醋酸亮丙瑞林肌内注射(3.75mg)，观察其对症状性肌瘤出血的控制以及药物的副作用(图 10-3)。

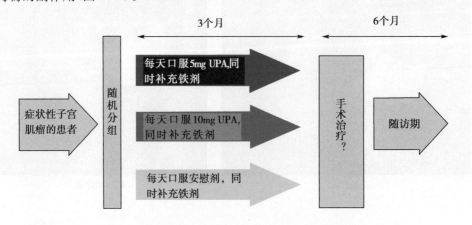

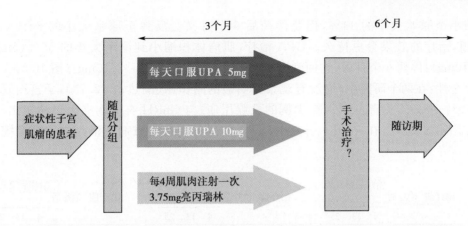

图 10-3 Pearl I：此为随机、双盲、安慰剂-对照研究，针对月经过多且有持续性贫血的患者，口服醋酸乌利司他 5mg/d 或 10mg/d 可以有效控制月经出血，减小肌瘤。与安慰剂组相比，醋酸乌利司他可以升高血红蛋白和红细胞体积，还可以减少肌瘤引起的疼痛和其他症状。（入选标准为将要进行肌瘤手术的患者，但是只有一部分人药物治疗后不得不进行手术）。**Pearl II**：就控制月经出血而言，每天口服醋酸乌利司他（5mg 或 19mg）是否比每月注射（3.75mg）醋酸亮丙瑞林差。对两种药物的副作用进行比较

(2)肌瘤研究的概述：①初级和二级要点：与安慰剂组相比，UPA 组肌瘤体积减小具有统计和临床意义。出血控制是另外一个主要的研究要点。a：PEARL I 研究：13 周后，两组醋酸乌利司他子宫体积和肌瘤体积均明显缩小，且比对照组至少减小了 25%。对照组与 UPA 组药物的副作用没有统计学差异（图 10-4）。b：PEARL II 研究：最大的三个肌瘤体积减小；中间的肌瘤在 5mg UPA 组治疗 13 周后减小 36%，10mg UPA 组减小 42%，在醋酸亮丙瑞林组减小 53%。醋酸亮丙瑞林组（47%）子宫体积比两组 UPA（20%～22%）治疗后缩小更明显。与 GnRH 类似物亮丙瑞林相比，UPA 没有副作用。对没有进行子宫切除和肌瘤切除的患者，UPA 治疗 13 周后终止，短期随访 6 个月内，肌瘤大小没有增加；而相同情况下亮丙瑞林组肌瘤大小会增加。使用醋酸亮丙瑞林组的患者，其肌瘤

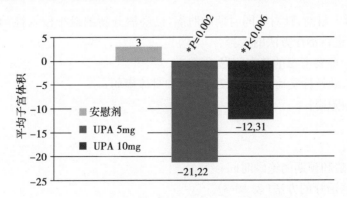

图 10-4 Pearl I 研究醋酸乌利司他在子宫肌瘤患者的应用：
5mg/d 和 10mg/d UPA 对比安慰剂采用 MRT 评估肌瘤体积：
治疗 13 周后，肌瘤体积比原始体积减少

大小减小至原始大小的 44％，但是停药后 6 个月又会反弹至原来大小的 84％。使用 UPA 组，治疗的效果会更持久。UPA 治疗，肌瘤体积缩小到原来大小的 55％（5mg）和 38％（10mg）；停药 6 个月后，它回到原始大小 55％（5mg）和 45％（10mg）（图 10-5）。②药物的安全性：在两个研究中，均没有观察到明显的副作用（潮热占 12.7％，子宫内膜厚度反弹 10％～15％，头痛 6.4％，极少例的乳腺压痛）与 GnRH 类似物亮丙瑞林相比，UPA 的副作用明显更少。在 Pearl Ⅰ 研究中，UPA 的副作用与安慰剂组治疗之间没有统计学差异。

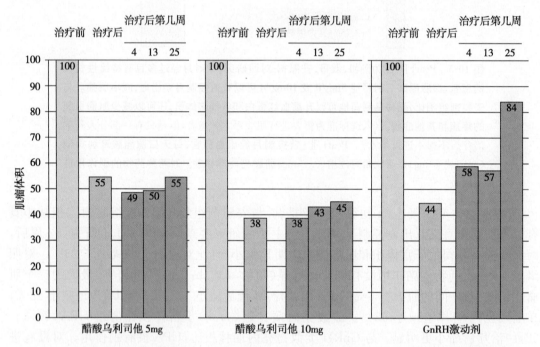

图 10-5　Pearl Ⅱ 研究平均肌瘤体积（治疗初始状态为 100％）5mg/d 和 10mg/d UPA 对比醋酸亮丙瑞林治疗 13 周，随访 38 周的变化。13 周后，醋酸乌利司他与 GnRH 类似物肌瘤体积没有显著差别

8. 最后评价　目前，针对不同时期的肌瘤，已经展开新的最小侵入性治疗方法的研究。关键是针对患者进行治疗方法的选择。

（1）决定治疗前要考虑的基本问题：

● 出血问题，缺铁性贫血及其导致的疲劳和身体虚弱；

● 排尿、排便障碍；

● 疼痛；

● 生育问题；

● 患者的年龄和预期的绝经时间；

（2）子宫肌瘤治疗的方法（表 10-3）。

表 10-3 子宫肌瘤治疗的不同选择 [71]

治疗方法	适合的患者	优点	缺点	对生育和妊娠的影响
GnRH 激动剂	年轻或绝经前女性的术前治疗	非手术治疗	停药后肌瘤会反弹；有副作用	无
GnRH 激动剂＋雌/孕（"反向添加"）	年轻或绝经前女性的术前治疗	非手术治疗	停药后肌瘤会反弹	无
GnRH 拮抗剂	年轻或绝经前女性的术前治疗	非手术治疗	停药后肌瘤会反弹	无
黄体酮治疗	肌瘤的患者	非手术治疗	没有长期治疗的数据，有副作用	没有资料
口服激素避孕药	小肌瘤和不规则出血	非手术治疗,效果好,预防轻中度不规则出血,避孕	突破性出血的可能,尤其是黏膜下肌瘤;不影响肌瘤生长(?)	无
子宫切除术	要求行子宫切除术,即将进入更年期或不希望保留生育	最终治疗	影响生育,手术的并发症和死亡风险,费用高	完全丧失生育能力
肌瘤剔除术	可见和/明显的肌瘤	保留生育	肌瘤复发的可能,手术风险	怀孕过程可能有子宫破裂的风险
肌溶解/肌瘤消融术	多发小肌瘤且不希望保留生育的患者	保留子宫,在门诊操作即可	粘连的风险,对大的、多发肌瘤效果欠佳,不建议怀孕	由于粘连降低生育率,在妊娠期间有发生子宫破裂、病理胎盘形成的风险
UAE(子宫动脉栓塞术)	与大小、数目无关的症状性子宫肌瘤,排除孤立的黏膜下肌瘤 0 和 1级(ESGE)和孤立的浆膜下带蒂肌瘤	针对整个子宫治疗,没有出血,不需打开腹腔进行手术治疗	干预后剧烈疼痛,卵巢早衰的风险,暂时或长期的闭经,可能出现栓塞综合征,费用高,二次治疗率高,2～3次腹部 CT 有暴露射线的风险,只能专业的放射科医师操作	对生育的影响仍在进行研究,卵巢储备功能低,胎盘形成障碍,分娩后出血增加

续表

治疗方法	适合的患者	优点	缺点	对生育和妊娠的影响
LUAO（腹腔镜子宫动脉闭塞）	浆膜下肌瘤的患者	如果操作者经验足够，则效果较好	需要对肌瘤的位置较了解；对生育的影响不明；缺乏长期的数据	没有资料
MRgFUS（磁共振介导的聚焦超声术）	小肌瘤（<8cm）	不需要进行腹腔手术干预，没有出血，患者恢复较快	对生育的影响不明，复发率不明，成本高，数据补充，操作过程需要专业的放射科医师	没有足够的资料

（3）不是所有的肌瘤都需要治疗

● 治疗要考虑到肌瘤的大小、在某一时期肌瘤大小的变化、数目、位置（浆膜下、肌壁间、黏膜下）、患者的年龄、是否希望保留生育能力以及其他的症状（如月经紊乱等问题）。

● 生长较快的肌瘤，为了排除恶性可能，必须切除。

● 治疗选择包括药物、手术和放射治疗。

● 子宫切除是唯一持久且安全的治疗选择。

如果希望保留生育能力，年龄大且接近绝经，或者有手术禁忌证的患者，应该考虑保守治疗方法。

（4）快速控制肌瘤引起的月经出血，UPA（5mg，口服，1 片/日，持续 3 个月）的优点是可以使术前 Hb 水平升高，肌瘤缩小。事实上，其优势已经在最近发表在 *Lancet* 中[236]，术前贫血与没有贫血的患者，进行重要的非心脏手术后，前者的术后结局更差。不同途径的肌瘤手术，术前进行药物治疗是有利的。

● 是否术前 Hb 水平足够高还是有潜在的贫血；

● 是否手术治疗前的药物可以缩小肌瘤；

● 如果肌瘤减小是不可逆的，不需要手术治疗；

● 是否肌瘤的缩小可以满足内镜下肌瘤剔除术；

● 治疗前不应该出现不必要的副作用。

满足所有上述条件是术前使用 Esmya。

进行内镜下肌瘤剔除术前使用 GnRH 类似物，使涂层准备更困难[237]，但 UPA 没有发生这种情况[238]。在未来 UPA 是否可以单独作为治疗月经过多的指标，还不明确——仍有待于此方面新的治疗方法。

两个大型的全球性研究[230]和 PEARL Ⅱ[230]Esmya®（5mg 口服醋酸乌利司他）2012 年对于缓解中重度肌瘤症状以及控制出血方面的研究，得到欧洲的认可。

三、女性月经过多的治疗

目前的治疗措施主要是手术治疗和放射治疗，以及有限的药物选择[241-246]。

(一) 手术治疗方法

1. 排除月经过多的病理原因 如果月经不能被子宫肌瘤解释,必须排除宫颈或内膜息肉、炎症、简单或复杂内膜增生、子宫内膜癌等。

2. 子宫内膜切除 对于月经过多考虑行子宫切除术的患者来说,子宫内膜切除是另一个选择[247]。

子宫内膜切除可行性手术技术和厂家:

- 冷冻消融术(HerOption®)
- 热气球消融(Gynecare Thermachoice®)
- 热水消融(Hydro ThermAblator®)
- 射频消融(NovaSure®)

-Mikrowave 消融 Microsulis® Microwave Endometrial AblationMEA System

- 手工子宫内膜切除技术:电镜和激光消融

目前广泛应用的滚柱球(rollerball)或 HF 环,在宫腔镜下对子宫内膜和子宫肌浅层逐层切割破坏[248]滚柱球方法的原理是通过 HF 环产生的热对子宫内膜进行热破坏,造成组织热坏死。通过环形电极,使部分子宫内膜随着蜕膜组织一起被切除[249]。

与子宫切除术相比,在许多随机对照及 Meta 分析研究中,子宫内膜消融的有效性得到认可[250-252]。其死亡率大约为 0.26/1000。

一项关于月经紊乱的研究,70%的患者内膜消融术后不需要进行子宫切除[254]。此外,对部分磨损处应该同时进行宫腔镜检查。与子宫切除术相比,内膜消融术的下垂风险更低(风险比 0.62)[255]。

如果先前的激素治疗失败、子宫腔正常、不希望保留生育能力,可以进行此项技术。优点是不需要住院,治疗周期短,安全性高,发病率低。缺点是由于组织炭化,治疗可能失败。切除术也可以引起子宫动脉分支出血的风险[256]。

非宫腔镜技术称为"第二代"方法。它们快速、简单、功效相似[257,258]。对于月经紊乱患者,可以使用 Therma-Choice-System™,把折叠的气球置入子宫腔。然后将气球中充满液体,压力为 160～180mmHg,通过热电偶加热到 87℃。结果导致子宫内膜和子宫肌浅层热破坏[259]。许多患者随后发展为闭经或月经过少。可能出现的并发症有子宫积血,间歇性疼痛,发热和膀胱炎[260]。

优点:治疗周期短,创伤性小。

缺点:子宫内膜不可逆性损害,可致子宫性不孕。

Lethaby 等(2009)[261]已经在 Cochrane 分析中研究了治疗月经过多的不同内膜损坏方法,如果使用现代的非宫腔镜技术代替传统的宫腔镜技术,成功率高,并发症少。

美国保险公司也推荐这些方法[262]。

(二) 凝血与纤溶的相互作用

凝血功能紊乱也可以导致月经过多。然而,进一步了解仍需要相关专业文献的指导。

(三) 抗炎治疗

子宫的某些感染可以导致月经过多。然而,进一步了解需要相关专业文献的指导。

Lethaby 等(2007)[263]已经研究了非甾体抗炎药治疗月经过多的有效性。一些小型研究发现,非甾体抗炎药与其他治疗,如在黄体期口服孕激素,OCC 或孕激素宫内释放系统

（黄体酮节育器，德国不推荐使用），有效性没有明显的差异。

（四）药物治疗肌瘤引起的月经紊乱

1. 孕激素治疗　孕激素作为月经紊乱的治疗已经有很长的时间了。尤其是月经周期不规律的患者，可以采用周期性孕激素治疗（例如在月经第 16～25 天使用）。确诊为子宫内膜增生的患者也可以采用高剂量孕激素治疗。

口服孕激素控制月经出血和肌瘤生长还没有完全得到解释，但是已经有小部分研究报道了其在突破性出血[264]和肌瘤生长过程的作用[250,253,265-268]。Lethaby 等（2008）[270]在 Cochrane 指出，周期性孕激素对于非肌瘤引起的月经过多有效。

Lethaby 等（2008）[270]Cochrane 分析周期性孕激素治疗月经过多的有效性。此研究中，没有明确指出肌瘤是引起出血的原因。对于有规律的排卵周期的患者，周期性孕激素治疗（从月经的第 15 或 19 天到第 26 天）并不优于其他治疗，如达那唑（已经被淘汰）、氨甲环酸，非甾体抗炎药（NSAIDs）或左炔诺孕酮宫内释放系统（IUS）。使用周期性孕激素治疗 21 天以上，月经出血量明显减少；但是相比之下，患者更愿意使用 LNG-IUS。周期性孕激素治疗可能更适合月经过多的短期治疗。

2. 口服激素避孕药　结合口服避孕药或单一孕激素疗法用来治疗小肌瘤引起的月经紊乱[271,272]。

3. 孕激素宫内治疗　置入左炔诺孕酮宫内系统（Mirena®，LNG-IUS）可以作为月经过多的治疗，尽管治疗周期长，但已证明比孕酮或排卵抑制剂更有效[273,274]。许多研究证实，其治疗的成功率超过 90％。LNG-IUS 比抗纤维蛋白溶解剂和非甾体抗炎药更有效[275]。

LNG-IUS 是保留器官的手术的选择之一。许多文章已经报道，对于特发性月经过多的患者使用 LNG-IUS 治疗，可以避免切除子宫[276-279]。LNG-IUS 与子宫内膜消融术后的效果相同[91,269]。因此，应该推荐 LNG-IUS 作为一线治疗，而不是手术治疗（子宫内膜消融术或子宫切除术）[240,239]。LNG-IUS 具有产生孕激素作用，也可以改善子宫内膜异位症引起的月经过多或痛经[284]。LNG-IUS 也适用于肥胖患者的月经紊乱[235]。同时，也成功地应用于血液性疾病和出血的患者[286][234]。

Marjoribanks 等（2006）[233]对月经过多手术和药物干预有效性研究发现，尽管手术干预（尤其是子宫切除术）相对于药物治疗可以明显减少月经出血，但 LNG-IUS 对改善生活质量非常有效。

4. 醋酸乌利司他——口服孕激素受体调节剂（Esmya®）　两个大型全球性的随机研究 PEARL Ⅰ[232]和 PEARL Ⅱ[226]，Esmya®（5mg 醋酸乌利司他）在 2012 年得到欧洲的认可，对于中重度肌瘤症状，可以减小肌瘤且有效控制出血。

（1）研究结果

1）有效性：PEARL Ⅰ 研究，针对症状性子宫肌瘤且重度子宫出血致贫血的患者，将 UPA 与安慰剂对比，研究 UPA 的有效性。此研究为随机、双盲、安慰剂对照、多中心平行组，共涉及 242 名患者。分为 5mg UPA（1 次/日）组、10mg UPA（1 次/日）组及安慰剂组，随访观察 3 个月。分别给予各组补充铁剂。此研究得出的两个结论，具有统计学意义。通过绘制的失血评估表（PBAC）评分（起点为 0，表示没有出血；100 以上表示出血过多）得出，Esmya® 在减少子宫出血方面比安慰剂更有效，PBAC 低于 75[188,281]。

　　UPA(5mg 或 10mg)治疗 7 天后,90％患者重度出血几乎完全停止。同时补充铁剂也可以使伴随的贫血症状得到改善。研究开始时,患者的 PBAC＞100。同时,总的肌瘤体积减小。UPA 组和安慰剂组发生潮热的频率相似,两组均低于 1.1％。由磁共振成像仪测量并进行集中分析得出。通过 McGill 疼痛问卷分析得出,肌瘤引起的疼痛得到缓解(Dworkin 等,2009)[293]。PBAC 和 McGill 疼痛问卷均被认为是有效的自我评估设备。

　　PEARL Ⅱ研究试图证明,醋酸乌利司他用于重度月经出血与 GnRH 类似物亮丙瑞林同样有效,耐受性更强;此研究 PBAC 评分超过 100,反映重度月经出血,但不需要评估贫血情况。此研究为随机、双盲、对照、多中心平行组,共涉及 307 名患者。分为 5mg Esmya(1 次/日)组、10mg Esmya(1 次/日)组及注射 3.75mg 亮丙瑞林(1 次/月)组,随访 3 个月。研究表明,亮丙瑞林有效减少重度子宫出血,患者 PBAC 评分低于 75,与 Pearl Ⅰ研究相同。然而,亮丙瑞林在治疗的第一个月由于反弹作用更快达到截点。相反,醋酸乌利司他组耐受性更好,且减少中重度潮热,具有统计学差异(图 10-6)。

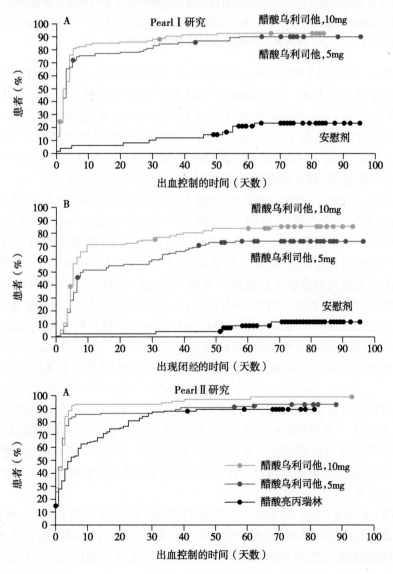

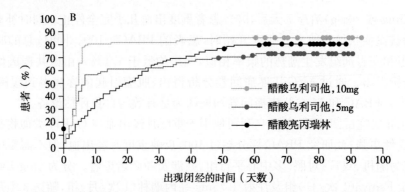

图 10-6　Pearl Ⅰ（上图）和 Ⅱ（下图）的研究，子宫肌瘤和月经过多引起贫血的患者使用药物治疗，乌利司他（5mg 和 10mg）与安慰剂（Pearl Ⅰ）相比，或醋酸亮丙瑞林（Pearl Ⅱ）与安慰剂相比，共进行 90 天（所有患者同时均补充铁剂）。A：出血控制的时间（PBAC 评分＜75）：使用 UPA，月经过多得到控制；安慰剂组则没有得到有效控制（Pearl Ⅰ）；使用亮丙瑞林组，月经出血得到控制的时间较迟（Pearl Ⅱ）。B：出现闭经的时间（PBAC 评分＜2）：UPA 治疗大部分患者出现闭经（Pearl Ⅰ）。使用亮丙瑞林组，闭经出现时间延迟（Pearl Ⅱ）

2）月经紊乱：①Pearl Ⅰ 研究：5mg UPA 组 91％患者的月经出血得到控制，10mg UPA 组为 92％，而安慰剂组只有 19％（5mg、10mgUPA 组分别对比安慰剂组：$P < 0.001$）。②Pearl Ⅱ 研究：5mg UPA 组出血减少（在前 4 周 PBAC＜75）的患者占 90％，10mg UPA 组为 98％，醋酸亮丙瑞林组为 89％。5mg UPA 与醋酸亮丙瑞林的差异为 1.2 百分点（95％ CI：－9.3～11.8）；10mg UPA 与醋酸亮丙瑞林的差异为 8.8 百分点（95％CI：0.4～18.3）。将所有资料进行统计学分析，没有证据表明 UPA 比醋酸亮丙瑞林差。

3）二期结果：①Pearl Ⅰ 研究：5mg 或 10mg UPA 组出血明显减少（平均 PBAC 分值改变＞300），而在安慰剂改变不明显（使用 5～8 周和 9～12 周，5mg、10mg UPA 组分别对比安慰剂组：$P < 0.001$）。4 周后，UPA 组的大部分患者月经消失，但安慰剂组只有一小部分月经消失（5mg、10mg UPA 组分别对比安慰剂组：$P < 0.001$）。在最初的 10 天内，5mg 和 10mg UPA 组月经消失的发生率分别为 50％和 70％（表 10-4）。UPA 组超过 75％重度出血在 8 天内很快得到控制（根据 PBAC 评分的定义，PBAC 低于 75），而安慰剂组只有 6％。②PearlⅡ研究：13 周后所有的治疗组 PBAC 评分为 0。控制月经过度出血，5mg 和 10mg UPA 比醋酸亮丙瑞林明显更快（两组对比均有 $P < 0.001$）。而且，10mg UPA 比醋酸亮丙瑞林更容易导致闭经（$P < 0.001$）。所有的研究组在疼痛、生活治疗及血红蛋白水平方面结果相似。

4）子宫内膜的变化：在 PEARL Ⅰ研究中，通过 MRT 检查子宫内膜的厚度，而 PEARL Ⅱ是通过超声检查。资料（图 10-7 左）显示没有进行子宫切除和内膜消融术的患者在 17 周、26 周和 38 周的子宫内膜厚度。在 PEARL Ⅱ研究中，治疗 13 周后两组 UPA 组内膜厚度均增加，但在安慰剂组内膜也增厚。在随后的治疗间歇期，安慰剂组和实验组的内膜厚度又都回到了基线水平。

在 PEARL Ⅱ研究，治疗 13 周后亮丙瑞林组子宫内膜厚度下降了 50％，而在两组 UPA 组则明显增加。在治疗间歇期，安慰剂组和实验组的内膜厚度又都回到基线水平（图 10-7 右）。子宫内膜活检的组织病理结果显示，治疗 13 周后或随访期均没有恶性改变。PEARL

Ⅰ研究,只显示安慰剂组 38 周后(在结束治疗后 6 个月)的非典型子宫内膜增生。

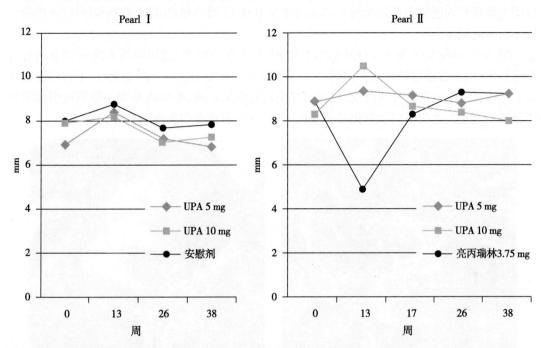

图 10-7　Pearl Ⅰ 和 Ⅱ 研究平均内膜厚度:没有进行子宫切除和内膜消融术的患者在 17 周、26 周和 38 周的子宫内膜厚度。在 Pearl Ⅰ 研究中,MRT 检测;Pearl Ⅱ 研究则有超声检测

在 PEARL Ⅱ 研究,5mg UPA 治疗 13 周后和 GnRH 激动剂治疗 38 周后发现简单的子宫内膜增生。

表 10-4　Pearl Ⅰ 和 Pearl Ⅱ 研究中子宫内膜的变化

	Pearl Ⅰ			Pearl Ⅱ		
	安慰剂	UPA 5mg	UPA 10mg	UPA 5mg	UPA 10mg	GnRH 激动剂
初筛	$n=48$	$n=95$	$n=98$	$n=97$	$n=103$	$n=101$
良性	48(100%)	87(98.9%)	95(100%)	88(98.9%)	100(100%)	91(100%)
增生	0	1(1.1%)	0	1(1.1%)	0	0
恶性	0	0	0	0	0	0
13 周	$n=41$	$n=83$	$n=81$	$n=94$	$n=98$	$n=95$
良性	39(100%)	78(100%)	78(100%)	85(98.8%)	95(100%)	88(100%)
增生	0	0	0	1(1.0%)	0	0
恶性	0	0	0	0	0	0
38 周	$n=31$	$n=63$	$n=63$	$n=63$	$n=67$	$n=64$
良性	29(96.7%)	0	0	0	0	59(98.3%)
增生	1(2.6%)	0	0	0	0	1(1.3%)
恶性	0	0	0	0	0	0

子宫内膜活检的组织病理学评估。治疗 13 周后的随访期除了安慰剂组发现 1 例非典型增生外没有内膜增生及恶性改变,5mg UPA 治疗 13 周后和 GnRH 激动剂治疗 38 周后发现 1 例单纯增生。

图 10-8 和表 10-5 显示了 PEARL I 和 PEARL II 研究中,使用孕激素受体调节剂后内膜的具体改变,通过组织病理学得到(PAEC 即 PRM 相关子宫内膜的变化)。子宫内膜腺体和子宫内膜间质发生的良性改变,可伴有非生理性囊肿形成、萎缩或异常血管形成引起的腺体分泌的改变。这些组织学变化是多变的,不能在所有患者中发现[83,94,150,163]。

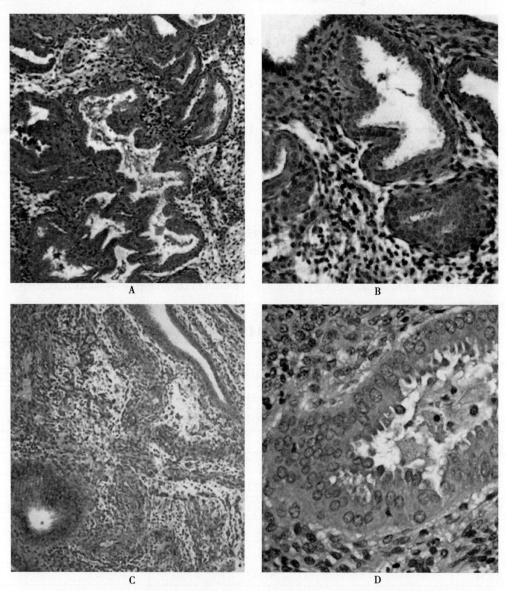

图 10-8 醋酸乌利司他治疗前(A,B)后(C,D)子宫内膜的情况

A,B:放大两倍的正常的子宫内膜(黄体中期);C:薄壁容器中子宫内膜(10×),腺体基本上不活跃;D:不全分泌和间质不成熟的子宫内膜(40×);孕激素受体调节剂 UPA 治疗后,可以看到典型变化,即 PAEC(见文中)

表 10-5　Pearl Ⅰ 和 Ⅱ 研究中,子宫内膜活检组织发现 PRM-相关内膜改变
(PAEC＝PRM－相关内膜改变)

PAEC 患者的 概率(%)	Pearl Ⅰ			Pearl Ⅱ		
	安慰剂	UPA 5mg	UPA 10mg	UPA 5mg	UPA 10mg	GnRHa
初筛	0.0%	6.5%	1.3%	2.6%	3.8%	2.5%
13 周(治疗后)	7.9%	59.8%	56.4%	54.5%	61.3%	13.9%
38 周	2.6%	7.8%	5.1%	6.5%	6.3%	6.3%

PAEC 与预后相关,没有病理学提示有癌前病变的可能。表 10-5 说明了 PAEC 的可逆性,因为 PAEC 的发生频率与对照组治疗结束后 6 个月相似。由于缺乏长期随访,PAEC 还没有得到最终的评估。

(2)最终评价:使用 UPA(口服 5mg,1 片/日,持续 3 个月)有效控制肌瘤引起的月经过多,升高 Hb 且缩小肌瘤。最近一篇已经发表在 Lancet 杂志上的文章,如果患者术前有贫血,那么非心脏的手术是不利的[79]。然而,对于内镜下肌瘤剔除术,使用 GnRH 类似物使术前准备涂层更困难[17],而在 UPA 治疗后不会发生这种情况[13]。

反对手术治疗的另一个优势是可以保持肌瘤大小,因为药物治疗停止后肌瘤不会再次增长。

两个大规模全球性随机研究 PEARL Ⅰ[14]和(PEARL Ⅱ[8],Esmya® (5mg 醋酸乌利司他)在 2012 年得到欧洲的认可,对于中重度肌瘤症状,可以减小肌瘤且有效控制出血。

是否 UPA 可以单独治疗月经过多还不清楚,尚需要此方向的一个新疗法。

(**Thomas Rabe,Hans-Joachim Ahrendt,Christian Albring,Johannes Bitzer,Philippe Bouchard,Ulrich Cirkel,Christian Egarter,Werner Harlfinger,Klaus König,Matthias Matzko,Thomas Römer,Thoralf Schollmeyer,Peter Sinn,Thomas Strowitzki,H. -R. Tinneberg,Markus Wallwiener,Rudy Leon De Wilde,Alfred O. Mueck,**著;卢永军,阮祥燕,编译)

参 考 文 献

1. Baird D,Dunson DB,Hill MC,et al. High cumulative incidence of uterine leiomyoma in black and white women:ultrasound evidence. Am J Obstet Gynecol,2003,188(1):10

2. Becker ER,Spalding J,DuChane J,et al. Inpatient surgical treatment patterns for patients with uterine fibroids in the United States,1998-2002. J Natl Med Assoc,2005 Oct,97(10):1336-1342

3. Marshall LM,Spiegelman D,Barbieri RL,et al. Variation in the incidence of uterine leiomyoma among premenopausal women byage and race. Obstet Gynecol. 1997,90:967-973

4. Vollenhoven B. Introduction:the epidemiology of uterine leiomyomas. Baillieres Clin Obstet Gy-naecol,1998,12:169-176

5. Cramer SF,Patel A. The frequency of uterine leiomyomas. Am J Clin Pathol,1990,94:435

6. Marshall LM,Spiegelman D,Barbieri RL,et al. Variation in the incidence of uterine leiomyoma among premenopausal women by age and race. Obstet Gynecol,1997,90:967-973

7. Christiansen JK. The facts about fibroids. Pre-sentation and latest management options. Post-grad Med,1993,94:129-137

8. Donnez Jacques,Janusz Tomaszewski,Francisco Vázquez,et al. Ulipristal Acetate versus Leuprolide Acetate for Uterine Fibroids. N Engl J Med,2012,366:421-432

9. Matchar DB, Myers ER, Barber MW, et al. Management of uterine fibroids. Evid Rep Technol Assess (Summ),2001 Jan(34):1-6

10. Sato F,Miyake H,Nishi M,Kudo R. Fertility and uterine size among Asian women undergoing hysterectomy for leiomyomas. Int J Fertil Womens Med,2000,45(1):34-37

11. Chen CR,Buck GM,Courey NG,et al. Risk factors for uterine fibroids among women undergoing tubal sterilization. Am J Epidemiol,2001 Jan 1,153(1):20-26

12. Hartmann KE,Birnbaum H,Ben-Hamadi R,et al. Annual costs associated with diagnosis of uterine leiomyoma-ta. Obstet Gynecol,2006,108(4):930-937

13. Donnez,2012,persönliche Mitteilung

14. Donnez Jacques,Tetyana F. Tatarchuk,Philippe Bouchard,et al. Ulipristal Acetate versus Placebo for Fibroid Treatment before Surgery. N Engl J Med,2012,366:409-420

15. Faerstein E, Szklo M, Rosenshein N. Risk fac-tors for uterine leiomyoma: a practicebased case-control study. I. African-American heritage,reproductive history,body size,and smoking. Am J Epidemiol,2001 Jan 1,153(1):1-10

16. Baird DD, Schectman JM, Dixon D, et al. African Americans at higher risk than whites for uterine fibroids:ultrasound evidence. 1998,147:S90

17. De Falco M,Staibano S,Mascolo M,et al. Leiomyoma pseudocapsule after pre-surgical treatment with gonadotropin-releasing hormone agonists:relationship between clinical features and immunohistochemical changes. Eur J Obstet Gynecol Reprod Biol,2009,144:44-47

18. Baird DD,Dunson DB,Hill MC,et al. High cumulative incidence of uterine leiomyoma in black and white women:ultrasound evidence. Am J Obstet Gynecol,2003 Jan,188(1):100-107

19. Huyck KL,Panhuysen CI,Cuenco KT,et al. The impact of race as a risk factor for symptom severity and age at diagnosis of uterine leiomyomata among affected sisters. Am J Obstet Gynecol, 2008, 198 (2):168. e1

20. Kjerulff KH,Langenberg P,Seidman JD,Stolley PD,Guzinski GM Uterine leiomyomas. Racial differences in severity,symptoms and age at di-agnosis. J Reprod Med,1996,41(7):483

21. Wilcox LS,Koonin LM,Pokras R,et al. Hysterectomy in the United States,1988-1990. Obstet Gynecol,1994,83(4):549

22. Mecke H, Wallas F, Brocker A, et al. Pelviscopic myomas enucleation: technique, li-mits, complications. Geburtsh Frauenheilkd,1995,55:374-379

23. Lumsden MA,Embolization versus myomectomy versus hysterectomy:which is best,when? Hum Reprod,2002,17(2):253-259

24. Hirsch HA,Käser O,Iklé FA. Atlas der gynäkologischen Operationen,6. Aufl. Thieme,Stuttgart New-York,1999

25. Jones MW,Norris HJ. Clinicopathologic study of 28 uterine leiomyosarcomas with metastasis. Int J Gynecol Pathol,1995 Jul,14(3):243-249

26. Mittal KR,Chen F,Wei J J,et al. Molecular and immunohistochemical evidence for the origin of uterine leiomyosarcomas from associated leiomyoma and symplastic leiomyoma-like areas. Modern Pathology, 2009,22(10),1303-1311

27. Friedrich M,Villena-Heinsen C,Mink D,et al. Leiomyosarcomas of the female ge-nital tract:a clinical and histopathological study. Eur J Gynaecol Oncol,1998,19(5):470-475

28. Harlow BL,Weiss NS,Lofton S. The epidemiology of sarcomas of the uterus. J Natl Cancer Inst,1986,76(3):399-402

29. Tavassoli FA,Devilee P,editors. Pathology and ge-netics of tumours of the breast and female genital or-gans. World Health Organization classification of tumours. Lyon:IARC Press,2003

30. Laughlin SK,Schroeder JC,Baird DD. New di-rections in the epidemiology of uterine fibroids. Semin Reprod Med,2010,28(3):204-217

31. Arici A,Sozen I. Transforming growth factor-beta3 is expressed at high levels in leiomyoma where it stimulates fibronectin expression and cell proliferation. Fertil Steril,2000,73:1006-1011

32. Chavez NF,Stewart EA. Medical treatment of uterine fibroids. Clin Obstet Gynecol,2001,44:372-384

33. Luo X,Ding L,Xu J,et al. . Gene expression profiling of leiomyoma and myometrial smooth muscle cells in response to transforming growth factor-beta. Endocrinology,2005,146:1097-1118

34. Martin Chaves EB,Brum IS,Stoll J,et al. Insulin-like growth factor 1 receptor mRNA expression and au-tophosphorylation in human myometrium and leiomyoma. Gynecol Obstet Invest,2004,57:210-213

35. Fields KR,Neinstein LS. Uterine myomas in adolescents:case reports and a review of the literature. J Pediatr Adolesc Gynecol,1996,9:195-198

36. Cramer SF,Patel A. The frequency of uterine leiomyomas. Am J Clin Pathol,1990,94:435-438

37. Ross RK,Pike MC,Vessey MP,et al. Risk factors for uterine fibroids:reduced risk associated with oral contraceptives. Br Med J(Clin Res Ed),1986,293:359-362

38. Lumbiganon P,Rugpao S,Phandhu-fung S,et al. Protective effect of depot-medroxyprogesterone acetate on surgically treated uterine leiomyomas:a multicenter case-control study. Br J Obstet Gynaecol,1996,103:909-914

39. Marshall LM,Spiegelman D,Goldman MB,et al. A prospective study of reproductive factors and oral contraceptive use in relation to the risk of uterine leiomyomata. Fertil Steril,1998,70:432-439

40. Parazzini F,Negri E,La Vecchia C,et al. Reproductive factors and risk of uterine fibroids. Epidemiology,1996,7:440-442

41. Burbank F. Childbirth and myoma treatment by uterine artery occlusion:do they share a common biology? J Am Assoc Gynecol Laparosc,2004,11:138-152

42. Day Baird D,Dunson DB,Hill MC,et al. High cumulative incidence of uterine leiomyoma in black and white women:ultrasound evidence. Am J Obstet Gynecol,2003,188:100-107

43. Laughlin SK,Baird DD,Savitz DA,et al. Prevalence of uterine leiomyo-mas in the first trimester of pregnancy:an ultra-sound-screening study. Obstet Gynecol,2009,113:630-635

44. Okolo S. Incidence,aetiology and epidemiology of uterine fibroids. Best Pract Res Clin Obstet Gynaecol,2008 Aug,22(4):571-588

45. Mäkinen N,Mehine M,Tolvanen J,et al. MED12,the mediator complex subunit 12 gene,is mutated at high frequency in uterine leiomyomas. Science. ,2011 Oct 14,334(6053):252-255

46. Mäkinen N,Heinonen HR,Moore S,et al. MED12 exon 2 mutations are common in uterine leiomyomas from South African patients. Oncotarget,2011 Dec,19. (Epub ahead of print)

47. Ross RK,Pike MC,Vessey MP,et al. Risk factors for uterine fibroids:reduced risk associated with oral contraceptives. BMJ,1986,293:359-362

48. Chiaffarino F,Parazzini F,La Vecchia C,et al. Use of oral contraceptives and uterine fibroids:results from a casecontrol study. Br J Obstet Gynecol,1999,106:857-860

49. Common AA,Mocarski EJ,Kolin A,et al. Therapeutic failure of uterine fibroid embolization caused by underlying leiomyosarcoma. J Vasc Interv Radiol,2001,12:1449-1452

50. Parker WH, Fu YS, Berek JS. Uterine sarcoma in patients operated on for presumed leiomyoma and rapidly growing leiomyoma. Obstet Gynecol, 1994, 83:414-418

51. Gambone JC, Reiter RC, Lench JB, et al. The impact of a quality assurance process on the frequency and confirmation rate of hysterectomy. Am J Obstet Gynecol, 1990, 163:545-550

52. Wilcox LS, Koonin LM, Pokras R, et al. Hysterectomy in the United States, 1988-1990. Obstet Gynecol, 1994, 83:549-555

53. Lee DW, Ozminkowski RJ, Carls GS, et al. The direct and indirect cost burden of clinically significant and symptomatic uterine fibroids. J Occup Environ Med, 2007, 49:493-506

54. Haney AF. Clinical decision making regarding leiomyomata: what we need in the next millennium. Environ Health Perspect, 2000, 108:835-839

55. Kjerulff KH, Langenberg P, Seidman JD, et al. Uterine leiomyomas: racial differences in severity, symptoms and age at diagnosis. J Reprod Med, 1996, 41:483-490

56. Divakar H. Asymptomatic uterine fibroids. Best Practice & Research Clinical Obstetrics and Gynecology, 2008, 22:643-654

57. Donnez J, Jadoul P. What are the implications of myomas on fertility? A need for a debate ? Hum Reprod, 2002, 17:1424-1430

58. Viswanathan M, Hartmann K, McKoy N, et al. Management of uterine fibroids: an update of the evidence. Evid Rep Technol Assess(Full Rep), 2007:1-122

59. Hoekstra AV, Sefton EC, Berry E, et al. Progestins activate the AKT pathway in leiomyoma cells and promote survival. J Clin Endocrinol Metab, 2009, 94:1768-1774

60. Yin P, Lin Z, Reierstad S, et al. Transcription factor KLF11 integrates progesterone receptor signaling and proliferation in uterine leiomyoma cells. Cancer Res, 2010, 70:1722-1730

61. Dubuisson JB, Chapron C, Fauconnier A, Babaki-Fard K. Laparoscopic myomectomy fertility results. Ann N Y Acad Sci, 2001, 943:269-275

62. Marret H, Fauconnier A, Chabbert-Buffet N, et al. Clinical practice guidelines on menorrhagia: management of abnormal uterine bleeding before menopause. Eur J Obstet Gynecol Reprod Biol, 2010, 152:133-137

63. Miller CE. Unmet Therapeutic Needs for Uterine Myomas. Journal of Minial Invasive Gynecology, 2009, 16:11-21

64. Lethaby A, Vollenhoven B. Fibroids(uterine myomatosis, leiomyomas). Clin Evid(Online), 2011 Jan 11, 2011. pii:0814

65. https://www. destatis. de/DE/Publikationen/Thematisch/Gesundheit/Krankenhaeuser/Diagnosedaten-Krankenhaus2120621007004. pdf? __blob=publicationFile, Seite 25, 27. 03. 201

66. Donnez J, Jadoul P. What are the implications of myomas on fertility? A need for a debate? Hum Reprod, 2002, 17:1424-1430

67. Wallach EE, Vlahos NF. Uterine myomas: an overview of development, clinical features, and management. Obstet Gynecol, 2004, 104:393-406

68. Rossetti A, Sizzi O, Soranna L, et al. Long-term results of laparoscopic myomectomy: recurrence rate in comparison with abdominal myomectomy. Hum Reprod, 2001, 16:770-774

69. Hirsch HA, Käser O, Iklé FA (1999) Atlas der gynäkologischen Operationen, 6. Aufl. Thieme, Stuttgart NewYork

70. Doridot V, Dubuisson JB, Chapron C, et al. Recurrence of leiomyomata after laparoscopic myomectomy. J Am Assoc Gynecol Laparosc, 2001, 8:495-500

71. Miller CE. Myomectomy, comparison of open and laparoscopic techniques. Obstet Gynecol Clin North Am,2000,27:407-420

72. Buttram VC Jr,Reiter RC. Uterine leiomyomata:etiology,symptomatology,and management. Fertil Steril,1981,36(4):433

73. Broder MS,Goodwin S,Chen G,et al. Comparison of long-term outcomes of myomectomy and uterine artery embolization. Obstet Gynecol,2002,100(5 Pt 1):864

74. Rein D. T, T. Schmidt, M. Fleisch,et al. Multimodale Behandlung des Uterus myomatosus. Frauenarzt, 2009,50:752-758

75. Wortman M,Dagget A. Hysteroscopic myomec-tomy. J Am Assoc Gynecol Laparosc,1995,3:39-46

76. Campusano C,Zapata R,Bianchi M,et al. Usefulness of GnRH agonists in preoperative treatment of complicated uterine myomata. Rev-Chil Obstet Gynecol,1993,58:150-154

77. Mettler L,Wendland EM,Patel P,et al. Hysteroscopy:an analysis of 2 years experience. Jsls,2002,6 (3):195-197

78. Fernandez H,Sefrioui O,Virelizier C,et al. Hysteroscopic resec-tion of submucosal myomas in patients with infertility. Hum Reprod,2001 Jul,16(7):1489-1492

79. Musallam Khaled M,Hani M Tamim,Toby Richards,et al. Preoperative anaemia and postoperative outcomes in non-cardiac surgery:a retrospective cohort study. www. thelancet. com Published online October 6,2011 DOI:10. 1016/S0140-6736(11)61381-0

80. Hirsch HA,Käser O,Iklé FA. Atlas der gynäkologischen Operationen,1999,6. Aufl. Thieme,Stuttgart New York

81. AHRQ. Agency for Healthcare Research and Quality:Management of uterine fibroids. Summary,evidence report/technology assessment. 2001,No 34. AHRQ Publication No. 01-E051

82. Donnez J,Jadoul P. What are the implications of myomas on fertility? A need for a debate? Hum Reprod,2002,17(6):1424-1430

83. Ioffe OB,Zaino RJ,Mutter GL. Endometrial changes from short-term therapy with CDB-4124,a selective progesterone receptor modulator. Mod Pathol,2009,22(3):450-9. Epub,2009 Jan 9

84. Rossetti A,Sizzi O,Soranna L,et al. Long-term results of laparoscopic myomectomy:recurrence rate in comparison with abdominal myomectomy. Hum Reprod,2001,16(4):770-774

85. Roemisch M,Nezhat FR,Netzhat A. Pregnancy after laparoscopic myomectomy. J Am Assoc Gynecol Laparosc,1996,3 suppl 4:S42

86. Lumsden MA. Embolization versus myomec-tomy versus hysterectomy:which is best,when? Hum Reprod,2002,17(2):253-259

87. Dubuisson JB,Fauconnier A,Chapron C,et al. Second look after laparoscopic myomectomy. Hum Reprod,1998,13(8):2102

88. Viswanathan,M,Hartmann,K,McKoy,et al. Management of Uterine Fibroids:An Update of the Evidence. Evidence Report/Technology Assessment No. 154 AHRQ Publication No. 07-E011. Rockville, MD:Agency for Healthcare Research and Quality. July,2007

89. Olufowobi O,Sharif K,Papaionnou S,et al. Are the anticipa-ted benefits of myomectomy achieved in women of reproductive age? A 5-year review of the re-sults at a UK tertiary hospital J Obstet Gynaecol, 2004,24(4):434

90. Subramanian S,Clark MA,Isaacson K. Outcome and resource use associated with myomec-tomy. Obstet Gynecol,2001,98(4):583-587

91. Lethaby AE,Cooke I,Rees M. Progesterone or proprogestogen-releasing intrauterine systems for heavy

menstrual bleeding. Cochrane Database Syst Rev,2005,19,CD002126

92. Doridot V,Dubuisson JB,Chapron C,et al. Recurrence of leiomyomata after laparoscopic myomectomy. J Am Assoc Gynecol Laparosc,2001,8(4):495-500

93. Cramer SF, Horiszny JA, Leppert P. Epidemiolo-gy of uterine leiomyomas. With an etiologic hy-pothesis. J Reprod Med,1995,40(8):595-600

94. Mutter GL,Bergeron C,Deligdisch L,et al. The spectrum of endometrial pathology induced by progesterone receptor modulators. Mod Pathol,2008,21(5):591-8. Epub,2008 Feb 8

95. AHRQ. Agen cy for He al th care Re se arch and Quality:Management of uterine fibroids. Summary,evidence re port/technology assessment. 2001,No 34. AHRQ

96. West S,Ruiz R,Parker WH. Abdominal myo-mectomy in women with very large uterine size. Fertil Steril,2006,85(1):36

97. Fauconnier A,Chapron C,Babaki-Fard K,et al. Recurrence of leiomyomata after myomectomy. Hum Reprod Update,2000,6(6):595

98. Hanafi M. Predictors of leiomyoma recurrence after myomectomy. Obstet Gynecol,2005,105(4):877

99. Gallinat A,Schmidt T. Operative Behandlungs-verfahren für dysfunktionelle uterine Blutungen. Ein Kosten-Nutzen-Vergleich. Frauenarzt,2009,50(2):146-149

100. BQS Bundesgeschäftsstelle Qualitätssicherung gGmbH:BQS-Bundesauswertung,2006-Gynä-kologische Operationen,2007. www. bqs-outcome. de.

101. Wilcox LS,Koonin LM,Pokras R, et al. Hysterectomy in the United States,1988-1990. Obstet Gynecol,1994,83:549-555

102. Farquhar CM,Steiner CA. Hysterectomy rates in the United States,1990-1997. Obstet Gynecol,2002, 99:229-234

103. Rein DT,Schmidt T,Fleisch M,et al. Multimodale Behandlung des Uterus myoma-tosus. FRAUENARZT, 752 50(2009)Nr. 9 752-758

104. Johnson N,Barlow D,Lethaby A,et al. Methods of hysterectomy:systematic review and meta-analysis of randomized controlled trials. BMJ,2005,330:1478

105. Gimbel H. Total or subtotal hysterectomy for benign uterine diseases? A meta-analysis. Acta Obstet Gynecol Scand,2007,86:133-144

106. Jenkins TR. Laparoscopic supracervical hysterectomy. Am J Obstet Gynecol,2004,191:1875-1884

107. Roovers JP,van der Bom JG,van der Vaart CH,et al. Hysterectomy and sexual wellbeing:prospective observational study of vaginal hysterectomy,subtotal abdominal hysterectomy,and total abdominal hysterectomy. BMJ,2003,327:774-778

108. De Wilde RL,Hucke J. Brauchen wir die Ute-rusarterien-Embolisation. Frauenarzt,2006,47:415

109. Khastgir G,Studd J. Hysterectomy, ovarian failure, and depression. Menopause New York Ny,1999,6 (2):113-122

110. http://www. boehi. ch/docs/Menopause. pdf

111. Holub Z,Jabor A,Lukac J,et al. Midterm follow-up study of laparoscopic dissection of uterine vessels for surgical treatment of symptomatic fibroids. Surg Endosc. 2004,18:1349-1353

112. Holub Z,Eim J,Jabor A,et al. Complications and myoma recurrence after laparoscopic uterine artery occlusion for symptomatic myomas. J Obstet Gynaecol Res,2006,32:55-62

113. Holub Zdenek,Antonin Jabor,Jan Lukac,et al. Laparoscopic Myomectomy With Lateral Dissection of the Uterine Artery. JSLS,2005 Oct-Dec,9(4):447-453

114. Sharp HT. Assessment of new technology in the treatment of idiopathic menorrhagia and uterine leio-

myomata. Obstet Gynecol,2006,108:990-1003

115. Dickner SK,Cooper JM,Diaz D. A nonincisional,Doppler-guided transvaginal approach to uterine artery identification and control of uterine perfusion. J Am Assoc Gynecol Laparosc. 2004,11:55-58

116. Rossmanith WG und Strecker EP. Stellenwert der Myomembolisation in der individualisierten Myomtherapie FRAUENARZT,2008,49(7):608-614

117. Spies JB,Bruno J,Czeyda-Pommersheim F,et al. Long-term outcome of uterine artery embolization of leiomyomata. Obstet Gynecol,2005,106:933-939

118. Dworkin RH,Turk DC,Revicki DA,et al. Development and initial validation of an expanded and revised version of the Short-form McGill Pain Questionnaire(SF-MPQ-2). Pain,2009,144(1-2):35-42. Epub, 2009 Apr 7

119. Goodwin SC,Spies JB,Worthington-Kirsch R,et al. Uterine artery embolization for treatment of leiomyomata:long-term outcomes from the FIBROID Registry. Obstet Gynecol,2008,111:22-33

120. Ravina JH,Vigneron NC,Aymard A,et al. Pregnancy after embolization of uterine myoma:report of 12 cases. Fertil Steril,2000,73:1241-1243

121. McLucas B,Goodwin S,Adler L,et al. Pregnancy following uterine fibroid embolization. Int J Gynaecol Obstet,2001,74:1-7

122. Pron G,Bennett J,Common A,et al. The Ontario Uterine Fibroid Embolization Trial. Part 2. Uterine fibroid reduction and symptom relief after uterine artery em-bolization for fibroids. Fertil Steril,2003,79: 120-127

123. Pron G,Mocarski E,Bennett J,et al. Pregnancy after uterine artery embolization for leiomyomata:the Ontario multicenter trial. Obstet Gynecol,2005,105:67-76

124. Walker WJ,McDowell SJ. Pregnancy after uterine artery embolization for leiomyomata:a series of 56 completed pregnancies. Am J Obstet Gynecol,2006,195:1266-1271

125. Kröncke TJ,David M,Ricke J,et al. Uterusarteri-en-Embolisation zur Myombehandlung. Ergeb-nisse eines radiologisch-gynäkologischen Ex-pertentreffens(Konsensuspapier),Frauenarzt,2006,47:412-415

126. Vetter S,Schultz FW,Strecker EP,et al. . Optimisation strategies and justification:an example in uterine artery embolisation for fibro-ids. Radiation Protection Dosimetry,2005,117:50-53

127. Hirsch HA, Käser O, Iklé FA. Atlas der gynäkologischen Operationen, 1999, 6. Aufl. Thieme, Stuttgart NewYork

128. van Dongen H,Janssen CA,Smeets MJ,et al. The clinical relevance of hysteroscopic polypectomy in premenopausal women with abnormal uterine bleeding. BJOG,2009,116(10):1387-1390

129. De Wilde RL,J. Hucke:Brauen wir die Uterusar-terien-Embolisation. Frauenarzt,2006,47:415

130. Law P,Gedroyc WMW,Regan L. Magnetic resonance-guided percutaneous laser ablation of uterine fibroids. Lancet,1999,354:2049-2050

131. Hindley JT,Law PA,Hickey M,et al. Clinical outcomes following percutaneous magnetic resonance image guided laser ablation of symptomatic uterine fibroids. Hum Reprod,2002,17:2737-2741

132. Sewell PE,Arriola RM,Robinette L,et al. Real-time I-MR-Imaging-guided cryoablation of uterine fibroids. J Vasc Interv Radiol,2001,12:891-893

133. Zreik TG,Rutherford TJ,Palter SF,et al. Cryomyolysis,a new procedure for the conservative treatment of uterine fibroids. J Am Assoc Gynecol Laparosc,1998,5:33-38

134. Cowan BD. Myomectomy and MRI-Directed Cryotherapy,Semin Reprod Med. 2004,22(2):143-148

135. Pisco JM,Duarte M,Bilhim T,et al. Pregnancy after uterine fibroid embolizati-on. Fertil Steril. ,2011 Mar 1,95(3):1121. e5-8. Epub,2010 Sep 25

136. web. rad. charite. de/static/pdf/mrgfus_patienteninfo. pdf,26. 1. 2011

137. Stewart EA, Gedroyc WM, Tempany CM, et al. Focused ultra-sound treatment of uterine fibroid tumors:safety and feasibility of a noninvasive thermoablative technique. Am J Obstet Gynecol,2003, 189:48-54

138. Hindley J, Gedroyc WM, Regan L, et al. MRI guidance of focused ultrasound therapy of uterine fibroids:early results. Am J Roentgenol,2004,183:1713-1719

139. Fennessy FM, Tempany CM. MRI-guided focu-sed ultrasound surgery of uterine leiomyomas. Acad Radiol,2005,12:1158-1166

140. Stewart EA, Rabinovici J, Tempany CM, et al. Clinical outcomes of focused ultrasound surgery for the treatment of uterine fibroids. Fertil Steril,2006,85:22-29

141. Rabinovici J, Inbar Y, Revel A, et al. Clinical improvement and shrinkage of uterine fibroids after thermal ablati-on by magnetic resonance-guided focused ultra-sound surgery. Ultrasound Obstet Gynecol, 2007,30:771-777

142. Stewart EA, Gostout B, Rabinovici J, et al. Sustained relief of leiomyoma symptoms by using focused ultrasound surgery. Obstet Gynecol,2007,110:279-287

143. http://www. uterusmyomen. de/? catID=40826&siteLang=8,26. 1. 2012

144. Yutaka M, Nakamura T. Introduction of ExAblate(R),2000 Dramatically Increases Revenues of OB/GYN Department in One Year. InSightec Clinical Report,2006,Vol. 2,No. 1.

145. Rabinovici J, David M, Fukunishi H, et al. Pregnancy Outcome After Magnetic Resonance-guided Focused Ultrasound Surgery(MRgFUS) for Conservative Treatment of Uterine Fibroids. Fertil Steril, 2010,93(1):199-209

146. Rabinovici J, Inbar Y, Eylon SC, et al. Pregnancy and live birth af-ter focused ultrasound surgery for symptomatic focal adenomyosis:a case report. Hum Reprod,2006,21:1255-1259

147. Gavrilova-Jordan LP, Rose CH, Traynor KD, et al. Successful term preg-nancy following MR-guided focused ultrasound treatment of uterine leiomyoma. J Perinatol,2007,27:59-61

148. Morita Y, Ito N, Ohashi H. Pregnancy following MR-guided focused ultrasound surgery for a uterine fibroid. Int J Gynaecol Obstet,2007,99:56-57

149. Hanstede MM, Tempany CM, Stewart EA. Focu-sed ultrasound surgery of intramural leiomyomas may facilitate fertility:a case report. Fertil Steril,2007,88:497

150. Fiscella J, Bonfiglio T, Winters P, et al. Distinguishing features of endometrial pathology after exposure to the progesterone receptor modulator mifepristone. Hum Pathol,2011,42(7):947-53. Epub,2011 Feb 11

151. Gavrilova-Jordan LP, Rose CH, Traynor KD, et al. Successful term preg-nancy following MR-guided focused ultrasound treatment of uterine leiomyoma. J Perinatol,2007,27:59-61

152. Morita Y, Ito N, Ohashi H. Pregnancy following MR-guided focused ultrasound surgery for a uterine fibroid. Int J Gynaecol Obstet,2007,99:56-57

153. Hanstede MM, Tempany CM, Stewart EA. Focu-sed ultrasound surgery of intramural leiomyomas may facilitate fertility:a case report. Fertil Steril,2007,88:497

154. Rabinovici J, David M, Fukunishi H, et al. Pregnancy Outcome After Magnetic Resonance-guided Focused Ultrasound Surgery(MRgFUS) for Conservative Treatment of Uterine Fibroids. Fertil Steril, 2010,93(1):199-209

155. Chwalisz K, Perez MC, Demanno D, et al. Selective progesterone receptor modulator development and use in the treatment of leiomyomata and endometriosis. Endocr Rev,2005,26:423-438

156. Kovacs KA, Lengyel F, Kornyei JL, et al. Differential expression of Akt/protein kinase B, Bcl-2 and Bax

proteins in human leiomyoma and myometrium. J Steroid Biochem Mol Biol,2003,87:233-240

157. Brandon DD,Bethea CL,Strawn EY,et al. Progesterone receptor messenger ribonucleic acid and protein are overexpressed in human uterine leiomyomas. Am J Obstet Gynecol,1993,169:78-85

158. Yin P,Lin Z,Reierstad S,et al. Transcription factor KLF11 integrates progesterone receptor signaling and proliferation in uterine leiomyoma cells. Cancer Res,2010 Feb 15,70(4):1722-1730

159. Kawaguchi K,Fujii S,Konishi I,et al. Mitotic activity in uterine leiomyomas during the menstrual cycle. Am J Obstet Gynecol,1989,160:637-641

160. Tiltman AJ. The effect of progestins on the mitotic activity of uterine fibromyomas. Int J Gynecol Pathol,1985,4:89-96

161. Matsuo H,Maruo T,Samoto T. Increased expression of Bcl-2 protein in human uterine leiomyoma and its up-regulation by progesterone. J Clin Endocrinol Metab,1997,82:293-299

162. Maruo T,Matsuo H,Shimomura Y,et al. Effects of progesterone on growth factor expression in human uterine leiomyoma. Steroids,2003,68:817-824

163. Clarke B,McCluggage WG. Iatrogenic lesions and artefacts in gynaecological pathology. J Clin Pathol,2009,62(2):104-12. Epub,2008 Oct 6

164. Chegini N,Ma C,Tang XM,et al. Effects of GnRH analogues,"add-back" steroid therapy,antiestrogen and antiprogestins on leiomyoma and myometrial smooth muscle cell growth and transforming growth factor-β expression. Mol Hum Reprod,2002,8:1071-1078

165. Xu Q,Takekida S,Ohara N,et al. Progesterone receptor modulator CDB-2914 down-regulates proliferative cell nuclear antigen and Bcl-2 protein expression and up-regulates caspase-3 and poly(adenosine 5′-diphosphate-ribose)polymerase expression in cultured human uterine leiomyoma cells. J Clin Endocrinol Metab,2005,90:953-961

166. Chen W,Ohara N,Wang J,et al. A novel selective progesterone receptor modulator asoprisnil(J867)inhibits proliferation and induces apoptosis in cultured human uterine leiomyoma cells in the absence of comparable effects on myometrial cells. J Clin Endocrinol Metab,2006,91:1296-1304

167. Sasaki H,Ohara N,Xu Q,et al. A novel selective progesterone receptor modulator asoprisnil activates tumor necrosis factor-related apoptosis-inducing ligand(TRAIL)-mediated signaling pathway in cultured human uterine leiomyoma cells in the absence of comparable effects on myometrial cells. J Clin Endocrinol Metab,2007,92:616-623

168. Nisolle M,Gillerot S,Casanas-Roux F,et al. Immunohistochemical study of the proliferation index,oestrogen receptors and progesterone receptors A and B in leiomyomata and normal myometrium during the menstrual cycle and under gonadotrophin-releasing hormone agonist therapy. Hum Reprod,1999,14:2844-2850

169. Yin P,Lin Z,Reierstad S,et al. Transcription fac-tor KLF11 integrates progesterone receptor sig-naling and proliferation in uterine leiomyoma cells. Cancer Res,2010,70:1722-1730

170. Carr BR,Marshburn PB,Weatherall PT,et al. An evaluation of the effect of gonadotropin-releasing hormone analogs and medroxyprogesterone acetate on uterine leiomyomata volume by magnetic resonance imaging:a prospective,randomized,double blind,placebo-controlled,crossover trial. J Clin Endocrinol Metab,1993,76:1217-1223

171. Kim JJ,Sefton EC. The role of progesterone signaling in the pathogenesis of uterine leiomyoma. Mol Cell Endocrinol,2011 June 6(Epub ahead of print)

172. Ross RK,Pike MC,Vessey MP,et al. Risk factors for uterine fibroids:reduced risk associated with oral contraceptives. BMJ,1986,293:359-362

173. Chiaffarino F,Parazzini F,La Vecchia C,et al. Use of oral contraceptives and uterine fibroids:results from a casecontrol study. Br J Obstet Gynecol,1999,106:857-860

174. http://www. mayoclinic. com/health/uterine-fibroids/DS00078,23. 2. 2012

175. Sayed GH,Zakhera MS,El-Nashar SA,et al. A randomized clinical trial of a levonorgestrel-releasing intrauterine system and a low-dose combined oral contraceptive for fibroid-related menorrhagia. Int J Gynaecol Obstet,2011,112:126-130

176. Zapata LB,Whiteman MK,Tepper NK,et al. Intrauterine device use among women with uterine fibroids:a systematic review. Contraception,2010,82:41-55

177. Lahteenmaki P,Haukkamaa M,Puolakka J,et al. Open randomised study of use of levonorgestrel releasing intrauterine system as alternative to hysterectomy. BMJ,1998,316:1122-1126

178. Hurskainen R,Teperi J,Rissanen P,et al. Quality of life and cost-effectiveness of levonorgestrel-releasing intrauterine system versus hysterectomy for treatment of rnenorrhagia,a randomised trial. Lancet,2001,357:273-277

179. Goni AZ,Lacruz RL,Paricio JJ,et al. The levonorgestrel intrauterine system as an alternative to hysterectomy for the treatment of idiopathic menorrhagia,Gynecological Endocrinology,2009,25(9):581-586

180. Nisolle M,Gillerot S,Casanas-Roux F,et al. Immunohistochemical study of the proliferation index,oestrogen receptors and progesterone receptors A and B in leiomyomata and normal myometrium during the menstrual cycle and under gonadotrophin-releasing hormone agonist therapy. Hum Reprod,1999,14:2844-2850

181. Lethaby A,Vollenhoven B,Sowter M. Pre-operative GnRH analogue therapy before hysterectomy or myomectomy for uterine fibroids. Cochrane Database Syst Rev,2001:CD000547

182. Donnez Jacques,Janusz Tomaszewski,Francisco Vázquez,et al. Ulipristal Acetate versus Leuprolide Acetate for Uterine Fibroids. N Engl J Med,2012,366:421-432

183. Filicori M,Hall DA,Longhlin JS,et al. A conservative approach to the management of uterine leiomyoma:pituitary desensitization by a luteinizing hormone-releasing hormon analogue. Am J Obs tet Gynecol,1983,147:726-727

184. Maheux R,Guilloteau C,Lemay A,et al. Regression of leiomyomata uteri following hypoestrogenism induced by repetitive LHRH agonist treatment:preliminary report. Fertil Steril,1984,42:644-646

185. Friedman AJ,Barbieri RL,Benacerraf BR. Treatment of leiomyomata with intranasal or subcutaneous leuprolide,a gonadotropin-releasing hormone agonist. Fertil Steril,1987,48:560-564

186. Schlaff WD,Zerhouni EA,Huth JA,et al. A placebo-controlled trial of a depot gonadotropin-releasing hormone analogue(leuprolide) in the treatment of uterine leiomyomata. Obstet Gynecol, 1989, 74:856-862

187. Stovall TG,Muneyyirci-Delale O,Summit RL Jr,et al. GnRH agonist and iron versus placebo and iron in the anemic patient before surgery for leiomyomas:a randomized controlled trial. Obstet Gynecol,1995,86:65-71

188. Higham JM,O'Brien PM,Shaw RW. Assessment of menstrual blood loss using a pictorial chart. Br J Obstet Gynaecol,1990,97(8):734-739

189. Friedman AJ,Daly M,Juneau-Norcross M,et al. Long-term medical therapy for leiomyomata uteri:A prospective,randomized study of leuprorelide acetate depot plus either oestrogen-progestin or progestin "add-back" for 2 years. Hum Reprod,1994,9:1618-1625

190. Matta WH,Shaw RW,Nye M. Long-term follow-up of patients with uterine fibroids after treatment with the LHRH agonist buserelin. Br J Obstet Gynaecol,1989,96(2):200-206

191. Shaw RW. Gonadotrophin hormone-releasing hormone analogue treatment of fibroidsBaillière's Clinical Obstetrics and Gynaecology Vol. 12,No. 2,June,1998,ISBN 0-7020-2452-X,245-268

192. Hornstein MD,Surrey ES,Weisberg GW,et al. Leuprolide acetate depot and hormonal add-back in endometriosis:a 12-month study. Lupron Add-Back Study Group. Obstet Gynecol,1998,91:16-24

193. Palomba S,Affinito P,Tommaselli GA,et al. A clinical trial of the effects of tibolone administered with gonadotropin-releasing hormone analogues for the treatment of uterine leiomyomata. Fertil Steril,1998, 70:111-118

194. Palomba S,Orio F Jr,Russo T,et al. Long-term effectiveness and safety of GnRH agonist plus raloxifene administration in women with uterine leiomyomas. Hum Reprod. ,2004,19:1308-1314

195. Shaw RW. Gonadotrophin hormone-releasing hormone analogue treatment of fibroids. Baillière's Clinical Obstetrics and Gynaecology,1998,12(2):245-268

196. Gonzalez-Barcena D,Alvarez RB,Ochoa EP,et al. Treatment of uterine leiomyomas with luteinizing hormone-releasing hormone antagonist Cetrorelix. Hum Reprod. 1997,12:2028-2035

197. Levens ED,Potlog-Nahari C,Armstrong AY,et al. CDB-2914 for uterine leiomyomata treatment:a randomized controlled trial. Obstet Gynecol,2008,111:1129-1136

198. Nieman LK,Blocker W,Nansel T,et al. Efficacy and tolerability of CDB-2914 treatment for symptomatic uterine fibroids:a randomized,double-blind,placebocontrolled,phase IIb study. Fertil Steril,2011,95: 767. e1-772. e1

199. Chabbert-Buffet N,Meduri G,Bouchard P,et al. Selective progesterone receptor modulators and progesterone antagonists:mechanisms of ac-tion and clinical applications. Hum Reprod Update,2005,11: 293-307

200. Spitz IM. Progesterone antagonists and progesterone receptor modulators:an overview. Steroids,2003, 68:981-993

201. Eisinger SH,Bonfiglio T,Fiscella K,et al. Twelve-month safety and efficacy of low-dose mifepristone for uterine myomas. JMinim Invasive Gynecol,2005,12:227-233

202. Fiscella K,Eisinger SH,Meldrum S,et al. Effect of mifepristone for sym-ptomatic leiomyomata on quality of life and uterine size:a randomized controlled trial. Obstet Gynecol,2006,108:1381-1387

203. Carbonell Esteve JL,Acosta R,Heredia B,et al. Mifepristone for the treatment of uterine leiomyomas:a randomized controlled trial. Obstet Gynecol,2008,112:1029-1036

204. Bagaria M,Suneja A,Vaid NB,et al. Low-dose mifepristone in treatment of uterine leiomyoma:a randomised double-blind placebo-controlled clinical trial. Aust NZ J Obstet Gynaecol,2009,49:77-83

205. Eisinger SH,Fiscella J,Bonfiglio T,et al. Open-label study of ultra low-dose mifepristone for the treatment of uterine leiomyomata. Eur J Obstet Gynecol Reprod Biol,2009,146:215-218

206. Engman M,Granberg S,Williams AR,et al. Mifepristone for treatment of uterine leiomyoma:a prospective randomized placebo controlled trial. Hum Reprod,2009,24:1870-1879

207. Feng C,Meldrum S,Fiscella K. Improved quality of life is partly explained by fewer symptoms after treatment of fibroids with mifepristone. Int J Gynaecol Obstet,2010,109:121-124

208. Levens ED,Potlog-Nahari C,Armstrong AY,et al. CDB-2914 for uterine leiomyomata treatment:a randomized controlled trial. Obstet Gynecol,2008,111:1129-1136

209. Nieman LK,Blocker W,Nansel T,et al. Efficacy and tolerability of CDB-2914 treatment for symptomatic uterine fibroids:a randomized,double-blind,placebo con-trolled,phase IIb study. Fertil Steril,2011, 95:767-772. e1-2

210. Donnez Jacques,Tetyana F. Tatarchuk,Philippe Bouchard,et al. Ulipristal Acetate versus Placebo for

Fibroid Treatment before Surgery. N Engl J Med,2012,366:409-420

211. Donnez Jacques,Janusz Tomaszewski,Francisco Vázquez,et al. Ulipristal Acetate versus Leuprolide Acetate for Uterine Fibroids. N Engl J Med,2012,366:421-432

212. Chwalisz K,Larsen L,Mattia-Goldberg C,et al. A randomized,controlled trial of asoprisnil,a novel selective progesterone receptor modulator,in women with uterine leiomyomata. Fertil Steril,2007,87:1399-1412

213. Wilkens J,Chwalisz K,Han C,et al. Effects of the selective progesterone receptor modulator asoprisnil on uterine artery blood flow,ovarian activity,and clinical symptoms in patients with uterine leiomyomata scheduled for hysterectomy. J Clin Endocrinol Metab,2008,93:4664-4671

214. Wiehle R,Goldberg J,Brodniewicz T,et al. Effects of a new progesterone receptor modulator,CDB-4124,on fibroid size and uterine bleeding. US Obstetr Gynaecol,2008,3:17-20

215. Mutter GL,Bergeron C,Deligdisch L,et al. The spectrum of endometrial pathology induced by progesterone receptor modulators. Mod Pathol,2008,21:591-598

216. Ioffe OB,Zaino RJ,Mutter GL. Endometrial changes from short-term therapy with CDB-4124,a selective progesterone receptor modulator. Mod Pathol,2009,22:450-459

217. Fiscella K,Eisinger SH,Meldrum S,et al. Effect of mifepristone for symptomatic leiomyomata on quality of life and uterine size:a randomized controlled trial. Obstet Gynecol,2006,108:1381-7. n engl j med 366,5 nejm. 432 org february 2,2012 Ulipristal Acetate vs. Leuprolide Acetate for Fibroids

218. Spitz IM. Clinical utility of progesterone receptor modulators and their effect on the endometrium. Curr Opin Obstet Gynecol,2009,21:318-324

219. Attardi BJ,Burgenson J,Hild SA,et al. CDB-4124 and its putative monodemethylated metabolite,CDB-4453,are potent antiprogestins with reduced antiglucocorticoid activity:in vitro comparison to mifepristone and CDB-2914. Mol Cell Endocrinol,2002,188:111-123

220. Attardi BJ,Burgenson J,Hild SA,et al. In vitro antiprogestational/antiglucocorticoid activity and progestin and glucocorticoid receptor binding of the putative metabolites and synthetic derivatives of CDB-2914,CDB-4124,and mifepristone. J Steroid Biochem Mol Biol,2004,88:277-288

221. Gainer EE,Ulmann A. Pharmacologic properties of CDB(VA)-2914. Steroids,2003,68:1005-1011

222. Chabbert-Buffet N,Pintiaux-Kairis A,Bouchard P. Effects of the progesterone receptor modulator VA 2914 in a continuous low dose on the hypothalamic-pituitaryovarian axis and endometrium in normal women:a prospective,randomized,placebo-controlled trial. J Clin Endocrinol Metab,2007,92:3582-3589

223. Attardi BJ,Burgenson J,Hild SA,et al. CDB-4124 and its putative monodemethylated metabolite,CDB-4453,are potent antiprogestins with reduced antiglucocorticoid activity:in vitro comparison to mifepristone and CDB-2914. Mol Cell Endocrinol,2002,188:111-123

224. Fiscella K,Eisinger SH,Meldrum S,et al. Effect of mifepristone for symptomatic leiomyomata on quality of life and uterine size:a randomized controlled trial. Obstet Gynecol,2006,108:1381-7. n engl j med 366,5 nejm. 432 org february 2,2012 Ulipristal Acetate vs. Leuprolide Acetate for Fibroids

225. Spitz IM. Clinical utility of progesterone receptor modulators and their effect on the endometrium. Curr Opin Obstet Gynecol,2009,21:318-324

226. Donnez Jacques,Janusz Tomaszewski,Francisco Vázquez,et al. Ulipristal Acetate versus Leuprolide Acetate for Uterine Fibroids. N Engl J Med,2012,366:421-432

227. Yoshida S,Ohara N,Xu Q,et al. Cell type specific actions of progesterone receptor modulators in the regulation of uterine leiomyoma growth. Semin Reprod Med,2010,28:260-273

228. Levens ED,Potlog-Nahari C,Armstrong AY,et al. CDB-2914 for uterine leiomyomata treatment:a ran-

domized controlled trial. Obstet Gynecol,2008,111:1129-1136

229. Nieman LK,Blocker W,Nansel T,et al. Efficacy and tolerability of CDB-2914 treatment for symptomatic uterine fibroids:a randomized,double-blind,placebo-controlled,phase Ⅱb study. Fertil Steril,2011, 95(2):767. e1-2-772. e1-2

230. Donnez Jacques,Tetyana F. Tatarchuk,Philippe Bouchard,et al. Ulipristal Acetate versus Placebo for Fibroid Treatment before Surgery. N Engl J Med,2012,366:409-420

231. Donnez Jacques,Janusz Tomaszewski,Francisco Vázquez,et al. Ulipristal Acetate versus Leuprolide Acetate for Uterine Fibroids. N Engl J Med,2012,366:421-432

232. Donnez Jacques,Tetyana F. Tatarchuk,Philippe Bouchard,et al. Ulipristal Acetate versus Placebo for Fibroid Treatment before Surgery. N Engl J Med,2012,366:409-420

233. Marjoribanks J,Lethaby A,Farquhar C. Surgery versus medical therapy for heavy menstrual bleeding. Cochrane Database Syst Rev,2006,19,(2):CD003855

234. Lukes AS,Reardon B,Arepally G. Use of the levonorgestrel-releasing intrauterine system in women with hemostatic disorders. Fertil Steril,2008,90:673-677

235. Vilos GA,Marks J,Tureanu V,et al. The levonorgestrel intrauterine system is an effective treatment in selected obese women with abnormal uterine bleeding. J Minim Invasive Gynecol,2011,18:75-80

236. Musallam Khaled M,Hani M Tamim,Toby Richards,et al. Preoperative anaemia and postoperative outcomes in non-cardiac surgery:a retrospective cohort study. www. thelancet. com Published online October 6,2011 DOI:10. 1016/S0140-6736(11)61381-0

237. De Falco M,Staibano S,Mascolo M,et al. Leiomyoma pseudocapsule after pre-surgical treatment with gonadotropin-releasing hormone agonists:relationship between clinical features and immunohistochemical changes. Eur J Obstet Gynecol Reprod Biol,2009,144:44-47

238. Donnez,2012,persönliche Mitteilung

239. Römer T. Erfahrungen und Empfehlungen zur Anwendung des Levonorgestrel Intrauterinsys-tems. Thieme Praxis Report,2009,1:1-24

240. Lethaby AE,Cooke I,Rees M. Progesterone or proprogestogen-releasing intrauterine systems for heavy menstrual bleeding. Cochrane Database Syst Rev,2005,19:CD002126

241. Donnez J,Jadoul P. What are the implications of myomas on fertility? A need for a debate? Hum Reprod,2002,17:1424-1430

242. Viswanathan M,Hartmann K,McKoy N,et al. Management of uterine fibroids:an update of the evidence. Evid Rep Technol Assess(Full Rep),2007:1-122

243. Hoekstra AV,Sefton EC,Berry E,et al. Progestins activate the AKT pathway in leiomyoma cells and promote survival. J Clin Endocrinol Metab,2009,94:1768-1774

244. Yin P,Lin Z,Reierstad S,et al. Transcription factor KLF11 integrates progesterone receptor signaling and proliferation in uterine leiomyoma cells. Cancer Res,2010,70:1722-1730

245. Dubuisson JB,Chapron C,Fauconnier A, et al. Laparoscopic myomectomy fertility results. Ann N Y Acad Sci,2001,943:269-275

246. Marret H,Fauconnier A,Chabbert-Buffet N,et al. Clinical practice guidelines on menorrhagia:management of abnormal uterine bleeding before menopause. Eur J Obstet Gynecol Reprod Biol,2010,152:133-137

247. Kanaoka Y,Hirai K,Ishiko O. Microwave endometrial ablation for an enlarged uterus. Arch Gynecol Obstet,2002,269:39-32

248. Cook J. R,FRANZCOG,Seman E. I,et al. Pregnancy Following Endometrial Ablation:Case History and

Literature Review. Obstetrical and Gynecological Survey,2003,58:551-556

249. Magos A,O Connor H. Endometriumresektion,Operationstechnik. In: Die endoskopischen Operationen in der Gynäkologie. München-Jena: Urban & Fische Verlag,2000,418-426

250. Pinion SB,Parkin DE,Abramovich DR,et al. Randomised trial of hysterectomy,endometrial laser ablation,and transcervical endometrial resection for dysfunctional uterine bleeding. Br Med J,1994,309: 979-983

251. O'Connor H,Broadbent JA,Magos AL,et al. Medical Research Council randomised trial of endometrial resection versus hysterectomy in management of menorrhagia. Lancet,1997,349:897-901

252. Middleton LJ,Champaneria R,Daniels JP,et al. Hysterectomy,endometrial destruction and Mirena for heavy menstrual bleeding: a systematic review and individual patient data meta-analysis. Br Med J, 2010,341:c3929

253. Overton C,Hargreaves J,Maresh M. A national survey of the complications of endometrial de-struction for menstrual disorders: the MISTLETOE study Minimally Invasive Surgical Techniques-Laser,Endo-Thermal or Endoresection. Br J Obstet Gynaecol,1997,104:

254. Onofriescu M. New endometrial ablation techniques in the treatment of dysfunctional uterine bleeding. Rev Med Chir Soc Med Nat Iasi,2004,108:224-229

255. Cooper K,Lee A,Chien P,et al. Outcomes following hysterectomy or endometrial ablation for heavy menstrual bleeding: retrospective analysis of hospital episode statistics in Scotland. BJOG. ,2011,118 (10):1171-9. doi:10. 1111/j. 1471-0528. 2011. 03011. x. Epub,2011 May 31

256. Uhl B. Eingriffe am Uterus. In:OP-Manual Gynä-kologie und Geburtshilfe. Stuttgart,New York: Thieme Verlag,2004,150-201

257. Reid PC. Endometrial ablation in England-coming of age? An examination of hospital episode statistics, 1989/1990 to,2004/2005. Eur J Obstet Gynecol Reprod Biol,2007,135:191-194

258. Lethaby A, Hickey M, Garry R. Endometrial destruction techniques for heavy menstrual bleeding. Cochrane Database Syst Rev,2005,4:CD001501

259. Shaamash AH,Sayed EH. Prediction of suc-cessful menorrhagia treatment after thermal bal-lon endometrial ablation. Obstet Gynaecol Res,2004,(3):210-216

260. Hucke J. Alternative Methoden der Endometriu-mablation. In: Die endoskopische Operationen in der Gynäkologie. (Eds. Keckstein J,Hucke J). München-Jena:Urban & Fischer Verlag,2000,438-447

261. Lethaby A, Hickey M, Garry R, et al. Endometrial resection/ablation techniques for heavy menstrual bleeding. Cochrane Database Syst Rev,2009,7,(4):CD001501

262. United HealthCare:Dysfunctional uterine bleeding and uterine fibroids. (https://www. unitedhe-althcareonline. com/ccmcontent/ProviderII/UHC/en-US/Assets/ProviderStaticFiles/ProviderStaticFilesPdf/Tools%20 and%20Resources/Policies%20and%20Protocols/Medical%20Policies/Medical%20Policies/Dysfunctional_ Uterine_Bleeding_and_Uterine_Fibroids. pdf),21. 2. 2012

263. Lethaby A, Augood C, Duckitt K, et al. Nonsteroidal anti-inflammatory drugs for heavy menstrual bleeding. Cochrane Database Syst Rev,2007 Oct 17,(4):CD000400

264. Scialli AR,Jestila KJ. Sustained benefits of leuprolide acetate with or without subsequent medroxypro-gesterone acetate in the nonsurgical management of leiomyomata uteri. Fertil Steril,1995,64:313-320

265. Nisolle M,Gillerot S,Casanas-Roux F,et al. Immunohistochemical study of the proliferation index,oestrogen receptors and progesterone receptors A and B in leiomyomata and normal myometrium during the menstrual cycle and under gonadotrophin-releasing hormone agonist therapy. Hum Reprod,1999, 14:2844-2850

266. Yin P,Lin Z,Reierstad S,et al. Transcription fac-tor KLF11 integrates progesterone receptor signaling and proliferation in uterine leiomyoma cells. Cancer Res,2010,70:1722-1730

267. Carr BR,Marshburn PB,Weatherall PT,et al. An evaluation of the effect of gonadotropin-releasing hormone analogs and medroxyprogesterone acetate on uterine leiomyomata volume by magnetic resonance imaging:a prospective, randomized, double blind, placebo-controlled, crossover trial. J Clin Endocrinol Metab,1993,76:1217-1223

268. Kim JJ,Sefton EC. The role of progesterone signaling in the pathogenesis of uterine leiomyoma. Mol Cell Endocrinol,2011 June 6(Epub ahead of print)

269. Middleton LJ,Champaneria R,Daniels JP,et al. Hysterectomy, endometrial destruction, an levonorgestrel releasing intrauterine system(Mirena)for heavy menstrual bleeding:systematic review and meta-analysis of data from individual patients. BMJ,2010,341:c3929

270. Lethaby A,Irvine G,Cameron I. Cyclical progestogens for heavy menstrual bleeding. Cochrane Database Syst Rev,2008,23,(1):CD001016

271. Frishman GN,Jurema MW. Myomas and myomectomy. J Minim Invasive Gynecol,2005,12:443-456

272. Friedman AJ,Thomas PP. Does low-dose combination oral contraceptive use affect uterine size or menstrual flow in premenopausal women with leiomyomas? Obstet Gynecol,1995,85:631-635

273. Endrikat J,Vilos G,Muysers C,et al. The levonorgestrel-releasing intrauterine system provides a reliable,long-term treatment option for women with idiopathic menorrhagia. Arch Gynecol Obstet,2011,8:

274. Shabaan MM,Zakherah MS,El-Nashar SA,et al. Levonorgestrel-releasing intrauterine system compared to low dose combined oral contraceptive pills for idiopathic menorrhagia:a randomized clinical trial. Contraception,2011,83:48-54

275. Milsom I,Andersson K,Andersch B,et al. A comparison of flurbiprofen,tranexamic acid,and a levonorgestrel-releasing intrauterine contraceptive device in the treatment of idiopathic menorrhagia. Am J Obstet Gynecol,1991,164:879-888

276. Lahteenmaki P,Haukkamaa M,Puolakka J,et al. Open randomised study of use of levonorgestrel releasing intrauterine system as alternative to hysterectomy. BMJ,1998,316:1122-1126

277. Hurskainen R,Teperi J,Rissanen P,et al. Quality of life and cost-effectiveness of levonorgestrel-releasing intrauterine system versus hysterectomy for treatment of rnenorrhagia,a randomised trial. Lancet,2001,357:273-277

278. Goni,Alvaro Zapico,Lacruz,et al. The levonorgestrel intrauterine systen as an alternative to hysterectomy for the treatment of idiopathic menorrhagia,Gynecological Endocrinology,2009,25:581-586

279. Pitkin RM,Scott JR. Evaluating gynecological surgical procedures. Trials and tribulations. JAMA,2004,291:1503

第二节 超声消融治疗子宫肌瘤

一、超声消融技术与子宫肌瘤治疗的基础

(一)概述

子宫肌瘤是育龄期妇女最常见的良性肿瘤,多见于 30～50 岁的妇女,以 40～50 岁发生率最高,约占 51.2%～60.9%,有报道在黑人妇女中占到 70%～80%[1]。25%～30%的患者会出现月经过多、盆腔压迫等症状及忧虑情绪,严重影响其生殖健康和生存质量。子宫肌

瘤是一种激素依赖性肿瘤,绝经后肌瘤停止生长,逐渐萎缩甚至消失,在妊娠、外源性高雌激素的情况下,肌瘤生长较快;抑制或降低雌激素水平的治疗可使肌瘤缩小。针对这一自限性良性肿瘤治疗的主要目的是减轻症状、延缓或阻止瘤体生长。子宫肌瘤的治疗方式应根据患者年龄、对生育的要求、有无症状、肌瘤的大小及部位、生长速度等情况全面考虑。传统的手术治疗已发展百余年,然而对手术治疗的恐惧心理,导致许多症状性子宫肌瘤患者尽管忍受着疾病的煎熬,仍拒绝手术治疗。积极寻求创伤更小的子宫肌瘤治疗方法是医学发展的需求。超声消融技术兴起,实现了不需要任何器械进入人体而对体内的子宫肌瘤进行原位精确热消融治疗。高强度的聚焦超声作用于子宫肌瘤可使治疗靶区发生整块的凝固性坏死,而周围正常组织不受影响,达到缩小肌瘤、缓解肌瘤相关症状的目的。

(二)超声生物学效应

超声消融技术是将体外低能量的超声波聚焦于体内生物组织且剂量达到一定阈值时,对受辐照生物组织、细胞、分子的功能和结构状态产生一定的影响,即超声生物学效应。超声波生物学效应具有剂量依赖性,用于诊断时,尽量减少辐照剂量,避免产生任何生物学效应;而用于治疗疾病时,需要产生能够达到治疗目的的生物学效应。超声波的生物学效应主要有[2]:

1. 热效应 超声波在人体内传播过程中,其振动能量会不断地被人体组织所吸收,转变为热能使组织温度升高。声强越大、频率越高、组织吸收系数就越大,组织温度上升就越快。当组织温度升高达 42~45℃,细胞对其他因素(如化疗、放疗)敏感性增加;组织温升至 46℃以上,并维持一定的时间(60 分钟)可致肿瘤细胞产生不可逆损伤;组织温升至 60~100℃时,瞬间(数秒)可致生物组织蛋白质变性,发生凝固性坏死。

2. 机械效应 超声波以机械振动的形式传播,质点振动的力学参数,如质点位移、振动速度、加速度以及声压等都与超声波的生物效应产生有关。如在一些情况下,超声生物学效应明显发生,但由于超声吸收系数很小,产生的热量与温升近于可忽略的程度。那么机械振动可能是产生生物学效应的原因。

3. 空化效应 人体组织是由水和有机大分子构成的,当受到强度较高的超声波辐照时,在声波的负压半周期内空化核(微小气泡)迅速膨胀,随后又在声波正半周期内气泡被压缩以致崩溃,这一过程称为空化。在气泡被压缩至崩溃前的短暂时间内(1ns 以下),气泡内的温度高达数千度,压力可达几百个大气压。因此,空化发生时,处于空化泡附近的细胞等生物体会受到严重损毁。

超声波聚焦于生物组织产生超声生物学效应是多因素作用的结果,具有复杂的机制,常常是几种机制同时作用,或以一两种机制为主,其中热效应是最重要的机制。

(三)超声消融中的影像监控技术

超声消融治疗是完全非侵入性的体外热切除技术,因此,必须通过影像技术引导、监控才能安全、有效地运用于临床。目前用于超声消融治疗的影像学监控技术主要是超声成像和磁共振(MRI)成像技术,两者各有优势和不足。超声成像速度快于 MRI,图像显示方位、调整和移动灵活,能同时显示组织结构和血管的二维图像,评估血管分布、检测血流动力学改变,成本低;缺点是图像质量差,图像伪影明显。MRI 的图像分辨力明显优于超声,且能无创测温,缺点是成像速度较慢,受位移影响较大,由于受磁孔的限制,治疗头运动范围受限等,不适用于大肿瘤或特殊部位的肿瘤,测温的准确性误差较大,成本高。

影像监控的作用包括引导定位、制定治疗计划、实时监控治疗过程和实时评价消融的结果[3]。由于超声能量沉积导致组织细胞内蛋白质变性显示回声而致超声声像图出现稳定的灰度变化。治疗中靶区组织在监控超声影像中产生的灰度变化是反映靶区是否产生凝固性坏死的可靠标志[4,5]。治疗后超声造影显示血流灌注状态可以准确、及时评价超声消融的效果[6]。磁共振通过半实时温度图测定治疗热剂量,反馈局部能量沉积信息,作为治疗剂量调整的依据。治疗后的凝固性坏死区在 T2 加权像显示为低信号,T1 加权像为高信号[7],动态增强 T1 加权像显示无强化,可以及时、准确地评价超声消融的效果。

超声声像图引导超声消融技术在 20 世纪 90 年代取得了突破性进展。重庆医科大学研究团队在工程技术方面实现了高增益聚焦,通过大量的离体、活体实验(离体牛肝组织、大白鼠、兔、猪、猴等)证实:凝固性坏死在声像图上显示为回声增强(图 10-9),回声增强的范围与肉眼所见坏死区域基本一致;组织切片光镜显示,坏死区域与正常区域分界明显;通过二维超声监控可实时反映治疗区生物学焦域的动态变化过程[8-10]。

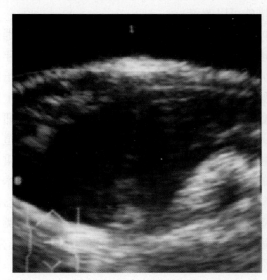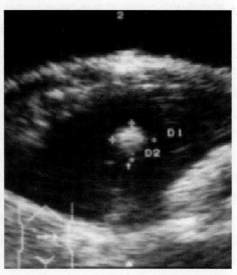

图 10-9 猪肝离体实验
左为治疗前图像,右为治疗后回声增强(使用仪器为 JC 型聚焦超声肿瘤治疗系统)

(四)超声消融后转归

超声消融是使肿瘤组织凝固性坏死,失去生长的能力而治疗肿瘤。超声消融后的坏死肿瘤组织仍保留在原位,其转归是坏死组织从周边开始被周围组织吸收,逐渐缩小、消失或纤维化[11-12]。超声消融后通过功能影像学,如增强 MRI、超声造影评价消融的成功及范围,并通过影像学随访肿瘤的吸收与消长情况。超声消融子宫肌瘤后,消融的子宫肌瘤组织凝固性坏死,影像学上表现为失去血流灌注,随访体积逐渐缩小、甚至消失。临床上子宫肌瘤相关症状可持续改善。

综上所述,子宫肌瘤的组织学特点和影像学成像特点是实现影像引导下的经体外超声消融的基础。子宫肌瘤由平滑肌细胞和不等量纤维结缔组织构成,质硬、实性,呈球形、膨胀性生长,压迫周围肌细胞和纤维组织形成假性包膜,使得肌瘤组织与周围组织分解清楚。子宫肌瘤在超声二维声像图表现为边界清楚的低回声。超声辐照猪子宫可致平滑肌细胞可逆性变性[13]。通过高强度聚焦超声辐照裸鼠皮下子宫肌瘤模型,可致子宫肌瘤缩小、消失[12]。高强度聚焦超声定点损伤人离体子宫肌瘤,二维超声显示辐照点为强回声团,TTC 染色不着色,光镜下细胞核固缩,声像图与 TTC 染色及组织学结果吻合,强回声区面积与凝固性坏死区面积呈显著正相关[15,16]。超声引导下聚焦超声辐照灵长类动物——猴子宫肌瘤样模型,可在靶点监控到高回声改变,病理表现为核固缩、核碎裂的凝固性坏死,而对子宫内膜及卵巢功能无影响[17]。

二、超声消融技术的适应证及禁忌证

(一) 适应证

治疗系统机载超声可以显示、有安全声通道的子宫肌瘤,就超声引导下的超声消融技术(如:JC 型聚焦超声肿瘤治疗系统)而言均具有可行性,也即超声消融子宫肌瘤的技术适应证为:①子宫肌瘤在治疗系统机载超声显像可以清楚显示;②超声波到达子宫肌瘤的声通道上无骨骼及固定含气脏器遮挡(或通过辅助措施可以改善)。

超声消融是经体外完全没有器械进入体内而将肿瘤消融的技术,因此,需要考虑声通道(超声波从换能器发出到达焦点所经过的通道)组织的安全性和声遮挡的问题。经过多年的研究和临床实践,对声通道改善的研究使得声通道有瘢痕、肠道、骨骼等情况下的消融治疗都具有了可行性。Zhang 等[18]报道了使用透声的声窗适配球将居于声通道的肠道推向上腹部,暴露声窗,从而有效解决了肠道居于声通道子宫肌瘤的治疗的适用性。Zaher S[19]研究了寻求微创子宫肌瘤治疗的患者,74% 在技术上是可以行超声消融治疗的。对于声通道有耻骨遮挡的肌瘤,可以改变超声波入射角改善声通道[20]。仍有一些因腹壁瘢痕造成严重声衰减或肠道不能推离声通道,以及位于宫颈的肌瘤不适合超声消融治疗[21]。另一个技术上需要考虑的是特殊类型的肌瘤,如:血供异常丰富的肌瘤超声消融可能需要较高的能量,仍有可能达不到理想的消融效果[22]。磁共振显示为 T2 加权像高信号的肌瘤部分组织学类型为富细胞型平滑肌瘤,同样消融困难,并且消融后易复发。这类消融困难的肌瘤的特征为:MRI T2WI 显示为均匀轻度高信号,动态增强后呈均匀强化[23]。

对于肌壁间肌瘤超声消融具有良好的安全性,可获得根治性消融的结果。对于浆膜下肌瘤的治疗需要警惕周围肠道,因此,邻近肠道部分可有所保留。王婷等[24]对黏膜下肌瘤的治疗获得了肌瘤体积 77% 的消融率,且黏膜下肌瘤消融后可有部分组织经阴道排出而致肌瘤缩小更为理想。消融后肌瘤组织排出过程有整块排出以及仅表现为白带量略增多,有个别病例排出不畅可能会致感染发热,需要将嵌顿于宫颈口的组织取出。Wang W 等[25]观察到 58%(44/76)的患者黏膜下肌瘤消融后出现大小不等的坏死肌瘤组织经阴道排出,常表现为阴道排液,伴随有间歇性轻度疼痛,在组织排出后缓解,阴道排液经 2~4 个月经周期后消失。可以认为,超声消融治疗黏膜下子宫肌瘤后,经阴道排出坏死肌瘤组织是一种轻微的不良反应或伴随症状,不需要特殊处理,并不能算是一种并发症。术前应充分进行医患沟通,避免不必要的恐慌和焦虑,同时也要警惕由此可能引发的感染及肌瘤嵌顿于宫颈口,需要医疗干预。

(二) 禁忌证

超声引导下的超声消融技术(如:JC 型聚焦超声肿瘤治疗系统)的临床治疗的禁忌证包括:①声通道(超声波入射通道)有阻碍声波的组织结构或介质,例如骨骼、瘢痕组织、植入物、钙化组织及气体等。②非实体病变或病变弥漫性分布。对于镇静镇痛下超声消融子宫肌瘤应将下列情况除外：①妊娠期妇女（妊娠试验阳性）；②肌瘤生长快、血流丰富、可疑子宫肉瘤者；③合并生殖道恶性肿瘤者；④疑有盆腔内组织、器官广泛粘连者；⑤俯卧位时，子宫肌瘤或增大的子宫仍压迫直肠者；⑥胶原血管病患者或有腹部放疗史者；⑦严重的心、脑、血管、肝、肾等全身性疾病患者；⑧患者认知障碍，不能准确表达治疗过程中的感受者。

三、子宫肌瘤超声消融治疗临床方案和术前准备

（一）临床方案的选择

子宫肌瘤超声消融治疗方案包括综合治疗方案和单独超声消融治疗。大多数的肌瘤均可选择单独超声消融治疗。综合治疗方案主要是与内分泌药物联合治疗子宫肌瘤。对于年轻患者、血供丰富要求保留子宫的患者，可以通过物理或化学的方法，使肌瘤的结构和功能发生变化，即改变组织声环境，有利于超声能量沉积。目前，较为明确的是促性腺激素释放激素类似物（GnRHa），在超声治疗前使用 2～3 个月，可减少肌瘤血供、缩小肌瘤体积，有利于超声能量沉积，减少剂量投放，提高安全性和有效性。

（二）术前准备

声通道准备主要为肠道准备，肠道为下腹部的主要脏器，与子宫毗邻。超声消融与手术治疗相似，需要推开肠道以保护肠道、暴露声窗。因此，超声消融前需要进行严格的肠道准备，清除肠道内的食物和粪便残渣，减少肠道内的气体。①肠道准备：包括饮食准备、导泻和清洁灌肠。②皮肤准备：下腹部备皮、脱脂、脱气。范围与下腹部手术一致，即上至脐水平，下至耻骨联合、髂骨，两边为腋前线。③留置尿管：目的是在定位和治疗过程中控制膀胱内的液体量，以便改善声通道。尿管球囊内注水 10～15ml，切忌注入气体。

（三）超声消融手术要点

1. 镇静镇痛的实施　超声消融在镇静镇痛下进行，使患者能耐受不愉快的治疗过程，并能对语言和轻触摸刺激做出合适的反应，同时保持足够的心肺功能。镇静的深度要求达到 3～4 级（ramsay 评分），镇痛效果要求患者疼痛评分小于 4 分为佳。实施镇痛镇静的目的是消除患者紧张、焦虑情绪。近年来，采用枸橼酸芬太尼复合咪哒唑仑方案，可较好控制镇静深度在 ramsay 评级的 4 级以下且患者能较好地耐受治疗中的不适与疼痛，积极配合治疗[26]。

2. 治疗体位　患者取俯卧位，呈双下肢自然屈曲的比较舒适的体位，防止双下肢过伸；胸部下方垫软垫防止胸部受压；面部下方垫软垫，防止面部受压。机载超声监控探头置于患者耻骨联合上方 3～5cm。位置确定后，负压真空垫塑形固定者体位。用封水膜进行封水，下腹部置于脱气水中，两侧水位到腋前线至腋中线（图 10-10）。

3. 定位、计划、扫描与监控　超声消融需要全程在超声影像监控下进行。首先是

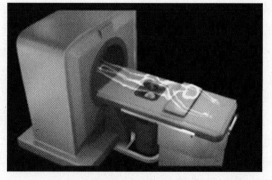

图 10-10　JC 型聚焦超声肿瘤治疗系统，超声换能器为下置式，患者俯卧位

443

定位,确定肌瘤的位置、大小、周边毗邻关系,确定声通道上无含气脏器和骨骼,必要时使用推挤装置推挤肠道和调整治疗头入射角改善声通道。在超声显像的矢状位图像引导下制定治疗计划,从左到右,层间距5mm。在每一层面上进行点扫描,由点-线-面组合方式覆盖肿瘤(图10-11)。由治疗过程中通过影像监视焦点与靶组织的空间关系,控制焦点的位置在计划治疗范围内[27]。

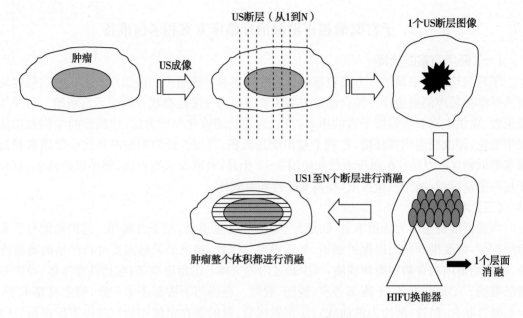

图 10-11　分层计划和 3D 组合适形扫描方法

4. 剂量调节　依据患者对治疗的耐受性和靶区灰度变化对治疗剂量进行调节。即在患者耐受的前提下调整扫描时间、照射频率、声功率,确保一定时间内的剂量投放。如:发射声功率达到 350～400W,治疗前壁 5cm 的肌瘤,约需要 1000～1500 秒的声发射时间,结合机载超声显示的灰阶变化,调节剂量。据统计,在一定的剂量强度下,声发射的总时间达1200 秒,出现团块状灰度变化的概率是 92%。整个治疗区出现扩散性的团块状灰度增加,即可停止治疗(图 10-12);如果肌瘤内出现不扩散的局部团块状灰度变化或表现为整体灰度增加时,须结合剂量参数进行判断。以能效因子(energy-efficiency factor,EEF)为超声剂量的生物物理量,根据回归分析的结果消融剂量方程如下:$EEF = 3.052 + 6.095\chi^1 - 0.383\chi^2 + 2.827\chi^3 + 5.135\chi^4$[$EEF =$ 能效因子,即损伤单位体积的肿瘤组织所需的超声能量,$\chi^1 =$ 肌瘤位置(前壁 =1,后壁 =2),$\chi^2 =$ 肌瘤三维径线均值(cm),$\chi^3 =$ 肌瘤 Adler 血供分级 +1,$\chi^4 =$ 肌瘤 T2WI 信号强度][28]。

5. 治疗范围　子宫肌瘤的治疗原则是假包膜内消融治疗。治疗范围指焦点覆盖的范围。肌瘤完全覆盖的焦点范围如下:治疗区的边界与肌瘤的上下(头足)、左右边界之间的距离为 5～10mm,与内膜之间的距离为 15mm,与肌瘤深面边界和浅面边界(骶骨侧边界和腹壁侧边界)的距离为 10mm。注意治疗中焦点至骶骨表面的距离必须大于 15mm[29]。

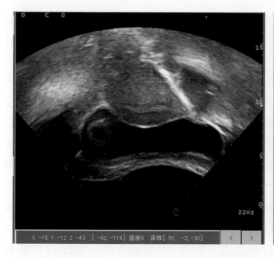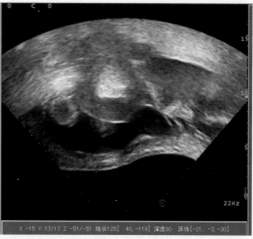

图 10-12　监控超声显示：治疗前肌瘤呈低回声，治疗后即刻肌瘤呈团块状高回声

四、超声消融术后处理和并发症防治

（一）术后处理

术后处理包括：①局部降温：治疗后立即排空膀胱，向膀胱内注入冷生理盐水（4～10℃）200～300ml，并保持治疗体位 30 分钟，以利于治疗区降温。完成降温后可拔除导尿管。②观察：治疗后 2 小时内，观察呼吸、心率、血压，并输入 10％的葡萄糖液补充能量。治疗后 8 小时内观察排尿的次数、尿量和尿液的性状等，以了解有无排尿异常。观察有无腹痛、腹胀和局部压痛、反跳痛以及肠鸣音，判断有无急腹症的可能。观察会阴部和双下肢有无疼痛、感觉和运动障碍，以便判断有无神经毒性。观察阴道分泌物的量及性状。③饮食：治疗后 2～24 小时可进流质饮食；24 小时后无腹痛、腹胀、局部压痛、发热和食欲下降等可进半流质饮食；48 小时后无异常可恢复正常饮食。

（二）可能的并发症及其防治

由于工程技术和临床方案的进步，超声消融子宫肌瘤由麻醉到不麻醉的镇静镇痛下治疗，使治疗更安全，可以实现门诊治疗。超声消融治疗子宫肌瘤的常见不良反应有下腹部不适或疼痛，杨武威等[30]报道发生率为 72％，一般不需要镇痛处理。其他不良反应症状还包括血尿、尿潴留、阴道分泌物异常等。超声消融的并发症少见，目前报道的有：①发热：少数患者可出现 38℃以下的低热，通常持续 1～3 天，个别病例体温大于 38℃[30]。②皮肤毒性：皮肤水疱或灼伤，需要局部换药或外科处理[31]。③下肢疼痛：根据感应痛、躯体神经刺激和神经损伤的不同，分别需数天、数月及 1 年以上的恢复期。Stewart 等[32]报道了 1 例超声消融治疗子宫肌瘤后的坐骨神经麻痹，12 个月后康复，该患者肌瘤邻近骶尾骨，考虑为热量传导所致。超声消融子宫肌瘤未出现危及生命及导致永久性后遗症的并发症发生。

超声消融治疗的并发症少见，根据国际介入放射学会（SIR）分级[33]，一般均为 A～C 级，一般不需要处理，但要提高警惕、积极预防、严密观察，需要处理时积极处理。

1. 皮肤毒性　有皮肤水疱、橘皮样改变等，根据外科处理原则处理。注意保持皮肤干燥和清洁，定时换药预防继发感染。皮肤毒性多见于使用推挤水囊或（和）皮肤有手术瘢痕者。治疗中定时松开推挤水囊的压迫,适当增加冷却时间,可以预防和减少/减轻皮肤毒性。据文献报道,早期发生率5%左右。根据国内10余家治疗中心3000余例2010年统计结果,发生概率0.2%~0.5%。

2. 下肢疼痛 有感应痛、躯体神经刺激和躯体神经损伤。恢复期分别为数天、数月和半年以上。躯体神经刺激和损伤的治疗包括:营养神经治疗、抑制炎症反应、控制疼痛、功能锻炼和电刺激理疗。躯体神经刺激和损伤的预防,关键是治疗前要与患者进行良好的沟通,在治疗中控制好镇静的深度,仔细观察患者的反应和准确理解患者的表述,及时调整扫描治疗方案,可以预防其发生。文献报道,下肢疼痛的发生率4.7%,尚无造成永久性后遗症的神经损伤发生。

3. 骶尾部和(或)臀部疼痛 可能与超声刺激骶尾骨和臀肌筋膜有关,多见于后壁肌瘤,特别是后位子宫的患者。表现为臀部和骶尾部胀痛,可持续数小时或数天。多数轻微,不需特殊处理,少数患者可给于非甾体抗炎药,如双氯芬酸等,来减轻疼痛。治疗后立即对骶尾部和臀部的冷敷或者冰敷可减轻症状。

4. 肠道损伤和穿孔 肠道毗邻子宫,因此预防和警惕肠道损伤就非常重要。下列情况可能发生:肠道准备不好;肠道与肌瘤有粘连,导致肠道不能被推离声通道,同时粘连区吸收过多能量等。需要高度注意粘连因素:盆腔炎、盆腹腔手术史、子宫内膜异位等。肠道损伤的表现:可以是治疗后出现腹痛,或在治疗后数天甚至数周腹痛再次出现或原有的腹痛加剧,伴有局部的压痛、肌紧张甚至反跳痛,开始可伴有肠鸣音增加,后期可出现肠鸣音消失。可有发热、白细胞计数增高、盆腹腔积液等。处理的原则是手术。目前,尚无文献报道肠道损伤的发生。根据国内10余家治疗中心3000余例2010年统计结果,有1例在消融治疗后2周出现肠道穿孔,是否与超声消融治疗直接相关,尚无确切证据。

5. 其他 治疗区胀痛、便秘、血尿、膀胱刺激感、尿潴留、阴道分泌物异常、子宫内膜功能层脱落、第一次月经量增多、肌瘤排出、继发感染等,按照妇科常规处理。

(三) 注意事项

1. 腹壁瘢痕 必须确定它对超声的衰减程度和对疼痛刺激的敏感程度。若声衰减范围大于或等于10mm,不适合超声消融治疗;相反,衰减的宽度小于10mm,可以考虑进行超声消融治疗,但必须注意治疗过程中患者皮肤烫伤和皮肤损伤的机会明显增加,并与衰减的宽度呈正相关关系。如瘢痕对疼痛反应明显降低,治疗过程中严密观察监控影像并适时检查皮肤,以免患者没有感觉热或烫而发生皮肤损伤。

2. 膀胱的充盈度 膀胱的充盈要适度,避免膀胱将子宫压向骶骨引起骶尾部不适;避免长时间过度充盈,防止充盈性尿潴留的发生。

3. 体位性下肢痛 通常发生在大腿的前方,可以是单侧性,也可以是双侧性,并与声发射无关,即停止发射后仍然存在,轻度活动下肢或给予肌肉按摩,会有所缓解。安放体位时防止下肢过伸是预防的关键。

4. 特殊类型的肌瘤 血管型平滑肌瘤由于受血流冷却效应作用,超声能量沉积差,不能达到有效的能量沉积,不适合超声消融治疗;超声消融作为局部治疗方法不适合呈弥漫性分布的子宫肌瘤病的治疗;带蒂的浆膜下肌瘤由于消融后吸收难度大,其临床应用价值有待研究;宫颈肌瘤由于耻骨联合位于声通道,不适合超声消融治疗;MRI T2加权像高信号、血供丰富的肌瘤(组织学上为富细胞型平滑肌瘤或其他特殊组织学分型),超声能量沉积困难,致消融困难且消融后易复发。

五、超声消融疗效评价及转归

超声消融治疗子宫肌瘤的机制是使靶区组织凝固性坏死,在超声造影或增强磁共振成像表现为无灌注区,这也是超声消融治疗技术的本质特征。

(一)消融效果的判断

通过影像特征判断肌瘤组织凝固性坏死的产生和范围。二维超声显示肌瘤回声增高;彩色多普勒超声显示内部血流信号消失;超声造影及增强 MRI 显示肌瘤内部血流灌注消失(图 10-13)。

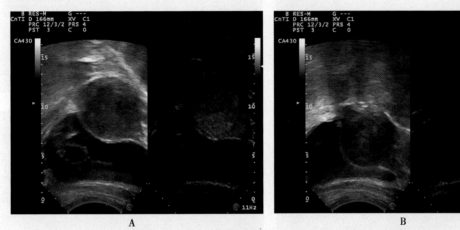

图 10-13 监控超声显示:治疗前肌瘤呈低回声,机载超声造影显示肌瘤内部血流灌注(A);
治疗后肌瘤稳定的高回声改变;机载超声造影显示肌瘤内部血流灌注消失(B)

(二)转归

治疗后 3 个月评价,约 95% 的患者治疗后 1~3 个月可获得临床症状改善[34]。超声消融子宫肌瘤后,子宫肌瘤的凝固性坏死组织在体内逐渐被吸收,肌瘤体积缩小(图 10-14)。6 个月随访,肌瘤体积缩小率 Morita Y[35] 报道为 39 %,Hindley J[36] 报道为 13.5%,陈文直报道为 59%[34]。肌瘤缩小的程度与消融体积密切相关,消融体积增加致肌瘤缩小比例增加。有研究表明,消融 10% 的肌瘤体积,即可获得临床症状的缓解,而症状缓解持续时间的长短与肌瘤体积的消融率成正相关[37]。肌瘤体积消融率小于肌瘤体积的 20%,在治疗后 1 年内需要再次治疗的患者达 28%[32]。陈文直等[34]两个中心采用超声引导下的高强度聚焦超声消融子宫肌瘤的研究结果表明,靶肌瘤的平均消融率为 76.4%,91.7% 的患者子宫肌瘤相关症状得到明显改善。Zhang[18] 报道在磁共振引导下消融体积达 76.9%。据研究子宫肌瘤消融 70% 的两年临床累计复发率低于 10%[32],而子宫肌瘤剔除术后两年的临床累计复发率为 10%[38],也即超声消融子宫肌瘤体积达 70% 以上即可达到类似肌瘤剔除术的临床效果,超声消融子宫肌瘤体积 70% 以上具有临床推广应用价值。

六、超声消融子宫肌瘤与妊娠

熊正爱等[17]通过 HIFU(High Intensity Focused Ultrasound,高强度聚焦超声)作用于

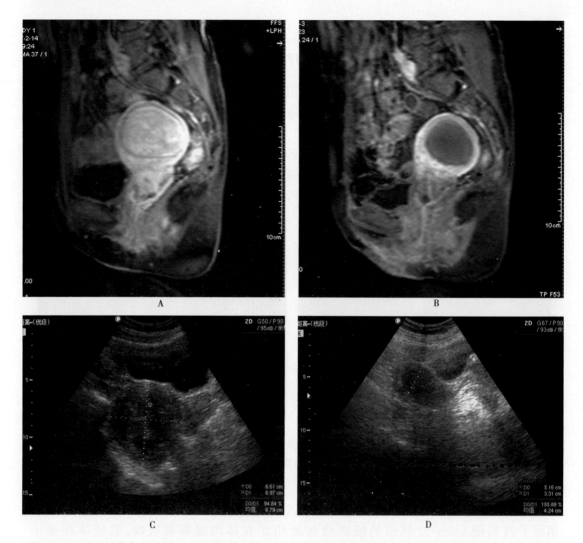

图 10-14　增强磁共振成像显示：治疗前最大径 7cm 的宫底肌瘤血流灌注与子宫肌层相当(A)，治疗后 1 个月复查肌瘤内部血流灌注消失(B)；超声消融前 B 超显示肌瘤 7cm 大小(C)，治疗后 3 年 B 超显示子宫形态正常，无明确肌瘤影像显示(D)

灵长类动物猴子宫瘤样病变的研究结果表明，超声消融对卵巢功能没有影响，猴可正常受孕且生育的幼崽无异常。超声消融子宫肌瘤是仅针对肌瘤的靶向性治疗，对周围肌层几乎没有影响或影响呈暂时性、可复性，肌纤维没有损伤、断裂等发生，理论上，对子宫的扩展和缩复没有影响。已有的研究结果表明，超声消融子宫肌瘤后均有较好的妊娠经过和分娩结局。Hanstede MM[39]认为聚焦超声治疗对肌瘤患者而言，可能会促进其生育功能。从 435 例子宫肌瘤患者接受超声消融治疗后的妊娠结果提示，超声消融子宫肌瘤对 1 年内妊娠没有明显影响。选择继续妊娠，妊娠和分娩相关的不良事件没有增加，选择剖宫产或是阴道分娩受产科因素决定。要求终止妊娠的患者选择人工流产、药物流产对结局没有明显影响，但仍要警惕消融后炎症反应期和流产综合因素所致炎性反应加重可能[40]。但超声消融致靶区形成凝固性坏死，周围为充血反应带及炎性细胞浸润，局部微环境的变化是否会影响胚胎的发育尚无研究证据。因此，建议患者在消融术后早期避免受孕。消融治疗后半年可能是较好的受孕时机。对要求生育的子宫肌瘤妇女的消融治疗,仍需要更多的临床证据积累。

【附】 超声消融治疗子宫腺肌病

一、概述

子宫腺肌病(uterine adenomyosis)是指子宫内膜腺体存在于子宫肌层中,伴随周围肌层细胞增生。约15%~40%的患者合并盆腔子宫内膜异位症。约70%的患者有渐进性、痉挛性痛经,有的患者有经量增多和经期延长表现。超声消融治疗子宫腺疾病是选择性消融子宫肌层内部分子宫内膜异位病灶,使病灶范围减少、异位的子宫内膜功能丧失。最终达到症状改善的目的,同时又能保留患者生殖功能,更重要的是复发后可以重复治疗。

二、超声消融治疗子宫腺肌病的基础

子宫腺肌病的组织学特征为子宫肌层的异位子宫内膜受卵巢激素周期性作用刺激周围肌纤维增生、肥大及间质反应性增生形成弥漫型和局限型子宫肌壁增厚。弥漫性腺肌病根据前后壁的病灶情况分为对称性和非对称性。局限型常形似子宫肌瘤,在临床上常称为腺肌瘤(adenomyoma)。磁共振成像(MRI)可用于诊断子宫腺肌病(影像学金标准):T2 加权像显示子宫内膜为高信号,其周围围绕低信号的结合带,呈局灶性或弥漫性增宽,结合带的厚度≥12mm,且结合带为高低不等的信号,病灶内出血时可见到大小不等的高信号,与子宫外肌层无明确边界,有时可见线状高信号条纹。超声成像子宫腺肌病表现为子宫均匀增大,轮廓尚清楚,子宫肌层不对称增厚、回声不均,子宫内膜线稍弯曲或无改变,子宫肌层有时可见大小不等的无回声区。

Yang Z[41]等腹腔镜手术中,对人子宫腺肌病病灶进行高强度超声波处理,发现异位的子宫内膜腺体和间质大块凝固性坏死。光镜下显示为腺体结构和上皮细胞损伤,病灶内细胞核固缩表现。这为临床研究提供了重要的可行性、有效性和安全性基础。

三、适应证

有症状的子宫腺肌病患者,且有病变的单层子宫壁厚度≥30mm。

四、转归

临床超声消融治疗子宫腺肌病经增强 MRI 评价,100%的子宫腺肌病患者的腺肌病病灶均可出现消融,呈规则或不规则性,与病灶形态有关[42,43]。超声消融后约90%的患者可获得不同程度的症状缓解,其中94%第一个月经周期即缓解,个别病例需要3个月经周期。2年的随访结果显示,12.9%的患者症状缓解后复发,通常在1年内复发。复发的患者可以再次超声消融治疗,但需要注意合并盆腔子宫内膜异位症的患者治疗后可能无明显的症状改善或很快复发。治疗后尽管有少数人怀孕,有生育要求者足月分娩,但对怀孕、妊娠和分娩的影响不清楚[43]。

(陈锦云,陈文直,王智彪,著)

参 考 文 献

1. Baird DD,Dunson DB,Hill MC,et al. High cumulative incidence of uterine leiomyoma in black and white women:ultrasound evidence. Am J Obstet Gynecol,2003,188(1):100-107

2. 王智彪,李发琪,冯若主编. 治疗超声原理与应用. 南京:南京大学出版社. 2008,p219

3. Goldberg SN,Grassi CJ,Cardella JF,et al. Image-guided tumor ablation:standardization of terminology and reporting criteria. Radiology,2005,235(3):728-739

4. Rabkin BA,Zderic V,Vaezy S. Hyperechoic ultrasound images of HIFU therapy:involvement of cavitation. Ultrasound Med Biol,2005,31(7):947-956

5. 高强度聚焦超声肿瘤治疗系统临床应用指南(试行). 中华医学杂志,2005,85(12):796-797

6. Kennedy JE,ter Haar GR,Wu F,et al. Contrast-enhanced ultrasound assessment of tissue response to high-intensity focused ultrasound. Ultrasound Med Biol,2004,30(6):851-854

7. 朱丽,陈文直,陈锦云,等. 子宫肌瘤超声消融与 MRI 信号特征关系的研究. 第三军医大学学报,2009,31(14):1370-1373

8. 王智彪,伍烽,王芷龙,等. 高强度聚焦超声对香猪肝组织定位损伤的研究. 中国超声医学杂志,1997,13(2):1-3

9. 邹建中,王芷龙,刘川,等. 高强度聚焦超声定位损伤小型香猪肝脏组织的影像学检查. 中国超声医学杂志,1999,15(6):401-403

10. Wang ZB,Wu F,Wang ZL,et al. Targeted damage effects of high intensity focused ultrasound(HIFU)on liver tissues of Guizhou province miniswine. Ultrasonics Sonochemistry,1997,4(2):181-182

11. 阮祥燕,杜永洪,孔繁斌,等. 高强度聚焦超声定位损伤香猪肝脏组织的病理转归研究. 中华实验外科杂志,1999,15(3):263-264

12. Vaezy S,Fujimoto VY,Walker C,et al. Treatment of uterine fibroid tumors in a nude mouse model using high-intensity focused ultrasound. Am J Obstet Gynecol,2000,183(1):6-11

13. 伍烽,陈文直,白晋,等. 高强度聚焦超声体外治疗人恶性实体肿瘤的病理学变化. 中华实验外科杂志,2001,18(2):142-143

14. 王智彪,顾美礼,凌萝达,等. 超声对猪子宫急慢性影响的研究. 中国超声影像学杂志,1995,4(5):227-231

15. 常淑芳,伍烽,白晋,等. 高强度聚焦超声定位损伤离体人子宫肌瘤的研究. 中国超声医学杂志,2001,17(2):97-99

16. 杨竹,胡丽娜,王智彪,等. 高强度聚焦超声定位损伤离体人子宫肌瘤的病理学研究研究. 中华超声影像学杂志,2003,12(11):674-676

17. 熊正爱,杜永洪,邹建中,等. 高强度聚焦超声照射猴子宫对卵巢功能的影响研究. 中华超声影像学杂志,2003,12(11):687-689

18. Zhang L,Chen WZ,Liu YJ,et al. Feasibility of magnetic resonance imaging-guided high intensity focused ultrasound therapy for ablating uterine fibroids in patients with bowel lies anterior to uterus. Eur J Radiol,2010,73(2):396-403

19. Zaher S,Gedroyc WM,Regan L. Patient suitability for magnetic resonance guided focused ultrasound surgery of uterine fibroids. Eur J Obstet Gynecol Reprod Biol,2009,143(2):98-102

20. 胡亮,陈文直,陈锦云,等. 超声消融邻近骶尾部子宫肌瘤的临床策略及其安全性的随机对照研究. 重庆医科大学学报,2012,37(1):75-78

21. Behera MA,Leong M,Johnson L,Brown H. Eligibility and accessibility of magnetic resonance-guided focused ultrasound(MRgFUS)for the treatment of uterine leiomyomas. Fertil Steril,2010,94(5):1864-1868

22. 陈锦云,陈文直,朱丽,等. 子宫肌瘤的血液供应特征对超声消融剂量的影响. 中华妇产科杂志,2011,46(6):403-406

23. Zhao WP,Chen JY,Zhang L,et al. Feasibility of ultrasound-guided high intensity focused ultrasound ab-

lating uterine fibroids with hyperintense on T2-weighted MR imaging. Eur J Radiol,2013,82(1):e43-49

24. 王婷,汪伟,陈文直,等.超声消融治疗子宫黏膜下肌瘤的安全性和疗效评价.中华妇产科杂志,2011,46(6):407-411

25. Wang W,Wang Y,Wang T,et al. Safety and efficacy of US-guided high-intensity focused ultrasound for treatment of submucosal fibroids. Eur Radiol,2012,22(11):2553-2558.

26. 朱丽,陈文直,陈锦云等.咪唑安定-芬太尼镇静镇痛在超声消融子宫肌瘤中的应用研究.重庆医科大学学报,2009,34(11):1556-1558

27. Wu F,Chen WZ,Bai J,et al. Pathological changes in human malignant carcinoma treated with high-intensity focused ultrasound. Ultrasound Med Biol,2001,27(8):1099-1106

28. 陈文直,陈锦云.超声引导下超声消融治疗//何文.实用介入性超声学.北京:人民卫生出版社,2012:312

29. 陈锦云,陈文直,王智彪.聚焦超声疗法//史常旭,辛晓燕.现代妇产科治疗学.第3版,北京:人民军医出版社,2010:160-168

30. 杨武威,祝宝让,李静,等.超声消融治疗子宫肌瘤的近期并发症及其影响因素分析.中华妇产科杂志,2010,45(12):913-916

31. Leon-Villapalos J,Kaniorou-Larai M,Dziewulski P. Full thickness abdominal burn following magnetic resonance guided focused ultrasound therapy. Burns,2005,31(8):1054-1055

32. Stewart EA,Gostout B,Rabinovici J,et al. Sustained relief of leiomyoma symptoms by using focused ultrasound surgery. Obstet Gynecol,2007,110(2 Pt 1):279-287

33. Goldberg SN,Grassi CJ,Cardella JF,et al. Image-guided tumor ablation:standardization of terminology and reporting criteria. J Vasc Interv Radiol,2009,20(7 Suppl):S 377-390

34. 陈文直,唐良莤,杨武威,等.超声消融治疗子宫肌瘤的安全性及有效性.中华妇产科杂志,2010,45(12):909-912

35. Morita Y,Ito N,Hikida H,et al. Non-invasive magnetic resonance imaging-guided focused ultrasound treatment for uterine fibroids-early experienceJ. Eur J Obstet Gynecol Reprod Biol,2008,139(2):199-203

36. Hindley J,Gedroyc WM,Regan L,et al. MRI guidance of focused ultrasound therapy of uterine leiomyomas:early resultsJ. . AJR Am J Roentgenol,2004,183(6):1713-1719

37. Stewart EA,Rabinovici J,Tempany CM,et al. Clinical outcomes of focused ultrasound surgery for the treatment of uterine fibroidsJ. Fertil Steril,2006,85(1):22-29

38. Hanafi M. Predictors of leiomyoma recurrence after myomectomyJ. Obstet Gynecol,2005,105(4):877-881

39. Hanstede MM,Tempany CM,Stewart EA. Focused ultrasound surgery of intramural leiomyomas may facilitate fertility:a case reportJ. Fertil Steril,2007,88(2):497. e5-7

40. Qin J,Chen JY,Zhao WP,et al. Outcome of unintended pregnancy after ultrasound-guided high-intensity focused ultrasound ablation of uterine fibroidsJ. . Int J Gynaecol Obstet,2012,117(3):273-277

41. Yang Z,Cao YD,Hu LN,et al. Feasibility of laparoscopic high-intensity focused ultrasound treatment for patients with uterine localized adenomyosisJ. Fertil Steril,2009,91(6):2338-43

42. Wang W,Wang Y,Tang J. Safety and efficacy of high intensity focused ultrasound ablation therapy for adenomyosisJ. Acad Radiol,2009,16(11):1416-23

43. Min Zhou,Jin-Yun Chen,Liang-Dan Tang,et al. Ultrasound-guided high-intensity focused ultrasound ablation for adenomyosis:the clinical experience of a single center J. Fertility and Sterility,2011,95(3):900-905

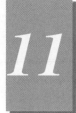

第十一章

子宫内膜异位症

子宫内膜异位症的了解、诊断和治疗在过去几年时间有相当大的进展,精致的内镜设备使腹腔镜手术甚至可以应用于肠和膀胱的进展型和深度浸润型子宫内膜异位症的治疗。GnRH(促性腺激素释放激素)类似物的应用及新型孕激素的发展拓宽了子宫内膜异位症的药物治疗方法。然而新的前瞻性研究表明过去十年取得的成就是暂时的,因为尽管进行了充分的手术但子宫内膜异位症的复发率仍很高。通常仅靠药物治疗是有效的。这意味着各医学会制定的治疗指南中的个体化长期治疗观念对减轻疼痛、降低复发率、避免重复手术、提高患者生活质量方面是非常重要的。

第一节　子宫内膜异位症概述

一、定　义

子宫内膜异位症指子宫内膜基质和腺体(常常还有肌细胞)出现在生理位置(即子宫腔)以外的位置。形态学上异位的子宫内膜细胞还可以模仿米勒上皮的其他分化上皮,如输卵管样上皮(输卵管子宫内膜异位)、类似输卵管峡部上皮和宫颈内膜样上皮。只有基质细胞出现称为基质性子宫内膜异位;若子宫肌层被弥漫性或集中浸润分别称为子宫腺肌症和子宫腺肌瘤。

在女性的生育年龄子宫内膜异位症必须认为是慢性疾病。目前推荐的治疗方法(手术剔除、药物抑制卵巢功能或手术治疗与药物治疗结合)复发率都很高,根据疾病的严重程度,5年后的复发率介于20%~80%[1]。

疼痛以不同的方式影响患者的工作、性生活、生活质量。根据疾病的阶段患者的生育能力有一定下降,甚至可能是功能的下降,尽管子宫内膜异位症患者生育能力下降的原因学术界还有争论。

二、流行病学

与子宫肌瘤一样,子宫内膜异位症也是女性生育年龄最常见的良性增生性疾病之一,根据流行病学数据,每年每1000名女性中有0.25名新发病例,相当于发病率为7.5%,德国的子宫内膜异位症的患者有150万,每年有4万新发病例。由于人群发病率没有确切的流行病学数据,我们估计的发病率为:15~50岁女性有10%~15%患有子宫内膜异位症。该疾病是引起腹部疼痛和不孕症的主要原因[2]。

子宫内膜异位症患者的一级亲属的发病率增加了6~9倍[3],这提示子宫内膜异位症的发病有遗传因素。科学家最近识别了 7 号和 1 号染色体上的两个修饰区域,全世界约有 1.76 亿女性是 DNA 改变导致该疾病发展的,而这两个修饰区域是第一个可靠证据[4]。然而表观遗传因子也应加以考虑,如 DNA 的甲基化和组蛋白修饰可以解释孕激素抵抗和雌激素受体 β 的过度表达[5]。

临床观察显示月经频发和经期延长、自发流产和人工流产(尤其是在年纪较小时)增加子宫内膜异位症的发病风险[6]。

子宫内膜异位症是侵犯异位目标器官组织的增生性疾病,恶变的风险较低,据文献记载恶变率远低于 1%[7]。超过 75% 的癌变发生于卵巢,其中>90% 是子宫内膜样腺癌,透明细胞腺癌很少见(图 11-1)。尽管一般来说子宫内膜异位症患者发生恶变肿瘤的

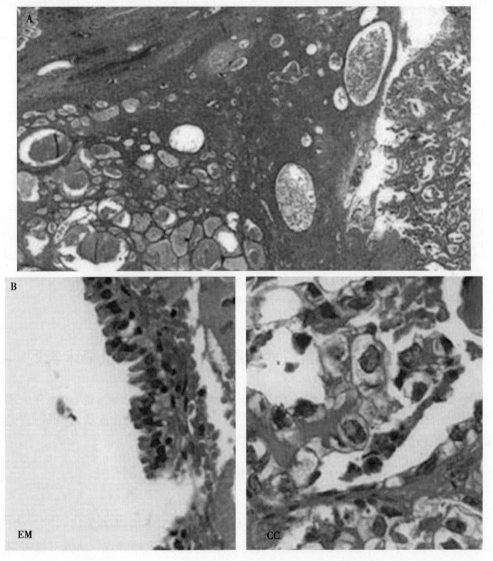

图 11-1 A:卵巢子宫内膜异位(EM,endometriosis)囊肿壁的小细胞腺癌(CC,small-cell adenocarcinoma)(HE 染色,12.5×)。**B**:高倍镜下卵巢子宫内膜异位(CM)囊肿的上皮层;旁边为同一卵巢内透明细胞腺癌(CC,clear-cell adenomcarcinoma)(HE 染色,200×)

风险不会升高[8],但子宫内膜异位症与某些恶性肿瘤有联系,如内分泌肿瘤、卵巢癌、肾细胞癌、脑肿瘤、恶性黑色素瘤、非霍奇金淋巴瘤、乳腺癌[9,10]。例如,内分泌肿瘤的 SIR(standardized incidence ratio,标准化发病率比)是 1.38,卵巢癌的 SIR 为 1.37,乳腺癌的 SIR 为 1.08,原发性不孕症和以上提到的任一种恶性肿瘤的 SIR 甚至更高[11]。生物化学和形态学的发现使子宫内膜异位症恶性形式的形态发生产生了一种新的观念[12](图 11-2)。

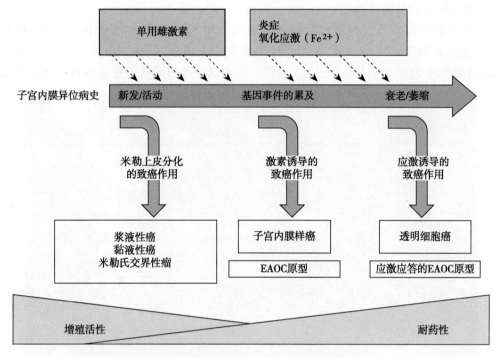

图 11-2 子宫内膜异位症恶变的可能机制

EAOC:卵巢子宫内膜异位症相关癌症

第二节 子宫内膜异位症的病因和发病机制及临床表现

尽管进行了 100 多年的广泛研究,但子宫内膜异位症的病因仍不清楚,而病理生理学也只了解一部分。子宫内膜异位症患者为什么有的有症状而有的没有症状,这仍不清楚。有数据显示子宫内膜异位症是偶发现象,引起腹痛的原因相当不同[13]。

一、子宫内膜异位症病因及发病机制

(一)种植理论

由 Sampson(1927)[14]提出的理论已经被大家接受,尤其是在英语为第一语言的国家。他主张月经期有活性的子宫内膜通过输卵管逆行至小骨盆并定植。现代研究对这一观点进行了修饰和补充,有些认为小骨盆的凋亡机制被破坏,其他认为脱落的子宫内膜发生了病理改变。两种情况的结果是子宫内膜不断入侵道格拉斯窝并定植,血管形成,定植进一步发展,慢性炎症作为防御反应发生(图 11-3)。

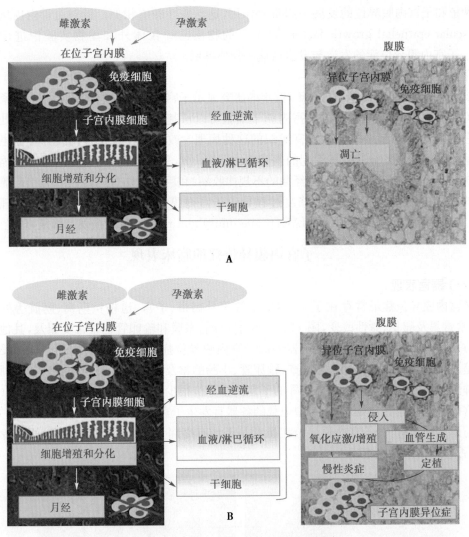

图11-3 当前子宫内膜异位症发展的观点

A：子宫内膜异位症或源于经血逆流，或源于血液/淋巴循环，或源于子宫内膜干细胞。在免疫细胞的影响下异位病灶内出现凋亡，如腹膜中。B：如这一过程被破坏（如增殖刺激或氧化应激），凋亡作用消失，有活性病灶就会侵入靶器官并形成血管，最终形成定植病灶。

（二）化生理论

"经血逆流"不能解释腹腔外的子宫内膜异位症，但"化生"可以。"化生"的说法主张细胞可以根据自身复杂但完整的基因组信息在原地发展并分化成为子宫内膜样组织结构[15]。炎性刺激、激素失衡或免疫学紊乱可诱发这样的化生过程。

（三）干细胞理论

通过表面标记物我们检测到经血细胞具有胚胎干细胞或成人干细胞的特性。这对"经血逆流"的概念进行了修饰，即子宫内膜异位症不是脱落的已分化的子宫内膜细胞到达腹腔并定植而是子宫内膜干细胞定植并化生形成（腺体、基质、肌细胞）[16]。这也相当于是种植学说与化生学说的结合。抗血管形成是现在讨论的一种新型治疗方法，主要是因为血管形成在种植和子宫内膜异位的发展中起重要作用,这与恶性肿瘤相似。针对血管内皮生长因子(vascular epithelial growth factor,VGEF)的物质已经在体外和动物实验中进行了测试[17],子宫内膜异位症的发生与发展被这些物质抑制。

(四)组织创伤理论

Leyendecker 工作团队(1998 年)数年的研究显示子宫肌层基底层和内层的节律紊乱和损伤可能引起组织缺损,这使得子宫内膜干细胞可以从基底层向腹膜移动并在腹膜处分化成子宫内膜异位病灶。一方面,子宫组织的这种病理学改变解释了子宫内膜异位症患者由于受精卵着床和精子输送破坏引起的生育能力下降[19],另一方面,无节律的子宫收缩和组织损伤引起疼痛。微小创伤(围月经期的不规律收缩)和巨大创伤(医源性创伤)引起雌激素依赖的、过度的修复过程,损伤和修复过程导致子宫内膜组织结构和神经支配的病理性改变,这就是为什么这一理论称为 TIAR(tissue injury and repair,组织损伤与修复)理论[20]。

二、子宫内膜异位症的临床表现

(一)器官表现

子宫内膜异位症最常存在于小骨盆,常常累及韧带、子宫、道格拉斯窝、膀胱等处的腹膜,还常常累及卵巢(囊性改变,图 11-4),同时输卵管系膜和输卵管也常常受累及,其他受累及部位如宫颈和阴道很少见。生殖器外的子宫内膜异位症最常累及的是直肠(深层浸润),其次是乙状结肠和结肠,阑尾、膀胱壁、输尿管、小肠的累及较少见。腹膜外表现如肺、胸膜、中枢神经系统、皮肤、会阴切口伤疤等的子宫内膜异位很少见,但剖宫产手术伤疤例外(此处的子宫内膜异位症更常见)。文献中记载的各器官发生子宫内膜异位症的频数变化很大,因为这与诸多因素有关:子宫内膜异位症患者是否伴有疼痛、不孕症是否检查、诊所的专业领域、是否包括活组织检查。

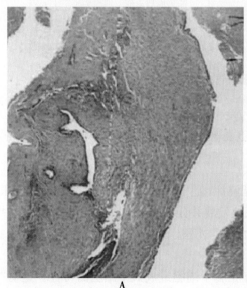
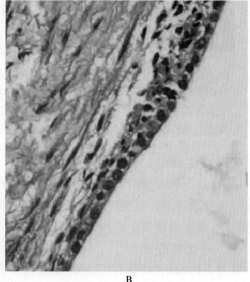

A   B

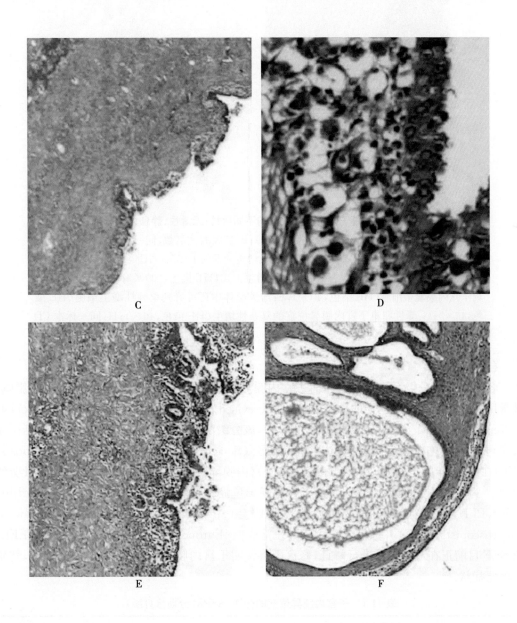

C

D

E

F

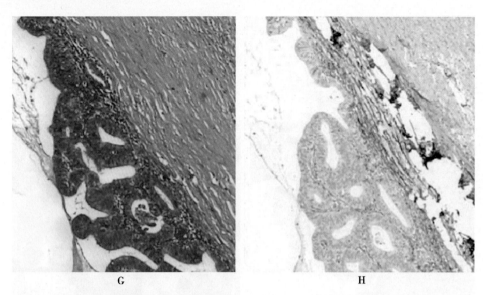

图 11-4　囊性卵巢子宫内膜异位症的不同活性：无活性、静息、复杂性增生

A：囊壁有成簇增大的腺体（HE 染色，12.5×）；B：扩大放大倍数，同一标本显示静息态的子宫腺肌瘤上皮（HE 染色，200×）；C：囊壁见增生活跃的上皮层（HE 染色，12.5×）；D：扩大放大倍数，同一标本显示具有分泌功能的增生上皮（HE 染色，200×）；E：显著增生的卵巢子宫内膜囊壁细胞（HE 染色，40×）；F：增大腺体中还可看到单纯性增生细胞（HE 染色，40×）；G：囊性卵巢子宫内膜异位症的复杂性增生（HE 染色，40×）；H：同一标本 CD 染色（CD 染色，440×）

（二）分级

各种各样的分级系统被用来评估子宫内膜异位症的严重程度和它对生育能力的影响，最常用的是美国生殖医学会的分级法修订版（revised classification of the American Society of Reproductive Medicine，rASRM）（表 11-1），该分级法通过计算分值来评估且仅包括了手术中可见的损伤。子宫内膜异位症研究协会（Society for Research into Endometriosis，SEF）在 2005 年提出的 ENZIAN 分级[21]将子宫内膜异位症的深层浸润加入到 rASRM 分级中[22]。为了评估生育能力，建议使用子宫内膜异位症生育能力指数（endometriosis Fertility Index，EFI）[23]。美国妇科腹腔镜检查医师协会（American Association of Gynecological Laparoscopists，AAGL）、欧洲子宫内膜异位症联盟（European Endometriosis League，EEL）和 SEF 目前正在对分级法进行修订，修订版将说明子宫内膜异位症的临床现状、预后，特别是疼痛症状。

表 11-1　子宫内膜异位症的分期（ASRM 分期修订版）

	子宫内膜异位症	<1cm	1～3cm	>3cm	分值
腹膜	浅	1	2	4	
	深	2	4	6	
右侧卵巢	浅	1	2	4	

续表

子宫内膜异位症		<1cm	1~3cm	>3cm	分值
右侧卵巢	深	2	16	20	
左侧卵巢	浅	1	2	4	
	深	2	16	20	
子宫内膜异位症:总计分值					
道格拉斯窝封闭			部分	全部	分值
			4	40	
	粘连	1/3包裹*	2/3包裹	>2/3包裹	
右侧卵巢	薄膜	1	2	4	
	致密	4	8	16	
左侧卵巢	薄膜	1	2	4	
	致密	4	8	16	
右侧输卵管	薄膜	1	2	4	
	致密	4*	8*	16	
左侧输卵管	薄膜	1	2	4	
	致密	4*	8*	16	
粘连(包括道格拉斯窝)总计分值:					
*如果输卵管全部被包裹,应为16分					
总分:					
Ⅰ期	1~5分				
Ⅱ期	6~15分				
Ⅲ期	16~40分				
Ⅳ期	>40分				

第三节　子宫内膜异位症的诊断

一、现有诊断方法

当患者表现为盆腔痛、痛经、性交疼痛或其他非特异性腹腔或背部痛时,鉴别诊断就很困难了。对于存在这些症状的女性来说最大的问题是获得合适的诊断性检查和可信的诊断。因为子宫内膜异位症的症状各种各样,患者首先咨询的可能是她们的家庭医生,或消化科医生,或内科医生,或泌尿科医生,或其他专家,但即使是妇科医生也常常很难立即想到是子宫内膜异位症。结果是常常延误了诊断。例如在德国,首次出现症状到明确诊断的平均时间是 6 年[24]。抑制排卵的避孕方法只是掩饰了子宫内膜异位症的相关症状但不能阻止其发展[25]。

子宫内膜异位症的初期与晚期相比,代谢活动较旺盛,有丝分裂率较高,对前列腺素的免疫反应较强,细胞因子高表达[26],因此早期子宫内膜异位症在对激素撤退的反应性较好,复发率较低,复发间隔时间较长。因此早期诊断非常重要!

由于所有这些原因,当患者(不论什么年龄)出现弥散性疼痛或治疗无效的腹部症状时,我们建议医生们考虑子宫内膜异位症。

完整的病史及对症状的分析是必需的,但这也只是帮助进一步怀疑"子宫内膜异位症"的可能。通过视觉模拟评分(visual analogue scale,VAS)分值来评估患者的疼痛强度并每日记录,这有助于使患者的主诉具体化,也有助于评估治疗的有效性,因为长期的慢性疾病常常对患者和医生造成负担。在可视部位(如皮肤瘢痕、阴阜、阴道、阴道穹隆)的子宫内膜异位可以通过妇科视诊明确,在直肠阴道隔和道格拉斯窝的子宫内膜异位结节可以通过触诊明确,但只有组织学检查才可以给出确切诊断。实验室指标对子宫内膜异位症的诊断帮助不大,CA125不适合用于子宫内膜异位症的诊断和随诊[27]。

成像技术只可用于子宫内膜异位症的确诊和更加精确的测量,但不可以作为鉴别诊断的依据,也不适用于腹膜子宫内膜异位症的确诊。例如,阴道超声对卵巢子宫内膜异位症的阳性预测率最多为75%[28];对于深层浸润型子宫内膜异位症,MRI有助于明确膀胱、直肠、骨盆壁和输卵管的累及[29]。直肠超声可用于测量肛门以上约15cm范围内小肠子宫内膜异位症的范围和浸润深度[30]。有经验的妇科医生可以通过阴道超声来检查深层浸润的子宫内膜异位症,比放射科医生通过CT和MRI或消化科医生通过结肠镜和直肠超声的检查更敏感和特异性更强[31]。直到今天,经腹腔镜对可疑组织进行活检仍是唯一的确诊方法,也是制订治疗方案的基础[32]。

以下几点支持了腹腔镜活组织检查对可疑子宫内膜异位症的广泛应用:

1. 没有子宫内膜异位症的特异症状。症状可以是多方面的,周期性或非周期性出现。

2. 疾病的严重程度与患者自觉症状的严重程度彼此不相符。患者的主诉随异位部位不同而不同。

3. 尽管腹腔镜检查是有创的,但不行腹腔镜检查可能导致错误的诊断进而导致错误的治疗。只有35%的周期性或非周期性盆腔痛是由子宫内膜异位症引起的[33]。

迄今为止所有尝试使用血清生化指标、肿瘤标记物或自身抗体等无创手段来诊断子宫内膜异位症的努力在临床的意义都不大,因为它们均需要大量实验室工作[34],且特异性和灵敏度都不高。

二、临床诊断建议

鉴于痛经的患者很多,为了避免过度诊断,有以下建议:每个伴有痛经或盆腔痛的女性都行腹腔镜鉴别诊断是行不通的,尤其是年轻女性。如果妇科检查是正常的,可先行复合口服避孕药对症治疗3~6个月(即所谓的复合口服避孕药测试)。若症状没有改善,再加大剂量或改变孕激素种类,若症状仍没有改善,依据过去几年的临床经验应该尝试长周期治疗[35]。治疗6~9个月仍没有效果则应行腹腔镜检查进一步诊断(图11-5)。

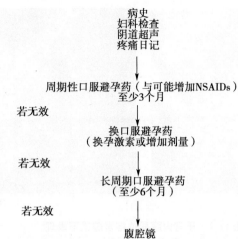

病史
妇科检查
阴道超声
疼痛日记

↓

周期性口服避孕药（与可能增加NSAIDs）
至少3个月

若无效

换口服避孕药
（换孕激素或增加剂量）

若无效

长周期口服避孕药
（至少6个月）

若无效

↓

腹腔镜
从宏观表现和活组织检查角度诊断子宫内膜异位症（临床证据Ⅰa级）
手术治疗（烧灼/切除/激光/超声刀）（临床证据Ⅰa级）

图 11-5　痛经和周期性腹痛的临床处理路径

通过这种方法可以避免不必要的腹腔镜检查而且延误诊断的最长时间为1～2年。治疗无效的和复发的附件炎性疾病、慢性盆腔痛也必须行腹腔镜检查，因为子宫内膜异位症可能是导致以上情况的潜在疾病[33]（图 11-6）。子宫内膜异位症的宏观表现呈多样性，小到微小病变，大到囊肿，甚至是肿瘤样结节（图 11-7）。图 11-7 是宏观的表现，图 11-8 是对临床上"阑尾炎"和鉴别诊断"输卵管炎"的微观解释[36]。

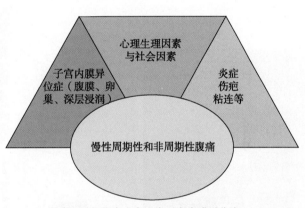

只有35%的腹痛患者患有子宫内膜异位症

图 11-6　慢性腹痛的病因中，子宫内膜异位症所占比例

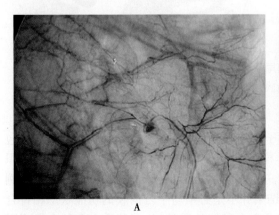

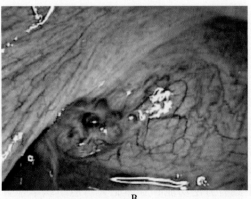

A　　　　　　　　　　　　　　B

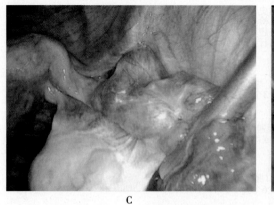
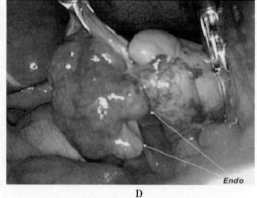

图 11-7　子宫内膜异位症宫腔镜下表现

A:盆腔腹膜子宫内膜新鲜病灶,明显可见血管（Rimbach/Saarlouis）;B:陈旧性结节性腹膜子宫内膜异位症（Rimbach/Saarlouis）;C:输卵管壁子宫内膜异位症,伴管周粘连（Rimbach/Saarlouis）;D:子宫内膜异位症使阑尾和输卵管粘连在一起:输卵管漏斗部与发炎的阑尾粘连在一起,血管相互混合,部分血供给异位病灶（Endo）

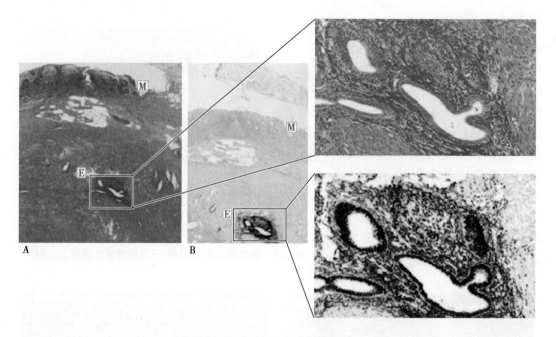

图 11-8　具有分泌功能的阑尾子宫内膜异位症的微观表现

E＝壁内子宫内膜;M＝阑尾黏膜

A:高度分化增生的子宫内膜病灶（HE 染色,200×）;B:高度阳性的雌激素受体（ERp 染色,200×）

　　充足的诊断性盆腔镜检查包括准确描述子宫内膜异位症的病变部位和严重程度,还包括评估生长类型、活动程度,还要进行组织学检查[10]。子宫内膜异位症的典型病例中组织学诊断基于出现异常的子宫内膜腺体和基质。腺体常常处于非分泌期或增殖期,极少病例中具有分泌功能和腺体肥大。但组织学检查结果并不是必须与子宫内膜的功能状态相符合[37]。子宫内膜基质与正常非分泌期或增殖期子宫内膜的基质类似,在基质中偶尔会发现平滑肌化生。许多病例中,基质带很狭窄或仅在腺体周围可以看见。"不典型子宫内膜异位症"是指细胞学上呈现不典型,也指子宫内膜病变处的内膜增生(单纯性或复杂性)[38]。

　　子宫内膜异位症常伪装成腹膜的改变,如腹膜增厚发白、无色小泡、火焰状改变、血管形成过度或纤维化(图 11-9)。如果这些不典型病例不进行组织学检查,患者就有可能进行有创但不恰当的诊断。

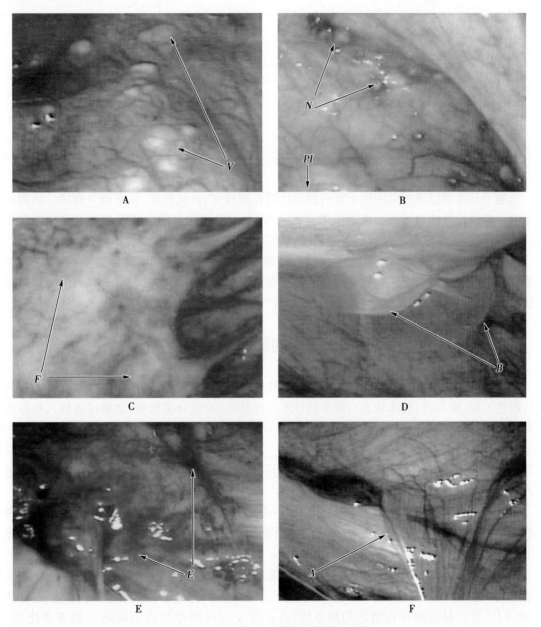

图 11-9　不同类型腹膜子宫内膜异位症
A:囊泡形式(V);B:结节状(N)和斑块状(PI)生长;C:扁平纤维状(F);D:无出血性囊泡(B);E:出血囊泡伴火焰形炎症(E);F:棕灰色残血伴粘连(A)

　　内镜不适用于深层浸润的和直肠后的子宫内膜异位症,阴道、直肠触诊联合阴道超声是这种病例的重要检查方法。然而,若考虑跨学科手术治疗的话,了解疾病的确切范围很关键。因此当患者有深层浸润的子宫内膜异位症(表 11-2)时进一步的检查可能会有帮助,即使只有在手术过程中才能确定疾病的确切范围。

表 11-2　深层浸润子宫内膜异位症的特殊诊断过程——德国妇产协会指南[29]

诊断方法	诊断发现
结肠镜	排除原发性肠疾病*、肠狭窄、外部压迫
MRI	包括膀胱壁、输尿管狭窄部、子宫腺肌瘤
直肠超声	包括小肠壁、浸润深度、病灶范围
结肠钡剂灌肠	包括上段肠管和狭窄处
肾脏超声	输尿管堵塞、肾盂积水
静脉肾盂造影	包括输尿管、输尿管狭窄
细胞检查	膀胱功能障碍

* 仅对肠道出血和(或)>35 岁女性有用

电子显微镜检查可以评估子宫内膜病灶的扩散程度、分化程度、激素调节程度。因为临床上常规进行这些精细的检查是很昂贵的,所以美国生殖医学学会将简单的宏观标准如生长类型、种植颜色收录在修订版的分级法(1997)[39]中。

子宫内膜异位症的宏观表现不仅仅与种植病灶的生长类型和对激素的依赖性有关,年龄与反应性炎症过程也影响异位病灶的进展和消退。因此诊断性盆腔镜观察到的表现只是这一动态过程(多因素诱导的、复杂的)的一个"快照"。

第四节　子宫内膜异位症的治疗

异位病灶表现在微观上比宏观上更具多样性,重要的因素包括分化程度不同、对激素的依赖性不同(周期性、受体状态)、增生活性不同或缺如(有丝分裂指数、增殖标志物)、伴随的炎症反应、退化过程[40]。

对类固醇激素受体和增殖标志物的研究[41]显示药物治疗对新鲜种植病灶的效果尤其好,而陈旧性病灶必须通过手术剔除,甚至有可能不需要任何治疗,因为事实上它们不是患者疾病的原因。

分子生物学的研究发现[42]支持了这样一个观点:异位子宫内膜与正常子宫内膜是两种不同组织。异位病灶的酶系缺陷(如 2 型 17β 类固醇脱氢酶缺乏)导致自主产生雌激素和发生非周期性连续增生。

这些发现也获得了一些药物治疗的临床结果。种植病灶的孕酮受体表达低或完全缺乏、细胞内孕酮代谢受损解释了为什么孕激素治疗对子宫内膜异位症效果不佳(图 11-10)。异位病灶内激活的酶系统(在正常子宫内膜中是被阻滞的),如芳香化酶,促进了局部雌激素的生成和异位病灶的增殖,同时也促进了由前列腺素代谢引起的炎症反应(图 11-11)。但存在两种相互矛盾的说法:芳香化酶是由异位的子宫内膜自己激活的[Noble 等(1996)[43]首次提出],还是异位子宫内膜本身没有芳香化酶活性但受影响的器官细胞能表达这种酶[44]?

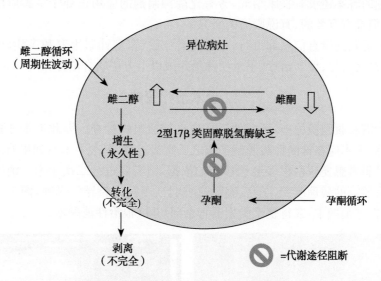

图 11-10 子宫内膜异位病灶中雌激素代谢

2 型 17β 类固醇脱氢酶缺乏,这就意味着生物活性的雌二醇不能被转化为活性较弱的雌酮。在正常子宫内膜中,孕酮活化 2 型 17β 类固醇脱氢酶并有抗增生作用,但这一作用机制在异位病灶被破坏(所谓的孕酮阻滞)

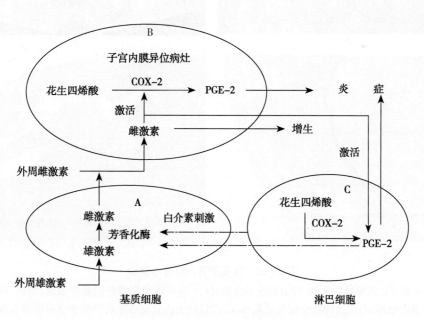

图 11-11 异位病灶中的恶性循环维持着增生和炎症反应

A:芳香化酶激活使局部雌激素产生增多;B:雌激素通过激活 COX-2 酶促进前列腺素合成;C:前列腺素 E_2 再次激活芳香化酶。芳香化酶是异位病灶自己激活的还是在周围组织(脂肪、腹膜)激活的? 这个问题仍有争议这一问题的答案还没有临床结局,芳香化酶抑制剂的应用正处于试验阶段并有一些阳性病例报告,但没有有效的、有说服力的研究。

一旦以上提到的所有信息都可行,根据患者年龄、家庭计划生育和疾病,可以与患者达成一致,考虑对症治疗、保守治疗、手术切除治疗或以上方法联合治疗。

一、手术治疗策略

鉴别诊断需要腹腔镜检查,可能的话还应进行活组织检查。因此手术方式是主要治疗的重点。显然,手术应在诊断性腹腔镜检查之后直接进行(单次手术);如果有进一步切除病灶的可能性且患者想要获得很多鉴别诊断的依据,则需要进行二次手术。消融术是应用所有外科技术将器官的病理改变(子宫内膜异位病灶、子宫内膜异位囊肿,图 11-12)移除并保留健康部分(保守消融术)或将整个受累器官全部切除(根治性消融术)。

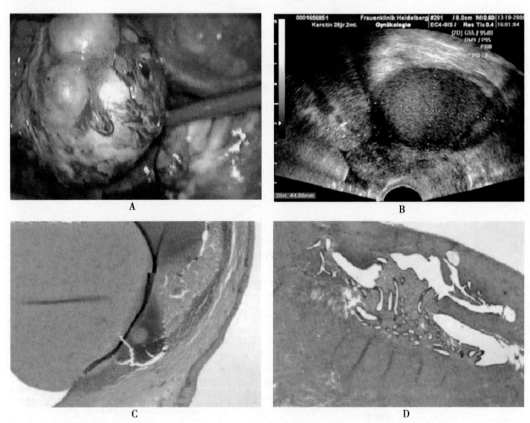

图 11-12 卵巢子宫内膜异位囊肿

A:左侧卵巢子宫内膜异位囊肿,伴有粘连和炎症;B:子宫内膜异位囊肿的超声表现:均质,内部低回声(血),囊壁增厚;右图边缘残余卵巢呈帽状;C:广泛的无内分泌功能的卵巢子宫内膜异位囊肿伴有出血(HE,25.5×);D:有内分泌功能的卵巢子宫内膜异位囊肿伴有囊壁增生(HE,40×)

抗雌激素或抗炎药物适合于子宫内膜异位症的药物治疗。前者对卵巢雌激素的合成有不同持续时间和不同强度的抑制所用,许多药物可暂时起这一作用,如 GnRH 激动剂、GnRH 拮抗剂、促性腺激素抑制剂、复合口服避孕药,卵巢切除术能永久的起到这一作用。抗炎药物和具有镇痛作用的前列腺素合成抑制剂也证明有效。COX-2(cyclo-oxygenase-2,环氧化酶 2)抑制剂能影响子宫内膜部位的物质代谢。由于对心脏的副作用这些药物已经退出市场(某些例外),且不能用于子宫内膜异位症的治疗。

第三种治疗方案包括对症治疗(从补充医学到物理治疗)和浴疗法(有放松、缓解痉挛作用),还包括顺势疗法、中药治疗和其他对慢性疼痛有效的治疗方法。

(一)手术治疗原则

目前微创手术技术已经成为标准手术治疗方法,各种内镜技术被应用于子宫内膜异位病灶的破坏或移除。对比研究显示这些不同技术(单极或双极电凝、热应用、汽化)对完全消除病灶的作用是相当的。然而,手术处于月经周期的什么阶段对复发率有影响:月经前对腹膜子宫内膜异位症行腹腔镜移除,2 年后的复发率是月经后进行手术的 2 倍(15%)。据推测这是因为腹腔镜手术造成的腹膜损伤在接下来的月经期还没有痊愈[45]。

(二)治疗目的

治疗目的为去除疼痛和(或)怀孕。

Sutton 等(1994)[46]的研究说明了内镜治疗对疼痛患者及低级别的子宫内膜异位症的治疗价值。一项前瞻性双盲研究显示 6 个月后治疗组有 63%疼痛症状改善,而安慰剂对照组只有 23%。这也说明在手术治疗后仍有三分之一疼痛患者未得到缓解,药物辅助治疗对改善手术治疗结果及降低复发率至关重要。

通过对研究对象中不孕患者的研究可以很方便的比较手术治疗的有效性,因为与疼痛缓解相比,怀孕是更为客观的治疗目标。如果使用得当,腹腔镜切除术和电凝术可以获得与显微外科开腹手术相当甚至更好的效果[47]。但这些旧的研究因为缺乏随机化和回顾性分析而受到抨击,只有两项研究采用了随机化和前瞻性研究方式并得出了引起争议的结果。来自加拿大的一项多中心研究[48]显示,与单纯诊断性腹腔镜检查相比,手术治疗改善怀孕率(31% vs.18%)有统计学意义,但意大利研究组[49]的结果无统计学意义(20% vs.22%)。更近发表的论文在方法学上没有改进,因为很难对不孕患者和疼痛患者设置空白手术对照。另一个问题是手术质量,在常规工作中是否也能获得与多中心研究相同的数据,这是一个待解决的问题,但内镜切除方式似乎对此没有影响[50]。更近的研究数据显示与子宫内膜异位的面积相比,手术的继发损伤如粘连更与此问题有关。Maruyama 等(2000)[51]报道行手术切除子宫内膜异位病灶的人群中,无粘连患者 18 个月内的妊娠率是 41.8%,而双侧附件粘连的患者的妊娠率仅为 13.27%。

(三)个体化手术观念

根据不同患者的不同情况和不同症状,必须制定个体化的治疗策略。个体化治疗不仅考虑疾病的急性改变还考虑疾病的慢性改变,而且针对不同类型子宫内膜异位症进行特异性的治疗。腹膜子宫内膜异位症的表现多种多样,因此对外科医生来说尤其是个挑战,医生需要了解并能辨认它的不典型表现(见上文)。此外,子宫内膜异位症的弥漫扩散甚至是在粘连处生长的病灶需要特别精细和耐心的探查。手术的不彻底率很高,许多复发病例可能是因为有活性的病灶的持续存在。

对于怀疑卵巢子宫内膜异位症的病例,如果卵巢增大有手术指征或为了探测增大原因而进行组织学诊断还是存在争议的,因为陈旧性出血性黄体囊肿或卵泡囊肿的宏观表现与 1/4 的卵巢子宫内膜异位症患者的卵巢宏观表现相似。但功能性卵巢囊肿不需要手术或药物治疗。手术的最佳效果是完全切除异位病灶并保留剩余的健康卵巢组织。与其他类型的卵巢良性囊肿相比,医生的手术经验对该手术更关键,在囊肿剥离的过程中不可避免会将部分正常卵巢组织也一并剥离,卵泡储备会下降,有报道显示术后会有抗米勒管激素(anti Müllerian hormone,AMH)水平下降、生育能力降低(包括试管婴儿),甚至早绝经。关于术前 GnRH 激活剂治疗的研究结果存在矛盾,但术后 GnRH 激活剂治疗能降低复发率[52]。深层浸润的子宫内膜异位症(deep infiltrating endometriosis,DIE)包括腹膜下肿瘤样生长的子宫内膜异位。

子宫内膜异位症常常累及直肠阴道隔、宫旁组织、直肠旁组织、直肠(图 11-13、图 11-14),也会累及较高部位的小肠、骨盆壁、输尿管。由于这些器官含有较多纤维组织和肌细胞,所以异位病灶对药物治疗不敏感。种植病灶一直保存有活性,药物治疗停止后很快又开始进展。因此,以上部位的子宫内膜异位症以手术治疗为主,只有某些病例才选择永久性药物治疗。小肠子宫内膜异位症很容易控制,如果没有症状且不引起肠腔狭窄,可以严密观察;当有症状或病情进展时才需积极治疗。

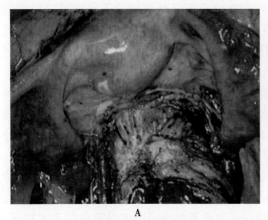 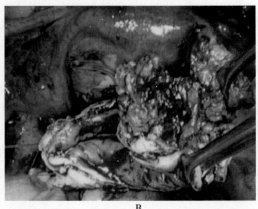

图 11-13 深层浸润子宫内膜异位症:手术部位
A:纤维化瘤浸润直肠;B:安全范围内切除术,挽救了直肠后壁和直肠系膜

治疗的目的是完全切除异位病灶及继发损伤并保留器官功能。如果病灶结节较小,膀胱和小肠的缺损可以自发修复;广泛的深层浸润,受累肠段必须切除并进行吻合术恢复肠的连贯性。如果输尿管受累常常意味着腰大肌有种植。尽管是上段肠段的子宫内膜异位症,通过细心准备可以不打开肠腔将肌层病灶完全切除。黏膜和黏膜肌层的结构可以分清的话可以避免切除后的肠吻合术[53]。

以上这些手术一般通过腹腔镜进行,关于内镜技术的文章越来越多,也就是说通过充足的训练和学科间的联系,局部小肠切除术和吻合术也可通过腹腔镜进行[54]。最近一项前瞻性随机研究[55]显示,只要异位病灶能够完全切除,手术方式与生活质量和手术的成功没有关系。

如果子宫壁也受累,如子宫颈后子宫内膜异位症,或伴有子宫腺肌症(图 11-15),医生应该与患者商量是否行子宫切除术,因为这是完全切除子宫内膜异位症的唯一方法并可极大地降低复发率。

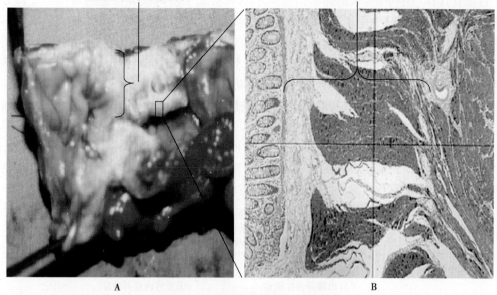

广泛纤维化，肌增生，
直肠壁增厚，肠腔狭窄

深层浸润延伸到黏膜肌层

A   B

图 11-14　深层浸润子宫内膜异位症

被切除直肠部分的宏观(A)和微观(B)表现，即使疾病侵犯如此广泛的病例，直肠黏膜都可以是
完整的，且结肠镜不能用来诊断

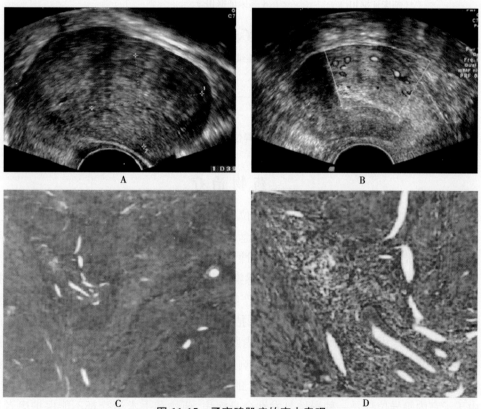

A   B

C   D

图 11-15　子宫腺肌症的宫内表现

A:超声横断面，腺肌瘤呈不均质表现，不像子宫肌瘤那样界限清楚;B:多普勒超声显示，腺肌
瘤的血流灌注增加(超声图片);C:在子宫壁肌层能看到内膜组织(HE,12.5×);D:扩大放大
倍数，细胞基质和腺体能够很好地识别

469

目前有这样一个争论:术前药物治疗对小肠和膀胱子宫内膜异位是否有用? 支持方认为术前药物治疗可以减少手术损伤、缩短手术时间、减少出血量,可以行盆腔镜手术而不是开腹手术;反对方认为术前用药使纤维形成变困难,会遗漏一些较小的、退化的、触诊不清的种植病灶,减少手术范围的血供,可能导致愈合不良和吻合不全。由于缺乏随访数据,术前药物准备(GnRH 激动剂)是否能改善手术的成功率和术后复发率仍不清楚。

以上所说的个体化治疗方式能够避免手术过度治疗和进展风险,另一方面,要求外科医生在诊断方面投入较多精力并对不同治疗方式(手术、药物、二者联合)都有很好掌握。基于目前的知识,手术治疗是消除或减轻症状的唯一方法,而术后并发症是有复发风险(图 11-16)。要知道目前还没有综合控制研究,疼痛患者手术治疗的长期价值被过高估计了[56],同样,手术对不孕症患者生育能力的提高也被过高估计了[57]。

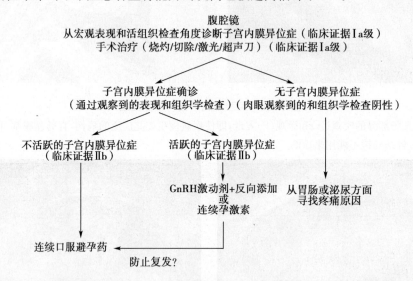

图 11-16 内镜和组织学检查确诊子宫内膜异位症的联合治疗原则,应该具体病例具体分析

二、药 物 治 疗

体内和体外的基础研究显示子宫内膜异位症的进展与多种免疫因子、炎性因子、旁分泌和内分泌因子有关。尽管有些有趣的治疗观念来自于以上结论(图 11-17),但至今仍没有动物研究或体外实验证实这些治疗观念的可靠性。目前临床上仍在使用的药物治疗方法是基于以下两点:抑制卵巢功能和降低相关伴随感染。临床上检测的物质有类固醇激素(干扰下丘脑-垂体轴的负反馈,但这些激素或其代谢产物没有任何雌激素特性,如孕激素、选择性雌激素受体调节剂)和 GnRH 类似物(激动剂和拮抗剂,在垂体水平直接阻断促性腺激素的释放)。前列腺素 G 合成抑制剂可以缓解子宫内膜异位症引起的疼痛。前列腺素 G 合成抑制剂是仅抑制受累组织的炎症反应还是直接影响异位病灶? 这是当前的研究主题。因为在三种类型的子宫内膜异位症中都发现有 COX-2 的表达[58]。

由于子宫内膜异位症是一种慢性复发性全身疾病,药物和手术治疗都不能保护患者避免复发,除非去势治疗和长期药物治疗造成雌激素永久性撤退。在与患者沟通和制订治疗方案时这一点很关键。因此常常需要间歇重复治疗或长期连续药物治疗。但问题是这样治疗是否

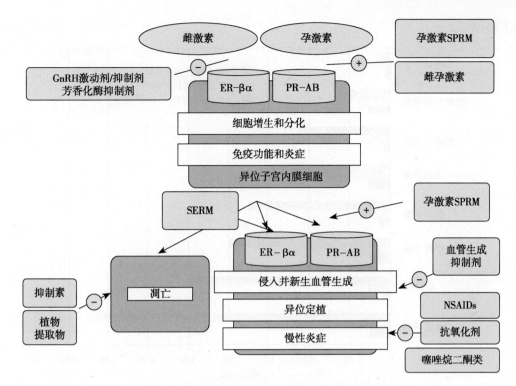

图 11-17　子宫内膜异位症的发病机制和相关治疗策略
（部分已经应用于临床，部分还在试验或假设阶段）
ER－βα＝雌激素受体－α；PR－AB＝孕酮受体 A 和 B；NSAIDs＝非甾体类抗炎药；SPRM＝
选择性孕酮受体调节剂

能消除子宫内膜异位症？是否能有效减轻疼痛？耐受性如何？患者是否能够接受不良反应？

（一）孕激素治疗

虽然对孕激素具体作用机制的研究还不充分，数十年以来小剂量孕激素（单独或联合小剂量雌激素）被成功地应用于子宫内膜异位症的常规治疗。与正常子宫内膜相比，异位病灶的特殊酶系统被阻断（如 2 型 17β 类固醇脱氢酶）或激活（如芳香化酶），孕激素受体水平较低。孕激素会减少孕激素受体的合成，因此长期治疗会降低种植病灶对治疗药物的敏感性。这就是所谓的异位病灶孕酮阻滞（见图 11-10）。早期的动物实验显示孕激素对种植病灶没有直接作用。在对摘除双侧卵巢的子宫内膜异位症动物的研究显示，单独使用孕激素不会使病变消除，有活性的种植病灶还会持续存在[59]。

根据患者的耐受性来选择孕激素种类，而剂量的选择依赖于药物对子宫内膜异位症的生物效应（转换剂量）。但由于持续孕激素治疗会导致雌激素水平降低，这常常引起点状出血或突破性出血，因此常常增大孕激素剂量或加用雌激素。比较清楚的是，80%患者的子宫内膜异位症相关症状能被孕激素治疗缓解，但停止孕激素治疗后疾病的复发率很高。

1. 孕激素作用机制　生理上孕激素对抗雌激素。有许多激素物质是孕激素的衍生物（醋酸甲羟孕酮，地屈孕酮等等）或是 19-去甲睾酮（炔诺酮、炔雌烯醇、去氧孕烯等等）。它们的活性及对不同器官组织代谢的作用强度不同。它们都能使预先受雌激素影响的子宫内膜呈分泌期改变，但由于它们的生物活性不同，所以导致子宫内膜分泌期改变的活性物质的量也不同(图 11-18)。

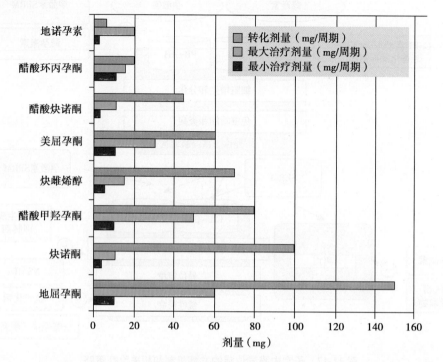

图 11-18 不同孕激素的生物活性:将子宫内膜转化为分泌期的剂量和治疗子宫内膜异位症的剂量

除了孕激素效应,所有合成孕激素还有其他作用,这是因为它们的结构与其他类固醇激素有相似性,如孕酮衍生物具有雌激素效应,去甲睾酮衍生物有雄激素效应。孕激素降低GnRH 脉冲的频率,增加脉冲的振幅,从而抑制促性腺激素的释放,导致无排卵状况和外周雌孕激素低水平。孕激素对子宫内膜异位症的作用机制很是复杂(图 11-19),它们除了对卵巢雌激素的产生具有中心性负反馈调节作用,还对伴随的局部腹腔炎症和其导致的疼痛具有抑制作用;它们使道格拉斯窝积液内增多的巨噬细胞数量减少,活性降低[60]。

在雌激素的作用下,道格拉斯窝积液内增多的肿瘤坏死因子 α 会激活肿瘤坏死因子 κ并增加多种白细胞介素(炎性介质)[61]。孕激素对这一代谢途径具有抑制作用。此外,孕激素对异位病灶可能的直接作用可能是导致内膜分泌期改变和蜕膜化,但形态学研究[37]和体外研究[42]显示这一假设是错误的,这一否定解释了以下临床发现:手术切除病灶后行炔雌烯醇治疗(5mg/d)6 个月仍有微观证据证明有活性异位病灶的存在[62]。在多年实验研究之后孕激素治疗的组织学改变及确切作用机制仍不清楚。

2. 子宫内膜异位症治疗的结果 口服低剂量孕激素(5 ~20mg/d)对缓解子宫内膜异位症的症状有效。报道的成功率介于 60%~90%,由于随访时间较短,没有获得许多有意义的复发率数据;但从长远来看,复发率大于 50%[63]。

因为几乎所有的用于子宫内膜异位症的孕激素(炔雌烯醇、美屈孕酮、醋酸炔诺酮)都退出了德国市场,雌孕激素联合口服避孕药的用法虽符合指南但不是应用的适应证,因此最近证明 2mg/d 地诺孕素治疗特别重要,在这种治疗下子宫内膜异位症的主观症状有明显改善,尽管常有突破性出血[64]。

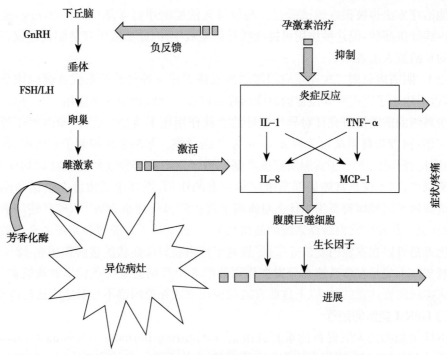

图 11-19　孕激素对子宫内膜异位症可能的作用机制

子宫内膜内雌激素受体浓度在地诺孕素治疗 3 个月后才恢复到正常分泌期水平,延迟子宫内膜成熟,并在组织学上观察到晚期出现的增殖期改变。对孕激素治疗后的子宫内膜异位病灶的研究显示,疾病的消退率变化很大,也就是说病灶对孕激素的反应变化很大,似乎与异位病灶内孕激素受体的表达不同有关。比较 2mg/d 地诺孕素和亮丙瑞林的前瞻性随机研究[65]显示二者对缓解子宫内膜异位症状的有效性相同且比安慰剂有明显优势(图11-20)[66]。由于各研究组的选择标准不同,醋酸甲羟孕酮、炔雌烯醇、醋酸炔诺酮或地诺孕素治疗后的妊娠率介于 5%~90%,因此没有得出一个有科学意义的结论声明。

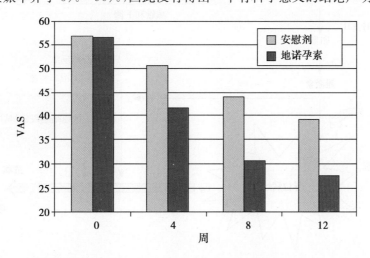

图 11-20　应用视觉模拟评分(visual analogue scale,VAS)**表**(mm,mean scores,平均值)
来比较 2mg 地诺孕素和安慰剂对痛经和腹痛的疗效

其他治疗方法也被很好地试验过。药效持久的醋酸甲羟孕酮（100～200mg）能有效缓解子宫内膜异位症状，但这种作用可持续数月甚至数年，因此醋酸甲羟孕酮仅建议适用于不愿怀孕的年龄较大患者[67]。

理论上，阴道内每周三次连续应用雌孕激素或以皮下种植针的形式连续应用孕激素两年以上，也适用于子宫内膜异位症的对症治疗且已在一些病例中成功应用[68]。但以上治疗方式缺少系统的前瞻性研究且对异位病灶的直接作用还不清楚。此外，孕激素还可以宫腔内局部应用：宫腔缓释系统每天释放 20μg 左炔诺孕酮。孕激素能抑制子宫内膜、减少细胞凋亡，还有抗炎作用[69]。子宫腺肌症或直肠阴道子宫内膜异位症的相关症状如痛经、性交困难有所减少，这不仅是宫腔局部高浓度孕激素的作用，循环中低浓度左炔诺孕酮也起作用。这就解释了宫腔缓释系统为什么对腹膜子宫内膜异位症也有效[70]，85％使用者的排卵受到抑制（至少在使用宫内缓释系统的最初几个月）也支持了宫腔缓释系统的全身效应。该系统的优点是可以在宫腔内安放 5 年（尽管对子宫内膜异位症状的缓解作用在 12～18 个月后逐渐减弱）；不足是在该系统充分发挥作用前的 6 个月仍会发生点状出血或突破性出血。关于临床实践需要注意的是，以上这些有效的应用方式在德国都不是对适应证的应用。

（二）GnRH 类似物治疗

GnRH 类似物是天然促黄体素释放激素（luteinizing hormone-releasing hormone，LH-RH）的激动剂和拮抗剂，它们直接作用于下丘脑-垂体系统。当拮抗剂应用于肿瘤学和生殖医学时，GnRH 激动剂在子宫内膜异位症的治疗中就很普遍了（尽管最初由刺激效应）。无代谢方面的副作用而使异位病灶消退和萎缩可以通过药物（降低垂体的敏感性）可逆地抑制卵巢功能来实现（图 11-21）。两种药物的主观和客观成功率没有区别[71]。由于良好的依从性和对卵巢可靠的抑制作用，临床上常使用缓释剂。副作用主要是低雌激素血症和类似绝

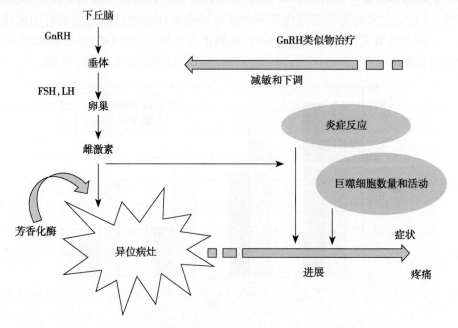

图 11-21　GnRH 激动剂的作用机制：使垂体敏感性下降，产生假绝经状况

经的症状。尽管耐受性良好,但治疗时间限定在 6 个月之内,因为类似于泌乳期,低雌激素血症会引起不可逆的骨质去矿化(程度变化范围很大,但平均为 4%～6%)。为了减少骨质去矿化但还不降低药物疗效,一种补充小剂量雌激素或孕激素的"反加疗法"[72]被应用于临床。如果反向添加的激素剂量太大或周期性应用"反加疗法"会使 GnRH 激动剂的疗效明显降低或消失。

与孕激素相比,GnRH 类似物对子宫内膜异位症的消退更加有效,前瞻性随机研究[73]也证实了这一点,至少像一项综合性分析[74]所证实的,GnRH 类似物对症状的减轻很有效。非常值得注意的是,经常使用的廉价复合口服避孕药的疗效比不上 GnRH[75]。正如 Shaw 等的一篇综述(1992)[76]所证实的,市场上可用的 GnRH 激动剂使疼痛减轻和子宫内膜异位症消退的作用相似。但治疗 6 个月后仍有 50% 的患者存在含有活性子宫内膜腺体和基质的残余瘢痕组织[37,77],这就解释了为什么在这种强有力的治疗之后还会再次出现症状。复发只是时间问题。

(三)抗炎治疗

为了防止疼痛症状的进一步发展,疼痛治疗的概念应该包括到治疗计划中。已经发现 COX-2 可以在正常子宫内膜、异位病灶和子宫腺肌瘤中合成[78],且子宫内膜异位症患者的 COX-2 过度表达。这就解释了异位病灶和道格拉斯窝积液中这种酶的浓度升高[79]。除了增殖和炎症效应,某些特定的前列腺素还可引起血管收缩、组织缺血、细胞坏死、痉挛和组织疼痛。非甾体类抗炎药(阿司匹林、布洛芬、双氯芬酸)非特异性的抑制环氧化酶活性,减少前列腺素的合成,这就解释了为什么非甾体类抗炎药对治疗子宫内膜异位性腹痛有一定疗效(疗效或大或小)[80]。数年前发现的特异性 COX-2 抑制剂能阻断细胞内 COX-2 的活性且胃肠道不良反应较小,但现在它们还未被批准用于子宫内膜异位症的治疗。由于目前还没有资料证实特异性 COX-2 抑制剂是否具有致畸作用,所以首先应该对该药的应用进行研究[81]。由于对心脏的副作用,所有的特异性 COX-2 抑制剂(除了依他昔布)已经退出了市场,医生不得不暂时选择非选择性环氧化酶抑制剂来止痛。

如果复方口服避孕药或孕激素联合以上这些药物均未能使疼痛足够缓解,必须额外使用 WHO 第一阶段和第二阶段的阿片类药物。疼痛的药物治疗应该伴随着对治疗效果的评估。物理治疗如沐浴、局部热疗、放松训练也是有效的补充治疗。以上治疗的目的应该是预防疼痛成为患者生活的焦点。

三、临床治疗建议

(一)疼痛患者

尽管手术切除是子宫内膜异位症的首选治疗,根据疾病阶段、部位、类型不同,腹腔镜手术后 5 年内的复发率介于 25%～75% 之间。手术质量和手术处于月经周期的什么阶段对复发率有直接影响[45]。GnRH 激动剂的辅助应用能明显降低复发率和延长复发间隔时间[82]。

6 个月的治疗与 3 个月的治疗相比,对疼痛的缓解效果相似,但复发间歇期明显延长。延长药物治疗时间有很大的临床意义,尤其是对活动性腹膜子宫内异位症引起的疼痛。尽管口服避孕药在子宫内膜异位症的治疗中应用很广,但一项前瞻性随机研究[83]显示它们在术后的疗效比不上 GnRH 激动剂,但口服避孕药价格比较便宜且具有不同的不良反应。为了延长术后复发间歇期,在辅助治疗之后应该考虑口服避孕药的应用。

(二) 长期治疗的可能性

广泛的和(或)不断进展的子宫内膜异位症,包括深层浸润的子宫内膜异位症,常常是难题。处理这些病例时,即使是首次手术技术难度也挺高,而且手术者会面临众多问题,对于复发患者来说以上这些问题会更严重。实质纤维化和肌组织增生导致肿瘤样改变,手术需要广泛切除,但还是有切除不彻底的问题和术中、术后并发症发生的危险。为了使这类型子宫内膜异位症的症状有所缓解,手术切除病灶后考虑到疾病的慢性特性,可以尝试永久性或间歇性多种治疗形式联合,包括口服避孕药、孕激素、GnRH 类似物缓释剂、物理治疗或顺势疗法、宫内孕激素缓释系统等(图 11-22)。GnRH 类似物独特的优点是能够通过反向添加药物来减少不良反应,这就是 GnRH 类似物作为一种非常有效的长期治疗方法越来越受重视的原因[85]。地诺孕素治疗 15 个月这种长期治疗方案使疼痛症状逐步减轻[86]。

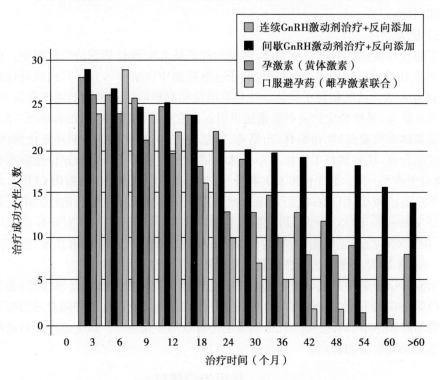

图 11-22 子宫内膜异位症不同长期疗法的复发情况[84]

(三) 复发

如果患者有复发症状或已经确诊复发,可以再次进行手术治疗或药物治疗或二者联合(图 11-23)。因为子宫内膜异位症是慢性疾病,治疗方案是在医生对患者适当交代病情后患者本人愿意进一步治疗的情况下产生的,医生必须与患者一起讨论治疗方案并被患者所接受,不良反应最小,收效应尽量高,且个体化治疗。尽管药物治疗不能总是避免再次手术,但绝对是治疗的首选。上文已经列出了可能的药物治疗方案。从花费的角度出发,孕激素作为长期治疗药物或连续口服避孕药常常是对症治疗的首选。如果孕激素治疗效果不佳,尽管是复发病例,重复使用 GnRH 激动剂也是有效的,联合反向添加药物能减少不良反应。

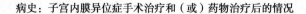

病史：子宫内膜异位症手术治疗和（或）药物治疗后的情况

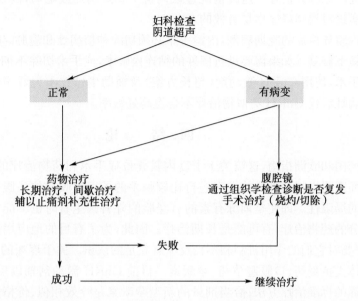

图 11-23　复发型子宫内膜异位症的一般治疗原则。必须与患者仔细商讨个体化的治疗

另一个选择是掌握低剂量 GnRH 类似物的"治疗雌激素窗"[87]。还有一种可能性就是每三个月一次 GnRH 激动剂治疗并反向补充低剂量连续联合雌孕激素，这是一种廉价但耐受性良好的治疗形式。可否在症状消失 2～3 年后停止这种长期治疗并开始长周期口服避孕药，这仍不清楚。

（四）子宫内膜异位症引起的不育症的治疗建议

慢性复发性子宫内膜异位症不孕患者的处理是有争议的。严重子宫内膜异位症患者的器官损伤和组织粘连将导致器质方面的不孕症，中度或轻度子宫内膜异位症患者的不孕可能是功能方面的或与疾病没有关系。药物治疗不会改善患者的生育能力。几年前一项 Chochrane 分析清楚地解释了轻度或中度子宫内膜异位症抑制卵巢功能对不孕症没有影响[88]。值得注意的是这一声明来源于样本量较少的研究。该问题缺少样本量足够的国际多中心研究，从而无法得出一个有统计学效力的结论。

在体外受精方案的刺激阶段前给予 GnRH 激动剂能防止促黄体生成素（luteinizing hormone，LH）峰提前出现，与不提前给予 GnRH 激动剂相比，会促进更多卵母细胞成熟并提高受孕率[89]。在体外受精（in vitro fertilization，IVF）周期开始之前，不考虑子宫内膜情况而使用 GnRH 激动剂 6 个月（超长方案），这种用法需要具体情况具体分析。对于年龄较大患者，长期抑制卵巢功能不是有效的治疗方法，因为随着年龄增加卵巢储备功能下降，后续的卵泡刺激可能会失败[90]。同样，卵巢子宫内膜异位囊肿反复手术或双侧手术的患者也不建议长期抑制卵巢功能。到目前为止关于 GnRH 药物治疗的超长方案应该持续多久，文献中还没有一致说法。

对于分级较低的腹膜子宫内膜异位症患者（尤其是微观和宏观表现都显示种植病灶无

活性),在决定不孕症治疗方案时不应将子宫内膜异位症看做一个影响因素。当其他不孕因素都排除了或都成功治愈了且促排卵 6～12 个周期后仍未怀孕,才可将子宫内膜异位症看做是不孕症的原因并治疗。这种情况建议内镜下切除病灶或电灼,因为至少一项前瞻性随机研究证实这对提高妊娠率是有效的[48]。

子宫内膜异位症的晚期病例,内镜手术必须切除种植病灶和囊肿,生殖器官必须尽可能地在显微镜下修复。如果需要进行额外的粘连松解术,或手术切除不彻底或不充分,或需要进行二次手术,使用 GnRH 激动剂(超长方案)及辅助生殖技术为妊娠提供了最好的机会。手术切除病灶后仅 GnRH 类似物治疗不会提高妊娠率。

四、结　论

根据德国和欧洲指南,这篇关于子宫内膜异位症手术和药物治疗的综述提供了一些建议。一方面需要卓越的外科技术来进行比较棘手的子宫内膜异位症腹腔镜手术,但也要认识到手术的局限性。即使是训练有素的有经验的外科医生有时也不能完全成功,疾病的复发要求充分的药物治疗,有可能是长期治疗。因此,为了有目的地应用这些药物(有时候联合用药)需要对它们的作用机制和不良反应有充足的认识。关于疼痛的治疗,根据经验可以尝试非甾体类抗炎药、口服避孕药、孕激素。目前 GnRH 激动剂辅以反向添加是活跃子宫内膜异位症的标准治疗方法;恰当剂量的新型孕激素是疗效相似、价格便宜、不良反应不同的又一选择。

医生必须向患者全面交待病情,患者必须参与最佳方案的决定过程。只是一味地服从指南是不负责任的治疗。由于在德国、奥地利和瑞士[91]这些国家合格的子宫内膜异位症治疗中心正逐步发展,遇到疑难病例医生不用担心向有经验的同事咨询或介绍患者去专业的治疗中心接受个体化的有效治疗。

(Karl-Werner Schweppe,Thomas Rabe,Mona Langhardt,Jörg Woziwodzki,Felice Petraglia,Ludwig Kiesel,著;武红琴,阮祥燕,编译)

参 考 文 献

1. Waller KG, Shaw RW. Gonadotropin-releasing hormone analogues for the treatment of endometriosis: long-term follow-up. Fertil Steril,1993,59:511-515

2. Ebert AD. Endometriose. Walther de Gruyter Verlag,Berlin,2003

3. Kennedy S. Genetics and endometriosis. In:Tulandi T,Redwine D. Endometriosis:Advances and Controversies. New York:Marcel Dekker,Basel,2003,55-66

4. Painter JL,Anderson AC,Nyholt DR,et al. Genome-wide association study identifies a locus at 7p15. 2 associated with endometriosis. Nature Genetics,2010,doi:10. 1038/ng. 731

5. Imesch P,Fink D,Fedier A. Romidepsin reduces histone deacetylase activity,induces acetylation of histones,inhibits proliferation,and activates apoptosis in immortalized epithelial endometriotic cells. Fertil Steril,2010,94:2838-2842

6. Holt L,Scholes D,Cushing-Hangen K. Spontaneous and induced abortion and endometriosis risk. Eur J Obstet Gynec Reprod Biol,2005,123(Suppl 1):6

7. Ulrich U,Richter O,Wardelmann E,et al. Endometriose und Malignome. Zentralbl Gynäkol,2003,125:

239-242

8. Melin A, Sparen P, Bergqvist A. The risk of cancer and the role of parity among women with endometriosis. Hum Reprod, 2007, 22:3021-3026

9. Swiersz LM. Role of endometriosis in cancer and tumor development. Ann NY Acad Sci, 2002, 995: 281-292

10. Ulrich U, et al. Diagnostik und Therapie der Endometriose. AWMF 015/045 http://www.dggg.de/fileadmin/public_docs/Leitlinien/2-1-3-endometriose-, 2010-1.pdf

11. Brinton LA, Gridley G, Persson I, Baron J, Bergqvist A. Cancer risk after a hospital discharge diagnosis of endometriosis. Am J Obstet Gynecol, 1997, 176:572-579

12. Mandai M, K Yamaguchi, N Matsumara, et al. Ovarian cancer in endometriosis: molecular biology, pathology, and clinical management. Int J Clin Oncol, 2009, 14:383-391

13. Ling FW. Randomised controlled trial of depot leuprorelide in patients with chronic pelvic pain and clinically suspected endometriosis. Obstet Gynecol, 1999, 93:51-58

14. Sampson JA. Peritoneal endometriosis due to menstrual dissemination of endometrial tissue into peritoneal cavity. Am J Obstet Gynecol, 1927, 14:422-469

15. Meyer R. Über den Stand der Frage der Adenomyositis, Adenomyome im Allgemeinen und insbesondere über Adenomyositis seroepithelialis und Adenomyositis sarcomatosa. Zentralbl Gynäkol, 1919, 36: 745-750

16. Wolf M, Kiesel L, Götte M. Stammzellen im Endometrium. Potentielle Relevanz für die Pathogenese der Endometriose? Gyn Endokrinol, 2009, 7:185-189

17. Ferrero S, Ragni N, Remorgida V. Antiangiogenic therapies in endometriosis. Br J Pharmacol, 2006, 149: 133-135

18. Leyendecker G, Kunz G, Noe M, et al. Endometriosis: dysfunction and disease of the achimetra. Hum Reprod Update, 1998, 4:752-762

19. Kissler S, Hamscho N, Zangos S, et al. Uterotubal transport disorders in adenomyosis and endometriosis-a cause for infertility. BJOG, 2006, 113:902-908

20. Leyendecker G, Wildt L, Mall G. The pathophysiology of endometriosis and adenomyosis: tissue injury and repair. Arch Gynecol Obstet, 2009, 280:529-538

21. Tuttlies F, Keckstein J, Ulrich U, et al. ENZIAN-Score, eine Klassifikation der tief infiltrierenden Endometriose. Zentralbl Gynäkol., 2005, 127:275-281

22. Haas D, Chvatal R, Habelsberger A, et al. Comparison of revised American Fertility Society and ENZIAN staging: a critical evaluation of classifications of endometriosis on the basis of our patient population. Fertil Steril, 2011, 23:213-220

23. Adamson GD, Pasta DJ. Endometriosis fertility index: the new validated endometriosis staging system. Fertil Steril, 2010, 94:1609-15

24. Schweppe KW. Diagnostik und Therapie der Endometriose. Frauenarzt, 2005, 46:373-381

25. Balaisch J, Creus M, Fabregues F, et al. Visible and non-visible endometriosis at laparoscopy in fertile and infertile women and patient with chronic pelvic pain. Hum Reprod, 1996, 11:387-391

26. Schindler AE, Förtig P, Kienle E. Early treatment of endometriosis with GnRH-agonists: impact on time to recurrence. Europ J Obst Gynec Reprod Biol, 2000, 93:123-125

27. Mol BW, Bayram N, Lijmer JG, et al. The performance of CA 125 measurement in the detection of endometriosis: a metaanalysis. Fertil Steril, 1998, 70:1101-1108

28. Ubaldi F, Wisanto A, Camus M, et al. The role of transvaginal ultrasonography in the infertility work-

up. Hum Reprod,1998,13:330-333

29. Bazot M,Darai E,Hourani R,et al. Deep pelvic endome-triosis:MR imaging for diagnosis and prediction of extension of disease. Radiology,2004,232:379-389

30. Abrao MS,Neme RM,Averbach M,et al. Rectal ultrasound with a radial probe in the assessment of rectovaginal endometriosis. J Am Assoc Gynecol Laparosc,2004,11:50-54

31. Hudelist G,English J,Thomas AE,et al. Diagnostic accuracy of transvaginal ultrasound for non-invasive diagnosis of bowel endometriosis:systematic review and meta-analysis. Ultrasound Obstet Gynecol, 2011,37:257-263

32. Wykes CB,Clark TJ,Khan KS. Accuracy of laparoscopy in the diagnosis of endo-metriosis:a systematic quantitative review. Br J Obstet Gynaecol,2004,111:1204-1211

33. Daniels J,Gray R,Hills RK,et al. Laparoscopic uterosacral nerve ablation for alleviating chronic pelvic pain:a randomized controlled trial. JAMA,2009,302:955-961

34. Agic A,Xu H,Rehbein M,et al. Cognate chemokine receptor 1 messenger ribonucleic acid expression in peripheral blood as a diagnostic test for endometriosis. Fertil Steril,2007,87:982-984

35. Göretzlehner G. Praxisleitfaden:Langzyklus-Langzeiteinnahme. H. U. F. Verlag,Mühlheim/Ruhr,2005, 21-25

36. Langhardt M,Langhardt M,Woziwodzki J,et al. Appendixendometriose-eine relevante Differentialdiagnose bei Appendizitis und Salpingitis. Geburtsh. Frauenheilk,2011,71:2-3

37. Schweppe KW. Morphologie und Klinik der Endometriose. New York:Schattauer Verlag,Stuttgart,1984

38. Clement PB. The pathology of endometriosis:a survey of the many faces of a common disease emphasizing diagnostic pitfalls and unusual and newly appreciated aspects. Adv Anat Pathol,2007,14:241-260

39. American Society of Reproductive Medicine:Revised American society of reproductive medicine classification of endometriosis. Fertil Steril,1997,67:817-822

40. Schweppe KW. Aktive-inaktive Endometriose-eine prognose-und therapierelevante Differentialdiagnose. Zentralbl Gynäkol,1999,121:330-335

41. Arndt D,Hinken B,Römer T,et al. Immunhistochemische Charakterisierung der Proliferation in Endometrioseherden-Individuelle Therapiestrategien zur Behandlung der Endometriose. Zentralbl Gynäkol, 2003,125:303

42. Bulun SE,Zeitoun KM,Takayama K,et al. Molecular basis for treating endometriosis with aromatase inhibitors. Hum Reprod Update,2000,6:413-418

43. Noble NS,Simpson ER,Johns A,et al. Aromatase expression in endometriosis. J Clin Endocrinol Metab, 1996,81:174-179

44. Colette S,Lousse JC,Defrère S,et al. Absence of aromatase protein and mRNA expression in endometriosis. Hum Reprod,2009,24:2133-2144

45. Schweppe KW,Ring D. Peritoneal defects and the development of endometriosis in relation to the timing of endoscopic surgery during the menstrual cycle. Fertil Steril,2002,78:763-766

46. Sutton CJG,Ewen SP,Whitelaw N. Prospective,randomised,double-blind,controlled trial of laser laparoscopy in the treatment of pelvic pain associated with minimal,mild and moderate endometriosis. Fertil Steril,1994,62:696-700

47. Bateman BG,Kolp LA,Mills S. Endoscopic versus laparotomy management of endometriosis. Fertil Steril,1994,62:690-695

48. Marcoux S,Maheux R,Berube S,et al. Laparoscopic surgery in infertile women with minimal or mild endometriosis. N Engl J Med,1997,337:217-222

49. Parazzini F. Ablation of lesions or no treatment in minimal mild endometriosis in infertile women:a randomised trial. Hum Reprod,1999,14:1332-1334

50. Tulandi T,Al-Took S. Reproductive outcome after treatment of mild endometriosis with laparoscopic excision and electro coagulation. Fertil Steril,1998,69:229-231

51. Maruyama M,Osuga Y,Momoeda M,et al. Pregnancy rates after laparoscopic treatment differences related to tubal status and presence of endometriosis. J Reprod Med Obst Gynecol,2000,45:89-93

52. Sesti F,Capozzolo T,Pietropolli A,et al. Recurrence rate of endometrioma after laparoscopic cystectomy. Europ J Obst Reprod Bio,2009,147:72-77

53. Probst W. Darmendometriose-Operative Möglichkeiten und Techniken. Zentralbl Gynäkol, 2003, 125: 299-300

54. Keckstein J,Ulrich U,Kandolf O,et al. Die laparoskopische Therapie der Darmendometriose und der Stellenwert der medikamentösen Therapie. Zentralbl Gynäkol,2003,125:259-266

55. Darai E,Dubernard G,Coutant C,et al. Randomized trial of laparoscopically assisted versus open colorectal resection for endometriosis annals of surgery. Ann Surg,2010,251:1018-1023

56. Vercellini P,Crosignani PG,Abbiati A,et al. The effect of surgery for symptomatic endometriosis:The other side of the story. Hum Reprod Update,2009,15:177-188

57. Vercellini P,Somigliana E,Vigano P,et al. Surgery for endometriosisassociated infertility:A pragmatic approach. Hum Reprod,2009,24:254-269

58. Bartley J,Mechsner S,Beutler C,et al. COX-2-Expression in extragenitalen Endometrioseläsionenals neuer Therapieansatz. Zentralbl Gynäkol,2003,125:252-255

59. DiZerega GS,Barber DL,Hodgen GD. Endometriosis:role of ovarian steroids in initiation,maintenance, and suppression. Fertil Steril,1980,33:649-653

60. Haney AF,Weinberg JB. Reduction of the intraperitoneal inflammation associated with endometriosis by treatment with medroxyprogesterone acetate. Am J Obst Gynecol,1988,159:450-456

61. Horie S,Harada T,Mitsunari M,et al. Progesterone and progestational compounds attenuate tumor necrosis factor alphainduced interleukin-8 production via nuclear kappa B inactivation in endometriotic stromal cells. Fertil Steril,2005,83:1530-1535

62. Donnez J,Nisolle-Pochet M,Lemaire-Rubbers M,et al. Combined(hormonal and microsurgical)therapy in infertile women with endometriosis. Fertil Steril,1987,48:239-243

63. Schweppe KW. Stellenwert der Progestine in der Behandlung endometriosebedingter Beschwerden. Zentralbl Gynäkol,2003,125:276-280

64. Seliger E,Kaltwasser P,Schneider F,et al. Behandlung der Endometriose mit Dienogest-Einfluβ auf den Rezeptorstatus im Endometrium und vergleichende Bindungsstudien. In Teichmann AT(Hrsg.)Dienogest-Präklinik und Klinik eines Progestins. W. de Gruyter Verlag,Berlin New York,1995,231

65. Strowitzki T,Marr J,Gerlinger C,et al. Dienogest is as effective as leuprorelide acetate in treating the painful symptoms of endometriosis. Hum Reprod,2010,25:633-641

66. Seitz C,Gerlinger C,Marr J,et al. A double blind controlled trial investigating the effect of dienogest 2 mg/day fort he treatment of endometriosis associated pain. Fertil Steril,2008,90:140

67. Hammond CB,Haney AF. Conservative treatment of endometriosis. Fertil Steril,1978,30:497-509

68. Al-Jefout M,Palmer J,Fraser IS. Simultaneous use of a levonorgestrel intrauterine system and an etonogestrel subdermal implant for debilitating adolescent endometriosis. Aust New Zea J Obst a Gynec, 2007,47:247-249

69. Vercellini P,Vigano P,Somigliana E. The role of levonorgestrel-releasing intrauterine device in the man-

agement of symptomatic endometriosis. Curr Op in Obst a Gynec,2005,17:359-365

70. Lockhat FB, Emembolu JO, Konje JC. The efficacy, sideeffects and continuation rates in women with symptomatic endometriosis undergoing treatment with an intra-uterine administered progesterone (Levonorgestrel):a 3 year follow up. Hum Reprod,2005,20:789-793

71. Kiesel L, Kohl C. Medikamentöse Therapie der Endometriose. In: Schweppe KW, Schindler AE, Semm K, Runnebaum B(Hrsg). Endometriose. Demeter Verlag. Balingen,1995

72. Lunenfeld B, Insler V(eds.). GnRH-Analogues: The State of the Art. Parthenon Publ, Lancaster, New York,1996

73. Regidor PA, Regidor M, Ruwe B. Prospective randomised study comparing the GnRH-agonist leuprorelin acetate and the progestin lynestrenol in the treatment of severe endometriosis. Gynecol Endocrinol,2001, 15:202-209

74. Prentice A, Deary AJ, Bland E. Proprogestins and anti-proprogestins for pain associated with endometriosis. In: The Cochrane Library, Issue 3. Chichester, John Wiley & Sons Ltd,2003

75. Zupi E, Marconi D, Sbracia M. Add-back therapy in the treatment of endometriosis-associated pain. Fertil Steril,2004,82:1303-1308

76. Shaw RW. The role of GnRH analogues in the reatment of endometriosis. Br J Obst Gynaecol,1992,99 (7):9-12

77. Ruwe M, Donhuijsen K, Regidor PA. Endometriose: Klinische, histologische und morphometrische Befunde vor und nach Gn-RH-Agonisten-Therapie. Zentralbl Gynäkol,1998,120:391-398

78. Ota H, Igarashi S, Sasaki M, et al. Distribution of cyclooxygenase-2 in eutopic and ectopic endometrium in endometriosis and adenomyosis. Human Reprod,2001,16:561-566

79. De Leon FD, Vijayakumar R, Brown M, et al. Peritoneal fluid volume, estrogen, progesterone, prostaglandin, and epidermal growth factor concentrations in patients with and without endometriosis. Obstet Gynecol,1986,68:189-194

80. Kauppila A, Rönnberg L. Naproxen sodium in dysmenorrheal secondary to endometriosis. Obstet Gynecol,1985,65:379-383

81. Ebert AD, Bartley J, David M, et al. Aromatasehemmer-theoretisches Konzept und bisherige Erfahrungen in der Endometriosetherapie. Zentralbl Gynäkol,2003,125:247-251

82. Busacca M, Somigliana E, Bianchi S. Post-operative GnRH analogue treatment after conservative surgery for symptomatic endometriosis stage Ⅲ-Ⅳ: a randomised controlled trial. Hum Reprod, 2001, 16: 2399-2402

83. Muzii L, Marana R, Caruana P. Postoperative administration of monophasic combined oral contraceptives after laparoscopic treatment of ovarian endometriomas: a prospective, randomised trial. Am J Obstet Gynecol,2000,183:588-592

84. Schweppe KW. Long-term continuous, intermittent and recurrent treatment of endometriosis. 7th International Symposium on GnRH-Analogous in Cancer and Human Reproduction. Gynecol Endocrinol,2003, 17(Suppl 1):28

85. Pierce S, Gazvani ChBM, Farquharson RG. Longterm use of gonadotropin-releasing hormone analogs and hormone replacement therapy in the management of endometriosis: a randomized trial with a 6-year follow-up. Fertil Steril,2000,74:964-968

86. Seitz C, Gerlinger C, Faustmann T, et al. Safety of dienogest in the long term treatment of endometriosis. Fertil Steril,2009,92:107

87. Uemura T, Shirasu K, Katagiri N. Low-dose GnRH agonist therapy for the management of endometrio-

sis. J Obstet Gynaecol Res,1999,25:295-301

88. Hughes,E,Brown,J,Collins,J J,et al. Ovulation suppression for endometriosis. Cochrane Database Syst Rev,2007,Heft 3,Seite(n)CD000155

89. Rickes D,Nickel I,Kropf S. Increased pregnancy rates after ultra long postoperative therapy with gonadotropin-releasing hormone analogs in patients with endometriosis. Fertil Steril,2002,78:757-62

90. Rickes D,WeibM,Nickel Ⅰ. Ovarielle Ansprechbarkeit auf rekombinante Gonadotropine nach ultralanger "Downregulation" mit GnRH-Analoga. Zentralbl Gynäkol,2003,125:306

91. Schweppe KW,Eber AD,Kiesel L. Endometriosezentren in Deutschland. Der Gynäkologe, 2010,43: 233-240

英中文名词对照

A

allopregnanolone	四氢孕酮
anti Müllerian hormone,AMH	抗米勒管激素

B

breakthrough bleeding,BTB	突破性出血
Budd-Chiari syndrome	巴德-吉亚利综合征
body mass index,BMI	体重指数
borderline ovarian tumours,BOT	交界性卵巢肿瘤
breast carcinoma in situ,BCIS	乳腺原位癌
benign breast disorders,BBD	乳腺良性疾病
breast cancer susceptibility gene,BRCA	乳腺癌易感基因
bone mineral density,BMD	骨密度

C

cardiovascular disease,CVD	心血管系统疾病
cutancous malignant melanoma,CMM	皮肤恶性黑色素瘤
coronary heart disease,CHD	冠心病
cystathione β-synthase,CBS	胱硫醚β
chlormadinone acetate,CMA	醋酸氯地孕酮
cortisol-binding globulin,CBG	皮质醇结合球蛋白
cyproterone acetate,CPA	醋酸环丙氯地孕酮
combined oral contraceptive,COC	复方口服避孕药
chlormadinone,CMA	醋酸氯地孕酮
cyproterone acetate,CPA	醋酸环丙孕酮
C-reactive protein,CRP	C-反应蛋白
catechol ortho-methyltransferase,COMT	儿茶酚胺邻位甲基转移酶

D

drospirenone,DRSP	屈螺酮

depot-medroxyprogesterone acetate,DMPA 醋酸甲羟孕酮

dienogest,DNG 地诺孕素

diethylstilbestrol,DES 己烯雌酚

deep venous thrombosis,DVT 静脉血栓

dydrogesterone,DYD 地屈孕酮

desogestrel,DSG 去氧孕烯

drospirenone,DRSP 屈螺酮

deep vein thrombosis,DVT 深静脉栓塞

dehydroepiandrosterone,DHEA 脱氢表雄酮

deep infiltrating endometriosis,DIE 深层浸润的子宫内膜异位症

dimethylol propionic acid,DMPA 二羟甲基丙酸

E

ethinylestradiol,EE 炔雌醇

estrogen receptor,ER 雌激素受体

emergency contraception 紧急避孕

endometriosis fertility index,EFI 子宫内膜异位症生育能力指数

European Endometriosis League,EEL 欧洲子宫内膜异位症联盟

F

factor Ⅴ leiden 莱登第五因子

focal nodular hyperplasia,FNH 局灶性结节性增生

follicle-stimulating hormone,FSH 卵泡刺激素

G

gestodene,GSD 孕二烯酮

gonadotropin-releasing hormone,GnRH 促性腺激素释放激素

γ-aminobutyric acid,GABA γ-氨基丁酸

H

hormonal contraceptive,HC 激素避孕药物

hereditary hemorrhagic telangiectasia,HHT 遗传性出血性毛细血管扩张症

high-grade squamous intra-epithelial lesion,HSIL 高度鳞状上皮内病变

hereditary angioedema,HAE 遗传性血管性水肿

hormone replacement therapy,HRT 激素补充治疗

human papillomavirus,HPV 人类乳头瘤病毒

hepatocellular adenoma,HA 肝细胞腺瘤

hepatic haemangioma,HH 肝脏血管瘤

how-density lipoprotein,HDL 高密度脂蛋白

I

insulin receptor substrate, IRS	胰岛素受体底物
International Agency for Research on Cancer, IARC	国际癌症研究机构
intrauterine device, IUD	宫内节育器
intrauterine system, IUS	宫内节育系统
in vitro fertilization, IVF	体外受精

K

ketodesogestrel, KDG	依托孕烯

L

levonorgestrel, LNG	左炔诺孕酮
low-grade squamous intraepithelial lesion, LSIL	低度鳞状上皮内病变
low-density lipoprotein, LDL	低密度脂蛋白
luteotropic hormone, LH	促黄体生成素
luteinizing hormone-releasing hormone, LH-RH	促黄体素释放激素
levonorgestrel-releasing intrauterine system, LNG-IUS	左炔诺孕酮宫内缓释系统

M

myocardial infarction, MI	心肌梗死
medroxyprogesterone acetate, MPA	醋酸甲羟孕酮
methyltetrahydrofolate reductase, MTHFR	甲基四氢叶酸还原酶
medrogestone, MDG	二甲去氢孕酮

N

norgestimate, NGM	诺孕酮
norethindrone	醋酸炔诺酮
norethisterone, NET	炔诺酮
nomegestrol acetate, NMA	醋酸诺美孕酮

O

ovarian surface epithelium, OSE	卵巢上皮细胞
oral contraceptive, OC	口服激素类避孕药

P

progestin, P	孕激素
premenstrual syndrome, PMS	经前期综合征
premenstrual menstrual dysphoric disorder, PMDD	经前期焦虑障碍

peliosis hepatis 肝紫斑病
promegestone, PMG 普罗孕酮
progestin-only-pill, POP 传统孕激素避孕药
postcoital contraception 事后避孕

R

relative risk, RR 相对风险
radioimmunoassay, RIA 放射免疫法
reactive oxidative substance 活性氧化物质

S

squamous intraepithelial lesions, SILs 宫颈鳞状上皮病变
selective progesterone receptor modulator, SPRM 选择性孕酮受体调节剂

T

thrombophilia syndrome 血栓形成倾向综合征
testosterone, T 睾酮
trimegestone, TMG 曲美孕酮
tissue injury and repair, TIAR 组织损伤与修复

U

urinary albumin excretion, UAE 白蛋白排泄率
unprotected sexual intercourse, UPSI 无防护性行为
 ulipristal acetate 醋酸乌利司他

V

venous thromboembolism, VTE 静脉血栓栓塞
visual analogue scale, VAS 视觉模拟评分
vascular epithelial growth factor, VGEF 血管内皮生长因子

W

Women's Health Initiative, WHI 妇女健康启动项目